JN244946

第
113
回

医師国家試験
問題解説書

解説書

国試
113

TECOM

はじめに

　私が国家試験を受けたのは今から四半世紀ほど前のことになる。その直後，学生代表としてある雑誌の対談に出たのだが，予備校の講師も交えた場での結論は，これからの国家試験はより臨床に即したものへとシフトしていき，長期的にはアメリカの国家試験を模したものとなるだろうというものだった。何度かの改革を経て，当時は考えもつかなかった手技問題が登場し，いや，それどころか，問題構成や時間割すら，がらりと変わり，長文問題や常識問題，多選択肢の導入など，今や隔世の感がある。

　しかし，医者の質ががらりと変わったかと言えば，断じて，そんなことはありえない。医学部に合格したうちの八割から九割が通る試験という事実は今も昔も何ら変わるところがないのだ。率からすれば，医師国家試験に通ることは，医学部に合格するよりもはるかに易しいと断言できる。確かに，医学の進歩によって問題自体難しくなっているが，それは単に時代性だけの問題で，基本的には資格を与えることを前提とした試験であると思って良い。年度による多少の変化を問題にするのはナンセンスである。

　落とす試験ではなく通す試験の中で重要なのは，過去の分析をしっかり行い，苦手分野や知識の穴を作らないことに尽きる。長年学生を指導してきてつくづく感じることは，過去問をしっかりやっておくことの重要性である。国家試験に通るコツは過去問をしっかりやっておくこと，これ以外ないと言っても過言ではない。その証拠に，本書をめくれば，単年度の問題の中にさえ問われている知識に重複が見られることに気付くだろう。国家試験合格に必要な知識と医学書の膨大な知識とがイコールではないことにも気付くはずである。日進月歩の医学界においては，五年に一度しか改訂されない権威的な成書よりも，毎年書き改められる教育書の方が優れていることもありうるのである。そういう意味で，最新の過去問集は最良の教科書たりうる。六年生になったらまずは本書を購入し，収録されている一つ一つの問題を丁寧にやり，周辺知識を整理していくことを全てに優先して勧める所以である。また，今年，惜しくも合格に至らなかった諸君も，最優先で何が敗因だったのか，本書で確認すべきである。鉄は熱いうちに打たなければ，同じ誤ちのくり返しになってしまうだろう。

　本書の執筆者たちはみなその道の専門家であり，問題を表から裏から分析して，かゆい所に手の届く解説がなされている。その中には，これからの医療を担う後輩たちへの熱い想いが込められている。この国家試験の作問者たちもまた同じ想いを抱いているはずだ。不適切問題にさえ，学ぶところは大きい。そういう気概を持って，密度の濃い本書を読破してもらいたい。「医師になるのだ」と強く信じて進めば，どんな「苦労も必ずや乗り越えられる」だろうし，「到達する先は明るい未来」のはずである。全ての受験生よ，ガンバレ！

2019 年 4 月　編者

『国試 113』の構成について

——激変の医師国家試験。『国試 113』も変わりました——

医師国家試験は「医師として具有すべき知識及び技能を問う」と医師法で定められていますが，これまでは「知識」のみ問う傾向が強くありました。

最近の医師教育を取り巻く環境は，前提として「診療参加型臨床実習から臨床研修へ継ぎ目なく実施できることを目指す」ということがいわれています。

医師国家試験が知識偏重のままだと，6 年生まで座学を行うことになって，これは臨床実習と研修の連続性が損なわれる点で問題を指摘されてきました。

このため，特に昨年の第 112 回から医師国家試験は明らかに，臨床実地問題の重要度を増す方向へシフトしました。

しかも臨床実地問題については，臨床実習に主体的に取り組んだ結果を評価できるような，列挙された特徴的なキーワードから疾患名を想起させるのではなく，症候から優先順位を考慮しつつ鑑別診断を進めていくという臨床医としての思考過程に沿った問題が，多く出題されるようになっています。

こうした医師国家試験の変化をとらえて『国試 113』は以下の点に重きを置いた構成に変わりました。

1）臨床推論・臨床病態学を念頭に置いた解説

▶臨床eye ／ 鑑別診断

診療参加型臨床実習で学び研修で威力を発揮するのは臨床推論・臨床病態学と呼ばれる領域の知識であり技能といえます。「診療能力」の強化を図るような解説が，さらに充実しています。ぜひ熟読してください。

2）「割れ問」の抽出と解析

割れ問 マーク

解答率が高い誤答肢に絞って，受験者が陥りやすいピットフォールを明示しました。勘違いや誤解が多い理由をあぶりだし，「転ばぬ先の杖」を提供します。

3）新傾向や特異性の高い問題をフォロー

本問の狙い

新傾向問題および特異性の高い問題について，何を問う目的で作られたのか解き明かします。どんな点が斬新に見えたのか，なんとなくわかりにくいのはなぜか，また国試なら

ではのポイントはどこか。根本的な設問デザインが理解できれば，安心して正答を導き出すことができます。

4）合否に直結する問題を明示

🔑マーク問題

各問題について，点双列相関係数を算出し，合否に直結した問題を科学的に抽出して明示しました。これらの問題を制することが合格への必須条件です。導入として解いてみるか，直前期のおさらいで解くのか，使い方は自由です。

ほかにも国試情報ページの充実や，学習しやすいレイアウトへの変更など，多くのバージョンアップを体感できることでしょう。大きく変わった国家試験を制するために最も大切なのは十分な対策とそれに裏打ちされた自信です。本書を実践すれば，きっと皆様には大きな自信が備わっているものと確信しています。

執 筆 者 (50音順・敬称略)

朝倉 英策
金沢大学附属病院
病院臨床教授

阿部 浩一郎
帝京大学医学部内科学講師

新井 哲明
筑波大学医学医療系臨床医学域
精神医学教授

荒田 智史
ヒルサイドクリニック

李 権二
医療法人社団聖仁会
白井聖仁会病院小児科

井口 正典
市立貝塚病院名誉院長(泌尿器科)

井坂 惠一
日立製作所
日立総合病院産婦人科

石黒 達昌
元テキサス大学MDアンダー
ソン癌センター客員助教授

石光 俊彦
獨協医科大学
腎臓・高血圧内科学教授

市瀬 裕一
東京実業健康保険組合診療
所・総合健診センター所長

市場 保
すみれホームケアクリニック

市邉 義章
神奈川歯科大学附属
横浜クリニック眼科教授

井出 冬章
JA長野厚生連北信総合病院
救急科部長

井上 大輔
日本医科大学千葉北総病院
緩和ケア科教授

岩本 俊彦
国際医療福祉大学
総合診療医学教授

上坂 義和
虎の門病院神経内科部長

大賀 優
東京都立大塚病院脳神経外科
医長

大澤 翔
霞ヶ浦医療センター
呼吸器内科

太田 大介
聖路加国際病院心療内科部長

小川 朋子
国際医療福祉大学病院
神経内科准教授

小川 元之
北里大学医学部解剖学単位教
授／東邦大学医学部客員教授

奥仲 哲弥
国際医療福祉大学医学部
呼吸器外科教授／
山王病院副院長

尾本 きよか
自治医科大学附属さいたま医療
センター総合医学第1講座
(臨床検査部) 教授

籠橋 克紀
筑波大学附属病院
水戸地域医療教育センター
呼吸器内科准教授

笠井 俊宏
京都府立医科大学大学院
医学研究科麻酔学

加藤 貴彦
熊本大学大学院生命科学研究部
環境生命科学分野
公衆衛生学講座教授

金井 誠
信州大学医学部保健学科教授

金澤 昭
東京医科大学糖尿病・代謝・
内分泌・リウマチ・膠原病内
科学分野兼任講師

金岡 毅
元福岡大学医学部産婦人科学
教授／元福岡大学病院医療情
報部長

金子 修三
筑波大学医学医療系臨床医学域
腎臓内科学講師

亀谷 学
社会医療法人河北医療財団多摩
事業部あいクリニック中沢院
長／聖マリアンナ医科大学内
科学 (総合診療内科) 客員教授

賀本 敏行
宮崎大学医学部泌尿器科教授

河﨑 寛
湯河原病院副院長

川杉 和夫
帝京大学医学部内科学教授

川田 暁
近畿大学医学部皮膚科学教授

川田 忠典
医療法人社団育成会鹿島田病院
病院長／昭和大学医学部客員
教授

河野 了
筑波大学医学医療系
救急・集中治療部
病院教授

河野 正樹
医療法人社団友志会
石橋総合病院内科

草場 岳
医療法人社団松和会
大泉学園クリニック院長

鯉渕 智彦
東京大学医科学研究所附属病院
感染免疫内科講師

洪 定男
順天堂大学スポーツ健康科学部
スポーツ医学客員准教授

腰原 公人
かがやきクリニック川口院長

後関 利明
北里大学医学部眼科学講師

小林 一成
東京慈恵会医科大学
葛飾医療センター
リハビリテーション科教授

小林 隆夫
浜松医療センター名誉院長

佐藤 忠嗣
横浜労災病院臨床検査科・輸
血部部長

佐藤 浩昭
筑波大学附属病院
水戸地域医療教育センター教授

塩澤 友規
青山学院大学教授／
青山学院診療所内科

渋谷 均
東京医科歯科大学医学部
名誉教授

島本 史夫
大阪薬科大学薬物治療学II教授

清水 昭宏
東京慈恵会医科大学感染症科

清水 正樹
埼玉県立小児医療センター
総合周産期母子医療センター長
新生児科部長

副島 昭典
杏林大学特任教授

高木 融
島田台総合病院院長

髙田 眞一
公立阿伎留医療センター
産婦人科部長

武井 智昭
なごみクリニック院長

武田 雅俊
大阪河﨑リハビリテーション大学
認知予備力研究センター長

竹林 晃三
獨協医科大学埼玉医療センター
糖尿病内分泌・血液内科
准教授

竹山 宜典
近畿大学医学部外科教授

田中 正史
笹塚21内科ペインクリニック
院長

丹野 誠志
イムス札幌消化器中央総合病院
消化器病センター院長

土田 明彦
東京医科大学消化器・
小児外科学分野主任教授

豊田 茂
野尻こどもファミリー
クリニック院長

鳥居 陽子
東京都がん検診センター
呼吸器内科医長

中島 伸幸
東京医科大学脳神経外科学分野

永納 和子
聖マリアンナ医科大学
麻酔学教室教授

中村 博幸
東京医科大学茨城医療センター
内科 (呼吸器) 教授

新妻 知行
戸田中央総合病院内科

西井　重超
はたらく人・学生のメンタル
クリニック院長

西川　佳孝
京都大学医学部附属病院
腫瘍内科

襟屋　和雄
帝京大学医学部心臓血管外科
非常勤講師／
ねや内科クリニック院長

野平　知良
東京医科大学産科婦人科学分野

野見山　哲生
信州大学医学部
衛生学公衆衛生学教室教授

長谷川　友紀
東邦大学医学部
社会医学講座教授

長谷川　浩
在宅療養支援診療所
医療法人社団仁愛会ならしの
ファミリークリニック院長

馬場　俊吉
アクアリハビリテーション病院
院長

早川　秀幸
筑波剖検センター長

林　和美
東京慈恵会医科大学
腫瘍・血液内科

原田　智紀
日本大学医学部機能形態学系

一杉　正仁
滋賀医科大学
社会医学講座（法医学）教授

平田　幸一
獨協医科大学
内科学（神経）講座主任教授

平山　哲
順天堂大学医学部
臨床検査医学先任准教授

福島　久喜
静岡医療センター

藤井　聡
山形大学医学部生理学教授

藤井　俊樹
金沢医科大学皮膚科講師

藤岡　治人
順天堂大学医学部
循環器内科学非常勤講師／
藤岡医院院長

牧野　康男
沖縄県立北部病院産婦人科
産婦人科部長

松村　讓兒
杏林大学医学部解剖学教授

松本　邦愛
東邦大学医学部社会医学講座
准教授

三角　和雄
千葉西総合病院院長／
東京医科歯科大学特命教授

宮内　彰人
日本赤十字社医療センター
周産母子・小児センター
副センター長

三宅　康史
帝京大学医学部救急医学講座
教授／帝京大学医学部附属病
院高度救命救急センター長

宮越　雄一
東洋大学食環境科学部
健康栄養学科教授

宮澤　啓介
東京医科大学生化学分野
主任教授

三輪　高喜
金沢医科大学
耳鼻咽喉科学主任教授

村瀬　訓生
学校法人呉竹学園呉竹メディカ
ルクリニック副院長／
東京医科大学健康増進スポー
ツ医学分野兼任准教授

村松　慎一
自治医科大学内科学講座
神経内科学部門特命教授

山口　昌大
順天堂大学医学部眼科学講座

山越　麻生
医療法人社団葵会
稗田病院

山内　俊一
葵会柏たなか病院
糖尿病センター長

山内　秀雄
埼玉医科大学小児科学教授

横井　健太郎
東京慈恵会医科大学
小児科学講座講師

横井　茂夫
横井こどもクリニック院長

横田　美幸
公益財団法人がん研究会
有明病院副院長・麻酔科部長

吉田　行弘
日本大学医学部整形外科学
診療准教授／リハビリテーシ
ョン科部長代行

本書の利用法

チェック欄 学習到達度を各自でチェックしよう。

国試出題番号 111H-32 は，第 111 回医師国家試験 H 問題 32 番を表している。

アプローチ 病態理解のヒントとなるキーワードを挙げ，その意味するところを簡潔に述べた。

画像診断 提示画像の特徴的所見を，引き出し線などを用いて具体的にわかりやすく説明した。

鑑別診断 症例を検討して鑑別を進め，確定診断に至るまでのプロセスを詳解した。

診断名 該当症例の現段階で考えられる診断を明示した。

選択肢考察 各選択肢の正誤を○×で示し，その理由を明確に解説した。なお，ネガティブクエスチョン（太字で表示されている問いかけを含む設問）については正解肢を×で示した。

解答率 選択肢それぞれについての選択率を提示した。

関連知識／コメント 関連項目や発展的知識，あるいは解説者からの本問に対するコメントなどを掲載した。

本問の狙い 類型的でない出題や新傾向の出題については本欄を設け，その出題の狙いがどのようなものであったかを類推・考察した。

受験者つぶやき 実際に問題を解いた受験者による，各問題の感想や攻略ポイントなどの生の声を多数収録。

Check ■ ■ ■

次の文を読み，31，32 の問いに答えよ。

76 歳の男性。左上下肢が動かなくなったため救急車で搬入された。

現病歴：朝起床時に体が何となく重かったので，朝食を摂らず約 2 時間ベッドで休んでいた。トイレに起き上がろうとしたところ，左手で体を支えられないことに気付いた。左足も動きが悪いため，同居する妻が救急車を要請した。

111H-32 今後のリハビリテーション計画を立案する上で最も大切な情報はどれか。

- a 服用中の薬
- b 再発のリスク
- c 頭部 MRI の所見
- d 患者が望む生活像
- e 転院時の感覚障害

アプローチ

① 76 歳の男性 → 脳血管障害リスクファクター
② 起床時より左上下肢が動かなくなる → 就寝時の発症。突発的ではないが比較的早い発症
③ 弛緩性不全麻痺，感覚低下 → 左弛緩性片麻痺，感覚障害
④ 高血圧，煙草 20 本/日，トリグリセリド 240 mg/dL → 脳梗塞のリスクファクター
⑤ 意識清明，体温 37.2℃，心拍数 80/分，整，呼吸数 16/分 → バイタルは比較的安定
⑥ 血圧 184/104 mmHg → 血圧上昇

画像診断

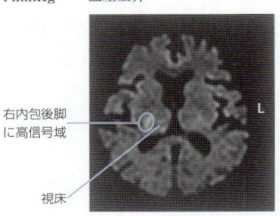

右内包後脚に高信号域

視床

右内包後脚に高信号域があり，同部の脳梗塞が疑われる。脳全体に萎縮あり。

鑑別診断 「アプローチ」③から左身体半側に運動麻痺と感覚障害が出現しており，右脳内の病変を疑う。また②より症状が比較的突然に出現していることから，脳梗塞あるいは脳出血などの脳血管障害を疑う。①，④から脳梗塞のリスクファクターがあることがわかる。②，⑤から突発発症ではなく，また不整脈はないことから，脳梗塞の場合なら心原性よりもアテローム血栓性がより疑われる。⑥より血圧上昇があり，これは脳血管障害発症時によくみられる。①，②，③，④，⑥および画像より脳梗塞が疑われ，②，⑥からはアテローム血栓性脳梗塞がより疑われる。

診断名 右内包後脚の脳梗塞急性期（アテローム血栓性脳梗塞の疑い）

選択肢考察

× a しびれを含めた感覚障害は　発症部位は〜〜〜〜での強弱により回復経過を評価することはできない。　割れ問

○ b 麻痺の程度や健側下肢の筋力は，歩行を含む移動能力に関係する重要な要素で，退院後の生活環境を整備していく上で回復経過を評価する有用な指標となる。

× c D ダイマーは FDP が分解された最終分解産物で，深部静脈血栓など体内に血栓が存在している状態で高値となるが，退院後の生活に関係する機能の回復経過の指標とはならない。

× d プロトロンビン時間はプロトロンビンの働きの程度をみる指標で，ワルファリン投与量の指標に用いるが，退院後の生活に関係する機能の回復経過の指標とはならない。

× e 脳梗塞の場合，CT では MRI 以上の情報は得られない。また画像情報からは回復経過を評価することはできない。

解答率 a 9.9%，b 86.1%，c 1.0%，d 0.9%，e 2.2%

関連知識 退院後の生活に向けた回復経過の評価は，リハビリテーションの到達目標を設定するために必要で，そのためには社会的背景や，基本動作および ADL などの能力評価の情報が重要となる。そしてこれら能力評価をする上で，筋力，平〜〜〜〜〜〜調性，認知機能，心肺機能など，身体各機能個々の評価情報を評価する〜〜〜〜〜。

正解欄

本問の狙い 脳梗塞では，〜急性期を乗り切るとおおむね薬物療法の方向性が定まり，リハビリテーションを中心とした治療へシフトしていくことが多い。本問では，薬物治療からの視点だけではなく，リハビリテーションからの視点を持つことの重要性に目を向けている。

正解 [31] b　**正答率** 86.1%　　[32] d　**正答率** 97.8%　　▶参考文献 MIX 453

受験者つぶやき [32]・患者本位の医療を行えということですね。
・リハビリの目指す先を決めるためにも d ですね。
・リハビリのゴールは患者さん本人が決定します。

▶臨床eye **Step 1** 76歳の男性　左上下肢が動かない

　筋力低下をきたす疾患として，神経系疾患，筋疾患，電解質異常などが挙げられるが，本例ではその分布が一側の上下肢であることから，頚髄以上の運動ニューロンの障害を考える。この場合，病変部位が頚髄であるか頭蓋内であるかは，CTやMRIで撮影部位を決める際に重要である。大脳皮質の症状である失語・失行・失認の有無，脳神経所見の異常の有無，感覚障害の分布などを確認したい。また，原因疾患の鑑別のため，どのような経過であったかを聴取する。急性発症であれば脳血管障害や膿瘍などの感染症，緩徐進行性であれば脳腫瘍，慢性の経過であれば慢性硬膜下血腫や動静脈奇形などの疾患を疑う。

Step 2 病歴，身体診察

①起床時から左上下肢が動かない → 就寝時の発症と考えられる。突然発症ではないが，比較的急性の発症。

②高血圧，喫煙歴 → 脳血管障害のリスク。

③意識清明 → 脳血管障害であれば，比較的範囲が狭い可能性。

④心拍数80/分，整 → 来院時，心房細動ではない。

⑤左上下肢の弛緩性不全麻痺と感覚低下，構音障害 → 構音障害は大脳または脳幹病変で生じる。病変は頭蓋内と考えられる。

　急性の経過で一側性不全麻痺と感覚障害，構音障害を生じたことから，脳梗塞や脳出血などの脳血管障害が疑われる。診断および脳浮腫の有無の確認のため，頭部CTや頭部MRIを行う。

Step 3 検査所見

⑥トリグリセリド240 mg/dL → 高トリグリセリド血症であり，アテローム血栓性脳梗塞のリスクファクター

⑦頭部MRIで右内包後脚に高信号域

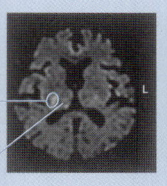

右内包後脚に高信号域

視床

Step 4 総合考察

　これらの所見を総合し，右内包後脚の脳梗塞である。問題文の情報だけでは断定はできないが，①の発症形式，⑥のリスクファクター，③，⑦から病変部位が比較的狭く，④心房細動を認めないなどの点から，アテローム血栓性脳梗塞の可能性が高い。

CONTENTS

A
B
C
D
E
F

第113回医師国家試験を振り返って ── 傾向と対策

　　まず，決して楽ではない試験に2日間取り組んだ受験生の皆さんに，心からお疲れ様でしたと申し上げます。本当にお疲れ様でした。今回の国試は，全般としては標準的な試験であったというのが関係者の大方の観測です。実際，多くの問題は既出問題を検討しておけば解答可能な，手堅い標準問題でした。新規に出題された題材もありましたが，これは例年のことで，想定内の出題数，出題内容であったと思います。従って「番狂わせ」という事態は生じにくい出題でした。ただし，昨年から，ブラッシュアップの足りていない問題が散見される傾向が目立つようになっています。今回もそうでした。この点は最後に触れたいと思います。

1.　全体として穏当な出題を維持

　　今回，受験生の感想としては，圧倒的に「易しかった」という声が多かったように思います。中には驚くような問題もありましたので（後述します），そうかな？　という気がしたのですが，全体としては既出問題を十分に検討していれば解答可能な問題が多く，少数ヘンな問題があっても「まあ，いつものこと」とスルーされたのでしょう。

　　ともかく，まともに勉強していれば不安がない，という試験になったのは非常に結構なことです。かつては，必修問題で目茶苦茶な問題が多発して，実力のある受験生も不合格になるような回もよくあったのです。全体として穏当な出題が維持されたのは良いことです。

　　今回は採点除外になった問題が4問ありましたが，理由は「選択肢の表現が不十分で正解を得ることが困難なため」，「設問が不適切で正解が得られないため」，「選択肢に誤りがあり正解が得られないため」，「問題として適切であるが，受験者レベルでは難しすぎるため」と4問とも異なる理由がついていました。「問題としてダメです」と率直に認めた文言が3問についているのは異例です（恐らく史上初です）。例年，「問題として適切であるが……」のように往生際の悪い理由を述べていたのが，率直に「正解が得られません」と認めたのですから，これは大きな改善です。今後もダメな問題はダメと率直に認めて頂けるでしょう。もちろん，そもそも「正解が得られない」問題を出題しないようにお願いしたいとも思いますし，これ以外にも数問は「正解を得るのが困難」，「正解が得られない」問題が散見されますが。

2.　必修問題のガイドラインについて

　　必修問題の出題範囲はガイドラインで厳密に決まっているのですが，ガイドラインに

ない疾患が出題されることはもはや普通になりました。かつては，狭い出題範囲から無理に新作問題を作ろうとして目茶苦茶な出題が多発することもありました（前述）。出題範囲を広げる代わりに，無理がない出題になったわけです。この方針転換は第107回からですが，その後ずっと維持されています。

3. 禁忌肢問題は例年通り不明朗

　禁忌肢についてです。相変わらずどれが禁忌肢であったのかわからない設定になっています。多数の禁忌肢候補が設定されていることは確かです。そして，どれを禁忌肢として採点すると合格者がどのくらいの人数になるのか，の調整が行われているようです。だから，設定された禁忌肢が禁忌肢としてカウントされるかどうかは，採点が終わってから決められるようです。そのような政策的重要性はわかりますが，せめてどれを禁忌肢として設定していたか，の発表はあって良いのではないでしょうか。厚労省の英断を期待したいと思います。

4. 臨床実務に即した出題

　第112回国試から一般総論の問題が大幅にCBTに委譲され，国試は臨床医学の試験であるという宣言がなされました（当たり前と言えば当たり前ですが）。臨床重視色がますます強まり，この傾向は完全に定着したと考えます。

　今回の出題も，現場の感覚に即した問題が多く出ていました。いくつか例を挙げます。

　我々臨床の現場にいる医師は，梅毒の激増を肌で感じています。梅毒に関する問題が多く出題されており，これは正鵠を射た判断であると申せましょう。A31（既感染梅毒に対する対応），E48（ペニシリンアレルギーのある患者の梅毒治療薬選択），E49（梅毒の治療効果の判定）は，いずれも実際的な知識を問う問題です。このような知識を確実に持っていることが研修医には必要です。いずれも国試の趣旨を体現した，優れた出題であると思います。

　高齢化社会の進行に伴い，患者さんの多くが抗血小板薬，抗凝固薬を服用しておられます。これに伴う頭部外傷や消化管出血の重症化というのは我々臨床医師が日々直面している問題です。C54〜56，C63〜65はまさにこういう題材を取り上げています。いずれも現場感覚に即した，良い出題です。

（注意！　以下，「ネタバレ」を含みますので，問題をまだ解いていない方は，問題を解

いた後にご覧下さい。）

歯突起周囲の偽痛風，いわゆる crowned dens syndrome は，これまた高齢化社会の進行に伴って common disease となった疾患です。救急外来では，この疾患の存在は今や必須知識ですが D40 でこの疾患が出題されました。本問は，典型例が提示されていること，消去法でも正答が可能なこと，から教育的配慮の行き届いた良問です。新規の題材は，選択肢の作り方をよほど工夫しないと単なるアテモノになりがちです。国家が威信をかけて施行する試験が単なるアテモノであってよいはずはなく，選択肢を十分に練った出題に敬意を表したいと思います。

同様に，これも高齢化社会の進行に伴って遭遇する機会が増加した，大脳皮質基底核変性症を診断させる D32 も優れていると思います。典型例を提示し，かつ消去法でも正答できるように配慮して作られています。

5. 直近の問題の検討が重要である

B27 は胸腔ドレーンが抜けかけているが，さあどうする？　という，これまたリアルな話です。正答率が低かったのですが，112 回に類題がありました。既出問題を丁寧に検討していれば解答可能だった問題です。国試は前回の出題者の 8 割くらいが留任する試験です。112 回の検討にかける労力：111 回以前の検討にかける労力＝ 1：1.2〜1.5 であるべきだというのが筆者の持論ですが，今回もこの原則が成り立っています。

なお，112 回国試では術後管理，手術合併症の問題がやたらに多く出題され，中には「これはムリではないか」という問題も散見されましたが，今回はこのタイプの問題は妥当な割合に減少しました。また，上記 B27 のように，112 回国試の検討が十分であれば解答可能な問題が多かったと感じます。

6. 「行き過ぎ」の観もある問題

その一方，この判断は学生にはムリではないか？　という出題も散見されました。

例えば，ロボット支援腹腔鏡下前立腺全摘術の術後後遺症を問う D39 ですが，これはムリではないでしょうか。射精はできなくなり，言われてみればその通りですが，医学生が知っている必要があるでしょうか。大多数の医学生は泌尿器科専門医にはならないのですから。

ALS の患者さんで，現時点で検討すべき方針を問う A47 は，臨床の現場で確かにこういう場面に遭遇する，非常にリアルな問題です。筆者はそのリアルさに感心し，作問

の巧みさにも感嘆しますが，医学生にこの判断は困難ではないでしょうか。理由は簡単で，医学生は臨床実務を経験していないからです。また，本問のような状況に大学病院で遭遇することはまれで，むしろ市中病院で遭遇することが多いでしょう。ほとんど大学病院で学生実習を行う医学生には解答が困難なのではないかと感じられました。

　臨床重視の方向はもちろん健全な傾向です。しかし，医学生は臨床実習ですべての疾患を経験するわけではありません。「どの診療科に進むとしても知っているべき」水準に揃えるのが望ましいでしょう。

7.　割れ問はなくならない

　「割れ問」という用語を作ったのは筆者ですが，例年割れ問には苦しめられます。

　割れ問には二種類あります。国試出題時点では超難問であったが，ガイドラインのようなしっかりした典拠があり，調べればわかるし，要するに「時代に先駆けすぎた」問題です。このような問題は新知識を国試にもたらしてくれた，試験問題としては機能を果たさなかったが，内容的には正確な問題です。「シュード pseudo 割れ問」とでも呼ぶべき問題です。もう一つは，どう考えても答が一意に決まらない割れ問で，これが「真正 eu 割れ問」です。真正割れ問に対峙するとき，我々は答が出ないのに不毛な二者択一ないし三者択一に悩むことになります。本当に不毛です。以下，真正割れ問を単に割れ問と呼びます。

　C15 は三脚骨折ですが（三脚骨折が国試に出るのも驚きでしたが），文献によると開口障害だけでなく，咬合不全も起こるとあります。これは答が決まらないのではないでしょうか。

　NMO と MS を比較して NMO らしい所見を選ばせる D11 は，髄液細胞数が想定される答ではあるものの，抗核抗体陽性の場合は NMO を考えることになりますので，これも答になり得ると思われます。

　肺癌で喀血している患者さんへの対応を問う F79 もどうかと思われました。喀血を誘発している咳嗽を止めることが先決ですが，バイタルサインは頻脈を示しており，補液も必要と考えた医学生（目配りのできる優秀な医学生です）は解答に困ったのではないでしょうか。これは X2 形式の方がむしろ紛らわしくないと思われました。

　過去，割れ問が撲滅された回があり，それは 107 回です。客観式問題は形式的には客観的ですが，実際には出題者の主観が入りやすい問題形式です。ブラッシュアップを綿密にやることで割れ問は撲滅できます（現に 107 回はそうだったのですから）。112 回

もそうでしたが，割れ問が最近目立つのは良くない傾向だと考えています。

8. 最後に

　　しかし，冒頭に述べましたように，113 回国試も最近の国試と同様に「既出問題の検討で解答できる大多数の問題＋少数の新出問題（多くは自然に解答可能なもの＋ごく少数の割れ問）」で構成されており，「ごく少数の割れ問」は合否に影響ないでしょうから，要するに日ごろの勉強がほぼそのまま点数に反映されやすい試験になっています。非常に健全なことであり，今後もこの傾向は踏襲されるでしょうから，医学生は国試に必要以上のストレスを感じなくてよい──普通に勉強していればよい──と思われます。月並みですが，これを以て今回の総評の結びとします。

▶第 112 回医師国家試験からの変更点について

平成 30 年に実施された第 112 回医師国家試験について，従前の国家試験から次の変更が行われた（第 113 回医師国家試験も同様）。

1. 出題数について

必修問題以外の一般問題を 100 題減じ，合計 400 題となった。

<第 111 回>

	一般問題	臨床実地問題
必修問題	50 題	50 題
医学総論	200 題	200 題
医学各論		

<第 112 回>

	一般問題	臨床実地問題
必修問題	50 題	50 題
医学総論	100 題	200 題
医学各論		

2. 試験日程について

試験日数が 3 日間から 2 日間に変更された。

なお，試験時間は，1 日目，2 日目ともに，9 時 30 分から 18 時 30 分までと延長された。

3. 配点について

必修問題以外の一般問題と臨床実地問題は，ともに 1 問 1 点で採点を行うようになった。

<第 111 回>

	一般問題	臨床実地問題
必修問題	1 問　1 点	1 問　3 点
医学総論	1 問　1 点	1 問　3 点
医学各論		

<第 112 回～>

	一般問題	臨床実地問題
必修問題	1 問　1 点	1 問　3 点
医学総論	1 問　1 点	1 問　1 点
医学各論		

4. 合格基準について

必修問題以外の一般問題と臨床実地問題は，これまで各々で合格基準を設定していたものを，一般問題と臨床実地問題の得点の合計について合格基準を設定するようになった。

> 「必修問題」では臨床問題の点数が 3 点，すなわち一般問題の 3 倍です。また，「必修問題以外の 300 題」ではそのうちの 3 分の 2 が臨床問題です。したがって，臨床問題への理解度を深めることが国試対策として肝要です。

▶第113回医師国試　時間割

	時　間　割		問題数	時　間	形式別問題数			1問当たり解答時間*
1日目 (2/9)	説明開始 8:55							
	9:30〜12:15	A　医学各論	75問	2時間 45分	一般	各論	15問	1分
					臨床	各論	60問	2分 30秒
	（休憩 65分）							
	説明開始 13:20							
	13:45〜15:20	B　必修の基本的事項	49問	1時間 35分	必修	一般	24問	1分
					必修	臨床	15問	2分 30秒
					必修	長文	10問	3分 20秒
	（休憩 35分）							
	説明開始 15:55							
	16:10〜18:30	C　医学総論	66問	2時間 20分	一般	総論	25問	1分
					臨床	総論	26問	2分 30秒
					臨床	長文	15問	3分 20秒
2日目 (2/10)	説明開始 8:55							
	9:30〜12:15	D　医学各論	75問	2時間 45分	一般	各論	15問	1分
					臨床	各論	60問	2分 30秒
	（休憩 55分）							
	説明開始 13:10							
	13:25〜15:05	E　必修の基本的事項	51問	1時間 40分	必修	一般	26問	1分
					必修	臨床	15問	2分 30秒
					必修	長文	10問	3分 20秒
	（休憩 30分）							
	説明開始 15:35							
	15:55〜18:30	F　医学総論	84問	2時間 35分	一般	総論	45問	1分
					臨床	総論	24問	2分 30秒
					臨床	長文	15問	3分 20秒
	合　計		400問	13時間 40分				

*目安としての解答時間であり，合計時間が時間割と合致するとは限らない。

（注）セクションごとのガイドライン割り当てや問題形式別問題数等は公開されていない。

▶第113回医師国試　合格者数

	出願者数	受験者数	合格者数	合格率
新卒者	9,456人	9,176人	8,478人	92.4%
全　体	10,474人	10,146人	9,029人	89.0%

▶第113回医師国試　合格基準

第113回医師国家試験の合格基準は，
　（1）必修問題は，一般問題を1問1点，臨床実地問題を1問3点とし，
　　　　総得点が，　160点以上／200点
　（2）必修問題を除いた一般問題及び臨床実地問題については，各々1問1点とし，
　　　　総得点が，　209点以上／296点
　（3）禁忌肢問題選択数は，3問以下　とする。

▶第113回医師国試　得点数分布

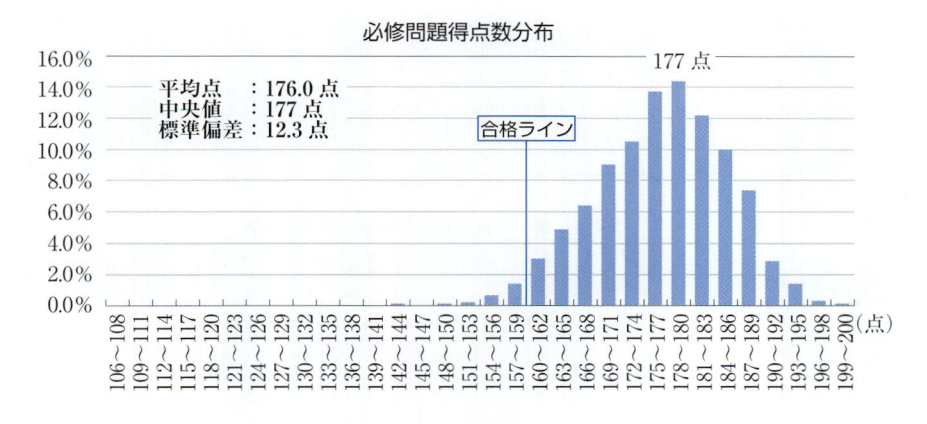

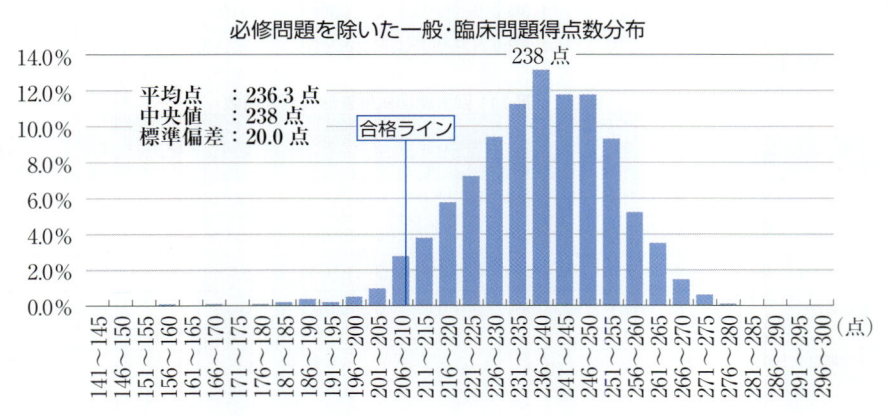

▶第113回医師国試　解答形式別問題数

解答コード	解答形式	A 75	B 49	C 66	D 75	E 51	F 84
A type	五肢択一（1つ選ぶ）	58	49	52	61	51	66
X2 type	複択形式（2つ選ぶ）	14		12	13		13
X3 type	複択形式（3つ選ぶ）	2		1	1		3
L type	多肢択一（1つ選ぶ）			1			1
―	計算問題	1					1

解答コード	解答形式	一般問題 医学総論 70	率	医学各論 30	率	臨床問題 医学総論 50	率	長文問題 30	率	医学各論 120	率	必修問題 一般 50	臨床 30	連問 20	計	％*
A type	五肢択一（1つ選ぶ）	49	70.0%	22	73.3%	43	86.0%	26	86.7%	97	80.8%	50	30	20	337	84.3%
X2 type	複択形式（2つ選ぶ）	15	21.4%	7	23.3%	7	14.0%	3	10.0%	20	16.7%				52	13.0%
X3 type	複択形式（3つ選ぶ）	3	4.3%	0	0.0%	0	0.0%	1	3.3%	3	2.5%				7	1.8%
L type	多肢択一（1つ選ぶ）	2	2.9%	0	0.0%	0	0.0%	0	0.0%	0	0.0%				2	0.5%
―	計算問題	1	1.4%	1	3.3%	0	0.0%	0	0.0%	0	0.0%				2	0.5%

＊全問題数400問との比率

第113回国試の解答形式としては，
　①多肢択一が復活し，2問となった
　②X3 type，X2 typeともに微減した
などの変化が認められた。

参考1：第112回医師国試解答形式別問題数

解答コード	解答形式	一般問題 医学総論 70	率	医学各論 30	率	臨床問題 医学総論 50	率	長文問題 30	率	医学各論 120	率	必修問題 一般 50	臨床 30	連問 20	計	％*
A type	五肢択一（1つ選ぶ）	50	71.4%	21	70.0%	46	92.0%	25	83.3%	93	77.5%	50	30	20	335	83.8%
X2 type	複択形式（2つ選ぶ）	16	22.9%	7	23.3%	4	8.0%	2	6.7%	26	21.7%				55	13.8%
X3 type	複択形式（3つ選ぶ）	2	2.9%	2	6.7%	0	0.0%	3	10.0%	1	0.8%				8	2.0%
L type	多肢択一（1つ選ぶ）	0	0.0%	0	0.0%	0	0.0%	0	0.0%	0	0.0%				0	0.0%
―	計算問題	2	2.9%	0	0.0%	0	0.0%	0	0.0%	0	0.0%				2	0.5%

＊全問題数400問との比率

参考2：第111回医師国試解答形式別問題数

解答コード	解答形式	一般問題 医学総論 120	率	医学各論 80	率	臨床問題 医学総論 50	率	長文問題 30	率	医学各論 120	率	必修問題 一般 50	臨床 30	連問 20	計	％*
A type	五肢択一（1つ選ぶ）	98	81.7%	49	61.3%	43	86.0%	21	70.0%	95	79.2%	50	30	20	406	81.2%
X2 type	複択形式（2つ選ぶ）	15	12.5%	21	26.3%	7	14.0%	6	20.0%	18	15.0%				67	13.4%
X3 type	複択形式（3つ選ぶ）	3	2.5%	8	10.0%	0	0.0%	3	10.0%	7	5.8%				21	4.2%
L type	多肢択一（1つ選ぶ）	1	0.8%	1	1.3%	0	0.0%	0	0.0%	0	0.0%				2	0.4%
―	計算問題	3	2.5%	1	1.3%	0	0.0%	0	0.0%	0	0.0%				4	0.8%

＊全問題数500問との比率

▶第 113 回医師国試　難易度別問題数分布

正答率＼問題数	A 問題*		B 問題		C 問題*		D 問題		E 問題		F 問題*	
	74		49		65		75		51		82	
90％以上	24	32.4%	34	69.4%	29	44.6%	24	32.0%	35	68.6%	39	47.6%
80〜90％	22	29.7%	5	10.2%	17	26.2%	24	32.0%	9	17.6%	14	17.1%
60〜80％	15	20.3%	6	12.2%	10	15.4%	16	21.3%	4	7.8%	14	17.1%
40〜60％	7	9.5%	3	6.1%	5	7.7%	8	10.7%	1	2.0%	8	9.8%
40％ 未満	6	8.1%	1	2.0%	4	6.2%	3	4.0%	2	3.9%	7	8.5%

*A 問題で採点を除外された問題 1 問（A-5），C 問題で採点を除外された問題 1 問（C-34）および F 問題で採点を除外された問題 2 問（F-42, F-81）を除いている。

正答率＼問題数	必 修		一 般*		臨 床*		一般＋臨床*		総 合*	
	100		98		198		296		396	
90％以上	69	69.0%	38	38.8%	78	39.4%	116	39.2%	185	46.7%
80〜90％	14	14.0%	25	25.5%	52	26.3%	77	26.0%	91	23.0%
60〜80％	10	10.0%	14	14.3%	41	20.7%	55	18.6%	65	16.4%
40〜60％	4	4.0%	6	6.1%	22	11.1%	28	9.5%	32	8.1%
40％ 未満	3	3.0%	15	15.3%	5	2.5%	20	6.8%	23	5.8%

* 一般問題で採点を除外された問題 2 問（A-5, F-42）および臨床問題で採点を除外された問題 2 問（C-34, F-81）を除いている。

111〜113 回の難易度の変遷

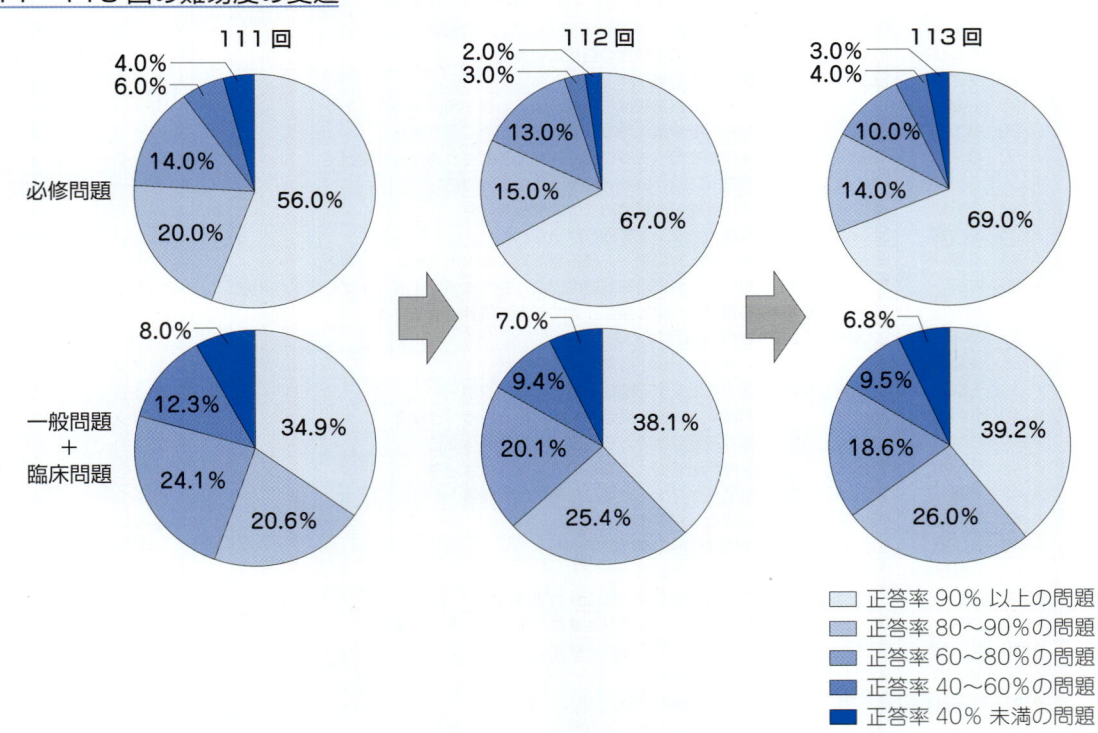

▶内 容 一 覧 ── 問題番号順

A 問題

	領域·科目	正答率	点双列	テーマ·確定診断	ガイドライン	正解
A-1	肝胆膵	98.4%	0.24	肝細胞癌の治療方針と Child-Pugh 分類	各Ⅵ-6-C-②	c
A-2	神経	80.9%	0.12	筋強直性ジストロフィーの症候	各Ⅸ-5-D-④	c
A-3	耳鼻咽喉科	85.2%	0.24	人工内耳の電極先端部が挿入されている部位	各Ⅱ-8-A-⑥	b
A-4	呼吸器	43.0%	0.28	分子標的薬(チロシンキナーゼ阻害薬)の副作用	各Ⅳ-6-A-①	b
A-5*	心臓			急性心筋梗塞の合併症についての知識	各Ⅴ-5-B-①	除外
A-6	小児科	97.3%	0.35	精神発達遅滞をきたす先天性疾患	各Ⅰ-4-A	c
A-7	消化管	53.4%	0.14	胃体部進行癌が浸潤しやすい臓器	各Ⅵ-2-D-③	d
A-8	皮膚科	38.3%	0.18	尋常性乾癬の妊婦に対する治療法	各Ⅱ-3-D-①	e
A-9	肝胆膵	85.7%	0.28	膵管内乳頭粘液性腫瘍の形態的な特徴	各Ⅵ-8-B-①	c
A-10	産科	55.0%	0.27	第 2 回旋の異常により生じる胎位,胎勢の異常	各Ⅰ-2-E-①	d e
A-11	内分泌	92.2%	0.26	褐色細胞腫摘出後早期の症候	各Ⅹ-4-B-①	c d
A-12	精神科	97.1%	0.38	ナルコレプシー患者の主訴	各Ⅱ-4-B-②	a c
A-13	代謝	80.8%	0.26	尿 Na 排泄低下を伴う低ナトリウム血症をきたす疾患	各Ⅶ-3-E-②	a b
A-14	眼科	37.0%	0.17	眼瞼下垂の原因	各Ⅱ-5-B	a e
A-15	産科	95.8%	0.24	正常妊娠妊婦への対応(妊娠週数修正)	各Ⅰ-1-A-⑥	b
A-16	肝胆膵	62.6%	0.20	S 状結腸癌の多発肝転移への治療	各Ⅵ-6-C-④	d
A-17	膠原病	86.8%	0.21	全身性強皮症,腎クリーゼへの対応	各Ⅺ-2-A-②	e
A-18	小児科	82.8%	0.25	帽状腱膜下出血の治療	各Ⅰ-3-H-⑥	c
A-19	皮膚科	76.7%	0.21	感冒薬による固定薬疹の診断	各Ⅱ-1-E-①	d
A-20	血液	89.0%	0.26	原発性骨髄線維症の末梢血所見	各Ⅶ-2-C-③	e
A-21	眼科	89.7%	0.22	黄斑円孔で予想される自覚症状	各Ⅱ-6-C-⑩	c
A-22	救急	95.7%	0.23	下肢の挫滅症候群への治療として適切な輸液	各Ⅸ-10-E-⑤	a
A-23	耳鼻咽喉科	27.7%	0.11	喉頭癌の術後の合併症	各Ⅱ-9-B-⑧	c
A-24	呼吸器	76.1%	0.29	夏型過敏性肺炎で認められる身体症状·検査所見	各Ⅳ-3-A-④	a
A-25	精神科	71.9%	0.06	解離性健忘(選択的健忘)についての知識	各Ⅱ-3-D	e
A-26	耳鼻咽喉科	12.8%		内耳障害の重症度の指標となる症状	各Ⅱ-8-A-⑩	b
A-27	泌尿器科	85.9%	0.13	膀胱癌の治療	各Ⅷ-6-B-①	e
A-28	心臓	90.7%	0.25	心腔内酸素飽和度の所見による心房中隔欠損症の診断	各Ⅴ-3-A-①	b
A-29	呼吸器	87.3%	0.18	末梢型肺腺癌の治療方針決定のために行う検査	各Ⅳ-6-A-①	a
A-30	血液	79.0%	0.22	発作性夜間ヘモグロビン尿症で予想される血液異常所見	各Ⅶ-1-D-①	e
A-31	感染性疾患	85.5%	0.29	梅毒反応陽性高齢者の施設入所への対応	各Ⅺ-3-A-②	a
A-32	内分泌	82.0%	0.30	先天性副腎皮質過形成の血液検査所見	各Ⅰ-4-C-②	b
A-33	消化管	56.3%	0.08	食道アカラシアでみられる症状	各Ⅵ-1-A-①	d
A-34	心臓	91.0%	0.25	発作性心房細動への抗不整脈薬投与後の洞停止への対応	各Ⅴ-1-A-⑤	b
A-35	神経	57.2%	0.12	もやもや病による脳室内出血,急性水頭症患者へまず行うべき治療	各Ⅸ-1-D-⑤	a
A-36	内分泌	86.5%	0.30	多発性内分泌腫瘍症 1 型の診断に有用な検査	各Ⅹ-5-B-①	d
A-37	神経	93.5%	0.25	West 症候群の診断	各Ⅸ-11-C-③	a
A-38	耳鼻咽喉科	84.1%	0.31	Ramsay Hunt 症候群の随伴症状	各Ⅱ-7-A-④	e
A-39	心臓	97.8%	0.20	閉塞性肥大型心筋症患者への病態説明	各Ⅴ-6-B-①	d
A-40	呼吸器	86.4%	0.18	肺扁平上皮癌の確定診断のために行うべき検査	各Ⅳ-6-A-①	a
A-41	皮膚科	75.6%	0.22	扁平苔癬患者でさらに確認すべき身体部位	各Ⅱ-3-D-③	b
A-42	肝胆膵	72.5%	0.24	閉塞性胆管炎,胆嚢炎でまず行うべき治療	各Ⅵ-7-B-②	c
A-43	腎臓	72.4%	0.21	関節リウマチに続発した薬剤性腎障害への対応	各Ⅶ-1-B-③	a
A-44	消化管	95.6%	0.16	食道カンジダ症の診断	各Ⅺ-5-A-①	d
A-45	婦人科	97.6%	0.25	全胞状奇胎の病態説明	各Ⅱ-1-A-④	d
A-46	耳鼻咽喉科	78.9%	0.25	下咽頭癌の診断	各Ⅱ-10-C-⑪	e
A-47	神経	62.1%	0.02	筋萎縮性側索硬化症で検討すべき治療	各Ⅸ-4-G-①	c
A-48	血液	95.0%	0.24	胃全摘後の巨赤芽球性貧血でまず投与すべき薬剤	各Ⅶ-1-B	e
A-49	婦人科	88.2%	0.17	流産の疑いで行うべき検査	各Ⅶ-8-D-④	b
A-50	婦人科	97.2%	0.39	外陰癌の診断	各Ⅶ-7-A-③	a
A-51	感染性疾患	88.0%	0.19	ツツガ虫病の診断	各Ⅺ-2-A-⑥	c
A-52	心臓	86.9%	0.28	僧帽弁閉鎖不全による慢性心不全の診察所見	各Ⅴ-4-A-②	a
A-53	肝胆膵	97.8%	0.20	ERCP 後膵炎で行うべき治療	各Ⅵ-8-A-①	e
A-54	乳腺	98.0%	0.23	乳癌に行うべき検査	各Ⅹ-11-B-④	b

点双列:点双列相関係数(p.ix「❷マーク」参照)

	領域・科目	正答率	点双列	テーマ・確定診断	ガイドライン	正解
A-55	心臓	99.2%	0.39	高安動脈炎〈大動脈炎症候群〉の診断	各XI-2-B-②	e
A-56	消化管	99.2%	0.45	抗菌薬起因性腸炎の原因検索に行うべき検査	各XII-3-A-㉗	d
A-57	腎臓	82.4%	0.22	IgA 腎症の診断	各VII-1-A-③	a
A-58	神経	97.2%	0.35	Lewy 小体型認知症の診断に有用な検査	各IX-4-A-②	d
A-59	代謝	88.9%	0.17	血糖コントロール不良の糖尿病への治療	各X-6-A	c
A-60	小児科	98.8%	0.34	川崎病の診断	各V-5-E	a
A-61	心臓	92.6%	0.31	急性冠症候群の診断	各V-5-B	b
A-62	婦人科	92.0%	0.29	腟・外陰カンジダ症の治療薬	各VIII-5-C-③	b
A-63	産科	53.1%	0.17	妊娠糖尿病への対応	各I-1-C-②	b
A-64	神経	74.2%	0.16	慢性炎症性脱髄性多発根ニューロパチーの治療薬	各IX-5-A-①	d e
A-65	呼吸器	96.7%	0.31	結核菌喀痰検査陽性の高齢者への対応	各XII-4-A-①	a e
A-66	呼吸器	67.8%	0.24	前縦隔腫瘍疑いで行うべき検査	各IV-6-C-③	c d
A-67	整形外科	46.2%	0.26	胸椎転移性骨腫瘍の疼痛コントロールのために検討すべき治療法	各IX-9-C	a b
A-68	小児科	79.5%	0.24	敗血症が疑われる尿路感染症の乳児に行うべき検査	各XII-3-A-⑦	b d
A-69	神経	97.6%	0.41	聴神経腫瘍で異常が予想される検査	各III-8-C-⑤	c e
A-70	内分泌	73.7%	0.16	Basedow 病への初期対応	各X-2-A-①	c d
A-71	産科	83.4%	0.26	全前置胎盤および癒着胎盤の診断	各I-1-B-⑨	b c
A-72	肝胆膵	35.1%	0.18	局所進行切除不能膵癌の治療	各VI-8-B-③	b c
A-73	血液	72.9%	0.30	成人 T 細胞白血病で行うべき治療	各VII-3-D-①	a b d
A-74	血液	84.8%	0.35	溶血性尿毒症症候群発症を示唆する血液検査項目	各VII-4-A-④	c d e
A-75	代謝	39.3%	0.24	LDL コレステロール値の推測値の計算問題	各X-7-A	146

B 問題

	領域・科目	正答率	点双列	テーマ・確定診断	ガイドライン	正解
B-1	医師	98.9%	0.19	インフォームド・コンセント	必 1-B-③	e
B-2	医師	99.4%	0.38	ヘルシンキ宣言の内容	必 2-E-①	c
B-3	医師	96.8%	0.22	診療記録での SOAP の記載法	必 3-A-⑥	e
B-4	感染性疾患	97.5%	0.33	病原体と感染予防策の組合せ	必 4-C	b
B-5	小児科	97.9%	0.19	成人と比較した乳児の特徴	必 5-C	a
B-6	医療面接	76.1%	0.16	医療面接で開放型質問を用いる利点	必 6-C-⑤	e
B-7	心臓	91.5%	0.28	血行動態によるショックの鑑別	必 7-A-⑤	e
B-8	消化管	74.8%	0.16	腹部診察で波動を認めると考えられる腹部エックス線写真（腹水）	必 8-G-④	d
B-9	神経	96.3%	0.22	復唱不能な言語障害（伝導失語）	必 7-I-①	c
B-10	小児科	84.5%	0.09	新生児の異常を疑う身体所見	必 5-B	e
B-11	感染性疾患	87.6%	0.20	敗血症の評価に有用な項目	必 11-C-⑲	b
B-12	臨床検査	97.2%	0.24	シリンジを用いた静脈採血の手技	必 14-A-①	d
B-13	消化管	93.8%	0.23	疾患と腹部診察所見の組合せ	必 8-G	a
B-14	婦人科	98.0%	0.18	婦人科診察の双合診	必 8-I-②	a
B-15	臨床検査	72.1%	0.16	H-E 染色での検体を直ちに浸す溶液	必 9-D	e
B-16	公衆衛生	98.0%	0.14	診療ガイドラインの「推奨」の意味	必 10-A-⑦	e
B-17	感染性疾患	90.2%	0.17	発熱患者で菌血症を示唆する身体徴候	必 7-A-①	d
B-18	精神科	98.1%	0.19	統合失調症を示唆する発言	必 12-B-②	c
B-19	小児科	89.2%	0.21	麻疹の特徴	必 12-C-④	e
B-20	膠原病	85.8%	0.25	関節リウマチの関節外病変	必 12-K-②	b
B-21	呼吸器	99.3%	0.26	緊張性気胸に対する治療	必 12-D-⑧	e
B-22	泌尿器科	91.0%	0.19	尿道カテーテル留置の目的	必 14-A-⑥	c
B-23	公衆衛生	95.4%	0.19	健康日本 21（第二次）の最終目標	必 17-A-①	b
B-24	公衆衛生	98.4%	0.20	生活習慣病予防のために改善すべき習慣	必 17-A-②	a
B-25	医師	99.6%	0.45	医師処方を拒否する患者（ペンタゾシン依存症の疑い）への対応	必 2-B-⑤	e
B-26	救急	92.4%	0.26	気管支異物（金属製異物）への対応	必 11-C-⑭	e
B-27	呼吸器	52.8%	0.05	胸腔ドレーンが 20 cm 抜けた患者への対応	必 9-O-①	c
B-28	医療面接	53.2%	0.18	乳癌告知の際の SPIKES モデル	必 6-F-②	d
B-29	心臓	98.1%	0.21	急性心膜炎患者の聴診所見	必 8-B-②	c
B-30	肝胆膵	98.8%	0.27	膵頭部癌疑いにまず行うべき検査	必 7-E-⑧	c
B-31	精神科	87.0%	0.18	アルコール離脱せん妄の発症予防に有効な薬剤	必 12-L-②	b
B-32	皮膚科	98.5%	0.21	IgA 血管炎で認められる皮膚所見	必 7-B-①	c
B-33	救急	79.1%	0.10	乳児の心肺蘇生法	必 11-B-②	e
B-34	一般教養	29.0%	0.12	急性虫垂炎に行うべき検査の英文問題	必 18-C	b
B-35	産科	72.9%	0.14	妊娠高血圧腎症で投与すべき薬剤	必 13-A-②	c
B-36	整形外科	59.9%	0.04	足関節脱臼骨折への初期対応	必 12-I-⑭	e

	領域·科目	正答率	点双列	テーマ·確定診断	ガイドライン	正解
B-37	心臓	95.2%	0.22	穿刺手技直後の迷走神経反射で行うべき処置	必 11-C-④	a
B-38	緩和ケア	71.5%	0.11	在宅高齢者の輸液治療で生じた肺水腫への対応	必 13-A-③	c
B-39	神経	98.1%	0.21	Duchenne 型進行性筋ジストロフィーの患児に認められる所見	必 8-K	b
B-40	医療面接	98.1%	0.14	解釈モデルを示す記載	必 6-E-①	e
B-41	内分泌	99.1%	0.32	甲状腺機能亢進症で認められる身体所見	必 8-E-⑤	c
B-42	膠原病	99.2%	0.41	巨細胞性動脈炎，リウマチ性多発筋痛症で確認すべき病歴	必 7-I-②	a
B-43	膠原病	97.1%	0.34	副腎皮質ステロイド内服開始にあたり注意すべき検査項目	必 9-H	a
B-44	救急	95.5%	0.19	心停止（無脈性電気活動）の心肺蘇生の静脈確保で第一選択となる部位	必 11-B-⑥	c
B-45	公衆衛生	96.9%	0.20	死亡診断書を交付できる医師の条件	必 3-C-①	c
B-46	医療面接	99.8%	0.73	膵癌の終末期患者の不安の訴えへの応答	必 15-C-②	e
B-47	公衆衛生	98.7%	0.17	ランダム化比較試験の結果の生存曲線の解釈	必 10-A	b
B-48	心臓	97.8%	0.35	一過性意識消失の診断のために確認すべき情報	必 7-D-⑧	e
B-49	心臓	91.7%	0.28	大動脈弁狭窄症患者の心音・心雑音模式図	必 8-F-③	b

C 問題

	領域·科目	正答率	点双列	テーマ·確定診断	ガイドライン	正解
C-1	公衆衛生	94.8%	0.14	ユニバーサル・ヘルス・カバレッジについて中心的に取り組む国際機関	総Ⅰ-7-A-①	b
C-2	医療安全	98.2%	0.19	医療事故調査制度	総Ⅰ-5-A-②	e
C-3	公衆衛生	19.2%	0.05	国際生活機能分類の「生活機能と障害」の構成要素	総Ⅱ-2-C-②	b
C-4	公衆衛生	92.2%	0.26	後期高齢者医療制度の自己負担割合決定に必要な情報	総Ⅰ-5-E-①	c
C-5	公衆衛生	96.8%	0.27	病院・診療所と薬局の連携	総Ⅰ-6-B-④	a
C-6	公衆衛生	98.1%	0.18	へき地医療の制度	総Ⅰ-6-G	c
C-7	公衆衛生	76.8%	0.15	妊産婦死亡の原因別頻度	総Ⅱ-4-A-②	c
C-8	公衆衛生	50.1%	0.21	精神保健の制度と傾向	総Ⅱ-7-A	b
C-9	感染性疾患	90.7%	0.25	ボツリヌス食中毒予防のための食品の扱い	総Ⅴ-9-B	c
C-10	公衆衛生	98.4%	0.26	大気汚染に係る環境基準の対象物質	総Ⅱ-12-C-②	c
C-11	耳鼻咽喉科	67.9%	0.22	三叉神経支配を受ける筋	総Ⅱ-2-C-①	b
C-12	消化管	62.6%	0.05	消化管の消化吸収機能	総Ⅰ-5-B-⑤	e
C-13	産科	80.8%	0.22	妊娠中の超音波検査所見	総Ⅶ-5-A-②	c
C-14	耳鼻咽喉科	96.0%	0.24	最も早期に出現する中咽頭癌に対する放射線治療の有害事象	総Ⅸ-6	a
C-15	耳鼻咽喉科	19.1%	0.05	顔面骨折で予想される症状	総Ⅵ-6-L-④	c
C-16	膠原病	88.6%	0.24	低補体血症をきたす疾患	総Ⅶ-1-E-⑥	b
C-17	公衆衛生	98.6%	0.32	一次予防に該当する項目	総Ⅱ-1-B-②	d e
C-18	公衆衛生	93.3%	0.31	我が国の人口統計の最近の変化	総Ⅱ-2-B	b d
C-19	代謝	82.3%	0.33	マグネシウム欠乏の関連症状	総Ⅴ-8-B-③	b d
C-20	公衆衛生	80.6%	0.17	地域における保健，福祉の各組織と機能の組合せ	総Ⅰ-3-A	a e
C-21	消化管	90.9%	0.29	急性虫垂炎でみられる腹部所見	総Ⅵ-5-F	a e
C-22	緩和ケア	99.0%	0.34	終末期がん患者のケア	総Ⅸ-11-D	a d
C-23	内分泌	10.0%	0.06	高齢者の内分泌系の特徴	総Ⅴ-8-B-⑩	c e
C-24	神経	88.5%	0.24	副交感神経を含む脳神経	総Ⅱ-8-C-⑯	a c d
C-25	加齢・老化	91.4%	0.17	寝たきり高齢者の在宅医療に向けての退院支援	総Ⅰ-3-C	b
C-26	呼吸器	93.2%	0.33	COPD の高齢者への対応	総Ⅳ-4-A-③	e
C-27	感染性疾患	69.2%	0.22	風疹抗体未保有者への対応	総Ⅱ-8-C-③	d
C-28	公衆衛生	87.4%	0.15	高ストレス者への産業医の対応	総Ⅰ-11-C-⑩	c
C-29	産科	56.8%	0.14	正常妊娠の妊婦への妊婦健康診査での対応	総Ⅶ-5-A-③	a
C-30	消化管	97.8%	0.21	虚血性腸炎の診断	総Ⅵ-5-G-②	e
C-31	腎臓	81.3%	0.13	慢性腎不全の腎代替療法についての説明	総Ⅸ-3-C	e
C-32	血液	92.0%	0.26	多発性骨髄腫の診断に有用な血液検査所見	総Ⅶ-1-E	d
C-33	婦人科	86.9%	0.17	挙児希望の女性への説明	総Ⅵ-7-G-⑥	a
C-34*	小児科			胎便性イレウスに行うべき対応	総Ⅶ-6-I	除外
C-35	眼科	89.7%	0.15	電気性眼炎への対応	総Ⅴ-3-B-⑥	e
C-36	皮膚科	95.8%	0.21	酒皶様皮膚炎（口囲皮膚炎）の原因外用薬	総Ⅸ-2-E	e
C-37	神経	98.4%	0.27	複雑部分発作に行うべき検査	総Ⅶ-2-I	a
C-38	小児科	94.2%	0.17	思春期早発症を疑う患児に行うべき検査	総Ⅳ-6-A	b
C-39	産科	80.6%	0.20	初回妊婦健康診査での初期感染症検査の説明	総Ⅴ-4-B-⑧	e
C-40	膠原病	58.3%	0.30	線維筋痛症の診断	総Ⅴ-1-D-④	e
C-41	心臓	41.4%	0.24	大動脈弁狭窄症患者に予想される所見	総Ⅳ-4-K	d
C-42	消化管	91.3%	0.25	内視鏡検査を躊躇する便潜血陽性者への対応	総Ⅶ-7-A	e
C-43	代謝	79.6%	0.19	グルコース負荷後尿糖陽性となった患者への対応	総Ⅱ-1-D	a
C-44	産科	71.5%	0.22	血液型不適合を伴う完全流産で優先すべき対応	総Ⅶ-5-B-①	d

	領域・科目	正答率	点双列	テーマ・確定診断	ガイドライン	正解
C-45	肝胆膵	97.5%	0.40	膵頭部癌の膵頭十二指腸切除術の周術期管理	総IX-4-D, H	c
C-46	呼吸器	90.8%	0.23	CO_2 ナルコーシス患者への対応	総IX-12-A-①	e
C-47	血液	48.8%	0.22	Hodgkin リンパ腫患者に投与すべき薬剤	総IX-2-A	d
C-48	産科	92.9%	0.29	遅発一過性徐脈での対応	総IX-10-I-②	a
C-49	呼吸器	63.9%	0.18	肺癌手術での胸管損傷による乳び胸への対応	総IX-4-H	c d
C-50	泌尿器科	75.0%	0.24	腎細胞癌の肺転移に対してまず行うべき治療	総V-6-C	b e
C-51	産科	75.5%	0.18	妊娠中の明らかな糖尿病の母体と胎児の状態	総VII-4-A, 総VII-5-A	d e
C-52	産科	99.3%	0.54	妊娠中の明らかな糖尿病への薬物療法	総IX-2-A	c
C-53	産科	98.0%	0.20	妊娠中の明らかな糖尿病であった妊婦からの出生児に行う検査	総VII-1-D	b
C-54	消化管	89.7%	0.18	転倒した高齢者の原因評価に有用な質問	総IV-8-E-③	e
C-55	消化管	98.3%	0.24	黒色便を呈する高齢者で優先すべき検査	総VI-5-G-②	e
C-56	消化管	98.7%	0.28	頭蓋内出血の出現に注意すべき薬剤	総X-2-B	a
C-57	呼吸器	84.1%	0.35	肺血栓塞栓症の症例の心電図所見	総VII-2-B-①	b
C-58	呼吸器	84.3%	0.28	肺血栓塞栓症の診断確定のために行うべき検査	総VII-6-M	c
C-59	呼吸器	88.2%	0.23	肺血栓塞栓症が原因で生じるショックの種類	総V-7-D	c
C-60	心臓	98.9%	0.34	Brinkman 指数の計算	総V-1-C-①	e
C-61	心臓	87.2%	0.23	冠動脈造影像に写る血管の同定	総III-4-A-①	a
C-62	心臓	74.4%	0.28	狭心症に対する冠動脈ステント留置術後に追加投与すべき薬剤	総IX-7-A-⑤	a d
C-63	消化管	82.1%	0.17	上行結腸憩室出血でまず測定すべき検査項目	総III-6-A-⑦	b
C-64	消化管	33.9%	0.14	大腸憩室症（上行結腸憩室）の診断	総VII-6-L, M	a
C-65	消化管	85.6%	0.22	上行結腸憩室出血の止血のために考慮すべき術式	総IX-4-A-⑤	a b
C-66	産科	95.2%	0.24	卵膜の構成	総IV-1-B-②	c

D 問題

	領域・科目	正答率	点双列	テーマ・確定診断	ガイドライン	正解
D-1	神経	89.7%	0.20	単純型熱性けいれんの特徴	各IX-11-C-①	c
D-2	精神科	98.1%	0.24	電気けいれん療法	各II-2-A-①	b
D-3	皮膚科	87.3%	0.18	真皮メラノサイト増生による疾患	各II-2-A-①	a
D-4	眼科	84.0%	0.18	乱視の軸の決定に必要な視力表の部分	各II-4-A-③	e
D-5	耳鼻咽喉科	37.0%	0.06	慢性化膿性中耳炎の鼓膜写真で視認されない構造物	各II-7-C-③	d
D-6	呼吸器	90.5%	0.21	成人で喘息増悪をきたしやすい薬剤	各IV-3-A-①	b
D-7	整形外科	80.6%	0.26	慢性的な過負荷が影響する運動器疾患	各IX-8-D-④	d
D-8	心臓	93.3%	0.31	高齢者の高血圧症の特徴	各V-7-A	c
D-9	心臓	80.4%	0.28	急性大動脈解離で出現しうる徴候	各V-8-A	c
D-10	肝胆膵	78.0%	0.16	成人肝移植の適応	各VI-6-E-⑤	e
D-11	神経	18.6%	0.05	多発性硬化症との鑑別で視神経脊髄炎を疑うべき所見	各IX-4-H-①, ②	c
D-12	小児科	86.1%	0.28	光線療法の適応となる新生児期の疾患	各I-3-E	d
D-13	肝胆膵	31.4%	0.22	胆石症に対して腹腔鏡下胆嚢摘出術の適応禁忌となる併存疾患	各VI-7-D-①, 各VI-7-C-③	b
D-14	血液	94.7%	0.21	小球性低色素性貧血を呈する疾患	各VI-1-A-①, 各VII-5-A-②	a c
D-15	呼吸器	90.3%	0.25	肺尖に発生した肺癌による Horner 症候群でみられる可能性の高い徴候	各IV-6-A-①	b e
D-16	感染性疾患	87.7%	0.22	インフルエンザ感染症罹患疑い者への説明	各XII-1-A-①	c
D-17	耳鼻咽喉科	95.5%	0.20	伝染性単核（球）症の診断に有用な血液検査所見	各VII-3-G	e
D-18	アレルギー	99.2%	0.46	ハチ刺傷で生じたアナフィラキシーショックに行う治療	各XI-1-A-①	b
D-19	呼吸器	89.0%	0.21	間質性肺炎合併の肺扁平上皮癌の手術の周術期処置・術後リスク	各IV-6-A-①	c
D-20	皮膚科	57.0%	0.22	ケラトアカントーマの診断	各II-2-E-③	a
D-21	代謝	72.1%	0.24	膵癌疑いで腹部造影 CT 施行前後に休薬すべき糖尿病治療薬	各VI-8-B-③	c
D-22	神経	95.7%	0.31	複雑部分発作の診断	各IX-6-B-②	d
D-23	代謝	85.3%	0.25	劇症 1 型糖尿病，糖尿病性ケトアシドーシスに行うべき対応	各X-6-B-①	a
D-24	眼科	60.2%	0.07	裂孔原性網膜剥離に対して行われた治療	各II-6-C-⑦	d
D-25	心臓	93.9%	0.20	心不全患者の肺動脈カテーテル測定値	各V-8-A	e
D-26	整形外科	78.1%	0.14	前腕骨開放骨折への治療遅延で生じる症候（Volkmann 拘縮）	各IX-10-E-④	b
D-27	内分泌	87.6%	0.11	高プロラクチン血症，プロラクチノーマの診断に有用な検査	各X-1-B-③	a
D-28	消化管	96.2%	0.31	転移のない大腸癌（S 状結腸癌）で選択する手術術式	各VI-3-C-③	c
D-29	肝胆膵	59.7%	0.27	Gilbert 症候群患者への対応	各VI-6-E-①	b
D-30	耳鼻咽喉科	90.8%	0.31	滲出性中耳炎を呈する高齢者で病変を確認すべき部位（上咽頭癌）	各II-10-C-⑨	b
D-31	呼吸器	93.9%	0.17	肺アスペルギルス症に対する肺下葉切除術後の胸水貯留で行うべき処置	各IV-7-A-②	d
D-32	神経	77.2%	0.22	大脳皮質基底核変性症（大脳皮質基底核症候群）の診断	各IX-4-B-④	e

	領域・科目	正答率	点双列	テーマ・確定診断	ガイドライン	正解
D-33	精神科	82.4%	0.17	ADHD 患児の親への説明	各Ⅱ-5-D-①	e
D-34	心臓	91.3%	0.19	Adams-Stokes 発作への対応	各Ⅴ-1-D-①	b
D-35	内分泌	80.3%	0.30	Addison 病で予想される身体所見	各Ⅹ-4-A-③	b
D-36	整形外科	61.6%	0.22	偽痛風または化膿性膝関節炎への初期対応	各Ⅸ-8-H-①	a
D-37	泌尿器科	99.4%	0.49	精巣捻転症に行うべき治療	各Ⅶ-10-B-⑥	b
D-38	消化管	91.0%	0.25	食道癌の治療方針決定のために有用な検査	各Ⅵ-1-C-①	c
D-39	泌尿器科	57.7%	0.18	ロボット支援腹腔鏡下前立腺全摘除術後の生活についての説明	各Ⅶ-6-C-②	b
D-40	膠原病	74.5%	0.26	結晶誘発性関節炎（偽痛風）の診断	各Ⅺ-2-C-⑧	e
D-41	耳鼻咽喉科	98.6%	0.28	急性喉頭蓋炎に対してまず行う処置	各Ⅱ-9-B-③	a
D-42	心臓	84.6%	0.24	高血圧緊急症，悪性高血圧での降圧治療方針	各Ⅴ-7-C	e
D-43	消化管	90.0%	0.21	胆石による腸閉塞症の治療	各Ⅵ-7-D-①	b
D-44	婦人科	64.7%	0.28	子宮頸癌Ⅱ期の治療	各Ⅶ-7-B-③	b
D-45	救急	97.3%	0.37	リチウム電池誤飲で緊急摘出を行う理由	各Ⅻ-5-G-①	c
D-46	腎臓	83.2%	0.13	2 型糖尿病，糖尿病腎症の病態	各Ⅶ-1-C-①	e
D-47	婦人科	94.8%	0.19	機能性月経困難症の診断	各Ⅶ-5-B-①	e
D-48	血液	96.1%	0.30	慢性骨髄性白血病の治療薬	各Ⅵ-2-C-②	b
D-49	泌尿器科	95.5%	0.29	膀胱尿管逆流症への治療法	各Ⅷ-4-C-②	e
D-50	泌尿器科	77.4%	0.10	膀胱結石の再発予防に有効な薬剤	各Ⅷ-4-A-②	a
D-51	心臓	98.3%	0.23	急性心筋梗塞で行うべき対応	各Ⅴ-5-B	d
D-52	リハビリ	89.8%	0.22	直腸癌，多発ラクナ梗塞による偽性球麻痺患者の周術期リハビリテーション計画立案に必要な検査	各Ⅸ-1-C	b
D-53	呼吸器	86.3%	0.17	肺腺癌の術後の指示	各Ⅳ-6-A-①	b
D-54	血液	89.9%	0.17	急性リンパ性白血病の診断	各Ⅵ-3-A	b
D-55	神経	81.5%	0.12	球脊髄性筋萎縮症の遺伝カウンセリング	各Ⅹ-4-G-②	e
D-56	整形外科	78.6%	0.22	肘部管症候群の診断	各Ⅸ-5-D-①	c
D-57	感染性疾患	95.0%	0.25	日本紅斑熱（もしくはツツガ虫病）の治療薬	各Ⅺ-2-A-⑥	e
D-58	乳腺	79.1%	0.27	乳腺葉状腫瘍の診断	各Ⅹ-11-B-③	d
D-59	眼科	74.0%	0.12	網膜前膜の診断に有用な検査	各Ⅲ-6-C-⑩	e
D-60	膠原病	54.5%	0.32	強直性脊椎炎患者の腰背部痛の特徴	各Ⅸ-7-A-⑭	e
D-61	呼吸器	50.4%	0.24	糖尿病治療中の肺炎球菌性肺炎患者への対応	各Ⅺ-3-A-③	a
D-62	血液	88.3%	0.29	免疫性血小板減少性紫斑病の治療方針決定に有用な検査	各Ⅵ-4-A-①	a
D-63	内分泌	89.4%	0.24	副腎クリーゼで行うべき対応	各Ⅹ-4-A-④	e
D-64	産科	45.0%	0.26	切迫早産に対して行うべき処置	各Ⅰ-1-B-④	c e
D-65	膠原病	78.8%	0.29	IgG4 関連疾患の診断に有用な検査	各Ⅺ-2-D-⑨	b c
D-66	中毒	40.0%	0.14	有機溶剤中毒で今後起こりうる病態	各Ⅻ-2-B-⑥	c e
D-67	神経	70.8%	0.21	重症筋無力症，胸腺腫患者で検索すべき合併症	各Ⅳ-6-C-①	a e
D-68	血液	85.8%	0.23	成人 T 細胞性白血病・リンパ腫の原因ウイルス	各Ⅵ-3-D-①	b c
D-69	消化管	48.1%	0.21	十二指腸乳頭部腫瘍の疑いでまず行うべき対応	各Ⅵ-2-D-①	a e
D-70	肝胆膵	68.6%	0.17	進行膵体部癌患者への現時点での対応	各Ⅵ-8-B-③	c d
D-71	婦人科	93.1%	0.34	尖圭コンジローマ患者への説明	各Ⅶ-5-D-④	a d
D-72	呼吸器	80.5%	0.20	悪性胸膜中皮腫の組織型決定に有用な生検	各Ⅳ-6-D-①	a c
D-73	精神科	87.5%	0.24	双極性障害〈躁うつ病〉の治療薬	各Ⅱ-2-A-②	a c
D-74	心臓	89.7%	0.30	感染性心内膜炎の診断のために行うべき検査	各Ⅴ-4-C-③	a e
D-75	腎臓	77.2%	0.18	慢性腎不全（良性腎硬化症）の急性増悪の原因	各Ⅶ-3-E-④	a b e

E 問題

	領域・科目	正答率	点双列	テーマ・確定診断	ガイドライン	正解
E-1	医師	97.9%	0.17	医師の職業倫理に反する行動	必 1-A-②	d
E-2	公衆衛生	85.9%	0.14	社会保障制度	必 16-D-②	e
E-3	公衆衛生	96.5%	0.27	治験において製造販売前の最終段階で実施する試験	必 2-E-②	c
E-4	医療安全	99.4%	0.33	医療安全	必 4-B	e
E-5	産科	76.5%	0.23	妊娠による母体の生理的変化	必 5-A-②	c
E-6	眼科	91.2%	0.20	眼の加齢による調節力低下に関与する部位	必 5-G-①	c
E-7	医療面接	80.4%	0.11	SBAR に基づいた病状の報告	必 6-D	d
E-8	呼吸器	95.0%	0.18	聴診所見と呼吸器疾患の組合せ	必 8-B-②	a
E-9	精神科	94.7%	0.18	双極性障害でみられる思考障害	必 12-B-①	e
E-10	産科	95.8%	0.20	妊娠中の薬物療法の原則	必 13-A-②	a
E-11	医療面接	99.9%		慢性疼痛患者への共感を示す言葉	必 6-C-⑥	a
E-12	感染性疾患	83.0%	0.26	quick SOFA スコアの算出	必 11-C-⑲	c
E-13	心臓	75.2%	0.25	Ⅱ音の奇異性分裂をきたす疾患	必 8-F-③	e
E-14	肝胆膵	91.1%	0.26	高度な門脈圧亢進を伴う肝硬変でみられる症候	必 12-F-⑮	b

	領域・科目	正答率	点双列	テーマ・確定診断	ガイドライン	正解
E-15	整形外科	91.8%	0.28	脊柱側弯症の検診での観察項目	必8-J-①	b
E-16	放射線	96.1%	0.17	ガドリニウム造影剤を使用する際に注意すべき患者背景	必9-O-④	e
E-17	感染性疾患	98.1%	0.18	菌血症の診断の感度に影響する検体取扱い	必9-K-③	a
E-18	眼科	90.9%	0.18	うっ血乳頭に随伴する初期症状	必7-I-②	b
E-19	精神科	94.8%	0.13	社交不安障害の患者の訴え	必12-B-③	e
E-20	腎臓	98.3%	0.21	微小変化型ネフローゼ症候群の特徴	必12-H-①	a
E-21	血液	36.8%	0.02	ショック様症状が出現する輸血副作用	必11-B-⑨	e
E-22	心臓	88.7%	0.12	頸部血管雑音を生じる疾患	必8-E-⑤	b
E-23	救急	94.6%	0.13	食道挿入への適切な対応	必11-B-③	a
E-24	心臓	97.5%	0.22	冠動脈疾患リスクを低減する生活習慣	必17-A-④	e
E-25	婦人科	90.3%	0.14	長期間無月経をきたした女性で注意すべき続発症	必7-G-⑤	b
E-26	死	98.1%	0.17	悲嘆反応の特徴	必15-C-⑨	a
E-27	精神科	99.8%	0.93	不登校の母子にまず行うべきこと	必6-C-④	b
E-28	医師	99.8%	0.93	治験参加の提案における説明	必2-E	b
E-29	医療安全	99.4%	0.44	パーキンソニズム患者の入院時の転倒予防対策	必4-B-③	d
E-30	皮膚科	90.6%	0.18	水疱性類天疱瘡の皮膚所見	必7-B-①	b
E-31	神経	99.8%	0.79	症候性てんかんの怠薬によるけいれん重積発作で投与すべき薬剤	必11-C-⑤	b
E-32	救急	98.4%	0.23	事故現場から救護所への搬送優先順位（トリアージ）	必11-A-②	a
E-33	産科	81.8%	0.19	HELLP症候群を疑う妊婦に優先すべき検査	必12-A-②	a
E-34	臨床検査	89.5%	0.18	低血糖発作疑いの患者にまず行うべき検査	必9-H-①	a
E-35	耳鼻咽喉科	92.4%	0.22	良性発作性頭位めまい症の病変部位	必12-C-⑪	b
E-36	泌尿器科	98.9%	0.28	前立腺肥大症の治療薬	必12-H-⑥	a
E-37	神経	99.4%	0.49	両側うっ血乳頭を認める患児に行う検査（脳腫瘍疑い）	必9-O-②	d
E-38	腎臓	91.6%	0.23	尿潜血陽性の患者の尿所見の評価	必7-G-④	b
E-39	緩和ケア	97.0%	0.19	前立腺癌骨転移による疼痛の緩和のためにまず投与する薬剤	必15-B-⑧	e
E-40	医師	99.6%	0.43	悪性リンパ腫の抗癌化学療法で利用できる支援制度の説明に同席すべき職種	必16-B-②	e
E-41	一般教養	65.4%	0.15	熱中症でまず行うべき処置の英文問題	必18-C	b
E-42	婦人科	84.2%	0.17	子宮頸癌再発による腎後性腎不全高齢者に行うべき対応	必7-G-③	d
E-43	公衆衛生	93.8%	0.12	退院後の介護保険利用についての説明	必13-B-③	a
E-44	診察	86.0%	0.12	救急外来での女性患者への診察マナー	必6-B-⑥	d
E-45	公衆衛生	95.0%	0.18	急性虫垂炎診断のためのAlvarado scoreの解釈	必10-B-⑦	c
E-46	心臓	53.6%	0.17	閉塞性動脈硬化症の四肢収縮期血圧測定値	必7-D-⑫	e
E-47	医師	99.7%	0.58	退院後計画立案チームメンバーに入るべき職種	必16-A	a
E-48	感染性疾患	31.3%	0.13	ペニシリンアレルギーのある梅毒患者に適切な抗菌薬	必13-A-②	b
E-49	感染性疾患	89.4%	0.23	梅毒患者の治療効果判定に有用な検査	必9-K	b
E-50	呼吸器	66.0%	0.18	特発性肺線維症の診断に有用な検査	必12-D-⑦	e
E-51	呼吸器	96.1%	0.25	特発性肺線維症で認められる検査所見	必9-N-①	c

F 問題

	領域・科目	正答率	点双列	テーマ・確定診断	ガイドライン	正解
F-1	公衆衛生	48.6%	0.12	我が国の死亡と寿命の変遷	総II-2-B	b
F-2	公衆衛生	85.1%	0.30	患者調査についての基本事項	総II-2-C-④	c
F-3	公衆衛生	97.6%	0.29	公的医療保険の制度	総I-2-B	e
F-4	公衆衛生	91.8%	0.23	平成27年度の国民医療費	総I-2-C-①	b
F-5	公衆衛生	99.1%	0.42	高齢者虐待防止ネットワーク構築の中心的役割を果たす機関	総I-3-A-⑦	d
F-6	公衆衛生	69.4%	0.14	在宅医療の医療需要の推計が示されている取り組み	総I-6-B-①	a
F-7	公衆衛生	89.4%	0.25	一時点での割合を示す指標	総II-3-B-①	d
F-8	公衆衛生	77.2%	0.02	疫学的手法と目的の組合せ	総II-3-E-②	a
F-9	呼吸器	89.7%	0.23	胸部エックス線写真正面像で同定できる胸部器官	総VII-6-G	d
F-10	整形外科	79.6%	0.12	骨格筋の器質的短縮で生じる症候	総VI-9-N-①	d
F-11	公衆衛生	99.2%	0.47	我が国の精神保健福祉	総II-7-A	b
F-12	感染性疾患	92.3%	0.29	ノロウイルス感染症	総II-8	a
F-13	皮膚科	89.2%	0.26	Langerhans細胞の構成物	総III-2-A-②	a
F-14	緩和ケア	85.7%	0.21	癌悪液質の特徴	総V-6-C-⑩	b
F-15	心臓	73.3%	0.11	冠動脈バイパス術後の造影3D-CT画像判読	総IX-7-A-⑤	b
F-16	泌尿器科	15.1%	0.12	射精の中枢が存在する部位	総III-7-C-④	d
F-17	公衆衛生	20.9%	0.05	生命表	総II-2-B-⑤	e
F-18	アレルギー	62.3%	0.25	Tリンパ球〈T細胞〉とその働きの組合せ	総II-10-C-①	a
F-19	公衆衛生	97.7%	0.36	感染症法に基づく入院勧告の対象疾患	総I-5-G-①	d
F-20	産科	34.7%	0.06	胎児・胎盤の発生	総IV-1-C	e

	領域・科目	正答率	点双列	テーマ・確定診断	ガイドライン	正解
F-21	小児科	98.3%	0.21	Kaup 指数の計算問題	総Ⅳ-6-A-⑤	c
F-22	加齢・老化	94.1%	0.16	高齢者の意識障害の原因	総Ⅳ-8-E	d
F-23	小児科	97.0%	0.26	家系図の遺伝形式（X 連鎖劣性遺伝）を呈する疾患	総Ⅴ-2-B	a
F-24	公衆衛生	96.5%	0.23	死亡診断書	総Ⅴ-11-A	e
F-25	耳鼻咽喉科	8.7%	0.12	平均聴力レベル（4 分法）の計算法	総Ⅶ-3-D	c
F-26	感染性疾患	97.7%	0.34	65 歳時に推奨の定期接種ワクチン	総Ⅱ-8-C-③	b
F-27	加齢・老化	96.0%	0.18	身体的フレイルの評価基準	総Ⅵ-2-B-⑦	c
F-28	精神科	34.6%	0.12	ロールシャッハテストの特徴	総Ⅶ-4-A-②	a
F-29	救急	80.9%	0.24	確定診断に単純 CT と造影 CT を併用することが有用な外傷	総Ⅶ-6-M	c
F-30	心臓	56.0%	0.22	頻脈性心疾患の治療（WPW 症候群）	総Ⅸ-7-A-⑧	d
F-31	公衆衛生	91.5%	0.22	じん肺法に基づく健康診断の実施項目	総Ⅰ-5-K-④	e
F-32	公衆衛生	95.3%	0.26	法律とその内容の組合せ	総Ⅰ-5-A, B	a
F-33	リハビリ	89.0%	0.18	屋外歩行に適した片側下肢完全免荷の歩行補助具	総Ⅸ-9-B-⑨	c
F-34	公衆衛生	66.6%	0.25	粗死亡率増加，年齢調整死亡率減少を示す死因	総Ⅱ-3-B-②	c d
F-35	感染性疾患	73.7%	0.19	BCG 予防接種時の問診票で再確認すべき記載内容	総Ⅱ-8-C	b c
F-36	環境	98.4%	0.22	紫外線による健康影響	総Ⅱ-12-B	a
F-37	整形外科	92.6%	0.19	安静による改善が乏しい背部痛をきたす疾患	総Ⅵ-9-O-③	b c
F-38	呼吸器	86.1%	0.16	COPD でみられる検査所見	総Ⅶ-2-A	a c
F-39	放射線	71.4%	0.22	妊娠中の放射線被ばく	総Ⅴ-9-C	b c
F-40	公衆衛生	85.6%	0.30	感染症と中学校の出席停止期間の基準の組合せ	総Ⅱ-8-B-②	a b
F-41	精神科	69.1%	0.15	ベンゾジアゼピン系睡眠薬で起こりやすい有害事象	総Ⅸ-2-E	a d
F-42*	小児科			3 歳児健康診査の内容	総Ⅱ-4-C-①	除外
F-43	公衆衛生	70.2%	0.29	地域包括支援センターに配置が義務付けられている職種	総Ⅰ-3-A-⑦	b c d
F-44	代謝	74.8%	0.15	神経性食思不振症へのブドウ糖輸液で生じた再栄養症候群への対応	総Ⅸ-3-A	e
F-45	感染性疾患	85.2%	0.18	麻疹疑いの患児の入院時の感染対策	総Ⅱ-8-A	e
F-46	公衆衛生	92.0%	0.13	術後乳癌患者の復職に向けての説明先	総Ⅱ-11-C	b
F-47	小児科	98.4%	0.24	児の低身長についての親への説明	総Ⅳ-6-A-⑤	d
F-48	心臓	57.0%	0.22	急性大動脈解離による心タンポナーデの疑いで優先すべき検査	総Ⅶ-2-B-②	b
F-49	産科	98.2%	0.25	癒着胎盤，分娩時大量出血妊婦の分娩経過記録の解釈	総Ⅳ-2-B	a
F-50	産科	78.3%	0.10	抗精神病薬内服初産婦の乳汁分泌抑制のために投与する薬剤	総Ⅸ-2-A	c
F-51	腎臓	49.5%	0.07	慢性糸球体腎炎による蛋白尿と高血圧への食事指導	総Ⅸ-1-A	e
F-52	皮膚科	56.5%	0.20	結節性硬化症の乳児への対応	総Ⅵ-2-A	b
F-53	膠原病	94.5%	0.19	皮膚筋炎患者で併発しやすい疾患	総Ⅵ-2-A-②	a
F-54	皮膚科	96.3%	0.28	帯状疱疹患者で抗体検査を行うべきウイルス	総Ⅶ-1-E	a
F-55	眼科	65.4%	0.05	閉塞隅角緑内障への対応	総Ⅶ-3-B-②	d
F-56	麻酔	80.9%	0.22	悪性高熱症の診断	総Ⅸ-4-G-④	c
F-57	救急	55.6%	0.15	心停止で病院到着後の二次救命処置	総Ⅶ-2-B-①	b
F-58	消化管	92.6%	0.28	肛門周囲膿瘍の乳児の親への説明	総Ⅱ-5-B-⑧	c
F-59	小児科	93.9%	0.25	生後 5 分の Apgar スコア（新生児仮死）	総Ⅵ-4-C-①	c
F-60	産科	92.1%	0.25	胎児貧血（胎児母体間輸血症候群の疑い）における胎児状態の評価のための検査	総Ⅶ-4-A-②	d
F-61	呼吸器	99.4%	0.56	胸膜プラーク形成の原因となる曝露物質（石綿肺）	総Ⅴ-1-C	a
F-62	血液	95.3%	0.24	多発性骨髄腫の寝たきり高齢者に考慮すべき治療	総Ⅸ-2-C	d
F-63	産科	58.7%	0.15	産褥期うつ病患者への対応	総Ⅵ-5-C	b d
F-64	環境	95.1%	0.23	熱中症の高齢者への初期輸液	総Ⅸ-10-G-①	a e
F-65	消化管	91.8%	0.22	早期胃癌の治療方針決定に有用な内視鏡検査の種類	総Ⅶ-7	a c
F-66	泌尿器科	93.8%	0.12	急性前立腺炎で検討すべき治療	総Ⅵ-7-B-①	b d
F-67	精神科	92.2%	0.25	うつ病患者にみられる訴え	総Ⅷ-8-G-③	a e
F-68	消化管	99.1%	0.39	大腸ポリープへの内視鏡的ポリペクトミーに際し注意すべき内服薬	総Ⅶ-1-G-①	c
F-69	代謝	99.3%	0.43	低血糖の患者への対応	総Ⅷ-11-?	a
F-70	医療安全	99.3%	0.36	インシデント・アクシデント発生時の対応	総Ⅸ-2-C-④	d
F-71	心臓	99.0%	0.38	急性冠症候群の診断	総Ⅶ-1-B-⑥	b
F-72	代謝	95.1%	0.18	血糖と HbA1c の検査値乖離の要因（急激な高血糖）	総Ⅷ-1-D	e
F-73	加齢・老化	95.1%	0.17	退院前日の転倒の要因（廃用症候群）	総Ⅳ-8-E-③	d
F-74	心臓	65.2%	0.19	薬剤性心筋障害の診断	総Ⅸ-2-E	e
F-75	心臓	23.1%	0.01	薬剤性心筋障害の治療薬	総Ⅸ-2-A	a c e
F-76	心臓	89.0%	0.20	心不全の治療効果判定で評価すべき項目	総Ⅸ-2-C-③	c
F-77	呼吸器	96.9%	0.30	COPD 患者のフローボリューム曲線の所見	総Ⅶ-2-A	d
F-78	呼吸器	97.8%	0.17	肺腺癌の生検所見についての説明	総Ⅴ-6-C	e
F-79	呼吸器	47.2%	0.08	肺腺癌患者の喀血でまず行う対応	総Ⅵ-4-A-②	b
F-80	神経	80.6%	0.28	Wallenberg 症候群でみられる症候	総Ⅵ-9	c

	領域・科目	正答率	点双列	テーマ・確定診断	ガイドライン	正解
F-81*	神経			Wallenberg 症候群で異常所見がみられる検査	総Ⅵ-3-B-⑥	除外
F-82	神経	90.9%	0.17	嚥下障害がある患者への対応	総Ⅸ-1-B-②	c
F-83	心臓	28.6%	0.17	広範囲熱傷受傷早期のショックの血行動態	総Ⅴ-7-D	g
F-84	公衆衛生	87.2%	0.16	リスク比の計算問題	総Ⅱ-3-B-②	720

★「正解」には，3/18 に厚生労働省より開示された正解を記載した。

*A-5 ：正解なし　　採点対象から除外する。
*C-34：正解なし　　採点対象から除外する。
*F-42：正解なし　　採点対象から除外する。
*F-81：正解なし　　採点対象から除外する。

▶内 容 一 覧 ── 領域・臓器別分類

★複数の領域を占める問題は，重複掲載した。

01 心臓・脈管疾患 35問

	正答率	テーマ・確定診断	正解
A-5*		急性心筋梗塞の合併症についての知識	除外
A-28	90.7%	心腔内酸素飽和度の所見による心房中隔欠損症の診断	b
A-34	91.0%	発作性心房細動への抗不整脈薬投与後の洞停止への対応	b
A-39	97.8%	閉塞性肥大型心筋症患者への病態説明	d
A-52	86.9%	僧帽弁閉鎖不全による慢性心不全の診察所見	a
A-55	99.2%	高安動脈炎〈大動脈炎症候群〉の診断	b
A-61	92.6%	急性冠症候群の診断	b
B-7	91.5%	血行動態によるショックの鑑別	e
B-29	98.1%	急性心膜炎患者の聴診所見	c
B-37	95.2%	穿刺手技直後の迷走神経反射で行うべき処置	a
B-48	97.8%	一過性意識消失の診断のために確認すべき情報	e
B-49	91.7%	大動脈弁狭窄症患者の心音・心雑音模式図	e
C-41	41.4%	大動脈縮窄症患児に予想される所見	d
C-60	98.9%	Brinkman 指数の計算	e
C-61	87.2%	冠動脈造影像に写る血管の同定	a
C-62	74.4%	狭心症に対する冠動脈ステント留置術後に追加投与すべき薬剤	a d
D-8	93.3%	高齢者の高血圧症の特徴	c
D-9	80.4%	急性大動脈解離で出現しうる徴候	e
D-25	93.9%	心不全患者の肺動脈カテーテル測定値	e
D-34	91.3%	Adams-Stokes 発作への対応	b
D-42	84.6%	高血圧緊急症，悪性高血圧での降圧治療方針	e
D-51	98.3%	急性心筋梗塞で行うべき対応	d
D-74	89.7%	感染性心内膜炎の診断のために行うべき検査	a e
E-13	75.2%	Ⅱ音の奇異性分裂をきたす疾患	e
E-22	88.7%	頸部血管雑音を生じる疾患	b
E-24	97.5%	心臓疾患リスクを低減する生活習慣	e
E-46	53.6%	閉塞性動脈硬化症の四肢収縮期血圧測定値	b
F-15	73.3%	冠動脈バイパス術後の造影 3D-CT 画像判読	e
F-30	56.0%	頻脈性心疾患の治療（WPW 症候群）	d
F-48	57.0%	急性大動脈解離による心タンポナーデの疑いで優先すべき検査	e
F-71	99.0%	急性冠症候群の診断	b
F-74	65.2%	薬剤性心筋障害の診断	e
F-75	23.1%	薬剤性心筋障害の治療薬	a c e
F-76	89.0%	心不全の治療効果判定で評価すべき項目	c
F-83	28.6%	広範囲熱傷受傷早期のショックの血行動態	g

02 呼吸器・胸壁・縦隔疾患 30問

	正答率	テーマ・確定診断	正解
A-4	43.0%	分子標的薬（チロシンキナーゼ阻害薬）の副作用	b

	正答率	テーマ・確定診断	正解
A-24	76.1%	夏型過敏性肺炎で認められる身体症状・検査所見	a
A-29	87.3%	末梢型肺腺癌の治療方針決定のために行う検査	a
A-40	86.4%	肺扁平上皮癌の確定診断のために行うべき検査	a
A-65	96.7%	結核菌喀痰検査陽性の高齢者への対応	a e
A-66	67.8%	前縦隔腫瘤疑いで行うべき検査	c d
B-21	99.3%	緊張性気胸に対する治療	e
B-27	52.8%	胸腔ドレーンが 20 cm 抜けた患者への対応	c
C-26	93.2%	COPD の高齢者への対応	e
C-46	90.8%	CO₂ ナルコーシス患者への対応	e
C-49	63.9%	肺癌手術での胸管損傷による乳び胸への対応	c d
C-57	84.1%	肺血栓塞栓症の症例の心電図所見	b
C-58	84.3%	肺血栓塞栓症の診断確定のために行うべき検査	a
C-59	88.2%	肺血栓塞栓症が原因で生じるショックの種類	e
D-6	90.5%	成人で喘息増悪をきたしやすい薬剤	b
D-15	90.3%	肺尖に発生した肺癌による Horner 症候群でみられる可能性の高い徴候	b e
D-19	89.0%	間質性肺炎合併の肺扁平上皮癌の手術の周術期処置・術後リスク	c
D-31	93.9%	肺アスペルギルス症に対する肺下葉切除術後の胸水貯留で行うべき処置	d
D-53	86.3%	肺腺癌の術後の指示	e
D-61	50.4%	糖尿病治療中の肺炎球菌性肺炎患者への対応	a
D-72	80.5%	悪性胸膜中皮腫の組織型決定に有用な生検	a c
E-8	95.0%	聴診所見と呼吸器疾患の組合せ	a
E-50	66.0%	特発性肺線維症の診断に有用な検査	e
E-51	96.1%	特発性肺線維症で認められる検査所見	c
F-9	89.7%	胸部エックス線写真正面像で同定できる胸部器官	d
F-38	86.1%	COPD でみられる検査所見	a c
F-61	99.4%	胸膜プラーク形成の原因となる曝露物質（石綿肺）	a
F-77	96.9%	COPD 患者のフローボリューム曲線の所見	d
F-78	97.8%	肺腺癌の生検所見についての説明	e
F-79	47.2%	肺腺癌患者の喀血でまず行う対応	b

03 消化管・腹壁・腹膜疾患 24問

	正答率	テーマ・確定診断	正解
A-7	53.4%	胃体部進行癌が浸潤しやすい臓器	d
A-33	56.3%	食道アカラシアでみられる症状	d
A-44	95.6%	食道カンジダ症の診断	e
A-56	99.2%	抗菌薬起因性腸炎の原因検索に行うべき検査	e
B-8	74.8%	腹部診察で波動を認めると考えられる腹部エックス線写真（腹水）	d
B-13	93.8%	疾患と腹部診察所見の組合せ	a
C-12	62.6%	消化管の消化吸収機能	e
C-21	90.9%	急性虫垂炎でみられる腹部所見	a e

	正答率	テーマ・確定診断	正解
C-30	97.8%	虚血性腸炎の診断	a
C-42	91.3%	内視鏡検査を躊躇する便潜血陽性者への対応	e
C-54	89.7%	転倒した高齢者の原因評価に有用な質問	b
C-55	98.3%	黒色便を呈する高齢者で優先すべき検査	e
C-56	98.7%	頭蓋内出血の出現に注意すべき薬剤	e
C-63	82.1%	上行結腸憩室出血でまず測定すべき検査項目	b
C-64	33.9%	大腸憩室症（上行結腸憩室）の診断	a
C-65	85.6%	上行結腸憩室出血の止血のために考慮すべき術式	a b
D-28	96.2%	転移のない大腸癌（S状結腸癌）で選択する手術術式	a
D-38	91.0%	食道癌の治療方針決定のために有用な検査	c
D-43	90.0%	胆石による腸閉塞症の治療	b
D-69	48.1%	十二指腸乳頭部腫瘍の疑いでまず行うべき対応	a e
E-45	95.0%	急性虫垂炎診断のための Alvarado score の解釈	a
F-58	92.6%	肛門周囲膿瘍の乳児の親への説明	c
F-65	91.8%	早期胃癌の治療方針決定に有用な内視鏡検査の種類	a c
F-68	99.1%	大腸ポリープへの内視鏡的ポリペクトミーに際し注意すべき内服薬	c

04　肝・胆道・膵疾患　13問

	正答率	テーマ・確定診断	正解
A-1	98.4%	肝細胞癌の治療方針と Child-Pugh 分類	c
A-9	85.7%	膵管内乳頭粘液性腫瘍の形態的な特徴	c
A-16	62.6%	S状結腸癌の多発肝転移への治療	d
A-42	72.5%	閉塞性胆管炎，胆嚢炎でまず行うべき治療	c
A-53	97.8%	ERCP 後膵炎で行うべき治療	e
A-72	35.1%	局所進行切除不能膵癌の治療	b c
B-30	98.8%	膵頭部癌疑いにまず行うべき検査	c
C-45	97.5%	膵頭部癌の膵頭十二指腸切除術の周術期管理	c
D-10	78.0%	成人肝移植の適応	e
D-13	31.4%	胆石症に対して腹腔鏡下胆嚢摘出術の適応禁忌となる併存疾患	b
D-29	59.7%	Gilbert 症候群患者への対応	b
D-70	68.6%	進行膵体部癌者への現時点での対応	c d
E-14	91.1%	高度な門脈圧亢進を伴う肝硬変でみられる症候	b

05　血液・造血器疾患　14問

	正答率	テーマ・確定診断	正解
A-20	89.0%	原発性骨髄線維症の末梢血所見	e
A-30	79.0%	発作性夜間ヘモグロビン尿症で予想される血液異常所見	e
A-48	95.0%	胃全摘後の巨赤芽球性貧血でまず投与すべき薬剤	e
A-73	72.9%	成人T細胞白血病で行うべき治療	a b d
A-74	84.8%	溶血性尿毒症症候群発症を示唆する血液検査項目	c d e
C-32	92.0%	多発性骨髄腫の診断に有用な血液検査所見	e
C-47	48.8%	Hodgkin リンパ腫患者に投与すべき薬剤	c
D-14	94.7%	小球性低色素性貧血を呈する疾患	a c
D-48	96.1%	慢性骨髄性白血病の治療薬	b
D-54	89.9%	急性リンパ性白血病の診断	a
D-62	88.3%	免疫性血小板減少性紫斑病の治療方針決定に有用な検査	b
D-68	85.8%	成人T細胞性白血病・リンパ腫の原因ウイルス	b c
E-21	36.8%	ショック様症状が出現する輸血副作用	e
F-62	95.3%	多発性骨髄腫の寝たきり高齢者に考慮すべき治療	d

06　腎臓疾患　8問

	正答率	テーマ・確定診断	正解
A-43	72.4%	関節リウマチに続発した薬剤性腎障害への対応	a
A-57	82.4%	IgA 腎症の診断	a
C-31	81.3%	慢性腎不全の腎代替療法についての説明	e
D-46	83.2%	2 型糖尿病，糖尿病腎症の病態	e
D-75	77.2%	慢性腎不全（良性腎硬化症）の急性増悪の原因	a b e
E-20	98.3%	微小変化型ネフローゼ症候群の特徴	a
E-38	91.6%	尿潜血陽性の患者の尿所見の評価	b
F-51	49.5%	慢性糸球体腎炎による蛋白尿と高血圧への食事指導	e

07　神経・運動器疾患　22問

	正答率	テーマ・確定診断	正解
A-2	80.9%	筋強直性ジストロフィーの症候	c
A-35	57.2%	もやもや病による脳室内出血，急性水頭症患者へまず行うべき治療	e
A-37	93.5%	West 症候群の診断	a
A-47	62.1%	筋萎縮性側索硬化症で検討すべき治療	a
A-58	97.2%	Lewy 小体型認知症の診断に有用な検査	d
A-64	74.2%	慢性炎症性脱髄性多発根ニューロパチーの治療薬	d e
A-69	97.6%	聴神経腫瘍で異常が予想される検査	c e
B-9	96.3%	復唱不能な言語障害（伝導失語）	c
B-39	98.1%	Duchenne 型進行性筋ジストロフィーの患児に認められる所見	b
C-24	88.5%	副交感神経を含む脳神経	a c d
C-37	98.4%	複雑部分発作に行うべき検査	a
D-1	89.7%	単純型熱性けいれんの特徴	c
D-11	18.6%	多発性硬化症との鑑別で視神経脊髄炎を疑うべき所見	c
D-22	95.7%	複雑部分発作の診断	d
D-32	77.2%	大脳皮質基底核変性症（大脳皮質基底核症候群）の診断	e
D-55	81.5%	球脊髄性筋萎縮症の遺伝カウンセリング	e
D-67	70.8%	重症筋無力症，胸腺腫患者で検索すべき合併症	a e
E-31	99.8%	症候性てんかんの怠薬によるけいれん重積発作で投与すべき薬剤	b
E-37	99.4%	両側うっ血乳頭を認める患児に行う検査（脳腫瘍疑い）	d
F-80	80.6%	Wallenberg 症候群でみられる症候	c
F-81*		Wallenberg 症候群で異常所見がみられる検査	除外
F-82	90.9%	嚥下障害がある患者への対応	c

08　内分泌・代謝・栄養・乳腺疾患　21問

	正答率	テーマ・確定診断	正解
A-11	92.2%	褐色細胞腫摘出後早期の症候	c d
A-13	80.8%	尿 Na 排泄低下を伴う低ナトリウム血症をきたす疾患	a b
A-32	82.0%	先天性副腎皮質過形成の血液検査所見	b
A-36	86.5%	多発性内分泌腫瘍症 1 型の診断に有用な検査	d
A-54	98.0%	乳癌に行うべき検査	b
A-59	88.9%	血糖コントロール不良の糖尿病への治療	c
A-70	73.7%	Basedow 病への初期対応	c d
A-75	39.3%	LDL コレステロール値の推測値の計算問題	146
B-41	99.1%	甲状腺機能亢進症で認められる身体所見	c
C-19	82.3%	マグネシウム欠乏の関連症状	b d
C-23	10.0%	高齢者の内分泌系の特徴	c e
C-43	79.6%	グルコース負荷後尿糖陽性となった患者への対応	a
D-21	72.1%	膵癌疑いで腹部造影 CT 施行前後に休薬すべき糖尿病治療薬	c
D-23	85.3%	劇症 1 型糖尿病，糖尿病性ケトアシドーシスに行うべき対応	e

	正答率	テーマ・確定診断	正解
C-9	90.7%	ボツリヌス食中毒予防のための食品の扱い	c
C-27	69.2%	風疹抗体未保有者への対応	d
D-16	87.7%	インフルエンザ感染症罹患疑い者への説明	c
D-57	95.0%	日本紅斑熱（もしくはツツガ虫病）の治療薬	e
E-12	83.0%	quick SOFA スコアの算出	c
E-17	98.1%	菌血症の診断の感度に影響する検体取扱い	a
E-48	31.3%	ペニシリンアレルギーのある梅毒患者に適切な抗菌薬	e
E-49	89.4%	梅毒患者の治療効果判定に有用な検査	b
F-12	92.3%	ノロウイルス感染症	a
F-26	97.7%	65 歳時に推奨の定期接種ワクチン	b
F-35	73.7%	BCG 予防接種時の問診票で再確認すべき記載内容	b c
F-45	85.2%	麻疹疑いの患児の入院時の感染対策	c

15 生活環境因子・職業性因子による疾患 3問

	正答率	テーマ・確定診断	正解
D-66	40.0%	有機溶剤中毒で今後起こりうる病態	c e
F-36	98.4%	紫外線による健康影響	b d
F-64	95.1%	熱中症の高齢者への初期輸液	a e

16 放射線科 2問

	正答率	テーマ・確定診断	正解
E-16	96.1%	ガドリニウム造影剤を使用する際に注意すべき患者背景	e
F-39	71.4%	妊娠中の放射線被ばく	b c

17 精神科/心療内科 13問

	正答率	テーマ・確定診断	正解
A-12	97.1%	ナルコレプシー患者の主訴	a c
A-25	71.9%	解離性健忘（選択的健忘）についての知識	e
B-18	98.1%	統合失調症を示唆する発言	d
B-31	87.0%	アルコール離脱せん妄の発症予防に有効な薬剤	b
D-2	98.1%	電気けいれん療法	b
D-33	82.4%	ADHD 患児の親への説明	a
D-73	87.5%	双極性障害（躁うつ病）の治療薬	a c
E-9	94.7%	双極性障害でみられる思考障害	a
E-19	94.8%	社交不安障害の患者の訴え	a
E-27	99.8%	不登校の母子にまず行うべきこと	b
F-28	34.6%	ロールシャッハテストの特徴	a
F-41	69.1%	ベンゾジアゼピン系睡眠薬で起こりやすい有害事象	a d
F-67	92.2%	うつ病患者にみられる訴え	a e

18 皮膚科 11問

	正答率	テーマ・確定診断	正解
A-8	38.3%	尋常性乾癬の妊婦に対する治療法	e
A-19	76.7%	感冒薬による固定薬疹の診断	d
A-41	75.6%	扁平苔癬患者でさらに確認すべき身体部位	b
B-32	98.5%	IgA 血管炎で認められる皮膚所見	c
C-36	95.8%	酒皶様皮膚炎（口囲皮膚炎）の原因外用薬	e
D-3	87.3%	真皮メラノサイト増生による疾患	a
D-20	57.0%	ケラトアカントーマの診断	a
E-30	90.6%	水疱性類天疱瘡の皮膚所見	b
F-13	89.2%	Langerhans 細胞の構成物	b
F-52	56.5%	結節性硬化症の乳児への対応	b
F-54	96.3%	帯状疱疹患者で抗体検査を行うべきウイルス	a

19 眼 科 9問

	正答率	テーマ・確定診断	正解
A-14	37.0%	眼瞼下垂の原因	a e
A-21	89.7%	黄斑円孔で予想される自覚症状	c
C-35	89.7%	電気性眼炎への対応	e
D-4	84.0%	乱視の軸の決定に必要な視力表の部分	e
D-24	60.2%	裂孔原性網膜剥離に対して行われた治療	d
D-59	74.0%	網膜前膜の診断に有用な検査	e
E-6	91.2%	眼の加齢による調節力低下に関与する部位	d
E-18	90.9%	うっ血乳頭に随伴する初期症状	b
F-55	65.4%	閉塞隅角緑内障への対応	d

20 耳鼻咽喉科 14問

	正答率	テーマ・確定診断	正解
A-3	85.2%	人工内耳の電極先端部が挿入されている部位	b
A-23	27.7%	喉頭癌の術後の合併症	c
A-26	12.8%	内耳障害の重症度の指標となる症状	b
A-38	84.1%	Ramsay Hunt 症候群の随伴症状	e
A-46	78.9%	下咽頭癌の診断	d
C-11	67.9%	三叉神経支配を受ける筋	e
C-14	96.0%	最も早期に出現する中咽頭癌に対する放射線治療の有害事象	a
C-15	19.1%	顔面骨折で予想される症状	c
D-5	37.0%	慢性化膿性中耳炎の鼓膜写真で視認されない構造物	d
D-17	95.5%	伝染性単核（球）症の診断に有用な血液検査所見	e
D-30	90.8%	滲出性中耳炎を呈する高齢者で病変を確認すべき部位（上咽頭癌）	d
D-41	98.6%	急性喉頭蓋炎に対してまず行う処置	a
E-35	92.4%	良性発作性頭位めまい症の病変部位	d
F-25	8.7%	平均聴力レベル（4 分法）の計算法	c

21 泌尿器科 10問

	正答率	テーマ・確定診断	正解
A-27	85.9%	膀胱癌の治療	e
B-22	91.0%	尿道カテーテル留置の目的	e
C-50	75.0%	腎細胞癌の肺転移に対してまず行うべき治療	b e
D-37	99.4%	精巣捻転症に行うべき治療	b
D-39	57.7%	ロボット支援腹腔鏡下前立腺全摘除術後の生活についての説明	b
D-49	95.5%	膀胱尿管逆流症への治療法	e
D-50	77.4%	膀胱結石の再発予防に有効な薬剤	d
E-36	98.9%	前立腺肥大症の治療薬	a
F-16	15.1%	射精の中枢が存在する部位	d
F-66	93.8%	急性前立腺炎で検討すべき治療	b d

22 整形外科 9問

	正答率	テーマ・確定診断	正解
A-67	46.2%	胸椎転移性骨腫瘍の疼痛コントロールのために検討すべき治療法	a b
B-36	59.9%	足関節脱臼骨折への初期対応	a
D-7	80.6%	慢性的な過負荷が影響する運動器疾患	e
D-26	78.1%	前腕骨開放骨折への治療遅延で生じる症候（Volkmann 拘縮）	b
D-36	61.6%	偽痛風または化膿性膝関節炎への初期対応	e
D-56	78.6%	肘部管症候群の診断	c
E-15	91.8%	脊柱側弯症の検診での観察項目	e
F-10	79.6%	骨格筋の器質的短縮で生じる症候	a
F-37	92.6%	安静による改善が乏しい背部痛をきたす疾患	b c

23 公衆衛生・保健医療論 42問

	正答率	テーマ・確定診断	正解
B-16	98.0%	診療ガイドラインの「推奨」の意味	e
B-23	95.4%	健康日本 21（第二次）の最終目標	b

	正答率	テーマ・確定診断	正解
B-24	98.4%	生活習慣病予防のために改善すべき習慣	a
B-45	96.9%	死亡診断書を交付できる医師の条件	c
B-47	98.7%	ランダム化比較試験の結果の生存曲線の解釈	b
C-1	94.8%	ユニバーサル・ヘルス・カバレッジについて中心的に取り組む国際機関	b
C-3	19.2%	国際生活機能分類の「生活機能と障害」の構成要素	b
C-4	92.2%	後期高齢者医療制度の自己負担割合決定に必要な情報	e
C-5	96.8%	病院・診療所と薬局の連携	a
C-6	98.1%	へき地医療の制度	d
C-7	76.8%	妊産婦死亡の原因別頻度	c
C-8	50.1%	精神保健の制度と傾向	b
C-10	98.4%	大気汚染に係る環境基準の対象物質	c
C-17	98.6%	一次予防に該当する項目	d e
C-18	93.3%	我が国の人口統計の最近の変化	b d
C-20	80.6%	地域における保健，福祉の各組織と機能の組合せ	a e
C-28	87.4%	高ストレス者への産業医の対応	c
E-2	85.9%	社会保障制度	e
E-3	96.5%	治験において製造販売前の最終段階で実施する試験	c
E-43	93.8%	退院後の介護保険利用についての説明	a
E-45	95.0%	急性虫垂炎診断のための Alvarado score の解釈	c
F-1	48.6%	我が国の死亡と寿命の変遷	b
F-2	85.1%	患者調査についての基本事項	c
F-3	97.6%	公的医療保険の制度	e
F-4	91.8%	平成 27 年度の国民医療費	b
F-5	99.1%	高齢者虐待防止ネットワーク構築の中心的役割を果たす機関	d
F-6	69.4%	在宅医療の医療需要の推計が示されている取り組み	d
F-7	89.4%	一時点での割合を示す指標	d
F-8	77.2%	疫学的手法と目的の組合せ	c
F-11	99.2%	我が国の精神保健福祉	b
F-17	20.9%	生命表	e
F-19	97.7%	感染症法に基づく入院勧告の対象疾患	d
F-24	96.5%	死亡診断書	d
F-26	97.7%	65 歳時に推奨の定期接種ワクチン	b
F-31	91.5%	じん肺法に基づく健康診断の実施項目	e
F-32	95.3%	法律とその内容の組合せ	a
F-34	66.6%	粗死亡率増加，年齢調整死亡率減少を示す死因	c d
F-35	73.7%	BCG 予防接種時の問診票で再確認すべき記載	b c
F-40	85.6%	感染症と中学校の出席停止期間の基準の組合せ	a b
F-43	70.2%	地域包括支援センターに配置が義務付けられている職種	b c d
F-46	92.0%	術後乳癌患者の復職に向けての説明先	b
F-84	87.2%	リスク比の計算問題	720

	正答率	テーマ・確定診断	正解
E-1	97.9%	医師の職業倫理に反する行動	d
E-7	80.4%	SBAR に基づいた病状の報告	d
E-11	99.9%	慢性疼痛患者への共感を示す言葉	a
E-28	99.8%	治験参加の提案における説明	b
E-40	99.6%	悪性リンパ腫の抗癌化学療法で利用できる支援制度の説明に同席すべき職種	e
E-47	99.7%	退院後計画立案チームメンバーに入るべき職種	a
医療安全			
C-2	98.2%	医療事故調査制度	e
E-4	99.4%	医療安全	e
E-29	99.4%	パーキンソニズム患者の入院時の転倒予防対策	d
F-70	99.3%	インシデント・アクシデント発生時の対応	e
加齢・老化／死／緩和ケア			
B-38	71.5%	在宅高齢者の輸液治療で生じた肺水腫への対応	c
C-22	99.0%	終末期がん患者のケア	a d
C-23	10.0%	高齢者の内分泌系の特徴	c e
C-25	91.4%	寝たきり高齢者の在宅医療に向けての退院支援	b
E-26	98.1%	悲嘆反応の特徴	a
E-39	97.0%	前立腺癌骨転移による疼痛の緩和のためにまず投与する薬剤	e
F-14	85.7%	癌悪液質の特徴	b
F-22	94.1%	高齢者の意識障害の原因	d
F-27	96.0%	身体的フレイルの評価基準	c
F-73	95.1%	退院前日の転倒の要因（廃用症候群）	d
症候学／診察／臨床検査			
B-12	97.2%	シリンジを用いた静脈採血の手技	d
B-15	72.1%	H-E 染色での検体を直ちに浸す溶液	e
E-34	89.5%	低血糖発作疑いの患者にまず行うべき検査	a
E-44	86.0%	救急外来での女性患者への診察マナー	d
治療学／リハビリテーション			
D-52	89.8%	直腸癌，多発ラクナ梗塞による偽性球麻痺患者の周術期リハビリテーション計画立案に必要な検査	b
F-33	89.0%	屋外歩行に適した片側下肢完全免荷の歩行補助具	c
F-82	90.9%	嚥下造影検査で造影剤の気道内流入時の対応	c
一般教養的事項			
B-34	29.0%	急性虫垂炎に行うべき検査の英文問題	b
E-41	65.4%	熱中症でまず行うべき処置の英文問題	b

★「正解」には，3/18 に厚生労働省より開示された正解を記載した。

*A-5 ：正解なし　採点対象から除外する。
*C-34 ：正解なし　採点対象から除外する。
*F-42 ：正解なし　採点対象から除外する。
*F-81 ：正解なし　採点対象から除外する。

24　医学総論/必修事項　37 問

	正答率	テーマ・確定診断	正解
医師のプロフェッショナリズム／医療面接			
B-1	98.9%	インフォームド・コンセント	e
B-2	99.4%	ヘルシンキ宣言の内容	c
B-3	96.8%	診療記録での SOAP の記載法	e
B-6	76.1%	医療面接で開放型質問を用いる利点	e
B-25	99.6%	医師処方を拒否する患者（ペンタゾシン依存症の疑い）への対応	e
B-28	53.2%	乳癌告知の際の SPIKES モデル	d
B-40	98.1%	解釈モデルを示す記載	e
B-46	99.8%	膵癌の終末期患者の不安の訴えへの応答	e

第113回 医師国家試験　Ａ問題　答案用紙

模 範 解 答

★3/18 に厚生労働省より
開示された正解を記載

解答時間	２時間45分（75問）
: ～ :	

総 得 点	【1〜75】
／	74点

【1〜75】得点　　　（1問1点）

／ 74点

※A-5 は採点対象から除外する。

★このマークシートは，実際に使用されたデザインとは異なっています。

第113回 医師国家試験　Ｂ問題　答案用紙

模範解答

★3/18 に厚生労働省より
開示された正解を記載

解答時間	1 時間35分（49問）
： 　～　 ：	

総　得　点	【1〜49】
／	99点

問題	a	b	c	d	e
1	○	○	○	○	●
2	○	○	●	○	○
3	○	○	○	○	●
4	○	●	○	○	○
5	●	○	○	○	○
6	○	○	○	○	●
7	○	○	○	○	●
8	○	○	○	●	○
9	○	○	●	○	○
10	○	○	○	○	●
11	○	○	○	○	●
12	○	○	○	●	○
13	●	○	○	○	○
14	●	○	○	○	○
15	○	○	○	○	●
16	○	○	○	○	●
17	○	○	○	●	○
18	○	○	○	●	○
19	○	○	○	○	●
20	○	●	○	○	○
21	○	○	○	○	●
22	○	○	○	●	○
23	○	●	○	○	○
24	●	○	○	○	○
25	○	○	○	○	●
26	○	○	●	○	○
27	○	●	○	○	○
28	○	○	○	●	○
29	○	○	●	○	○
30	○	○	●	○	○
31	○	●	○	○	○
32	○	●	○	○	○
33	○	○	○	○	●
34	○	●	○	○	○
35	○	○	●	○	○
36	○	○	○	●	○
37	●	○	○	○	○
38	○	○	●	○	○
39	○	●	○	○	○
40	○	○	○	○	●
41	○	○	●	○	○
42	●	○	○	○	○
43	●	○	○	○	○
44	○	○	○	○	●
45	○	○	●	○	○
46	○	○	○	○	●
47	○	●	○	○	○
48	○	○	○	○	●
49	○	●	○	○	○

【1〜24】得点	（1 問 1 点）
／	24点

【25〜49】得点	（1 問 3 点）
／	75点

★このマークシートは，実際に使用されたデザインとは異なっています。

第113回 医師国家試験　C問題　答案用紙

模　範　解　答

★3/18に厚生労働省より
開示された正解を記載

解答時間	2時間20分（66問）
: 〜 :	

総　得　点　　【1〜66】
／　65点

問題	解答
1	b
2	e
3	b
4	e
5	a
6	d
7	c
8	b
9	c
10	c
11	b
12	e
13	c
14	a
15	d
16	b
17	d, e
18	b
19	c
20	a, e
21	a, e
22	a, d
23	c
24	a, d
25	b
26	d
27	e
28	c
29	e
30	a
31	e
32	d
33	a
34	（a b c d e）
35	e
36	e
37	a
38	b
39	e
40	a
41	d
42	d
43	a
44	d
45	c
46	e
47	d
48	a
49	c, d
50	b, e
51	a
52	c
53	b
54	b
55	b
56	a
57	b
58	c
59	c
60	e
61	a
62	d
63	b
64	a
65	a, b
66	c

【1〜66】得点　　（1問1点）
／　65点

※C-34は採点対象から除外する。

★このマークシートは，実際に使用されたデザインとは異なっています。

第113回 医師国家試験　　D問題　答案用紙

模　範　解　答

★3/18に厚生労働省より
開示された正解を記載

解答時間	2 時間45分（75問）
：　～　：	

総　得　点	【1〜75】
／　75点	

問題	a	b	c	d	e
1			●		
2		●			
3	●				
4					●
5				●	
6		●			
7	●				
8			●		
9					●
10					●
11			●		
12					●
13		●			
14	●		●		
15			●		
16				●	
17					●
18		●			
19			●		
20					●

問題	a	b	c	d	e
21			●		
22				●	
23					●
24				●	
25				●	
26		●			
27	●				
28	●				
29					●
30	●				
31				●	
32					●
33		●			
34			●		
35					●
36	●				
37		●			
38			●		
39		●			
40					●

問題	a	b	c	d	e
41	●				
42					●
43		●			
44					●
45			●		
46					●
47					●
48		●			
49					●
50	●				
51				●	
52		●			
53					●
54		●			
55					●
56				●	
57				●	
58					●
59				●	
60					●

問題	a	b	c	d	e
61	●				
62	●				
63				●	
64			●		
65		●	●		
66				●	
67	●				
68				●	
69				●	
70			●	●	
71	●				
72	●				
73	●				
74	●				●
75	●	●			●

【1〜75】得点	（1問1点）
／　75点	

★このマークシートは，実際に使用されたデザインとは異なっています。

第113回 医師国家試験 E問題 答案用紙

模 範 解 答

解答時間	1 時間40分（51問）
： ～ ：	

総 得 点 【1～51】
／ 101点

各問の選択肢 a～e のうち、塗りつぶされた（正解）を示す：

問題	正解		問題	正解		問題	正解
1	d		21	e		41	b
2	e		22	b		42	d
3	c		23	a		43	a
4	e		24	e		44	d
5	c		25	c		45	b
6	c		26	a		46	e
7	d		27	a		47	a
8	a		28	b		48	e
9	e		29	d		49	b
10	b		30	c		50	e
11	a		31	b		51	c
12			32	a			
13	e		33	d			
14	b		34	a			
15	b		35	a			
16	b		36	a			
17	a		37	d			
18	b		38	b			
19	e		39	e			
20	a		40	e			

【1～26】 得点 （1 問 1 点）	【27～51】 得点 （1 問 3 点）
／ 26点	／ 75点

第113回 医師国家試験　Ｆ問題　答案用紙

模　範　解　答

★3/18 に厚生労働省より
開示された正解を記載

解答時間	２時間35分（84問）
: ～ :	

総　得　点	【1～84】
	／　82点

※ F-42，F-81 は採点対象から除外する。

【1～84】得点　　（1問1点）

／　82点

★このマークシートは，実際に使用されたデザインとは異なっています。

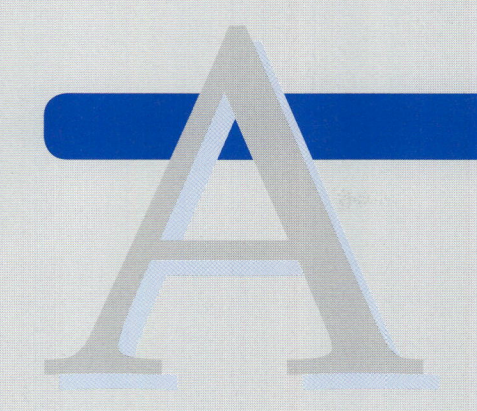

医学各論

Check ■ ■ ■

113A-1　肝硬変を母地として発生した最大径2cm，単発の肝細胞癌に対する治療方針を決定する上で**重要でない**のはどれか。

　　a　腹水の有無　　　　b　ビリルビン値　　　　c　肝硬変の成因

　　d　肝性脳症の有無　　e　プロトロンビン時間

選択肢考察

○a　腹水の有無は，肝機能評価の因子として重要であり，Child-Pugh分類と肝障害度に含まれ，肝細胞癌の治療方針決定に重要である。

○b　ビリルビン値は，肝機能評価の因子として重要であり，Child-Pugh分類と肝障害度に含まれ，肝細胞癌の治療方針決定に重要である。

×c　肝硬変の成因がいずれであっても，肝機能評価には影響しない。肝細胞癌の治療方針は肝予備能によって決定されるため，重要ではない。

○d　肝性脳症の有無は，肝機能評価の因子として重要であり，Child-Pugh分類に含まれ，肝細胞癌の治療方針決定に重要である。

○e　プロトロンビン時間は，肝機能評価の因子として重要であり，Child-Pugh分類と肝障害度に含まれ，肝細胞癌の治療方針決定に重要である。

解答率　a 0.1%，b 0.1%，c 98.4%，d 0.9%，e 0.2%

関連知識　肝細胞癌の治療方針決定における肝機能評価因子を問う設問である。2cm大，単発の肝細胞癌に対しては，外科的切除とラジオ波などによる経皮的局所療法が適応となる。まずは肝予備能評価をChild-Pugh分類で行い，外科的切除を考慮する場合はICG検査を含む肝障害度を用いて，切除の可否や切除量（範囲）を判断する。

正　解　**c**　**正答率** 98.4%　　　　　　　　　　　　▶参考文献　MIX 280

受験者つぶやき

・毎年1問目は難しいと聞いていたので覚悟していましたが，何のことはないChild-Pugh分類でした。
・Child-Pugh分類は大事です。全項目覚えました。
・毎年1問目は難しい問題が多いですが，今回は解けるやつだ！と思いほっとしました。

A
医学各論

113A-2　筋強直性ジストロフィーでみられるのはどれか。

　　a　緑内障　　　　　　　　　　　b　腎不全
　　c　嚥下障害　　　　　　　　　　d　甲状腺機能亢進症
　　e　高ガンマグロブリン血症

選択肢考察

× a　緑内障ではなく，若年性の白内障が高頻度でみられる。

× b　糖尿病の合併が多いので，糖尿病腎症を生じることはありうるが，筋強直性ジストロフィー自体で腎機能低下を生じることはない。

◯ c　筋強直性ジストロフィーでは，四肢遠位優位の筋力低下に加えて，呼吸筋や咽頭筋の筋力低下も生じる。不正咬合や咀嚼筋の筋力低下・筋萎縮もあり，咀嚼・嚥下障害は生命予後に関連する。

× d　内分泌異常としては，耐糖能障害，高脂血症，甲状腺機能低下症を合併しうる。

× e　低ガンマグロブリン血症をしばしば伴う。そのため，易感染性を認める。

解答率　a 8.0%，b 6.7%，c 80.9%，d 1.4%，e 2.6%

関連知識

　筋強直性ジストロフィーは，成人発症の筋ジストロフィーとして最多であり，10万人に7人程度の有病率とされている。症状は白内障のみの軽症なものから，出生時に呼吸困難・フロッピーインファントとして発症する先天性筋ジストロフィーまで多様である。筋力低下のみならず，多くの臓器の症状を合併する全身疾患である。心伝導障害や認知症・傾眠などの中枢神経障害も合併する。本人は筋力低下に無頓着であることもあり，心伝導障害や糖尿病，感染症，出産した児の発症などをきっかけに診断に至ることも多い。神経内科以外の科を受診することも多いので，臨床医を志す者はこの疾患を十分理解しておく必要がある。

正　解　c　**正答率** 80.9%　　　　　　　　　　▶参考文献　MIX 167

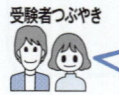

受験者つぶやき
・白内障が起こることしか覚えていなかったので，あてずっぽうに緑内障を選んでしまいました。
・筋強直性ジストロフィーはトリプレットリピート病で，重要な合併症は白内障，DM，知能低下，性腺萎縮です。
・筋強直性ジストロフィーの合併症は多彩で，正確に覚えるのが大変でした。

113A-3　両側高度難聴に対して人工内耳埋込術を受けた患者の側頭骨の病理写真（**別冊** No. 1）を別に示す。

　　　人工内耳の電極先端部（矢印）が挿入されている部位はどこか。

a　前　庭　　　　　　　　b　蝸　牛　　　　　　　c　半規管

d　内耳道　　　　　　　　e　内リンパ嚢

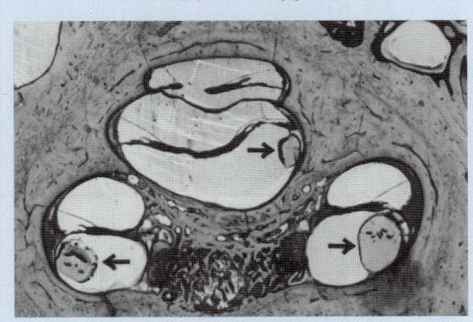

画像診断

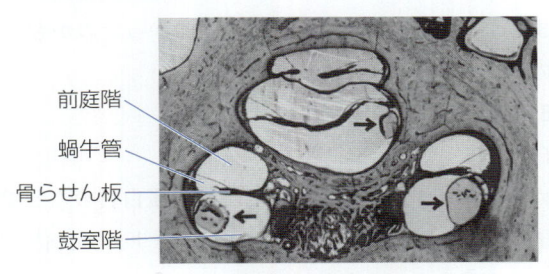

前庭階
蝸牛管
骨らせん板
鼓室階

図は蝸牛の断面である。

選択肢考察

×a　内部に卵形嚢と球形嚢があり，それぞれに平衡覚の受容器がある。

○b　聴覚の受容器がある。

×c　前半規管，後半規管，外側半規管の3つがあり，各膨大部に平衡覚の受容器がある。

×d　聴神経・顔面神経と迷路動静脈が通る。

×e　前庭内にある卵形嚢と球形嚢をつなぐ連嚢管から伸びる内リンパ管の盲端。

解答率　a 1.9％，b 85.2％，c 2.4％，d 2.2％，e 8.0％

関連知識　　人工内耳は，内耳の聴覚受容器であるらせん器〈Corti 器：コルチ器〉に代わり，聴神経の枝である蝸牛神経に信号を伝えることで，脳に音を伝える。そのため，信号を伝える電極は蝸牛に挿入しなければならない。蝸牛はカタツムリの殻のような形をしており，内部は骨らせん板で仕切られ，上を前庭階，下を鼓室階とよぶ。蝸牛神経はこの骨らせん板を通り，骨らせん板の上にあるらせん器に到達する。人工内耳の電極は鼓室階に埋め込まれる。

コメント　　この断面から蝸牛のグルグルをイメージするのは難しいかもしれないが，内部を2つに区切られたような構造がどこでもみられることから蝸牛とわかる。

正　解　b　**正答率 85.2％**　　　　　　　　　▶**参考文献**　**MIX** 366　**いらすと！** 319

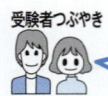

A

医学各論

受験者つぶやき
・人工内耳については何も知識がなかったので，選択肢の構造を1つ1つ切ったところを想像して画像と見比べて考えました。
・人工内耳埋込み術の問題は初めて見ました。気になるものは画像で確認すればよかったです。
・組織学の耳のスケッチを記憶から引っ張り出しました。

Check ■ ■ ■

113A-4 EGFR 遺伝子変異陽性，遠隔転移を有する進行肺腺癌に対する初回治療で，分子標的薬（チロシンキナーゼ阻害薬）の副作用として頻度が高いのはどれか。

 a 貧　血　　　　　　b 皮膚障害　　　　　c 1型糖尿病
 d 好中球減少　　　　e 血小板減少

選択肢考察 ✕ a 赤血球減少などの骨髄抑制は出現しない。

○ b 皮膚症状として，発疹，痒み，爪の障害，皮膚乾燥などが現れる場合がある。

✕ c 血糖値は変化しない。

✕ d 好中球減少などの骨髄抑制は出現しない。分子標的薬の副作用を，一般的な抗癌薬の副作用と混同してしまったため，dを選んだ受験生が多かったのかもしれない。 割れ問

✕ e 血小板減少などの骨髄抑制は出現しない。

解　答　率 a 6.7%，b 43.0%，c 16.7%，d 30.5%，e 2.8%

関連知識 ＜EGFR〈上皮成長因子受容体〉＞

　癌細胞が増殖するためのスイッチの役割を果たしている蛋白質のことで，癌細胞の表面に存在する。この EGFR を構成する遺伝子の一部（チロシンキナーゼ部位）に変異があると，癌細胞を増殖させるスイッチが常にオンとなり，癌細胞が限りなく増殖する。

＜分子標的薬（チロシンキナーゼ阻害薬）＞

　EGFR チロシンキナーゼ活性を選択的に阻害することで癌細胞の増殖を抑制する薬剤。主な副作用には，1. 消化器症状，2. 皮膚症状，3. 肝機能障害，4. 間質性肺炎がある。

本問の狙い 　EGFR 遺伝子変異は，日本人の非小細胞肺癌の患者全体の 30〜40% に認められ，欧米人よりも日本人などのアジア系の人種に多いことがわかっている。

正　解 b 正答率 43.0% ▶参考文献 MIX 247

受験者つぶやき
・ゲフィチニブの副作用で間質性肺炎と湿疹は要注意です。cの1型糖尿病はニボルマブ（オプジーボ®）の有名な副作用ですね。
・EGFR の分子標的薬の副作用は知りませんでした。
・卒業試験で似たような問題が出ていたので偶然答えられました。

Check ■ ■ ■

113A-5　急性心筋梗塞の合併症について**誤っている**のはどれか。

a　心破裂（blow-out 型）は予後不良である。
b　乳頭筋断裂は前乳頭筋より後乳頭筋で多い。
c　心室中隔穿孔に対してカテーテル治療が考慮される。
d　房室ブロックは前壁梗塞より下壁梗塞で生じやすい。
e　Dressler 症候群は心筋梗塞発症後 1 年以降に生じやすい。

選択肢考察

○a　急性心筋梗塞後の心破裂には急激に起こる blow-out 型と徐々に生じる oozing 型があり，前者は急激に発症し，突然の心肺停止に陥る。破裂した心を修復することは極めて困難で，外科的に縫い合わせても壊死した組織に対して有効ではなく，その多くが救命困難である。

○b　前乳頭筋は左冠動脈前下行枝および回旋枝の 2 枝支配を受け，後乳頭筋は右冠動脈の 1 枝支配を受ける。したがって，単一冠動脈が閉塞することが多い急性心筋梗塞では，前下行枝が閉塞する前壁梗塞もしくは回旋枝が閉塞する側壁梗塞が，各々，単独で前乳頭筋が断裂することはまずない。一方，右冠動脈の閉塞では，その 1 枝支配を受ける後乳頭筋が断裂することがしばしば起こる。その場合，急性の僧帽弁閉鎖不全〈MR〉を生じることになる。

○〜△c　急性前壁梗塞発症 3〜5 日で，まれであるが心室中隔穿孔が生じることがある。この場合，急激な血圧低下（心原性ショック），急性左心不全を呈する。治療としては，ドパミン，ドブタミンなどの β 刺激薬の投与，大動脈内バルーンパンピング〈IABP〉の挿入により血行動態の安定化を図り，発症 2 週以降，外科的に穿孔部の閉鎖を行うのが一般的である。ただし近年，心房中隔欠損〈ASD〉に対する経皮的カテーテル閉鎖術（Amplatzer）を用いて心室中隔穿孔の治療を行い，成功した例が報告されている。しかしながら，この方法は心臓血管外科によるパッチ閉鎖術ほどポピュラーではない。正式に我が国で心室中隔穿孔に対して使用承認されたデバイスはなく，心房中隔欠損に対して用いる Amplatzer を心室中隔穿孔に対して使用することは，いわゆる適応外使用にあたる。「考慮される」という文言からは誤ってはいないが，常識的に考えると，Class I もしくは，Class II-A として広く一般的に広知され，しかもエビデンス・ルールが存在する外科治療が，心室中隔穿孔に対する治療法として国家試験レベルでは出題されるべきである。その意味で，この選択肢そのものが不適切と言わざるを得ない。

○d　房室結節枝は主に右冠動脈の支配を受け，右冠動脈が閉塞して生じる下壁梗塞では房室ブロックが生じやすい。この場合，Wenckebach 型房室ブロックを呈する場合が多く，経皮的カテーテル・インターベンション〈PCI〉などにより血行再建が行われ，下壁梗塞の治療が成功した場合，この房室ブロックも一時的なもので，正常に復旧することが多い。

×e　Dressler 症候群とは心筋梗塞発症後 2〜6 週経過した後に起こる，反応性の急性心膜炎である。1 年経過以降に生じることはまずない。

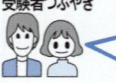

A 医学各論

関連知識　急性心筋梗塞の機械的合併症については，数は少ないものの特徴的な臨床所見を呈する。特に重要なのは，左冠動脈前下行枝の閉塞による急性前壁中隔梗塞に伴って起こる心室中隔穿孔と，右冠動脈の閉塞による下壁梗塞に伴う後乳頭筋不全，急性僧帽弁逆流症が重要である。

正　解　e　（ただし c は，誤りとは断言できないが不適切な選択肢と考えられる）（厚労省発表では正解未提示）

▶参考文献　MIX 212

受験者つぶやき
・c と e で迷いました。Dressler 症候群は心筋梗塞発症の 2〜6 週間後に発熱・胸痛とともに発症する心膜炎です。
・急性心筋梗塞の合併症は重要なので知識の整理しておきましょう。

※ A-5 は，平成 31 年 3 月 18 日に「選択肢の表現が不十分で正解を得ることが困難なため」を理由として「採点対象から除外する」と公表された。

Check ■ ■ ■

113A-6　精神発達遅滞をきたさないのはどれか。

　　a　13 trisomy　　　　b　Down 症候群　　　　c　Marfan 症候群
　　d　Angelman 症候群　　e　Prader-Willi 症候群

選択肢考察
○ a　ヒトで生存可能なトリソミーの一つであるが，生命予後は基本的には不良であり，大脳形成不全に伴い重度の精神運動発達遅滞をきたす。

○ b　21 番染色体の過剰が原因で，精神運動発達遅滞はほぼ必発である。しかし症状には多様性があり，予後も様々である。

× c　結合組織の形成異常で，全身性に異常をきたす常染色体優性の遺伝性疾患。高身長や長い手足，脊柱変形などの骨格系異常や，心血管異常として解離性大動脈瘤や大動脈解離をきたすが，精神発達遅滞は認めない。

○ d，○ e　Prader-Willi 症候群と Angelman 症候群は，どちらも 15 番染色体長腕部 15q11.2 を責任領域とする常染色体優性遺伝である。その欠失が父由来の染色体に起きた場合には前者を，母由来の場合には後者を生じる。両者とも，乳児期の筋緊張低下や精神運動発達遅滞をきたし，また隣接遺伝子症候群としても知られている。

解答率　a 0.2%，b 0.1%，c 97.3%，d 1.5%，e 0.6%

関連知識　*FBN1* 等の原因遺伝子に変異を認めれば Marfan 症候群と診断できるが，「過伸展を伴う長い指，側弯，胸部変形等を含む身体所見」「水晶体亜脱臼・水晶体偏位等を含む特徴的な眼科所見」「大動脈基部の病変」のうち 2 つ以上を満たせば臨床診断も可能である。

コメント　いずれの選択肢も国家試験ではよく狙われる常染色体異常症である。Marfan 症候群は浸透率（症状発現の確率）が低いため，家系図では見た目上は世代がつながらずに突然発症しているように見える場合がある。

正　解　c　正答率 97.3%

▶参考文献　MIX 107, 224, 431　国小 100〜102, 104

受験者つぶやき
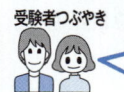
・Angelman 症候群は初登場の 112 回国試に引き続き 2 年連続の出題です。Prader-Willi 症候群も復習しておいてよかったと思いました。

・消去法で選びました。
・染色体異常症は頻出ですから，しっかり勉強しましょう。

Check ☐☐☐

113A-7　胃体部進行癌が**浸潤しにくい**のはどれか。

　　a　肝　臓　　　　　　　b　膵　臓　　　　　　c　大　網
　　d　胆　嚢　　　　　　　e　横行結腸

選択肢考察　○a　肝臓には浸潤する可能性がある。
　　　　　　　○b　膵臓には浸潤する可能性がある。
　　　　　　　○c　大網には浸潤する可能性がある。
　　　　　　　×d　胆嚢とは近接しておらず，浸潤は少ない。
　　　　　　　○e　横行結腸には浸潤する可能性がある。

解答率　a 3.1％，b 19.2％，c 3.5％，d 53.4％，e 20.4％

コメント　　癌が大きくなり，近くの臓器に広がっていくことを浸潤という。本問を言い換えれば，胃体部が解剖学的にどこに近接しているかを問う問題である。

正　解　**d**　**正答率 53.4％**　　　　　　　　　　　　　　　　▶参考文献　MIX 265

受験者つぶやき　・腹腔内臓器の絵を描いて「一番遠いのはどれだ……？」と悩みました。
　　　　　　　・セレクトノートに連続浸潤する臓器が記載されていたのを思い出しました。
　　　　　　　・解剖学的な位置を考慮しました。

Check ☐☐☐

113A-8　妊娠 10 週の尋常性乾癬患者に対する治療法で最も適切なのはどれか。

　　a　内服 PUVA 療法　　　　　　　　b　生物学的製剤注射
　　c　ビタミン A 誘導体内服　　　　　　d　活性型ビタミン D_3 外用
　　e　副腎皮質ステロイド外用

選択肢考察　×a　紫外線照射療法の一つである内服 PUVA 療法はソラレンという光感受性を増強させる薬と UVA を組み合わせた光化学療法であり，内服法，外用法，PUVA-bath 法に分けられる。光線療法のガイドラインでは妊婦には**絶対禁忌**となっている。
　　　　　　　×b　外用療法，内服療法，光線療法で効果が得られない場合に生物学的製剤注射を行う。
　　　　　　　×c　外用薬で効果が得られない場合にビタミン A 誘導体（エトレチナート）内服を行うが，妊婦では催奇形性の問題があるため，使用しない（**禁忌**）。
　　　　　　　×d　妊婦に対する安全性は確立されていない。割れ問
　　　　　　　○e　尋常性乾癬に対する治療は通常，外用薬（副腎皮質ステロイド，活性型ビタミン D_3 外用薬）が主に使用されるが，活性型ビタミン D_3 外用は安全性が確立されていないため，

副腎皮質ステロイド外用を最初に行う。

解 答 率 a 4.0%, b 0.4%, c 1.7%, d 54.7%, e 38.3%

関連知識 乾癬の約 90% は尋常性乾癬が占めている。通常, 外用薬からスタートし, ステロイド外用薬, 活性型ビタミン D_3 外用薬が主に使われる。内服薬としては, レチノイド, シクロスポリンが主なものになる。これに紫外線療法を加えた 3 つ（外用療法, 内服療法, 光線療法）が基本的な治療法となる。2010 年からは, これらの治療法で十分な効果が得られない場合や, 副作用などで内服薬が使えない場合には, 抗体療法という新しい治療が使えるようになった。アダリムマブ（皮下注射）, インフリキシマブ（点滴注射）, ウステキヌマブ（皮下注射）がこの治療に該当する。

コメント 妊娠 8 週以降 12 週末までにおいて, 医薬品が胎児に投与された場合, 大奇形を起こさないが小奇形を引き起こす医薬品（ダナゾール, ビタミン A, フェノバルビタールなど）や, 妊娠初期に妊娠と知らずに投与された場合でも臨床的に胎児への影響はないと判断してよい薬剤（免疫抑制剤, 抗真菌薬など）など, 『産婦人科ガイドライン―産科編 2017』に記載されている妊娠と薬剤に関する幅広い知識が問われている。

正 解 e **正答率** 38.3%　　　　　▶**参考文献** **MIX** 176 **コンパクト** 138

受験者つぶやき
・妊婦の対応は毎回慎重になります。内服 PUVA 療法は聞いたこともありませんでした。
・d と迷いました。
・外用なら大丈夫そうだなと思い e を選びました。

Check ☐ ☐ ☐

113A-9 膵管内乳頭粘液性腫瘍〈IPMN〉でみられないのはどれか。

　　a　Vater 乳頭口の開大　　　　　　b　膵管内の乳頭状増生
　　c　主膵管のびまん性狭窄　　　　　d　膵管分枝のブドウの房状拡張
　　e　主膵管内のイクラ状隆起性病変

選択肢考察 ○a　粘液産生により Vater 乳頭口は開大する。

○b　超音波内視鏡で, 膵管内の乳頭状増生が観察される。

×c　主膵管型の膵管内乳頭粘液性腫瘍では, 腫瘍性細胞から産生される粘液により膵液の流れが悪くなり, 主膵管が太くなる。

○d　囊胞が多数重なり合って, ブドウの房状に見えることがある。

○e　膵管鏡にて, 主膵管内のイクラ状隆起として観察される。

解 答 率 a 8.5%, b 0.9%, c 85.7%, d 1.2%, e 3.4%

コメント 膵管内乳頭粘液性腫瘍の特徴を問う問題である。膵管内乳頭粘液性腫瘍の特徴は国試で頻出されている。

正 解 c **正答率** 85.7%　　　　　　　　　▶**参考文献** **MIX** 283

受験者つぶやき
・膵嚢胞性疾患は今年も出たなという印象でしたが, MCN と SCN の鑑別が出ると思っていたのでちょっと戸惑いました。

・IPMN では主膵管は拡大します。
・主膵管のびまん性の狭窄は自己免疫性膵炎です。

Check ☐☐☐

113A-10 経腟分娩における第2回旋の異常はどれか。**2つ選べ**。

  a 額 位   b 横 位   c 高在縦定位

  d 後方後頭位   e 低在横定位

選択肢考察 ×a 頭位分娩のうち，額を先進部とする反屈位である。

   ×b 胎児の縦軸と子宮の縦軸が直角に交差した状態であり，胎位の異常の一つである。

   ×c 頭位分娩で児頭の矢状縫合が骨盤入口の前後径に一致した状態でとどまり，分娩停止した状態である。

   ○d 第2回旋が逆方向に進行した状態であり，後頭部が母胎後方の仙骨側に回旋している。第1回旋は正常である。

   ○e 頭位分娩の際に，児頭が第2回旋を行うことなく下降して骨盤底に達し，矢状縫合が骨盤横径に一致した向きで分娩進行が停止した状態である。

解 答 率 a 4.4%，b 5.2%，c 35.6%，d 77.5%，e 74.5%

コメント 正常分娩における児頭の第1～第4回旋の機転ならびに胎位・胎向・胎勢の各種異常に関する基礎知識を問う問題である。正常妊娠における内診所見と分娩経過と評価項目について押さえておくこと。

正 解 **d，e** **正答率 55.0%**   ▶**参考文献** MIX 323, 329 チャート産 126, 255

受験者つぶやき
・c，d，e で悩みました。どれも第2回旋の異常は起こっているように思えました。
・第2回旋の時期は嵌入の時期です。
・過去問で似たような問題がありました。

Check ☐☐☐

113A-11 褐色細胞腫摘出後早期に注意すべきなのはどれか。**2つ選べ**。

  a 頻 脈   b 頭 痛   c 低血圧

  d 低血糖   e 発汗過多

選択肢考察 ×a 交感神経刺激作用をもつカテコラミンの低下により心拍数は減少する。

   ×b 血圧の急速な低下により頭痛は軽減する。

   ○c 昇圧ホルモンであるカテコラミンの急減で低血圧になる。

   ○d カテコラミンはα受容体を介してインスリン分泌を抑制し，血糖を上げる。これが急になくなるとリバウンドも加わってインスリン過剰分泌が起こり，低血糖となる。

   ×e 交感神経系への刺激作用がなくなることで発汗過多も正常化する。

| 解　答　率 | a 3.2%，b 3.4%，c 97.1%，d 92.9%，e 2.6% |

関連知識　　褐色細胞腫はカテコラミンを産生する腫瘍である。カテコラミンは闘争ホルモンと呼ばれる。このホルモンは血圧やエネルギー源の血糖を上げることでストレスやけんかに強くなるようにする。褐色細胞腫の症状，いわゆる5H（hypertension, hyperglycemia, hypermetabolism, headache, hyperhidrosis）もこのからみで理解するとよい。

コメント　　設問は凝った作りとなっているが，要は腫瘍摘出でカテコラミンが急速に減少した際の症状，すなわち，5Hの逆のことを問うているに過ぎない。

正　解　　**c，d**　　**正答率 92.2%**　　　　　　　　　　　　▶**参考文献**　　**MIX** 344

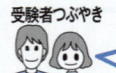

受験者つぶやき
・消去法で解きました。
・副交感神経優位な症状を選択しました。
・副腎クリーゼで起こりそうなものを選びました。

Check ■ ■ ■

113A-12　　ナルコレプシーの患者の訴えと考えられるのはどれか。**2つ選べ。**
　　　　a　「会議中に突然眠ってしまいます」
　　　　b　「毎日明け方になるまで眠れません」
　　　　c　「大笑いすると突然全身の力が抜けます」
　　　　d　「足がむずむずして動かさずにいられません」
　　　　e　「毎晩眠れないのではないかと不安になります」

選択肢考察　○a　「会議中に突然眠ってしまう」との訴えは，典型的な睡眠発作である。たとえ仕事中で起きていなければならないと思っていても，強い眠気に襲われて，数分から数十分間眠り込んでしまうという睡眠発作はナルコレプシーの主症状である。

×b　「毎日明け方になるまで眠れない」との訴えは，いわゆる不眠症の一般的な訴えである。ナルコレプシーでは，レム睡眠が入眠後直ちに起こることが特徴であり，不眠の訴えは少ない。ナルコレプシーの診断基準として，入眠潜時は8分以下，レム睡眠潜時は15分以下とされている。

○c　「大笑いすると突然全身の力が抜ける」とは，情動脱力発作（カタプレキシー）を表している。泣き，笑いなどの情動反応をきっかけとして，抗重力筋のトーヌスが失われることであり，腰が抜けて崩れるように倒れこんでしまうこともある。

×d　「足がむずむずして動かさずにいられない」との訴えは，むずむず脚症候群〈restless legs syndrome〉の訴えであり，ナルコレプシーとは異なる病態である。レム睡眠行動障害〈REM sleep behavior disorder〉の一つであり，多くの患者が下肢を安静にしているときに感じる不快感であり，そのために入眠が障害される。

×e　「毎晩眠れないのではないかと不安になる」との訴えは，不眠症の患者に多い。不眠症の大部分は「神経生理性不眠」であるが，多くの不眠症患者には，就寝前に今夜も眠れないのではないかとの不安が起こることから，睡眠導入剤の助けを借りる状態となりやすい

　　　　し，同時に睡眠導入剤への依存も形成されやすい。

解答率　a 98.8%，b 0.6%，c 97.6%，d 0.8%，e 0.6%

関連知識　　ナルコレプシー〈narcolepsy〉は，1880 年に Ge Lineau JBE により初めて記載された，日中の強い眠気を主訴とする疾患であり，「居眠り病」とも呼ばれた。睡眠発作，情動脱力発作，入眠時幻覚，睡眠麻痺を特徴とする。通常，正常人では入眠後にノンレム睡眠がステージ 1，2，3，4 の順に進行した後にレム睡眠が出現するのに対して，ナルコレプシー患者ではレム睡眠抑制機序の障害によって入眠後直ちにレム睡眠が出現することにより，これらの病態を理解することができる。そして，その発症機序としては視床下部のオレキシン神経細胞の脱落と，脳脊髄液〈CSF〉中オレキシン（ヒポクレチン-1）濃度が低下していることが明らかにされている。

正　解　**a，c**　**正答率 97.1%**　　　　　　　　　　　　　　▶**参考文献**　**MIX** 381

受験者つぶやき　　・ナルコレプシーと語感が似ているカタレプシーは関係なくて，カタレプシーと似ているカタプレキシーが関係あるんだよなあと思い出しました。
・過去問で見ました。
・簡単に選べました。

Check ■■■

113A-13　尿へのナトリウム排泄低下を伴う低ナトリウム血症をきたすのはどれか。**2つ選べ。**

　　a　肝硬変　　　　　　　　　　　　　　b　心不全
　　c　SIADH　　　　　　　　　　　　　　d　Addison 病
　　e　サイアザイド系利尿薬

選択肢考察　○a　肝硬変では蛋白合成低下による低アルブミン血症，腹水，末梢血管拡張などで有効循環血液量が低下（動脈圧低下）し，腎血流低下（尿中 Na 排泄低下）と ADH 分泌（低 Na 血症）を起こす。総 Na 量過剰（浮腫をきたす）にもかかわらず尿中 Na が低下する。

○b　有効循環血液量が低下（動脈圧低下）し，腎血流低下（尿中 Na 排泄低下）と ADH 分泌（低 Na 血症）を起こす。総 Na 量過剰（浮腫をきたす）にもかかわらず尿中 Na が低下する。

×c　Na 調節系は正常にもかかわらず（Na の過不足はなし）ADH の過剰分泌が起こる。低 Na 血症の代表的病態である。尿中 Na 排泄低下がないこと（＝有効循環血液量低下がないこと）が診断に必要である。

×d　副腎自体の機能不全で，ミネラルコルチコイド分泌低下（尿中 Na 排泄増加）とグルココルチコイド分泌低下（グルココルチコイドは下垂体の ADH 分泌を抑制するため，ADH 分泌の不適切な過剰分泌，すなわち SIADH 様になる）の両方で低 Na 血症をきたす。

×e　サイアザイド系利尿薬は遠位尿細管の NaCl 共輸送体〈NCC〉を抑制する薬理作用で，尿中 Na 排泄が亢進する。細胞外液量減少に対する代償的な ADH 分泌に対して，ループ

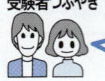

利尿薬（尿を濃縮するための腎髄質の高浸透圧環境を維持する太い上行脚の NKCC2 を抑制する）と比べ，①尿濃縮能が保たれる，②糸球体尿細管フィードバックが維持〜亢進（NKCC2 が抑制されない〜亢進する）するため，糸球体濾過量が減少する（eGFR が低下する）。これらのため，ループ利尿薬よりも希釈性低 Na 血症が生じやすい。

解 答 率　a 94.5%，b 82.8%，c 10.1%，d 5.4%，e 6.3%

関連知識　　低 Na 血症の原因を鑑別する際には，尿中 Na 排泄の評価が非常に有用である。尿中 Na 排泄低下は，細胞外液量の低下→有効循環血液量の低下→腎血流低下に対するリアルタイムの腎の応答である。ただし，尿中 Na 濃度（mEq/L）での評価は，尿自体が極端に希釈（水中毒など）している場合には解釈に注意が必要である。

正　解　**a，b**　**正答率** **80.8%**　　　　　　　　　▶参考文献　MIX 291

受験者つぶやき
・見た瞬間にプール問題だ！とホッとしました。111B-35 をチェック！
・過去問がほぼそのまま出ました。
・低ナトリウム血症をきたす疾患について整理しておきましょう。

Check ■ ■ ■

113A-14　眼瞼下垂の原因となるのはどれか。**2 つ選べ。**

　　a　加　齢　　　　　　　　　　　b　霰粒腫
　　c　甲状腺眼症　　　　　　　　　d　滑車神経麻痺
　　e　コンタクトレンズ長年装用

選択肢考察　　○ a　加齢による挙筋機能の低下が原因である。
　　× b　眼瞼腫脹をきたすが，下垂にはならない。 割れ問
　　× c　上眼瞼挙上による眼瞼後退，瞼裂開大を生じる。
　　× d　動眼神経麻痺は眼瞼下垂を生じる。滑車神経麻痺は上斜視である。
　　○ e　ハードコンタクトレンズの機械的刺激による。

解 答 率　a 97.8%，b 49.5%，c 12.0%，d 1.9%，e 37.9%

コメント　　眼瞼下垂と眼瞼後退の鑑別点を把握しておく必要がある。

正　解　**a，e**　**正答率** **37.0%**　　　　　　　　　▶参考文献　MIX 359

受験者つぶやき
・加齢を選んだあと，b と e で悩みました。甲状腺眼症は外眼筋の炎症です。
・知ってました。
・よくわかりませんでしたが，形成外科の授業で聞いた記憶を頼りに選びました。

A
医学各論

Check ☐ ☐ ☐

113A-15 30歳の女性。無月経となり市販の妊娠反応検査が陽性のため来院した。月経周期は30～50日型で，最終月経から算出した妊娠週数は10週0日であった。超音波検査で子宮内に心拍を有する胎児を認めるが，頭殿長は妊娠8週2日相当である。

現時点の対応として適切なのはどれか。

a 自宅安静を指示する。 b 妊娠週数を修正する。

c 食事療法を指導する。 d 母体の血糖値を測定する。

e 絨毛検査の必要性を説明する。

アプローチ ①30歳の女性，無月経となり妊娠反応陽性━━まれにhCG産生腫瘍などもあるが，まずは妊娠と考える。

②月経周期が30～50日型，現在最終月経から10週0日━━2週間程度，予定日を修正する必要がある可能性

③頭殿長は妊娠8週2日相当，胎児心拍認める━━月経周期から算出した妊娠週数より2週間程度遅れており，この日の超音波所見をもって予定日を修正する。

鑑別診断 これまでの妊娠出産歴についての情報はないが，まずは妊娠と考えてよいだろう。月経周期が不順である女性の場合，妊娠8週から11週ころの超音波所見をもって予定日を修正する必要がある症例も多いが，本症例でも実際に月経周期から算出した予定日と超音波所見の間に2週間のずれがあり，超音波所見をもって予定日を修正する。

診断名 正常妊娠（妊娠8週）

選択肢考察 ✕ a 正常な妊娠経過であり，自宅安静の必要性は乏しい。出血などがあれば検討する。

◯ b 元々月経が30～50日周期であり，実際の胎児の大きさに合わせて妊娠週数を修正する必要がある。

✕ c 食事療法は主に妊娠糖尿病の患者に行うべきであり，本症例ではその必要はない。もちろん，すべての妊婦を対象に，妊娠中の食生活などに関して指導を行うことは適切な行為である。

✕ d 全妊婦を対象に，妊娠初期に母体の血糖値は測定すべきではあるが，本日行う必要はない。予定日を確定し，母子手帳を発行した上で，妊娠初期検査として行う。

✕ e 絨毛検査は児の染色体を調べるための検査であり，染色体異常が疑われる場合などに妊婦と相談の上で行う。

解答率 a 1.2%，b 95.8%，c 0.7%，d 1.9%，e 0.2%

関連知識 妊娠初期に，正確な分娩予定日を決定することは非常に重要である。最近では，体外受精を含めた不妊症治療により排卵日や移植日からほぼ正確に妊娠週数を特定できる症例も少なくないが，自然妊娠例では妊娠初期に頭殿長を測定することで必要に応じて予定日を修正する。具体的には，「最終月経開始日からの予定日と正確に測定された頭殿長〈CRL〉からの予定日（CRLが14～41 mmの時期）との間に7日以上のずれがある場合にはCRL値からの予定日を採用する」（引用：産婦人科診療ガイドライン―産科編2017）。

A

医
学
各
論

| 正　解 | b | 正答率 95.8% |

▶参考文献　MIX 318　チャート 産 51

受験者つぶやき
・最終月経というのは意外とあてにならないのかもしれないですね。月経不順の女性は特に。
・CRL は妊娠 7〜11 週で妊娠週数の決定に重要で，頻出です。
・過去問で似たような問題がありました。

Check ■ ■ ■

113A-16　68 歳の女性。1 年前に S 状結腸癌（病期Ⅲ）と診断され S 状結腸切除術およびリンパ節郭清術を施行された。術後の補助化学療法を勧められたが，治療を受けず来院していなかった。1 週間前に腹痛を自覚し軽快しないため受診した。意識は清明。身長 158 cm，体重 50 kg。腹部は平坦で，肝・脾を触知しない。臍周囲に自発痛と軽度の圧痛とを認める。血液所見：赤血球 385 万，Hb 10.9 g/dL，Ht 37%，白血球 5,100，血小板 14 万。血液生化学所見：総蛋白 7.2 g/dL，総ビリルビン 1.1 mg/dL，AST 54 U/L，ALT 48 U/L，ALP 722 U/L（基準 115〜359），γ-GTP 264 U/L（基準 8〜50），CEA 78 ng/mL（基準 5 以下），CA19-9 350 U/mL（基準 37 以下）。CRP 2.8 mg/dL。腹部造影 CT（**別冊** No.2）を別に示す。

　行うべき治療はどれか。

　a　肝移植
　b　肝切除
　c　放射線照射
　d　抗癌化学療法
　e　経カテーテル的動脈化学塞栓術〈TACE〉

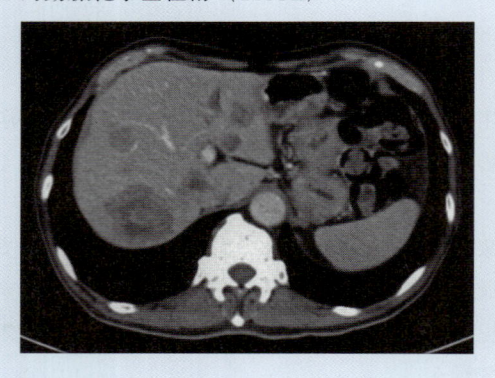

アプローチ　①1 年前に S 状結腸癌（病期Ⅲ）に対し S 状結腸切除術およびリンパ節郭清術を施行したが，術後補助化学療法を受けず ➡ 病期Ⅲでは再発予防のため補助化学療法が推奨される。

②臍周囲に自発痛と軽度の圧痛 ➡ 腹部の広範な疾患を考慮

③1 週間前に受診 ➡ 歩いて受診できる全身状態

④AST 54 U/L，ALT 48 U/L，ALP 722 U/L，γ-GTP 264 U/L ➡ 胆汁うっ滞型肝細胞障害

⑤CEA 78 ng/mL，CA19-9 350 U/mL ➡ 原発性肝癌より転移性肝癌を疑う。

⑥画像検査で肝臓に多発する腫瘍像 ━━▶ 転移性肝癌を示唆

画像診断

転移巣

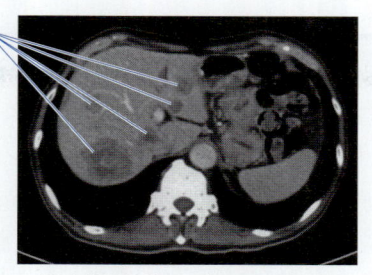

中心が染まらない（中心性壊死），辺縁部に造影効果，など転移性肝癌を
示唆する所見である。

鑑別診断　「アプローチ」①は転移のリスクがある患者であることを示唆している。②の情報から疾患を絞り込むことは困難であるが，④により肝臓に異常があることがわかり，⑥から肝臓に多発する腫瘍が後区域，前区域，外側区域に確認できる。肝臓の腫瘍性病変には原発性肝癌，転移性肝癌，胆管細胞癌などが鑑別に挙がるが，管内胆管の拡張がみられないことから胆管細胞癌は否定的である。また，腫瘍の造影効果は転移性肝癌に特徴的な所見である。⑤からも原発性肝癌より転移性肝癌を考える。③は performance status が良好であることを示唆している。

診断名　転移性肝癌（S状結腸癌肝転移）

選択肢考察
× a　転移性肝癌は肝移植の適応とならない。
△ b　転移性肝癌の治療で最も根治性が高いのは肝切除である。本症例では両葉に多発する肝腫瘍が認められているが，患者に耐術能があること，十分な残肝機能があること，局所がコントロールされていること，転移巣を遺残なく切除できること，肝外転移がないもしくは制御可能であることなどの条件が揃えば，考慮すべき治療法と考える。しかし本問では肝切除を選択するために必要な臨床情報が十分に揃っておらず，不正解とする。
× c　腫瘍が両葉に広がっており，放射線治療の効果は限定的である。
○ d　両葉に腫瘍が多発しており，本症例においてはまず考慮すべき治療法である。
× e　原発性肝癌に対する治療である。

解答率　a 0.6％，b 23.6％，c 0.2％，d 62.6％，e 12.7％

関連知識　大腸癌肝転移に対する肝切除後の5年生存率は35〜58％とされており，根治切除可能な肝転移には肝切除が推奨されているが，その適応基準を満たさない場合は全身化学療法を考慮する。

コメント　症例文や画像所見からS状結腸癌肝転移の診断は容易である。

正解　**d**　**正答率 62.6％**　　　　　　　　　　　　▶**参考文献**　MIX 281

受験者つぶやき
・大腸癌は転移でも原発巣の切除が推奨される！　と思ったら既に切除されていました。肝転移は門脈が栄養血管なので TACE は無意味だと思いました。
・肝臓メタが広範囲に多発しており切除できないと思いました。
・S状結腸癌の多発肝転移なので化学療法を選びました。

Check ☐ ☐ ☐

113A-17　29歳の女性。頭痛を主訴に来院した。2年前に手指の腫脹，皮膚硬化を自覚し，自宅近くの医療機関で精査を受けた結果，全身性強皮症と診断された。プレドニゾロン 20 mg/日を開始され，手指の腫脹と硬化は軽快した。プレドニゾロンは漸減され，5 mg/日で維持されていたが，3か月前に皮膚硬化の増悪を認めたため，10 mg/日に増量されていた。昨日から頭痛を自覚したため受診した。体温 36.7℃。脈拍 72/分，整。血圧 172/108 mmHg。心音と呼吸音とに異常を認めない。腹部は平坦，軟で，肝・脾を触知しない。圧痛を認めない。両手指，前腕部および前胸部に皮膚硬化を認める。下腿に浮腫を認めない。血液所見：赤血球 343万，Hb 10.5 g/dL，Ht 32%，白血球 11,200（桿状核好中球 32%，分葉核好中球 45%，好酸球 1%，好塩基球 0%，単球 5%，リンパ球 17%），血小板 43万。血液生化学所見：尿素窒素 45 mg/dL，クレアチニン 1.5 mg/dL，Na 140 mEq/L，K 4.2 mEq/L，Cl 108 mEq/L。抗 RNA ポリメラーゼⅢ抗体陽性。

　　まず行うべきなのはどれか。

　　a　緊急透析

　　b　皮膚生検

　　c　α遮断薬投与

　　d　ステロイドパルス療法

　　e　アンジオテンシン変換酵素〈ACE〉阻害薬投与

アプローチ　①患者背景に全身性強皮症〈SSc〉　━➤　多彩な合併症の可能性を考慮する。

②ステロイド投与　━➤　SSc では時に腎クリーゼの誘因となる。

③血圧 172/108 mmHg，クレアチニン 1.5 mg/dL　━➤　新たに出現した腎障害

④抗 RNA ポリメラーゼⅢ抗体陽性　━➤　SSc 患者において腎クリーゼ発症のリスクである。

鑑別診断　　SSc を背景に有する患者に発生した高血圧と腎障害である。ステロイド投与を継続されており，抗 RNA ポリメラーゼⅢ抗体陽性から腎クリーゼと考えられる。非高血圧性の腎クリーゼもみられ，その多くは MPO-ANCA 陽性の血管炎症候群を起こす。

診 断 名　腎クリーゼ，全身性強皮症〈SSc〉

選択肢考察　×a　Cr 1.5 mg/dL，K 4.2 mEq/L であり，現時点では差し迫った透析の適応はない。

　　×b　腎クリーゼで皮膚への病理学的変化はきたさないと考えられる。

　　×c　α遮断薬，特にα₁遮断薬は血管拡張による降圧作用を有するが，腎クリーゼの本態であるレニン・アンジオテンシン系亢進は抑制できない。

　　×d　高血圧性の腎クリーゼではステロイド投与は無効である。

　　○e　レニン・アンジオテンシン系の亢進が腎クリーゼの本態であり，Cr 軽度上昇を認めるとはいえ ACE 阻害薬投与をためらってはいけない。

解 答 率　a 0.1%，b 0.4%，c 7.6%，d 4.9%，e 86.9%

関連知識　　SSc のびまん性皮膚硬化型では抗 Scl-70 抗体，限局性皮膚硬化型では抗セントロメア抗体が陽性となる。びまん性皮膚硬化型の一部では抗 RNA ポリメラーゼⅢ抗体陽性となり，腎ク

リーゼを起こしやすい。なお，日本では SSc のうち腎クリーゼ発症は 5% 以下であり，欧米（10% 以上）に比べて低頻度である。

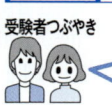

| 正　解 | e | 正答率 86.8% | | ▶参考文献　MIX 406 |

受験者つぶやき

・d と迷いましたが，腎保護のためにもまずは降圧です。
・抗 RNA ポリメラーゼⅢ抗体は腎クリーゼのリスク！
・強皮症腎クリーゼには ACE インヒビター！

Check ☐☐☐

113A-18　出生後 12 時間の新生児。在胎 39 週，出生体重 3,820 g で，児頭の吸引を 3 回施行した後に娩出された。Apgar スコアは 6 点（1 分），9 点（5 分）であった。出生時に両側の側頭部から後頭部にかけて波動性の血腫を触知した。徐々に頭部の血腫が拡大するとともに，出生 9 時間後からチアノーゼを伴う無呼吸が繰り返し出現したため，NICU に搬送された。体温 36.3℃。心拍数 156/分，整。血圧 50/30 mmHg。呼吸数 60/分。SpO_2 90%（room air）。前頭部から両側の上眼瞼にかけて皮膚が暗紫色を呈している。やや活気がなく，筋緊張は低下している。血液所見：赤血球 257 万，Hb 9.0 g/dL，Ht 32%，白血球 27,400，血小板 15 万，PT-INR 1.3（基準 0.9〜1.1），APTT 46.6 秒（基準対照 37.1），血漿フィブリノゲン 150 mg/dL（基準 200〜400）。血液生化学所見：総蛋白 4.5 g/dL，アルブミン 2.8 g/dL，AST 88 U/L，ALT 26 U/L，LD 874 U/L（基準 198〜404），尿素窒素 12 mg/dL，クレアチニン 0.6 mg/dL，血糖 146 mg/dL，Na 133 mEq/L，K 5.2 mEq/L，Cl 104 mEq/L。頭部単純 MRI の T1 強調像（**別冊** No. 3）を別に示す。

　　患児に対する適切な治療はどれか。

　　a　抗菌薬の投与　　　　　　　　b　病変部の穿刺
　　c　新鮮凍結血漿の投与　　　　　d　キサンチン系薬の投与
　　e　ブドウ糖・インスリン点滴静注

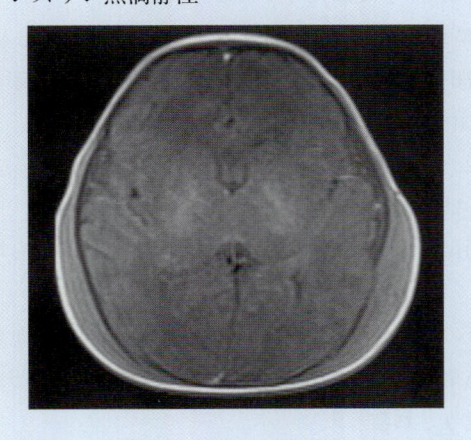

アプローチ　①児頭の吸引を 3 回施行した後に娩出される ➡ 出産の児頭発露の直前に，娩出困難になり，児心音低下し，緊急処置で吸引分娩（鉗子分娩）を行った。通常，吸引は 1 回で，吸引を 3

　　回施行は異常で，出血のリスクが高まる。

②両側の側頭部から後頭部にかけて波動性の血腫を触知，徐々に血腫拡大 ➡ 皮下に多量の出血を認め，帽状腱膜下出血を考える。

③赤血球 257 万，Hb 9.0 g/dL，Ht 32%，凝固時間の軽度延長 ➡ 新生児は生理的に多血症なので，Hb 9.0 は重度の貧血である。これは帽状腱膜下への多量の出血によるもので，凝固因子も消費され，今後も出血傾向が増悪することが予想され，危険な状況である。

④血液生化学所見：LD 874 U/L ➡ 出血により細胞が壊れて LD が増加する。

画像診断

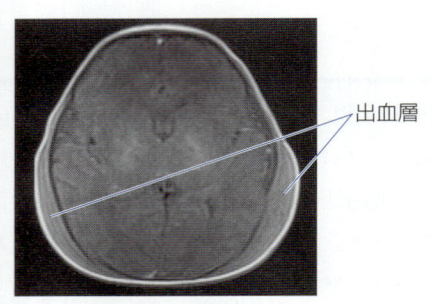

出血層

頭部の皮膚と頭蓋骨の間が拡大腫脹し，その中に
出血層を両側に認める。頭蓋内の出血や偏位は認め
ない。帽状腱膜下出血の画像である。

鑑別診断　　分娩損傷は物理的外力による分娩外傷，低酸素症による低酸素脳症と脳室内出血に分けられる。分娩外傷には帽状腱膜下出血，頭血腫，産瘤があり，予後不良なのは帽状腱膜下出血である。

1）帽状腱膜下出血：頭皮下の帽状腱膜と頭蓋骨膜の間の血管の断裂によって生じる大量出血で，無理な吸引分娩や鉗子分娩などの強い外力が加わった場合に発生することが多い。

2）頭血腫：分娩中に頭部軟部と骨とのずれ現象の結果，新生児の頭蓋骨の骨膜内に破綻を生じ，その部分の出血で血腫を形成する。全分娩の 1% に発生し，大部分は放置されても数週間で吸収されて消滅し，予後は良好である。

3）産瘤：産道通過時の圧迫によって児頭先進部の先端を中心にできる，境界不明瞭で頭蓋骨の骨縫合・泉門に関係のない皮膚のうっ血や浮腫による腫瘤で，出生時に最も著明で，生後数日で消滅する。頭血腫との鑑別が必要である。

診断名　帽状腱膜下出血

選択肢考察　× a　抗菌薬の投与は細菌感染の際に使われる。

　　× b　病変部の穿刺は**禁忌**で，出血を誘発し，感染症の危険も増すので，絶対にしてはいけない。

　　○ c　新鮮凍結血漿の投与により，凝固因子が補充され，止血が可能になる。

　　× d　キサンチン系薬剤（テオフィリン，アミノフィリンなど）は低出生体重児の無呼吸発作の予防の際に投与される。

　　× e　ブドウ糖・インスリン点滴静注は腎不全時の高カリウム血症の救急処置で行う。

解答率　a 1.2%，b 8.4%，c 82.8%，d 1.9%，e 5.1%

関連知識　　帽状腱膜下出血は，無理な吸引分娩・鉗子分娩などの強い外力が児頭に加わった場合に発生

する。帽状腱膜は，前頭部と後頭部の筋群を結合し，頭皮下でちょうど帽子をかぶったように頭部を覆っている腱膜である。出血のために，頭部全体にわたって著しく腫大し，皮膚の色も暗赤色に見える。腫脹が眼瞼にまで及び，特有の顔貌を呈する。大量の出血のため著しい貧血となり，顔面は蒼白となる。出血性ショックや DIC となり死亡することもある。治療は，貧血，出血性ショック，血液凝固異常に対する治療が主体となる。穿刺は禁忌である。出血後の重症黄疸の発生にも注意を要する。

コメント　　この症例は産科的には医療過誤が問われ，医事訴訟が予想される事例で，通常の経腟分娩が異常事態により吸引分娩に至った点と吸引分娩が 3 回も施行された点が医療過誤の論点である。

正　解　c　**正答率** 82.8%　　　　　　　▶参考文献　MIX 331　国小 75　チャート 産 106

受験者つぶやき
・ワルファリンの拮抗に FFP が有効だったのを思い出し，病態はよくわからないけど PT-INR が上昇してるなら使えるかな？と思いました。
・吸引分娩に好発！
・とりあえず DIC っぽい感じなので FFP を選びました。

Check ☐ ☐ ☐

113A-19 26歳の男性。灼熱感を伴う皮疹を主訴に来院した。3日前にテニスをした後から咽頭痛と鼻汁が出現したため、市販の感冒薬を内服して就寝した。翌朝、口周囲、陰茎および足背に類円形の紅斑を生じ、次第に灼熱感を伴うようになったため受診した。再発性口唇ヘルペス、花粉症の既往がある。1年前の発熱時に足背の同一部位に紅斑を生じたが、皮疹は約1週間で軽快した。口周囲と右足背の写真（**別冊** No. 4）を別に示す。

　皮疹の原因として最も可能性が高いのはどれか。

a　咽頭炎　　　　　　　　　　　　　b　紫外線

c　スギ花粉　　　　　　　　　　　　d　市販の感冒薬

e　単純ヘルペスウイルス

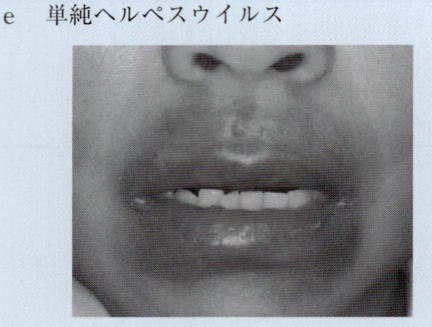
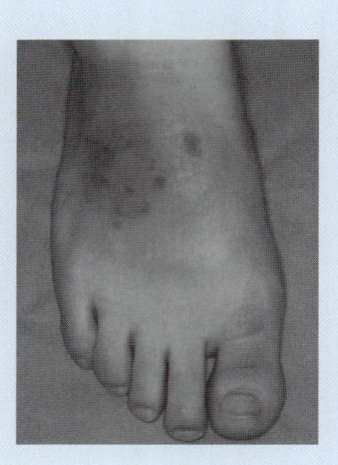

アプローチ　①市販の感冒薬を内服して翌日に皮膚症状が出現━━▶薬疹を考える。

②類円形の紅斑と灼熱感━━▶薬疹の中の固定薬疹が考えられる。

③再発性口唇ヘルペスの既往━━▶多形滲出性紅斑の可能性も考える。

④花粉症の既往━━▶アトピー性皮膚炎の可能性も考える。

⑤1年前に同一部位に紅斑を生じた━━▶固定薬疹が考えられる。

画像診断

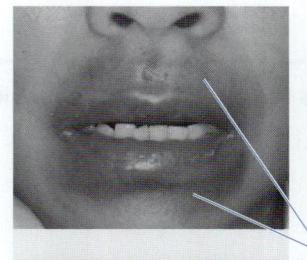

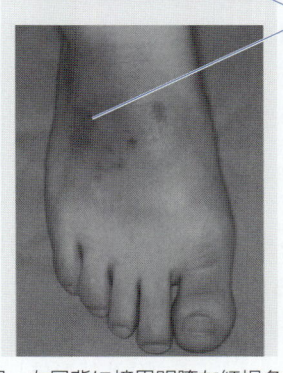

境界明瞭な紅褐色斑が
多発している

赤唇部・口周囲・右足背に境界明瞭な紅褐色斑がみられる。

鑑別診断 「アプローチ」①から薬疹を考え，②から薬疹のうち，固定薬疹が考えられる。③の再発性口唇ヘルペスの既往からは多形滲出性紅斑の可能性も考えられ，④の花粉症の既往からアトピー性皮膚炎の可能性も考えられる。⑤の1年前に同一部位に紅斑を生じたことから固定薬疹が考えられ，画像所見の特徴から固定薬疹と診断できる。

診断名 市販の感冒薬による固定薬疹

選択肢考察
×a 咽頭炎とは無関係である。
×b 紫外線による日光皮膚炎や光線過敏症型薬疹は露光部にみられる。
×c アトピー性皮膚炎では四肢屈側・体幹に湿疹病変がみられる。
○d 固定薬疹である。
×e 多形滲出性紅斑ではターゲット紅斑が多発し，同一部位にはみられない。

解答率 a 2.7%，b 1.6%，c 3.2%，d 76.7%，e 15.6%

関連知識 固定薬疹は同一の薬剤を内服した場合に同一の部位に皮膚症状が出現する薬疹である。抗菌薬・非ステロイド性抗炎症薬・頭痛薬・総合感冒薬が原因のことが多い。好発部位は顔面・手背・足背・体幹であり，口唇や亀頭部などの粘膜移行部にもみられる。類円形の紅斑が単発または多発し，時に水疱形成がみられる。灼熱感・痛み・痒みを伴う。皮疹部でのパッチテストが有用である。治療は被疑薬を中止し，ステロイドを外用する。重症例では中毒性表皮壊死症〈TEN〉への移行に注意する。

正解 d **正答率** 76.7% ▶参考文献 MIX 175

受験者つぶやき
・何が起こっているのかわかりませんでした。時系列で直前にあった感冒薬を選びました。
・病名はわからないけど感冒薬服用後の皮疹で選びました。

A

医学各論

Check ☐ ☐ ☐

113A-20 64歳の男性。腹部膨満感を主訴に来院した。3か月前から，左腹部の膨満感を自覚し，改善しないため受診した。既往歴に特記すべきことはない。胸骨右縁第2肋間を最強点とする収縮期駆出性雑音を聴取する。呼吸音に異常を認めない。右肋骨弓下に肝を3cm触知する。左肋骨弓下に脾を3cm触知する。浮腫を認めない。血液所見：赤血球268万，Hb 7.9 g/dL，Ht 26%，網赤血球1%，白血球7,300，血小板14万。血液生化学所見：総蛋白6.0 g/dL，アルブミン3.2 g/dL，IgG 1,614 mg/dL（基準960〜1,960），IgA 369 mg/dL（基準110〜410），IgM 182 mg/dL（基準65〜350），総ビリルビン0.9 mg/dL，直接ビリルビン0.2 mg/dL，AST 27 U/L，ALT 26 U/L，LD 477 U/L（基準176〜353），ALP 283 U/L（基準115〜359），尿素窒素18 mg/dL，クレアチニン0.8 mg/dL，尿酸6.9 mg/dL。骨髄組織のH-E染色標本（**別冊** No. 5A）及び鍍銀染色標本（**別冊** No. 5B）を別に示す。

この患者の末梢血に**認められない**のはどれか。

a　骨髄球　　　　　　b　赤芽球　　　　　　c　骨髄芽球
d　涙滴状赤血球　　　e　赤血球連銭形成

A

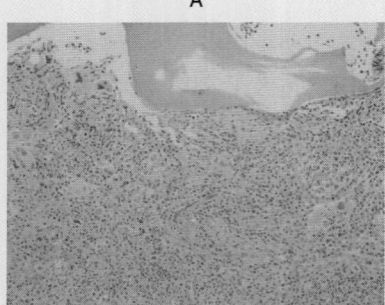

B

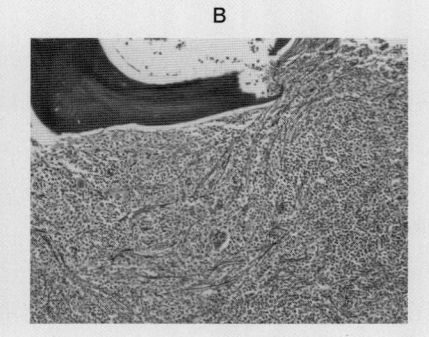

▶**臨床eye**　**Step1**　**64歳の男性　左腹部の膨満感**

腹部腫瘤，消化管の通過障害をきたす疾患（イレウス，消化管腫瘍），脾腫，腹水をきたす疾患を考えながら身体所見により絞り込みを行う。

Step2　**身体所見**

①胸骨右縁第2肋間を最強点とする収縮期駆出性雑音 ➡ 眼瞼結膜で貧血の有無をチェックし，貧血様であればこれによる機能性雑音と考える。

②肝脾腫 ➡ 肝硬変，門脈圧亢進症または肝脾腫をきたす血液疾患（慢性骨髄性白血病〈CML〉，真性赤血球増加症〈PV〉，本態性血小板血症〈ET〉，原発性骨髄線維症〈MF〉，慢性リンパ性白血病〈CLL〉）を考える。ただし，浮腫もなく，他の門脈圧亢進症状もない。黄疸も認めず肝硬変症の可能性は低い。よって脾腫をきたす疾患を中心に対象疾患の絞り込みを行う。

Step3 検査所見

③Hb 7.9 g/dL と中等度の貧血があり，MCV は 97 fL と正球性 ⟶ 小球性貧血をきたす鉄
　欠乏性貧血や大球性貧血をきたすビタミン B_{12} 欠乏，葉酸欠乏による巨赤芽球性貧血な
　どは否定的

④網赤血球 1% ⟶ 貧血にもかかわらず網赤血球数は増加していない。骨髄での造血能が
　低下傾向

⑤LD は上昇しているが間接ビリルビン，網赤血球数の上昇を認めず ⟶ 溶血性貧血の可
　能性は低い。

⑥白血球数は正常，血小板は正常下限をやや下回る ⟶ CML，ET，PV，CLL は否定的

⑦アルブミンはやや低下しているが肝機能はほぼ正常，ビリルビンの上昇は認めず ⟶ 肝
　硬変は否定的

　肝脾腫と貧血があり，白血球が正常値であることより ET，CML，CLL は否定される。血
小板数の軽度低下より ET も否定される。MF を疑って末梢血塗抹標本で leukoerythroblastosis
〈白赤芽球症〉の所見があるかを確認する必要がある。もし leukoerythroblastosis があれ
ば，骨髄生検を行い鍍銀染色で嗜銀線維の増生を確認して MF と確定診断される。

　骨髄生検に先立ち骨髄穿刺を行うが，dry tap で骨髄液は吸引されなかったはずである。

⑧骨髄組織の H-E 染色標本 ⟶ 造血野に線維組織の増生を示唆する所見を認める。また，
　鍍銀染色標本では嗜銀線維の増加が観察される。

A

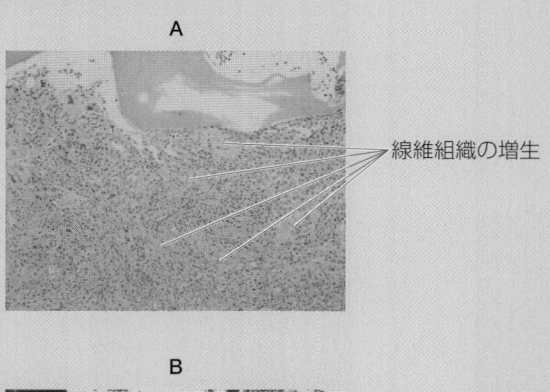

線維組織の増生

B

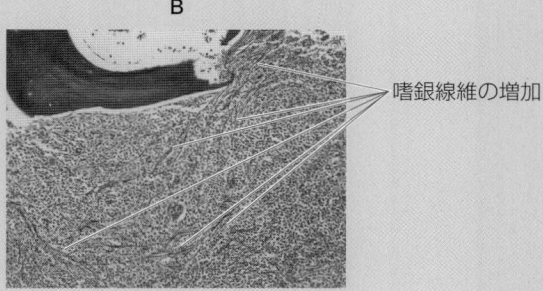

嗜銀線維の増加

Step4 総合考察

　肝脾腫に貧血を伴い，骨髄組織で嗜銀線維の増生を認めることから MF と確定診断され
る（実際の確定診断までの流れは，末梢血塗抹標本で leukoerythroblastosis の所見→骨髄
穿刺で dry tap →骨髄生検に切り替え，骨髄組織標本で MF と確定）。

| 診 断 名 | 原発性骨髄線維症〈MF〉 |

選択肢考察

○a　脾臓における髄外造血により，末梢血中には桿状核球より未分化な成熟段階の骨髄芽
　　球，前骨髄球，骨髄球，後骨髄球が出現する。

○b　赤芽球も観察される。

○c　上記の通り，骨髄球も検鏡される。

○d　MFでは涙滴状赤血球も検鏡される。

×e　赤血球の連銭形成は高ガンマグロブリン血症をきたす多発性骨髄腫や原発性マクログロ
　　ブリン血症でみられる所見である。

解 答 率　a 1.8%，b 1.2%，c 2.5%，d 5.2%，e 89.0%

関連知識　　末梢血塗抹標本で未分化な骨髄系細胞や赤芽球が検鏡される所見を「leukoerythroblastosis
〈白赤芽球症〉」という。leukoerythroblastosis の診断的価値は高く，この所見が認められた場
合には，①髄外造血，②癌の骨髄転移（骨髄癌腫症）を考える。本症例では脾腫を認めること
から，leukoerythroblastosis の所見が得られれば髄外造血をきたす骨髄線維症へと一気に対象
疾患が絞られてくる。

| 正　　解 | e | 正答率 89.0% | ▶参考文献 MIX 131 |

受験者つぶやき

・赤血球連銭形成は過粘稠度症候群でしか聞いたことがありませんでした。

・MFの症候は大事です。

・連銭形成はM蛋白血症で生じるイメージがあったので，eが間違いかなと思いました。

Check ■ ■ ■

113A-21　69歳の女性。1か月前から徐々に右眼の視力低下を自覚したため来院した。視力は右 0.2（0.4×－0.5 D），左 0.6（1.2×－0.75 D）。眼圧は右 13 mmHg，左 14 mmHg。右眼の眼底写真（**別冊 No. 6A**）及び光干渉断層計〈OCT〉像（**別冊 No. 6B**）を別に示す。

予想される自覚症状はどれか。

a　羞　明　　　　　　b　夜　盲　　　　　　c　変　視
d　色覚異常　　　　　e　耳側視野欠損

A

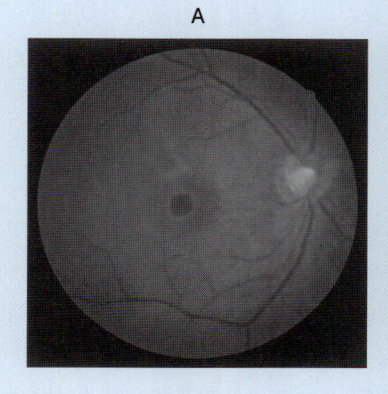

B

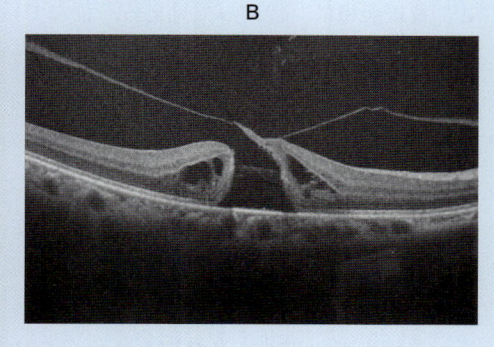

アプローチ　① 69歳の女性 ━━━ 中高年に発症する疾患

②徐々に右眼の視力低下 ━━━ 片眼性の疾患。急性発症する血管性の眼疾患は考えにくい。

③視力は右（0.4）━━━ 屈折矯正しても視力は 0.4 まで。屈折異常のほかに何らかの疾患がある。

④眼圧は右 13 mmHg，左 14 mmHg ━━━ 眼圧は正常

⑤右眼の眼底写真，OCT ━━━ これらの提示は，眼底疾患が疑われる。

画像診断

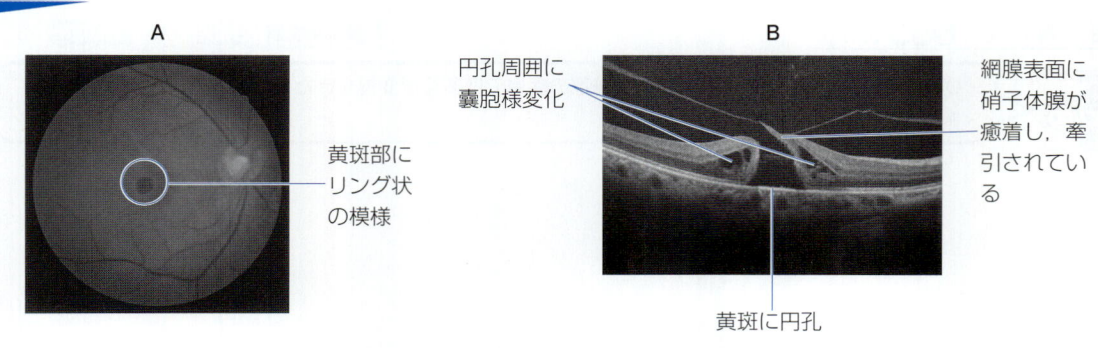

A

黄斑部に
リング状
の模様

円孔周囲に
嚢胞様変化

B

網膜表面に
硝子体膜が
癒着し，牽
引されてい
る

黄斑に円孔

鑑別診断　　中高年の女性，片眼性の眼疾患。急性発症ではないので血管閉塞性，出血性疾患は否定的。また前眼部，透光体の記載は一切ないので，角膜，水晶体（白内障）疾患も否定的。眼圧は正常だが「正常眼圧緑内障」はこの段階では否定できない。提示されている画像が眼底写真，OCT でその写りは良好なので硝子体混濁（硝子体出血など）も否定的で，眼底（網膜，視神

　経）疾患が疑われる。さらに OCT は黄斑部の画像であり，視神経は写ってないのでこの時点で緑内障やその他の視神経疾患は除外可能で，黄斑疾患を考えることになる。黄斑疾患は「歪み」を生じる。加齢黄斑変性，糖尿病や静脈閉塞症などによる黄斑浮腫，網膜前〈上〉膜，黄斑円孔，黄斑硝子体牽引症候群などが挙げられるが，本例は OCT で黄斑円孔と診断される。

診断名　黄斑円孔

選択肢考察

× a　羞明は角膜や水晶体の混濁で生じることが多い。

× b　夜盲をきたす代表的疾患は網膜色素変性症であり，視野狭窄，眼底の色素や OCT による網膜の菲薄化，ERG による異常の検出が診断に有用である。

○ c　黄斑疾患は，曲がって見える，歪んで見える，大きくまたは小さく見える，などいわゆる「変視」をきたす唯一の疾患としてよい。角膜，水晶体，視神経疾患，また黄斑部に異常のない網膜疾患では，「歪まない」。

× d　錐体細胞の多く存在する黄斑部疾患なので，色覚異常を自覚する可能性は否定できないが，まず先に「変視」に気付く。

× e　耳側視野欠損は，耳側半分が見えない，あるいは感度低下がみられるもので，両眼の耳側視野欠損なら下垂体腫瘍などの視交叉圧迫病変による両耳側半盲，どちらかの耳側と反対眼の鼻側視野欠損なら視索から視中枢（後頭葉）までの疾患による同名半盲，また片眼の耳側視野欠損なら多発消失性白点症候群〈MEWDS〉などの盲点の拡大をきたす疾患や，まれではあるが網膜鼻側のみの病変が考えられる。黄斑疾患は基本的に中心視野障害である。

解答率　a 1.8％, b 1.8％, c 89.7％, d 4.9％, e 1.6％

コメント　今回の国試では画像で黄斑疾患が2題，出題された。眼底写真は，視神経，網膜（黄斑含む）が写っているため両疾患を鑑別しないといけないが，OCT の場合，黄斑か視神経のどちらかが写っていることが多く，それだけでどこの疾患かがわかる。しかし，最近，視神経までも写る広角画像や，脈絡膜・強膜まで観察可能な画像，さらには網膜・脈絡膜の血管まで観察できる OCT-angio が普及してきており，今後出題が予想される。「歪み」を代表とするいわゆる「変視」は黄斑疾患でしか生じない，と考えてよい。

正　解　c　**正答率** 89.7％　　　　　　▶**参考文献**　**MIX** 365　**コンパクト** 40

受験者つぶやき
・OCT といえば黄斑部の疾患です。黄斑部の疾患では多くが変視をきたします。
・黄斑疾患は変視が特徴です。

A
医
学
各
論

Check ■ ■ ■

113A-22　50歳の男性。地震によって倒壊した家屋に半日間下敷きになっているところを救出され，救急車で搬入された。左下肢に広範な挫滅とうっ血を認める。意識は清明。心拍数100/分，整。血圧102/50 mmHg。血液検査結果は現時点で不明である。
　　　直ちに行うべき治療として最も適切なのはどれか。
　　a　生理食塩液の輸液　　　　　　　　　b　赤血球液-LR の輸血
　　c　新鮮凍結血漿の輸血　　　　　　　　d　0.45% 食塩液の輸液
　　e　5% ブドウ糖液の輸液

アプローチ　①倒壊した家屋に半日間下敷き━▶頭部・体幹・四肢が長時間圧迫された可能性がある。

②左下肢に広範な挫滅とうっ血━▶左下肢に筋損傷，内出血や静脈の怒張などの重度な圧迫の痕跡がある。

③意識は清明━▶脳損傷は免れ，心肺機能は保たれている。

④心拍数100/分，血圧102/50 mmHg━▶軽度のショック状態を呈している。

⑤血液検査結果は現時点で不明━▶貧血や電解質バランスは不明

鑑別診断　「アプローチ」①から脳損傷，胸部損傷，腹部臓器損傷，多発性骨折，筋挫滅などが考えられる。②，③から脳や体幹の損傷はなく，左下肢の広範囲に筋挫滅があり，骨折の合併も否定はできない。④，⑤から大量出血，循環血漿量の減少，筋挫滅による高カリウム血症の可能性を考慮しておくべきである。

診 断 名　挫滅症候群〈crush syndrome〉

選択肢考察　○a　高カリウム血症の可能性があるので，カリウムを含まない輸液が必要である。

×b　循環血漿量が減少して血液が濃縮されているので，成分輸血は不適である。

×c　凝固因子，血漿因子の補充に使用され，循環血漿量の維持には用いない。

×d　細胞外液補充としては体液と等張の補液をするべきである。

×e　高カリウム血症のGI療法で使用するが，通常は50% の高濃度ブドウ糖液を用いる。

解 答 率　a 95.7%，b 0.2%，c 0.2%，d 2.1%，e 1.6%

関 連 知 識　GI療法とは，インスリン投与によって血中のカリウムとグルコースが細胞内に移動してカリウム値を下げるが，低血糖にもなるため高濃度ブドウ糖を同時に投与する治療のことである。

正 解　**a**　**正答率 95.7%**　　　　　　　　　　　　　　▶参考文献　MIX 290

受験者つぶやき 　・クラッシュ・シンドロームは最近震災の多い日本ではだいぶ認知されてきたように思います。
・crush syndrome の治療は大事です。

Check ■ ■ ■

113A-23　68歳の男性。嗄声を主訴に来院した。右声帯固定を伴う喉頭腫瘍が存在し，右頸部にリンパ節転移が認められた。生検の結果，扁平上皮癌と診断され，放射線治療，喉頭全摘術および右頸部郭清術を施行した。術後の頸部の写真（**別冊 No. 7**）を別に示す。

　　正しいのはどれか。

　　a　嗅覚障害はない。　　　　　　　b　発声は正常である。

　　c　入浴に制限がある。　　　　　　d　胃瘻造設が必要である。

　　e　誤嚥性肺炎を起こしやすい。

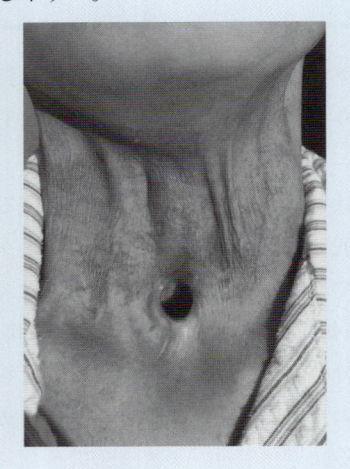

アプローチ　①喉頭癌，頸部リンパ節転移，扁平上皮癌 ➡ 放射線治療後，喉頭全摘術，頸部郭清術

　　　　　　②無喉頭状態

　　　　　　③永久気管孔造設

画像診断

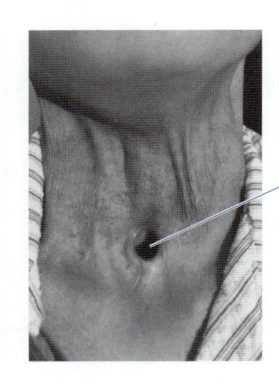

永久気管孔

診 断 名　喉頭癌，喉頭全摘術後状態

選択肢考察　× a　永久気管孔からの呼吸となり，吸気が鼻腔を通過しないため嗅覚障害が生じる。喉頭全摘後の鼻腔も含めた上気道，下気道，食道の位置関係が理解できていないと，本肢を選んでしまって誤答となる危険性が高くなる。**割れ問**

　　　　　× b　喉頭を喪失するため，通常の発声はできない。

○c　気管孔の上まで湯船に浸かると，湯が気管内に流入する。また，シャワーも気管内に入らないよう注意が必要である。

×d　食道は閉創により確保されるため，嚥下障害は生じない。

×e　気道と食道は分離されるため，誤嚥は起こらない。

解答率　a 42.4%，b 0.3%，c 27.7%，d 1.1%，e 28.2%

関連知識　喉頭全摘術の前後の状態を図に示す。喉頭摘出により，発声器官である喉頭が喪失し，喉頭から連続している気管断端が前頸部に縫合される。永久気管孔からの呼吸となり，異物吸入の危険性ならびに鼻呼吸による防御機能が得られないため下気道の易感染性が起こる。また，口からの呼吸もできないため，麺類やスープを啜る，熱い食物を冷ますなどの動作ができない。気道を閉鎖できないため，腹圧がかかりにくくなり，便秘傾向となり，労作時の易疲労性が生じる。目立つ部位であるため，服装にも工夫が必要である。

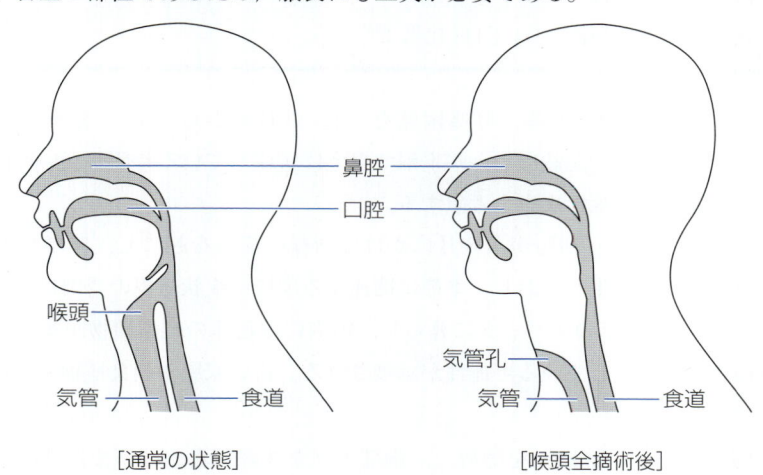

[通常の状態]　　　　　　　　　　　　[喉頭全摘術後]

コメント　臨床実習で症例に遭遇していない場合には理解が難しいものと思われる。

本問の狙い　喉頭全摘術後の形態を理解できているか否かを問う問題である。

正解　c　**正答率** 27.7%　　　　　　　　　　　▶参考文献　MIX 376

受験者つぶやき

・aとcで悩みました。空気の通りがなくても嗅覚自体が障害されているわけではないし，入浴時はパッチか何かを当てれば制限はないかなと思ってしまいましたが，パッチを当てると窒息してしまうそうです。

・難しかったです。

・実習で喉頭癌術後で写真と同じような状態になっている患者さんとお話させていただいたことはありましたが，自信をもって選べませんでした。

A

医学各論

Check ■ ■ ■

113A-24　45 歳の女性。発熱，咳嗽および呼吸困難を主訴に来院した。1 週間前の 7 月初めに咳嗽が出現し，3 日前から 37℃ 台の発熱があり，昨日から呼吸困難も伴ったため受診した。3 年前から毎年 6 月初旬から 8 月にかけて同様の症状を起こし，昨年も入院加療している。3 年前から築 25 年のアパートに暮らしており，室内には趣味の観葉植物が多くあるという。両側胸部に fine crackles を聴取し，胸部エックス線写真ではびまん性散在性粒状陰影を認める。*Trichosporon asahii* 特異抗体が陽性である。

　　この患者で認められる**可能性が低い**のはどれか。

a　IgE 高値　　　　　　　　　　　　b　帰宅試験陽性
c　拘束性換気障害　　　　　　　　　d　肺の病理所見で肉芽腫
e　気管支肺胞洗浄液 CD4/CD8 比低下

アプローチ　①45 歳の女性。発熱，咳嗽，呼吸困難を主訴。3 日前から 37℃ の発熱，昨日から呼吸困難 ━━ 中年の女性で，記載はないが主婦で自宅に居住している時間が長い可能性がある。症状から呼吸器系の炎症性疾患を考慮する。

②3 年前から毎年 6 月初旬から 8 月にかけて同様の症状を起こし，昨年も入院加療している ━━ 特定の時期に生じており，季節に関連する環境が症状発現の誘因になっている。

③3 年前から築 25 年のアパートに暮らし，室内には趣味の観葉植物が多くある ━━ 居住空間に原因物質が存在している可能性が示唆される。古い家屋や観葉植物の土壌には真菌が繁殖しやすい。

④両側胸部に fine crackles を聴取し，胸部エックス線写真ではびまん性散在性粒状影を認める ━━ 肺間質に病変が存在すると思われる。

⑤*Trichosporon asahii* 特異抗体が陽性 ━━ *Trichosporon asahii* は居住環境に存在する真菌で，古い家屋や観葉植物の土壌などで発育し，特に高温多湿の夏季に繁殖する。当該真菌に対する特異抗体を有していることから免疫反応が惹起されたと考えられる。

鑑別診断　「アプローチ」①から呼吸器系炎症性疾患で，④から病変が肺間質に生じていることが考えられる。②，③，⑤より季節性があり，かつ居住環境から *Trichosporon asahii* が繁殖し，吸入することで特異抗体が産生され，これが原因となり夏型過敏性肺炎が発症したと考えられる。居住を含めた生活環境に過敏性肺炎を生じるような原因は，ほかには記載されていない。

診断名　夏型過敏性肺炎

選択肢考察　×a　有症時には末梢血好中球の増加や CRP 陽性などの炎症所見がみられるが，好酸球数や IgE 値は正常域の可能性が高い。

〇b　居住環境に問題がある場合は入院隔離で症状が軽快することがある。環境誘発試験で症状が再度出現する可能性が高く，これが診断根拠の一つとなる。

〇c　肺活量の低下を呈することから，肺機能検査では拘束性換気障害を示す可能性がある。

〇d　病理所見ではリンパ球やマクロファージが浸潤して肺胞隔炎を呈し，非乾酪性類上皮肉芽腫がみられる可能性がある。

○ e　気管支肺胞洗浄液では T リンパ球が増加し，リンパ球分画では CD4/CD8 比が低下する可能性が高い。同じ過敏性肺炎でも農夫肺や鳥飼病では CD4/CD8 比が上昇する。

解答率　a 76.2%，b 0.4%，c 3.4%，d 10.0%，e 10.0%

コメント　季節性があり，居住環境から原因を推測し，胸部聴診や胸部エックス線所見から肺間質病変の可能性が導き出される。原因真菌には *Trichosporon asahii* 以外に *Trichosporon mucoides* がある。

正　解　a　**正答率 76.1%**　　　　　　　　　　　　▶参考文献　MIX 244

受験者つぶやき
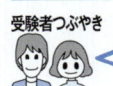
・帰宅試験という用語は初めて聞きました。
・過敏性肺炎は Ⅲ，Ⅳ型アレルギーなので IgE は関係ありません。

Check ☐ ☐ ☐

113A-25　18 歳の女子。普段と様子が違うことを心配した母親に連れられて来院した。昨日，以前から付き合っていた男性と別れることになったとつらそうな表情で号泣しながら帰宅した。2 時間後に母親が声をかけると「お母さん，いつものお菓子作ってね」と普段と異なる幼児的な甘えた態度で訴えた。本人が帰宅した時のつらそうな様子について母親が尋ねても「何のこと」と答え，全く記憶していなかった。神経診察を含めた身体診察に異常を認めない。血液検査，脳画像検査および脳波検査で異常を認めない。
　　この患者について正しいのはどれか。
　　a　昏迷状態である。
　　b　入院治療が必要である。
　　c　認知行動療法が有効である。
　　d　統合失調症の初期である可能性が高い。
　　e　ストレスとなった出来事に対する追想障害である。

アプローチ　①男性と別れることになったとつらそうな表情で号泣
②2 時間後に，普段と異なる幼児的な甘えた態度 ➡ 退行状態
③つらそうな様子を全く記憶していなかった。
④各種診察・検査で異常を認めない。

鑑別診断　18 歳女性が，付き合っていた男性との別れを経験したことを契機として精神症状を発症した。その日の帰宅後には，幼児的な甘えた態度を呈していたが，これは退行状態であったのであろう。つらい経験を忘れており，翌日に精神科外来を受診したが，その際には大きな行動異常は認められていない。また，極端な情動不安定，興奮，拒絶症も記載されていない。
　　このような病歴からは，普段はなんら問題のなかった 18 歳女性が，交際していた男性との別れというつらい体験を契機として呈した病態が考えられる。健忘は，男性と別れたことだけに限局しており，期間が限局しているだけでなく，男性との別れという事象だけに選択的に起こっていることから，解離性健忘〈dissociative amnesia〉の中の選択的健忘である。このような心因性健忘では，事柄の記銘と貯蔵がなされていることは確実であり，その追想ができな

いことによる病態である。

診 断 名 解離性健忘（選択的健忘）

選択肢考察

×a 昏迷とは，外からの刺激に対して反応できなくなる状態をいう。統合失調症，うつ病，心因反応などでもみられることがある。昏迷は意識障害を示す用語ではあるが，意思発動の障害であり，外界や状況の認識はできていることも多い。本症例では，普通の日常行動が問題なくできていることから，昏迷状態とはいわない。

×b 精神科治療の中で入院治療を考えるのは，患者および周囲の者に危害が及び，傷害を負ったり，死亡したりする危険性が高い場合であることは言うまでもない。本症例ではそのような危険な行為や自傷行為は記載されていないので，直ちに入院治療が必要とされる症例ではない。

×c 認知行動療法とは，認知の歪みを修正することにより，うつ病などの症状からの回復を図る治療法である。一般的に認知行動療法には一定の知能と理解力が必要とされており，退行状態の人には有効性は期待できない。

×d 統合失調症の可能性は少ない。一般に統合失調症の初期症状として，離人体験，現実感消失などがみられることがある。このような自我障害は，自我能動性の減弱により，主体的能動感が減退することによるが，特定の事象に対する選択的な追想障害はない。

○e 本症例では，男性との別れに至った事件だけが選択的に抜け落ちており，交際相手との別れというストレスとなった出来事に対する選択的な記憶障害である。このようなストレス反応の予後は良く，1か月以内にこの記憶欠損も回復すると予想される追想障害である。

解 答 率 a 6.7%，b 1.2%，c 19.1%，d 0.8%，e 71.9%

正 解 e **正答率 71.9%**　　　　　　　　　▶参考文献 **MIX** 388

受験者つぶやき
・強いストレスを受けるといろいろなことが起きるんだなあと思いました。
・問題文から推察しました。
・よくわかりませんでしたが，なんとなく追想障害を選びました。

Check ☐ ☐ ☐

> **113A-26** 32歳の女性。めまいを主訴に来院した。今朝，耳掃除をしていたところ，子どもに後ろから抱きつかれ，右耳に耳かき棒が入った。聴力低下とぐるぐる回るめまいを自覚し，症状の改善がないため受診した。右耳鳴も持続している。右鼓膜に小さな穿孔を認め，聴力検査で右耳に軽度の聴力低下を認める。気導骨導差10 dB。側頭骨CTで明らかな異常を認めない。
>
> 数日以内に出現した場合，緊急手術が必要となるのはどれか。
>
> a 耳漏の出現 b めまいの増悪 c 味覚障害の出現
>
> d 鼓膜穿孔の拡大 e 気導骨導差の縮小

アプローチ ①聴力低下とぐるぐる回るめまいを自覚

②右鼓膜に小さな穿孔を認め，聴力検査で右耳に軽度の聴力低下を認める。

③気導骨導差10 dB

鑑別診断 耳掃除中に子供が抱きつき，右耳に耳かき棒が入り，難聴とめまいを生じている（「アプローチ」①）。聴力は，軽度の難聴で気導骨導差10 dBであり（②，③），外傷性の耳小骨離断であれば気導骨導差は大きくなるので，感音難聴を考える。難聴もめまいも直達外力による内耳障害によるものと考える。内耳障害の原因としては，1）耳小骨（アブミ骨）を介したもの，2）内耳窓破裂（外リンパ瘻）を疑う。

診断名 内耳障害

選択肢考察 ×a 穿孔経由で感染を起こし耳漏が生じる。抗菌薬で対応できる。

○b 内耳障害が強くなり，めまいが増強したと考える。試験的鼓室開放術を実施し，耳小骨の状態，外リンパ瘻の確認を行い，それぞれの状況に応じて対応する。また，同時に穿孔閉鎖を行う。

×c 外傷時に鼓索神経を切断すると味覚障害が出る。後から出ることはない。

×d 穿孔が拡大しても内耳障害が悪化することはない。症状が落ち着いてから手術しても十分間に合う。

×e 気導骨導差の縮小は伝音成分の改善であり，手術の必要性はない。

解答率 a 21.0%，b 12.8%，c 59.8%，d 1.9%，e 4.3%

本問の狙い 出題者の意図は，1. 鼓室，内耳の解剖を理解しているか，2. 難聴から耳小骨の状態を判断し，難聴の種類を推測できるか，3. 内耳障害の経路を推測できるかを狙った問題と考える。この問題では，伝音成分が保たれているので，直達外力が直接内耳窓を障害したものと考える。

正　解　b **正答率 12.8%** ▶参考文献 **MIX** 372

受験者つぶやき ・緊急性が高そうなのはbとcですが，どちらも起こる機序が思いつかなくて悩みました。すでに症状が出ているbを選びました。

・難しかったです。

・完全に勘で選びました……。

Check ■ ■ ■

113A-27 60歳の男性。血尿を主訴に来院した。3か月前から時々血尿を自覚していたが，自然に消失していたため医療機関を受診していなかった。2日前から血尿が持続するため受診した。喫煙は20本/日を40年間。飲酒は日本酒を1合/日。身長165cm，体重62kg。血圧128/78mmHg。尿所見は沈渣で赤血球多数/HPF，白血球5〜10/HPF。膀胱鏡像（**別冊No.8**）を別に示す。

適切な治療はどれか。

a　分子標的薬　　　　　　　　　　b　放射線照射
c　膀胱全摘術　　　　　　　　　　d　膀胱部分切除術
e　経尿道的膀胱腫瘍切除術

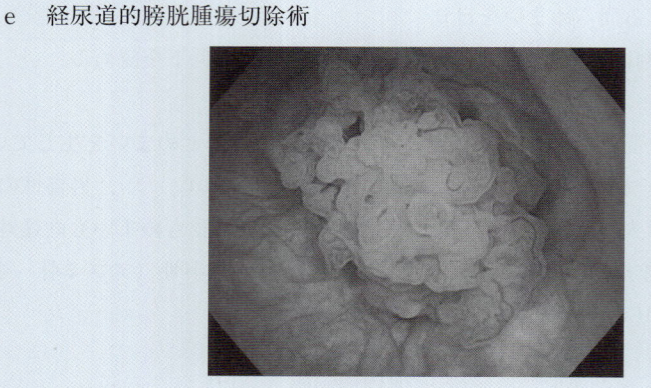

アプローチ　①60歳男性，血尿 ➡ 尿路上皮癌，腎腫瘍を考える。また血尿以外に症状の記載がないことから「無症候性」と考えてよい。

②喫煙 ➡ 尿路上皮癌の重要な危険因子（原因）

画像診断

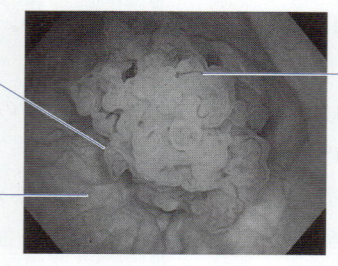

茎ははっきりしないが，腫瘍との間に間隙があり，有茎性と考えられる

正常の膀胱壁

血管を軸にして周囲に細胞が房状についている
➡乳頭状

乳頭状の有茎性腫瘍である。赤く見えるのが「血管」である。

鑑別診断　膀胱鏡所見から膀胱癌は明らか。問題は，その悪性度と筋層に浸潤しているかどうか（深達度）である。

診断名　膀胱癌

選択肢考察　×a　尿路上皮癌に対する「分子標的薬」にはPD1/PDL1阻害薬があるが，進行癌に対する治療である。

　　　　×b　筋層浸潤性膀胱癌で膀胱温存を試みる場合に行われることもあるが標準的ではない。

× c 筋層浸潤性膀胱癌の標準治療であるが，本症例は筋層非浸潤性癌が最も考えられること から「まず」選択すべき治療ではない。

× d 膀胱尿路上皮癌の治療としては標準治療ではない。

○ e いかなる膀胱腫瘍であってもまずは経尿道的膀胱腫瘍切除術〈TUR-BT〉を行い，悪 性度と深達度を確認する。

解答率 a 0.1％，b 0.2％，c 12.9％，d 0.6％，e 85.9％

コメント TUR-BT は「診断のための検査」とも捉えられる。本症例の場合にはその膀胱鏡所見から 筋層非浸潤性が強く考えられることから「適切な治療」として選択することに問題はない。な お，無症候性肉眼的血尿でまず行うべき検査は，腹部超音波検査と膀胱鏡検査である（第 112 回医師国家試験 D-69 の出題）。

正 解 e **正答率 85.9％** ▶参考文献 MIX 301 コンパクト 248

 **受験者つぶやき**
・画像は何かの問題で見覚えがあって助かりました。膀胱部分切除術は初めて聞く術式でした。
・画像一発問題です。
・経尿道的に取れそうな膀胱癌に見えました。

Check ☐ ☐ ☐

113A-28 3歳の男児。生後 1 か月ころに心雑音を指摘され，心エコー検査で診断，経過観察されて いた。シャント疾患の精査のために施行された心臓カテーテル検査の心腔内酸素飽和度を以 下に示す。

上大静脈：82.5％，下大静脈：87.8％。

右心房：92.9％，右心室：91.3％，肺動脈：92.8％。

左心房：98.9％，左心室：98.5％，大動脈：98.4％。

最も考えられるのはどれか。

a 心室中隔欠損症　　　b 心房中隔欠損症　　　c 動脈管開存症

d 大動脈縮窄症　　　e Ebstein 奇形

アプローチ ①生後 1 か月ころに心雑音 ➡ 新生児・早期乳児期に発見される心臓疾患，とりわけ先天性心 疾患を示唆する。

②経過観察されていた ➡ 心エコー検査による診断結果が少なくともしばらくは経過観察のみ で十分であったことを示し，重篤な心疾患でないことを示唆する。

③シャント疾患の精査 ➡ ここで問題の中に先天性心疾患のうちシャントを認める疾患である ことに言及している。大きなヒントを示している。

④心臓カテーテル検査 ➡ 鼠径部・頸部などからカテーテルを動脈・静脈に挿入し，血圧と血 液酸素飽和度測定を行い血行動態の観察を行う。また造影剤を注入してエックス線で撮像 し，解剖学的情報を得ることができる。

鑑別診断 上大静脈〈SVC〉と下大静脈〈IVC〉が混合する右心房腔内血液の酸素飽和度が SVC と IVC の酸素飽和度のいずれよりも高値であることを示している。通常，血圧の測定も行うが

問題ではその情報が提示されていない。提示されなくても十分診断できることが理由であろう。

診断名　心房中隔欠損症（心房レベルでL→Rシャントを認める先天性心疾患）

選択肢考察

× a　心室中隔欠損症では通常心室レベルでのL→Rシャントなので，右心室内の血液酸素飽和度が右心房内のそれよりも高値となる。

○ b　心房中隔欠損症では通常心房レベルでのL→Rシャントなので，右心房内の血液酸素飽和度がそれより上流のSVC・IVCからの混合血よりも高値となる。

× c　動脈管開存症〈PDA〉では通常，大動脈から肺動脈へのシャントがあるので肺動脈血酸素飽和度は右心室内のそれよりも高値になる。示されている酸素飽和度はそのようになっている。しかしその程度はわずかであり，PDAの可能性を完全に否定するものではないが，積極的には考えづらい。

× d　大動脈縮窄症単独では血液酸素飽和度値は影響を受けない。

× e　Ebstein奇形単独は「シャント疾患」ではないが，右心不全が進んで右室コンプライアンスが低下すれば，心房レベルでR→Lシャントをきたす場合がある。しかしながら，それを示唆する酸素飽和度の変化は認めない。

解答率　a 1.9％，b 90.7％，c 2.9％，d 1.4％，e 2.7％

コメント　代表的な先天性心疾患の血行動態を理解していれば，心臓カテーテル検査の詳細を知らなくても容易に正解可能な問題である。

参考であるが，Ebstein奇形は三尖弁の中隔尖および後尖が右室壁に癒着して前尖が大きくなり，右室心筋の菲薄化を認める先天性心疾患であり，三尖弁閉鎖不全を主とする右室機能の低下を認め，右心不全に至る。

正解　b　**正答率** 90.7％　　　　▶参考文献　MIX 220　国小 226

受験者つぶやき
・どこで酸素飽和度が上がっているのか，血液の流れを図解して確実に答えを出しました。
・先天性心疾患は必ず出ます。
・心臓の絵を描いて考えました。

Check ■ ■ ■

113A-29　73歳の男性。健診で胸部エックス線写真の異常陰影を指摘されて受診した。65歳から高血圧症で内服治療中。喫煙歴は20本/日を50年間。気管支内視鏡下擦過細胞診で腺癌と診断された。FDG-PETでは腫瘍に一致して集積を認める。他の部位には異常集積を認めない。胸部エックス線写真（正面）（**別冊 No. 9A**）及び胸部CT（**別冊 No. 9B**）を別に示す。

　　治療方針を決定するために行うべき検査はどれか。

　　a　呼吸機能検査　　　　b　腫瘍マーカー　　　　c　嚥下機能検査
　　d　喀痰培養検査　　　　e　腹部超音波検査

A

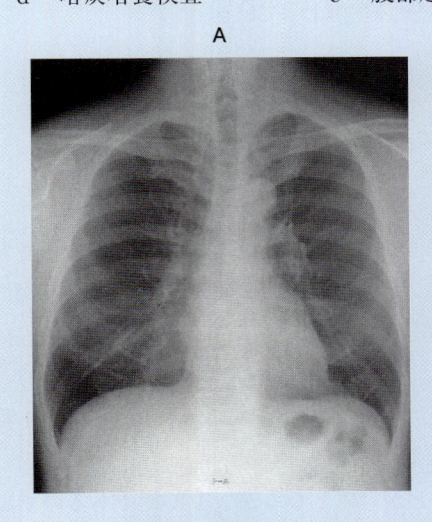

B

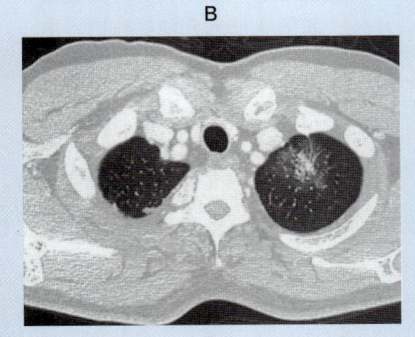

アプローチ　①73歳，胸部異常陰影 ━━▶ 肺癌精査の必要性

②気管支内視鏡下擦過細胞診で腺癌と診断，FDG-PETでⅠA期 ━━▶ 手術適応

③高血圧以外の併存症なし ━━▶ 手術適応

④喫煙歴：20本×50年の高度喫煙者 ━━▶ 低肺機能，術後合併症の可能性あり，手術可能か判断が必要

A

医学各論

画像診断

A

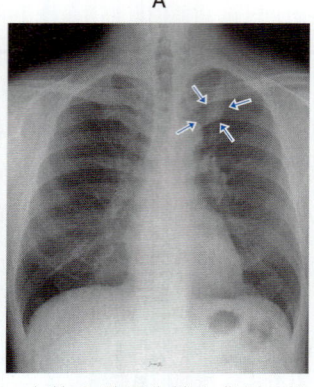

左第 1 肋骨先端と背側の第 4 肋骨交差部にエックス線透過性の低下した陰影を認める。陰影内部に気管支の透亮像を認める。

B

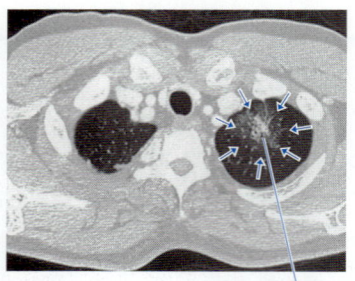

中心部は濃度が上昇し，充実性部分に置き換わっている

　胸部エックス線の陰影に一致して，左肺炎部に 50 × 50 mm 大のすりガラス状の陰影を認める。中心部は充実性部分が出現している。

鑑別診断　　肺腺癌の診断がついている。FDG–PET で病期診断がⅠA 期であることも示されている。術前検査として何が最も必要かと考えたとき，それは心機能か呼吸機能であり，喫煙歴を鑑みれば，呼吸機能を選択するのは容易である。

診断名　末梢型肺腺癌　ⅠA 期

選択肢考察　○a　高度喫煙者であるため術前検査としては最も重要である。特に 1 秒量，1 秒率に気を配るべきである。手術適応の判断材料として必須。

　×b　腺癌と診断されているので SLX などが対象となるが，ⅠA 期であるので高値になる可能性は低く，仮に高値でも治療方針（手術）に影響はない。

　×c　エックス線透視下でバリウムの入った嚥下検査食を飲み込み，嚥下状態をみる検査であるが，術後も含め誤嚥性肺炎を危惧する背景はない。

　×d　腺癌の診断が既についている。結核，肺炎などの感染症の検査は必須ではない。

　×e　FDG–PET で多臓器転移は否定されているので必要ない。

解答率　a 87.4%，b 2.7%，c 1.4%，d 0.2%，e 8.2%

関連知識　　術前のリスク評価に最も用いられている検査は肺機能検査（スパイロメトリ）の 1 秒量〈FEV_1〉である。肺葉切除例で $FEV_1 > 1.5$ L，全摘で $FEV_1 > 2$ L で可能とされている。FEV_1 % > 80% であれば肺全摘をも含めた肺切除術において周術期死のリスクが低い。

　　本症例は健診で胸部エックス線写真に異常を指摘され，受診をしたことになっているが，同部は肋骨の重なりによる合成像が形成されることが多く，健診で指摘するのが一番難しい（見逃す）部分である（特に過去のエックス線と比較読影できないとき）。CT がなければ，同部に異常があると健診レベルで指摘できる可能性は 50% 以下である。

正解　**a**　**正答率 87.3%**　　　　　　　　　　　　　　▶**参考文献**　MIX 247

受験者つぶやき

・手術できるかどうかには術後の肺機能が保たれるかどうかが重要かなと思いました。
・呼吸機能によって手術ができるかどうか変わると思いました。

Check ■■■

113A-30　62歳の男性。血尿を主訴に来院した。1週間前に家族から顔が黄色いと言われ，同時期に血尿に気付いた。3日前から尿の赤みが増し，倦怠感もあるため受診した。喫煙歴はない。飲酒は機会飲酒。脈拍84/分，整。血圧132/80mmHg。眼瞼結膜は貧血様であり，眼球結膜に黄染を認める。胸骨右縁第2肋間を最強点とする収縮期駆出性雑音を聴取する。腹部は平坦，軟で，肝・脾を触知しない。尿所見：蛋白（－），糖（－），潜血3+，沈渣でヘモジデリンを認める。血液所見：赤血球176万，Hb 7.0g/dL，Ht 19%，網赤血球7%，白血球7,800（桿状核好中球10%，分葉核好中球70%，好酸球1%，好塩基球1%，単球6%，リンパ球12%），血小板22万，PT-INR 1.3（基準0.9～1.1），APTT 37.7秒（基準対照32.2），血漿フィブリノゲン377mg/dL（基準200～400），FDP 26μg/mL（基準10以下），Dダイマー9.7μg/mL（基準1.0以下），アンチトロンビン65%（基準80～130）。血液生化学所見：総蛋白6.5g/dL，アルブミン3.6g/dL，総ビリルビン8.2mg/dL，直接ビリルビン1.1mg/dL，AST 35U/L，ALT 28U/L，LD 1,987U/L（基準176～353），ALP 234U/L（基準115～359），尿素窒素29mg/dL，クレアチニン0.9mg/dL，血糖84mg/dL，Na 143mEq/L，K 4.0mEq/L，Cl 104mEq/L。

　　　この患者で予想されるのはどれか。

　a　血管外溶血　　　　　　　　　　　b　球状赤血球

　c　骨髄の赤芽球減少　　　　　　　　d　ハプトグロビン上昇

　e　GPIアンカー蛋白欠損赤血球

▶臨床eye　**Step1** 62歳の男性　血尿

　　　肉眼的血尿の場合には尿路系腫瘍（腎細胞癌，尿管癌，膀胱癌），尿路感染症，尿路系結石，糸球体腎炎を考える。ただし，血色素尿〈ヘモグロビン尿〉も患者は「血尿」と訴えて来院する場合がある。血色素尿であれば血管内溶血をきたす疾患（発作性夜間ヘモグロビン尿症〈PNH〉，発作性寒冷ヘモグロビン尿症，血栓性血小板減少性紫斑病〈TTP〉/溶血性尿毒症症候群〈HUS〉，行軍血色素尿症）が鑑別の対象となる。

Step2 病歴，身体所見

①1週間前に家族から顔が黄色いと言われ，同時期に血尿が出現━━▶黄疸の発症と同時期であれば血色素尿の可能性が高い。

②倦怠感━━▶貧血による倦怠感であれば，黄疸を伴うことから，血色素尿をきたす溶血性貧血を考える。

③眼瞼結膜は貧血様で，胸骨右縁第2肋間に収縮期駆出性雑音━━▶貧血による機能性雑音

④肝・脾を触知しない━━▶脾腫をきたす造血器腫瘍（慢性リンパ性白血病〈CLL〉，原発性骨髄線維症など）による貧血ではなさそう。

　　　黄疸と貧血を伴う血色素尿と考え，「血管内溶血」をきたす貧血疾患の鑑別に比重を置く。

Step3　検査所見

⑤尿検査で潜血 3+，尿ヘモジデリン陽性 ⟶ 血管内溶血を考える。

⑥ Hb 7.0 g/dL，網赤血球 7%，間接ビリルビンの上昇，LD の上昇 ⟶ 溶血性貧血を支持する所見

⑦ FDP 26 μg/mL，D ダイマー 9.7 μg/mL ⟶ 線溶系の亢進。血栓が形成されている可能性あり。

Step4　総合考察

　ヘモジデリン尿より血色素尿と判断し，1. 網赤血球数の増加，2. 間接ビリルビンの上昇，3. LD 上昇より血管内溶血をきたす疾患と判断する。溶血をきたす疾患の共通所見としては，1.～3. の検査所見に加えて，4. ハプトグロビンの低下が挙げられる。よって，溶血が疑われた場合には逆に 1.～4. の検査をオーダーする必要がある。

　血色素尿と血栓傾向を示す所見より，発作性夜間ヘモグロビン尿症〈PNH〉が疑われる。PNH はすべての血球系の細胞膜表面の GPI アンカー蛋白が欠損している病態のため，フローサイトメトリーで CD55 陰性あるいは CD59 陰性の赤血球が検出されれば PNH と確定診断できる。その他，Ham 試験，Sugar water 試験，好中球 NAP スコアなどが補助的検査として実施される。

診 断 名　発作性夜間ヘモグロビン尿症〈PNH〉

選択肢考察　×a　PNH は血管内で赤血球が壊れる「血管内溶血」である。これに対し「血管外溶血」とは脾臓のマクロファージにより赤血球が貪食されて壊される状態で，代表的な疾患としては自己免疫性溶血性貧血が挙げられる。血管外溶血では血色素尿は出現しない。

　　　　　×b　球状赤血球は遺伝性球状赤血球症で認められる所見である。この病態は血管外溶血で，血色素尿は出現しない。

　　　　　×c　溶血性貧血では貧血に伴ってエリスロポエチンが分泌され，骨髄に作用し赤芽球が増加する。末梢血中での網赤血球数の増加もこのためである。

　　　　　×d　溶血性貧血の共通所見として，血中のハプトグロビンは低下する。

　　　　　○e　造血幹細胞における *PIG-A* 遺伝子の後天的変異により GPI アンカー蛋白欠損赤血球が増加する。これにより補体の感受性が亢進し，呼吸性・代謝性アシドーシスにより血管内溶血が惹起され，血色素尿が出現する。

解 答 率　a 11.4%，b 3.9%，c 3.5%，d 2.0%，e 79.0%

関連知識　患者が「血尿」と訴えた場合には，尿中に赤血球が浮遊している「肉眼的血尿」と血管内溶血による「血色素尿」の 2 つがあることを念頭に置いておく必要がある。

　　　PNH は造血幹細胞レベルで *PIG-A* 遺伝子に後天的異常を生じ，この造血幹細胞から産生される赤血球系，白血球系，血小板系の 3 血球系で GPI アンカー蛋白が欠損する病態である。補体制御因子 CD55（DAF）や CD59 も GIP アンカー蛋白に属し，これらが欠損している PNH 血球は補体の感受性が亢進している。夜間の呼吸性アシドーシスにより補体が活性化し，これによる血管内溶血が亢進し，起床時のコーラ様尿（褐色尿）として発症する場合が多い。

　　　また，血管内溶血で遊離する血中のヘモグロビンが直接的に，または，一酸化窒素〈NO〉

吸着作用を介して血栓症を発症することがある。動静脈血栓は PNH 関連死因の約半数を占める。近年，補体 C5 の活性化を阻害するヒト化モノクロナール抗体であるエクリズマブの投与が行われている。

正　解　e　**正答率 79.0%**　　　　　　　　　　　　　　▶参考文献　MIX 127

受験者つぶやき

・典型的な PNH の症例問題と思いましたが，逆に引っかけがないかどうか注意深く問題文を読みました。
・PNH は血管内溶血です。血管内なのか血管外なのかよくごちゃ混ぜになるので苦手意識があります。
・PNH なので素直に e を選びました。

Check ■ ■ ■

113A-31　78 歳の男性。特別養護老人ホームの入所前検査で梅毒血清反応に異常がみられたため受診した。梅毒を罹患し治療を受けたことがある。RPR 1 倍未満（基準 1 倍未満），TPHA 640 倍（基準 80 倍未満）。明らかな皮疹を認めない。

対応として適切なのはどれか。

a　「治療の必要はありません」

b　「抗核抗体検査を行います」

c　「ペニシリン内服で加療を行います」

d　「7 日以内に保健所への届出が必要です」

e　「3 か月後に血清抗体価の再検査を行います」

アプローチ　①76 歳の男性，梅毒血清反応 ⟶ 高齢者では非トレポネーマ検査にて偽陽性あり

②梅毒を罹患して治療を受けた ⟶ 治療の効果は非トレポネーマ検査に反映

③入所前検査，明らかな皮疹を認めない ⟶ 症状認めず，スクリーニングで行われた検査

鑑別診断　非トレポネーマ検査である RPR が陰性であり，「アプローチ」①は，この問題の解答選択肢に影響しない。

梅毒血清学的検査

	非トレポネーマ抗原検査	トレポネーマ抗原検査	結果の判定・解釈
	RPR 法・VDRL 法	TPHA 法・FTA-ABS 法＊＊	
検査結果	＋	＋	梅毒感染・梅毒治療後
	＋	－	生物学的偽陽性＊
	－	＋	梅毒治癒・治療後・後期潜在梅毒
	－	－	非感染・感染後のごく初期

＊生物学的偽陽性：梅毒以外の感染症（HIV・C 型肝炎・伝染性単核球症など），自己免疫疾患（抗リン脂質抗体症候群・SLE など），妊娠・高齢者などで陽性となる。
＊＊ TPHA 法は感染後 6 週以降で陽性になるが，FTA-ABS 法は非トレポネーマ抗原検査と同じ感染後 4 週で陽性になる。

非トレポネーマ抗原検査が陰性であり，治療の効果により梅毒は治癒していると判断できる。

診断名　梅毒治癒・治療後

A

医学各論

選択肢考察

○ a　現在は治癒している状態であり，治療の必要性はない。

× b　梅毒症状がなく，半年以上の長期にわたり非トレポネーマ検査が陽性の場合には，生物学的偽陽性を念頭に膠原病を疑う必要がある。

× c　RPR は病勢を反映し，この結果が陰性の場合は治療の適応はない。

× d　臨床症状がある顕性梅毒もしくは無症候性梅毒でも，非トレポネーマ検査で抗体価が16 倍以上かつトレポネーマ抗原陽性の場合は保健所への届出が必要になる。

× e　感染初期の場合は血清学的検査が陰性となるので，感染リスクの高い場合には再検査が必要である。本例は感染リスクが高いとはいえない。

解 答 率　a 85.5%，b 1.7%，c 2.9%，d 1.6%，e 8.0%

コメント　非トレポネーマ検査とトレポネーマ検査の種類とその意義（表参照）を理解しておくことがポイントである。

本問の狙い　高齢化に伴い，老人ホーム・介護老人保健施設などへの入所者が増えており，無症状者に一律に感染症のスクリーニング検査として非トレポネーマ検査とトレポネーマ検査が同時に行われている現状がある。しかし，得られた結果の解釈は重要で，梅毒の見逃しや過剰な治療は慎まなければならない，というメッセージであろうか。

正　解　a　**正答率** 85.5%　　　　▶参考文献　MIX 56

受験者つぶやき
・78 歳という年齢から，神経梅毒とか発症したらどうしようと深読みしてしまいました……。
・梅毒はトピックです。
・梅毒はしっかり勉強しておくべきだと思います。

Check ■ ■ ■

113A-32　生後 11 日の新生児女児。2 日前から嘔吐を繰り返し哺乳力が低下したため，両親に連れられて来院した。在胎 39 週，出生体重 3,180 g，Apgar スコア 9 点（1 分），9 点（5 分）で出生した。完全母乳栄養であるが，来院の 3 日前までの哺乳力は良好で，1 日 2 回の黄色顆粒便を排泄していた。出生した産科診療所から新生児マススクリーニングで異常を認めたと本日，家族が連絡を受けた。来院時は活気がなく，泣き声は微弱であった。身長 52 cm，体重 3,230 g。体温 36.3℃。心拍数 160/分，整。血圧 60/30 mmHg。呼吸数 50/分。SpO₂ 96%（room air）。毛細血管再充満時間 4 秒と延長している。全身の色素沈着と軽度の黄染とを認める。心音と呼吸音とに異常を認めない。腹部は平坦，軟で，右肋骨弓下に肝を 1.5 cm 触知するが，脾は触知しない。腸雑音に異常を認めない。大泉門は径 1.5 cm でやや陥凹している。陰核の肥大を認める。診断のため血液検査を施行することとなった。
　異常高値を呈する可能性の高い検査項目はどれか。

a　血　糖　　　　　　　b　カリウム　　　　　　c　静脈血 pH
d　アンモニア　　　　　e　直接ビリルビン

アプローチ　①生後 11 日の女児，2 日前から突然繰り返す嘔吐と哺乳不良，活気不良 ━▶ 生後早期から急激な症状が出現している。

②39 週，3,180 g，Apgar スコア 9/9，完全母乳，黄色の顆粒便 ━▶ 子宮内発育遅延や仮死はなく，発症する 3 日前までは健常な新生児に近い状態である。

③新生児マススクリーニングで異常 ━▶ 電解質や血糖，アンモニアに異常がある可能性あり。

④体温 36.3℃，心拍数 160/分，整。血圧 60/30 mmHg。呼吸数 50/分。SpO₂ 96%（room air）。毛細血管再充満時間 4 秒 ━▶ 末梢循環不全を認めるが，血圧を含めバイタルサインは日齢相当である。

⑤右肋骨弓下に肝 1.5 cm 触知と黄染 ━▶ 新生児では肝を約 2 cm 程度は触知する。黄染は黄疸（おそらく母乳性）の可能性が高い。

⑥体重 3,230 g，全身の色素沈着，大泉門陥凹，陰核肥大 ━▶ 体重増加不良は哺乳力低下，色素沈着は過剰な ACTH の産生，大泉門陥凹は脱水，陰核肥大は過剰なアンドロゲンの産生を示唆する。

鑑別診断　副腎不全症状（哺乳力低下，体重増加不良，頻回の嘔吐，脱水）と男性化症状（陰核肥大），皮膚色素沈着より，先天性副腎皮質過形成の診断基準をすべて満たす。検査所見で血清 17-OHP 高値であれば 21-水酸化酵素欠損症と診断できるが，副腎不全をきたして治療が急がれる際は血液ガス検査で病態を把握し，治療を開始する。なお，男女ともにアンドロゲンの過剰産生は早期身長発育を促すが，骨端線の早期閉鎖により結果としては低身長となる。

診　断　名　先天性副腎皮質過形成

選択肢考察　× a　コルチゾール産生が低下し，低血糖になる。
　　　　　　　○ b　アルドステロンの合成障害によりカリウムの排泄抑制が起こり，高カリウム血症となる。

×c　アルドステロンの合成障害により H^+ の排泄が抑制され，代謝性アシドーシスになる。

×d　複合型グリセロールキナーゼ欠損症では，副腎不全に加えてアンモニア上昇を認める。

×e　新生児黄疸が遷延する症例もあるが，間接ビリルビン優位である。

解答率　a 6.7%，b 82.0%，c 6.1%，d 2.6%，e 2.4%

関連知識　　副腎皮質では3種類のステロイドホルモンがコレステロールから種々の酵素を介して合成され，その酵素欠損による症状発現は新生児期から乳児期に大部分を認める。色素沈着と外性器異常は，出産後すぐに体温を肛門計で測定する際に気付かれることが多く，直ちに血液ガス検査を施行して異常値の有無を確認する必要がある。また，新生児期の活気不良で劇的な経過をたどるものとしては尿素サイクル異常症があり，アンモニア測定も必ず行う。

コメント　　原因のわからない頻回の嘔吐，循環不全，意識障害，低血糖，低 Na 血症，高 K 血症では必ず急性副腎不全を鑑別に入れる。中枢性の副腎不全では ACTH が上昇しないため，色素沈着をきたさない。

正解　b　**正答率** 82.0%　　　　　　　　　　　▶**参考文献** MIX 344　国小 127, 128

受験者つぶやき
・先天性副腎皮質過形成は苦手だったのでコレステロール合成経路まで書いて考えられるようにしておきました。
・陰核肥大がキーワードでヒントになりました。
・アルドステロンが出ないのでカリウムが上がると考えました。

A

Check ■ ■ ■

113A-33　38 歳の女性。前胸部のつかえ感を主訴に来院した。2 年前から食事摂取時に前胸部のつか
え感を自覚していたが，1 か月前から症状が増悪し十分な食事摂取が困難になったため受診
した。既往歴に特記すべきことはない。意識は清明。身長 155 cm，体重 44 kg。血液所見：
赤血球 398 万，Hb 12.9 g/dL，白血球 6,300，血小板 19 万。血液生化学所見：総蛋白 7.1 g/dL，
アルブミン 4.2 g/dL，総ビリルビン 0.9 mg/dL，AST 22 U/L，ALT 19 U/L，LD 195 U/L
（基準 176〜353），クレアチニン 0.8 mg/dL，血糖 88 mg/dL，Na 140 mEq/L，K 4.3 mEq/L，
Cl 100 mEq/L。上部消化管内視鏡像（**別冊** No. **10A**）及び食道造影像（**別冊** No. **10B**）を
別に示す。

　　この患者でみられる**可能性が低い**のはどれか。

　　a　誤　嚥　　　b　胸　痛　　　c　咳　嗽　　　d　呑　酸　　　e　体重減少

A

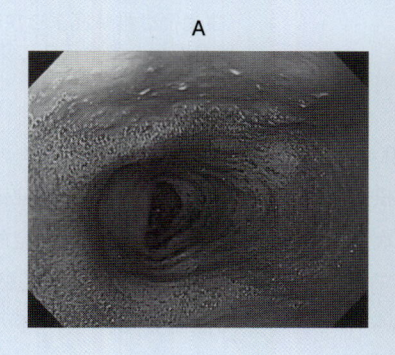

B

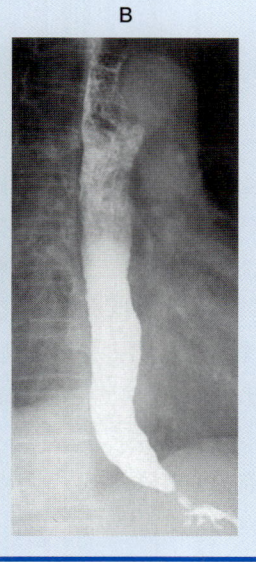

アプローチ　①38 歳の女性 ⟶ 比較的若い女性

②前胸部のつかえ感 ⟶ 心血管系，呼吸器系，神経系，上部消化管系を含む広範な疾患を考慮

③2 年前から食事摂取時に前胸部のつかえ感 ⟶ 上部消化管の器質的，機能的狭窄を示唆

④1 か月前から十分な食事摂取が困難 ⟶ 食物の通過障害の進展を示唆

⑤血液検査所見 ⟶ 異常を認めない。

A

医学各論

画像診断

A

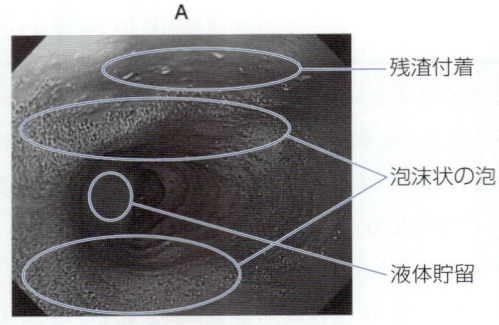

食道粘膜面に明らかな異常はなく，粘膜面に泡沫状の多数の泡（唾液）・残渣付着および液体貯留が観察される。

B

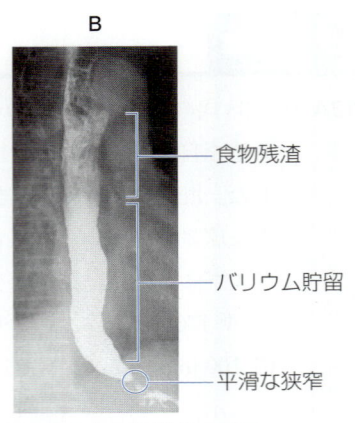

食道内にバリウム停滞およびその口側に残渣と思われる陰影を認める。食道下部では拡張がなく（食道径は椎体径より狭い），直線型を示し，胃移行部に平滑な狭窄像を認める。

鑑別診断　「アプローチ」②から脳梗塞や球麻痺などの神経系疾患を含めた種々の疾患の可能性を考慮しなければならないが，③から食事摂取時に症状があることから，上部消化管系の異常を第一に考える。③，④から慢性進行性の疾患であり，①から悪性疾患は否定的である。⑤から全身の炎症性疾患や消耗性疾患は否定的である。「画像診断」から食道の疾患であり，画像Aからは粘膜病変（炎症や悪性疾患）は否定的である。画像Bから，噴門部の狭窄・通過障害があるが，壁不整や隆起・陥凹などの悪性疾患を示唆する所見がみられないことから機能的通過障害が考えられる。③，④の症状・経過と画像から食道アカラシアの診断は容易である。

診　断　名　食道アカラシア

選択肢考察　〇a　噴門部の通過障害であるため，咽喉頭部に逆流した食道内停滞物（食物，唾液など）の誤嚥が起こる。

〇b　食道体部に発生する非蠕動性あるいは同期性収縮などの異常収縮により胸痛が起こる。

〇c　逆流した食道内停滞物が気道に入ることにより咳反射が起こる。

×d　噴門部の通過障害であるため，食道内停滞物には胃液が含まれず，逆流性食道炎とは異なり胸やけや呑酸は起こらない。

〇e　通過障害による十分な食事摂取が困難なため体重減少が起こる。

解　答　率　a 27.0%，b 8.5%，c 1.5%，d 56.4%，e 6.4%

関連知識　食道アカラシアはAuerbach神経叢の神経細胞の変性・消失による下部食道括約筋〈lower esophageal sphincter：LES〉の弛緩不全と食道体部の正常蠕動波消失を特徴とし，嚥下障害と食道内停滞物の逆流を主症状とする慢性進行性の疾患である。鑑別すべき疾患としては，咽頭での嚥下不全（球麻痺，反回神経麻痺など）から下部食道悪性疾患を含む閉塞疾患まで含まれる。随伴症状は食道異常収縮に伴う胸痛，食道内停滞物の逆流・誤嚥に伴う咳嗽・肺炎，食物通過障害による栄養障害・体重減少などである。治療はLES圧を低下させ，経口摂取物が食道内から胃内に通過しやすくすることが主目的であり，バルーン拡張術や経口内視鏡的筋層

切開術などが行われる。

コメント　　食道内腔の拡張がない場合でも症状・経過および画像所見から食道アカラシアの予測は容易である。診断で最も重要なことは LES 弛緩不全の存在であり，確定診断には食道内圧測定が必要である。

正　解　d　**正答率** 56.3%　　　　　　　　　　　　▶**参考文献**　MIX 264

受験者つぶやき

・アカラシアと逆流性食道炎，それぞれの引っかけ選択肢は頻出です。食事摂取が困難になるため体重は減少します。
・呑酸は GERD の症候です。
・かなり迷いましたが，胃酸の逆流は起こらないだろうと考えました。

Check ■ ■ ■

113A-34　57 歳の男性。ふらつきを主訴に来院した。2 週間前に発作性心房細動に対し，ジソピラミドの投与を開始された。治療開始後，動悸発作の頻度は減少したが，ふらつきを時々感じたため昨日受診し，Holter 心電図を装着した。本日，結果を解析した検査室から異常所見の報告が担当医に入り，担当医は患者に連絡し，受診を促し患者が来院した。意識は清明。脈拍 76/分，不整。血圧 112/62 mmHg。呼吸数 16/分。心音と呼吸音とに異常を認めない。神経診察に異常を認めない。Holter 心電図（**別冊 No. 11**）を別に示す。

　現時点の対応として適切なのはどれか。

　　a　アトロピン投与　　　　　　　　b　ジソピラミドの中止
　　c　カルディオバージョン　　　　　d　カテーテルアブレーション
　　e　恒久的ペースメーカの留置

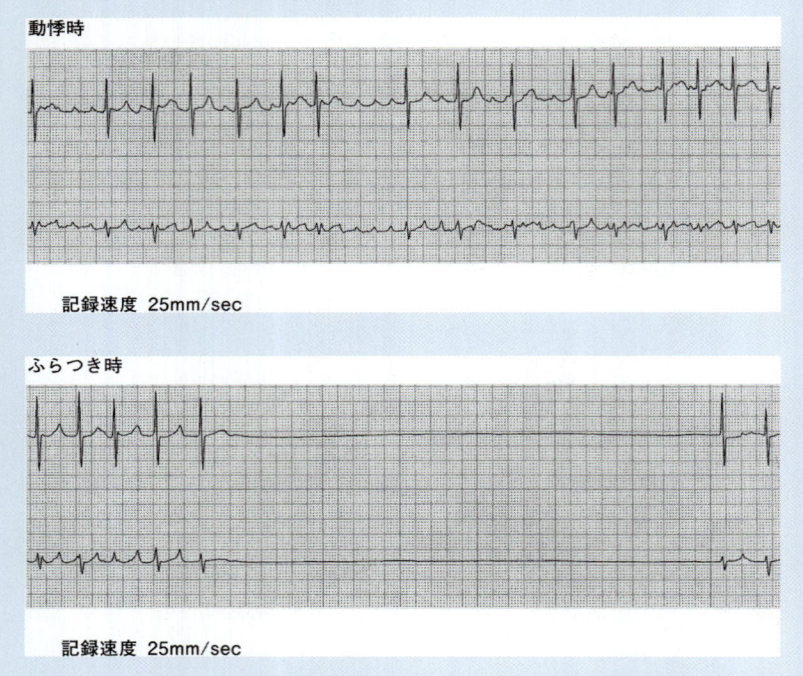

動悸時

記録速度　25mm/sec

ふらつき時

記録速度　25mm/sec

アプローチ　①57 歳の男性━→中高年者に起こりやすい心臓疾患

②発作性心房細動━→動悸発作の原因と考えられる。

③ジソピラミドの投与━→過剰投与により心室細動，心室頻拍，房室ブロック，洞停止などの重症不整脈をきたすことがある。

④再来時の診察所見━→脈拍不整はあるが，バイタルサインには異常を認めない。

画像診断

心房細動波（f 波）
f-f 間隔は約 0.2 秒で f 波
rate はおおよそ 300/分　　RR 間隔は全く不整　　f 波は消失している　　6秒間の心停止

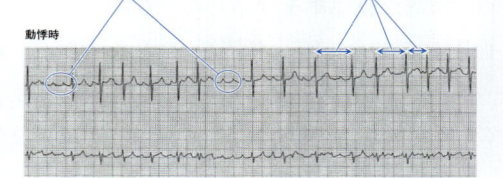
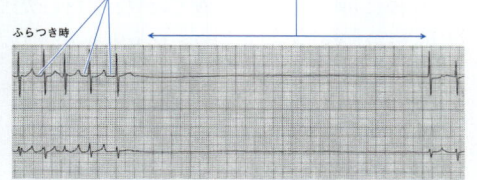

動悸時　　　　　　　　　　　　　　　　　　　　　　ふらつき時

記録速度 25mm/sec　　　　　　　　　　　　　　　記録速度 25mm/sec

　　動悸時の Holter 心電図では RR 間隔が全く不整で，心房波はおおよそ 300/分の細かい細
動波である。若干，頻拍型の心房細動である。
　　ふらつき時の心電図では心房の細動波は消失し，5 拍目の QRS 波後，心房波形は認めら
れず平坦で，約 6 秒間の心停止が記録されている。洞停止あるいは洞房ブロックである。

診 断 名　抗不整脈薬による除細動後の洞停止

選択肢考察
×a　副交感神経系の抑制による頻脈作用があり，迷走神経因性徐脈には使われるが，洞停止
　　に対する効果はない。

○b　Na チャネル遮断効果のある I 群の抗不整脈薬で，副作用として洞停止や心室頻拍など
　　の重症不整脈をきたすことがある。

×c　心房細動に対する適応はあるが，洞停止や房室ブロックなどの徐脈型不整脈には**禁忌**で
　　ある。

×d　心房細動に対する適応はあるが，徐脈型不整脈には適応がない。

×e　抗不整脈薬の副作用による可逆的徐脈で，一時的ペーシングが行われることはあるが，
　　恒久的ペースメーカ植え込みの適応はない。

解 答 率　a 1.1%，b 91.0%，c 0.7%，d 2.1%，e 4.8%

関連知識
　　発作性心房細動に対するリズムコントロールには，主として I 群の Na チャネル遮断薬が用
いられるが，心房細動停止時に洞停止あるいは洞性徐脈を誘発することがある。本例では発作
性心房細動の治療開始を契機にふらつきが出現していることから，一過性であって，持続反復
性の徐脈発作とは考えにくく，恒久的ペースメーカ植え込みの適応はない。ジソピラミドの中
止によって洞停止は早期に消退するが，一時的ペーシングが必要なことはありうる。

コメント
　　抗不整脈薬の副作用についての知識がないと，ペースメーカ留置の方を選択したくなる。し
かし，基礎疾患は発作性心房細動で，病悩期間も短く，洞停止は一時的なものと判断できれ
ば，ペースメーカ留置するにしても恒久的なペースメーカまでは必要ないと考えつくのではな
いか。少々，難問かもしれない。

正 解　b　**正答率** 91.0%　　　　　　　　　　　　　　▶ **参考文献**　MIX 213

受験者つぶやき
・「最近新たに処方された薬がある」という状況では，必ず薬剤の中止を念頭に置きます。
・過去問にありました。
・不整脈薬の副作用は重要です。

A

医学各論

Check ■ ■ ■

113A-35　25歳の女性。意識障害のため救急車で搬入された。本日朝，自宅で突然の頭痛を訴えた直後に呼びかけても反応がなくなったため，家族が救急車を要請した。意識レベルはJCS Ⅲ-100。体温36.8℃。心拍数92/分，整。血圧160/92 mmHg。呼吸数16/分。舌根沈下のため気管挿管を行った。SpO₂ 98％（リザーバー付マスク10 L/分酸素投与下）。瞳孔径は右3 mm，左4 mm，対光反射は左で消失している。入院時の頭部CT（**別冊 No. 12A**）及び脳血管造影像（**別冊 No. 12B**）を別に示す。

　　まず行うべきなのはどれか。

　　a　血行再建術　　　　　b　血栓溶解療法　　　　　c　コイル塞栓術
　　d　ステント留置術　　　e　脳室ドレナージ術

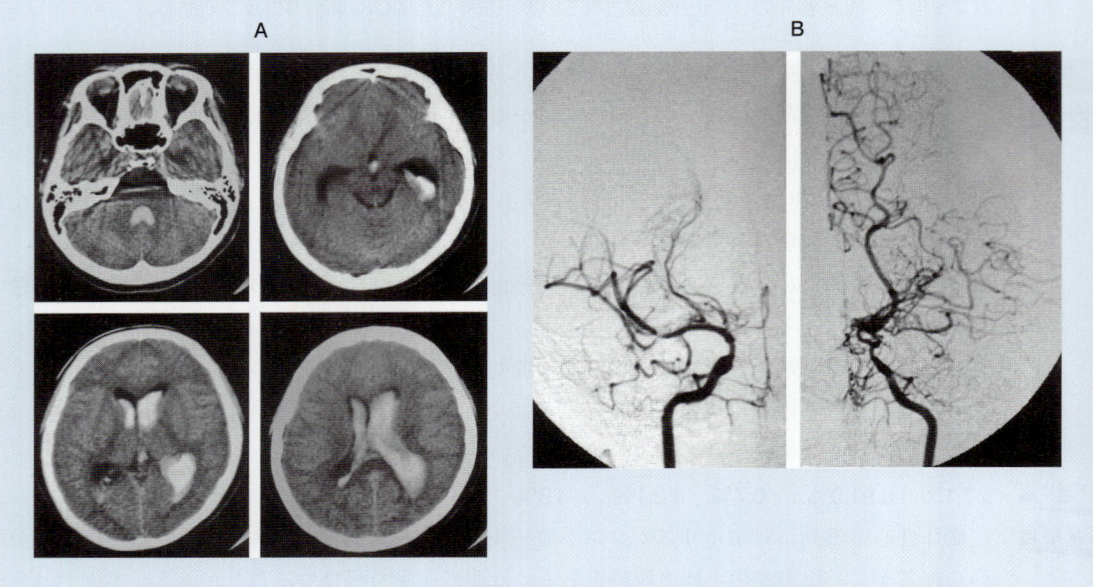

A　　　　　　　　　　　　　　　　　　　　　　　B

アプローチ　①25歳の女性，頭痛━━▶若い女性の頭痛であり，片頭痛などの一次性頭痛を疑う。

②突然の頭痛，JCS Ⅲ-100 ━━▶高度な意識障害を突然に呈しており，頭蓋内疾患のうち若年にも生じる脳卒中を示唆。特に頭痛が先行しており，くも膜下出血が第一に浮かぶ。

③血圧160/92 mmHg，心拍数92/分，整，呼吸数16/分，舌根沈下 ━━▶若年女性としては血圧が高い。急性期頭蓋内圧亢進，いわゆるCushing現象（血圧上昇，徐脈50〜60/分程度，緩徐呼吸9〜10/分程度）も示唆されるが非典型的（実際の臨床ではCushingの3徴が揃うことは少ない）

④意識障害，瞳孔不同，対光反射は左で消失，舌根沈下 ━━▶左の占拠性病変によるテント切痕ヘルニアを疑う。呼吸障害も加わっており，緊急に頭蓋内圧コントロールが必要なことを示唆している。

画像診断

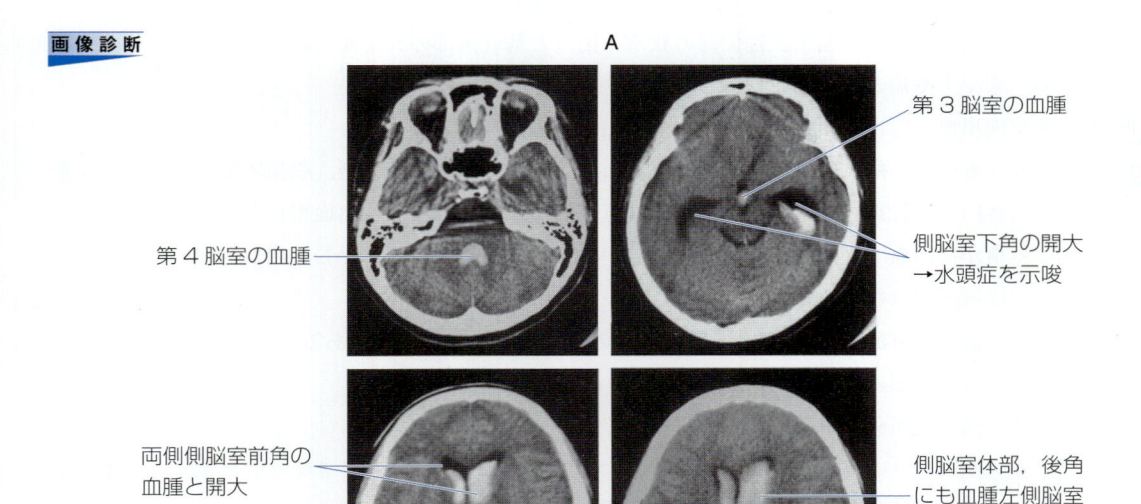

A

第3脳室の血腫

第4脳室の血腫

側脳室下角の開大
→水頭症を示唆

両側側脳室前角の
血腫と開大

側脳室体部，後角
にも血腫左側脳室
に優位

CT上はくも膜下出血はなく，陳旧性脳梗塞も認めない。

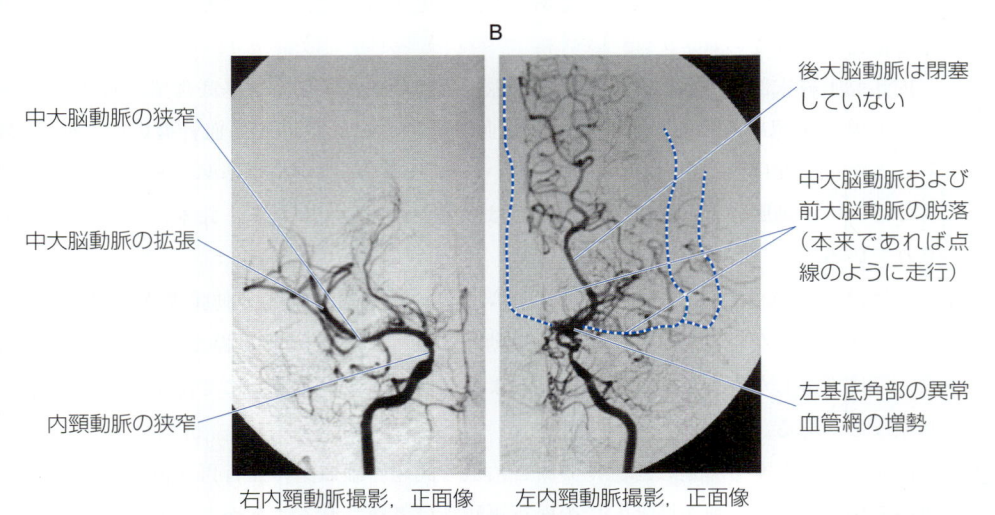

B

中大脳動脈の狭窄

中大脳動脈の拡張

内頸動脈の狭窄

後大脳動脈は閉塞
していない

中大脳動脈および
前大脳動脈の脱落
（本来であれば点
線のように走行）

左基底角部の異常
血管網の増勢

右内頸動脈撮影，正面像　　　左内頸動脈撮影，正面像

上記所見より，もやもや病と診断される。脳血管撮影所見から鈴木の分類では，右は第2期（も
やもや初発期），左は第3期（もやもや病増勢期）と読影できる。

鑑別診断　　「アプローチ」①，②より，若年女性，頭痛，突然発症，急速進行していることから片頭痛，
てんかん，パニック障害，薬物中毒なども鑑別に挙がるが，脳卒中を強く疑い，突然の頭痛か
らくも膜下出血を第一に疑う。④より，錐体路症状の記載はないが左側の占拠性病変（脳出
血，腫瘍内出血など）が疑われる。くも膜下出血であれば左内頸動脈後交通動脈瘤による動眼
神経麻痺も鑑別に挙がる。また，③，④より急性頭蓋内圧亢進で，緊急の頭蓋内圧コントロー
ルが必要な状況である。臨床経過からは確定診断が難しいが，頭部CTにて脳室内出血（左側
脳室優位）および急性水頭症を認めており，③，④を裏付ける。脳血管撮影にて内頸動脈終末

部から前および中大脳動脈近位部の狭窄・閉塞と基底角部の異常血管網（もやもや血管）を認め，もやもや病と確定診断できる。

診 断 名　脳室内出血，急性水頭症，もやもや病（出血発症例）

選択肢考察

× a　もやもや病に対する外科的治療として，一過性脳虚血発作型，脳梗塞型に対しては頭蓋外内の血行再建術（間接的あるいは直接的）が適応となる。出血型においても，血行再建術が再出血率を低下させるとの報告があり，考慮される。しかし，出血発症の超急性期には適応とはならない。

× b　血栓溶解療法は発症4～5時間以内の脳梗塞に対する治療である。

× c　脳動脈瘤に対する治療である。

× d　頸部内頸動脈狭窄症に対する治療である。

○ e　本問は「まず行うべき」治療を問われていることから，「アプローチ」④より，水頭症の解除，脳室内出血の排液による頭蓋内圧コントロール，脳ヘルニアの解除を第一になすべきと考える。周術期の注意点として，低血圧，過換気は避ける必要がある。出血発症のもやもや病でも，脳虚血を惹起して重篤な脳梗塞に至る可能性がある。

解 答 率　a 9.0%，b 0.9%，c 28.8%，d 3.5%，e 57.2%

関 連 知 識　臨床経過からは確定診断が困難であるが，脳血管撮影にてもやもや病と確定診断できる。10万人あたり3人程度とまれな疾患であるが，小児・若年者にも生じる，東アジアに多い疾患として憶えておきたい。

　内頸動脈終末部から前および中大脳動脈近位部の狭窄・閉塞と基底角部の異常血管網（もやもや血管）を認める。もやもや病は，脳血管撮影または頭部MR血管撮影にて確定診断されることから一度は画像を確認しておきたい。以前は両側性が診断基準であったが，現在は片側性でもよい。動脈硬化と頭部放射線照射は除外される必要がある。鈴木の分類にて6期が定義されている。

　本例は左がやや進行しており典型的（第3期，中および前大脳動脈脱落）。右はやや診断が難しいかもしれない（第2期，脳内主幹動脈拡張）。小児期は側副路が乏しいことから虚血型，成人では増勢したもやもや血管の破綻による出血型が多い。ほかにてんかん型，頭痛型，無症状型などがある。

コメント　　出血発症のもやもや病の急性期診断と治療の問題。虚血型の血行再建術は標準的であり，出血型の慢性期に再出血予防としての血行再建術は考慮されることから，もやもや病の治療として教科書的な答えは「a　血行再建術」となる。しかし，出血型の超急性期の治療は確立しておらず，患者個々の状況に委ねられ高度な臨床判断を求められる。確定診断を進めると同時に，超急性期，脳ヘルニアが迫っている患者に対しては，教科書的な答えではなく，臨床症状，頭部CT所見より，水頭症の解除，脳室内出血の排液，脳圧管理を優先して脳室ドレナージ術を選択する。

正 解　e　**正答率 57.2%**　　　▶参考文献　**MIX** 156

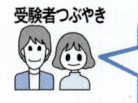

受験者つぶやき

・CTで左に異常，MRAで右に異常？と一瞬混乱しました。高血圧に徐脈，Cushing徴候が起きていると判断したので脳圧を下げられるドレナージを選びました。

・脳室穿破していたので，選べました。

・脳室に血液がたまってるのでとりあえずドレナージしようと思いました。

Check ■ ■ ■

113A-36　42歳の男性。空腹時の意識障害を主訴に来院した。30歳ころから空腹時に意識が遠くなる感覚があり、ジュースや飴などを摂取して症状が改善することを経験していた。内視鏡検査前の絶食時に意識消失発作を生じたため血液検査を受け、低血糖（46 mg/dL）が判明した。母親に尿路結石破砕術歴、母方祖母に下垂体腺腫の手術歴がある。身長170 cm、体重89 kg。脈拍88/分、整。血圧140/92 mmHg。心音と呼吸音とに異常を認めない。左腰背部に叩打痛を認める。血液生化学所見：総蛋白8.2 g/dL、アルブミン4.4 g/dL、AST 42 U/L、ALT 62 U/L、尿素窒素19 mg/dL、クレアチニン0.9 mg/dL、Na 142 mEq/L、K 4.2 mEq/L、Cl 102 mEq/L、Ca 13.2 mg/dL、P 2.3 mg/dL、空腹時血糖54 mg/dL。インスリン42 IU/L（基準17以下）。

　　　　診断のために**有用でない**のはどれか。

a　腹部造影CT　　　　　　　　　　b　頸部超音波検査
c　下垂体造影MRI　　　　　　　　 d　血中カテコラミン測定
e　血中下垂体前葉ホルモン測定

アプローチ　①空腹時の意識障害＋ジュースや飴の摂取で改善 ➡ 低血糖による意識障害

②絶食時の意識消失発作と低血糖（46 mg/dL）➡ ①に矛盾しない。

③母親に尿路結石破砕術歴、母方祖母に下垂体腺腫の手術歴 ➡ 常染色体優性遺伝性疾患、特に上記の2つを認める多発性内分泌腫瘍症1型〈MEN 1〉を示唆

④身長170 cm、体重89 kg ➡ BMIは30.8と高い。低血糖予防のための補食や高インスリン血症により、インスリノーマでは約20%に肥満を認める。

⑤左腰背部に叩打痛 ➡ 左の尿路結石を示唆

⑥検査結果（軽度の肝機能異常、高Ca血症と低P血症、空腹時血糖値（54 mg/dL）に見合わない高インスリン血症）➡ 副甲状腺機能亢進症とインスリノーマを合併するMEN 1を考慮

鑑別診断　「アプローチ」①、②、⑥より、空腹時低血糖の原因を考える。薬剤使用歴は明らかでなく、薬剤性低血糖は否定的である。低血糖にもかかわらずインスリン値が高いことから、各種ホルモン分泌不全などの二次性低血糖症も否定される。ただし、インスリノーマでは食後低血糖をきたす場合もある。③、⑤、⑥より、高Ca血症による尿路結石を考える。④、⑥（肝機能異常）は、肥満の影響として矛盾しない。⑥（低血糖と高インスリン血症）では、インスリン自己免疫症候群も鑑別すべきだが、通常、インスリンは著明高値（100 µU/mL以上）となり、誘因となるスルフヒドリル〈SH〉基含有薬剤の使用歴もないため、否定的である。以上より、副甲状腺機能亢進症とインスリノーマを合併するMEN 1を最も考える。

診 断 名　多発性内分泌腫瘍症1型〈MEN 1〉の疑い（原発性副甲状腺機能亢進症とインスリノーマの合併）

選択肢考察　○a　インスリノーマの診断のために腹部造影CTや造影MRIが有用である。

　○b　高Ca血症の原因として，副甲状腺腫の同定のために頸部の画像評価を行う。

　○c　下垂体腺腫の評価には造影MRIが最も適する。

　×d　MEN2型における褐色細胞腫の診断には有用だが，本例では必須ではない。

　○e　下垂体腺腫によるホルモン機能異常の有無を評価する。

解　答　率　a 1.2%，b 10.6%，c 0.8%，d 86.5%，e 0.6%

関連知識　1. 原発性副甲状腺機能亢進症，下垂体腺腫，膵消化管神経内分泌腫瘍のうち2つ以上を認める場合，2. 前述3つのうち1つを認め，かつ第1度近親者（親・子・同胞）にMEN1患者がいる場合，3. 前述3つのうち1つを認め，かつ*MEN1*に病的変異が同定された場合，MEN1と診断する。癌抑制遺伝子である*MEN1*の変異を家族例の約90%と散発例の約50%に認める。本例は少なくとも1. に該当する可能性がある。MEN1の罹病率（浸透率）は，副甲状腺過形成が95%以上で最も高く，下垂体腺腫と膵消化管神経内分泌腫瘍は50〜60%程度，皮膚腫瘍（約40%），副腎皮質腫瘍（約20%），胸腺・気管支神経内分泌腫瘍（〜10%）と続く。膵消化管神経内分泌腫瘍と胸腺内分泌腫瘍は悪性の場合があり，予後を規定する。

正　解　d　**正答率** 86.5%　　　　　　　　　▶**参考文献**　MIX 345

受験者つぶやき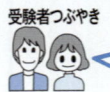

・去年アツいと言われていたMENは今年も出ました。昨年は1型と2型がそれぞれ出ていたのを今年はどちらか問う問題にしてきましたね。

・MENは頻出です。

・MEN1かなと思いました。

Check ■ ■ ■

113A-37　8か月の男児。最近笑わなくなったことを心配した両親に連れられて来院した。在胎39週3日，出生体重3,240g，Apgarスコア8点（1分），10点（5分）で出生した。あやし笑いを2か月で，定頸を3か月で，お坐りを7か月で獲得した。1か月前から笑うことが少なく表情が乏しくなり，次第に坐位が不安定になってきた。2週間前から頭部を前屈するとともに四肢を一瞬屈曲する動作を10秒程度の間隔で20回ほど繰り返すことが，毎日見られるようになった。この動作の後には泣くことが多い。

　可能性が高いのはどれか。

　a　West症候群

　b　欠神てんかん

　c　憤怒けいれん

　d　Lennox-Gastaut症候群

　e　中心・側頭部に棘波を持つ良性小児てんかん

アプローチ　①8か月の男児で1か月前から笑わなくなった，表情が乏しくなった ⟶ いったん獲得したあやし笑いをしなくなったことや表情の乏しさは知的な退行を示唆する。

　②次第に坐位が不安定になってきた ⟶ 運動退行を示唆する。

③頭部を前屈するとともに四肢を一瞬屈曲する動作━━▶短い痙直発作（スパスム）に特徴的な動作である。

④10秒程度の間隔で20回ほど繰り返す━━▶発作がシリーズ形成性であることを示す。

鑑別診断　　知的退行と運動発達退行を同時に認める発作性疾患で乳児期に発症するもののほとんどはWest症候群といってよい。スパスムを認めるてんかんとしてはほかに大田原症候群があるが，こちらは発症年齢が新生児期から早期乳児期であり，シリーズ形成性に乏しい傾向がある。

診断名　　West症候群

選択肢考察　○a　West症候群は乳児期中期から後期に発症する年齢依存性てんかん性脳症の一つである。Moro反射に類似した，頭部を前屈し四肢を屈曲ないし伸展する発作（短い痙直発作・スパスム），脳波ではヒプサリズミア（非同期性高振幅徐波に多焦点性棘波成分が混在するもの）を認める。知的退行・運動発達退行を認める。

　×b　欠神てんかんは通常，小学校低学年に発症し，5秒程度の短い意識減損発作を頻回に認める。発作は過呼吸で誘発され，発作時脳波では3Hz全般性棘徐波複合を示す。

　×c　憤怒けいれんは憤怒，痛み，恐怖などによって惹起される呼吸停止（呼気で停止）とその後に生ずる短い意識障害とけいれんである。1歳前後で発症し，家族歴を示すことが多い。幼児期のみに認められ，予後は良好で通常は治療は不要である。

　×d　Lennox-Gastaut症候群は年齢依存性てんかん性脳症の一つであるが，上記のWest症候群と異なり年齢は幼児期，脳波では遅い全般性棘徐波複合（1.5〜2Hz）や全般性速波（rapid rhythm）を示す。発作は非定型欠神発作（欠神発作であるが発作時脳波が遅い全般性棘徐波複合であるので「非定型」），強直発作（発作時脳波はrapid rhythmを示す），などを認める。

　×e　「中心・側頭部に棘波を持つ良性小児てんかん」は良性ローランドてんかんとも呼ばれ，小児期発症のてんかんの中では最も頻度が高く，学童期に発症し，自然寛解する予後良好な部分てんかんである。脳波において中心部・側頭部にてんかん性突発波を認めることが特徴的で，特に睡眠時脳波において顕著となる。発作も入眠期に認められることが圧倒的に多い。

解答率　　a 93.5%，b 0.9%，c 1.4%，d 2.2%，e 1.8%

コメント　　このような種類の問題は過去に何度も出題されており，本問は第107回D-45とほぼ同内容の問題である。選択肢のa〜eはすべて過去の国家試験に出題されているので，よく復習しておく必要がある。

正解　　a　**正答率 93.5%**　　　　　　　　　　　　　　▶参考文献　MIX 168　国小 339

受験者つぶやき
・問題文中に出てくるWest症候群の発作の表現は独特なので覚えておいていいと思います。
・Westでは，シリーズ形成をきたします。結節性硬化症に合併することでも有名です。
・過去問でみたことがある問題でした。

A

医学各論

113A-38　62歳の男性。右顔面全体の動きにくさを主訴に来院した。3日前から右耳に痛みがあった。今朝，洗顔時に眼に水が入り，食事中に口から食べ物がこぼれることに気付いたため受診した。右耳介および外耳道内に小水疱を認める。口腔，咽頭には明らかな異常を認めない。発熱はなく，血液所見に異常を認めない。

　随伴する可能性が高いのはどれか。

　　a　嗄　声　　　　　b　嗅覚脱失　　　　　c　視力低下
　　d　伝音難聴　　　　e　平衡障害

アプローチ　①右顔面全体の動きにくさ━→顔面神経麻痺

　　②右耳介および外耳道内に小水疱を認める

鑑別診断　右顔面神経麻痺に加え，耳介から外耳道内に小水疱を認めることから，Ramsay Hunt 症候群と考えられる。

診断名　Ramsay Hunt 症候群

選択肢考察　× a　嗄声は迷走神経（第X脳神経）麻痺およびその分枝である反回神経麻痺で生じうる。Ramsay Hunt 症候群には合併しない。

　× b　Ramsay Hunt 症候群では，嗅神経（第I脳神経）麻痺はきたさない。

　× c　視力低下は視神経（第II脳神経）の障害で生じる。顔面神経とは近接していない。

　× d　Ramsay Hunt 症候群では聴神経にも炎症が波及しやすく，しばしば難聴を合併する。聴神経の障害なので感音難聴であり，伝音難聴ではない。

　○ e　聴神経（第VIII脳神経）障害のため，めまい・平衡障害を呈する。

解答率　a 0.1%，b 0.2%，c 3.2%，d 12.2%，e 84.1%

関連知識　日本での顔面神経麻痺の罹患数は，年間約 65,000 人であり，そのうち Bell 麻痺は約 40,000 人，Ramsay Hunt 症候群は約 10,000 人と推定されている。Bell 麻痺は主に単純ヘルペスウイルス〈HSV〉が原因とされるが，Ramsay Hunt 症候群は水痘・帯状疱疹ウイルス〈VZV〉によって生ずる。顔面神経（第VII脳神経）麻痺を主徴とするが，第VIII脳神経にも高頻度に炎症が波及する。Ramsay Hunt 症候群は Bell 麻痺よりも神経障害が強く重症で，予後が不良である。

　急性期治療としては経口副腎皮質ステロイドおよび抗ウイルス薬の使用が推奨されている（日本神経治療学会，標準的治療：Bell 麻痺より）。

正解　e　**正答率 84.1%**　　　　　　　　　▶参考文献 **MIX** 166

受験者つぶやき
・Ramsay Hunt 症候群の耳介の写真は 110 回国試で出ていました。
・VII，VIIIの障害が出ます。
・Ramsay Hunt 症候群とすぐわかりました。

A
医学各論

113A-39　17歳の女子。失神を主訴に受診した。2週間前のジョギング中に気分不快となり，その場にしゃがみこんだ。その後，意識が遠くなり，1分程度意識を消失した。1週間前にもソフトボールの試合中に，2分程度意識を消失した。その翌日，心配になり自宅近くの診療所を受診し，心電図異常を指摘され紹介受診となった。意識は清明。身長 147 cm，体重 48 kg。体温 36.0℃。脈拍 76/分，整。血圧 126/64 mmHg。呼吸数 18/分。眼瞼結膜と眼球結膜とに異常を認めない。頸動脈に血管雑音を聴取しない。頸静脈の怒張を認めない。心音にIV音を聴取する。胸骨右縁第3肋間にⅢ/Ⅵの収縮期駆出性雑音を聴取する。呼吸音に異常を認めない。腹部は平坦，軟で，圧痛を認めない。下腿に浮腫を認めない。両足背動脈を触知する。神経診察に異常を認めない。血液所見：赤血球 456 万，Hb 14.5 g/dL，白血球 8,900，血小板 17 万。心エコー図（**別冊** No.**13A〜C**）を別に示す。

　患者への説明として**適切でない**のはどれか。

- a 「心臓の壁が厚くなっています」
- b 「激しい運動は避けてください」
- c 「不整脈の有無について検査が必要です」
- d 「心臓の周りに多量の水が溜まっています」
- e 「血縁者で同じ疾患を発症する場合があります」

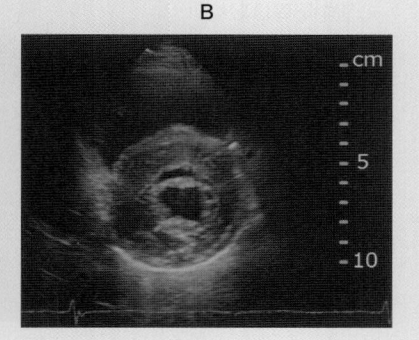

アプローチ ① 17 歳の女子 ⟶ 若年者に起こりうる心疾患を想定する。

② 運動時の失神発作 ⟶ 運動負荷によって一過性の脳循環障害をきたす心疾患，神経学的疾患，血液疾患などを鑑別する。

③ バイタルサインに異常なし ⟶ 無症状時の循環動態は正常である。

④ 頸動脈に血管雑音なし ⟶ 頸動脈の閉塞病変はない。

⑤ 頸静脈怒張なし ⟶ 右心不全はない。

⑥ 心音にⅣ音を聴取 ⟶ 左室の拡張不全をきたす心疾患の存在を示唆する。

⑦ 胸骨右縁第3肋間にⅢ/Ⅵの収縮期駆出性雑音 ⟶ 左室流出路の閉塞病変の存在を示唆する。

⑧ 血液学的に異常なし ⟶ 貧血による失神発作は除外

画像診断

心室中隔厚は
大動脈弁下で
約30 mm

左室後壁厚
約20 mm

左室，左房の
後方に心嚢液
貯留はない

左室拡張期の長軸像

左室前壁は 20 mm
以上に肥厚し，左
室内腔は狭小

左室短軸像

心室中隔厚は収縮
期，拡張期ともに
20 mm 以上の肥
厚を認める

左室後壁の後方に
液体貯留像はない

僧帽弁前尖の
SAM を認める

僧帽弁前尖

左室拡張期径は
30 mm で狭小
である

Mモード心エコー図

左室拡張期の長軸像（**A**）では左室流出路の心室中隔は約30 mm，左室後壁は約20 mm の肥厚を認める。非対称的中隔肥厚〈asymmetrical septal hypertrophy：ASH〉とみなしてよい。左室短軸像（**B**）では左室壁全周では 20 mm 以上の肥厚を呈している。左室内腔も狭小である。Mモード心エコー図（**C**）では，僧帽弁前尖の収縮期の前方運動〈systolic anterior movement：SAM〉を認め，左室拡張期径は 30 mm で左室腔は狭小である。

鑑別診断 若い女性で，運動時の失神発作，大動脈弁口での収縮期駆出雑音，心エコー図における左室心筋肥厚，左室流出路の狭小化，ASH，および SAM 所見から閉塞性肥大型心筋症が考えられる。Ⅳ音性のギャロップリズムの聴取は狭小な左室の拡張性の低下を反映する。失神の原因は運動時の左室流出路の閉塞増強あるいは心室性の不整脈によることがある。

診 断 名 閉塞性肥大型心筋症

選択肢考察 ○ a 左室全周にわたり，その厚さは 20 mm 以上に肥厚。

○ b 運動で失神発作が誘発されている。

○ c　失神発作に不整脈が関与することがある。

× d　左室後壁や左房の後方にエコーフリースペースは認められない。

○ e　家族内発生する場合，遺伝性のことが多い。

解 答 率　a 0.2%，b 0.2%，c 1.1%，d 97.8%，e 0.6%

コメント　　心臓の心エコー図所見の解釈についての問題で，心嚢液貯留の心エコー図所見についての知識があれば，答えは容易。

正 解　d　**正答率** 97.8%　　　　　　　　　　　　　　　▶**参考文献**　**MIX** 218

受験者つぶやき

・運動中の失神の原因として心臓振盪と HOCM は重要です。

・画像ですぐわかりました。

・エコー所見的に心嚢液貯留はないと思いました。

Check ■ ■ ■

113A-40　78 歳の男性。血痰を主訴に来院した。1 か月前から 1 日数回の血痰が出現したため受診した。発熱や咳嗽は自覚していない。6 か月前の健診では特に異常を指摘されていない。喫煙歴は 20 本/日を 58 年間。体温 36.7℃。脈拍 64/分，整。血圧 122/78 mmHg。呼吸数 16/分。SpO_2 97%（room air）。眼瞼結膜と眼球結膜とに異常を認めない。心音と呼吸音とに異常を認めない。血液検査および胸部単純 CT で異常を認めない。喀痰細胞診の Papanicolaou 染色標本（**別冊** No. 14）を別に示す。

　　次に行うべき検査はどれか。

　　a　気管支内視鏡検査　　　b　胸腔鏡検査　　　　　c　縦隔鏡検査

　　d　胸部 MRI　　　　　　e　PET/CT

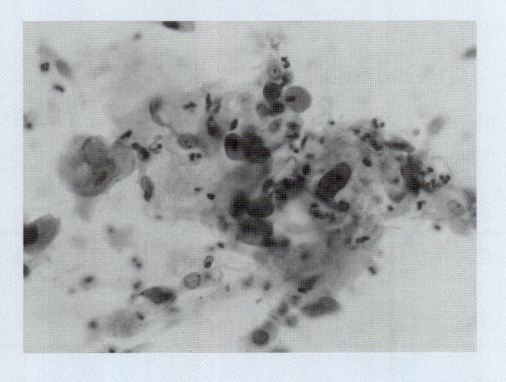

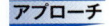
アプローチ　①78 歳の男性，喫煙歴 20 本/日 58 年間 ━━▶ 肺癌の高危険群に該当

②1 か月前から 1 日数回の血痰 ━━▶ 気道，肺由来の病変，肺血栓を考える。

③体温 36.7℃，脈拍 64/分，整，血圧 122/78 mmHg，呼吸数 16/分，SpO_2 97%（room air）

　　━━▶ バイタルサインは異常なし

④血液検査，胸部単純 CT で異常認めず ━━▶ 呼吸器感染症，肺・縦隔の病変，胸水，肺血栓は否定的

⑤喀痰細胞診標本の提示 ──→ 癌細胞の存在を示唆

画像診断

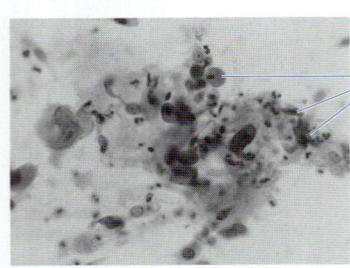

細胞質はエオジ
ン・オレンジＧに
染まっている

細胞質が大型，類円形，核形が不整，核内のクロマチンが増量した細胞を認める。

鑑別診断 　「アプローチ」に挙げた経過より，血痰を生じる原因となる呼吸器感染症，気管支拡張症，末梢型肺癌，肺血栓症は否定される。喀痰細胞診標本から，高齢の喫煙男性に発症した扁平上皮癌と診断する。胸部単純 CT で異常を認めないことから，気道の中の病変部位を確定するために必要な検査を選択する。

診断名 　扁平上皮癌（肺門部肺癌の疑い）

選択肢考察 　○a 　気管，気管支内腔を観察することにより病変部位の確定を得ることができる。

×b 　胸部単純 CT で異常がないことから，肺内病変，胸水の存在は否定される。よって本検査は適応されない。

×c 　胸部単純 CT で異常がないことから，縦隔病変の存在も否定される。よって本検査は適応されない。

×d 　胸部単純 CT で異常がないことから，縦隔病変の存在は否定され，診断確定のためにMRI を行う意義は乏しい。

×e 　PET/CT は癌の病期診断や，集積を認める場合に癌の補助診断として有用であるが，まずは気道を調べることが先決である。

解答率 　a 86.4%，b 0.3%，c 0.1%，d 5.6%，e 7.3%

関連知識 　喀痰細胞診の Papanicolaou 染色でエオジン・オレンジＧに染まる細胞がみられたら，扁平上皮癌である。肺門部肺癌を疑い，気管支内視鏡検査を行うこと。

正解 　a 　**正答率** 86.4% 　　　　　　　　　　　　　　　▶参考文献 MIX 246

受験者つぶやき
・Papanicolaou 染色で角化扁平上皮細胞が出るのは久しぶりでしたね。
・過去問にありました。
・CT で所見がないのに次はどうしたらいいんだろうと思いました。

A
医
学
各
論

Check ☐ ☐ ☐

113A-41　57 歳の女性。下肢の皮疹を主訴に来院した。6 か月前から激しい瘙痒を伴う皮疹が多発
し，自宅近くの診療所で副腎皮質ステロイド外用薬を処方されているが，寛解と増悪を繰り
返すため受診した。下肢の広範囲に米粒大から爪甲大の丘疹，結節が多発し，表面は紫紅色
調で光沢を帯び，白色線条を伴う。既往歴に特記すべきことはない。内服している薬はな
い。皮膚生検を施行したところ，表皮基底細胞の液状変性と表皮直下の帯状細胞浸潤を認め
た。下肢の写真（**別冊** No. **15A**）及び生検組織の H-E 染色標本（**別冊** No. **15B**）を別に示す。
　さらに確認すべき部位はどれか。

a　頭　皮　　　　b　口腔粘膜　　　c　腋　窩　　　d　背　部　　　e　臍　部

A

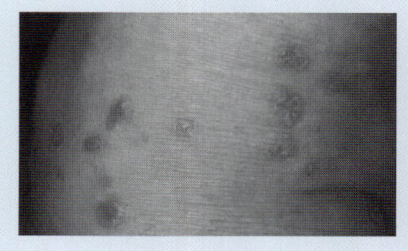

B

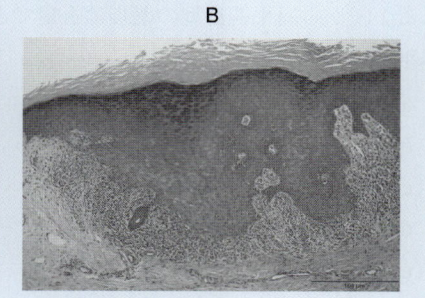

アプローチ　①激しい瘙痒を伴う皮疹 ⟶ 炎症性の皮膚疾患を考える。

②ステロイド外用薬で寛解と増悪を繰り返す ⟶ 難治性の皮膚疾患が考えられる。

③表面が紫紅色調で白色線条を伴う ⟶ 扁平苔癬が考えられる。

④内服している薬がない ⟶ 薬疹を除外できる。

⑤皮膚生検で表皮基底細胞の液状変性と表皮直下の帯状細胞浸潤 ⟶ 扁平苔癬が考えられる。

画像診断

A

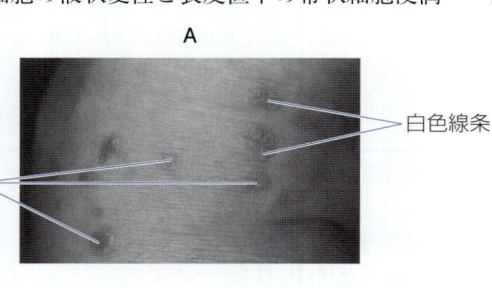

白色線条

類円形の紫紅色斑が多発

下肢に指頭大までの類円形の紫紅色斑が多発している。紫紅色斑の中には白色線条が数本みられる。

B

過角化
顆粒層の肥厚
表皮突起の鋸歯状変化
表皮直下の帯状細胞浸潤
表皮基底細胞の液状変性

過角化，顆粒層の肥厚，表皮突起の鋸歯状変化，表皮基底細胞の液状変性，表皮直下の帯状細胞浸潤がみられる。

鑑別診断　「アプローチ」①と②から難治性の炎症性皮膚疾患を考える。③と⑤から扁平苔癬が考えられる。④から扁平苔癬型の薬疹は否定でき，扁平苔癬と診断できる。

診断名　扁平苔癬

選択肢考察
× a　頭皮には扁平苔癬はみられない。
○ b　扁平苔癬は口腔粘膜にもみられる。
× c　腋窩には扁平苔癬はみられない。
× d　背部には扁平苔癬はみられない。
× e　臍部には扁平苔癬はみられない。

解答率　a 5.5%，b 75.6%，c 3.6%，d 12.3%，e 2.7%

関連知識　扁平苔癬は難治性の炎症性皮膚疾患の一つである。原因は不明であるが，薬剤性の場合は扁平苔癬型薬疹という。中高年の前腕・手背・下腿・足背・口腔粘膜・赤唇部や亀頭部に好発する。指頭大までの類円形の紫紅色斑が多発する。鱗屑や強い痒みを伴う。紫紅色斑の中には白色線条が数本みられ，Wickham 線条と呼ばれる。搔破などの刺激によって皮疹が出現する（Köbner 現象）。口腔粘膜では網目状の白色線条が，赤唇部・亀頭部では白斑・紅斑・びらんが，爪甲では肥厚・混濁・変形・菲薄化がみられる。病理組織所見として，過角化，顆粒層の肥厚，表皮突起の鋸歯状変化，表皮基底細胞の液状変性，表皮直下の帯状細胞浸潤がみられる。治療はステロイドを外用するが，難治である。

正解　b　**正答率 75.6%**　　　　▶参考文献　**MIX** 176　**コンパクト** 142

受験者つぶやき
・写真を見ても疾患が全くわかりませんでした。結節性紅斑？　Behçet 病？　と思いながら b を選びました。
・液状変性といえば扁平苔癬です。
・扁平苔癬かなと思いましたが自信はなかったです。

Check ■ ■ ■

113A-42　70 歳の女性。発熱と右季肋部痛を主訴に来院した。6 か月前に急性冠症候群に対して経皮的冠動脈形成術（ステント留置術）を受け，抗血小板薬を 2 種類服用している。1 週間前から右季肋部に鈍痛を自覚していた。本日就寝前に発熱と右季肋部に強い痛みが出現したため救急外来を受診した。意識は清明。体温 38.4℃。脈拍 88/分，整。血圧 142/92 mmHg。呼吸数 20/分。SpO₂ 96%（room air）。眼瞼結膜に貧血を認めない。眼球結膜に黄染を認める。心音と呼吸音とに異常を認めない。腹部は平坦で，肝・脾を触知しない。右季肋部から心窩部に圧痛を認める。筋性防御を認めない。血液所見：赤血球 398 万，Hb 12.5 g/dL，Ht 40%，白血球 15,300，血小板 21 万。血液生化学所見：総蛋白 6.9 g/dL，アルブミン 3.7 g/dL，総ビリルビン 4.9 mg/dL，直接ビリルビン 3.9 mg/dL，AST 282 U/L，ALT 164 U/L，LD 478 U/L（基準 176〜353），ALP 849 U/L（基準 115〜359），γ-GTP 632 U/L（基準 8〜50），アミラーゼ 210 U/L（基準 37〜160），クレアチニン 0.8 mg/dL，血糖 99 mg/dL，Na 140 mEq/L，K 4.4 mEq/L，Cl 99 mEq/L。CRP 10 mg/dL。腹部造影 CT の水平断像（**別冊 No. 16A**，**B**）及び冠状断像（**別冊 No. 16C**）を別に示す。

　　まず行うべきなのはどれか。

a　胆嚢摘出術
b　経皮経肝胆道ドレナージ
c　内視鏡的胆道ドレナージ
d　内視鏡的乳頭括約筋切開術
e　体外衝撃波結石破砕術〈ESWL〉

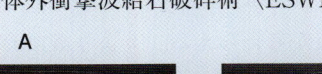

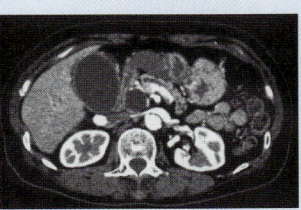
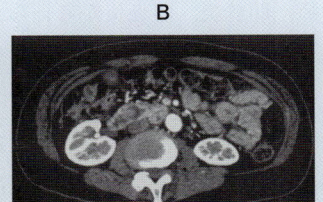
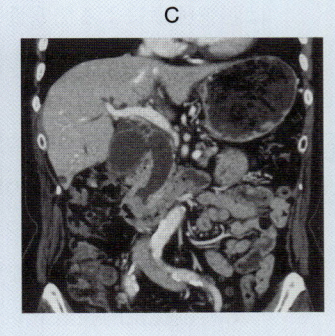

アプローチ　①発熱，右季肋部痛 ⟶ 肝臓，胆道疾患を示唆

②6 か月前にステント留置術を受け，抗血小板薬を 2 種類服用 ⟶ 観血的処置のリスクは高い。

③腹部は平坦，肝・脾を触知せず ⟶ 肝硬変は否定的

④筋性防御を認めない ⟶ 腹膜炎は否定的

⑤総ビリルビン 4.9 mg/dL，直接ビリルビン 3.9 mg/dL，AST 282 U/L，ALT 164 U/L，ALP 849 U/L，γ-GTP 632 U/L，CRP 10 mg/dL ⟶ 直接ビリルビン優位の黄疸，肝胆道系の上昇

A

医学各論

画像診断

A
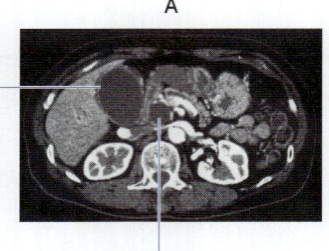
軽度の胆嚢壁肥厚と胆嚢腫大を認める

総胆管の拡張を認める

B
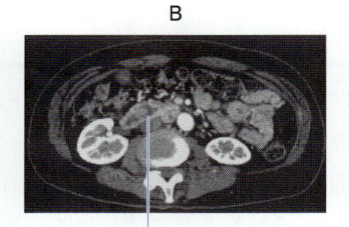
下部胆管に結石もしくは腫瘍を認める

C
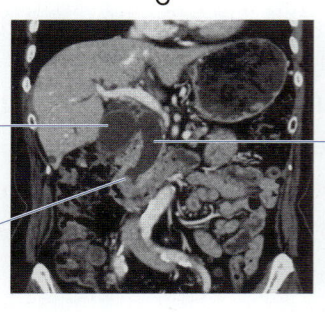
胆嚢の腫大を認める

下部胆管に結石もしくは腫瘍を認める

総胆管の拡張を認める

鑑別診断 　「アプローチ」①より肝臓，胆道（胆管・胆嚢）の炎症を伴う疾患が考えられ，⑤から胆管閉塞性の胆管炎もしくは胆嚢炎が考えられる。「画像診断」からは，胆嚢壁の軽度肥厚，胆嚢腫大および総胆管の拡張が認められ，総胆管下部には類円形の陰影が認められる。胆石もしくは胆管腫瘍による閉塞性黄疸，胆管炎，胆嚢炎が考えらえる。②より観血的処置はリスクが高く，放置すると急性閉塞性化膿性胆管炎から敗血症へ移行する可能性があるため，まずは胆道ドレナージを行う。

診 断 名 　総胆管結石もしくは胆管腫瘍による閉塞性胆管炎，胆嚢炎

選択肢考察
　×a　まずは胆管閉塞の解除が第一であるため，胆嚢摘出術は第一選択とはならない。

　×b　経皮経肝胆道ドレナージは胆管ドレナージ法の一つではあるが，観血的処置であるため第一選択とはならない。

　○c　内視鏡的胆道ドレナージは胆管ドレナージ法の一つであり，基本的には観血的処置は伴わないため第一選択となる。

　×d　内視鏡的乳頭括約筋切開術は，胆管ドレナージ法の一つであるが，観血的処置であるため第一選択とはならない。

　×e　体外衝撃波結石破砕術〈ESWL〉は，通常，胆管結石では適応とならない。

解 答 率 　a 4.5%，b 14.7%，c 72.5%，d 7.9%，e 0.1%

関連知識 　閉塞性胆管炎，胆嚢炎の症状，原因，治療を考えさせる問題である。発熱，右季肋部痛などの理学所見やビリルビン上昇，肝胆道系酵素上昇などの血液検査所見，胆嚢腫大，総胆管拡張などの画像所見から閉塞性胆管炎を考える。さらに，「画像診断」では総胆管下部で結石もしくは腫瘍による胆管閉塞が認められており，その治療を考える必要がある。初期治療として，早期の胆管ドレナージが必要であるが，抗血小板薬の内服をふまえ，観血的処置ではない方法を選択する必要がある。

| 正　解 | c | 正答率 72.5% | ▶参考文献 MIX 276 |

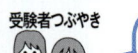

受験者つぶやき
・シャルコーの３徴をチェックしました。
・悩みました。
・胆管が拡張しているのでとりあえずそれをなんとかしようと考えました。

Check ☐ ☐ ☐

113A-43　66歳の女性。下腿の浮腫を主訴に来院した。２年前に関節リウマチと診断された。発症時には朝のこわばりが昼過ぎまで続き家事にも支障があったが，現在はプレドニゾロンとブシラミンの内服治療で症状はほとんどない。１か月前から顔と両下腿の浮腫を自覚し，体重が２kg増加したため受診した。今まで尿所見に異常は認められなかった。家族歴で父方祖母に関節リウマチがあるが，腎疾患はない。身長160cm，体重55kg。脈拍72/分，整。血圧154/80mmHg。呼吸数12/分。頭頸部と胸腹部に異常を認めない。両下腿に圧痕を残す浮腫を認める。関節の圧痛，腫脹，変形を認めない。尿所見：蛋白3+，糖（－），潜血（±），沈渣に変形赤血球2〜3/HPFを認める。随時尿の尿蛋白/クレアチニン比は1.5g/gクレアチニン（基準0.15未満）。血液所見：赤血球395万，Hb 13.2g/dL，Ht 40%，白血球7,800，血小板10万。血液生化学所見：総蛋白6.2g/dL，アルブミン3.5g/dL，尿素窒素13mg/dL，クレアチニン0.5mg/dL。CRP 0.2mg/dL。腹部超音波検査で腎臓に異常を認めない。

　　対応として最も適切なのはどれか。

a　腎生検を行う。
b　NSAIDs を開始する。
c　ブシラミンを増量する。
d　生物学的製剤を開始する。
e　プレドニゾロンを減量する。

アプローチ　①関節リウマチ〈RA〉を背景に有する ➡ RA は様々な合併症を起こす全身疾患であり，RA の治療も多彩な副作用を起こしうる。

②高度の蛋白尿と変形赤血球の存在 ➡ 糸球体レベルでの腎障害を示唆

③プレドニゾロンとブシラミンの投与 ➡ 前者は，投与量にもよるが若干のミネラルコルチコイド作用から，浮腫を起こしうる。後者は軽度からネフローゼ症候群レベルの蛋白尿を起こしうる。腎病理は膜性腎症〈MN〉を示すことが多い。

④ RA 全般の評価 ➡ 発症後２年程度と罹患期間は短い。関節炎所見は消退し，CRP や白血球数も正常で，RA のコントロールは良好である。

鑑別診断　「アプローチ」④から RA に関連した二次性アミロイドーシスの可能性は低い。治療に関連した腎障害，②により糸球体障害の可能性を考える。③に記したようにブシラミンによる蛋白尿は有名である。組織学的には MN を呈する。尿蛋白/クレアチニン比は1.5g/gクレアチニンと非ネフローゼレベルであるが，プレドニゾロン投与に後押しされて浮腫を起こしたと想像される。

診断名　薬剤性腎障害（ブシラミンによる），関節リウマチ

選択肢考察

○ a 確定診断は腎生検に頼らざるを得ない。MN を呈した場合，原発性 MN ならば IgG4 の顆粒状沈着をみるが，薬剤性 MN ならば IgG1 および IgG2 の顆粒状沈着をみる。また原発性 MN では血中に抗 PLA2R 抗体の出現が高頻度でみられる。なお，血小板数が5万以上あれば腎生検の妨げとはならない。

× b 関節痛は落ち着いており，NSAIDs を開始する必要はない。

× c 蛋白尿の原因薬剤と思われるブシラミンを増量することは許されない。

× d 病勢が落ち着いている現時点では生物学的製剤に切り替えることは不要である。もし被疑薬物のブシラミンを休止するなら，ほかの DMARDs を試みた上で生物学的製剤を開始してもよい。

× e 関節リウマチの病勢は落ち着いており，蛋白尿の被疑薬とは考えにくいため，減量する必要はない。

解 答 率 a 72.4%，b 0.1%，c 0.6%，d 7.0%，e 19.7%

関 連 知 識 ブシラミンで蛋白尿が出現する場合，投与開始後1年以内と早期である。

ブシラミン以外にも金製剤（最近はほとんど見かけなくなった）による膜性腎症，サラゾスルファピリジンによるクレアチニン排泄障害→血清クレアチニン上昇も記憶しておく。メトトレキサートは腎機能低下時に血中濃度が上昇し，骨髄抑制をはじめ多くの副作用を起こす。

正 解 a **正答率 72.4%**　　　　　　　　　　　　　　　▶参考文献 **MIX** 297

受験者つぶやき
・血小板10万は少し不安でしたがaを選びました。腎生検など侵襲性の高い検査を選ぶときは出血傾向がないか必ずチェックしましょう。
・難問です。
・血小板10万なので腎生検するかどうか悩みました……。

Check ■ ■ ■

113A-44　81 歳の男性。嚥下困難を主訴に来院した。1 か月前から嚥下困難を自覚しており，2 週間前から食事摂取が困難となったため受診した。前立腺癌でホルモン療法を受けている。身長 160 cm，体重 56 kg。体温 36.1℃。脈拍 72/分，整。血圧 136/88 mmHg。呼吸数 14/分。甲状腺の腫大を認めない。頸部リンパ節を触知しない。心音と呼吸音とに異常を認めない。腹部は平坦，軟で，肝・脾を触知しない。上部消化管内視鏡像（**別冊** No. 17）を別に示す。

　　考えられるのはどれか。

　　a　Barrett 食道　　　　b　逆流性食道炎　　　c　好酸球性食道炎

　　d　食道アカラシア　　　e　食道カンジダ症

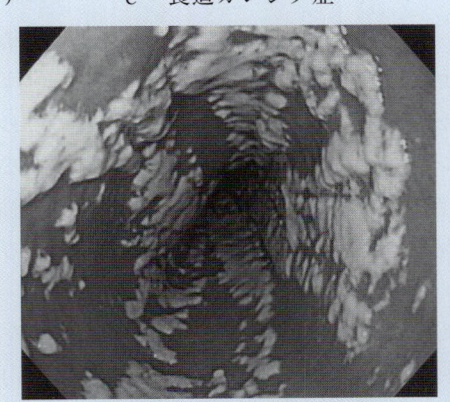

アプローチ　① 81 歳の男性 ⟶ 高齢の男性

② 1 か月前から嚥下困難 ⟶ 上部消化管系，呼吸器系，神経系，腫瘍性疾患など広範な疾患を考慮

③ 2 週間前から食事摂取困難 ⟶ 進行性

④ 前立腺癌でホルモン療法 ⟶ 癌および治療による免疫力低下の可能性

⑤ 身長 160 cm，体重 56 kg ⟶ BMI 21.9

⑥ 体温 36.1℃，脈拍 72/分，整。血圧 136/88 mmHg，呼吸数 14/分 ⟶ バイタルサイン正常

⑦ 甲状腺腫大を認めない ⟶ 外部からの食道圧迫による嚥下困難は否定的

⑧ 頸部リンパ節腫大を触知しない ⟶ 前立腺癌の頸部リンパ節転移は否定的

画像診断

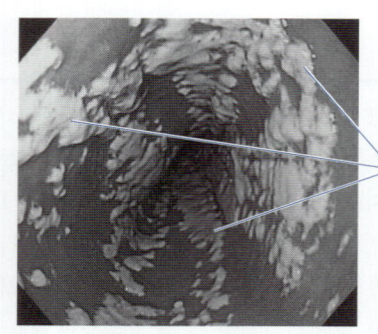

隆起性白苔付着

食道粘膜面に粟粒大の白いプラーク状・斑状に付着する隆起性の白苔あるいは白色栓を多数認める。

鑑別診断　「アプローチ」①，②から悪性疾患（特に口腔，咽頭，食道，頸部など），上部消化管疾患（良性器質的・機能的疾患），神経疾患（脳梗塞後遺症，球麻痺など）を考える。③から進行性疾患である。⑤，⑥から全身状態は保たれているが，①のとおり高齢であり，④から悪性の基礎疾患およびホルモン療法による免疫機能低下の可能性がある。⑦，⑧から外部からの食道圧迫による嚥下困難は否定的である。「画像診断」から食道悪性疾患・機能性疾患は否定的で，隆起性白苔の付着所見から食道カンジダ症の診断は容易である。

診断名　食道カンジダ症

選択肢考察　×a　Barrett 食道は，食道扁平上皮が胃と同じ円柱上皮に置き換えられた食道粘膜（円柱上皮化生：Barrett 粘膜）で全周性に覆われ，最短長 3 cm 以上のものと定義される。画像から明らかに異なる。

×b　逆流性食道炎は，下部食道括約筋弛緩などによる胃酸を含む胃内容物の食道への逆流により生じる食道粘膜障害である。胸やけが主症状で，食道胃接合部に接して食道側にみられる線状発赤・びらんなどが典型所見であり，画像から明らかに異なる。

×c　好酸球性食道炎は好酸球性炎症症候群に属し，免疫反応の異常により消化管で炎症が起きる指定難病である。嚥下障害，つかえ感，胸やけ，胸痛などの症状があり，食道内に白斑，白色滲出物，縦走溝，輪状ひだ，気管様狭窄などを認める。症状や画像から否定的である。

×d　食道アカラシアは下部食道括約筋の弛緩不全と食道体部の正常蠕動波消失を特徴とし，嚥下障害と食道内停滞物の逆流を主症状とする疾患である。食道粘膜面に肉眼的な異常はなく，画像から明らかに異なる。

○e　食道カンジダ症は食道粘膜上に白いプラーク状付着物，粟粒大の隆起性の白苔・白色栓を認めることから，画像所見と一致する。

解答率　a 0.4%，b 0.1%，c 3.2%，d 0.3%，e 95.6%

関連知識　食道カンジダ症は，口腔内に常在する真菌であるカンジダが食道内で増殖して，胸やけ，胸痛，嚥下時痛，嚥下困難などの症状を引き起こす疾患である。栄養状態不良，高齢や悪性基礎疾患による免疫機能低下，細胞性免疫不全，吸入ステロイド使用，糖過剰摂取などでみられる。食道粘膜上の白色隆起は食物残渣付着と異なり水洗浄しても容易に剝がれない。確定診断は生検での塗抹検鏡や培養により行う。

コメント　　良性食道疾患の内視鏡的鑑別が要求されており，常日頃から疾患と画像を結びつけて学習することが必要である。

正　解　e　**正答率** 95.6%　　　　　　　　　　　　　　　　▶参考文献　MIX 264

受験者つぶやき
・画像だけで判断しました。前立腺癌のホルモン療法との関係はわかりませんでした。
・画像が特徴的です。
・写真で一発診断でした。

Check ■ ■ ■

113A-45　32 歳の女性。無月経を主訴に来院した。妊娠反応陽性。超音波検査で子宮（12 cm）内に小囊胞の集簇を認め，妊娠 10 週の全胞状奇胎と診断した。
　　　　患者への説明として**適切でない**のはどれか。
　　　a　「胎児は育っていません」
　　　b　「子宮内容除去術が必要です」
　　　c　「20% が侵入奇胎になります」
　　　d　「今後は妊娠してはいけません」
　　　e　「治療後経過観察のためヒト絨毛性ゴナドトロピン〈hCG〉を測定します」

アプローチ　①超音波検査で小囊胞の集簇を認め，妊娠 10 週の全胞状奇胎と診断した ⟶ 侵入奇胎までの病変には至っていない。

鑑別診断　将来的に侵入奇胎との鑑別が重要になる。

診断名　全胞状奇胎

選択肢考察
〇a　全胞状奇胎では大部分の絨毛が水腫状腫大を呈しており，胎児成分が存在しない。
〇b　診断後，子宮内容除去術を行う。再搔爬は超音波断層法により遺残が疑われる場合に行う。
〇c　全胞状奇胎の 10～20%，部分胞状奇胎の 0.5～4% は侵入奇胎へと進行する。
×d　hCG のカットオフ値以下が 3～6 か月持続すれば，次回の妊娠は問題ない。
〇e　胞状奇胎娩出後 5 週で 1,000 IU/mL，8 週で 100 mIU/L，24 週で血中 hCG カットオフ値の 3 点を結ぶ線を判別線とし，いずれの時期でもこの線を下回る場合を経過順調型，いずれか 1 つ以上の時期でこの線を上回る場合を経過非順調型と分類している。

解答率　a 0.0%，b 0.1%，c 1.9%，d 97.7%，e 0.2%

コメント　『絨毛性疾患取扱い規約』が 2011 年に変更されているので，基礎的な知識について整理しておこう。

正　解　d　**正答率** 97.6%　　　　　　　　　　　　　▶参考文献　MIX 317　チャート 婦 211

受験者つぶやき
・選択肢を読むだけでも答えがわかりそうな問題です。
・倫理的問題です。
・妊娠してはいけないというのは極端すぎると思いました。

A

医学各論

Check ■ ■ ■

113A-46　65 歳の男性。徐々に増大する左頸部の腫瘤と嚥下障害を主訴に来院した。左頸部に径 2.5 cm の弾性硬のリンパ節を 1 個触知する。圧痛を認めない。同部位の穿刺吸引細胞診で扁平上皮癌と診断された。喫煙は 20 本/日を 30 年間。飲酒は日本酒 4 合/日を 45 年間。内視鏡像（**別冊** No. 18）を別に示す。

　　考えられるのはどれか。

　　a　喉頭癌　　　　　　　b　上咽頭癌　　　　　　c　中咽頭癌
　　d　下咽頭癌　　　　　　e　頸部食道癌

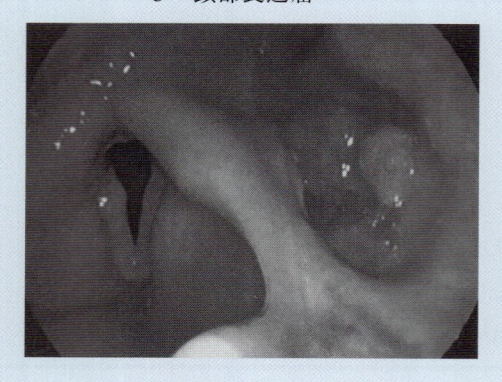

アプローチ　① 65 歳の男性 ━━▶ 頭頸部癌は高齢男性に多い。

②徐々に増大する頸部腫瘤と嚥下障害 ━━▶ 咽頭，食道の悪性腫瘍の頸部リンパ節転移を想起する。

③圧痛を認めない頸部リンパ節腫脹 ━━▶ 炎症性疾患の可能性は低く，悪性腫瘍のリンパ節転移を疑う。

④穿刺吸引細胞診で扁平上皮癌 ━━▶ 頭頸部癌，食道癌の大半は扁平上皮癌である。

⑤喫煙は 20 本/日を 30 年間，飲酒は日本酒を 4 合/日を 45 年間 ━━▶ 下咽頭癌のリスクファクターは飲酒と喫煙である

画像診断

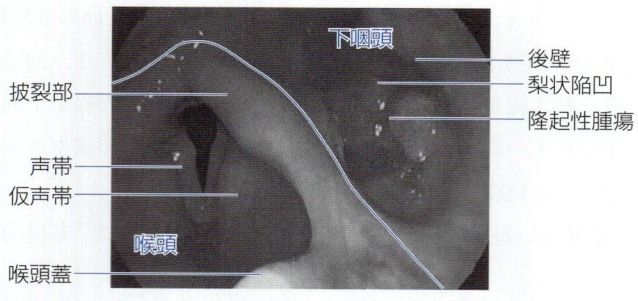

鑑別診断　　内視鏡像では喉頭と下咽頭が観察され，喉頭癌あるいは下咽頭癌の鑑別が必要であるが，解剖を理解できていれば悩むことはない問題である。

診 断 名　下咽頭癌，梨状陥凹型

選択肢考察　　内視鏡で確認できるのは喉頭と下咽頭であり，腫瘍が存在するのは下咽頭梨状陥凹である。

　　×a，×b，×c，○d，×e

| 解答率 | a 15.1%, b 0.6%, c 4.1%, d 78.9%, e 1.1% |

関連知識　下咽頭癌は，発生部位から梨状陥凹型，後壁型，輪状後部型に分類される。高齢男性に多く発症し，頸部リンパ節転移を生じやすい。治療は，化学放射線療法と手術療法を単独あるいは併用する。手術には下咽頭部分切除（喉頭温存または喉頭全摘術併用），下咽頭喉頭全摘術が行われる。切除後の欠損に対しては，遊離空腸移植術などによる再建手術を併用する。近年では経口的腫瘍切除術が行われるようになり，喉頭温存率が向上しつつある。

コメント　咽頭，喉頭は立体的構造の理解が難しく，耳鼻咽喉科の臨床実習で内視鏡による診察により十分に理解することが大切である。

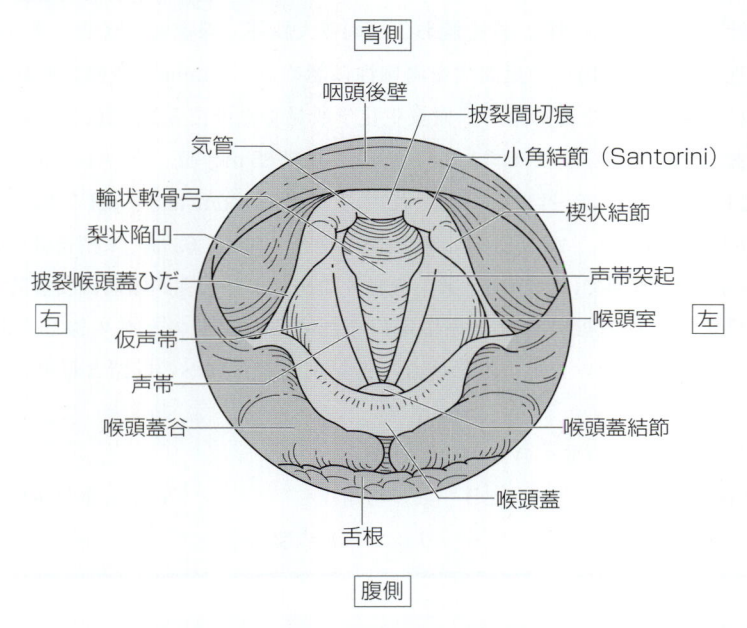

背側

咽頭後壁
気管
輪状軟骨弓
梨状陥凹
披裂喉頭蓋ひだ
右
仮声帯
声帯
喉頭蓋谷

披裂間切痕
小角結節（Santorini）
楔状結節
声帯突起
喉頭室
左
喉頭蓋結節

舌根

喉頭蓋

腹側

| 正解 | d | 正答率 78.9% |

▶参考文献　MIX 367, 375　コンパクト 90

受験者つぶやき
・上咽頭癌，中咽頭癌，下咽頭癌のリスクや原因はまとめておくとよいと思います。
・下咽頭癌の好発部位は大事です。
・喉頭の解剖に自信がなかったです……。

A

医学各論

Check ■ ■ ■

113A-47 64歳の男性。ろれつの回りにくさと体重減少を主訴に来院した。半年前から話しにくさを自覚しており，同僚からも声が小さくて聞き取りにくいと指摘されるようになった。2か月前から食事に時間がかかるようになり，2か月間で体重が5kg減少している。1か月前からは両手指の脱力で箸が使いづらく，階段昇降も困難になってきたため受診した。意識は清明。眼球運動に制限はなく顔面の感覚には異常を認めないが，咬筋および口輪筋の筋力低下を認め，舌に萎縮と線維束性収縮を認める。四肢は遠位部優位に軽度の筋萎縮および中等度の筋力低下を認め，前胸部，左上腕および両側大腿部に線維束性収縮を認める。腱反射は全般に亢進しており，偽性の足間代を両側性に認める。Babinski徴候は両側陽性。四肢および体幹には感覚障害を認めない。血液生化学所見：総蛋白5.8 g/dL，アルブミン3.5 g/dL，尿素窒素11 mg/dL，クレアチニン0.4 mg/dL，血糖85 mg/dL，HbA1c 4.5%（基準4.6〜6.2），CK 182 U/L（基準30〜140）。動脈血ガス分析（room air）：pH 7.38，$PaCO_2$ 45 Torr，PaO_2 78 Torr，HCO_3^- 23 mEq/L。呼吸機能検査：%VC 62%。末梢神経伝導検査に異常を認めない。針筋電図では僧帽筋，第1背側骨間筋および大腿四頭筋に安静時での線維自発電位と陽性鋭波，筋収縮時には高振幅電位を認める。頸椎エックス線写真および頭部単純MRIに異常を認めない。嚥下造影検査で造影剤の梨状窩への貯留と軽度の気道内流入とを認める。

この時点でまず検討すべきなのはどれか。

a　胃瘻造設 b　気管切開 c　モルヒネ内服
d　エダラボン静注 e　リルゾール内服

▶**臨床eye** **Step 1** 64歳の男性　ろれつの回りにくさと体重減少

　ろれつが回りにくい場合，中枢性ないし末梢性の麻痺，筋疾患のほか，口・顔面・咽頭領域の動きを制限するような疾患など，鑑別疾患は多岐にわたる。歯牙欠損などで口腔内圧が十分上げられなくても構音障害は生じる。ろれつが回りにくいという場合，舌（ラ行が障害されやすい），口唇（パ行が障害されやすい），咽頭（カ行が障害されやすい）の動きのどれが障害されているか，あるいはすべてか，鼻声かなどを意識しながら診察する。また，口腔・咽頭に器質的異常がないか，動きはどうか，萎縮はないかも視診により確認していく。

　脳血管障害のような急性疾患では体重減少をきたさないので，ある程度罹患期間が長期にわたる疾患であることは推測される。神経疾患，筋疾患により体重減少が生じることもあれば，構音障害にしばしば伴う嚥下障害のために摂食が低下して体重減少が生じる場合もある。

Step 2 病歴，身体所見

①半年前から話しにくさを自覚，2か月前から食事に時間がかかるようになった━━▶慢性進行性の疾患

②1か月前から両手指の脱力，階段昇降も困難 ⟶ 四肢の筋力低下もきたす。

③眼球運動に制限なく顔面の感覚には異常を認めない。四肢および体幹には感覚障害を認めない ⟶ 脳腫瘍などの局在性疾患は考えにくい。筋疾患や系統変性症が考えやすいが，眼球運動が侵されにくい疾患であり，重症筋無力症は考えにくくなる。

④舌，前胸部，左上腕，両側大腿に線維束性収縮を認める ⟶ 脳神経領域，四肢，体幹の下位運動神経が障害されている。

⑤腱反射は全般性に亢進，偽性の足間代を両側性に認める，Babinski 徴候は両側陽性 ⟶ 上位運動ニューロン障害もある。

Step3　検査所見

⑥CK 182 U/L ⟶ CK 上昇は軽度

⑦$PaCO_2$ 45 Torr，PaO_2 78 Torr，%VC 62% ⟶ 拘束性換気障害の存在。呼吸筋にも筋力低下をきたしている。

⑧針筋電図では安静時での線維自発電位と陽性鋭波，筋収縮時には高振幅電位を認める ⟶ 脱神経を伴う神経原性変化

⑨頸椎エックス線，頭部単純 MRI では異常を認めない ⟶ 上位運動ニューロン障害をきたすような疾患（脳血管障害や頸椎症など）は認めない。国試ではすべての所見が単一疾患で説明できるが，実際の臨床では複数疾患が合併して症状を複雑化させていることも多い。少なくとも頻度の高い疾患は除外しておく必要がある。

⑩嚥下造影検査では造影剤の梨状窩への貯留と軽度の気道内流入とを認める ⟶ 軽度の誤嚥もある。

Step4　総合考察

　脳神経領域・四肢・体幹と広範に筋力低下・筋萎縮をきたし，上位および下位運動ニューロンともに侵すが，感覚障害をきたさず眼球運動は保たれる疾患ということになる。単一疾患でこれを説明できるのは筋萎縮性側索硬化症〈ALS〉しかない。

診断名　筋萎縮性側索硬化症〈ALS〉

選択肢考察

○a　胃瘻の造設時期についてエビデンスに基づく明確な基準はない。食形態や食事時間の調整を行っても栄養管理や水分管理が困難となる前，体重が病前に比して 10% 以上減少する前，食事による患者・介護者の疲労が強くなる前などが提唱されている。ただ，%FVC が 30〜50% では中等度リスク，30% 以下では高リスクとされており，呼吸状態や全身状態が極度に悪化する前に行うことが推奨されている。本例では嚥下障害が出現しており，既に肺活量低下も中等度にみられるため，現段階で胃瘻造設を検討することが望ましい。

×b　気管切開は球麻痺により気道クリアランスが悪い場合や侵襲的換気を選択する場合に考慮する。本例では換気障害はあるものの人工呼吸管理を必要とするレベルではなく，誤嚥も軽度みられるが排痰が自力で困難というレベルではなく，適応はまだない。

×c　呼吸苦などによる苦痛が強い場合はモルヒネ少量投与も考慮される。ALS では約 50% の患者が呼吸苦を自覚し，モルヒネにより 80% 程度の症例で呼吸苦が緩和されるといわ

れる。副作用として呼吸抑制があるので緩和治療の意義を患者本人，家族に十分説明して理解してもらう必要がある。本例では呼吸苦があるわけではなく，対象とならない。

△d　本例は日常生活に困難はあるが，おおむね自立しており，ALS 重症度分類では 2 度に相当する。ALS へのエダラボン静注は重症度による除外はないが，重症度 4 以上ではリスクとベネフィットを考慮して慎重に判断することになっている。開発治験においては重症度 1～2 でのみ有意な効果が確認されている。本例で投与を検討してもよいが，エダラボンの効果は顕著ではなく，まず検討すべきとは言い難い。

△e　リルゾールにより生存期間が 2～3 か月延長するとされる。しかし，本邦では努力性肺活量 60% 未満に低下している患者は適応外である。本例は努力性肺活量の記載はないが %VC 62% であり，努力性肺活量は 60% 未満である可能性が高く，適応外か，適応があっても継続的投与は難しいと推測される。まず検討すべきとはいえない。

解 答 率　a 62.1%，b 4.5%，c 0.1%，d 21.2%，e 12.0%

関連知識　ALS の診断は容易であろう。脳神経領域，四肢，体幹の上位および下位の運動ニューロンが侵され，感覚障害や自律神経障害をきたさない疾患はほかにはない。眼球運動は末期には障害されるが一般には保たれる。

　　日本神経学会が 2013 年に『筋萎縮性側索硬化症診療ガイドライン 2013』を出しているので興味があれば参照されたい。

ALS 重症度分類

重症度 1 度	家事・就労はおおむね可能
重症度 2 度	家事・就労は困難だが，日常生活（身の回りのこと）はおおむね自立
重症度 3 度	自力で食事，排泄，移動のいずれか 1 つ以上のことができず，日常生活に介助を要する
重症度 4 度	呼吸困難・痰の喀出困難，あるいは嚥下障害がある
重症度 5 度	気管切開，非経口的栄養摂取（経管栄養，中心静脈栄養など），人口呼吸器使用

コメント　ALS 管理の問題であるが，選択肢 d・e も自信をもって除外するには相当細かい知識が必要となる。

本問の狙い　本問では ALS の管理について問うている。根本治療がいまだない疾患であるが，対症療法・ケアなどにより ADL・QOL が異なってくる。今までは国試では ALS の診断がつけばよい問題が多かったが，より臨床に必要な知識を求めている。

正　解　a　**正答率 62.1%**　　　　　　　　　　　　　　　　▶参考文献　MIX 159

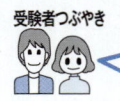
・最後の一文をしっかり読んでおけば a を選べたかもしれません。問題文を読んで「ALS かな……？」と思い，選択肢 e を見て「ALS だ！」と飛びついてしまいました。
・ALS は陰性症状が大事です。
・食べられなくて体重が減っているので，とにかく栄養を摂ってもらわないと，と考えました。

A

医学各論

Check ☐ ☐ ☐

113A-48 82歳の男性。疲労感を主訴に来院した。3か月前から顔面が蒼白であることを指摘され，息切れと疲労感を自覚するようになった。2か月前から味覚異常と手足のしびれとを感じていた。3週間前から疲労感が増悪するため受診した。20年前に胃癌に対し胃全摘術を受けた。身長172 cm，体重56 kg。体温36.2℃。脈拍92/分，整。血圧102/66 mmHg。呼吸数18/分。眼瞼結膜は貧血様で，眼球結膜に黄染を認めない。腹部は平坦，軟で，肝・脾を触知しない。圧痛を認めない。上腹部正中に手術痕を認める。両側下腿に軽度の浮腫を認める。両下肢に末梢優位の感覚障害を認める。血液所見：赤血球162万，Hb 6.2 g/dL，Ht 21％，白血球3,300，血小板11万。血液生化学所見：総蛋白5.8 g/dL，アルブミン2.8 g/dL，総ビリルビン1.6 mg/dL，AST 24 U/L，ALT 32 U/L，LD 648 U/L（基準176〜353），尿素窒素11 mg/dL，クレアチニン0.7 mg/dL，血糖106 mg/dL。

　　まず投与すべきなのはどれか。

a　鉄　剤　　　　　　　b　亜鉛製剤　　　　　　c　ニコチン酸製剤

d　カルシウム製剤　　　e　ビタミン B_{12} 製剤

アプローチ　①顔面が蒼白，息切れ，疲労感 ⟶ 貧血による症状を示唆

②味覚異常 ⟶ 舌乳頭の萎縮や消失，唾液分泌の低下，亜鉛不足，薬剤の副作用による影響を考慮

③手足のしびれ，両下肢に末梢優位の感覚障害 ⟶ 四肢の末梢神経障害を示唆

④赤血球162万，Hb 6.2 g/dL，Ht 21％ ⟶ 大球性（巨赤芽球性）貧血（MCV 129 fL）

鑑別診断　　病歴および「アプローチ」①より慢性の経過による貧血を疑う。貧血の原因として胃全摘の既往もあることよりビタミン B_{12} 欠乏や鉄欠乏性貧血を考慮する。④よりヘモグロビンの低下があることから貧血と診断でき，MCVの計算を行うとMCV 129 fLとなり，大球性の貧血と診断できる。②よりHunter舌炎，③より亜急性連合性脊髄変性症の合併を考慮する。

診　断　名　胃全摘後の巨赤芽球性貧血

選択肢考察　×a　小球性貧血ではないことより鉄欠乏性貧血を疑う状況ではない。

×b　亜鉛不足でも貧血や味覚異常をきたすがこの場合は正球性貧血であること，また亜鉛の吸収は十二指腸および空腸で行われることより胃全摘とは無関係に起こる。

×c　ニコチン摂取により末梢血管が収縮し顔面蒼白となることはあるが，一般的に巨赤芽球性貧血にはならない。

×d　一般的にカルシウム不足と巨赤芽球性貧血との関連は示唆されていない。

○e　臨床経過および検査所見より，ビタミン B_{12} 欠乏を最も疑うべきである。

解　答　率　a 3.9%，b 0.6%，c 0.2%，d 0.0%，e 95.0%

関連知識　　ビタミン B_{12} は肝臓に多く貯蔵されており，胃全摘後に巨赤芽球性貧血を発症するまでは5年くらいの経過が必要である。ビタミン B_{12} が体内に吸収されるかを調べるSchilling試験は放射性同位元素を用いるため，現在日本では行われていない。

正　解　e　**正答率** 95.0%　　　　　　　　　　▶ 参考文献　**MIX** 128

A

医学各論

> ・焦らずに MCV を計算しました。
> ・過去問で見ました。
> ・超典型的な問題です。

Check ■ ■ ■

113A-49 24 歳の女性。不正性器出血を主訴に来院した。月経終了 2 日後から少量の出血が始まり 10 日間持続したため来院した。月経周期 40〜90 日，不整，持続 5 日間。身長 162 cm，体重 74 kg。体温 36.5℃。脈拍 72/分，整。血圧 122/68 mmHg。呼吸数 18/分。内診で子宮は正常大で軟，圧痛を認めない。外子宮口に少量の血液を認める。両側付属器に異常を認めない。

この時点での検査として**適切でない**のはどれか。

a 妊娠反応 b 腹部造影 CT c 経腟超音波検査
d 性ホルモン検査 e 子宮頸部細胞診

アプローチ ①不正性器出血を主訴 ⟶ 機能性出血か，器質性出血かを考える。

②月経終了 2 日後から少量の出血が 10 日間持続 ⟶ 本来の月経と異なる。

③月経周期 40〜90 日，不整 ⟶ 背景に卵巣機能障害を疑う。

④身長 162 cm，体重 74 kg ⟶ BMI が 28.2 で軽度肥満

⑤体温 36.5℃，脈拍 72/分，整，血圧 122/68 mmHg，呼吸数 18/分 ⟶ バイタルサインに影響を及ぼすほどの多量出血ではない。

⑥子宮は正常大で軟，圧痛を認めない ⟶ 子宮が軟であるので妊娠性を疑う。

⑦外子宮口に少量の血液 ⟶ 子宮内腔からの出血を疑う。

⑧両側付属器に異常を認めない ⟶ 付属器の器質的疾患は考えにくい。

鑑別診断 「アプローチ」①から，若い成人女性の不正性器出血に対して，まず月経由来か妊娠性出血かを鑑別する必要がある。そのため，妊娠反応検査は必須である。特に③の月経周期が不順である場合，②で月経が終わった直後であっても，普段は 5 日間ある月経がその後 10 日間も持続している点と，④の肥満傾向である点からも，卵巣機能不全による排卵障害が根底にある月経異常が考えられる。その場合には卵巣が多嚢胞である例もあるので経腟超音波検査と性ホルモン検査は有用である。一方，妊娠反応が陽性であれば，超音波検査で異所性妊娠の有無を検査し，hCG 測定で妊娠の程度を知ることができる。⑦の所見で，出血部位を子宮と考えると，頸部細胞診で頸癌を除外できるかどうかを検討することも欠かせない。以上から，機能性出血の可能性はあるが，器質性出血を否定し，妊娠性出血に到達できる。

診断名 流産の疑い

選択肢考察 ○a 月経不順の場合における出血では，妊娠関連を確認するのは必須。

×b 妊娠の可能性を否定できないうちに，骨盤部の造影 CT を行うことは，放射線被曝の観点から避けるのが望ましい（限りなく**禁忌**に近い）。

○c 非侵襲性の経腟超音波検査で得られる子宮内の情報は，妊娠診断には有力である。

○d 性ホルモン測定検査で，卵巣ホルモンの分泌程度や性腺刺激ホルモンの分泌程度を確認

A

医学各論

することで卵巣機能を評価し，不正出血との因果関係を考察することができる。

○e　子宮頸部の器質的疾患を除外するためには，頸部細胞診は欠かせない。

解答率　a 6.5%，b 88.2%，c 0.2%，d 1.7%，e 3.1%

関連知識　性ホルモンは女性ではエストロゲンとプロゲステロンを指す。子宮内に胎嚢がなく，妊娠反応が陽性の場合は hCG 測定を行い異所性妊娠の程度を考える。卵巣機能を評価するためには性ホルモンと性腺刺激ホルモンならびにプロラクチンを測定し排卵機能を評価し，不正出血との因果関係を考えることができる。

　不正出血は，原因によって妊娠性出血，性器外出血，器質性出血，薬剤性出血，出血性素因，それ以外の機能性出血に大別される。その筆頭に妊娠性があり，流産，異所性妊娠，胞状奇胎が具体的に挙げられる。概略を下に示した。

不正性器出血

月経異常	中枢性，子宮性，卵巣性など		
妊娠性出血	流産，異所性妊娠，胞状奇胎		
非妊娠性出血 （器質性疾患）	子宮以外からの出血	腟，外陰，性器外からの出血	
	子宮からの出血	子宮頸部：頸癌・異形成，頸管ポリープ	
		子宮体部内膜：体癌・内膜増殖症，内膜ポリープ	
		子宮筋腫：粘膜下筋腫	
機能性子宮出血	排卵性機能性出血，無排卵性機能性出血，その他		

コメント　症例文からは妊娠関連の出血を疑い，妊娠反応陽性ならば流産を疑う。次に，子宮内妊娠か異所性妊娠かの鑑別が必要で，そのためには経腟超音波検査が有用である。子宮内に胎嚢の存在を調べ，確認できなければ hCG 定量測定を行い，異所性妊娠の可能性を検討する。妊娠反応が陽性で，hCG 定量検査でも高単位であれば異所性妊娠と判断する。妊娠反応が陰性であれば，経腟超音波検査で卵巣の形態を調べ，多嚢胞卵巣による排卵障害が原因かどうかを検討する。同時に，子宮の器質的疾患の存在を調べるために頸部細胞診を行う。なお，経腟超音波検査では，子宮の形態的変化として，子宮筋腫や内膜ポリープの存在も疑うことが大切。

正　解　b　**正答率** 88.2%

受験者つぶやき
・疾患がわからずもやもやしましたが，妊娠の可能性があるのに造影はないかなと思いました。
・妊婦には被ばくするものはいけません。
・女性を診たら妊娠の可能性はまず考慮しなければいけません。

Check ■ ■ ■

113A-50　75歳の女性。外陰部の違和感と不正性器出血を主訴に来院した。発熱はなく痒みや痛みもない。52歳で閉経。左大陰唇外側に辺縁が隆起し中央に潰瘍を形成した腫瘤を認める。左外側に鼠径リンパ節を触知する。外陰部の写真（**別冊 No. 19**）を別に示す。

　　考えられるのはどれか。

　　　a　外陰癌　　　　　　　b　外陰ヘルペス　　　　　c　カンジダ外陰炎
　　　d　尖圭コンジローマ　　e　バルトリン腺嚢胞

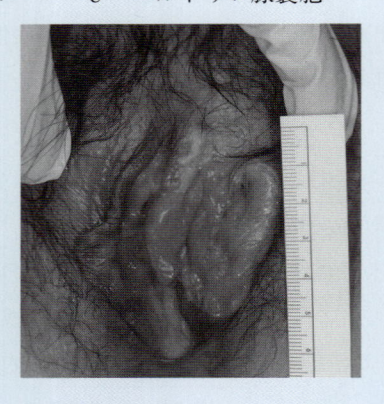

アプローチ　① 75歳の女性 ⟶ 高齢女性に多い疾患を考える。

　②外陰部の違和感と不正性器出血 ⟶ 出血は腫瘍からか，あるいは腟・子宮からの出血か。

　③発熱なく痒みや痛みもない ⟶ 急性炎症ではない。

　④大陰唇外側に辺縁が隆起 ⟶ 外陰腫瘍を考える。

　⑤中央に潰瘍形成 ⟶ 無痛性の潰瘍形成腫瘍を考える。

　⑥鼠径リンパ節を触知 ⟶ 腫瘍性病変（外陰癌）の存在を示唆している。

画像診断

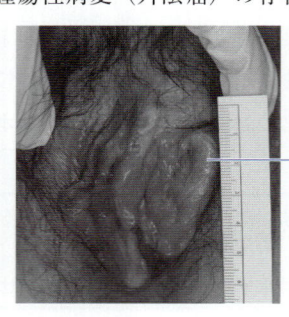

左大陰唇から左小陰唇に及ぶ隆起性の外陰部腫瘍。表面は自壊している。主に左大陰唇の中央部からやや上方（恥骨寄り）に位置している

鑑別診断　「アプローチ」①，②から，高齢女性の外陰部に生じる隆起性病変として外陰腫瘍を考える。高齢者の不正出血（②）では，外陰部の悪性腫瘍のほかに萎縮性腟炎や腟・子宮の悪性腫瘍も考える。③から，急性炎症の症状がないので，外陰炎やバルトリン腺炎ではない。④，⑤から，外陰部に潰瘍形成する腫瘍なので外陰癌の存在を強く疑う。⑥からは所属リンパ節に転移していると解釈する。

診断名　外陰癌

選択肢考察

○a　高齢女性の外陰部にできる隆起性病変では，外陰癌を強く疑う。

×b　外陰ヘルペスに特有な所見の kissinng ulcer や疼痛がない。隆起もしない。

×c　カンジダ外陰炎では，増加する白色帯下や痒みが特徴的。

×d　尖圭コンジローマでは，痒みや先の尖った無痛性の疣贅を認める。形態が大きく異なる。

×e　バルトリン腺囊胞は，外陰部の下 1/3 の側方に生じ，大陰唇には及ばない。

解 答 率　a 97.2%，b 0.4%，c 0.3%，d 0.9%，e 0.9%

関 連 知 識　　外陰癌は，大小陰唇，陰核に生じる悪性腫瘍であり，70 歳前後の高齢者に多く，婦人癌の 4 〜5% を占める。扁平上皮癌が 85% 以上だが，ほかに悪性黒色腫が約 5% ある。頻度は少ないがバルトリン腺癌や，浸潤性 Paget 病もある。外陰癌を疑う場合は，積極的にコルポスコピー下で生検を行う。所属リンパ節は，浅鼠径節，深鼠径節，骨盤リンパ節であり，疑ったらまず鼠径部の触診を行って鼠径節転移の有無を検索する。本例では左鼠径節に転移が疑われるので，進行期分類ではⅢ期以上と診断できる（遠隔転移の検索について記載がないため）。

コ メ ン ト　　バルトリン腺囊胞は細菌感染によってバルトリン腺炎や膿瘍を呈すると発熱，疼痛などの臨床症状が著しくなる。自壊して一時的に症状が軽くなる時もある。しかし，その発症部位は外陰部の下 1/3 であるので本例には該当しないが，外陰癌にはまれにバルトリン腺癌があることを忘れてはいけない。

正　解　a　**正答率 97.2%**　　　　　　　　　　　　　▶参考文献　チャート 婦 179

受験者つぶやき

・初めて見る疾患でした。消去法で解きました。
・初めて見ました。
・見た目が悪性っぽいなと思いました。

A

医学各論

Check ☐☐☐

113A-51 56歳の女性。頭痛と発熱を主訴に来院した。2週間前に山菜採りに行き，その数日後から右耳介後部に水疱が出現した。4日前から頭痛と発熱が出現し，3日前に自宅近くの診療所を受診しセフェム系抗菌薬を処方されたが症状は改善しなかった。昨日から全身に発疹が出現した。既往歴に特記すべきことはない。喫煙歴はない。海外渡航歴はなく，ペット飼育歴もない。意識は清明。体温40.1℃。脈拍108/分，整。血圧150/82 mmHg。呼吸数24/分。SpO_2 96%（room air）。眼瞼結膜に異常を認めない。眼球結膜に充血を認める。口腔内粘膜に異常を認めない。頸部にリンパ節腫大を認めない。項部硬直を認めない。心音と呼吸音とに異常を認めない。腹部は平坦，軟で，肝・脾を触知しない。体幹部に赤色の小丘疹が散在しているが，癒合傾向を認めない。右耳介後面下部の写真（**別冊 No. 20**）を別に示す。血液所見：赤血球497万，Hb 14.8 g/dL，Ht 46%，白血球2,400（分葉核好中球75%，好酸球0%，好塩基球1%，単球3%，リンパ球21%，異型リンパ球0%），血小板11万。血液生化学所見：総蛋白6.5 g/dL，アルブミン3.8 g/dL，総ビリルビン1.6 mg/dL，AST 500 U/L，ALT 275 U/L，LD 881 U/L（基準176〜353），ALP 1,477 U/L（基準115〜359），γ-GTP 326 U/L（基準8〜50），アミラーゼ73 U/L（基準37〜160），CK 86 U/L（基準30〜140），尿素窒素10 mg/dL，クレアチニン0.7 mg/dL。CRP 5.3 mg/dL。

最も考えられる疾患はどれか。

a　デング熱　　　　　　　　b　マラリア　　　　　　　　c　ツツガ虫病
d　伝染性単核球症　　　　　e　レプトスピラ感染症

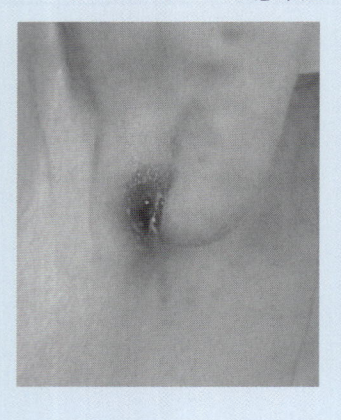

アプローチ ①56歳女性，4日前からの頭痛，発熱 ➡ 感冒から髄膜炎まで多岐にわたる鑑別が必要

②山菜採り数日後に右耳介後部に水疱出現 ➡ 虫刺症が示唆される。

③2週間前に山菜採りに行き4日前から頭痛と発熱 ➡ 10〜14日の潜伏期間

④セフェム系抗菌薬が無効の経緯 ➡ β-ラクタム系抗菌薬が効かない感染症の可能性

⑤眼球結膜充血，体幹部に癒合傾向を認めない赤色小丘疹 ➡ 細菌感染による中毒疹やウイルス性発疹症などを考慮

⑥白血球2,400，血小板11万，CRP 5.3 mg/dL ➡ 重症感染症に伴う播種性血管内凝固への

進行が懸念される。

⑦ AST 500 U/L，AST 275 U/L，LD 881 U/L，ALP 1,477 U/L，γ-GTP 326 U/L ⟶ 著明な肝胆道系障害の存在

画像診断 　周囲が発赤し中心部に痂皮を伴う，ダニ咬傷を疑う特徴的な所見である。

鑑別診断 　「アプローチ」①から髄膜炎が鑑別に挙がるが，項部硬直や意識障害を認めないことから否定的である。③から潜伏期が10〜14日であることが示唆される。⑥の血球減少や播種性血管内凝固への進展の可能性からはレプトスピラ症も鑑別となるが，②の虫刺症の存在からは否定的である。さらに④からβ-ラクタム系抗菌薬では治療効果が期待できない感染症であることがわかる。⑤の皮疹と合わせ，発熱，（特徴的な）刺し口の3徴が揃っていることからもツツガ虫病の診断は容易であり，同疾患では⑦肝酵素の上昇をきたすこともよく知られている。

診断名 　ツツガ虫病

選択肢考察

×a　フラビウイルス科に属するデングウイルスがネッタイシマカやヒトスジシマカなどの蚊によって媒介されて感染することで発症する。感染症法における4類感染症である。2014年には国内での流行が発生したが，潜伏期間が7日程度であることや刺し口の形状が本症例とは合わない。

×b　ハマダラカなどの蚊を媒介してマラリア原虫のスポロゾイトが侵入することで感染が確立する。感染症法における4類感染症である。熱帯熱マラリアの潜伏期間は12日程度で本症例にも合致するが，国内発症例の報告例はなく，海外渡航歴もないことから否定的である。また，皮疹の説明もつかない。

○c　ツツガ虫病は *Orientia tsutsugamushi* によるリケッチア症で，ダニの一種であるツツガ虫によって媒介される。ダニ咬傷は中心部に痂皮を伴う発赤が特徴的であり，ツツガ虫病では感染後1〜2週間程度の潜伏期を経て発熱をきたし，その後の発疹などの急性症状で発症する。多くの症例で肝機能障害を認め，重症例では播種性血管内凝固から死に至ることもある。

×d　ヘルペスウイルスの一種である Epstein-Barr ウイルス〈EBV〉が飛沫感染することで発症する。典型的には咽頭の白苔や頸部リンパ節腫脹，肝脾腫を呈し，末梢血に異型リンパ球が検出されるのが特徴的である。本症例ではいずれも認めておらず，積極的に疑うものではない。

×e　レプトスピラはスピロヘータ目の Gram 陰性桿菌で，ドブネズミなどのげっ歯類や馬・牛などの家畜，犬・猫などのペットの尿中から排泄される。排泄された病原体は水や土壌から経皮・経口的に感染する。1〜2週間の潜伏期間を経て，発熱，筋肉痛，頭痛などの急性症状を呈するが，重症の Weil 病では黄疸や腎機能障害，出血傾向を示すこともある。感染症法における4類感染症である。

解答率 　a 5.2%，b 0.1%，c 88.0%，d 0.4%，e 6.1%

関連知識 　本症例においては特徴的な刺し口と発熱，発疹からツツガ虫病の診断は容易である。本症例の病原体である *Orientia tsutsugamushi* はリケッチアの一種で細胞外では存在できない偏性細胞内寄生細菌であり，β-ラクタム系抗菌薬は無効である。治療にはテトラサイクリン系抗菌薬を第一選択とする。

正　解　c　**正答率** 88.0%　　　　　　　　　　　　▶**参考文献** MIX 87

受験者つぶやき

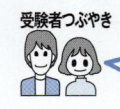

・虫刺されから感染する疾患は a 〜 c ですが，写真はどうしても蚊に刺された痕には見えませんでした。
・刺し口があり，のちに全身発疹をきたすのはツツガ虫の特徴です。治療はテトラサイクリンです。
・山に行ってるのでダニに嚙まれた？と思いました。

Check ■ ■ ■

113A-52　74歳の男性。息苦しさを主訴に来院した。半年前から階段昇降時などに息切れを自覚していた。2日前から症状が増悪し，昨夜からは安静時にも息苦しさを自覚するようになったため来院した。体温 36.4℃。脈拍 112/分，整。血圧 152/82 mmHg。呼吸数 20/分。SpO_2 95%（room air）。両下胸部に coarse crackles を聴取する。胸部エックス線写真（**別冊 No. 21A**）を別に示す。心電図は洞性頻脈で ST-T 変化を認めない。心エコー図（**別冊 No. 21B，C**）を別に示す。

　本症例に関する研修医と指導医の会話を示す。

研修医：「心不全の患者さんが来院しました」

指導医：「先ほど私もお会いしました。心音はどうですか」

研修医：「（ア）を呈していました」

指導医：「心雑音はどうですか」

研修医：「Levine Ⅲ/Ⅵの（イ）収縮期雑音を聴取しました」

指導医：「体位や呼吸で心雑音の強度は変化しますか」

研修医：「（ウ）」

指導医：「頸静脈の所見はどうですか」

研修医：「上体の 45 度の挙上で胸骨角から 10 cm の高さまで頸静脈拍動を認めます。推定の中心静脈圧は（エ）程度だと思います」

指導医：「触診所見はどうでしょうか」

研修医：「心尖拍動は（オ）で触知されました」

　ア〜オと会話内容の組合せで正しいのはどれか。

　a　ア ――― 奔馬調律

　b　イ ――― 頸部に放散する

　c　ウ ――― 座位の前傾姿勢で雑音が増強します

　d　エ ――― 5 cm H_2O

　e　オ ――― 鎖骨中線の内側

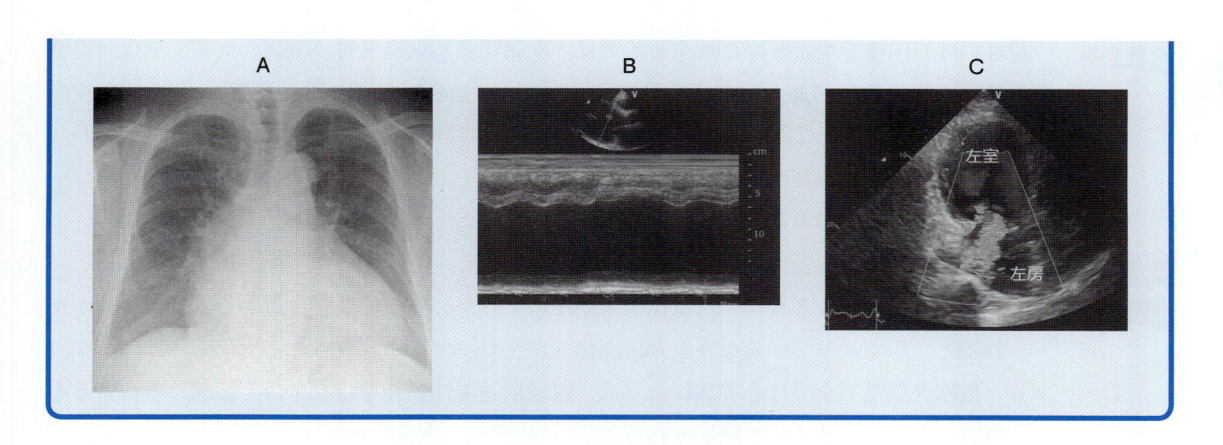

アプローチ ①半年前から労作性呼吸困難感 ━━ 心不全，呼吸不全，血液疾患，神経筋疾患，代謝疾患，腎疾患などを鑑別

②体温 36.4℃ ━━ 感染症の可能性は低い。

③血圧 152/82 mmHg，脈拍 112/分，整 ━━ 循環動態は保たれ，少なくともショックではない。

④呼吸数 20/分，SpO_2 95％（room air）━━ 呼吸は保たれ，低酸素血症はない。

⑤両下胸部に coarse crackles を聴取する ━━ 比較的太い気管支に液体が貯留していることを示し，呼吸器系疾患のほかにうっ血性心不全も考慮

画像診断

A

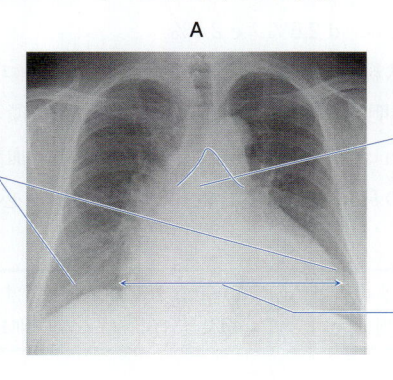

両側下肺の透過性
が低下しており肺
うっ血が疑われる

気管分岐角の
開大
左心房の拡大
が考えられる

心陰影の著しい拡大

B

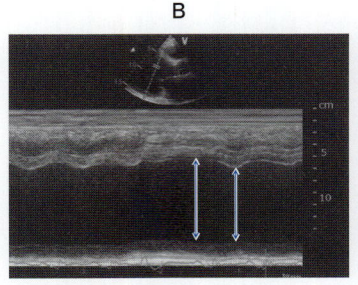

左室拡張末期径 87 mm
左室収縮末期径 75 mm

$$左室内径短縮率 = \frac{87 - 75}{87} \times 100$$
$$= 13\%（正常 \geqq 25\%）$$

左室の著しい拡張と収縮能の低下を認める。

C

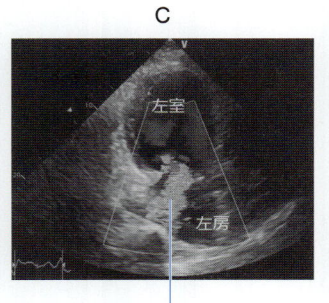

僧帽弁から左房内後方に向かう
逆流ジェットを認める

鑑別診断　　急性の呼吸困難を主訴とする疾患としては，喉頭浮腫，気道異物，気胸，気管支喘息，慢性閉塞性肺疾患の急性増悪などの呼吸器疾患，心不全（急性，慢性の急性増悪），肺血栓塞栓症などが代表的である。この症例の症状と身体所見からは呼吸器疾患とうっ血性心不全が疑われるが，胸部エックス線写真は呼吸器疾患よりも心不全を示唆する所見を示している。心エコーより僧帽弁閉鎖不全および左室収縮低下と診断できる。

診断名　　僧帽弁閉鎖不全による慢性心不全

選択肢考察

○a　正常心音のⅠ・Ⅱ音に，左室拡張末期圧の上昇や心室の伸展不良によるⅢ音・Ⅳ音が加わると，馬が走っているような奔馬調律〈ギャロップ〉が聴取される。

×b　僧帽弁閉鎖不全では心尖部に全〈汎〉収縮期逆流性雑音を聴取する。頸部に放散する心雑音は大動脈弁狭窄症で聴取される。

×c　座位の前傾姿勢で心雑音が増強するのは大動脈弁閉鎖不全である。

×d　上体挙上45度における胸骨角を基準とする頸静脈怒張の高さは頸静脈圧〈jugular venous pressure：JVP〉を示す。一般に上体の45度挙上では右房から胸骨角までの高さは5cm程度なので，JVP+5cmで中心静脈圧〈central venous pressure：CVP〉を推定することができる。この症例のCVPは10+5＝15cmH$_2$Oと推測される。

×e　胸部エックス線写真で心拡大が明瞭である。したがって心尖拍動は鎖骨中線よりも外側で触知されることが予想される。

解答率　a 86.9%，b 1.8%，c 6.0%，d 2.6%，e 2.4%

コメント　　現病歴と胸部エックス線写真から心不全が疑われ，心エコーで僧帽弁閉鎖不全が判明した症例である。肺うっ血は明らかだが，血圧は高く末梢循環不全の徴候はないため，Nohria-Stevenson分類のWarm and Wetに分類され，利尿薬・血管拡張薬が適応になる。正答のためには心不全と弁膜症の身体所見を総合的に理解しておく必要がある。

正　解　a　**正答率** 86.9%　　　　　　　　　　　　　　▶参考文献 MIX 210

受験者つぶやき
・座位の前傾姿勢で増強するのはARのto-and-fro murmurです。
・循環器で身体診察は本当に大切です（実際自分が聴けるかは別）。

Check ■ ■ ■

113A-53 66歳の男性。総胆管結石の加療目的で入院となり，内視鏡的結石除去術を施行した。終了2時間後から持続性の心窩部痛と背部痛を訴えた。体温37.5℃。脈拍108/分，整。血圧94/66 mmHg。呼吸数24/分。SpO₂ 94%（room air）。腹部は平坦で，心窩部を中心に広範囲に圧痛を認める。血液所見：赤血球502万，Hb 15.3 g/dL，Ht 45%，白血球12,700，血小板26万，PT-INR 1.1（基準0.9～1.1）。血液生化学所見：総ビリルビン4.4 mg/dL，AST 370 U/L，ALT 177 U/L，LD 491 U/L（基準176～353），γ-GTP 337 U/L（基準8～50），アミラーゼ1,288 U/L（基準37～160），尿素窒素23 mg/dL，クレアチニン1.2 mg/dL。CRP 9.3 mg/dL。腹部造影CT（**別冊No.22**）を別に示す。

次に行うべき治療として**適切でない**のはどれか。

a 絶食 b 大量輸液 c 鎮痛薬の投与
d 抗菌薬の投与 e 緊急胆嚢摘出術

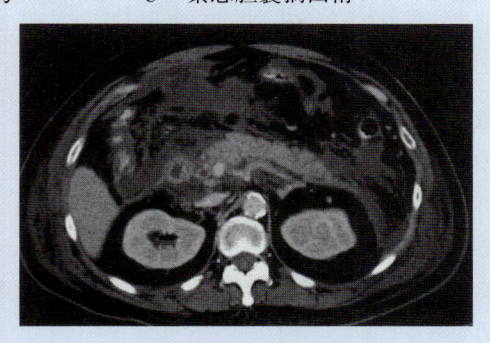

アプローチ
① 66歳の男性，総胆管結石 ⟶ 総胆管結石とそれに関連した疾患を考慮
② 内視鏡的結石除去術の終了2時間後から持続性の心窩部痛と背部痛 ⟶ 内視鏡的逆行性胆管膵管造影検査〈ERCP〉による内視鏡治療に関連した病態を示唆
③ 体温37.5℃，脈拍108/分，整，血圧94/66 mmHg，呼吸数24/分 ⟶ 敗血症の存在を示唆
④ 心窩部を中心に広範囲に圧痛 ⟶ 膵炎の存在を考慮
⑤ 白血球12,700，CRP 9.3 mg/dL ⟶ 著明な炎症所見
⑥ 尿素窒素23 mg/dL，クレアチニン1.2 mg/dL ⟶ 軽度の腎機能障害
⑦ 総ビリルビン4.4 mg/dL，AST 370 U/L，ALT 177 U/L，LD 491 U/L，γ-GTP 337 U/L ⟶ 著明な肝機能障害
⑧ アミラーゼ1,288 U/L ⟶ 膵炎の存在を示唆

A

医学各論

画像診断

腸管内に ERCP 時の造影剤が残存している

十二指腸下行脚

胆管内に結石は指摘できない

膵体尾部に明らかな造影不良域は認めない

前腎傍腔まで浸出液の貯留を認める

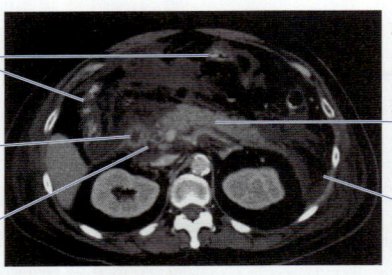

　膵周囲から腸間膜〜前腎傍腔周囲にかけて膵炎波及による浸出液貯留を認める。造影 CT で膵に膵壊死を示唆する明らかな造影不良域は認められない。胆管に総胆管結石は指摘できない。腸管内に ERCP で用いた造影剤の残存が認められる。

鑑別診断　「アプローチ」①，②から，総胆管結石に対して施行された ERCP による内視鏡治療後に生じた急性膵炎が疑われる。③，⑥より敗血症への進行の可能性が考慮される。治療前の症状や血液所見などの情報がないため明らかでないが，④，⑤，⑦，⑧の臨床経過と「画像診断」から，ERCP 後膵炎の診断は容易である。

診 断 名　ERCP 後膵炎

選択肢考察

○ a　膵外分泌刺激回避のため，絶食にする。

○ b　循環血漿量の低下を補うため，十分な輸液が必要である。

○ c　膵炎による疼痛に対しては十分な鎮痛薬を投与する。

○ d　膵炎による感染性合併症防止のため，抗菌薬を投与する。

× e　胆嚢炎ではなく，胆嚢摘出術を緊急に行う必要はない（**禁忌**）。膵炎急性期のため，保存的治療が適切である。

解 答 率　a 0.2%，b 0.1%，c 1.4%，d 0.4%，e 97.8%

正　解　e　**正答率** 97.8%　　　　▶参考文献　MIX 282

受験者つぶやき

・医原性の急性膵炎というやつかなと思いました。医原性で胆嚢がなくなるのはかわいそうです。
・ERCP で急性膵炎を合併します。急性膵炎の重症度分類は大切です。
・医原性急性膵炎と考えました。

Check ■ ■ ■

113A-54 65 歳の女性。検診のマンモグラフィで異常陰影を指摘され来院した。右乳房に長径 2 cm の腫瘤を触知する。腫瘤は円形，弾性硬で，可動性は良好で圧痛を認めない。乳頭からの分泌物を認めない。マンモグラム（**別冊 No. 23**）を別に示す。乳房超音波検査で辺縁不整な低エコー腫瘤像を認める。

次に行うべき検査はどれか。

a 乳管造影 b 穿刺細胞診

c 腹部造影 CT d 腫瘍マーカー測定

e 血中エストラジオール測定

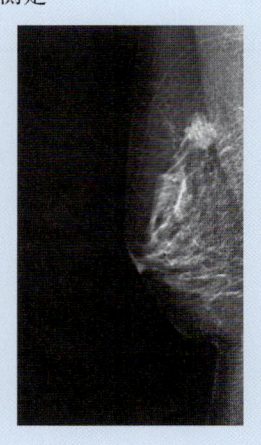

アプローチ ① 65 歳の女性 ⟶ 乳癌を念頭に置く年齢

② 右乳房に長径 2 cm の腫瘤を触知 ⟶ ますます乳癌を疑う。

③ 腫瘤は円形，弾性硬で可動性は良好で圧痛は認めない ⟶ 良性腫瘍の所見でもある。

④ 乳房超音波検査で辺縁不整な低エコー腫瘤像 ⟶ 悪性腫瘍所見

画像診断

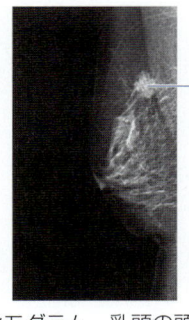

乳頭の上方に乳腺組織とは
別の辺縁不整な高濃度陰影
（腫瘤像）

MR（内外撮影）方向のマンモグラム。乳頭の頭側に辺縁不整（スピキュラとはいえない）の腫瘤像があるが，微細石灰化像は認めない。

診断名 乳癌

選択肢考察 × a 乳管造影は，乳頭分泌を主訴とする乳管内病変の検査である。

○ b 臨床上，次に行うのは乳房腫瘤の病理学的な確定診断である。

× c 腹部の癌に対して行う意味はある。

　×d　腫瘍マーカーで診断できる癌は PSA の前立腺癌である。

　×e　乳房疾患においては，エストラジオールなどの女性ホルモンの測定は意味がない。

解答率　a 0.7%，b 98.0%，c 0.2%，d 0.3%，e 0.6%

関連知識　　乳癌の診断手順は，まず触診，それからマンモグラフィ，超音波検査と画像診断を進め，腫瘍に対して病理学的に穿刺細胞診，組織診を行って確定診断する。

コメント　　乳癌検診としては，地方自治体（全国市区町村）で 40 歳以上の女性に対してマンモグラフィを行っている。閉経した 50 歳以上の女性の腫瘍に対しては乳癌を念頭に置くべきである。

正　解　b　**正答率** 98.0%　　　　　　　　　　　　　　　　　　　▶参考文献　MIX 334

受験者つぶやき
・乳癌検診でマンモ・エコー，精密検査で細胞診・組織診という流れは鉄板です。
・乳癌は，マンモ・エコー・細胞診！
・乳癌の診断の流れは頻出です。

113A-55　29 歳の女性。発熱と左上肢の倦怠感とを主訴に来院した。2 週間前から 37℃ 台の発熱が続いていた。市販の感冒薬を内服していたが，改善しなかった。7 日前から左上肢の倦怠感を自覚するようになった。3 日前から発熱が 38℃ 台となったため受診した。体温 38.1℃。脈拍 88/分，整。血圧：右上肢 92/46 mmHg，左上肢 64/34 mmHg。呼吸数 16/分。左頸部に血管雑音を聴取する。橈骨動脈の触知に左右差があり，左が減弱している。心音と呼吸音とに異常を認めない。腹部は平坦，軟で，肝・脾を触知しない。圧痛を認めない。皮疹を認めない。尿所見に異常を認めない。血液所見：赤血球 403 万，Hb 10.0 g/dL，Ht 30%，白血球 10,900（桿状核好中球 28%，分葉核好中球 47%，好酸球 1%，好塩基球 1%，単球 7%，リンパ球 16%），血小板 46 万。血液生化学所見：尿素窒素 13 mg/dL，クレアチニン 0.5 mg/dL。免疫血清学所見：CRP 11 mg/dL，抗核抗体陰性，リウマトイド因子〈RF〉陰性。胸部造影 CT の水平断像（**別冊 No. 24A**）及び冠状断像（**別冊 No. 24B**）を別に示す。

　　最も考えられるのはどれか。

　　a　Behçet 病　　　　　　　　　　b　悪性関節リウマチ

　　c　結節性多発動脈炎　　　　　　　d　顕微鏡的多発血管炎

　　e　高安動脈炎〈大動脈炎症候群〉

A

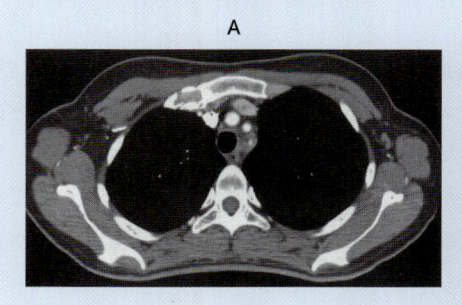

B

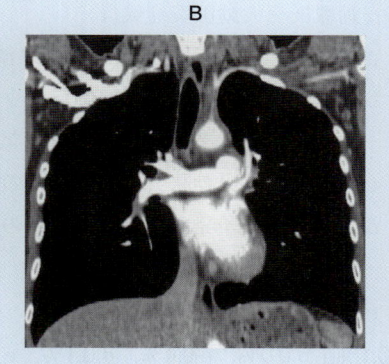

アプローチ　①29 歳女性の発熱と左上肢の倦怠感 ➡ 左腕血流の低下の可能性あり。

②右上肢 92/46 mmHg，左上肢 64/34 mmHg ➡ 10 mmHg 以上の左右差を認め，高安動脈炎を疑う。

③左頸部に血管雑音 ➡ 総頸・椎骨・鎖骨下動脈などの頸部血管の狭窄を疑う。

④抗核抗体陰性 ➡ SLE の否定

A

医学各論

画像診断

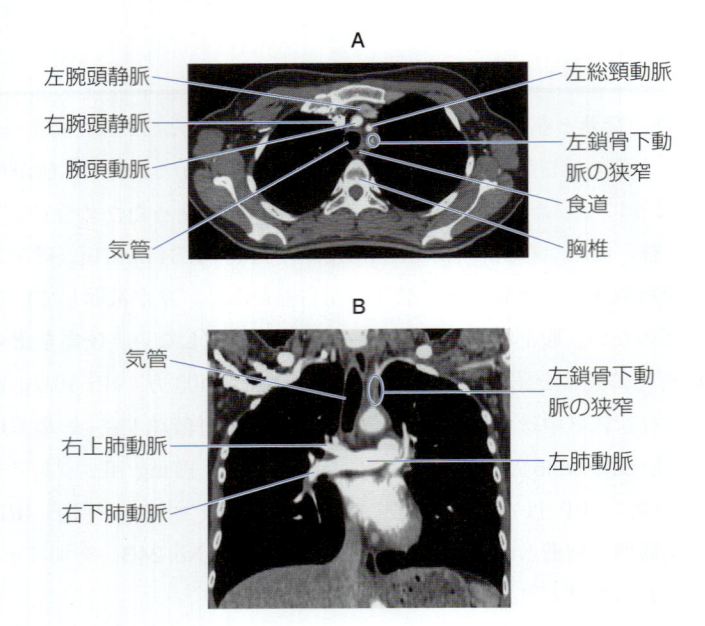

A

左腕頭静脈
右腕頭静脈
腕頭動脈
気管

左総頸動脈
左鎖骨下動脈の狭窄
食道
胸椎

B

気管
右上肺動脈
右下肺動脈

左鎖骨下動脈の狭窄
左肺動脈

鑑別診断　　動脈硬化症を鑑別するが，20歳代の女性であることから否定的である。その他の鑑別は「選択肢考察」参照。

診断名　高安動脈炎〈大動脈炎症候群〉

選択肢考察
　× a　Behçet病は口腔粘膜のアフタ潰瘍，皮膚症状，眼症状の主症状がない点で否定的。
　× b　悪性関節リウマチは，関節リウマチに中小血管炎や肺線維症，胸膜炎などの関節外症状を伴うものであり，本例のような大血管レベルの炎症とは異なる。
　× c　結節性多発動脈炎は中小動脈の炎症であり，本例のような大血管レベルではない。
　× d　顕微鏡的多発血管炎はその名の通り，観察に顕微鏡が必要な小型血管レベルの炎症であり，本例とは異なる。
　◯ e　10 mmHg 以上の血圧左右差，大動脈の第1分枝の狭窄病変を認め，最も考えられる。

解答率　a 0.1%，b 0.0%，c 0.4%，d 0.1%，e 99.2%

関連知識
　1908年に金沢大学眼科の高安右人教授が22歳女性の奇異な眼底所見＋脈拍欠損の症例を報告し，現在でも国際的な CHCC2012 分類で Takayasu arteritis〈TAK〉と呼ばれる。我が国では脈なし病，大動脈炎症候群という別名もある。
　大動脈とその第1分枝の両方あるいはどちらかに検出される，肥厚，狭窄（閉塞含む），あるいは拡張性病変といった所見が検査所見では重要である。

正　解　e　**正答率** 99.2%　　　　　　　　　　　▶**参考文献**　MIX 408

受験者つぶやき
・画像はよくわかりませんでしたが，過去問に狭窄した総頸動脈のMRAがあったのを思い出しました。
・年齢も重要な鑑別ポイントです。
・典型的な高安動脈炎と考えました。

Check ■ ■ ■

113A-56 81歳の女性。脳梗塞後のリハビリテーションのため入院中である。細菌性肺炎を併発し，2週間前から抗菌薬による治療を受けていた。1週間前から腹痛，下痢を訴えるようになり，昨日から下痢が頻回になった。意識は清明。身長156cm，体重41kg。体温37.9℃。脈拍80/分，不整。血圧146/90mmHg。呼吸数16/分。SpO_2 96％（鼻カニューラ3L/分 酸素投与下）。心音に異常を認めない。両側胸部にcoarse cracklesを聴取する。腹部は平坦で，肝・脾を触知しない。左下腹部に圧痛を認める。左上下肢に不全麻痺を認める。血液所見：赤血球358万，Hb 10.9g/dL，白血球13,300，血小板19万。血液生化学所見：総蛋白5.7g/dL，アルブミン2.9g/dL，総ビリルビン0.9mg/dL，AST 26U/L，ALT 19U/L，LD 245U/L（基準176〜353），クレアチニン1.1mg/dL，血糖98mg/dL，HbA1c 7.1％（基準4.6〜6.2），Na 138mEq/L，K 3.4mEq/L，Cl 101mEq/L。CRP 3.1mg/dL。

次に行うべき検査はどれか。

a ベロトキシン

b β-D-グルカン

c 便中 *Helicobacter pylori* 抗原

d 便中 *Clostridium difficile* トキシン

e 結核菌特異的全血インターフェロン γ 遊離測定法〈IGRA〉

アプローチ ①入院中，2週間前から抗菌薬治療，1週間前から腹痛・下痢を発症 ━━▶ 入院中に発症することがある疾患・院内感染の可能性

②抗菌薬治療中の発症 ━━▶ 薬剤関連性腸炎の中の抗菌薬起因性腸炎の可能性

③81歳，リハビリテーションのための入院，低アルブミン血症 ━━▶ 高齢者の長期入院で発症しやすい

④白血球増多，K 3.4mEq/L ━━▶ 細菌性肺炎併発中，K低下は下痢による可能性

⑤左下腹部圧痛，腹痛，下痢 ━━▶ 腸の炎症の可能性

鑑別診断 「アプローチ」①，③より，入院中に発症することが多く，高齢者などの免疫弱者で発症しやすい疾患である。さらに②，④，⑤より，抗菌薬起因性腸炎が細菌性肺炎に合併した可能性が高い。

診断名 肺炎治療中に合併した抗菌薬起因性腸炎

選択肢考察 × a 腸管出血性大腸菌が産生する毒素であり，この菌は畜牛由来の市中感染である。

× b カンジダやアスペルギルスなどの真菌に特徴的なもので，深在性真菌症の診断や治療効果判定に有効である。

× c ヘリコバクター・ピロリは胃粘膜に棲息する螺旋型のGram陰性桿菌で，その感染は胃炎，胃十二指腸潰瘍，胃癌などの発症と関連性がある。

○ d 臨床症状があって，この毒素が検出されれば確定診断に至る。

× e 結核感染において特異度が高く，院内感染における潜在性結核のスクリーニング検査としては有効である。

解答率 a 0.0%，b 0.2%，c 0.2%，d 99.2%，e 0.1%

コメント 　入院後 72 時間以上経過した抗菌薬使用中に発症した高齢者の下痢，すなわち腸炎でまず考えるべき疾患と，その診断のために不可欠な検査という基本的な組合せである。

正　解 　d **正答率** 99.2% 　　　　　　　　　　　　　　　▶参考文献　**MIX** 272

受験者つぶやき
・抗菌薬に下痢と来たら偽膜性腸炎か MRSA 腸炎です。
・過去問頻出です。
・典型的な CD 腸炎です。

Check ■ ■ ■

113A-57 　24 歳の男性。血尿を主訴に来院した。これまで尿の異常を指摘されたことはなかった。4 日前に咽頭痛と 38℃ の発熱があり，昨日から血尿が出現したため受診した。体温 37.8℃。脈拍 72/分，整。血圧 120/78 mmHg。口蓋扁桃の腫大を認める。顔面および下肢に浮腫を認めない。皮疹は認めない。尿所見：蛋白 3+，潜血 3+，沈渣は赤血球 100 以上/HPF。随時尿の尿蛋白/クレアチニン比 2.0 g/g クレアチニン（基準 0.15 未満）。血液生化学所見：総蛋白 6.7 g/dL，アルブミン 3.8 g/dL，IgG 1,400 mg/dL（基準 960〜1,960），IgA 450 mg/dL（基準 110〜420），IgM 100 mg/dL（基準 65〜350），CK 50 U/L（基準 30〜140），尿素窒素 18 mg/dL，クレアチニン 0.8 mg/dL。免疫血清学所見：抗核抗体陰性，CH_{50} 30 mg/dL（基準 30〜40），C3 88 mg/dL（基準 52〜112），C4 20 mg/dL（基準 16〜51），ASO 200 単位（基準 250 以下），MPO-ANCA 陰性，PR3-ANCA 陰性。

　　最も考えられるのはどれか。

　　a 　IgA 腎症　　　　　　　　　　　　　b 　膜性腎症

　　c 　ANCA 関連腎炎　　　　　　　　　　d 　微小変化型ネフローゼ症候群

　　e 　溶連菌感染後急性糸球体腎炎

▶**臨床eye** 　**Step1** 　24 歳の男性　血尿

　　尿異常なので，腎泌尿器系の疾患であることは間違いない。高齢になってくると悪性腫瘍の鑑別除外が優先されるが，若年者では腎炎が疑われる。

Step2 　病歴，身体所見

① 4 日前に咽頭痛と 38℃ の発熱，昨日から血尿 ⟶ 上気道感染症状と関連，先行感染が示唆される期間（約 2 週間）ほどには血尿と上気道症状の日は離れていない。

②体温 37.8℃ ⟶ 現在も発熱あり。感染が持続している状態での血尿ということがわかる。

③血圧 120/78 mmHg ⟶ 正常。感染後急性糸球体腎炎では高血圧となる。

④口蓋扁桃の腫大 ⟶ 発熱の原因は，扁桃炎の可能性が高い。

⑤顔面および下肢に浮腫を認めない ⟶ 感染後急性糸球体腎炎では浮腫が起こる。

⑥皮疹は認めない ⟶ 紫斑を認めず，皮膚血管炎は明らかでない。

Step 3　検査所見

⑦尿所見：蛋白 3 +，潜血 3 +，沈渣：赤血球 100 以上/HPF ⟶ 血尿，蛋白尿

⑧随時尿の尿蛋白/クレアチニン比 2.0 g/g クレアチニン ⟶ 高度の蛋白尿であるが，ネフローゼレベル（3.5 g 以上）ではない。

⑨総蛋白 6.7 g/dL，アルブミン 3.8 g/dL ⟶ ネフローゼではない。

⑩ IgG 1,400 mg/dL，IgA 450 mg/dL，IgM 100 mg/dL ⟶ IgA がやや高い。上気道感染や IgA 腎症を示唆している。

⑪尿素窒素 18 mg/dL，クレアチニン 0.8 mg/dL ⟶ 腎機能は正常

⑫抗核抗体陰性，CH_{50}，C3，C4，ASO は基準範囲内 ⟶ SLE，溶連菌感染後急性糸球体腎炎を積極的に疑う所見はない（否定できるものではない）。

⑬ MPO-ANCA 陰性，PR3-ANCA 陰性 ⟶ ANCA 関連腎炎は否定的。

Step 4　総合考察

　若年男性に生じた，扁桃炎とほぼ同じタイミングで生じた血尿・蛋白尿。IgA 腎症に典型的な経過である。感染後糸球体腎炎では，典型的には感染終息後，10〜14 日後に発症する。高頻度にみられる高血圧や浮腫はない。また高度蛋白尿を伴っているものの，ネフローゼレベルではなく，ANCA 関連腎炎も否定的である。

診 断 名　IgA 腎症

選択肢考察

○a　扁桃炎で増悪しており，ほかの疾患も除外できることから IgA 腎症が最も考えられる。

×b　膜性腎症の臨床経過は，緩徐な蛋白尿の増加，ネフローゼである。通常血尿が前景となることはない。また好発年齢は高齢者である。若年発症では，二次性（ループス腎炎のV型）などの鑑別が重要である。

×c　ANCA 陰性であること（MPO-ANCA，PR3-ANCA 以外の ANCA もあるが）と全身性の血管炎所見がないことから否定的である。腎限局型，両 ANCA 陰性の腎炎もあり，これは通常急速進行性糸球体腎炎の臨床経過をとるが，本症例では腎機能は正常である。

×d　ネフローゼ症候群を呈していないこと，血尿が前景であることなどから否定的。

×e　典型的には感染終息後，10〜14 日後に発症する。高頻度にみられる高血圧や浮腫はない。また，補体低下や溶連菌感染を示唆する ASO の上昇がないことから否定的である。

解 答 率　a 82.4%，b 0.2%，c 0.1%，d 0.6%，e 16.4%

正 解　a　正答率 82.4%　　　　　　　　▶参考文献　MIX 295

受験者つぶやき

・4 日前の発熱と咽頭痛というのがひっかかりましたが，補体や ASO のデータが合わないのと溶連菌にしては糸球体腎炎になる経過が早すぎると思い，勇気を出して切りました。
・扁桃炎は大事な先行症状です。
・検査所見から丁寧に除外していきました。

A

医学各論

113A-58　72 歳の男性。幻視を主訴に来院した。1 年前から睡眠中に怒鳴ったり，布団を蹴って足をバタバタしていると妻に指摘されるようになった。このころから時々立ちくらみを自覚していた。半年前から徐々に食事や着替えの動作が遅くなった。1 か月前から夜中に「部屋の中で見知らぬ人が踊っている」と訴えるようになったため，家族に付き添われて受診した。喫煙は 10 本/日，飲酒はビール 350 mL/日。意識は清明。身長 163 cm，体重 56 kg。体温 36.4 ℃。脈拍 68/分，整。血圧 158/86 mmHg。呼吸数 16/分。心音と呼吸音とに異常を認めない。腹部は平坦，軟で，肝・脾を触知しない。改訂長谷川式簡易知能評価スケール 23 点（30 点満点），Mini-Mental State Examination〈MMSE〉25 点（30 点満点）。脳神経に異常を認めない。四肢で左右対称性に軽度の筋強剛を認める。腱反射は正常で，運動麻痺，感覚障害および運動失調を認めない。姿勢は前かがみで歩行は小刻みである。尿所見に異常を認めない。血液所見：赤血球 342 万，Hb 10.7 g/dL，Ht 32%，白血球 8,300，血小板 14 万。血液生化学所見：総蛋白 7.4 g/dL，アルブミン 3.8 g/dL，総ビリルビン 0.9 mg/dL，AST 42 U/L，ALT 48 U/L，LD 354 U/L（基準 176〜353），γ-GTP 56 U/L（基準 8〜50），アンモニア 32 μg/dL（基準 18〜48），尿素窒素 17 mg/dL，クレアチニン 0.9 mg/dL，血糖 112 mg/dL，Na 140 mEq/L，K 4.4 mEq/L，Cl 104 mEq/L。CRP 0.3 mg/dL。
　　　　診断に最も有用なのはどれか。

　　a　血中 CK　　　　　　b　頭部 MRI　　　　　　c　脳脊髄液検査
　　d　脳血流 SPECT　　　 e　腹部超音波検査

アプローチ　①72 歳の男性 ⟶ 高齢発症

②1 年前から睡眠中に怒鳴ったり，布団を蹴って足をバタバタしている ⟶ レム睡眠期行動異常の可能性が高い。

③このころから時々立ちくらみを自覚 ⟶ 起立性低血圧の合併もあるか。

④半年前から徐々に食事や着替えの動作が遅くなった ⟶ 慢性進行性疾患の可能性が高い。運動障害もきたしている。

⑤1 か月前から「部屋で見知らぬ人が踊っている」⟶ 鮮明な幻視がある。

⑥長谷川式 23 点，MMSE 25 点 ⟶ 認知機能障害も認める。

⑦四肢で左右対称性に軽度の筋強剛。姿勢は前かがみで歩行は小刻み ⟶ Parkinson 症状

鑑別診断　Parkinson 症状と鮮明な幻覚と認知機能障害が中核症状である。急性経過であれば種々の脳炎，脳症も鑑別に挙げなくてはならないが，少なくとも半年の経過であり脳炎，脳症は考えにくい。抗 Parkinson 病薬の副作用による幻覚もあるが，本例では無投薬で鮮明な幻視が生じている。精神症状に対して向精神薬が処方されているわけでもない。Parkinson 病も経過中に認知機能障害をきたしうるが，本例では運動障害出現から半年の時点で認知機能障害がみられている。したがって，Lewy 小体型認知症〈DLB〉が考えやすい。DLB と Parkinson 病を病理学的に厳密に区別することはできないが，Parkinson 病発症から 1 年を超えて認知機能障害が発症する場合（"1 year rule"）は認知症を伴う Parkinson 病〈Parkinson disease with

A
医学各論

dementia〉としている。

　なお，レム睡眠期行動異常症は α-シヌクレインが蓄積するシヌクレイノパチーといわれる神経変性疾患（Parkinson 病，DLB，多系統萎縮症）にて，その他の神経症状に先行して出現することが知られており，この点も DLB として矛盾しない。

診断名　Lewy 小体型認知症〈DLB〉

選択肢考察
×a　悪性症候群などを呈したときに上昇することはあるが，一般に CK 値は正常である。少なくとも診断に有用ではない。

×b　DLB，Parkinson 病では特異的頭部 MRI 所見はない。DLB はびまん性脳萎縮はあるが，Alzheimer 病に比して軽度であることが多い。頭部 MRI 磁化率強調画像で黒質の一部に信号異常が出現することが報告されているが，いまだ研究レベルである。

×c　髄液の一般的検査項目は正常である。特殊検査としてリン酸化 α-シヌクレインが上昇したり，タウが低下したりすることが報告されているが，健常人との重なりが大きく，診断に有用とはいえない。

○d　後頭葉の血流低下が DLB でみられる。しかし，後頭葉血流低下は DLB に特異的なものではなく，他の認知症性疾患でも出現しうる。2017 年国際的診断基準でも支持的バイオマーカーではあるが指標的バイオマーカーとはなっていない。本問では他の選択肢との比較で脳血流 SPECT が正解となるが，指標的バイオマーカーであるドパミントランスポーター SPECT か MIBG 心筋シンチの方が選択肢として適切であろう。

×e　この選択肢の意図は不明である。Wilson 病や肝性脳症などを想定したものであろうか。

解答率　a 0.1%，b 1.9%，c 0.4%，d 97.2%，e 0.1%

関連知識
　2017 年に Lewy 小体型認知症の国際的診断基準が改訂されている。中核症状のほか，支持的検査，認知症出現時期に関する "1 year rule" なども記載されている。

コメント
　DLB はテレビ CM で最近は一般の者にも知られてきた認知症である。認知機能障害が変動することや向精神薬の副作用が出やすいという特徴がある。

正　解　d　**正答率 97.2%**　　　　　　　　　　　　　▶**参考文献**　**MIX** 158

受験者つぶやき
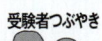
・問題文の 1 行目でほぼ察しをつけながら読み進めました。
・Lewy はありありとした幻視がみられます。
・Lewy 小体型認知症の典型症例と考えました。

A

医学各論

Check ☐☐☐

113A-59　62歳の男性。血糖コントロールと腎機能の悪化のため来院した。20年前から2型糖尿病で自宅近くの診療所でスルホニル尿素薬の内服治療を受けている。5年前から血糖コントロールが徐々に悪化し，血清クレアチニンも上昇してきたため，紹介されて受診した。身長165 cm，体重76 kg。脈拍84/分，整。血圧168/62 mmHg。両眼に増殖性網膜症を認める。両下腿に軽度の浮腫を認める。アキレス腱反射は両側消失。尿所見：蛋白2+，糖2+，ケトン体（−）。血液所見：赤血球395万，Hb 11.2 g/dL，Ht 32%，白血球5,500，血小板22万。血液生化学所見：尿素窒素40 mg/dL，クレアチニン3.2 mg/dL，空腹時血糖226 mg/dL，HbA1c 10.8%（基準4.6〜6.2）。

　　糖尿病治療について最も適切な対応はどれか。

　　a　食事療法を強化する。
　　b　ビグアナイドを追加する。
　　c　インスリン製剤を導入する。
　　d　スルホニル尿素薬を増量する。
　　e　α−グルコシダーゼ阻害薬を追加する。

アプローチ　①罹病期間の長い（20年）2型糖尿病患者 ━━➤ 糖尿病性細小血管障害の存在の可能性を疑う。

②スルホニル尿素薬の投与を受けていたが徐々に血糖コントロールが悪化 ━━➤ インスリン分泌能の低下を示唆

③血清クレアチニン3.2 mg/dL，尿蛋白2+ ━━➤ 糖尿病腎症（少なくとも顕性腎症期以上）の存在が示唆される。

④両眼増殖性網膜症

⑤アキレス腱反射の消失 ━━➤ 糖尿病性神経障害の合併が考えられる。

⑥HbA1c 10.8%，空腹時血糖値226 mg/dL ━━➤ 著しく血糖コントロールが不良

鑑別診断　「アプローチ」より2型糖尿病および糖尿病腎症，糖尿病増殖性網膜症，糖尿病性神経障害の合併と考えられる。なお，糖尿病腎症病期分類に関しては設問ではeGFRでなく血清クレアチニン値で記載されているので正確な病期判定は困難であるが，少なくとも顕性腎症期（腎症第3期）以上と推定できる。

診断名　2型糖尿病，糖尿病腎症，糖尿病増殖性網膜症，糖尿病性神経障害

選択肢考察　×a　必要とされる1日の総エネルギーは顕性腎症期（第3期）で25〜30 kcal/kg標準体重/日，腎不全期（4期）で25〜35 kcal/kg標準体重/日であることが示されており，腎症が進行している段階での強固な食事療法は適切でない。

×b　腎機能障害のある患者に対し，メトホルミンなどのビグアナイドは乳酸アシドーシスのリスクが高まる可能性があり使用できない。

○c　血糖コントロールが著しく不良であり，インスリンによる治療が望ましい。ただし増殖性網膜症の患者に対して急激に血糖コントロールを改善させると眼底出血の危険があり，治療は緩徐に行う必要がある。

×d　重篤な腎機能障害のある患者に対するスルホニル尿素薬の使用は低血糖をきたす可能性があるため**禁忌**であり，この患者ではむしろ，インスリン治療への変更を考慮する必要がある。

×e　α-グルコシダーゼ阻害薬の HbA1c 低下作用は比較的弱いため，本症例のように著しく血糖コントロールが不良な患者に対しての使用は適さない。

解 答 率　a 4.3%，b 1.3%，c 88.9%，d 0.1%，e 5.2%

コメント　罹病期間が長く既に糖尿病性細小血管障害の進行している患者における糖尿病治療についての設問である。腎機能障害が進行しておりインスリン分泌能が枯渇していると考えられる患者においては通常，インスリン治療を選択する。

正　解　c　**正答率** 88.9%　　　▶**参考文献**　MIX 348

受験者つぶやき

・DM 眼症状を合併したら，インスリンです。
・内服ではコントロールがつかなくなっているのかなと思いましたが，自信はなかったです。

Check ■ ■ ■

113A-60　1歳の男児。発熱と頸部の腫脹が出現したため，両親に連れられて来院した。5日前から39℃台の発熱が続き，今朝から頸部の腫脹に気付いたため来院した。体温 39.2℃。心拍数 144/分，整。呼吸数 40/分。眼球結膜に充血を認める。両側の頸部に複数のリンパ節を触知する。前胸部，手掌および足底に紅斑を認める。心音と呼吸音とに異常を認めない。右肋骨弓下に肝を 2 cm，左肋骨弓下に脾を 1 cm 触知する。血液所見：赤血球 394 万，Hb 10.5 g/dL，Ht 33%，白血球 17,400（桿状核好中球 8%，分葉核好中球 71%，好酸球 2%，好塩基球 0%，単球 4%，リンパ球 15%），血小板 43 万。血液生化学所見：総蛋白 6.2 g/dL，AST 35 U/L，ALT 23 U/L，LD 450 U/L（基準 202〜437）。CRP 6.7 mg/dL。口唇の写真（**別冊** No. 25）を別に示す。

　　考えられるのはどれか。

　　a　川崎病　　　　　　　　　　　b　悪性リンパ腫
　　c　伝染性単核球症　　　　　　　d　結核性リンパ節炎
　　e　Langerhans 細胞性組織球症

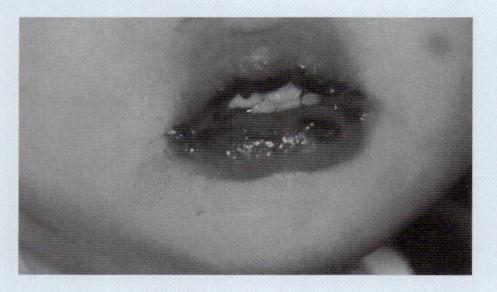

アプローチ　①1歳男児，発熱が5日間続く ➡ 急性疾患

②眼球結膜に充血 ➡ 結膜炎

③両側の頸部に複数のリンパ節触知 ➡ 反応性のリンパ節腫脹が示唆される。

④前胸部・手掌・足底に紅斑 ➡ 感染症あるいは膠原病・血管炎が示唆される。

⑤右肋骨弓下に肝を 2 cm，左肋骨弓下に脾を 1 cm 触知 ➡ 1歳では正常範囲

⑥白血球 17,400（桿状核好中球 8%） ➡ 左方移動を伴う白血球増多。異型リンパ球なし。

⑦ CRP 6.7 mg/dL ➡ 炎症反応の高値

画像診断

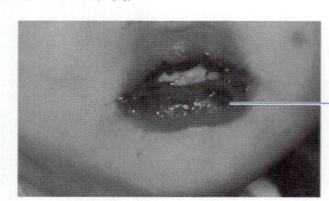

―――口唇の腫脹・痂皮を認める

鑑別診断　1）伝染性単核球症：肝脾腫がないこと，肝機能障害の異常を認めないこと，異型リンパ球を認めないことから鑑別される。

2）結核性リンパ節炎：口唇腫脹や発疹は出現しないことから鑑別される。

3）悪性リンパ腫，Langerhans 細胞性組織球症：腫瘍細胞を認めない，肝機能は正常範囲であり異なる印象。

　口唇腫脹（画像），5 日間の発熱（「アプローチ」①），頸部の非化膿性リンパ節腫脹（③），不定形発疹（④），眼球結膜充血（②）の 5 つの症状から川崎病と診断される。

診断名	川崎病

選択肢考察

○ a　症状経過・年齢から最も考えられる。

× b　末梢血に腫瘍細胞を認めず，腋窩・鼠径部などにリンパ節腫脹を認めず異なる。

× c　末梢血に異型リンパ球を認めず，肝脾腫を認めず診断は異なる。

× d　口唇腫脹や発疹は出現しない。

× e　末梢血での腫瘍細胞，また口唇腫脹・眼球結膜充血・肝脾腫を認めず異なる。

解答率　a 98.8%，b 0.1%，c 0.5%，d 0.1%，e 0.2%

関連知識　　川崎病は現時点では原因不明である。小血管の炎症と考えられている。症状は 5 日間以上続く発熱，眼球結膜充血，口唇腫脹などの口腔所見，不定形発疹，四肢の硬性浮腫，頸部の非化膿性リンパ節腫脹の 6 症状のうち 5 症状の出現で診断を行う。検査データ・画像所見での診断ではないこと，治療はガンマグロブリン大量療法が有効であること，合併症に冠動脈瘤が起こりうることを確認する。

コメント　　典型的な出題である。

正解　a　**正答率 98.8%**　　　　　　　　▶参考文献　MIX 410　国小 148

受験者つぶやき
・川崎病の症状で口唇の紅潮は聞いたことがありましたが写真は見たことがなかったので不安でした。他の所見で確信を持ちました。
・過去問と同じ画像でした。

Check ■ ■ ■

113A-61　70歳の女性。胸の重苦しさと息苦しさを主訴に来院した。1週間前から，朝の犬の散歩中に胸の重苦しさと息苦しさを自覚するようになったが，2〜3分の休息で症状が消失していた。本日，午前9時から同症状が出現し持続するため，午前10時に家族とともに受診した。65歳時に高血圧症と脂質異常症を指摘されたが，定期的な通院は行っていない。家族歴に特記すべきことはない。喫煙歴はない。身長156cm，体重60kg。体温36.2℃。脈拍84/分，整。血圧116/78mmHg。呼吸数16/分。SpO_2 99%（room air）。眼瞼結膜と眼球結膜とに異常を認めない。頸静脈の怒張を認めない。心音と呼吸音とに異常を認めない。腹部は平坦，軟で，圧痛を認めない。胸部エックス線写真に異常を認めない。12誘導心電図でV2，V3，V4でST低下を認める。心エコー検査で左室前壁の壁運動低下を認めるが，心嚢液の貯留を認めない。
　　　最も可能性が高いのはどれか。

　　a　急性心膜炎　　　　　　b　急性冠症候群　　　　　c　たこつぼ心筋症
　　d　ウイルス性心筋炎　　　e　急性肺血栓塞栓症

アプローチ　①胸の重苦しさと息苦しさを主訴に来院━━▶虚血性心疾患，心不全，不整脈，大動脈疾患，呼吸器疾患などを疑う。

②1週間前から胸部症状を自覚するようになった━━▶新規発症の胸痛なので不安定狭心症，急性冠症候群を鑑別する必要がある。

③胸部症状は犬の散歩で誘発されるが数分の休息で改善する━━▶労作性狭心症が疑われる。

④高血圧と脂質異常症を指摘されたが治療していない━━▶動脈硬化の危険因子を放置

⑤体温36.2℃━━▶感染症は否定的

⑥脈拍84/分，整，血圧116/78mmHg━━▶循環動態は保たれ，少なくともショックではない。

⑦呼吸数16/分，SpO_2 99%（room air）━━▶低酸素血症はなく，うっ血性心不全は否定的

⑧頸静脈の怒張を認めない，心音と呼吸音とに異常を認めない，胸部エックス線写真に異常を認めない━━▶右心不全，左心不全，両心不全は否定的

⑨12誘導心電図でV2，V3，V4にST低下を認める━━▶虚血性変化の疑い

⑩心エコー検査で左室前壁の壁運動低下を認める━━▶左室前壁の局所的な心筋障害あるいは血流の低下が示唆される。

鑑別診断　胸痛の原因は心臓，血管，呼吸器，消化器系，骨軟部組織，心因性など多岐にわたる。胸痛を主訴とする疾患のうち，緊急対応を要する病態の代表は急性冠症候群，急性大動脈解離，肺塞栓である。「アプローチ」の経過より，急性冠症候群は比較的容易に診断できる（「選択肢考察」b参照）。

診断名　急性冠症候群

選択肢考察　×a　急性心膜炎は膠原病，悪性腫瘍の転移などで起こることがあるが，最も多い原因はウイルスなど感染症によるものである。胸痛は咳や深呼吸，体位変化により誘発される。発熱などの炎症所見を伴うことも少なくない。心エコーで心膜液貯留が認められる。

○b　労作に伴う胸部症状は労作性狭心症の典型的な症状である。心電図変化，左室の冠動脈支配領域に一致する局所壁運動異常も急性冠症候群を示唆する所見である。

×c　たこつぼ心筋症は身体的・精神的ストレスにより誘発される心筋障害である。多くは左心室の心尖部を中心に局所壁運動異常が生じる。心電図は前胸部誘導にて ST 上昇とその後に T 波陰転化が認められる。

×d　ウイルス性心筋炎で胸痛を覚えることがあるが，そのほかに心不全の症状を伴うことが多い。急性期には発熱をきたすほか，心エコーで心筋の炎症・浮腫による心肥大，全般性の心収縮能の低下が認められる。心電図では様々な ST-T 変化，伝導障害，不整脈などがみられる。

×e　急性肺血栓塞栓症は突然の胸痛と呼吸困難で発症し，循環・呼吸状態が破綻するのが典型的である。

解答率　a 0.6%，b 92.6%，c 5.7%，d 0.6%，e 0.2%

関連知識　胸痛の鑑別で最も重要なのは問診である。以下の 6 つは不安定狭心症に分類され，冠動脈の閉塞により急性心筋梗塞を発症する可能性が高く，心電図，心エコー，心筋逸脱酵素などにより注意深く経過観察する必要がある。

1. 1 週間以内に出現した新規発症の安静狭心症
2. 2 か月以内に出現した CCS 分類 class Ⅲ あるいはⅣの新規狭心症
3. CCS 分類が少なくとも class Ⅲ あるいはⅣに増悪した狭心症
4. 異型狭心症
5. 非 Q 波形成型心筋梗塞
6. 発症 24 時間以後の梗塞後狭心症

正　解　b　**正答率** 92.6%　　　　　　　▶参考文献　MIX 212

受験者つぶやき

- 症例問題で画像なしに急性冠症候群が出ることもあるんだ……と思いました。
- ST が低下していても ACS を鑑別に挙げましょう。
- すぐ ACS を選べました。

A

医学各論

Check ■ ■ ■

113A-62　25歳の女性。外陰部瘙痒と帯下を主訴に来院した。3日前から強い瘙痒と帯下の増量を自覚するようになった。最終月経は15日前から6日間。月経周期は29日型，整。口腔内に病変を認めない。鼠径リンパ節の腫大を認めない。腹部は平坦，軟で，肝・脾を触知しない。外陰部は発赤し，帯下は酒粕様で多い。帯下の顕微鏡写真（無染色）（**別冊** No. 26）を別に示す。

　　適切な治療薬はどれか。

　　a　抗菌薬　　　　　b　抗真菌薬　　　　c　抗ヘルペス薬
　　d　抗トリコモナス薬　　e　副腎皮質ステロイド

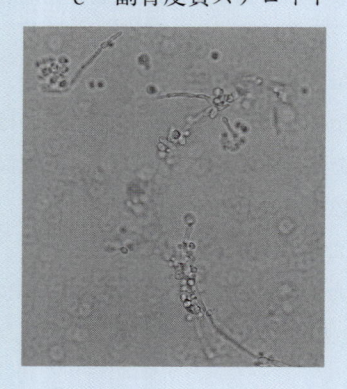

アプローチ　① 25歳の女性，外陰部瘙痒と帯下 ⟶ 腟・外陰カンジダ症，トリコモナス腟症，アレルギー性病変などを疑う。

②口腔内に病変を認めない ⟶ Behçet病はない。

③鼠径リンパ節の腫大は認めない ⟶ 梅毒や悪性腫瘍の存在は否定される。

④外陰部発赤，帯下酒粕様 ⟶ 腟・外陰カンジダ症が存在する。

画像診断

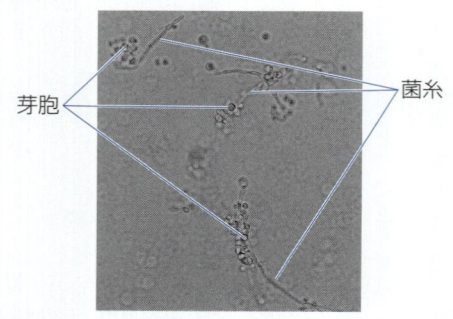

芽胞　　　　菌糸

無染色標本に菌糸と芽胞が観察されるので *Candida albicans* による感染症と診断される。

鑑別診断　　若い女性が外陰部瘙痒と帯下を訴える場合には，1）ウイルス感染症として HSV〈単純ヘルペスウイルス〉による性器ヘルペス，HPV〈ヒトパピローマウイルス〉による尖圭コンジローマ，2）真菌感染として *Candida albicans* による腟・外陰カンジダ症，3）原虫感染として *Trichomonas vaginalis* によるトリコモナス症，4）化学繊維・洗剤・薬剤によるアレルギー性

の発赤・腫脹などの存在を考える。一方，閉経以後の同様の症状では，血中エストロゲン低下による Döderlein 桿菌の減少などに基づく萎縮性腟炎の存在を考える。

　帯下は，カンジダ症では白色・酒粕様，トリコモナス症では黄色・泡沫状，淋菌感染症では膿状・多量である。

　したがって，白色・酒粕様の帯下，および「画像診断」から，腟・外陰カンジダ症と診断される。

診 断 名　腟・外陰カンジダ症

選択肢考察　× a　抗菌薬は梅毒，クラミジア感染症，淋菌感染症などの性感染症などで有効である。

　○ b　腟・外陰カンジダ症は抗真菌薬の腟坐薬挿入，軟膏塗布，内服で治療する。

　× c　抗ヘルペス薬は HSV 感染による性器ヘルペスや HPV 感染による尖圭コンジローマなどの治療に用いる。

　× d　抗トリコモナス薬は腟トリコモナス症の治療に用いる。

　× e　副腎皮質ステロイドの外用薬はアレルギー性外陰炎などで用いる。

解 答 率　a 0.7％，b 92.0％，c 0.4％，d 6.5％，e 0.1％

関連知識　腟・外陰カンジダ症は，高温・多湿の夏，通気性の悪い下着，抗菌薬の服用後（腟自浄作用がある Döderlein 桿菌の死滅）や，ステロイド薬・免疫抑制薬などの服用，糖尿病などが発症のリスク因子になる。

　腟・外陰カンジダ症の治療は，誘因の除去，抗真菌薬（イミダゾール，トリアゾールなど）の腟坐薬挿入，軟膏塗布，内服薬服用などによる。

コメント　*Candida albicans* は腸管あるいは腟管の常在菌であり，他者からの伝染は比較的少ない。

正　解　**b**　**正答率 92.0％**　　　　　　　　　　　　　　　　　　　　▶参考文献　MIX 316

受験者つぶやき
・「酒粕様の帯下」で決め打ちでした。
・カンジダはとても痒いイメージです。
・カンジダは酒粕様の帯下，だけ覚えていました。

A

医学各論

Check ☐ ☐ ☐

113A-63　40歳の初妊婦（1妊0産）。尿糖が陽性であったため，自宅近くの産科診療所から紹介され受診した。現在，妊娠30週。家族歴，既往歴に特記すべきことはない。身長160 cm，体重62 kg（妊娠前体重55 kg）。体温36.7℃。脈拍88/分，整。血圧110/80 mmHg。経口グルコース負荷試験〈75 g OGTT〉：負荷前値：90 mg/dL，1時間値：190 mg/dL，2時間値：160 mg/dL。HbA1c 5.4%（基準4.6～6.2）。

適切な対応はどれか。

a　対応は不要である。

b　食事は4～6分割食を推奨する。

c　食後2時間の血糖値150 mg/dL を目標とする。

d　1日の摂取エネルギーを1,200 kcal に制限する。

e　食事療法が無効な場合は経口血糖降下薬を用いる。

アプローチ　①40歳の初妊婦，妊娠30週，尿糖陽性

②家族歴，既往歴に特記すべきことはない。

③身長160 cm，体重62 kg（妊娠前体重55 kg）　⟶　妊娠前のBMI＝21.5（肥満ではない）

④75 g OGTT 負荷前値90 mg/dL，1時間値190 mg/dL，2時間値160 mg/dL　⟶　妊娠糖尿病（2点陽性）の診断

⑤HbA1c 5.4%　⟶　妊娠中の明らかな糖尿病ではない。

鑑別診断　「アプローチ」①～③から妊娠後期に発症した耐糖能異常を疑い，④の75 g OGTT の結果より妊娠糖尿病と診断される。②，⑤から糖尿病合併妊娠や妊娠中の明らかな糖尿病は除外される。

診断名　妊娠糖尿病

選択肢考察　×a　2点陽性の妊娠糖尿病であり，対応が必要である。

○b　高血糖を予防し，血糖の変動を少なくするために4～6分割食にする。

×c　食後2時間の血糖値120 mg/dL を目標とする。**割れ問**

×d　身体活動レベルが低い40歳女性の推定エネルギー必要量は1,750 kcal/日であり，妊娠後期（28週以降）の付加量450 kcal/日を加えた2,200 kcal/日のエネルギー摂取が必要である。

×e　食事療法が無効な場合はインスリン療法を行う。

解答率　a 5.4%，b 53.1%，c 39.9%，d 1.1%，e 0.3%

関連知識　妊娠糖尿病の治療の原則は，まず運動療法と食事療法を行い，目標血糖を達成できない場合はインスリン療法を考慮する。

妊娠前のBMI が25以上の1点陽性の場合と，2点以上陽性の場合には，血糖自己測定が医療保険の対象となっている。

本問の狙い　75 g OGTT の基準値が問題文に示されていないため，3点の基準値を記憶しておくことが要求されている。また，食事療法の具体的な内容や治療目標まで，従来よりも一歩踏み込んだ

出題になっている。

| 正　解 | b | 正答率 53.1% |

▶参考文献　MIX 327　チャート 産 204〜206

受験者つぶやき

・c について，糖尿病合併妊娠では非妊娠時よりも厳しく制限しますが，妊娠糖尿病の場合はどうなのだろうと考えてしまいました。d は少なすぎ，e はダメです。
・妊婦は血糖値の変動が大きいので要注意です。
・妊娠糖尿病の管理は全く知らなかったので勘で選びました……。

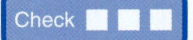
Check ▢▢▢

113A-64　38 歳の女性。四肢の脱力を主訴に来院した。5 か月前に特に誘因なく両下腿以遠にじんじんとしたしびれ感を自覚するようになったが，症状は変動があり，軽減することもあったため様子をみていた。2 か月前に両上肢にも同様の症状がみられるようになり，2 週間前から徐々に両上下肢の脱力が強くなり，つま先がひっかかって転倒したり，瓶の蓋が開けられなくなったりしたため受診した。意識は清明。体温 36.0℃。脈拍 64/分，整。血圧 114/60 mmHg。心音と呼吸音とに異常を認めない。腹部は平坦，軟で，肝・脾を触知しない。四肢に浮腫や皮疹，剛毛を認めない。脳神経に異常を認めない。腱反射は四肢で消失。Babinski 徴候は陰性。徒手筋力テストは両上肢近位筋で 4。握力は右 8 kg，左 10 kg。両下肢近位筋は 4，前脛骨筋，下腿三頭筋は 3 で，つま先立ちはかろうじて可能である。異常感覚の自覚はあるが，触覚，温痛覚は正常。振動覚は両上下肢とも低下している。尿所見および血液所見に異常を認めない。心電図と胸部エックス線写真に異常を認めない。脳脊髄液検査：初圧 80 mmH₂O（基準 70〜170），細胞数 1/μL（基準 0〜2），蛋白（定量）126 mg/dL（基準 15〜45），糖（定量）56 mg/dL（基準 50〜75）。運動神経伝導検査の結果（**別冊 No. 27**）を別に示す。

適切な治療はどれか。**2 つ選べ**。

a　アシクロビル静注
b　サリドマイド内服
c　アスコルビン酸内服
d　副腎皮質ステロイド内服
e　免疫グロブリン大量静注療法

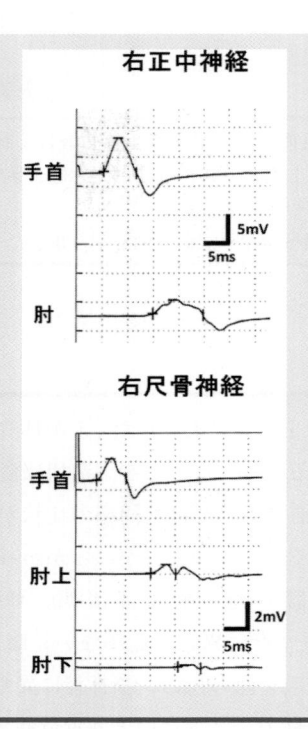

▶臨床eye 　(Step1)　38歳の女性　四肢の脱力

①5か月前に発症し，2か月前から上肢に広がった━━慢性進行性の経過である。

②じんじんとしたしびれ感━━感覚障害あり。つま先が引っかかる・瓶の蓋が開けられない━━遠位筋優位の運動障害である。

　以上から，慢性進行性の末梢神経障害を疑う。腱反射の低下～消失を確認したい。病因としては，遺伝性・栄養欠乏性・代謝性・中毒・慢性感染性疾患・免疫介在性疾患などを考え，家族歴や既往歴，職業歴に注意を払う必要がある。

(Step2)　病歴，身体診察

　特記すべき病歴や家族歴の記載はない。バイタルサインに異常はなく，肝脾腫や浮腫・剛毛がない点から，POEMS症候群（クロウ・深瀬症候群）は除外される。膠原病を疑う所見もないようである。

　脳神経に異常を認めない点やBabinski徴候陰性から，筋萎縮性側索硬化症の可能性は低い。腱反射の消失と四肢遠位優位の筋力低下・振動覚低下から，運動感覚ニューロパチーをきたす疾患が鑑別に挙がる。血液検査・脳脊髄液検査に加え，神経伝導検査を行って，軸索障害主体か伝導障害（脱髄）かを鑑別する必要がある。

(Step3)　検査所見

　血液検査に異常を認めないことから，糖尿病性ニューロパチーなどの代謝性ニューロパチーや栄養欠乏性疾患，中毒や感染性疾患は否定的である。脳脊髄液検査では，細胞増多を伴わない蛋白上昇を認め，「蛋白細胞解離」の状態である。

　画像は運動神経伝導検査の波形である。神経幹を電気刺激し支配筋（正中神経では母指

対立筋，尺骨神経では母指内転筋）からの誘発筋電位（M 波）を記録したものである。この図では刺激部位間の距離が示されていないため，伝導速度を求めることはできない。M 波形からの判断となる。正常では，遠位刺激と近位刺激での波形に大きな変化はなく，振幅の低下も軽度である。肘刺激の M 波の振幅が手首刺激での M 波振幅の 80% 以下であれば伝導ブロックの存在を疑い，50% 以下であればほぼ確実に伝導ブロックがあると考えられる。正中神経・尺骨神経ともに振幅は半分以下に低下している。また，波形も 2 相性から多相化し，持続時間も延長している（時間的分散：temporal dispersion）。これも脱髄所見である。なお，右尺骨神経の記録用紙の「肘上」「肘下」は記載が逆で間違いであろう。

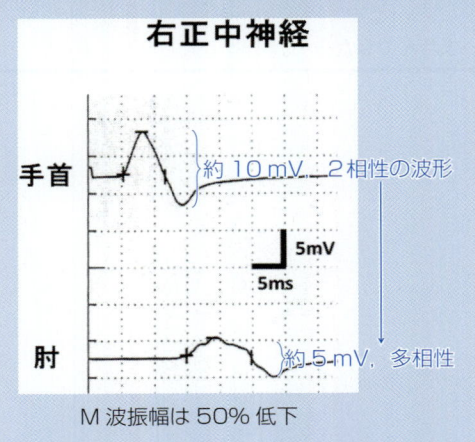

M 波振幅は 50% 低下

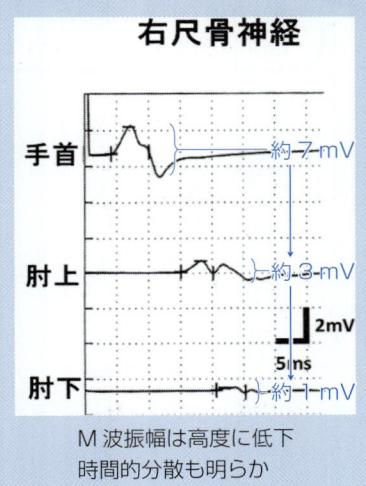

M 波振幅は高度に低下
時間的分散も明らか

Step4 総合考察

　特記すべき病歴や家族歴のない成人女性に生じた，慢性進行性の運動感覚ニューロパチーである。脳脊髄液の蛋白細胞解離を認め，神経伝導検査で脱髄が著明である。慢性炎症性脱髄性多発根ニューロパチー〈CIDP〉と診断できる。

　CIDP の治療法の第一選択は，副腎皮質ステロイド，免疫グロブリン大量静注療法，血漿浄化療法である。

診 断 名　慢性炎症性脱髄性多発根ニューロパチー〈CIDP〉

選択肢考察

× a　アシクロビル静注は，帯状疱疹性神経炎や単純ヘルペスウイルス感染症に対して使用される。性器ヘルペスの初感染に伴って尿閉や仙髄領域の神経障害をきたすこと（Elsberg 症候群）があるが，上肢にまで波及することはない。

× b　サリドマイドは多発性骨髄腫の治療に使用されているが，同じ形質細胞増殖性疾患である POEMS 症候群〈クロウ・深瀬症候群〉への適応も試みられている。CIDP には用いられない。

× c　アスコルビン酸とはビタミン C である。ビタミン C 欠乏症以外の保険適用はない。

○ d　副腎皮質ステロイドの有効性はランダム化比較試験〈RCT〉で示されている。一般的なプレドニゾロンの投与量は 1 mg/kg（経口）である。経口ステロイド投与に先立ち，メチルプレドニゾロンのパルス療法を行うことを考慮してもよい。

○e　経静脈的免疫グロブリン療法は，CIDP 治療の第一選択として汎用されている。ヒト免
疫グロブリン 400 mg/kg/日を 5 日間投与する。

解答率　a 1.6%，b 5.4%，c 18.1%，d 80.9%，e 92.4%

コメント　　CIDP は有病率が人口 10 万あたり 1〜2 人と，決して多い疾患ではない。近年の治療法の進
歩により，症状の改善が見込まれるようになっている。単に診断名を問うのではなく治療法の
選択肢を示すことで，医師の卵に CIDP に対する深い理解を促す問題である。

正　解　**d，e**　**正答率 74.2%**　　　　　　　　　　　　　　　▶参考文献　**MIX** 166

受験者つぶやき

・運動神経伝導検査が脱髄性変化かなと思い，Guillain-Barré 症候群の治療と同じ IVIg を選びました。
・臨床経過で判断しました。
・CIDP の治療をきちんと覚えていませんでした……。

Check ■ ■ ■

113A-65　82 歳の男性。咳嗽と微熱を主訴に来院した。4 か月前に咳嗽と微熱が出現したため，3 か月前に自宅近くの診療所を受診した。キノロン系抗菌薬を 1 週間処方され解熱した。2 週間前に同症状が再燃したため再び受診し，同じキノロン系抗菌薬の内服で改善した。3 日前から再度，咳嗽と微熱，さらに喀痰が出現したが自宅近くの診療所が休診であったため受診した。喀痰検査で結核菌が検出された。

　　対応として適切なのはどれか。**2 つ選べ**。

　　a　直ちに保健所に届出を行う。

　　b　患者に N95 マスクを装着させる。

　　c　広域セフェム系抗菌薬に変更する。

　　d　キノロン系抗菌薬を点滴で再開する。

　　e　最近 4 か月の間に接触した人について聴取する。

アプローチ　①4 か月前から始まった咳嗽と微熱 ➡ この間に不特定多数の人との接触があった可能性が高い。

②キノロン系抗菌薬で解熱，同症状の再燃を繰り返す ➡ 結核による臨床経過として矛盾しない。

③喀痰検査で結核菌が検出 ➡ 二次感染・三次感染の防止の必要性がある。

診 断 名　結　核

選択肢考察　行うべき行動を表に示す。

一般外来における結核感染対策

1. 咳エチケット：受付にて咳の症状の人にはサージカルマスクを渡す 　　　　　　　他の待合い患者と離れた場所・部屋で診察まで待ってもらう
2. 診察：優先的に速やかに診察を陰圧独立換気の部屋で行う 　　　　結核が疑われる患者の診察・採痰指導時に職員は N95 マスクを着用する
3. 検査：咳や痰が 2 週間以上続く場合，積極的に胸部エックス線・結核菌検査を行う
4. 診断：速やかに保健所に届出を行う（感染症法第 12 条） 　　　　職員・同時間帯の待合い患者の接触状況を確認し，今後の対応について，接触者健診を含めて，保健所と連携して計画を立てる
5. 治療：結核専門医療機関に連絡し，移送する
・職員は事前に結核菌特異的全血インターフェロン γ 遊離測定法〈IGRA〉を行っておくと，接触後の同検査の解釈に役立つ ・N95 マスクはあらかじめ装着訓練・フィットテストを行っておくべきである

○a　医師は診断した「結核の治療を必要とする患者」について，直ちに保健所に届けなければならない。感染症法の二類感染症に該当する。

×b　患者にはサージカルマスクを装着してもらう。口元では水滴成分の多い飛沫のある程度の捕捉が期待でき，また呼吸機能が低下している可能性のある患者の場合に N95 マスクでは呼吸苦を招くおそれがある。

×c　治療に行き詰まり，スペクトルの広い抗菌薬を選択するという発想は危険である。

×d　結核菌にキノロンは感受性があるが単独で治癒はできず，呼吸器感染に安易にキノロン
　　を使うことは診断の遅れを招く。行ってはいけない治療法である（**禁忌**）。

○e　接触者の健康状態の確認と今後の接触者健診について，直ちに保健所と方針を決めなけ
　　ればならない。

| 解 答 率 | a 97.7%，b 1.1%，c 0.6%，d 1.1%，e 98.4% |

| 関連知識 |

高齢者は結核発病の高リスク層であり，特に80歳以上の高齢者の罹患率は全年齢層の約5倍と高い。早期診断とその後の医療機関における対応は家族や社会への感染拡散を防ぐために重要である。

| 正　解 | **a，e** | 正答率 96.7% |　　　　▶参考文献　MIX 237

受験者つぶやき

・健常な自分でも4か月前に接触した人のことなんて思い出せるか怪しいのに，82歳の高齢者に聞く
　ことなのか？とは思いました。
・結核は2類！空気感染！
・感染症は届出が必要かどうかなど，公衆衛生の知識も押さえましょう。

Check ■ ■ ■

113A-66　23歳の女性。入社時の健康診断の胸部エックス線写真で異常陰影を指摘されたため産業
医から紹介受診となった。自覚症状はない。喫煙歴はない。胸部エックス線写真（**別冊
No. 28A，B**）を別に示す。

次に行うべき検査はどれか。**2つ選べ。**

a　肺血流シンチグラフィ　　　　　　b　経食道超音波

c　胸部造影CT　　　　　　　　　　　d　胸部MRI

e　胸椎MRI

A

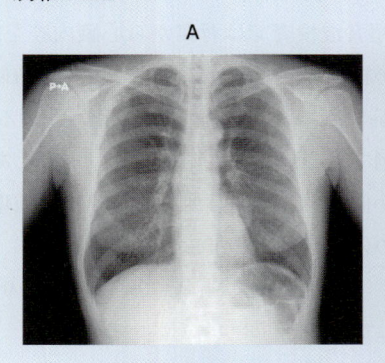

B

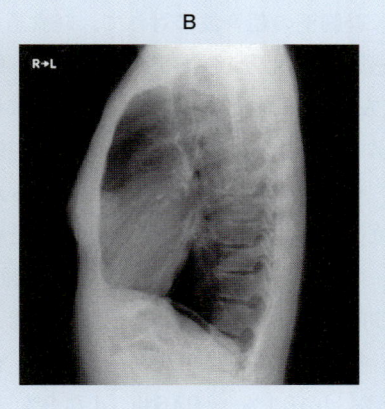

アプローチ　①23歳の女性 ━━ 一般的な悪性腫瘍の好発年齢ではない。先天性疾患や比較的まれな疾患も
考慮する。

②胸部異常陰影 ━━ 肺内か肺外か，浸潤影か，すりガラス陰影か，結節影か，異常の内容によ
り鑑別疾患が大きく異なるため，画像を確認する必要がある。

③自覚症状はない ━━ 気道の病変の場合には気道症状を生じることが多い。

④喫煙歴はない ━━ 悪性腫瘍の可能性が低いことを示唆する。

画像診断

A

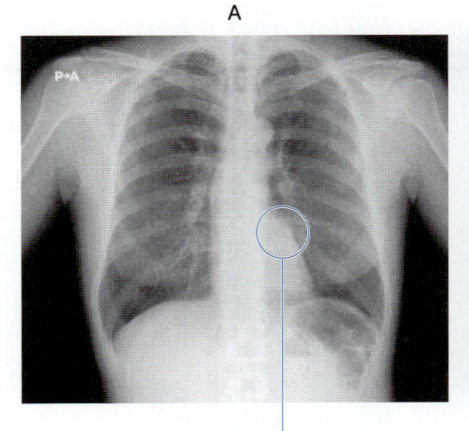

左第3弓から第4弓にかけて重なるように
辺縁明瞭な類円形の腫瘤を認める

B

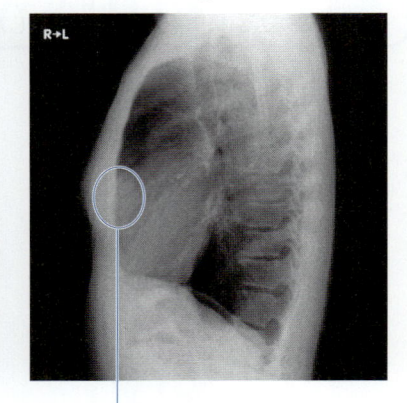

心より腹側，前胸壁に近い部位に辺縁
明瞭な類円形の腫瘤を認める

鑑別診断　　本症例の胸部異常陰影は，画像所見から結節影，腫瘤影（概ね直径3cm以上を腫瘤と呼ぶ）のことを指し，肺癌，肺良性腫瘍，真菌症，肺結核，肺抗酸菌症，縦隔腫瘍の鑑別が必要である。正面像では肺内か肺外かは判断が難しいが，側面像から前縦隔に位置する病変だと考えられる（CT画像がないため，肺外だと完全に断定することはできない）。したがって，本症例では前縦隔腫瘍（胸腺腫，奇形腫，甲状腺腫，胸腺癌）として解いてもよいが，前胸部に位置する腫瘤影という判断にとどめて解くのが順当だろう。

診断名　前縦隔腫瘍の疑い

選択肢考察　×a　肺動脈の先天異常や，肺血栓塞栓症などを疑ったときに施行する。ほかに肺切除術などの術前検査として施行することがあるが，現時点で必要はない。

×b　経胸壁の超音波に対して，経食道超音波検査では背側から心臓内腔を観察できるため，感染性心内膜炎の疣贅の確認や，心房細動の除細動前に左心耳・左房内血栓の有無の確認（左房内に血栓があると除細動後に脳梗塞の原因になる）に用いられる。縦隔腫瘍を描出・観察することも可能だが，本症例では心臓より腹側であり，不要である。

○c　病変が肺内であるか縦隔内であるか確認するのに必要である。また腫瘤の周囲組織との位置関係，転移の有無を評価するためにも造影CTが必要である。

○d　前縦隔腫瘍の鑑別としては胸腺腫，奇形腫，甲状腺腫，胸腺癌があり，MRIにより腫瘤内部の性状がわかり，鑑別が可能となる。

×e　病変は前縦隔（前胸部）である。脊椎に異常はない。

解答率　a 12.5%，b 18.1%，c 93.6%，d 71.9%，e 2.5%

コメント　　画像で腫瘤影を指摘させ，精査に必要な検査を答えさせる問題である。

縦隔腫瘍は本症例のように，無症状で発見されることが多い。縦隔とは左右の肺と胸骨・胸椎に囲まれた領域を指し，気管分岐部を境界として上縦隔，前縦隔，中縦隔，後縦隔と分類される。いずれの縦隔腫瘍も外科治療が基本である。本症例も造影CT，MRI後に手術を検討すると考えられる。

正　解　**c，d**　**正答率 67.8%**　　　　　　　　　　　　▶参考文献　**MIX** 250

受験者つぶやき
・問題では問われませんでしたが，縦隔腫瘍の鑑別は頻出です。
・難問です。
・質的診断のために胸部MRIを選びましたが，勇気がいりました。

113A-67　64歳の女性。歩行困難のため救急車で搬入された。1週間前から歩きづらさを自覚していた。本日起床してから歩行不能となったため救急車を要請した。60歳時に右乳癌で右乳房切除術。生活歴および家族歴に特記すべきことはない。搬入時，意識は清明。体温36.3℃。心拍数72/分，整。血圧114/62 mmHg。呼吸数16/分。SpO₂ 97%（room air）。徒手筋力テストで両下肢筋力は0〜1。腋窩以下体幹と両下肢に感覚障害があり，上位胸椎棘突起に叩打痛を認める。血液所見：赤血球413万，Hb 12.0 g/dL，白血球7,200，血小板27万。血液生化学所見：総蛋白7.3 g/dL，アルブミン4.2 g/dL，尿素窒素13 mg/dL，クレアチニン0.8 mg/dL，AST 40 U/L，ALT 24 U/L，LD 768 U/L（基準176〜353），ALP 997 U/L（基準115〜359），Na 144 mEq/L，K 4.8 mEq/L，Cl 105 mEq/L。CRP 1.4 mg/dL。胸椎エックス線写真（**別冊 No.29A**），頸胸椎MRIのT2強調矢状断像（**別冊 No.29B**）及び第3胸椎レベルの水平断像（**別冊 No.29C**）を別に示す。

　　まず検討すべきなのはどれか。**2つ選べ**。

a　除圧固定術　　　　　b　放射線照射　　　　　c　抗癌化学療法
d　残存機能訓練　　　　e　体幹ギプス固定

A　　　　　　　　　　　　　B　　　　　　　　　　　　　C

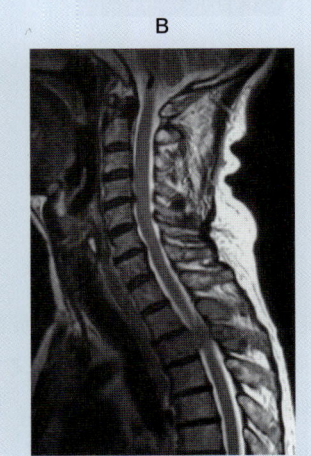
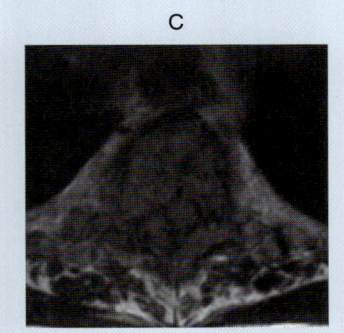

アプローチ　①64歳の女性，歩行困難　➡ 頸髄症，腰部脊柱管狭窄症，変形性関節症などの変性疾患や化膿性関節炎，偽痛風などの炎症性疾患の可能性がある。

②1週間前から歩きづらさを自覚，本日起床してから歩行不能　➡ 急速な麻痺の進行

③60歳時に右乳癌で右乳房切除術　➡ 転移性骨腫瘍も疑うべきである。

④意識は清明，体温36.3℃　➡ 脳神経疾患，感染性疾患の可能性は低い。

⑤両下肢筋力0〜1，腋窩以下体幹と両下肢に感覚障害　➡ 胸椎領域での麻痺がある。

⑥上位胸椎棘突起に叩打痛　➡ 胸椎圧迫骨折などの骨損傷や骨破壊の可能性がある。

⑦尿素窒素13 mg/dL，クレアチニン0.8 mg/dL，AST 40 U/L，ALT 24 U/L，LD 768 U/L，ALP 997 U/L，CRP 1.4 mg/dL　➡ 腎臓，肝臓などに異常はなく，軽度の炎症があり，

ALP 高値は骨由来の可能性がある。

画像診断

A

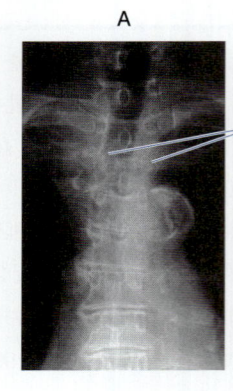

椎弓根陰影が消失している。
いわゆる椎弓根徴候（pedicle sign）を認める

B

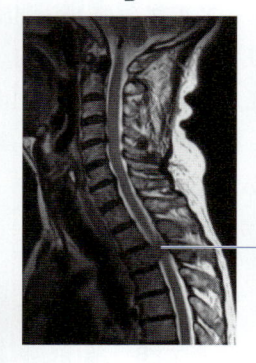

椎体後壁が背側に膨隆し，
椎体の輝度変化が不均一である

C

病巣が椎弓根から椎弓へと
後方要素へ進展している

鑑別診断　「アプローチ」①から変性疾患や炎症性疾患による下肢障害も考えられるが，②から急速に麻痺が進行しているので，脳神経や脊髄の障害が疑われる。しかし，④から脳神経疾患，感染性疾患は否定される。⑤から胸椎レベルでの麻痺であり，③，⑥から上位胸椎の転移性脊椎病変による病的骨折，骨破壊の可能性を考慮すべきである。また，⑦から ALP 高値は骨組織由来の可能性が高いと考えられる。そして「画像診断」にて腫瘍が確認できる。

診断名　第3胸椎転移性骨腫瘍

選択肢考察
　○a　脊髄圧迫による麻痺を呈しているので，考慮されるべきである。
　○b　病巣の縮小によって脊髄圧迫の軽減を期待できる。
　×c　必要にはなるが，麻痺を早期に回復させるのは困難で，まず検討すべきとはいえない。
　×d　早期に麻痺を回復させることを試みてから必要になってくる。
　×e　固定をしても脊髄圧迫が解除されることはなく，むしろ褥瘡などのリスクが高い。

解答率　a 65.5%，b 75.6%，c 17.7%，d 29.5%，e 10.3%

関連知識　前立腺癌，乳癌，腎癌，肺癌，甲状腺癌の順に骨転移をきたしやすく，また肝癌，消化管癌（特に胃癌）も骨転移をきたすのを忘れてはならない。骨転移は進行性の癌で予後不良であるが，乳癌，前立腺癌は肺癌，腎癌などに比べて経過が長い。脊椎骨転移では，椎体背側の病巣

が後方要素まで進展すると椎弓根陰影が消失する椎弓根徴候〈pedicle sign〉を呈する。骨転移の治療は予後を考慮して，疼痛，機能障害の治療が重要である。

コメント　　例年，癌の骨転移に関する出題の頻度が高いと思われる。

正　解　　**a，b**　**正答率** **46.2%**　　　　　　　　　　　▶**参考文献**　**MIX** 195

受験者つぶやき
・除圧固定術を選んだ後，bとcで迷いました。乳癌にはどちらも効果がありそうな気がして……。
・難しかったです。
・癌の骨転移は緊急性が高い場合があります。

Check ☐☐☐

113A-68　3か月の乳児。昨晩から 38℃ 台の発熱があり，持続するため両親に連れられて受診した。機嫌は悪く，哺乳量もいつもより少なく，少しうとうとしている。身長 55 cm，体重 5,700 g。体温 38.7℃。心拍数 142/分，整。呼吸数 44/分。SpO₂ 97%（room air）。皮膚色は良好。大泉門は平坦で，2×2 cm と開大している。咽頭に発赤を認めない。心音と呼吸音とに異常を認めない。腹部は平坦，軟で，右肋骨弓下に肝を 1 cm，柔らかく触知する。尿所見：蛋白（−），糖（−），ケトン体2+，潜血（−），沈渣は赤血球 1〜4/HPF，白血球 100 以上/HPF。血液所見：赤血球 403 万，Hb 10.0 g/dL，Ht 31%，白血球 21,300（桿状核好中球 24%，分葉核好中球 44%，好酸球 2%，好塩基球 1%，単球 6%，リンパ球 23%），血小板 12 万，PT-INR 1.1（基準 0.9〜1.1）。血液生化学所見：総蛋白 6.2 g/dL，アルブミン 4.5 g/dL，総ビリルビン 0.8 mg/dL，AST 27 U/L，ALT 21 U/L，尿素窒素 6 mg/dL，クレアチニン 0.3 mg/dL，血糖 114 mg/dL，Na 140 mEq/L，K 5.0 mEq/L，Cl 107 mEq/L。CRP 5.1 mg/dL。

　　　次に行うべき検査はどれか。**2つ選べ。**

a　脳　波　　　　　　　　　　　　　　b　尿培養検査
c　尿生化学検査　　　　　　　　　　　d　血液培養検査
e　排尿時膀胱尿道造影検査

▶**臨床eye**　**Step 1**　所見のアセスメント

①3か月の乳児。38℃ 台の発熱 ➡ 3か月未満の発熱であり，緊急性あり。

②機嫌は悪く哺乳量はいつもより少なく，少しうとうとしている ➡ 急性疾患，全身状態は不良である。

③尿所見で白血球　100 以上/HPF ➡ 尿路感染症が示唆される。

④白血球 21,300（桿状核好中球 24%）➡ 左方移動を伴う白血球上昇。細菌感染が示唆される。

⑤CRP 5.1 mg/dL ➡ 炎症反応の高値。細菌感染が示唆される。

Step 2　状態のアセスメント

　　　3か月以下の児の発熱であり，全身状態は不良である。血液検査データでも炎症反応上

昇・白血球増多を認め，直ちに治療が必要な状態である。

Step3 対 処

検査データから尿路感染症（細菌感染症）と推定されるため，原因微生物を確認する目的で導尿による尿培養検査，敗血症疑いに対して血液培養検査を行い，抗菌薬の静脈投与が必要である。治療後に基礎疾患としての膀胱尿管逆流症の評価が必要である。

鑑別診断 細菌性髄膜炎も疑われるが，大泉門が平坦であり，明らかな意識障害がないことから鑑別される。

診 断 名 尿路感染症

選択肢考察
× a てんかんの経過とは異なり，検査として有用性はない。
○ b 尿路感染症の経過であり，原因微生物の検索は治療方針決定に有用である。
× c 電解質異常を認めないため検査として有用性はない。
○ d 尿路感染症では，乳児では敗血症を引き起こす可能性があるため必要な検査である。
× e 尿路感染症の治療を行い，状態が安定してから実施する検査である。急性期では，検査により菌を腎盂に逆流させ，症状の増悪が懸念されるため，実施しない。

解 答 率 a 0.1%，b 96.5%，c 8.0%，d 82.3%，e 12.3%

関連知識 3か月以下の乳児では，細菌感染症（本問のような尿路感染症）や細菌性髄膜炎・肺炎などが重症化する可能性がある。尿路感染症では臨床症状としては発熱のほか，哺乳低下や活気低下・傾眠傾向という全身状態の不良の所見がみられる。乳児の尿路感染症の原因微生物は大腸菌が多く，治療終了後の全身状態が改善した時点で膀胱尿管逆流症の評価を行う（排尿時膀胱尿道造影検査）。

コメント 小児救急で比較的よくみられる状況設定である。

正 解 **b，d** **正答率 79.5%** ▶参考文献 MIX 429

受験者つぶやき
・乳児の発熱は感染症を考えます。「not doing well」が重要です。
・VUR を疑って e に飛びついてしまいました。
・熱源精査が必要と考えました。

Check ☐ ☐ ☐

113A-69　40歳の女性。頭部MRIの異常所見を指摘され来院した。1か月前から時折前頭部の鈍い痛みを自覚している。1週間前に職場同僚がくも膜下出血で入院したため，心配になり自宅近くの医療機関を受診し，頭部MRIで異常を指摘されたため紹介受診した。身長162cm，体重45kg。体温36.2℃。脈拍76/分，整。血圧124/78mmHg。身体診察に明らかな異常を認めない。頭部造影MRI（**別冊** No.30）を別に示す。

　　異常が予想される検査はどれか。**2つ選べ**。

　　a　視野検査　　　　　　b　脳波検査　　　　　c　聴力検査
　　d　脳脊髄液検査　　　　e　平衡機能検査

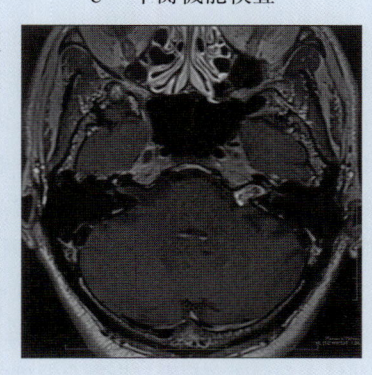

アプローチ　この問題の正解に至るポイントは，頭部MRI画像をいかに正確に読影し，その所見に相当する適切な疾患を想起できるかということに尽きる。

① 40歳の女性，身長162cm，体重45kg
②体温36.2℃，脈拍76/分，整，
　血圧124/78mmHg
③身体診察に明らかな異常を認めない

　⎫
　⎬→
　⎭

全身状態の良好な中年前期の女性であることがわかる。すなわち，行間で出題者が言いたいのは，「身体的なことは考えなくともよいから，頭部MRIの読影に専念しなさい」ということ。

④ 1か月前から時折前頭部の鈍い痛み ━━→ この頭痛も特別な意味を持っているわけではなく，頭部MRIを撮像するきっかけとして日常診療でよくみられる状況設定をしただけと思われる。つまり，職場同僚がくも膜下出血で入院したので自分の頭痛が気になり，頭部MRIを撮像したら偶然に異常所見がみつかった，ということ。頭痛と頭部MRIの異常所見との直接的因果関係はないと考えられる（理由は後述）。

A

医学各論

画像診断

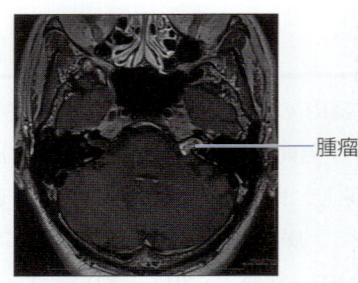

腫瘤

提示されている画像は小脳橋角部レベルの T1 造影水平断である。左内耳道内に主座を置き，一部小脳橋角部に及ぶ，造影剤で不均一に増強される長径 12mm 程度の腫瘤が存在する。聴神経鞘腫の典型的画像所見である。

鑑別診断　画像所見からは聴神経鞘腫でない可能性が非常に低いので，むしろ鑑別すべき疾患を挙げることが難しい。同じ神経鞘腫としては発生母地の異なる舌下神経鞘腫や三叉神経鞘腫が挙げられるが，内耳道外に発生母地をもつこれら腫瘍がもっぱら内耳道内に進展していくのは不自然である。どちらかといえば病理組織型の異なる髄膜腫の方が可能性としてはありうる。ほかに小脳橋角部に発生する腫瘍としては類表皮腫，くも膜囊胞，グロムス腫瘍などが挙げられる。

診断名　（腫瘍の確定診断には病理組織診断が必要なので，臨床診断として）聴神経鞘腫

選択肢考察　×a　視野検査を必要とする頭蓋内病変の位置は，視神経－視神経交叉－視索－外側膝状体－上丘－視放線－後頭葉視覚野に至る経路のどこかあるいはその隣接域ということになる。したがって小脳橋角部にある病変が視野に影響を及ぼすことはない。

　　×b　脳波は大脳皮質に存在する神経細胞の樹状突起に生じたシナプス電位・後電位などの電位変動の総和を頭皮上から誘導し増幅したものである。本例の病変は大脳半球に存在しているわけではないため，脳波検査は正常である。

　　○c　聴神経とは，厳密には上前庭神経，下前庭神経，蝸牛神経の３つの神経の総称である。聴力に関わる神経が蝸牛神経，平衡機能に関わる神経が上下前庭神経である。聴神経鞘腫の増大により３つの神経に圧迫が加わり，聴力低下や平衡機能障害が生じる。

　　×d　脳脊髄液検査が適応される代表的疾患は，感染症や，多発性硬化症その他の自己免疫疾患などである。脳腫瘍でも松果体部腫瘍（奇形腫：AFP，絨毛癌：β-hCG など），悪性リンパ腫（可溶性 IL-2 受容体）などの腫瘍マーカーの測定，悪性新生物の髄腔内播種が疑われる際の脳脊髄液細胞診は有用であるが，聴神経鞘腫は良性腫瘍であり特異的腫瘍マーカーはないため，検査をしても結果は正常であることが予想される。

　　○e　選択肢 c の項で説明したが，前庭神経に影響が及ぶとふらつきなどの平衡機能障害が生じる。聴神経鞘腫の初発の症状は蝸牛神経由来の耳鳴・聴力低下で，腫瘍が増大するにつれて前庭神経由来のふらつきが生じてくる。

解答率　a 1.3%，b 0.3%，c 98.6%，d 0.5%，e 98.3%

コメント　国家試験は問題数が多く，１問にかけられる時間は限られている。したがって時間をあまりかけなくてよい問題は，できるだけ効率のよいアプローチをするべきであり，本問題はその典型例といえる。つまり，冒頭で述べたように文面から頭部 MRI 読影以外の要求がないことを素早く見極め，読影に専念する必要がある。小脳橋角部腫瘍＝聴神経鞘腫という最大公約数的

知識があれば速やかに正答に到達できる。

| 正　解 | c，e | 正答率 97.6% | ▶参考文献　MIX 163　コンパクト 68 |

受験者つぶやき
・ここまでわかりやすい聴神経鞘腫の画像は初めて見ました。
・聴神経腫瘍の画像はわかりやすいです。
・典型的な聴神経鞘腫です。

Check ■ ■ ■

113A-70　13歳の女子。疲れやすさを主訴に来院した。陸上部に所属している。1年前から疲れやすさを自覚し，短距離走の成績が落ちてきたことに気づいていた。最近，より疲れやすくなったため受診した。食欲は旺盛である。病院の階段を上る際に動悸と胸の苦しさを感じたという。脈拍120/分，整。血圧 136/72 mmHg。頸部触診で甲状腺の腫大を認める。心音では胸骨左縁第2肋間にⅢ/Ⅵの収縮期雑音を聴取するが，呼吸音には異常を認めない。手指に振戦を認める。血液所見：赤血球 452万，Hb 12.3 g/dL，Ht 36%，白血球 8,900，血小板 23万。血液生化学所見：総蛋白 6.1 g/dL，アルブミン 3.6 g/dL，AST 33 U/L，ALT 31 U/L，尿素窒素 13 mg/dL，クレアチニン 0.6 mg/dL，TSH 0.1 μU/dL 未満（基準 0.5〜5.0），FT_3 30 pg/mL 以上（基準 2.2〜4.3），FT_4 10 ng/dL 以上（基準 0.9〜1.7），抗 TSH 受容体抗体陽性。
　　現時点の対応として適切なのはどれか。**2つ選べ**。

　　a　食事量の制限　　　　b　甲状腺摘出手術　　　　c　部活動の休止指示
　　d　抗甲状腺薬の投与　　e　放射性ヨウ素の投与

アプローチ　①易疲労感，食欲旺盛，動悸，手指振戦 ━━ 甲状腺中毒症または褐色細胞腫が疑われる。
②頻拍はあるが収縮期血圧の上昇は軽度 ━━ 褐色細胞腫より甲状腺中毒症の可能性が高い。
③甲状腺腫大 ━━ 本例が甲状腺中毒症ならば，原因として Basedow 病が疑われる。
④ TSH 低値，FT_3 高値，FT_4 高値 ━━ 甲状腺中毒症であることが確認された。
⑤抗 TSH 受容体抗体陽性 ━━ Basedow 病と診断できる。

鑑別診断　　易疲労感，労作時の動悸と胸の苦しさを訴える13歳の女子。食欲旺盛から消化器系疾患の可能性は低く，呼吸音に異常がないため気胸などの換気障害の可能性も否定的。胸骨左縁第2肋間の収縮期雑音については詳細な記述がなく，肺動脈弁狭窄や心房中隔欠損などの器質的雑音が否定できるわけではないが，頻拍の存在と聴取部位より機能性雑音と判断してよいであろう（Basedow 病ではよく聴取される）。検査値から主訴の原因疾患として，貧血，肝機能障害，腎機能障害は除外される。
　　「アプローチ」①の症状中の手指振戦を生ずる疾患として，甲状腺中毒症（カテコラミン感受性亢進で手指振戦）や褐色細胞腫（カテコラミン過剰による手指振戦）の存在が疑われる。②より頻拍を示しているが収縮期血圧があまり高くないことから，褐色細胞腫よりも甲状腺中毒症の方が考えやすい。
　　③より甲状腺腫大が認められることから甲状腺中毒症の可能性をまず考える。甲状腺中毒症をきたす疾患としては，Basedow 病，中毒性結節性甲状腺腫，破壊性甲状腺炎である無痛性

甲状腺炎，亜急性甲状腺炎などとの鑑別が必要となるが，症例の甲状腺所見には圧痛や結節や硬さの記載がないため，比較的軟らかいびまん性の甲状腺腫大であろうと推定すれば，原因疾患は Basedow 病である可能性が高い（眼球突出の所見もあれば臨床所見で Basedow 病の診断となる）。

　④の TSH ↓，FT$_3$ ↑，FT$_4$ ↑の検査所見から甲状腺中毒症の存在が確認され，⑤の TRAb 陽性所見により Basedow 病と診断できる。

診 断 名　Basedow 病

選択肢考察
- × a　甲状腺中毒症により代謝が亢進しているため，食事量を制限すると体重減少をきたす。
- × b　小児期 Basedow 病治療の第一選択は抗甲状腺薬による薬物治療である。抗甲状腺薬が使用できない場合に，甲状腺摘出手術が治療選択肢となる。
- ○ c　頻拍が存在し，労作時に動悸や胸の苦しさも訴えている。過重な心負荷を避けるために，部活動は休止すべきであろう。
- ○ d　小児期発症の Basedow 病治療では，抗甲状腺薬による薬物治療が第一選択である。
- × e　小児期 Basedow 病治療の第一選択は抗甲状腺薬による薬物治療である。^{131}I 内用療法は，若年者では発癌の可能性も危惧されるため，19 歳未満では慎重投与，5 歳以下では禁忌とされている。

解 答 率　a 1.2%，b 8.6%，c 74.9%，d 98.3%，e 16.0%

関連知識　Basedow 病は 20 歳代の女性に多い疾患であるが，幼児期でも高齢でも発症が認められる。小児期 Basedow 病も成人と同様に女性に多く，女児が 8 割以上を占める。

　小児期 Basedow 病の身体特徴としては，代謝亢進による成長促進により同年齢児より高身長でやせていることが多いが，食欲亢進による食事摂取量増で体重が増加する症例も存在するため，肥満があるからといって Basedow 病を見逃さないように注意することが必要である。

　診断手順は成人と変わらないが，放射性ヨードまたはテクネシウムによる甲状腺摂取率測定は微量であるが放射性物質を使用するため，診断に苦慮する場合などに限定すべきである。

　治療は小児期では抗甲状腺薬による薬物療法が第一選択となる。薬剤としては成人と同様にメチマゾール〈MMI〉を使用する。プロピルチオウラシル〈PTU〉は小児で重篤な肝障害例が報告されているため，小児期 Basedow 病の治療には MMI の使用が推奨され，PTU 使用制限の勧告が出されている。やむをえず PTU を使用する場合には，副作用を十分に説明して同意を得た上で慎重に投与する。MMI 治療に対して小児は成人より治療抵抗性であることが多く，長期の治療が必要となることが少なくなく，また寛解しても再発の危険性があるため寛解中も定期的な管理が必要である。

　抗甲状腺薬の効果が不十分，または抗甲状腺薬が副作用などで使用できない場合には，甲状腺摘出術の適応になる。一方，アイソトープ治療は発癌性に対する危惧から以前は 19 歳未満禁忌であったが，比較的安全であるとの欧米の報告に基づき日本小児内分泌学会『小児期発症バセドウ病診療のガイドライン 2016』で 19 歳未満は慎重投与，5 歳以下禁忌に緩和されている。

コメント　小児期 Basedow 病の治療について出題された。「関連知識」で記述したが，治療の第一選択は抗甲状腺薬による薬物治療であることと，PTU 使用制限の勧告が行われていることを確認

しておきたい。

正 解 **c，d** 正答率 **73.7%**

▶参考文献 MIX 339

受験者つぶやき
・13 歳でも発症することがあるんですね……！
・まずは非侵襲的なものから！
・運動は休んでもらわないといけない感じがしました。

Check ▢▢▢

113A-71 　35 歳の経産婦（3 妊 2 産）。妊娠 33 週に周産期管理目的で，自宅近くの産科診療所から紹介され受診した。既往歴は，30 歳時および 32 歳時に，それぞれ骨盤位および既往帝王切開の適応で選択的帝王切開。身長 156 cm，体重 56 kg（妊娠前体重 48 kg）。体温 36.8℃。脈拍 84/分，整。血圧 108/76 mmHg。現時点で自覚症状はなく，胎児心拍数陣痛図で異常を認めない。骨盤 MRI の T2 強調像（**別冊 No. 31**）を別に示す。

　　考えられるのはどれか。**2 つ選べ**。

a　前置血管 　　　　　　b　前置胎盤 　　　　　　c　癒着胎盤
d　胎盤後血腫 　　　　　e　常位胎盤早期剥離

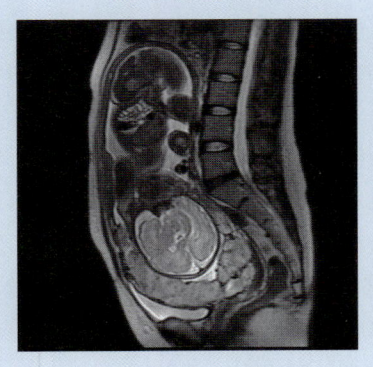

アプローチ ①骨盤位および既往帝王切開の適応で選択的帝王切開 ━━▶ 癒着胎盤の可能性

②現時点で自覚症状はなく ━━▶ 常位胎盤早期剥離は否定的

③胎児心拍数陣痛図で異常を認めない ━━▶ 子宮収縮によって発症する疾患とは無関係

画像診断

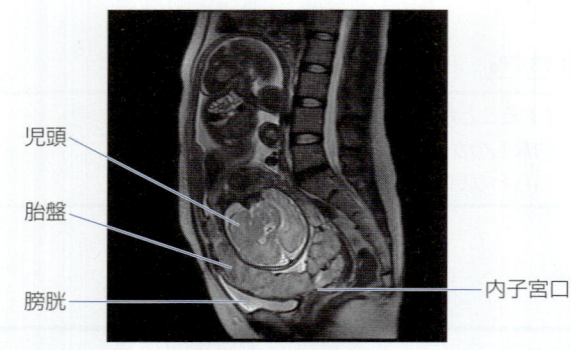

児頭

胎盤

膀胱

内子宮口

MRI 所見では，胎盤は子宮体部ではなく子宮下部に存在し，内子宮口をすべて覆っている。特に膀胱の背面では子宮壁は菲薄になっており，筋層が胎盤に置き換わっているような像を呈している。これより全前置胎盤の診断は容易であり，癒着胎盤の可能性が疑われる。

鑑別診断　前置胎盤は，全前置，部分前置，辺縁前置胎盤に分けられるが，胎盤が内子宮口をどのくらい覆っているかによって診断する。部分前置胎盤では，子宮収縮により内子宮口が開大することによって辺縁前置胎盤になることもある。一方，胎盤が正常の位置より低位に存在するが内子宮口を覆っていない状態を低置胎盤と呼ぶ。辺縁前置胎盤と低置胎盤との鑑別は，子宮の収縮時により胎盤の位置が変動して観察されることもあるので難しい。この場合は，経腟超音波検査が有用である。

診断名　全前置胎盤および癒着胎盤

選択肢考察　×a　前置血管は，胎盤から離れて卵膜上を走る血管が内子宮口上に存在する。

○b　胎盤が子宮下部に存在し，内子宮口を覆っている。

○c　MRI にて子宮下部筋層が胎盤に置き換わっている像を呈している。

×d，×e　胎盤後面に血腫は認められない。

解答率　a 6.0%，b 96.5%，c 86.1%，d 9.8%，e 0.6%

関連知識　癒着胎盤は，帝王切開，子宮内容除去術などで子宮内膜の欠損を生じたときに起きやすく，全前置胎盤の場合は癒着胎盤になることが多い。全前置胎盤の確定診断は MRI にて容易であるが，癒着胎盤の診断は難しいことがある。MRI にて胎盤と子宮筋層の境界が不鮮明な場合には癒着胎盤を疑う。

正　解　**b，c**　**正答率 83.4%**　▶参考文献　MIX 329　チャート 産 182, 184, 187

受験者つぶやき
・帝王切開の既往と前置胎盤は癒着胎盤の大きなリスクです。
・画像が大事です。見たことがありました。
・超典型的な問題です。

Check ■ ■ ■

113A-72　67歳の男性。2か月前から持続する心窩部痛と背部痛を主訴に来院した。3か月間で体重が10kg減少している。意識は清明。腹部は平坦で，心窩部に径5cmの固い腫瘤を触知する。血液所見：赤血球395万，Hb 12.9g/dL，Ht 38%，白血球8,100。血液生化学所見：総蛋白6.7g/dL，総ビリルビン0.7mg/dL，AST 44U/L，ALT 41U/L，ALP 522U/L（基準115〜359），γ-GTP 164U/L（基準8〜50），アミラーゼ51U/L（基準37〜160），尿素窒素13mg/dL，クレアチニン0.8mg/dL。CEA 758ng/mL（基準5以下），CA19-9 950U/mL（基準37以下）。腹部造影CT（**別冊No.32**）を別に示す。

　治療として適切なのはどれか。**2つ選べ**。

a　動脈塞栓術　　　　　　b　放射線照射　　　　　c　抗癌化学療法

d　膵体尾部切除術　　　　e　膵頭十二指腸切除術

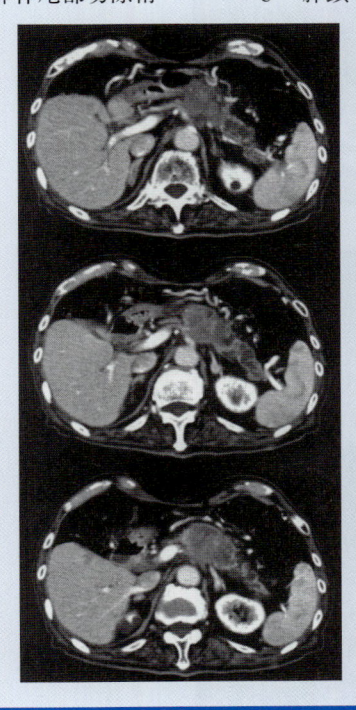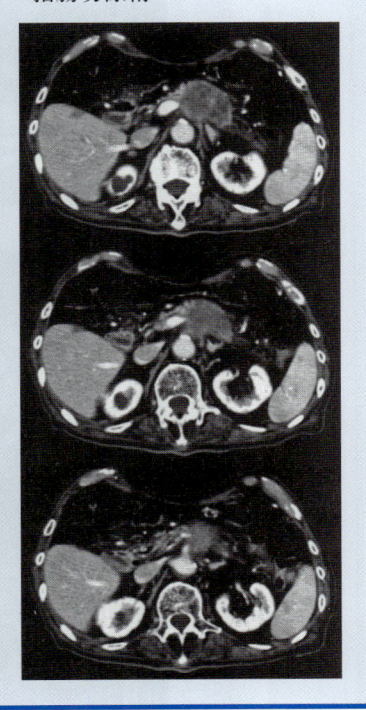

アプローチ　① 67歳の男性，3か月間で体重が10kg減少 ➡ 悪性腫瘍を含む疾患を考慮

　　　　　② 2か月前から持続する心窩部痛と背部痛 ➡ 上腹部臓器などの悪性腫瘍を示唆

　　　　　③ 心窩部に径5cmの固い腫瘤を触知 ➡ 上腹部の悪性腫瘍が強く疑われる。

　　　　　④ ALP 522U/L，γ-GTP 164U/L ➡ 軽度の肝機能障害

　　　　　⑤ CEA 758ng/mL，CA19-9 950U/mL ➡ 膵や胆道の悪性腫瘍を示唆

画像診断

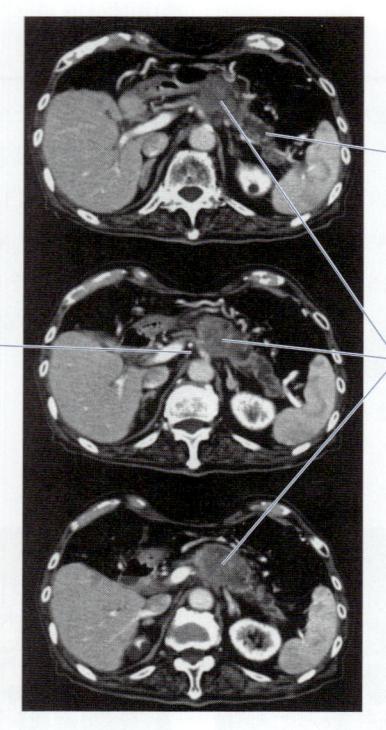

腫瘍の尾側主膵管の
拡張を認める

腹腔動脈は腫瘍と 180 度
以上接している

膵体部に造影効果の乏しい
腫瘍を認める

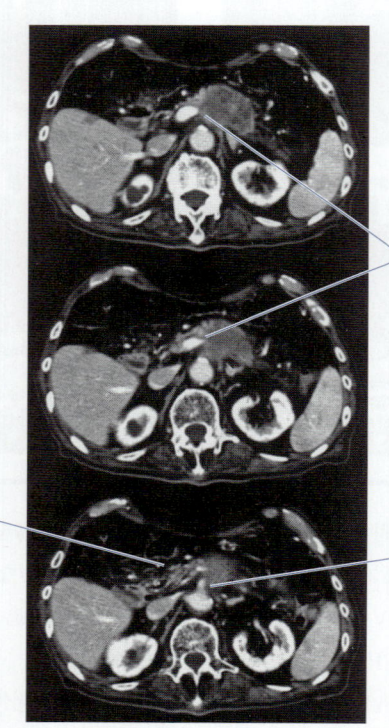

脾静脈は腫瘍によって
閉塞している

上腸間膜静脈は腫瘍に
よって狭窄している

腫瘍は上腸間膜動脈に
浸潤している

膵体部に造影効果の乏しい腫瘍を認め，腫瘍の尾側主膵管は拡張している。腫瘍
は腹腔動脈，上腸間膜動脈，門脈といった主要血管に高度に浸潤しており，切除不
能局所進行膵癌である。遠隔転移の有無については情報がなく明らかでない。

| 鑑別診断 | 「アプローチ」①〜③から上腹部の悪性腫瘍が疑われ，④，⑤および画像から局所進行切除不能膵癌の診断は容易である。 |

鑑別診断　「アプローチ」①〜③から上腹部の悪性腫瘍が疑われ，④，⑤および画像から局所進行切除不能膵癌の診断は容易である。

診断名　局所進行切除不能膵体尾部癌

選択肢考察
×a　膵癌の治療として動脈塞栓術は適切でない。

○b　化学療法との併用で局所制御による疼痛緩和を期待できる。

○c　局所進行切除不能膵癌の一次治療として適切な治療である。

×d　局所進行切除不能膵癌であり，外科切除適応はない。

×e　局所進行切除不能膵癌であり，dと同様に外科切除適応はない。割れ問

解答率　a 1.2%，b 36.2%，c 97.1%，d 17.8%，e 46.8%

正解　b，c　正答率 35.1%　▶参考文献　MIX 283

受験者つぶやき
・Aブロックも終盤，集中力を切らしていたのか脈管浸潤を見落としてしまいました。
・難しかったです。
・血管浸潤があるように見えたのでオペはできないと思いました。

A

医学各論

Check ■ ■ ■

113A-73 44 歳の女性。紅斑，全身倦怠感および食欲不振を主訴に来院した。1 か月前から瘙痒を伴う紅斑が四肢に出現したため皮膚科を受診し，抗アレルギー薬と副腎皮質ステロイド外用薬を処方されたが改善せず，紅斑は体幹にも広がった。同時に全身倦怠感と食欲不振も出現したため受診した。父親が血液疾患で死亡。体温 38.5℃。脈拍 96/分，整。全身に紅斑を認める。両側の頸部，腋窩および鼠径部に径 1〜2 cm のリンパ節を 6 個触知する。血液所見：赤血球 466 万，Hb 14.4 g/dL，Ht 44%，白血球 12,900（異常リンパ球 25%），血小板 23 万。血液生化学所見：総蛋白 6.0 g/dL，アルブミン 3.0 g/dL，総ビリルビン 0.3 mg/dL，AST 28 U/L，ALT 15 U/L，LD 1,600 U/L（基準 176〜353），尿素窒素 24 mg/dL，クレアチニン 1.3 mg/dL，空腹時血糖 90 mg/dL，Na 140 mEq/L，K 4.1 mEq/L，Cl 102 mEq/L，Ca 12.3 mg/dL。背部の皮疹（**別冊** No. **33A**）及び末梢血塗抹 May-Giemsa 染色標本（**別冊** No. **33B**）を別に示す。

行うべき治療はどれか。**3 つ選べ。**

a　抗癌化学療法
b　生理食塩液輸液
c　抗ウイルス薬投与
d　ビスホスホネート製剤投与
e　活性型ビタミン D_3 製剤投与

A

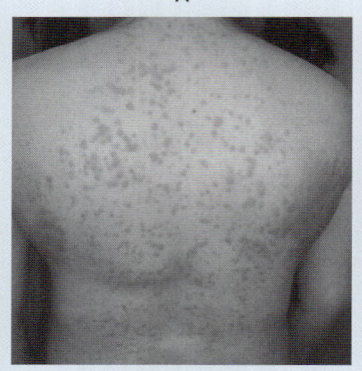

B

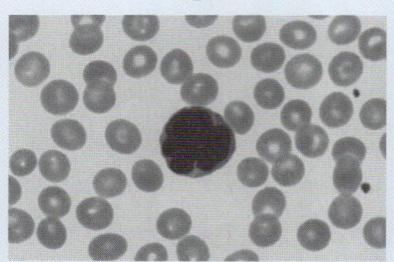

アプローチ　①抗アレルギー薬とステロイド外用薬でも改善しない全身の紅斑 ━━➤ 感染症，膠原病や腫瘍性病変を疑う。

②父親が血液疾患 ━━➤ 白血病やリンパ腫の家族歴あり

③頸部，腋窩，鼠径部にリンパ節を触知 ━━➤ 全身のリンパ節腫大

④白血球 12,900 と上昇しており，異常リンパ球も出現 ━━➤ 血液疾患を疑う。

⑤ Ca 12.3 mg/dL ━━➤ 補正 Ca 濃度は 13.3 mg/dL と高値である。

　［補正 Ca 濃度（mg/dL）＝血清 Ca 値（mg/dL）＋ ｛4－血清アルブミン値（g/dL）｝］

画像診断

A

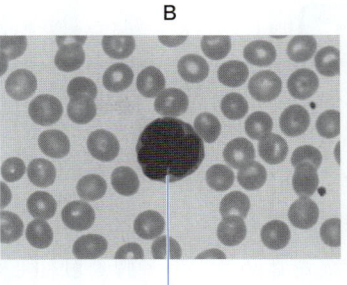

― 背部全体に紅斑

B

flower cell
（花弁状の切れ込みのある
核をもった異常リンパ球）

鑑別診断　「アプローチ」①より感染症や膠原病，腫瘍による紅斑を考える。④より血液疾患を考え，③および⑤より成人 T 細胞白血病・リンパ腫と診断する。さらに④，⑤，および「画像診断」所見より急性型である。

診断名　成人 T 細胞白血病・リンパ腫

選択肢考察
○ a　急性型は予後不良であり，早急に多剤併用化学療法を行う。

○ b　高カルシウム血症を併発しており，生理食塩水の点滴を行うことで利尿によるカルシウムの尿中排泄を図る。

× c　human T-cell leukemia virus type I〈HTLV-I〉感染により発症するが，現在臨床で使用される抗ウイルス薬はまだない。

○ d　高カルシウム血症を呈しており，ビスホスホネート製剤の点滴製剤を用いてカルシウムの補正を図る。

× e　小腸からのカルシウム吸収を促進させて血清カルシウム値を上げてしまうため不適である（禁忌）。

解答率　a 85.2%，b 90.0%，c 18.2%，d 93.6%，e 8.0%

関連知識　flower cell はフローサイトメトリー検査では CD3，CD4，CD25 陽性である。

正解　**a，b，d**　**正答率 72.9%**　　　　　▶参考文献　MIX 130

受験者つぶやき
・ついに ATL の治療を聞いてきた！　と思いました。高カルシウム血症は見逃せません。
・ATL の治療はモガムリズマブです。
・明らかな高カルシウム血症ですが，どんな問題でも必ず補正する習慣をつけましょう。

Check ■ ■ ■

113A-74　6歳の女児。腹痛と血便を主訴に来院した。昨日から腹痛を訴え，本日血便がみられたため，母親に連れられて受診した。2日前に近所の店で焼肉を食べたという。意識は清明。体重20 kg。体温37.5℃。脈拍90/分，整。血圧110/60 mmHg。呼吸数20/分。眼瞼結膜と眼球結膜とに異常を認めない。心音と呼吸音とに異常を認めない。腹部は平坦で臍周囲に軽度圧痛を認める。肝・脾を触知しない。腸雑音は亢進している。尿所見：蛋白（−），糖（−），ケトン体2+，潜血（−）。血液所見：赤血球420万，Hb 13.2 g/dL，Ht 42%，白血球12,300（桿状核好中球30%，分葉核好中球55%，好酸球1%，好塩基球1%，単球6%，リンパ球7%），血小板21万，PT-INR 1.2（基準0.9〜1.1），APTT 32秒（基準対照32.2）。血液生化学所見：総蛋白7.5 g/dL，アルブミン3.9 g/dL，総ビリルビン0.9 mg/dL，AST 28 U/L，ALT 16 U/L，LD 300 U/L（基準175〜320），CK 60 U/L（基準46〜230），尿素窒素20 mg/dL，クレアチニン0.6 mg/dL，血糖98 mg/dL，Na 131 mEq/L，K 4.4 mEq/L，Cl 97 mEq/L。CRP 4.5 mg/dL。便中ベロトキシン陽性であった。

　　　この患者で溶血性尿毒症症候群〈HUS〉の発症に注意するために有用な血液検査項目はどれか。**3つ選べ。**

　　a　CK　　　　　　　b　CRP　　　　　　　c　赤血球数

　　d　血小板数　　　　e　クレアチニン

アプローチ　①2日前に近所の店で焼肉を食べた ➡ 食中毒の疑いがある。

②腸雑音は亢進している ➡ 単純性イレウスでは金属音が聴取されるため，まだ腸蠕動は正常

③便中ベロトキシン陽性 ➡ 小児の溶血性尿毒症症候群〈HUS〉は大腸菌に起因することが多く，血便を伴う下痢・腹痛の数日〜2週後に発症しやすい。

④HUSの発症に注意 ➡ 貧血や黄疸が出現し，乏尿から尿素窒素・クレアチニンが上昇する。さらに腎不全症状が重篤であると，意識障害やけいれんも生じる。

鑑別診断　本例は「アプローチ」①，③から，腸管出血性大腸菌感染症と診断される。

　　　本症に続発するHUSの類似疾患としては，血栓性血小板減少性紫斑病〈TTP〉がある。TTPは血小板減少，溶血性貧血，腎機能障害，発熱だけでなく動揺性精神神経症状を呈するケースが多い。TTPの診断基準にはADAMTS13活性が10%未満と定義されている。ADAMTS13は，血液中の止血因子であるvon Willebrand因子を特異的に切断する。

　　　HUSは，腸管出血性大腸菌感染症により血小板減少，溶血性貧血や急性腎障害を呈し，補助診断として血清O157抗体，便中O157抗原や便中ベロトキシンの検出が有用である。また，腹部CTやエコーで上行結腸を主体とした壁肥厚や拡大を認める。

　　　TTPとHUSの病態には，微小血管の内皮細胞障害による血栓性微小血管症が共通している。

診断名　腸管出血性大腸菌感染症

選択肢考察　×a　クレアチンキナーゼは主に心臓を含む筋疾患の診断や経過の把握に有用である。

　　　×b　CRPは炎症の活動性や重症度を反映するものの，HUSの発症評価には有用ではない。

○ c　HUS は溶血性貧血を呈するため，赤血球数の減少は HUS の発症評価に有用である。

○ d　HUS は，微小血管の内皮細胞障害により血小板減少を呈する。

○ e　HUS による腎機能障害からクレアチニンは上昇する。ただし，肝機能障害はあまり関係ない。

解答率 a 10.6%，b 4.3%，c 91.4%，d 94.0%，e 97.6%

関連知識　腸管出血性大腸菌感染症は大半が自然治癒し，ごく一部が HUS を発症する。HUS 治療の基本は輸液管理による急性腎障害の予防，降圧療法，進行例では透析療法など支持療法である。

　　先天性 TTP に対しては，血漿製剤の点滴で ADAMTS13 の補充が実施される。さらに後天性 TTP は ADAMTS13 の補充だけでなく，インヒビター除去などの目的で新鮮凍結血漿置換による血漿交換が第 1 選択となる。なお，TTP に対する予防的な血小板輸血は禁忌である。

正　解　**c，d，e**　**正答率** 84.8%　　　　　　　▶参考文献　MIX 134

受験者つぶやき
・d と e を選んだあと考えました。溶血したら赤血球数は少なくなるかなと思い c を選びました。
・HUS と TTP の鑑別は大事です。どちらも精神症状をきたしますが TTP の方が強いイメージです。HUS は尿所見や下痢の有無でわかることが多い気がします。
・HUS や TTP の病態はややこしいですが必ず押さえておきましょう！

Check ■ ■ ■

113A-75　前夜から 12 時間絶食して早朝空腹時に採血した検査で，総コレステロール 250 mg/dL，トリグリセリド 120 mg/dL，HDL コレステロール 80 mg/dL であった。Friedewald の式を用いて LDL コレステロール値の推測値を求めよ。

　　ただし，小数点以下の数値が得られた場合には，小数第 1 位を四捨五入すること。

解答：① ② ③ mg/dL

① 0　1　2　3　4　5　6　7　8　9
② 0　1　2　3　4　5　6　7　8　9
③ 0　1　2　3　4　5　6　7　8　9

選択肢考察　早朝空腹時の採血における脂質検査の結果から LDL コレステロール〈LDL-C〉値を推定する計算問題である。血清脂質（コレステロールやトリグリセリド〈TG〉）は，リン脂質やアポ蛋白と結合してリポ蛋白（カイロミクロン・VLDL・IDL・LDL・HDL）を形成し，血中を移動する。LDL-C は，Friedewald の計算式［LDL-C ＝ 総コレステロール〈TC〉 － TG÷5 － HDL コレステロール〈HDL-C〉］（F 式）により算出される。F 式は，VLDL 中のコレステロール濃度〈VLDL-C〉がトリグリセリド値の 5 分の 1 にほぼ等しいことに基づいている。

　　よって，

　　　$250 － 120÷5 － 80 ＝ 146$ mg/dL

となる。

A

計
算
問
題

関連知識　食後や TG 濃度が高いとき（400 mg/dL 以上），F 式では VLDL-C 濃度を過大評価してしまうため，LDL-C 値に負誤差を生じる場合がある。そのため，食後や TG 高値の場合は F 式を使用できず，Non-HDL-C 値（TC－HDL-C）を計算するか，もしくは LDL-C 値を直接法で評価する。

正　解　① 1，② 4，③ 6　**正答率** 39.3%　　　　　　　　　　　　▶参考文献　**MIX** 349

**受験者つぶやき**

・計算問題はてっきり総論で出ると思っていたので面食らいました。LDL を何かで割ることは覚えていたのですがその数字は思い出せませんでした。120 という数値も憎いです。
・覚えてました。
・授業で習ったことのある計算式でしたが，完全に忘れていました……。

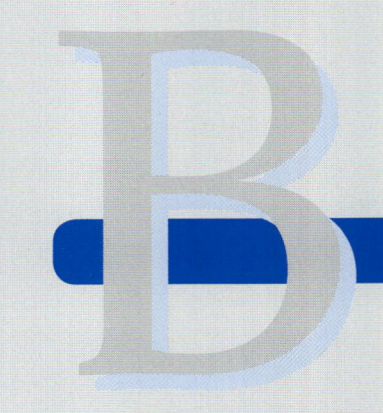

B問題 必修の基本的事項 49問

必修一般 24問
必修臨床 15問
必修長文 10問

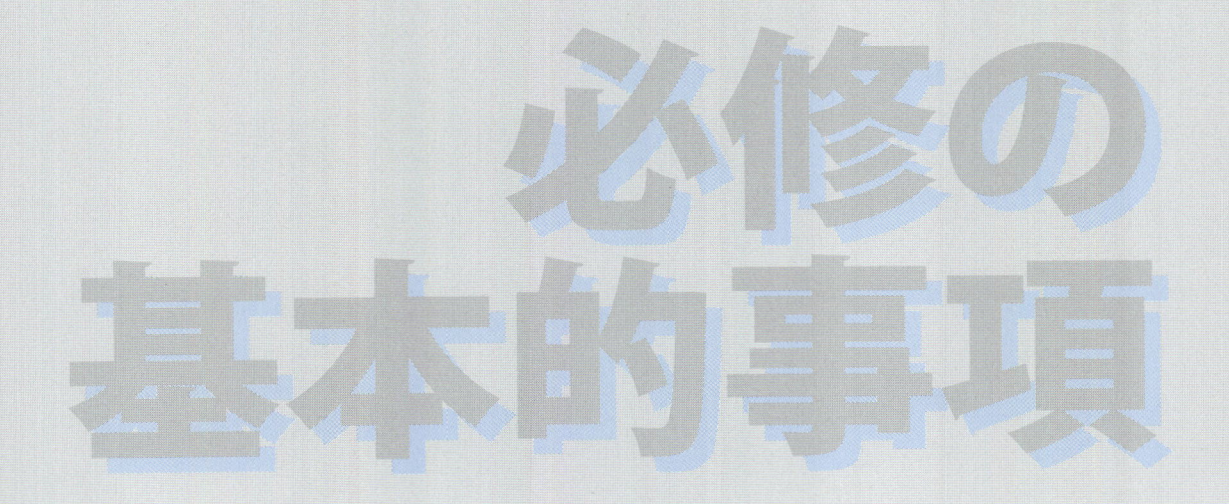

Check ■ ■ ■

113B-1　インフォームド・コンセントについて正しいのはどれか。

　　a　同意後は撤回できない。

　　b　医師法に定められている。

　　c　文書で意思を確認すればよい。

　　d　医療従事者の責任回避が目的である。

　　e　患者の主体性を重んじて行う行為である。

選択肢考察　× a　同意後も何の不利益を被ることなく撤回できる。

　　× b　我が国では医療法に記されている。

　　× c　文書で同意を得るが，インフォームド・コンセント自体は医師が患者と直接会って，話をするものである。

　　× d　医療者側の免責のためのものではなく，患者自ら納得し，同意するためのものである。

　　○ e　患者主導の医療を実践する最初の一歩がインフォームド・コンセントである。

解答率　a 0.0%，b 0.4%，c 0.3%，d 0.2%，e 98.9%

関連知識　インフォームド・コンセントは医師が患者に直接行うものであり，医師以外の医療関係者はインフォームド・コンセントの内容の理解を促進する補助を行う。また，インフォームド・コンセントの内容の理解促進のために，ビデオやパンフレットなどを用いることが有用である。

正　解　e　**正答率** 98.9%　　　　　　　　　　　　　　　▶**参考文献** MIX 4

受験者つぶやき
・インフォームド・コンセントが医師法，同意書などという引っかけはよく出てきます。
・IC は医療法。必ず出ます。
・楽勝でした。

Check ■ ■ ■

113B-2　ヘルシンキ宣言で述べられているのはどれか。

　　a　安楽死の条件　　　　　　　　　　b　健康の定義

　　c　人を対象とする医学研究の倫理原則　d　プライマリヘルスケア

　　e　ヘルスプロモーション

選択肢考察　× a　安楽死の条件を記しているものではなく，また我が国では安楽死は合法的な行為として認められていない。

　　× b　「健康」は WHO 憲章で次のように定義されている。"Health is a state of complete physical, mental and social well-being and not merely the absence of disease or infirmity." →「健康とは，病気でないとか，弱っていないということではなく，肉体的にも，精神的にも，そして社会的にも，すべてが満たされた状態にあることをいいます。」（日本 WHO 協会訳）

○ c　人を対象とする医学研究の倫理原則の中に，インフォームド・コンセントも含まれている。

× d　アルマ・アタ宣言で述べられている。

× e　オタワ憲章およびバンコク憲章で述べられている。

| 解　答　率 | a 0.0％，b 0.2％，c 99.4％，d 0.4％，e 0.1％ |

関連知識

・ヒポクラテスの誓い：医の倫理

・ジュネーブ宣言：医の倫理

・リスボン宣言：患者の権利

・イスタンブール宣言：臓器取引と移植ツーリズム

| 正　　解　　**c**　正答率 99.4％ | ▶参考文献　MIX 4 |

受験者つぶやき

・アルマ・アタ宣言，ジュネーブ宣言など似たようなものが多くて，公衆衛生分野の中でも最後まで苦手なところでした。

・○○宣言は直前にチェックしました。

・ヘルシンキ宣言，リスボン宣言，ジュネーブ宣言は必ず内容を押さえましょう。

Check ■ ■ ■

113B-3　肺炎で入院中の患者の診療記録を以下に示す。

S：咳も治まってきましたし，熱も下がっているようです。①今日はとても体調が良いんですよ。

O：②体温 36.2℃，血圧 120/82 mmHg，脈拍88/分，整。呼吸数16/分。

　　呼吸音　清明，明らかな副雑音は聴取しない。

　　心音　Ⅰ音　異常なし，Ⅱ音　異常なし，Ⅲ音，Ⅳ音は聴取しない，心雑音は聴取しない。

　　【血液検査所見】

　　WBC 9,800（前回16,800）neutro 65％（前回92％）

　　AST 30，ALT 32，LD 245，BUN 16，Cr 0.6

　　③喀痰培養結果は H. influenzae。

A：④細菌性肺炎：自覚症状，検査所見ともに改善傾向，抗菌薬の効果あり。

P：⑤本人は週末まで入院を希望している。

　　治療開始3日目なので抗菌薬の投与を継続していく。胸部エックス線写真と血液検査の予定を A 医師に確認して決める。

下線部のうち SOAP の記載法に**あてはまらない**のはどれか。

a　①　　　　b　②　　　　c　③　　　　d　④　　　　e　⑤

選択肢考察　　SOAP とは，S（subjective data/symptom：主観的所見，自覚症状），O（objective data：客観的所見，医療面接・臨床検査所見），A（assessment：評価と考察），P（plan：検査・治

療・患者教育の計画・案）を意味している。

○a　主観的所見であり，「S」に含まれる。

○b　体温は，「O」である。

○c　細菌検査所見も，「O」である。

○d　診断と病状の評価であり，「A」に含まれる。

×e　患者本人の希望であり，SOAP の記載には含まれない。

　　　（しかし，患者の希望を尊重することも大切である。では，どのように記載したらよいか，一例を示す。「P：治療開始 3 日目なので抗菌薬の投与を継続していく。胸部エックス線写真と血液検査の予定を A 医師に確認して決める。また，本人は週末まで入院を希望しているので，この点について妥当性と可能性を A 医師と相談する。」）

解 答 率　a 0.4%，b 0.1%，c 0.7%，d 1.9%，e 96.8%

関連知識　1．問題志向型医療記録とは：

　　問題志向型医療記録〈POMR：problem oriented medical recording〉とは，POS〈problem oriented system：問題志向型システム〉の考え方に基づいた診療録記載方法である。POMR の構成は，まず基礎データ（主訴，現病歴，既往歴，生活歴・社会歴，家族歴，医療面接所見，身体診察所見，臨床検査所見）を得た後，問題リスト（プロブレムリスト）を作成し，初期計画（診断的計画，治療的計画，教育的計画）を立案する。その後の診療録は，臨床経過を SOAP 形式で記載し，入院患者であれば退院時に速やかに退院時要約を作成する。

2．問題志向型医療記録の利点：

　　問題志向型医療記録により，患者の問題点を全人的視点で捉え，その問題解決を系統的，論理的に進めることができ，医療チーム構成員間の情報共有化と意思統一を図りやすくなる。

3．科学的根拠に基づいた医療：

　　科学的根拠に基づいた治療法を行うためには，科学的根拠に基づいた医療〈EBM：evidence-based medicine〉を理解する必要がある。EBM とは，個々の患者の抱える問題について，その時点で最も信頼できる入手可能な根拠〈evidence〉を把握し，かつ患者の意向や価値観に配慮した医療を行うための行動指針である。EBM は，①診療上の疑問点の定式化，②文献検索，③得られた文献の妥当性評価（批判的吟味），④文献検索で得られた結果を，患者へ適応することの是非を判断すること，の 4 つからなっている。EBM を用いて最適な治療法を決定することが，科学的根拠に基づいた治療法の決定である。

正 解　e　**正答率** 96.8%　　　　　　　　　　　　　▶参考文献　MIX 466

受験者つぶやき

・カルテの書き方は病棟実習の記憶を頼りにするしかありません。
・実習で学びました。
・SOAP は頻出事項です。

B

必修の基本的事項

Check ☐ ☐ ☐　　　　

113B-4　病原体と感染予防策の組合せで**適切でない**のはどれか。

　　a　HIV ——————————— 標準予防策〈standard precautions〉
　　b　ヒゼンダニ ——————— 飛沫予防策〈droplet precautions〉
　　c　麻疹ウイルス ————— 空気予防策〈airborne precautions〉
　　d　*Clostridium difficile* ——— 接触予防策〈contact precautions〉
　　e　インフルエンザウイルス ——— 飛沫予防策〈droplet precautions〉

選択肢考察

○a　HIV は血液，精液，腟分泌液，髄液などの体液が粘膜や創部に付着することで感染が確立する。予防策は標準予防策である。

×b　ヒゼンダニは疥癬の原因となる節足動物であるが，角質層に寄生し，人から人へと伝播していく。近年，集団生活が行われる病院や高齢者施設での集団感染が問題となるが，その感染経路は人と人との接触による。発生時は接触予防策を徹底する必要がある。

○c　麻疹ウイルスは結核，水痘とともに空気感染を起こす代表的な病原ウイルスで，その感染力の高さから疑い症例に対しては積極的に空気感染対策を実施する必要がある。

○d　*Clostridium difficile*〈CD〉は菌交代現象による偽膜性腸炎の原因菌である。長期入院患者や抗菌薬使用症例における下痢症では便培養よりも CD 毒素の検出を優先させるべきである。CD の芽胞は環境中に長期間存在するため，医療者には徹底した接触予防策の実施が求められる。

○e　インフルエンザウイルスは毎年国内での流行が話題になる気道感染症，インフルエンザの原因ウイルスである。感染者の気道分泌物や鼻汁が上気道に曝露されることにより感染が確立する飛沫感染である。

解 答 率　a 1.2%，b 97.5%，c 0.2%，d 0.8%，e 0.2%

関連知識　　感染予防策の考え方は，すべての患者に対して汗以外の湿性物質を感染源とする標準予防策を実施し，そこに病原体に応じた個々の予防策（接触感染，飛沫感染，空気感染）を上乗せする，というものである。そもそも標準予防策は，米国における HIV/AIDS のアウトブレイクから生まれた普遍的予防策〈universal precautions〉から派生した概念である。

正　解　　**b**　正答率 **97.5%**　　　　　　　　　▶参考文献　MIX 76

受験者つぶやき

・初めて見るタイプの問題でした。ヒゼンダニが飛沫感染したら老人ホームは大変なことになりそうです。
・感染経路についてチェックしておく必要があります。
・ヒゼンダニといえば疥癬です。

B

必修の基本的事項

Check ■■■

113B-5　成人と比較したときの乳児の特徴はどれか。
　　　　a　尿濃縮力が低い。
　　　　b　体重あたりの体液の割合が少ない。
　　　　c　体重あたりの水分必要量が少ない。
　　　　d　体表面積あたりの不感蒸泄量が少ない。
　　　　e　体重あたりのエネルギー必要量が少ない。

選択肢考察　○a　乳児は成人と比べて尿濃縮力は低く，脱水になりやすい。
　　　　　　×b　乳児は成人と比べて体液の割合は多い。
　　　　　　×c　乳児は成人と比べて体重あたりの水分必要量は多い。
　　　　　　×d　乳児は成人と比べて体表面積あたりの不感蒸泄量は多く，脱水になりやすい。
　　　　　　×e　乳児は成人と比べて体重あたりのエネルギー量は多い。

解　答　率　a 97.9%，b 0.2%，c 0.4%，d 0.5%，e 0.9%

関連知識　　人の身体の体重に占める水分量は加齢とともに減少する。乳児では水分量は体重のうち 70〜80% であるが，成長とともに減少して約 60% となる。
　　　　1 日の必要水分量は，乳幼児では 100〜120 mL/kg 以上である。これが成人では 1 日 1,500〜2,000 mL となり，体重あたりでは減少していく。体重あたりの必要エネルギー量も，乳児では代謝が成人と比べて高いため，成人と比べて多い。

コメント　　乳幼児と成人のエネルギー，水分量，腎機能に関しての生理学的知識の確認問題である。

正　解　**a**　**正答率 97.9%**　　　　　　　　　　　▶参考文献　MIX 420

受験者つぶやき
・乳児は 100 kcal/kg，成人は 25〜35 kcal/kg だよな……と落ち着いて考えて e を切りました。
・小児の生理は直前に確認しました。必修でよく出ます。
・小児と成人の比較は重要です。

Check ■■■

113B-6　医療面接で開放型の質問を用いる利点はどれか。
　　　　a　医療面接を短時間で行える。
　　　　b　システムレビューを省略できる。
　　　　c　主訴以外の情報を網羅的に得られる。
　　　　d　認知機能障害のある患者でも情報が得られやすい。
　　　　e　患者が関心を持っている事項を把握しやすくなる。

選択肢考察　×a　患者が自由に回答できる質問法であるから，医師にとっては必ずしも必要ではない内容になったり，話にまとまりがなかったり，横道にそれたりすることもあり，閉鎖型や焦点を絞った質問に比べて情報取得には時間がかかるのが一般的である。

× b　システムレビューは，主訴とは関係ない事項も含めて，全身の臓器・器官について系統的に情報を取得する方法のことである。開放型の質問では患者が気にしていない事項については情報が欠落する危険性があり，システムレビューを欠かすことはできない。

× c　患者は主訴に関連した事項以外は注意を払っていないことが多く，開放型質問で主訴以外の情報を得ることは難しい。

× d　開放型の質問は患者の自発的発言に依存するので，認知機能障害のある患者から情報を得ることは難しい。

○ e　患者に自由に発言させるため，基本的には患者自身が関心をもっている事項を中心に話が展開していくことになる。

解 答 率　a 0.2%，b 0.0%，c 23.1%，d 0.5%，e 76.1%

関連知識　医療面接における質問法は，主として以下の4種類に分類される。

・中立的質問：「お名前を教えてください」など，回答が確定している質問。

・開放型質問：「今日はどうなさいましたか」「ほかに気になっていることはありますか」など，患者が自由に回答できる質問。

・閉鎖型質問：「頭痛はありますか」「熱は何度くらいまで上がりましたか」など，短い言葉で回答できる質問。

・焦点を絞った質問：「では，＊＊についてもう少し詳しく教えてください」など，医師が話題を絞った上で，患者に自由に回答させる質問。

＜医療面接における一般的な流れ＞

　導入として中立的質問を行い，次いで開放型質問で患者のもつ問題点の概要を把握し，焦点を絞った質問で詳細な情報を聴取し，必要に応じて補足・確認のために閉鎖型質問を行う。

正 解　e　**正答率 76.1%**　　　　　　　　　　　　　　▶参考文献　MIX　464

受験者つぶやき
・cもeも正しい気がして悩みました。
・過去問でよく見かけました。
・開放型の質問で患者さんに自由にしゃべってもらいましょう。

Check ■ ■ ■

113B-7　心拍出量増加，体血管抵抗減少，中心静脈圧低下および肺動脈楔入圧低下の血行動態を示すのはどれか。

　　a　緊張性気胸　　　　　　　　　　b　出血性ショック
　　c　心原性ショック　　　　　　　　d　心タンポナーデ
　　e　アナフィラキシーショック

選択肢考察　肺動脈楔入圧は，肺自体に大きな異常がなければ基本的に左房圧に近似した値を示すといわれている。

× a　胸腔内圧の上昇により，全身からの静脈還流が滞る。また縦隔にある心臓が直接圧迫され，拡張が抑制されて心拍出量が減少するだけでなく，正常な位置からねじられることで

上下大静脈からの流入路が狭くなって静脈還流を妨げる。閉塞性ショックであり，心拍出量は低下，ショックを避けるために体血管抵抗は上昇し，静脈血はどんどんたまって中心静脈圧が上昇し，胸腔内圧の上昇のため肺末梢血管の圧も上昇し，左房圧を反映せずに肺動脈楔入圧は上昇する。

×b　血管外への血液流出により循環血液量減少性ショックとなり，心拍出量は低下し，反射的に体血管抵抗は上昇し，循環血液量減少のため中心静脈圧低下，肺動脈楔入圧も低下となる。

×c　心筋梗塞などにより直接的に心拍出量が低下するため，それを補うため体血管抵抗は上昇し，静脈血はたまってしまって中心静脈圧上昇，左心不全であり肺動脈楔入圧も上昇となる。

×d　心膜炎や心破裂，大動脈解離，心外傷などにより，心臓周囲に液体（心嚢液や血液）が貯留して心臓の拡張障害をきたした状態。閉塞性ショックの一型であり，心拍出量は低下し，反応性に体血管抵抗は上昇し，たまった静脈血により中心静脈圧は上昇し，心室コンプライアンス低下のため肺動脈楔入圧は上昇する。

○e　アレルゲンそのものやIgEが関与する免疫学的機序，マスト細胞などによる非免疫学的機序により，心拍出量は増加し，同時に体血管抵抗は低下し，その結果，血流は良くなって中心静脈圧は低下し，肺動脈楔入圧も低下する。

解 答 率　a 0.1%，b 7.5%，c 0.6%，d 0.1%，e 91.5%

関連知識　広範囲熱傷の急性期のショックを心拍出量，中心静脈圧，体血管抵抗により鑑別させる問題が113F-83で出題されている。

コメント　医学生にショックの病態を教えるときには，常に，高校で習った物理の公式：E（電圧）＝I（電流）×R（抵抗）の式を思い出させて（受験に物理を選択していなかった学生からは不評だが），血圧＝心拍出量（心機能＆循環血液量）×全身血管抵抗から，血圧低下の原因として何がプライマリーに起こって，低血圧を招かないようどのように代償されているのかを考えさせる。

正 解　**e**　**正答率 91.5%**　　　　　　　　　　　　　　▶参考文献　MIX 208

受験者つぶやき
・体血管抵抗減少という点でアナフィラキシーショックを選びました。
・ショックの動態について確認しておきましょう。
・少し悩みました。それぞれのショックの病態について理解を深めましょう。

B

必修の基本的事項

113B-8　腹部エックス線写真（**別冊** No. 1 ①～⑤）を別に示す。

腹部の診察で波動が認められると考えられるのはどれか。

a　①　　　　b　②　　　　c　③　　　　d　④　　　　e　⑤

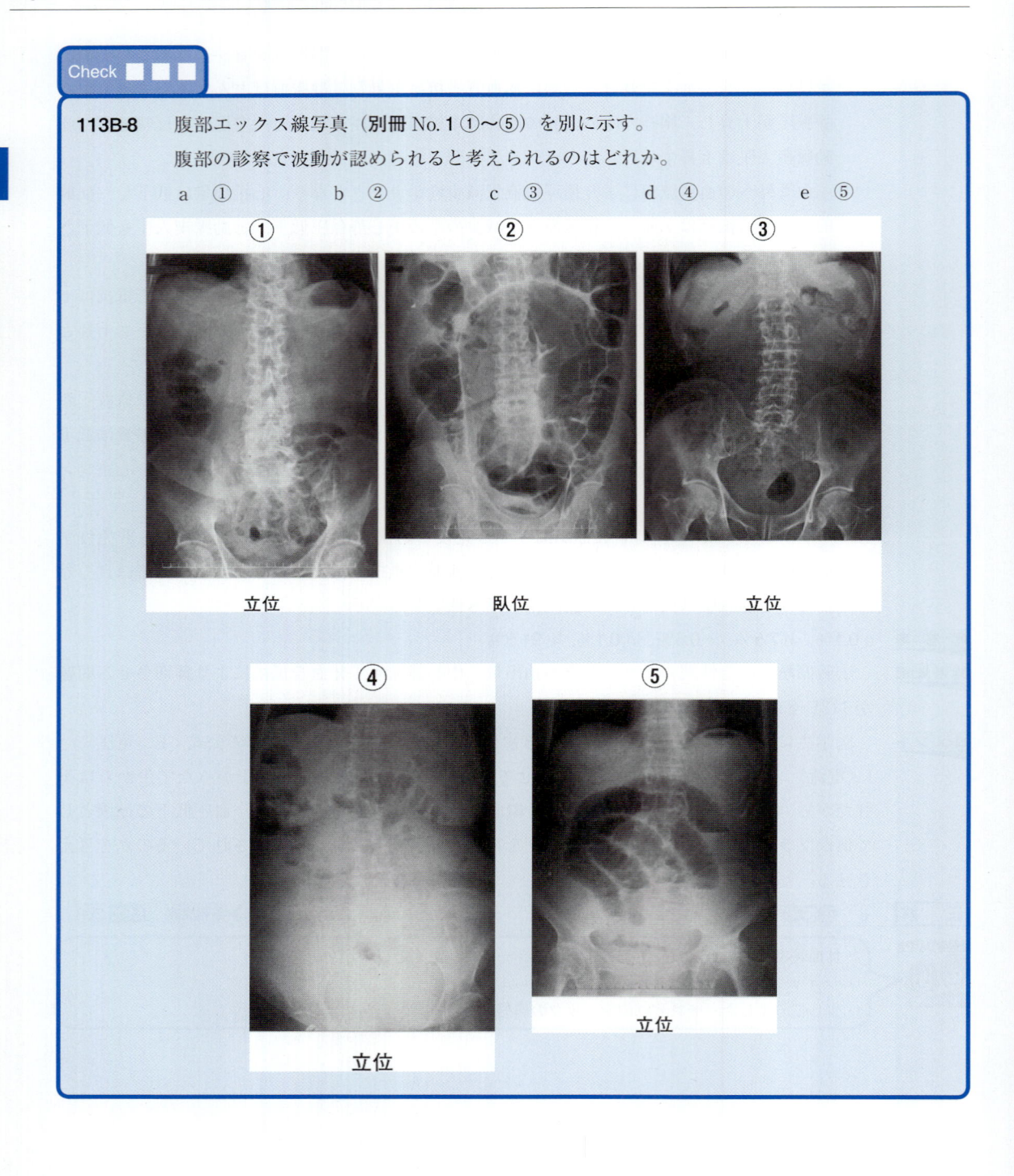

①　立位　　　②　臥位　　　③　立位

④　立位

⑤　立位

画像診断

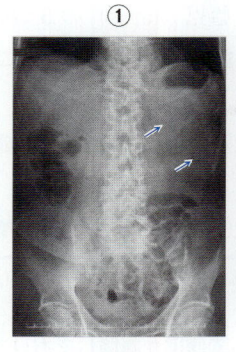

①

立位

左上腹部に腫瘤（脾腫？）があり（→），腸管は右下へ圧排されている。

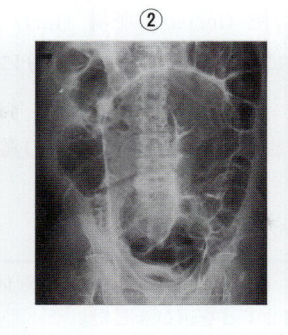

②

臥位

腸管内に広範なガスが認められる。

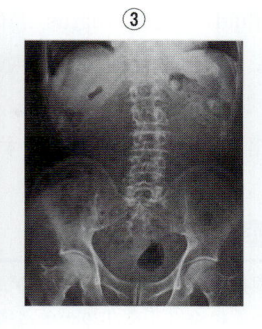

③

立位

腸管内に広範な腸管内容物とガスが混在する。

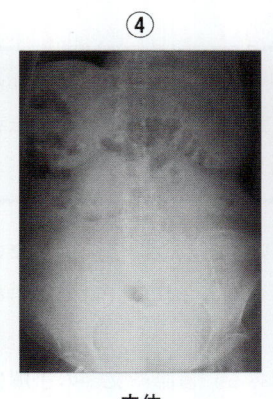

④

立位

腸管は上方に偏位し，下腹部には腸管ガスが少なく，均質なエックス線透過性低下を認める。

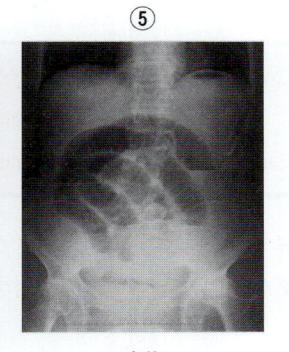

⑤

立位

重複する腸管ループとループ下方の水平線を認める。

B

必修の基本的事項

選択肢考察

×a　①：左上腹部腫瘍：腸管ガスが左上腹部に存在せず，同部位に軟部影を認める。脾腫ないしはその他の左上腹部腫瘍が疑われる。

×b　②：鼓腸：広範な腸管にガスを認める。腸管皺襞（すうへき）の様子からは大腸を中心とした鼓腸が疑われる。

×c　③：宿便：腸管内に広範な内容物とガスが混在し，宿便が疑われる。

○d　④：腹水：下腹部に広範なエックス線吸収域が認められ，腸管ガスは上腹部に偏在している。この場合，腹部触診で波動を認める。

×e　⑤：腸閉塞（イレウス）：腸管は拡張し，複数のループの腸管下部に水平線（ニボー）が認められる。

解答率　a 1.0%，b 2.3%，c 3.1%，d 74.8%，e 18.7%

関連知識　腹部膨満をきたす病態の単純エックス線写真である。腹部膨満をきたす病態は従来から，腹

水（fluid），鼓腸（flatus），宿便（feces），肥満（fat），胎児（fetus）の5つのF（5Fs）と呼ばれ，これらの可能性を考慮に入れ，腹部全体を十分に露出させて診察することが必要とされている。

コメント　腹部膨満の診察では，まず腹水とそれ以外の病態の鑑別が大切である。多量の腹水は波動の触知を特徴としている。

正　解　d　**正答率** 74.8%　　　　　　　　　　　　　　　　　　▶**参考文献**　MIX 261

受験者つぶやき
・自信はありませんでしたが，eのイレウスで腸管内の液体が白く写るなら，腹水は全体的に白くなっているはずだから……と考えてdを選びました。
・腹水のエックス線は見慣れていませんでした。水がたまって腹部が膨隆しており透過性の悪い画像を選びました。
・波動なので腹水がたまってそうな写真を選びました。

Check ■■■

113B-9　発語は流暢で話し言葉の理解も良好だが，復唱が不能なのはどれか。
　　a　失　読　　　　　　　b　純粋語聾　　　　　　　c　伝導失語
　　d　Broca 失語　　　　　e　Wernicke 失語

選択肢考察
× a　言語理解ではなく文字理解ができないので，設問に関係しない。
× b　話し言葉が理解できず，復唱や書字も障害される。自発言語などその他の言語機能は正常である。
○ c　錯語があるものの自発言語は流暢である。言語や文字の了解はできるが，復唱が著しく侵される。
× d　復唱は障害されている点は合っている。しかし，会話は非流暢性で，高度になると無言状態となることがある。言語了解の障害は軽度であるが，複雑な命令には了解困難を示すことがある。
× e　発語は流暢であるが，言語の了解は障害される。また，復唱は障害される。

解 答 率　a 0.4%，b 1.2%，c 96.4%，d 0.6%，e 1.4%

コメント　まず獲得される言語機能，「聞いて理解する，言葉を話す」といった音声に関わる脳機能に関する問題である。当然，言語の構音器官の麻痺などによる運動機能障害による構音障害，また設問中にある，言語の失行とでもいうべき純粋語聾，また読み書きに関する失読・失書を理解し，鑑別することが重要となる。ということで，本問の答えは伝導失語，Broca 失語，そして Wernicke 失語のどれかという所にたどり着くが，これらが生じる病巣部位として，伝導失語は弓状束の障害，Broca 失語は優位半球の前頭葉とその周辺領域の障害，Wernicke 失語は優位半球上側頭回の後 1/2 の障害すなわち中大脳動脈領域の障害であることを記憶しておくとよい。

正　解　c　**正答率** 96.3%　　　　　　　　　　　　　　　　　　▶**参考文献**　MIX 154

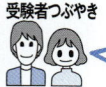

・消去法で解きました。純粋語聾は初めて聞く言葉でしたが，聾なら話し言葉は理解できないはずだと思いました。
・復唱の有無は大事です。
・超皮質性失語は復唱可能です。

Check ■ ■ ■

113B-10 出生後 30 分を経過した在胎 40 週の新生児で異常を疑う所見はどれか。

a　直腸温 37.1℃　　　　　　　　　b　心拍数 120/分

c　収縮期血圧 60 mmHg　　　　　　d　呼吸数 44/分

e　SpO₂ 85%（room air）

選択肢考察

× a　正常新生児の直腸温正常値は 36.5〜37.5℃ である。

× b　正常新生児の心拍数は 120/分（100〜160）である。

× c　正常新生児の収縮期血圧は 50〜80 mmHg，拡張期血圧は 30〜50 mmHg である。

× d　正常新生児の呼吸は主に腹式で，呼吸数は 40〜50/分である。

○ e　正常新生児の経皮的酸素飽和濃度〈SpO_2〉には諸説あるが，国際蘇生法連絡委員会〈ILCOR〉の新生児蘇生法プログラム〈NCPR〉によると，生後 10 分での目標 SpO_2（room air）は 90% 以上である。

解答率　a 0.2%，b 1.6%，c 12.9%，d 0.7%，e 84.5%

関連知識　SpO_2 に関しては生後の時間とともに上昇していくと考えられ，新生児蘇生時の過剰な酸素投与は控えられている。しかし，生後 30 分経過した正常正期産児であれば通常 95% 以上を示すはずである。

コメント　正常新生児の生後 30 分でのバイタルサインを問う問題であり，単純な知識を問う問題である。

正　解　e　**正答率 84.5%**　　　　▶参考文献　MIX 420　チャート 産 310　国小 59

・新生児・乳児のバイタルは直前にチェックしておくべき項目の一つです。
・新生児の収縮期血圧は 80 だと思い，60 は異常だと判断して間違ってしまいました。
・小児のバイタルは超重要です！

Check ■ ■ ■

113B-11 救急外来を受診した感染症が疑われる患者で敗血症の存在を考慮する評価項目として，意識レベルとともに有用なのはどれか。

a　体温と脈拍　　　　　b　体温と血圧　　　　　c　脈拍と血圧

d　脈拍と呼吸数　　　　e　血圧と呼吸数

選択肢考察　× a　外来患者における敗血症の診断には，以下で述べる qSOFA を用いる。これは意識レベ

B

必修の基本的事項

ル，呼吸数，血圧を規定したものである。体温と脈拍は規定されていない。

× b　血圧は有用であるが，体温に関しては有用とはいえない。

× c　血圧は有用であるが，脈拍に関しては有用とはいえない。

× d　呼吸数は有用であるが，脈拍に関しては有用とはいえない。

○ e　血圧，呼吸数ともに有用である。

解答率　a 1.4%，b 2.3%，c 2.6%，d 6.0%，e 87.6%

関連知識　以前（1990年代）は，感染症に伴う SIRS〈systemic inflammatory response syndrome〉（全身性炎症反応症候群：体温，心拍数，呼吸数，白血球数が規定されている）を敗血症と定義していたが，臓器障害の進展や生命予後との関連において，この定義では特異性が低いことが問題とされた。そのような中で，臓器不全の進行に重点を置いた敗血症の定義がなされ，日本においては2016年に『敗血症診療ガイドライン』が改訂された。救急外来や一般病棟では，感染症が疑われる患者においては qSOFA〈quick sequential (sepsis-related) organ failure assessment〉を評価し，2項目以上なら敗血症と診断する。

qSOFA〈quick SOFA〉基準

意識変容
呼吸数 ≧ 22/min
収縮期血圧 ≦ 100 mmHg

コメント　2016年に『敗血症診療ガイドライン』が改訂されたことを受けての問題であろう。ガイドラインの改訂があって，そのインパクトが強い場合，2，3年後に医師国家試験に出題されることを考えると，今後の試験対策もしやすいかもしれない。

正　解　e　**正答率** 87.6%　　　　　　　　　　　　　▶参考文献　MIX 74

受験者つぶやき

・qSOFA はついに出たなという感じでした。SIRS の定義と混同しないようにしましょう。
・国試で初めて出題されましたが，対策しておいてよかったです。
・qSOFA を聞きたいんだなと思いました。

Check ■ ■ ■

113B-12　シリンジを用いた静脈採血について適切なのはどれか。

　　a　抜針してから駆血帯を外す。

　　b　拍動を触れる部分を穿刺する。

　　c　採血後すぐに針にキャップをする。

　　d　皮膚面に 15〜30 度の角度で穿刺する。

　　e　透析用動静脈シャントがある場合は同じ腕で行う。

選択肢考察　× a　駆血帯を装着したまま抜針すると，静脈は怒張したままであり，穿刺部位から血液が勢いよく流出してしまうため，必ず駆血帯を外してから抜針する。

　　　　　　× b　拍動を触れる部分は動脈である。静脈採血なので，表在性であり，太くて弾力のある静

脈を選択する。

× c　原則リキャップはしない。使用済みの針は，針捨てボックスなど専用の耐貫通性容器の
　　ごみ箱に捨てる。

○ d　皮膚に対して 15～30 度の角度で穿刺する。刺入したい血管の部位の少し手前から穿刺
　　する。刺入する角度が大きいと，深部の神経損傷や静脈を突き破ってしまうリスクが高ま
　　る。

× e　シャント造設側では，シャントの寿命が短くなるため静脈採血は行わない。ほかに，輸
　　液を行っている側，麻痺側，乳房切除後のリンパ節郭清側などでは採血は行わない。

解答率	a 0.6%，b 1.5%，c 0.1%，d 97.2%，e 0.5%

関連知識　静脈採血の手順を確認する問題。両肘の静脈からの採血が好まれるが，神経損傷の可能性も
考え，利き手ではない腕からの採血がよいとされる。

コメント　実際に静脈採血をする流れを想像すれば解ける問題であろう。実際の臨床の場では当たり前
のことではあるが，普段の実習のときなどにもよく見学しておくことが大切である。

正解	d　正答率 97.2%	▶参考文献　MIX 469, 470

受験者つぶやき
・必修では手技についても問われます。直前にイメトレしておくといいかもしれません。
・実習で学びました。
・必修で出題されそうな手技は要チェック。

Check ■ ■ ■

113B-13　疾患と腹部診察所見の組合せで正しいのはどれか。

　　a　肝膿瘍 ——————— 叩打痛
　　b　胆囊炎 ——————— 脾腫大
　　c　膵尾部癌 ——————— 胆囊触知
　　d　腹部大動脈瘤 ——————— 腹壁静脈怒張
　　e　Krukenberg 腫瘍 ——————— 拍動触知

選択肢考察　○ a　肝膿瘍では，発熱，右季肋部痛，全身倦怠感などを認める。腹部診察では，肝腫大，肝
　　叩打痛を認める。国試過去問の 108G-61 参照。

× b　胆囊炎では，上腹部痛，右季肋部痛，悪心・嘔吐を認める。右季肋部を圧迫したまま深
　　呼吸をさせると痛みのために呼吸が止まる徴候（＝Murphy 徴候）は，特異度の高い徴候
　　である。

× c　膵癌の身体所見は非特異的なものが多く，腹痛や腰背部痛などである。腹部診察では，
　　進行した膵癌において上腹部腫瘤を触知することもある。

× d　腹部大動脈瘤では，腹部に拍動性腫瘤を触れる。腹壁静脈怒張は，肝硬変などによる門
　　脈圧亢進症によって生じる。

× e　Krukenberg 腫瘍は，胃癌や大腸癌（結腸癌，虫垂癌）から生じる転移性卵巣腫瘍であ
　　る。下腹部痛や腹部膨満感を認め，他覚所見としては下腹部腫瘤を触れることもある。

解 答 率 a 93.8%，b 1.3%，c 1.0%，d 1.7%，e 2.2%

関連知識　各疾患とその身体所見・診察所見の組合せを選ぶ問題。なぜそのような所見が出るのか考えながら解くとよいかもしれない。急性胆嚢炎の Murphy 徴候や，虫垂炎における Rovsing 徴候（仰臥位で左下腹部を下から上に押し上げるように圧迫すると右下腹部の痛みが増強される）など，人名が付いているものはしっかり覚えておくようにする。

正　解　a　**正答率 93.8%**　　　　　　　　　　　　　▶**参考文献**　**MIX** 258, 282

受験者つぶやき

・aが正しいと思うとすぐ次の問題に行きがちですが，時間があれば他の選択肢も除外して確実に正解していきましょう。
・過去問で見ました。
・常識です。

Check ■ ■ ■

113B-14　婦人科診察の双合診で正しいのはどれか。

a　砕石位で行う。	b　正常卵管を触知する。
c　外陰部視診の前に行う。	d　膀胱に尿をためて行う。
e　Douglas 窩は外診指で触診する。	

選択肢考察

○ a　双合診は患者を仰臥位とし，両脚を挙上して開脚させ，膝を曲げた体位（＝砕石位）で行う。

× b　通常，子宮付属器は触知できない。まれに腹壁の薄い人では正常卵巣を触れることはあるが，正常卵管は触知できない。

× c　婦人科診察では，まず外陰部の視診・触診を行い，次いで腟鏡診，双合診の順に行う。

× d　診察前に排尿してもらい，膀胱は空虚にして行う。

× e　Douglas 窩は内診指で触診する。

解 答 率 a 98.0%，b 0.7%，c 0.2%，d 0.1%，e 0.9%

関連知識　双合診で十分な所見を得るには，患者がリラックスして腹壁の緊張を緩めてくれることが必要である。そのためには患者と十分な信頼関係を築き，羞恥心や痛みを考慮して診察に臨むことが大切である。なお，診察にあたっては必ず看護師が立ち会い，介助してもらうようにしなければならない。

正　解　a　**正答率 98.0%**　　　　　　　　　　　▶**参考文献**　**MIX** 307　**チャート** 婦 10

受験者つぶやき

・最近の必修は必ず1問は体位が出ている気がします。
・婦人科診察はよく出ます。
・排尿してもらってから双合診です。

B

必修の基本的事項

113B-15　内視鏡下生検により採取された検体でH-E染色による病理組織診断を行うために，検体を直ちに浸すのはどれか。

a	蒸留水	b	重曹水	c	酢酸溶液
d	パラフィン	e	ホルマリン溶液		

選択肢考察　×a，×b，×c　これらは用いられない。

×d　検体をホルマリン溶液に浸透後に，パラフィン内へ埋め込む。

○e　これが正しい（「関連知識」参照）。

解答率　a 10.0%，b 0.1%，c 8.8%，d 9.0%，e 72.1%

関連知識　検体の種類や検査の目的により固定の方法が異なるので整理しておく。

検体が手術材料や生検材料のように固形物として得られる場合は，まず組織内の蛋白質を安定させて腐敗を阻止する操作，すなわち固定を行う。検体は採取後，直ちに10%ホルマリン溶液に1日以上浸す。そして組織に適度な硬度をもたせるためにパラフィンの中に埋め込み，パラフィンブロックを作製する。

電子顕微鏡による病理検査の組織固定では，グルタールアルデヒド固定が行われることも併せて理解しておく（108B-16）。

また固形物として採取されない状態の検体に対しては「細胞診」による形態診断が行われる。例えば，子宮腔部などの擦過検体，体腔液や尿などの液状検体，喀痰などのゲル状検体，乳腺腫瘍や甲状腺結節に対して注射針などを用いて穿刺吸引して得られた検体などである。この「細胞診」では通常，湿固定による固定方法が行われ，アルコール（95%エタノールなど）で検体を固定する。この湿固定ではPapanicolaou染色が標準である。ホルマリン固定による病理組織検体に比べ，細胞診検体は固定時間が短いことが特長で，通常5〜15分程度で固定は完了する。一方，この細胞診や骨髄塗抹標本作製時には，Giemsa〈ギムザ〉染色では乾燥固定が行われ，室温の送風機（ヘアドライヤーなど）を使用すれば1分程度で固定が完了する。

正解　e　**正答率 72.1%**　　　　　▶**参考文献** MIX 43, 402

受験者つぶやき

・自分の記憶では，手術中に迅速病理に出す検体は生食に浸していたような気がしたのですが，選択肢になかったのでわかりませんでした。
・消去法で選びました。
・H-E染色する前にホルマリン固定。

B

必修の基本的事項

Check ■ ■ ■

113B-16　診療ガイドラインに示されている「推奨」について正しいのはどれか。

- a　推奨の内容は5年間変更されない。
- b　弱い推奨は診療には用いてはならない。
- c　推奨の内容はすべての患者に適用される。
- d　強い推奨に反する診療は行ってはならない。
- e　「～は行わないほうがよい」という推奨がある。

選択肢考察

× a　特に5年間とは決まっていない。

× b　弱い推奨は条件付き推奨ともいい，条件付きで診療に用いられることもある。

× c　診療ガイドラインの推奨は「設定した患者像に対して最適と考えられる診療行為」であり，設定した患者像が個々の患者の状況に当てはまるとは限らない。

× d　強い推奨であっても個々の患者が置かれている状況や希望などを考慮し，その患者にとって最善と考えられる診療をする必要がある。

○ e　例えば「手術を行わないことを推奨」する場合がある。

解 答 率　a 0.4％，b 0.1％，c 0.7％，d 0.6％，e 98.0％

関連知識　「EBM 普及推進事業 Minds」のHP に診療ガイドラインの定義等が掲載されている。

コメント　原文に目を通しておかないと正答できないようにも思えるが，目を通していなくても正解にたどり着くことは可能と思われる。

正 解　e　**正答率** 98.0％　　　　　　　　　　　　　▶参考文献　MIX 467

受験者つぶやき
- ・b，c，dは患者さんの希望によっては除外できるだろうなと考えました。
- ・悩みました。
- ・常識で考えました。

Check ■ ■ ■

113B-17　発熱患者で菌血症の存在を最も示唆するのはどれか。

- a　悪 心
- b　頭 痛
- c　関節痛
- d　悪寒戦慄
- e　リンパ節腫脹

選択肢考察

× a　悪心は吐きそうな差し迫った感覚で，主に神経疾患や消化器疾患を示唆する。

× b　くも膜下出血や頭蓋内出血などによる二次性頭痛の重症度は高いが，発熱や菌血症とはあまり関係がない。

× c　発熱に関節痛を伴うケースでは SLE や関節リウマチなどの自己免疫性疾患を示唆する。

○ d　肺炎球菌などの感染症に伴い，悪寒や歯の根が合わない戦慄を認めた場合には菌血症を強く疑う。

× e　感染症だけでなく，腫瘍に随伴してリンパ節が腫脹するケースがある。

| 解答率 | a 1.1%，b 1.1%，c 1.9%，d 90.3%，e 5.6% |

関連知識 　頭痛や関節痛など，痛みの問診では OPQRSTa を活用する。

①発症（Onset）：急性か慢性か。

②増悪/緩和（Provocation/Palliation）：安静時に軽快するか。

③性質（Quality）：鈍い，鋭い，しびれたような，など。

④部位と放散（Region and Radiation）：痛みはどこにあり，放散するか。

⑤程度（Severity）：痛みの強さはどの程度か。

⑥時間（Time/history）：持続しているか，発症してから変化したか。

⑦随伴症状（associated symptoms）：発熱，筋力低下，皮疹などの症状はないか。

コメント 　菌血症と異なり，敗血症の定義には血液培養で微生物の証明は含まれていない。ほかに意識障害，低血圧，尿量減少，白血球増多，プロカルシトニン高値なども菌血症の予測因子であるが，いずれも診断特性が高いわけではない。

正解 d **正答率 90.2%** ▶参考文献 **MIX** 74

受験者つぶやき

・確固たる自信はありませんでしたが一番緊急性が高そうなのは d です。

・症状が最も重篤なものを選びました。

・悪寒だけでなく戦慄を伴うことが臨床的にも重要です。

Check ■ ■ ■

113B-18 　統合失調症を強く示唆する患者の発言はどれか。

　　　a 「自分には霊がとりついている」

　　　b 「（天井のしみを指さして）虫が這っている」

　　　c 「自分は癌にかかっているので，明日には死ぬ」

　　　d 「自分の考えることがすべて周囲の人に伝わっている」

　　　e 「外に出ると通行人が自分を見るので，外出できない」

選択肢考察 △a 　憑依妄想と考えられ，統合失調症でみられることがある。

　　　　×b 　幻視と考えられ，Lewy 小体型認知症やせん妄で認められることが多い。

　　　　×c 　心気妄想と考えられる。微小妄想の一種で，うつ病でみられることが多い。

　　　　○d 　考想伝播である。統合失調症の診断に重要なシュナイダーの一級症状の一つである。

　　　　△e 　注察妄想の可能性も否定できないが，この発言だけだと社交不安症，広場恐怖症の症状も想定されうる。

| 解答率 | a 0.8%，b 0.1%，c 0.2%，d 98.1%，e 0.7% |

関連知識 ＜シュナイダー〈Schneider〉の一級症状＞

　ほかの疾患でも以下の症状は生じうると指摘されており特異的とはいえないが，統合失調症を理解する上で知っておくべき概念である。

・思考化声（考想化声）

・会話形式の幻聴

B

必修の基本的事項

　　　　・自己の行為を注釈する幻聴

　　　　・身体的被影響体験

　　　　・思考奪取（考想奪取）

　　　　・思考伝播（考想伝播）

　　　　・妄想知覚

　　　　・精神的被影響体験（感情・衝動・意思）

コメント　　　a と e も統合失調症で生じうるものだが，特にシュナイダーの一級症状は統合失調症らしい病的体験とされる。試験ではベストワンを選ぶ必要があり，d が正解である。

正　解　　**d**　**正答率 98.1%**　　　　　　　　　　　　　　　▶参考文献　MIX 384

受験者つぶやき
・シュナイダーの1級症状は直前に暗記しました。最近また注目されているそうです。
・統合失調症の症状はよく出ます。
・シュナイダーの1級症状です。

Check ▢ ▢ ▢

113B-19　麻疹について誤っているのはどれか。

　　a　潜伏期間は 10〜14 日である。　　　　b　発熱は二峰性の経過を取る。
　　c　口腔粘膜に白色斑がみられる。　　　　d　皮疹は癒合する。
　　e　解熱とともに皮疹は消失する。

選択肢考察
○a　麻疹ウイルスの潜伏期間は2週間程度である。
○b　発熱は二峰性であることが特徴である。
○c　麻疹では Koplik 斑が診断には重要な所見である。
○d　皮疹は風疹と比べて癒合傾向があることが特徴である。
×e　二峰性の後半の発熱とともに発疹が出現する。

解 答 率　a 4.6%，b 0.1%，c 1.9%，d 4.1%，e 89.2%

関連知識　　　麻疹〈はしか〉は，感染力が強く効果的な抗ウイルス薬がないために，その予防にはワクチン接種が重要である。経過は二峰性の発熱が上気道症状とともにみられる。発疹は，2回目の発熱の際に出現する，癒合傾向がある暗赤色の発疹が特徴である。麻疹は肺炎・脳炎など重症化するリスクがある。

コメント　　　最近，麻疹の集団感染が話題になっているため重要な疾患であり，今後も出題が予測される。

正　解　　**e**　**正答率 89.2%**　　　　　　　　　　　▶参考文献　MIX 81　国小 40

受験者つぶやき

・麻疹・風疹・水痘・突発性発疹の鑑別を直前に復習しておいてよかったです。
・麻疹は臨床経過が重要です。
・麻疹は細かいところも問われます。

Check ☐ ☐ ☐

113B-20　関節リウマチの関節外病変はどれか。

　　a　外陰部潰瘍　　　　　　b　間質性肺炎　　　　　　c　後腹膜線維症

　　d　虚血性視神経症　　　　e　大動脈弁閉鎖不全症

選択肢考察

×a　Behçet 病で特徴的な関節外病変である。

○b　単純 CT では関節リウマチ〈RA〉患者の 20〜50% に間質性肺炎の所見がみられるとされる。レフルノミド，ブシラミン，メトトレキサートなどの治療薬により発症例はさらに増加する。

×c　IgG4 関連疾患にしばしば認められる関節外病変である。

×d　側頭動脈炎で緊急にステロイド大量投与を要する関節外病変である。RA でもみられることがあるが，b に比べれば圧倒的に少ない。

×e　強直性脊椎炎でみられる関節外病変である。

解答率　a 0.4%，b 85.8%，c 3.7%，d 2.1%，e 7.9%

関連知識　関節リウマチ〈RA〉は滑膜炎による関節炎が主体であると同時に全身疾患であることを銘記しておく。RA の関節外病変としては間質性肺炎や器質化肺炎，気管支拡張症などの肺病変のほかにも，漿膜炎，胸膜炎，皮膚潰瘍，血管炎の合併が知られている。長期にわたる症例では全身性アミロイドーシスの発症もみられる。

正解　**b**　**正答率 85.8%**　　　　　　　　　　　　　▶参考文献　MIX 407

受験者つぶやき
・間質性肺炎はいろんな疾患で合併します。
・SLE は間質性肺炎になりにくいです。
・膠原病は合併症が多いですが頑張って一つ一つ覚えましょう。

Check ☐ ☐ ☐

113B-21　緊張性気胸に対してまず行うべき治療はどれか。

　　a　鎮痛薬投与　　　　　　b　抗不安薬投与　　　　　c　人工呼吸器装着

　　d　緊急胸腔鏡下手術　　　e　胸腔ドレーン挿入

選択肢考察

×a，×b　対症療法であり，まず行う治療法ではない。

×c　気胸の処置が最優先される。

×d　胸腔ドレナージで改善がみられないときには，考慮する。

○e　まず胸腔ドレナージを行い，肺の再膨張を図る。

解答率　a 0.2%，b 0.1%，c 0.1%，d 0.2%，e 99.3%

関連知識　気胸，中でも緊張性気胸は損傷したブレブ，ブラがチェックバルブ機構として働くため胸腔内圧が急激に上昇し，呼吸および循環状態が急速に悪化する。死に至ることもまれではない。このため直ちに胸腔ドレナージが必要である。

| 正　解 | e | 正答率 99.3% | ▶参考文献　MIX 249, 250 |

受験者つぶやき

・「胸腔ドレナージ」という単語がなくて一瞬焦りましたが，冷静に考えたらドレナージはドレーンを挿入することですよね。
・緊張性気胸の1st！！！！！
・胸腔ドレーンを入れないと死んでしまいます。

Check ■ ■ ■

113B-22　尿道カテーテル留置の目的で最も適切なのはどれか。

a　尿路感染の予防　　　　　　　b　介護負担の軽減

c　尿蛋白量の測定　　　　　　　d　患者の長期安静保持

e　水腎症を伴う慢性尿閉の治療

選択肢考察　× a　尿路感染のない患者に尿道カテーテルを留置すると，尿路感染のリスクは増加する。

× b　オムツを装着するよりも介護負担の軽減になるかもしれないが，患者にとっては尿路感染のリスクが増加するなど，決してメリットにはならない。

× c　自排尿できる患者では尿蛋白量の測定目的で尿道カテーテルを留置することはない。

× d　重症患者で尿量を厳密に測定する必要のある場合には尿道カテーテルが留置される場合があるが，自排尿ができる場合にはそこまでするケースは少ない。

○ e　水腎症まで出現している慢性尿閉患者では尿道カテーテル留置は絶対適応である。

解答率　a 0.9%，b 0.6%，c 3.0%，d 4.4%，e 91.0%

関連知識　　水腎症を伴う慢性尿閉患者に尿道カテーテルを留置すると，腎機能悪化の程度によって相当量の利尿がつき，脱水状態になる可能性がある。輸液量を調節しながら対応する。

コメント　　症例によっては選択肢 d でも適応になることがあるが，設問の「最も適切な」という語彙を考えると正解は選択肢 e になる。

| 正　解 | e | 正答率 91.0% | ▶参考文献　MIX 290 |

受験者つぶやき

・問題文どころか選択肢もすべて見覚えがあったのでびっくりしました。以前に正答率の低かった問題は選択肢を全く変えずに出すこともあるんですね。
・過去問どおりでした。
・尿蛋白はカテーテルを入れなくても測れます。

Check ■ ■ ■

113B-23 健康日本 21（第二次）の最終目標と位置付けられているのはどれか。

a 生活習慣及び社会環境の改善

b 健康寿命の延伸と健康格差の縮小

c 健康を支え，守るための社会環境の整備

d 生活習慣病の発症予防と重症化予防の徹底

e 社会生活を営むために必要な機能の維持・向上

選択肢考察 厚生労働省ホームページの健康日本 21（第 2 次）「国民の健康の増進の総合的な推進を図るための基本的な方針」の第一，国民の健康の増進の推進に関する基本的な方向には

①健康寿命の延伸と健康格差の縮小

②生活習慣病の発症予防と重症化予防の徹底

③社会生活を営むために必要な機能の維持及び向上

④健康を支え，守るための社会環境の整備

⑤栄養・食生活，身体活動・運動，休養，飲酒，喫煙及び歯・口腔の健康に関する生活習慣及び社会環境の改善

が挙げられており，すべての選択肢がこれに依っている。

そして，第二，国民の健康の増進の目標に関する事項の二，目標設定の考え方には

「健康寿命の延伸及び健康格差の縮小の実現に向けて，生活習慣病の発症予防や重症化予防を図るとともに，社会生活を営むために必要な機能の維持及び向上をめざし，これらの目標達成のために，生活習慣の改善及び社会環境の整備に取り組むことを目標とする。」

とあるので "健康寿命の延伸及び健康格差の縮小" が最終目標となる。

×a，○b，×c，×d，×e

解 答 率 a 1.4%，b 95.4%，c 0.7%，d 1.6%，e 0.9%

コメント 原文に目を通しておかないと正答できないようにも思えるが，選択肢を熟考すると最終目標になりうるのは b のみか。

正 解 **b** **正答率 95.4%** ▶**参考文献** **MIX** 26

受験者つぶやき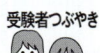

・頑張って目標 5 つ全部覚えたのに……と思いました。

・健康日本 21 の項目は直前に確認しました。

・健康日本 21 の内容はざっくり確認しましょう。

B

必修の基本的事項

Check ▣ ▣ ▣

113B-24　成人の生活習慣病の発症予防のために改善すべき習慣はどれか。

a　塩分摂取量 12 g/日
b　食物繊維の摂取が 50 g/日
c　肉類より魚介類を多く摂取
d　30 分以上の運動を 2 回/週
e　ビール 350 mL/日を 2 回/週

選択肢考察　○ a　食塩相当量の目標は男性 8.0 g/日未満，女性 7.0 g/日未満であり，12 g は過剰である。

×　b　食物繊維の目標量は年齢により異なるが，成人男性 19〜20 g/日以上，成人女性 17〜18 g/日以上であり，50 g/日は十分な量である。

×　c　生活習慣病予防には多価不飽和脂肪酸の含有量が多い魚介類の摂取が推奨されている。

×　d　生活習慣病予防には定期的に有酸素運動を実施することが推奨されている。

×　e　適度な飲酒量は，ビール中瓶 1 本または日本酒 1 合程度であり，週 2 日の非飲酒日を設けることが推奨されており，これは適正な量である。

解答率　a 98.4%，b 0.5%，c 0.4%，d 0.6%，e 0.1%

関連知識　「日本人の食事摂取基準」は健康の保持・増進，生活習慣病の予防のために参照するエネルギーおよび栄養素の摂取量の基準を示すものであり，最新版は 2015 年版である。この中には，蛋白質，脂質，炭水化物などの推奨量や目標量も定められている。「国民健康・栄養調査」では 1 回 30 分以上の運動を週 2 回以上，1 年以上継続している人を運動習慣のある者としている。「健康日本 21」では節度のある適度な飲酒量として，1 日平均純アルコールで 20 g 程度としており，ビール中瓶 1 本，日本酒 1 合，ウイスキーダブル 1 杯がこれに相当する。

コメント　生活習慣病の予防や改善に必要な食事や運動の目安は確認しておきたい事項である。

正　解　a　**正答率** 98.4%　　　　　　　　　　　　　　　　▶参考文献 MIX 28

受験者つぶやき

・a を選びながら，塩辛いものが好きな自分としては「改善すべき」の言葉に心が痛かったです。
・減塩大事！！！
・12 g は多すぎます。

Check ▢▢▢

113B-25　55歳の男性。腰痛を主訴に夜間外来を受診した。今朝から持病の腰痛が増悪し，市販の鎮痛薬を3回内服しても改善しないため受診した。「以前から指摘されている腰椎の椎間板ヘルニアによる痛みだと思う。痛みが取れないと仕事ができない」と訴えている。意識は清明。体温36.2℃。脈拍64/分，整。血圧146/82 mmHg。第4腰椎レベルの傍脊柱筋に圧痛を認める。神経診察に異常を認めない。担当医は筋・筋膜性の腰痛の可能性が高いと判断し，消炎鎮痛薬の内服を提案したところ，患者は「飲み薬は効かないので，よく効く注射をしてくれなければ帰らない」と訴えた。半年前の診療記録にも，同様のエピソードでペンタゾシンの筋肉注射を受けて帰宅した記録が残っている。

　　まず行う対応として適切なのはどれか。

　　a　今後の診療を受け付けないように手配する。

　　b　薬物中毒として警察に届け出る。

　　c　5% ブドウ糖液を筋肉注射する。

　　d　ペンタゾシンを筋肉注射する。

　　e　さらに詳しく話を聞く。

アプローチ　①今朝から腰痛が増悪，夜間外来を受診 ⟶ 受診までに時間が掛かっている。

②市販の鎮痛薬を3回内服しても改善しない ⟶ より強い鎮痛薬が必要

③痛みが取れないと仕事ができない ⟶ 早急な鎮痛が必要

④傍脊柱筋に圧痛 ⟶ 筋肉・筋膜に起因する疼痛が疑われる。

⑤神経診察に異常を認めない ⟶ 椎間板ヘルニアによる腰痛は否定的

⑥「飲み薬は効かない」「よく効く注射をしてくれなければ帰らない」 ⟶ ペンタゾシンの筋肉注射に過度にこだわっている。

⑦半年前の診療記録にも，同様のエピソードでペンタゾシンの筋肉注射 ⟶ 同様のエピソードがある。

鑑別診断　腰痛の原因については症例文中に記載されている通り，筋・筋膜性腰痛でよさそうである。問題となるのは今後の方針である。「アプローチ」②，③から，早急な鎮痛を行うことが望ましく，ペンタゾシンの筋肉注射も候補の一つである。しかし，⑥，⑦からペンタゾシン依存の可能性を疑う必要がある。本症例では日中の外来を受診することも可能な状況であるにもかかわらず夜間外来を受診しているが（①），担当医が一定しないことが多い時間外外来を頻回に受診するのも依存症患者でしばしばみられる行動である。すなわち，本症例はペンタゾシン依存症の可能性が考えられ，その場合はペンタゾシン投与を行うべきではない。

診断名　筋・筋膜性腰痛，ペンタゾシン依存症の疑い

選択肢考察　× a　診療拒否は医師法に反する。

　　× b　届出義務はない。

　　× c　このような症例に対するプラセボ投与が行われていた時期もあるが，インフォームド・コンセントが重視されている現在ではなるべく控えるべきであろう。

× d　依存症が疑われる患者では，ペンタゾシンの投与を行うべきではない。

○ e　症例文に提示された情報だけでもペンタゾシン依存症が疑われるが，患者からさらに詳しく話を聞くなどして依存症であるか否かを評価することが望ましい。

解答率　a 0.1%，b 0.1%，c 0.0%，d 0.1%，e 99.6%

関連知識　＜ペンタゾシン依存を疑うポイント＞

・疼痛の訴えは強いが，客観的所見に乏しい

・通常の鎮痛薬の処方を拒否

・商品名や投与経路に過度にこだわる

・頻回な時間外受診

・疼痛の原因精査を行う意思がない

正　解　e　**正答率** 99.6%　　　　　　　　▶参考文献 MIX 464

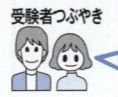 **受験者つぶやき**

・ソセゴン中毒というやつでしょうか。国家試験では傾聴の選択肢は正解になることが多いと思います。

・倫理的問題でした。落ち着いて考えて解きました。

・飲み薬が効いていない時点で普通の腰痛ではなさそうですよね。

Check ■ ■ ■

113B-26　80歳の男性。咳嗽を主訴に受診した。昨日の朝食後に咳嗽が出現し，同時に右臼歯の歯冠がないことに気付いたため来院した。意識は清明。身長 162 cm，体重 55 kg。体温 36.8℃。脈拍 72/分，整。血圧 120/70 mmHg。呼吸数 18/分。心音と呼吸音とに異常を認めない。胸部エックス線写真（**別冊** No. **2A**，**B**）を別に示す。

まず行うべきなのはどれか。

　a　抗菌薬投与　　　　b　胸腔鏡下手術　　　　c　気管支内視鏡

　d　自己咳嗽誘発　　　e　上部消化管内視鏡

A

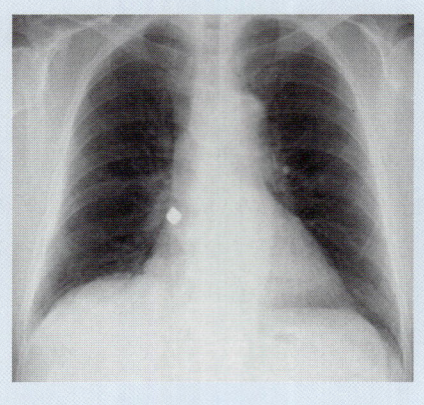

B

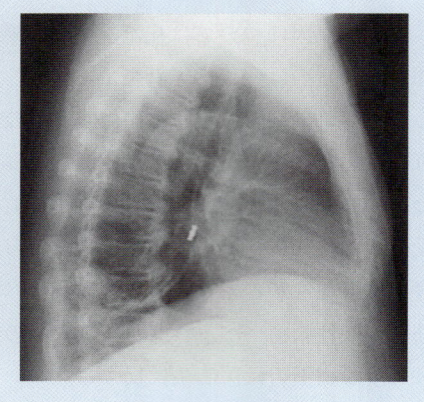

アプローチ　①昨日の朝食後に咳嗽が出現し，同時に右臼歯の歯冠がないことに気付いた ➡ 食事中，あるいは食後の発作性咳嗽では気道異物を疑い，しかも右臼歯の歯冠（金属）がないことから，

歯冠による気道異物が考えられ，直ちに単純エックス線検査を行う。

②呼吸数 18/分。心音と呼吸音とに異常を認めない━━→歯冠，針や釘のような金属製異物では，異物は固定し，気道は部分的閉塞にとどまることが多い。そして，吸気・呼気ともに通過可能であり，咳嗽発作のみで呼吸困難や呼吸音異常を認めないことが多い。

画像診断

A

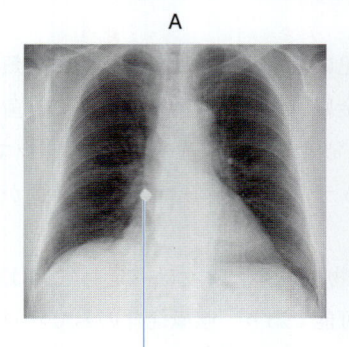

右気管支にエックス線非透過性
異物（歯冠）を認める

B

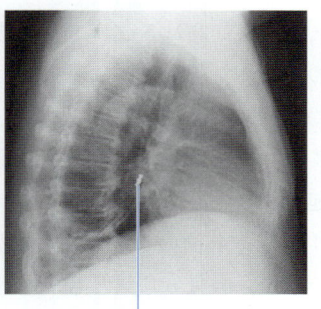

気管支にエックス線非透過性異
物（歯冠）を認める

鑑別診断　　朝食後に咳嗽が出現しており，まず鑑別すべきは食物誤嚥（誤嚥性肺炎）である。しかし，発熱はなく呼吸数も正常範囲内であり，胸部エックス線写真で浸潤影を認めないことから，誤嚥性肺炎は否定的である。

　　次に鑑別すべきは気胸であるが，これも呼吸音に異常を認めない（呼吸音の左右差なし）ことと胸部エックス線写真で気胸を認めないことから否定的である。

診断名　金属製異物（歯冠）による右気管支異物

選択肢考察　× a　歯冠のような金属製異物による気道異物では，肺炎などの感染症合併は少なく，抗菌薬投与はまず行うべき処置ではない。豆類などの植物性異物では，気道異物除去後に肺炎，無気肺，膿瘍を生じ，抗菌薬投与が必要になることがある。

　　× b　胸腔鏡下手術は，肺癌，肺良性腫瘍，気胸，肺囊胞症，良性縦隔腫瘍，生検（肺，胸膜，リンパ節）に対して行われる。通常，気管や気管支異物の除去に第一選択にはならない。

　　○ c　気管・気管支異物除去は，全身麻酔下に気管支鏡を挿入し，異物とその周囲の気管支粘膜を十分観察し異物を摘出する手技で，これが適切である。

　　× d　自己咳嗽誘発は，食物片のような軟性異物による上気道閉塞に有効なことがある。しかし，歯冠（金属製異物）では，異物は固定して気道は部分的閉塞にとどまることが多く，吸気・呼気ともに通過可能であり，自己咳嗽誘発では異物除去は不可能である。

　　× e　上部消化管異物の治療法である。特にボタン型電池が上部消化管にある場合は，緊急に内視鏡で摘出する。

解答率　a 0.7%，b 0.1%，c 92.4%，d 2.4%，e 4.4%

関連知識　＜気管・気管支異物について＞

1）異物の存在部位：気管支が最多。次いで気管，咽頭である。

　　気管支異物および誤嚥は右側に多いが，その理由は，

①気管からの分岐角度が右側は左側より小さい。

②右主気管支管腔が左側より大きい。このため気管分岐部〈carina〉が，気管正中線よりも左に偏している。

③右肺に流入する空気量が左肺より大きい。このため，異物が右に吸い込まれやすい。

2）疫学：

①気管・気管支異物は 5 歳以下の乳幼児に多く，植物性異物，特に豆類が最も多い。

②成人の気管・気管支異物は，歯科用金属（歯冠，義歯）が最多で，歯牙，針などがある。

3）症状：異物の性状・種類，閉塞場所，発症からの経過時間により様々である。

①小児：突然の咳嗽，呼吸困難，喘鳴，チアノーゼ，意識障害。時間が経過すると反復性肺炎を起こすこともある。

②成人：歯冠や義歯のような金属製異物が多く，異物は固定し気道は部分的閉塞にとどまる。そして，吸気・呼気ともに通過可能であり，咳嗽発作のみで呼吸困難や呼吸音異常を認めないことが多い。血痰，胸痛，喘鳴を訴えることもある。

4）診断：気道異物を疑うことが診断の第一歩である。

①詳細な病歴聴取と身体診察（特に患側肺では呼吸音が減弱する）。

②胸部エックス線撮影：エックス線非透過性異物（金属片，歯牙など）の場合は，直ちに診断確定と異物の性状や閉塞部位の特定に有用である。小児の場合はエックス線透過性異物が多いが，Holzknecht 徴候（縦隔陰影が吸気時に患側，呼気時に健側へ移動する）を認める。

③胸部単純 CT 検査：気管・気管支異物を疑うが，胸部エックス線撮影では異物が確認できない場合に行う。

④ MRI 検査：気道異物の検査としては一般的ではないが，小児の気管・気管支異物の原因として最も多いピーナッツの場合，ピーナッツ油が T1 強調画像で高信号を呈する。

⑤気管支鏡：全身麻酔下で行う。直接異物を確認し診断を確定し，異物を除去する。

5）治療：全身麻酔下で気管支鏡を挿入し，異物を除去する。異物除去後に気管支炎や肺炎を合併することがあり，この場合は抗菌薬を投与する。

6）予防：気道異物は予防が重要。

①5 歳以下の乳幼児のいる家庭では，豆類（特にピーナッツ）を乳幼児の手の届く範囲に置かないという注意が大切である。

②咀嚼・嚥下機能が低下している高齢者では，食材を細かくカットしたり，汁物にとろみをつけたりして誤嚥を予防する。また，口腔ケアを徹底し，歯冠が外れたり自然抜歯の原因となる歯周病を予防する。

| 正　解 | c | 正答率 92.4% | | ▶参考文献 MIX 431 |

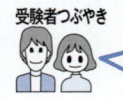

受験者つぶやき

・異物の影は正中線より若干右に寄っていると思いました。主訴が咳嗽で，誤嚥も右に多いので気管支内視鏡を選びました。

・直接取れそうだと思いました。

・気管の方に入ってそうなエックス線です。

Check ☐ ☐ ☐

113B-27　26歳の男性。胸痛を主訴に来院し入院した。出張で午前中に飛行機に乗っていたところ，右肩に軽い痛みが出現した。到着後の空港で歩行中に呼吸困難を自覚し，その後も症状が持続したため，近くの病院を受診した。精査の結果，自然気胸の診断で入院となり，胸腔ドレーンが挿入され持続吸引ドレナージが行われた。

　翌朝，担当医が診察したところ，胸腔ドレーンが前日より20cm程度抜け，ドレーン先端から5cm程度が体内にとどまっている状態であった。患者は呼吸困難を訴えず，呼吸数16/分，SpO_2 99%（room air）である。

　まず行うべき対応はどれか。

a　持続吸引を中止する。　　　　　b　動脈血ガス分析を行う。

c　胸部エックス線撮影を行う。　　d　持続吸引圧を2倍に上げる。

e　胸腔ドレーンを20cm押し込む。

アプローチ　①26歳の男性，胸痛，呼吸困難，自然気胸と診断

②持続吸引ドレナージ開始 ⟶ ドレーンからのエアーリークを観察する。

③胸腔ドレーンが20cm程度抜け，5cm程度が体内にとどまっている状態 ⟶ 現在，ドレナージが適切に施行できているのかは不明

④呼吸困難なし，呼吸数16/分，SpO_2 99%（room air） ⟶ バイタルサインは異常なく，緊急性はない。

鑑別診断　自然気胸と診断され，持続吸引による胸腔ドレナージが開始された。翌朝にドレーンがほぼ抜けてしまったが，患者の状態が良好であるので，気胸は改善しているものと考える。この文面のみではドレーンからのエアーリークが消失しているかは把握できない。ドレーン再挿入の必要性があるのか，現状を把握することが最優先である。

診断名　自然気胸

選択肢考察　×a　現時点では気胸が治癒している証拠はなく，持続吸引を中止する根拠はない。胸部エックス線撮影にて気胸の改善が確認できた時点で持続吸引を中止する。割れ問

×b　SpO_2 99%（room air）は正常であり，呼吸困難がないことから施行しない。

○c　気胸の改善を確認するために必須の検査である。

×d　呼吸困難なし，呼吸数16/分，SpO_2 99%から気胸は改善していると考えられるため，吸引圧を上げる必要はない。

×e　抜けかかった胸腔ドレーンを再挿入することは，肺の損傷や感染を併発するリスクがあり，行わない（**禁忌**）。

解答率　a 45.9%，b 1.1%，c 52.8%，d 0.0%，e 0.1%

コメント　自然気胸での胸腔ドレーン挿入後の経過から，次に行うことを問うている。治療開始後の経過について臨床現場で学習すること。処置を行う前に状態を把握することは必須である。

正解　c　**正答率 52.8%**　　▶参考文献 MIX 249

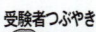

受験者つぶやき

・多くの受験生が（またドレーンか）と思ったことでしょう。気胸の改善を確認してから吸引を中止するのかなと思いました。aとcで割れていました。
・まず確認しようと思いました。
・すごく悩んだ問題です。ドレーンが入っているので経過の確認と思ってエックス線を選びました。

B

必修の基本的事項

Check ■ ■ ■

113B-28　23歳の女性。左乳房にしこりを自覚したため受診した。穿刺吸引細胞診および組織診の結果，乳癌と診断した。担当医は本人と母親に対して，検査結果と診断および今後の治療について説明することとなった。

悪い知らせを伝える際のSPIKESモデルの「P」に相当するのはどれか。

a　防音性の高い個室で面談する。
b　さらに詳しい説明を希望するか尋ねる。
c　今後の治療の選択肢について説明する。
d　病気についての患者の理解度を確認する。
e　ショックを受けているであろう心情に寄り添う。

アプローチ　①本人と母親に対して乳癌の診断および今後の治療について説明━━▶いわゆる「悪い知らせ」

診断名　乳　癌

選択肢考察　× a　「S（setting）」に相当する。
　　× b　「I」に相当する。
　　× c　「S（strategy）」に相当する。
　　○ d　「P」に相当する。
　　× e　「E」に相当する。

解答率　a 16.4%，b 13.8%，c 8.2%，d 53.2%，e 8.4%

関連知識　　癌告知など，悪い知らせを患者に伝える方法の一つとして，SPIKESモデルがある。6段階よりなるプロトコールであり，各段階の頭文字が「SPIKES」となる。

1. S（setting）
面接環境を整える。具体的には，プライバシーを保てる面接場所を確保する，患者が希望すれば同席者を認める，お互いに心地よい距離を保つ，目を見て話す，など。

2. P（perception）
患者が現状をどのように理解しているかを確認する。

3. I（invitation）
患者がどこまで知りたがっているかを確認する（患者には知りたくない権利もあることを認識する）。

4. K（knowledge）
患者の理解力に合わせ，情報を提供する。話を理解しているか，適宜確認することを忘れない。

5.　E（empathy and exploration）

患者の感情を把握し，共感的態度で接する。

6.　S（strategy and summary）

治療の選択肢とその長所・短所，予想される結果などの情報を提示し，患者とともに方針を決定する。

正　解	d	正答率 53.2%	▶参考文献　MIX 465

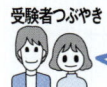

受験者つぶやき
・それぞれの頭文字から始まる単語を覚えていなくて後悔しました。全くわからなかったので，告知の際のストーリーを自分で考えて選択肢を並び替えて，2番目に来たものを選びました。
・SPIKES モデルがこんな形で出題されるとは……想定外でした。

Check ■ ■ ■

113B-29　32歳の男性。左前胸部痛を主訴に来院した。4日前から38℃前後の発熱があり市販の総合感冒薬を服用していた。2日前から左前胸部に痛みを感じるようになったため心配になり受診した。痛みは持続性のじりじりする感じの痛みで，いつから症状があったかはっきりしないが，少しずつ症状が増悪してきており，現在は深く息を吸うとやや増強するという。心電図（**別冊** No.3）を別に示す。

最も予想される聴診所見はどれか。

a　Ⅰ音の亢進
b　Ⅱ音の奇異性分裂
c　心膜摩擦音
d　連続性雑音
e　頸部に放散する収縮期雑音

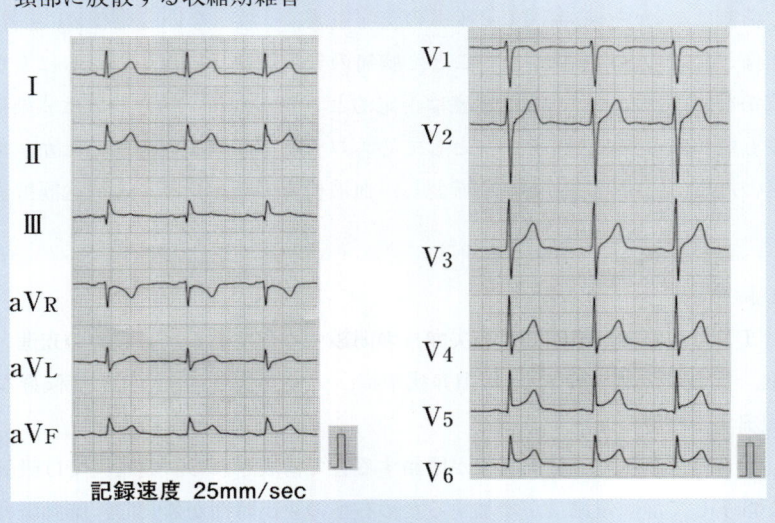

▶臨床eye　Step1　32歳の男性　左前胸部痛

胸痛を主訴とする疾患は，心臓，血管，呼吸器，消化器系，骨軟部組織，心因性など多岐にわたる。急性冠症候群，急性大動脈解離，肺塞栓は緊急対応を要するため最初に鑑別

するべきである。本例は若年男性のため虚血性心疾患を否定したくはなるが，喫煙，脂質異常症，肥満などの冠危険因子を有すると若年であっても急性心筋梗塞を発症することが知られている。胸痛の鑑別には病歴聴取の基本である SAMPLE-OPQRST が重要である。

Step2 病歴，身体所見

① 4 日前から 38℃ 前後の発熱 ➡ 先行する感染症

② 2 日前から前胸部に痛み ➡ 不安定狭心症も考慮すべき。

③ 持続性のじりじりする感じの痛みで，いつから症状があったかはっきりしない ➡ 急性大動脈解離，肺塞栓は急性発症が多いため可能性は低い。

④ 深く息を吸うと症状が増強する ➡ 心膜，胸膜の伸展痛が示唆される。

Step3 検査所見

⑤ 心電図で広範な凹型の ST 上昇を認める。症状が 2 日以上続いているが異常 Q 波はない。

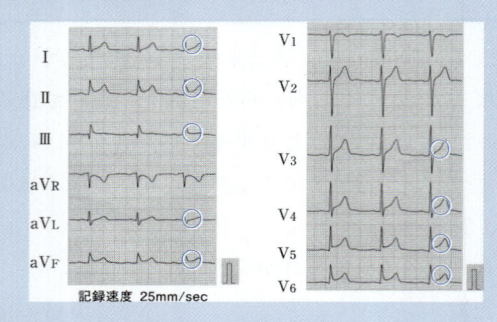

広範な ST 上昇を認める。

Ⅱ，aV_F，V_6 では凹型の ST 上昇。

鏡面像としての ST 下降がない。

Step4 総合考察

　発熱の後に胸部の伸展痛を疑わせる症状が出現した症例である。既往歴などで冠危険因子の情報はないが，心電図で冠動脈の支配領域に一致しない広範な ST 上昇を認めること，鏡面像としての ST 下降がないこと，胸痛の発症後数日経過しているにもかかわらず異常 Q 波がないことなどから心筋梗塞は否定的と考えられる。総合的には感染症による心膜炎が最も疑われる。次のステップとして心エコーで心膜液を確認するほか，虚血性心疾患の否定のために局所壁運動異常を確認し，血液検査で炎症反応，心筋逸脱酵素などを測定する。

診断名 急性心膜炎

選択肢考察

△ a　Ⅰ音は房室弁（僧帽弁・三尖弁）の閉鎖する音である。心収縮の亢進（甲状腺機能亢進症，貧血，発熱，脚気），僧帽弁狭窄症，三尖弁狭窄症，WPW 症候群などの PQ 時間が短縮する病態で亢進する。

× b　Ⅱ音は大動脈弁と肺動脈弁が閉鎖する音で構成される。健常人では吸気により胸腔内圧が低下して静脈還流量が増加するため右室の駆出時間が延長し，肺動脈弁の閉鎖が遅れてⅡ音が $Ⅱ_A$ → $Ⅱ_P$ の順に分裂して聴取される。大動脈弁狭窄症や左室ブロックでは左室の駆出時間が延長して通常とは逆に $Ⅱ_P$ → $Ⅱ_A$ の順に弁が閉鎖するため，呼気時に分裂して吸気時に分裂が目立たなくなる（Ⅱ音の奇異性分裂）。

○ c　心膜摩擦音は心膜炎により炎症を生じた心膜が拍動によりこすれて発生する雑音である。

× d　連続性雑音はⅡ音を越えて収縮期から拡張期まで聴取される雑音である。動脈管開存

症，Valsalva動脈瘤破裂，冠動静脈瘻など高圧–低圧シャントを生じる疾患で聴取される。

× e　頸部に放散する収縮期雑音は大動脈弁狭窄症で聴取される。

解 答 率　a 0.3%，b 0.7%，c 98.1%，d 0.2%，e 0.6%

関連知識　　感染症状に引き続き胸痛をきたす疾患は，国家試験的には心膜炎，心筋炎，胸膜炎のいずれかである。吸気や体位による胸痛の増悪，心膜液貯留，ST下降を伴わないST上昇があれば心膜炎が強く疑われる。冠動脈の多枝病変や動脈解離による冠動脈閉塞でも広範な誘導でST上昇が認められることもあるので，臨床現場では急性冠症候群の否定のためにトロポニンT，CKなど心筋逸脱酵素の測定は必須である。

正 解　c　**正答率 98.1%**　　▶参考文献　MIX 219

受験者つぶやき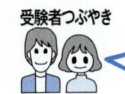

・胸痛の鑑別はよく出ますが，たいてい急性冠症候群が出題されるので新鮮でした。先行する発熱と，吸気時に増強する痛みというところがポイントですね。

・感冒症状が先行し，広範囲のST上昇といえば心膜炎です。

・聴診所見は重要です。

Check ■■■

113B-30　60歳の男性。妻に黄疸を指摘され来院した。45歳時に糖尿病と診断され経口糖尿病薬を服用している。意識は清明。体温36.8℃。脈拍72/分，整。血圧128/76 mmHg。呼吸数14/分。眼瞼結膜は軽度貧血様で，眼球結膜に黄染を認める。心音と呼吸音とに異常を認めない。腹部は平坦で，肝・脾を触知しない。右季肋部に軽度の圧痛を認める。下腿に浮腫を認めない。血液所見：赤血球356万，Hb 10.8 g/dL，Ht 35%，白血球7,500，血小板38万。血液生化学所見：総蛋白7.2 g/dL，アルブミン4.2 g/dL，総ビリルビン5.8 mg/dL，直接ビリルビン3.7 mg/dL，AST 48 U/L，ALT 65 U/L，ALP 689 U/L（基準115〜359），γ-GTP 243 U/L（基準8〜50），尿素窒素45 mg/dL，クレアチニン3.5 mg/dL，血糖153 mg/dL，HbA1c 7.4%（基準4.6〜6.2）。CRP 1.1 mg/dL。

　　まず行うべき検査はどれか。

a　腹部造影CT

b　腹腔鏡下肝生検

c　腹部超音波検査

d　磁気共鳴胆管膵管撮像〈MRCP〉

e　内視鏡的逆行性胆管膵管造影検査〈ERCP〉

アプローチ　①60歳男性。黄疸を指摘され来院 ━━▶ 肝臓疾患，胆道疾患を示唆

②糖尿病治療中，血糖値上昇153 mg/dL ━━▶ 膵臓疾患を示唆

③右季肋部に軽度の圧痛を認める ━━▶ 胆道疾患，膵臓疾患を示唆

④白血球7,500，総ビリルビン5.8 mg/dL，直接ビリルビン3.7 mg/dL，ALP 689 U/L，γ-GTP 243 U/L，CRP 1.1 mg/dL ━━▶ 炎症疾患は除外，閉塞性黄疸を示唆

⑤尿素窒素45 mg/dL，クレアチニン3.5 mg/dL ━━▶ 糖尿病性の腎機能障害を示唆

鑑別診断　「アプローチ」①，③，④より胆管炎などの炎症を伴わない閉塞性黄疸が考えられる。また，糖尿病の治療中に血糖値が上昇した場合にはまずは膵癌を疑うべきであるが，総胆管結石なども鑑別に挙がる。

診断名　膵頭部癌の疑い

選択肢考察
× a　腹部造影 CT は，閉塞性黄疸の原因検索には必要な検査であるが，腎機能障害がある場合には基本的に選択されない。

× b　腹腔鏡下肝生検は，閉塞性黄疸の診断には必要ない。

○ c　腹部超音波検査は，閉塞性黄疸の原因検索に第一選択となる検査である。

× d　磁気共鳴胆管膵管撮像〈MRCP〉は，閉塞性黄疸の診断には必要となることもあるが，まずは腹部超音波検査，CT 検査などを行ってから必要であれば行う。

× e　内視鏡的逆行性胆管膵管造影検査〈ERCP〉は，閉塞性黄疸の治療には必要であるが，原因検索には必須ではない。

解答率　a 0.2%，b 0.1%，c 98.8%，d 0.5%，e 0.2%

関連知識　炎症反応の上昇を伴わない閉塞性黄疸に関する設問である。通常は膵頭部領域の悪性疾患を考えるが，胆管炎を起こしていない総胆管結石なども鑑別診断として挙げられる。糖尿病歴を認めることより膵頭部癌を第一に考えるが，まずは超音波検査や CT 検査にて原因を検索する。膵頭部癌の診断にはダイナミック造影 CT が有用であるが，腎機能障害を認めることより造影 CT は適応とならず，MRI・MRCP が必要になる。

正解　c　**正答率** 98.8%　　　　　▶参考文献　MIX 262

受験者つぶやき
・"黄疸を見たらまずエコー" です。腎機能が悪いので造影 CT は選べません。
・検査はまず非侵襲的なものから行います。
・「まず」ときたら大体エコーが答えだったりします。

Check ■ ■ ■

113B-31　48歳の女性。転倒による大腿骨骨折のため，昨日入院した。昨晩は夜間に全く眠らない状態が続き，今朝から手指と上肢に粗大な振戦が出現した。既往歴に特記すべきことはない。喫煙歴はない。20歳から飲酒を開始し，32歳から夫の母親を自宅で介護するようになり，飲酒する頻度が増えた。38歳から連日昼間も飲酒するようになり，45歳からは1日に焼酎500 mL以上を飲酒していた。体温36.7℃。脈拍68/分，整。血圧140/88 mmHg。心音と呼吸音とに異常を認めない。腹部は平坦，軟で，肝・脾を触知しない。血液所見：赤血球392万，Hb 13.0 g/dL，Ht 42％，白血球7,500，血小板17万。血液生化学所見：総蛋白7.8 g/dL，アルブミン3.8 g/dL，総ビリルビン1.0 mg/dL，AST 140 U/L，ALT 80 U/L，γ-GTP 210 U/L（基準8～50），総コレステロール295 mg/dL，トリグリセリド240 mg/dL。頭部CTで異常を認めない。
　　　数日以内に出現する可能性の高い症状の予防に適切な薬剤はどれか。
　　　a　選択的セロトニン再取込み阻害薬　　　b　ベンゾジアゼピン系薬
　　　c　精神刺激薬　　　　　　　　　　　　　d　抗精神病薬
　　　e　抗酒薬

アプローチ　①48歳の女性，大腿骨骨折で入院 ━━▶ 入院後に発症した合併症
②入院初日に不眠が出現し，程なく手指や上肢に粗大な振戦 ━━▶ 急性の経過で神経症状が出現
③既往歴，喫煙歴はなし ━━▶ 血管系や呼吸器系などのリスク因子はなし
④20年以上の飲酒歴と義母の介護 ━━▶ アルコール依存症やうつ病などの精神疾患の可能性がある。
⑤10年間の昼間の飲酒，ここ数年は大量の飲酒歴 ━━▶ アルコール使用障害が疑われる。
⑥体温36.7℃，脈拍68/分，血圧140/88 mmHg，胸部の聴診上異常なし，腹部所見なし ━━▶ 身体疾患は否定的
⑦血液所見でAST/ALT，γ-GTP，総コレステロール，トリグリセリドが上昇 ━━▶ 長年にわたるアルコール多飲歴による所見として矛盾しない。
⑧頭部CTでも異常なし ━━▶ 頭蓋内疾患は否定的

鑑別診断　「アプローチ」①，②からは急性に神経症状が出現しており頭蓋内疾患など広範囲の疾患を考慮しなければならない。しかし③，⑥，⑧から頭蓋内疾患などの身体疾患は否定的。④，⑤，⑦からアルコール使用障害の可能性が非常に高まる。長期にわたるアルコール使用歴のある患者が，入院後の急な断酒により発症する疾患は，アルコール離脱症である。

診断名　アルコール離脱症

選択肢考察　×a　抗うつ薬である。抑うつ状態であった可能性は否定できないが，アルコール離脱せん妄は予防できない。
○b　予防効果がある薬剤である。
×c　メチルフェニデートなど，ADHDに使用される薬剤である。
×d　アルコール離脱症の幻覚に対して有効であるが，予防効果はない。

B

必修の基本的事項

×e　ジスルフィラムやシアナミドであり，抗酒薬として使用される。

解 答 率　a 1.1%，b 87.0%，c 0.1%，d 11.4%，e 0.2%

関連知識　＜アルコール離脱症の症状と治療＞

　断酒後1〜3日で振戦や自律神経症状（発汗，頻脈，嘔吐など）が生じ，その後に意識障害や幻視を伴うせん妄状態となる。けいれん発作が生じることもある。

　幻覚としては幻視が最も多く，幻聴や幻嗅などがみられることもある。幻覚に対してハロペリドールなどの抗精神病薬が使用されることはあるが，予防として有効であるのはベンゾジアゼピン系薬剤である。けいれん発作を伴う場合があることから，特にジアゼパムの使用が推奨されており，肝障害が重度であればロラゼパムが使用される。

正　　解　b　**正答率** 87.0%　　　　　　　　　　　　　▶参考文献　MIX 383

受験者つぶやき

・アルコール離脱症状のことなのか，入院によるせん妄のことなのか迷いました。病歴を見ても確実に起こるであろう症状はアルコール離脱症状だと思い，BZ系を選びました。
・アルコール離脱せん妄とせん妄の治療は異なるので注意です。
・アルコールの振戦せん妄にはジアゼパム！

Check ■ ■ ■

113B-32 11歳の男児。下腿の皮疹を主訴に母親に連れられて来院した。2日前から下腿に皮疹が出現し，昨日から腹痛および膝関節痛を訴えている。体重37kg。体温36.5℃。脈拍80/分，整。呼吸数20/分。両下腿に皮疹を認める。眼瞼結膜と眼球結膜とに異常を認めない。咽頭発赤なし。頸部リンパ節を触知しない。心音と呼吸音とに異常を認めない。腹部は平坦で臍周囲に軽度圧痛を認める。左下腿の写真（**別冊** No. 4）を別に示す。

この患児で認められる皮膚所見はどれか。

a 無疹部を加温すると皮疹が出現する。

b 皮疹を摩擦すると容易にびらんを生じる。

c 皮疹の上からガラス板で圧迫しても退色しない。

d 皮疹を擦過すると擦過部に一致して膨疹が生じる。

e 無疹部に紫外線を照射すると病変部と同じ皮疹が出現する。

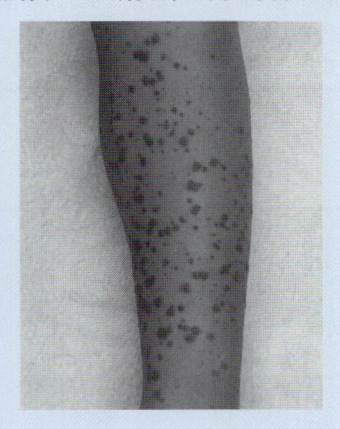

アプローチ ① 11歳男児の下腿の皮疹 ━━ 小児の皮疹であり，感染性，自己免疫性を鑑別する。

② 腹痛，膝関節痛 ━━ 皮疹が紫斑であれば，IgA血管炎の4徴のうちの3つを満たす。

画像診断

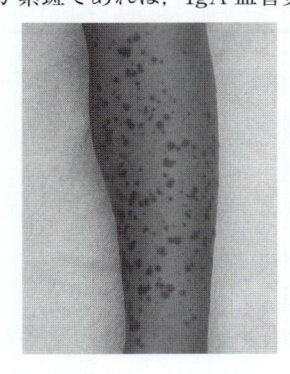

下肢伸側に紫斑を多数認める。

鑑別診断 川崎病を鑑別とするが，5日以上続く発熱や眼球結膜の充血は認めず，咽頭発赤もないので否定的である。

診断名 IgA血管炎

B

必修の基本的事項

選択肢考察

× a　加熱で蕁麻疹が出現する場合，温熱蕁麻疹と診断する。また加熱による汗で蕁麻疹が生じる場合はコリン性蕁麻疹を考える。

× b　Nikolsky 現象のことであり，中毒性表皮壊死症や天疱瘡で認める。

○ c　紫斑の本態は血管外に出た血液であり，ガラス板で圧迫しても退色しない。

× d　Darier 徴候のことであり，肥満細胞症で認める。

× e　紫外線の照射で皮疹が生じれば，光線過敏症を疑う。

解 答 率　a 0.4%，b 0.3%，c 98.5%，d 0.5%，e 0.2%

関 連 知 識　　下肢伸側の紫斑，腹痛，関節痛，腎炎が IgA 血管炎の 4 徴であることを知っていれば診断は容易である。しかし本問ではさらに基本的な紫斑と紅斑の違いの知識を問うている。紅斑であれば赤血球は血管内にあるので，ガラス板で圧迫すれば退色する。一方で紫斑は血管炎などで血管が破綻して赤血球が血管外に出るので，圧迫しても退色しない。

正 解　c　**正答率** 98.5%　　　　　　　▶**参考文献** MIX 172, 295 国小 148

受験者つぶやき
・小児の腹痛・関節痛の鑑別に IgA 血管炎は重要ですが，画像だけでも十分に判断できる問題でした。
・Schönlein-Henoch 紫斑病なので，紫斑だとすぐわかりました。
・紫斑はガラス板で圧迫しても消退しませんね。

Check ■ ■ ■

113B-33　　4 か月の乳児。RS ウイルス感染症による呼吸障害のため入院している。呼吸・心拍モニターのアラームが鳴ったため研修医，指導医および看護師で患児を診察に行ったところ全身にチアノーゼを認めた。気道確保をして呼吸を確認したが，自発呼吸を認めない。心電図モニターでは心静止である。末梢静脈路は確保されており，心肺蘇生の備品は病室に準備されている。

　　直ちに行うべきなのはどれか。

　　a　酸素投与　　　　　　　b　気管挿管　　　　　　c　電気ショック
　　d　アドレナリン投与　　　e　胸骨圧迫と人工呼吸

アプローチ　①4 か月の乳児，RS ウイルス感染症による呼吸障害 ━ 細気管支炎の可能性を想起させる。人工呼吸管理を要する症例もある。

②全身にチアノーゼ ━ 低酸素血症が考えられる。

③気道確保 ━ 蘇生の第 1 ステップである気道確保はなされている。

④自発呼吸を認めない ━ 心肺蘇生が必要である。

⑤心静止 ━ 直ちに胸骨圧迫が必要である。

⑥末梢静脈路は確保されている ━ 胸骨圧迫に反応がない場合は薬物投与となる。

鑑 別 診 断　　「アプローチ」①から乳児の RS ウイルス感染症に多い細気管支炎による重篤な呼吸障害であることが考えられる。②から細気管支炎による低酸素血症から重度の呼吸不全が生じたことがわかる。③から心肺蘇生法が開始されていることがわかる。④，⑤から即座に胸骨圧迫と人工呼吸が必要な段階であることが判断できる。

B

必修の基本的事項

診断名　細気管支炎による低酸素血症から心静止に至った乳児の心肺蘇生

選択肢考察
- ×a　心静止では肺循環がないため，酸素投与をしても肺胞からの酸素取り込みができない。
- ×b　既に気道確保されている。気管挿管よりも先に胸骨圧迫と人工呼吸が必要である。
- ×c　胸骨圧迫と人工呼吸を繰り返したのち，あるいは不整脈の解析をしたのちに電気ショックを行う。
- ×d　薬物投与は胸骨圧迫と人工呼吸を行って循環を確保しないと有効に作用しない。
- ○e　心静止が確認されたら即座に胸骨圧迫と人工呼吸を行う。

解答率　a 2.2%，b 4.4%，c 0.5%，d 13.8%，e 79.1%

コメント　乳児期の RS ウイルス感染症で細気管支炎により重篤な呼吸障害，低酸素血症，心静止を発症した症例である。乳幼児・小児の心肺蘇生法に関する知識が求められている。

　心肺蘇生法の BLS，ACLS，PALS，NCPR を一度確認しておくとよい。

正解　e　**正答率 79.1%**　　　　　▶参考文献　MIX 472　国小 45

受験者つぶやき
- ・新生児の蘇生は勉強していましたが乳児については知りませんでした。成人でも新生児でも心拍数を評価できない場合にまず行うのは胸骨圧迫だったなと思い，e を選びました。
- ・新しい聞かれ方で少し戸惑いましたが，落ち着いて解けました。
- ・自信はあまりありませんでした。

Check ■ ■ ■

113B-34　A 25-year-old man comes to your clinic complaining of abdominal pain for the past two days. Yesterday, the pain was periodic and located around the periumbilical area. Today the pain is persistent and located in the right lower quadrant. He feels feverish. He does not smoke or drink alcohol. His body temperature is 37.7℃, blood pressure is 126/62 mmHg, and pulse rate is 94/min, regular.

Which one of the following should be done next?

a　perform a CRP test

b　examine for peritoneal irritation

c　administer a broad-spectrum antibiotic

d　perform an abdominal CT with contrast

e　perform an upper gastrointestinal endoscopy

アプローチ　全訳を以下に記す。

　「25 歳の男性患者が 2 日前からの腹痛を主訴にクリニック来院。昨日の痛みは周期的で臍周囲であった。本日，痛みは持続的となり右下腹部に限局している。熱感あり。喫煙，飲酒歴なし。体温 37.7℃，血圧 126/62 mmHg，脈拍 94/分，整。次に行うべきはどれか？」

鑑別診断　英文を読み解くことができれば，診断は明らかであろう。irritate＝イライラさせる＝刺激する。

診断名　急性虫垂炎

B

必修の基本的事項

選択肢考察

× a　CRP 検査を行う：炎症の程度判定のためにしなくてはならないが，診察に先立つべきものではない。

○ b　腹膜刺激症状を診る：反跳痛や筋性防御の存在の有無は，まず第一に診なくてはならない徴候である。

× c　広域抗菌薬投与：治療は診断後に行うべきものであって，診断が優先されるのは言うまでもない。

× d　造影 CT を行う：虫垂の腫脹などを見るために行う価値はあるが，画像検査の前にまずは診察である。

× e　上部消化管内視鏡検査を行う：臍周囲や上腹部，腹部全体の痛みが右下腹部に限局してくるのは急性虫垂炎に特有の症状であり，初発症状のみからいきなり侵襲的な検査を行うことは控えなくてはならない。

解答率　a 1.4%，b 29.0%，c 2.5%，d 66.8%，e 0.2%

関連知識　臍周囲や上腹部，腹部全体の痛みが右下腹部に限局してくるのは，内臓痛が体性痛へ移行する過程に一致した変化であり，そこからさらに炎症が広がると，腹膜刺激症状が明らかになってくる。腹膜刺激症状の存在は病態の重症化を反映しており，治療としての手術が考慮される根拠となる。腹膜刺激症状中でも特に重要なのが筋性防御の存在であり，これがみられれば緊急手術が検討されるべきである。腹膜刺激症状は，病態生理的には痛みの脊髄レベルでの反射弓形成によるものであり，消化管穿孔を伴っている場合が多い。

正　解　b　**正答率 29.0%**　　　　　　　▶参考文献　MIX 269

受験者つぶやき
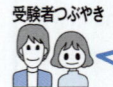
・ついに問題文から日本語が消えてしまいました。bの意味がわからず造影 CT を選びましたが，あとで友人から「聴診も触診もしてないよね？」と言われて「確かに……」となりました。
・必修の英語問題としては難問すぎました。
・すごく悩みました。bが腹膜刺激徴候に見えて，完全に勘で選びました。

Check ■ ■ ■

113B-35　37 歳の初産婦（1 妊 0 産）。妊娠 30 週に両下腿浮腫の増悪を主訴に来院した。これまでの妊娠経過は順調であったが，妊娠 27 週ころに両下腿浮腫を生じ，28 週ころから浮腫の増悪を認めた。意識は清明。脈拍 72/分，整。血圧 160/104 mmHg。尿検査で蛋白 2+ である。ノンストレステスト〈NST〉は reactive で，子宮収縮は認めない。入院後安静にして血圧を再検査したところ，164/106 mmHg であった。

　　投与すべき薬剤はどれか。

　　a　β_2 刺激薬　　　　　　　　　　　b　ループ利尿薬

　　c　硫酸マグネシウム　　　　　　　　d　ドパミン受容体作動薬

　　e　ベンゾジアゼピン系抗不安薬

アプローチ　① 37 歳の初産婦，妊娠 30 週

②妊娠 27 週ころに両下腿浮腫を生じ，増悪

③血圧 160/104 mmHg, 尿蛋白 2 + ⟶ 妊娠高血圧腎症, 高血圧は重症域

④ NST は reactive, 子宮収縮は認めない ⟶ 胎児機能不全や切迫早産ではない。

⑤入院後安静での血圧 164/106 mmHg ⟶ 白衣高血圧やストレスによる高血圧ではない。

鑑別診断　「アプローチ」②から妊娠 27 週に浮腫を初発症状として認めているが, 妊娠 30 週には③の高血圧と蛋白尿を認めており, 妊娠高血圧腎症の症状として説明できる（貧血などほかの原因を考慮すべき所見の記載はない）。血圧は重症域（160/110 mmHg 以上）であり, ⑤より入院後の安静でも重症高血圧が持続していることより降圧療法が必要な状態と診断される。

診 断 名　妊娠高血圧腎症

選択肢考察
× a　切迫早産の治療薬として用いられるが, 重篤な妊娠高血圧症候群の患者では過度の血圧上昇や肺水腫を起こすおそれがあり, **禁忌**である。

× b　利尿薬は血液濃縮・循環血漿量低下を悪化させて胎盤血流量が低下する可能性が強いため, 肺水腫や心不全徴候がない限り原則として使用しない。

○ c　重度の妊娠高血圧腎症では子癇予防のため, 硫酸マグネシウムの投与が推奨されている。

× d　Parkinson 病や高プロラクチン血症の治療薬として用いられるが, 妊娠中は原則として使用しない。また, 産褥期の投与で高血圧の報告がある。

× e　心理的なストレスなどによる高血圧には有効であるが, 妊娠高血圧腎症では用いられない。

解 答 率　a 2.5%, b 15.2%, c 72.9%, d 9.1%, e 0.1%

関連知識　妊娠中に使用される降圧薬は, メチルドパ, ヒドララジン, ニフェジピン（カルシウム拮抗薬）, ラベタロール（α β 遮断薬）である。アンジオテンシン変換酵素〈ACE〉阻害薬とアンジオテンシン受容体拮抗薬〈ARB〉は妊娠中の投与は**禁忌**であり, 利尿薬も原則的には投与しない。

子癇予防のためには, 硫酸マグネシウムを投与する。

正 解　c　**正答率 72.9%**　　　▶参考文献 MIX 327　チャート 産 175〜180

受験者つぶやき
・妊婦の高血圧は子癇が怖いです。d はメチルドパのことなのか, それなら降圧に使えるのかなと思いましたが, 不確実な知識で選択肢を変えるのは怖いのでやめました。
・浮腫と高血圧があり, ループ利尿薬と硫酸マグネシウムで悩みました。
・メチルドパってドパミン受容体作動薬なの……？　と試験中に混乱しました。

B

必修の基本的事項

Check ■ ■ ■

113B-36 20歳の男性。右足関節の変形と疼痛のため救急車で搬入された。会社員で，サッカーのクラブチームに所属している。サッカーの試合中に他の選手と接触して受傷し，歩行困難となったため救急車を要請した。受傷時の足関節の肢位は不明であった。既往歴，生活歴，家族歴に特記すべきことはない。搬入時（受傷2時間後）の意識は清明。体温36.9℃，心拍数100/分，整。血圧124/76 mmHg。呼吸数14/分。SpO_2 100%（鼻カニューラ1 L/分 酸素投与下）。右足関節全体に腫脹と圧痛を認める。右足関節周囲に開放創はない。足背動脈は左右差なく触知可能であり，右足趾の自動屈曲伸展運動は可能で，感覚に異常を認めない。右足関節以外に異常を認めない。右足関節単純エックス線写真（**別冊 No. 5**）を別に示す。

初期対応として適切なのはどれか。

a テーピング固定 b 抗菌薬投与 c 血行再建
d 大量輸液 e 整 復

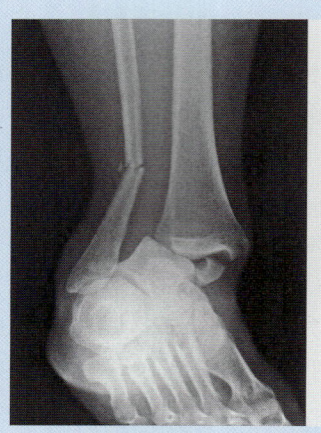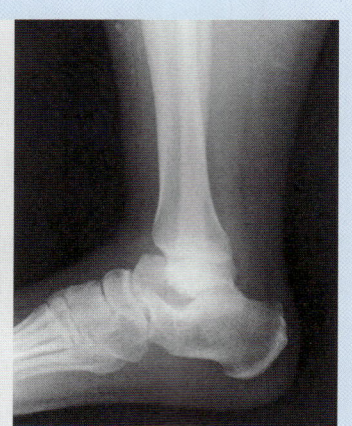

アプローチ ① 20歳の男性。右足関節の変形と腫脹，サッカーの試合中に他の選手と接触 ➡ 足関節の外傷を疑う。

②歩行困難となり救急車の要請 ➡ 捻挫ではなく，それ以上の重度の外傷と考えられる。

③搬入時の意識は清明。体温36.9℃，心拍数100/分，整，血圧124/76 mg，呼吸数14/分，SpO_2 100% ➡ 全身状態は安定しており，ショックにはなっていない。

④右足関節周囲に開放創はない ➡ 開放性骨折の可能性は低い。

⑤足背動脈は左右差なく触知可能 ➡ 血管損傷の可能性はない。

⑥右足趾の自動屈曲伸展運動は可能で，感覚に異常を認めない ➡ 神経血管損傷はないと考えられる。

画像診断

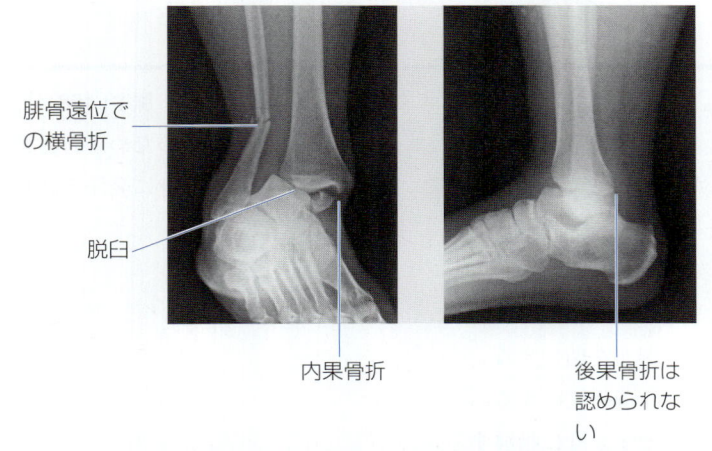

腓骨遠位で
の横骨折

脱臼

内果骨折

後果骨折は
認められな
い

　　エックス線写真で足関節が脱臼しており，さらに内果と腓骨遠位 1/3 での横骨折
もみられる。Lauge-Hansen 分類では回内-外転骨折である。側面像にて後果骨折
は認められない。

鑑別診断　　果部骨折としては Pott 骨折（内果・外果骨折），両果骨折と後果骨折を加えた三果骨折（Cotton 骨折）が鑑別診断に挙がる。さらに，距骨が棍棒の役割をして天蓋部を突き上げる骨折である脛骨天蓋骨折（Pilon 骨折）もある。本例は「画像診断」より，これらのいずれでもない。足関節脱臼骨折である。

診断名　　右足関節脱臼骨折

選択肢考察
- × a　テーピング固定は捻挫の治療で行われる。**割れ問**
- × b　抗菌薬投与は，この症例は開放性骨折とは考えられないので初期治療ではない。
- × c　血管損傷はないので血行再建は必要ない。
- × d　全身状態は安定しており，大出血もしていないので大量輸液も必要ない。
- ○ e　この症例は転位が著しいので初期治療は整復である。

解答率　a 37.1%，b 0.9%，c 0.2%，d 1.9%，e 59.9%

関連知識　　整形外科外傷において骨折治療の基本原則は整復，固定，リハビリテーションである。

正解　e　**正答率 59.9%**　　　　　　　▶**参考文献**　MIX 189

受験者つぶやき

・整形の初期対応としてまず RICE を思い浮かべたので該当するのは固定かなと思いましたが，冷静に
　考えると骨折ならギプスかシーネ固定だし，テーピング固定などやってる場合ではないと思いました。
・医療ドラマで，まず整復していたのを思い出しました。
・RICE？と思ってテーピングにしてしまいました……。

B

必修の基本的事項

Check ☐ ☐ ☐

113B-37　21歳の男性。発熱と咳嗽を主訴に来院した。体温 39.2℃。脈拍 108/分，整。血圧 120/70 mmHg。呼吸数 16/分。SpO₂ 97%（room air）。血液検査のため，右肘正中皮静脈に採血針を穿刺した直後に気分不快を訴えた。顔面蒼白となり，全身に発汗を認めたため，直ちに採血を中止した。

次に行うべき処置はどれか。
a　仰臥位にして下肢を挙上する。
b　採血部位に冷湿布を貼付する。
c　アドレナリンを静脈投与する。
d　呼吸回数を増やすように指導する。
e　採血部位に局所麻酔薬を皮下注射する。

アプローチ　①発熱と咳嗽，体温 39.2℃，心拍数 108/分 ⟶ 感冒や肺炎などの感染症の存在。また脱水気味であると示唆される。また，精神的・身体的にストレスを受けている状態である。

②呼吸数 16/分，SpO₂ 97%（room air）⟶ 呼吸数はやや多いが，発熱や緊張のためと考えられる。低酸素血症もない。

③採血針を穿刺 ⟶ 薬物の投与は行っていない。

④顔面蒼白，全身に発汗 ⟶ 末梢循環不全，いわゆるショックの状態である。

鑑別診断　「アプローチ」④より末梢循環不全の原因を考える。①に起因する敗血症性ショックや脱水による循環血液量減少性ショックは，直前の血圧と発症が突然であることや年齢，現病歴などから考えにくい。また，来院前の薬剤内服については不明であるが，③よりアナフィラキシーショックも否定的である。①と②より，過緊張状態にあったところに疼痛の刺激が加わって迷走神経反射が起こり，徐脈や低血圧による一過性の末梢循環不全をきたしたと考えられる。

診断名　迷走神経反射

選択肢考察　◯a　迷走神経反射は多くの場合，仰臥位で安静にすることで自然回復する。脳への血流を増やす目的で，下肢を挙上するのもよい。

×b　全身症状への対応が必要であり，局所への処置は不要である。

×c　アナフィラキシーショックでは第一選択薬である。

×d　落ち着かせるため深呼吸を促すこともあるが，あえて呼吸回数増加を指導する必要はない。

×e　穿刺時の疼痛が誘因となった可能性はあるが，全身症状への対応が必要である。また局所麻酔薬の皮下注射自体も疼痛を伴う。

解答率　a 95.2%，b 0.6%，c 0.4%，d 3.5%，e 0.2%

関連知識　迷走神経反射は，精神的・身体的ストレスや強い疼痛，排便排尿，長時間の起立などの刺激が，迷走神経を介して脳幹血管運動中枢を刺激し，徐脈や血管拡張による血圧低下などをきたす反応である。手術中の内臓牽引や眼科手術，頸部への処置などでも起きる。通常，仰臥位安静で改善することが多いが，薬物療法としてはアトロピンが有効である。

正　解　a　**正答率** 95.2%　　　　　　　　　　　　　　▶参考文献　**MIX** 151

受験者つぶやき
・アドレナリンの静脈投与に引っかかりそうになりました。必修の3点問題は早とちりが命取りです。
・実習で倒れた友達を思い出しました。
・迷走神経反射かなと思いました。

Check ■■■

113B-38　75歳の男性。胃癌の手術後に在宅療養を行っている。3年前に胃癌で胃全摘術を受けた。1年前に腹膜播種，肺および肝転移を診断されたが，抗癌化学療法は選択しなかった。訪問診療で経過は安定していたが，2週間前から食欲不振が出現し，在宅で1日 1,700 mL の維持輸液が開始された。その後徐々に床上で過ごすことが多くなり，昨日から呼吸困難を訴えるようになった。排尿は1日 4，5回で，1回尿量 100 mL 程度である。妻と長男夫婦との4人暮らしで，患者本人と家族は自宅での療養の継続を希望している。身長 165 cm，体重43 kg。体温 36.2℃。脈拍 96/分，整。血圧 118/76 mmHg。呼吸数 18/分。SpO_2 96％（room air）。両側胸部に coarse crackles と軽度の wheezes を聴取する。上腹部に径 3 cm の腫瘤を触知するが圧痛はない。両下腿に著明な浮腫を認める。血液所見（2週間前）：赤血球 308万，Hb 7.4 g/dL，Ht 28％，白血球 10,300，血小板 18万。血液生化学所見（2週間前）：総蛋白 5.8 g/dL，アルブミン 2.3 g/dL，尿素窒素 26 mg/dL，クレアチニン 1.3 mg/dL，血糖89 mg/dL，Na 134 mEq/L，K 4.4 mEq/L，Cl 95 mEq/L。
　　　まず行うべきなのはどれか。

　　a　嚥下訓練　　　　　　b　酸素投与　　　　　　c　輸液の減量
　　d　緊急血液透析　　　　e　緩和ケア病棟の紹介

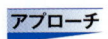①胃癌腹膜播種 ━━➤ 癌性腹膜炎による癌性疼痛（腹痛など）の出現が考えられる。

②肺および肝転移 ━━➤ 肺転移では呼吸苦，胸水，SpO_2 低下，肝転移では倦怠感，黄疸，腹水などがみられることもある。

③1,700 mL の維持輸液 ━━➤ 年齢（75歳），体重（43 kg），尿量などから過剰と考えられる。

④呼吸困難 ━━➤ 肺転移（胸水，癌性胸膜炎），心不全（右心不全，肺水腫），気管支炎・肺炎，COPD などを考える。

⑤1日 4，5回，1回 100 mL 程度の尿量 ━━➤ 乏尿があり，1,700 mL/日の補液がなされていることから脱水ではない。

⑥胸部 coarse crackles ━━➤ 太い気管支の液体貯留，細菌性肺炎，肺水腫，気管支拡張症，慢性気管支炎などでみられる。

⑦wheezes ━━➤ 細い気管支の狭窄，気管支喘息，肺炎，気管支炎などでみられる。

⑧両下腿に著明な浮腫 ━━➤ 低蛋白・アルブミン血症，右心不全，腎機能障害，補液過多などでみられる。

⑨赤血球 308万，Hb 7.4 g/dL，Ht 28％ ━━➤ 貧血は胃癌再発，癌性悪液質などによる。呼吸困難も貧血が関連するとも考えられる。

⑩総蛋白 5.8 g/dL，アルブミン 2.3 g/dL ⟶ 低蛋白・アルブミン血症では腹水や下腿浮腫などがみられる場合がある。

鑑別診断　胃癌術後，腹膜播種，肺肝転移再発に伴う病態の鑑別として，貧血，低蛋白・アルブミン血症，消化管出血，腎不全，肝硬変・肝機能障害，心不全（特に右心不全），気管支炎・肺炎，肺水腫などが挙げられる。

通常，成人の尿量は体重 1 kg あたり 1 時間 1 mL，すなわち体重 43 kg であれば 1 時間に 43 mL，24 時間で 1,032 mL（約 1,000 mL）となる。実際の 1 日尿量は 500 mL 前後であり，このような背景で 1 日 1,700 mL の補液は不感蒸泄などを考慮してもいかにも多すぎる。肺水腫を発症しかけていると考えられ，coarse crackles と wheezes の所見もこれを支持するものである。治療としては補液量の削減，場合により利尿薬などの投与である。

診 断 名　肺水腫の疑い

選択肢考察
× a　誤嚥の記載はなく，嚥下性肺炎も考えにくい。

× b　SpO_2 は 96 % と保たれている。

○ c　補液量（1,700 mL/日）に比べ尿量（100 mL 程度が 4，5 回）が少なく肺水腫も懸念される。下腿浮腫は低蛋白・アルブミン血症の影響とも考えられるが，まず，補液を絞る（減量する）ことが優先される。

× d　血液検査での尿素窒素とクレアチニンの値からは血液透析の適応ではない。

× e　緩和ケアはがん性疼痛や本当の終末期に適応となるが，本例では補液の減量が優先される。

解 答 率　a 0.9%，b 25.9%，c 71.5%，d 1.1%，e 0.5%

関連知識　高齢者医療，特に悪性疾患再発症例で終末期の場合，目指すべきは患者にいろいろな意味で負担がかからないように，また，苦しい・痛い・つらいという状況をできるだけ緩和することに主眼を置く。一般急性期病棟での治療では肺水腫が考えられる場合，中心静脈で CVP を測定し，補液量削減だけでなく利尿薬，強心薬などをある程度積極的に投与するのが一般的であるが，高齢者・終末期医療では緩和医療が中心となる。

正 解　**c**　**正答率 71.5%**　　　　▶参考文献　MIX 435

受験者つぶやき
・患者の「希望」はかなり重要事項なので，これだけで選択肢を絞れることが多いです。
・1,700 mL は多すぎると思いました。
・苦しそうだったので，酸素化良好ですが酸素投与してしまいました。

Check ☐ ☐ ☐

113B-39　5歳の男児。走るのが遅いことを心配した母親に連れられて来院した。1年前から転びやすいことに母親は気づいていた。先日の運動会で他の子どもに比べて走るのが著しく遅いことが心配になり来院した。周産期，乳児期には特記すべきことはない。母方叔父が心不全により25歳で死亡。身長104 cm，体重17 kg。体温36.8℃。咽頭に発赤を認めない。心音と呼吸音とに異常を認めない。腹部は平坦，軟で，肝・脾を触知しない。腱反射に異常を認めない。下腿の肥大を認める。血液所見：赤血球468万，Hb 12.6 g/dL，Ht 37%，白血球9,800，血小板21万。血液生化学所見：総蛋白6.2 g/dL，アルブミン3.8 g/dL，AST 436 U/L，ALT 478 U/L，CK 12,300 IU/L（基準46〜230），尿素窒素9 mg/dL，クレアチニン0.4 mg/dL。

　　　患児に認められる所見はどれか。

　　a　Albright 徴候　　　　　b　登はん性起立　　　　c　スカーフ徴候

　　d　Horner 徴候　　　　　　e　筋強直現象

アプローチ　①走るのが遅い —→ 筋疾患の可能性

　　　　　　②1年前から —→ 4歳ころから異常が発生

　　　　　　③母方叔父が心不全により25歳で死亡 —→ 遺伝性疾患を示唆

鑑別診断　5歳未満で発症する下肢筋力低下である。周産期や乳児期に問題がなかったことから，先天性筋ジストロフィーや福山型筋ジストロフィーは否定的である。母方叔父が若くして心不全で死亡していることから，X連鎖劣性かつ心筋障害をきたす疾患を疑う。5歳で，身長104 cm・体重17 kgは正常である。下腿の肥大はDuchenne型進行性筋ジストロフィーもしくはBecker型進行性筋ジストロフィーに特徴的である。そしてDuchenne型進行性筋ジストロフィーでは高度のCK上昇を認める。

診断名　Duchenne型進行性筋ジストロフィー

選択肢考察
×a　Albright 徴候とは，こぶしを握ったときに第4・5指基部の突出が消失する（引っ込んだように見える）徴候である。偽性副甲状腺機能低下症にみられる。

○b　登はん性起立とは，しゃがんだ姿勢から立ち上がるときに，手を床について腰を上げ，次に膝に手を交互に当てて立ち上がるものである。腰帯筋の筋力低下時に認められる。Gowers 徴候ともいう。Duchenne型進行性筋ジストロフィーは近位筋優位に障害されるため，登はん性起立を認める。

×c　スカーフ徴候とは，患児の手を持って首に巻きつけるようにしたときに，スカーフのように腕が首にぴったり巻きついて腕と首の間に隙間ができない所見である。先天性筋ジストロフィーや先天性ミオパチーなどのfloppy infantで認められる。Duchenne型進行性筋ジストロフィーでは認めない。

×d　Horner 徴候は，交感神経遠心路の障害で生じ，片側の縮瞳・瞼裂狭小・眼球陥入を主徴とする。筋ジストロフィーとは関係ない。

×e　筋強直現象は，筋強直性ジストロフィーや先天性ミオトニアなどで認められる。手を強

くぎゅっと握るとその後すぐに指が伸ばせずスムーズに手を開けない「把握ミオトニー」
や，親指の付け根の手のひらの筋肉を診察用のハンマーで叩くと収縮し指が動く「叩打ミ
オトニー」などを認める。

解 答 率 a 0.4％，b 98.1％，c 0.3％，d 0.1％，e 1.1％

コメント 　病歴と家族歴，および下腿の仮性肥大から Duchenne 型進行性筋ジストロフィーの診断は
容易であろう。Albright 徴候やスカーフ徴候など聞き慣れない選択肢が示されたが，登はん
性起立〈Gowers 徴候〉について理解していれば，選択に迷うことはないであろう。

正　解 　b 　**正答率 98.1％**　　　　　　　　　　　　　　　　　▶**参考文献** **MIX** 167

受験者つぶやき
・年齢，症候，検査値から疾患がわかっても「Gowers 徴候」が「登はん性起立」のことだとわからな
　かったという友人の話を聞きました。人の名前のついた徴候や試験は，内容をイメージできること
　も大事です。
・家族歴・下腿の肥大がキーワードです。
・筋ジストロフィーの典型的症例でした。

B

必修の基本的事項

B

必修の基本的事項

Check ■ ■ ■

次の文を読み，40，41 の問いに答えよ。

40 歳の女性。動悸を主訴に来院した。

現病歴：2 か月前から動悸を自覚している。当初は，買い物などで荷物を持って 5 分ほど歩くと動悸を感じていた。10 日前から①家事で少し動いても動悸を感じるようになった。友人に話したところ，②病院を受診した方が良いと言われた。③動悸の性状は，脈が速くなる感じである。症状は徐々に強くなっていて，このままだとさらに悪化するのではないかと思っている。④父が脳梗塞になり，心臓の病気が原因と聞いていた。⑤自分が寝たきりになると家事が十分できなくなるため，心臓の病気を心配している。その他，軟便がある。また，以前より暑がりになった。体重は最近 2 か月で 3 kg 減少した。

既往歴：特になし。職場の健診で心電図異常を指摘されたことはない。

生活歴：夫と小学生の娘との 3 人暮らし。喫煙歴はない。飲酒は週 1 回ビール 350 mL/日を 10 年間。仕事は事務職。

家族歴：父親が高血圧症，脳梗塞。母親が脂質異常症。

月経歴：初経 13 歳。周期 28 日型，整。

113B-40　解釈モデルを示しているのは下線のうちどれか。

　　　a　①　　　　b　②　　　　c　③　　　　d　④　　　　e　⑤

現　症：意識は清明。身長 160 cm，体重 52 kg。体温 37.1℃。脈拍 104/分，整。血圧 128/66 mmHg。呼吸数 16/分。SpO_2 97%（room air）。瞳孔径は両側 3.5 mm で，対光反射に異常を認めない。眼瞼結膜と眼球結膜とに異常を認めない。びまん性の甲状腺腫大を認める。心音と呼吸音とに異常を認めない。腹部は平坦，軟で，肝・脾を触知しない。

113B-41　身体診察で認められることが予想されるのはどれか。

　　　a　多　毛　　　　　　b　ばち指　　　　　　c　手指振戦
　　　d　眼瞼下垂　　　　　e　頸部リンパ節腫大

アプローチ　①40 歳の女性，動悸 ⟶ 子宮筋腫による月経過多や，その他の原因による貧血，または不整脈などが浮かぶ。

②2 か月前から動悸を自覚，10 日前から増悪 ⟶ 亜急性に発症する疾患を疑う。

③家事で少し動いても動悸を感じる ⟶ 貧血，不整脈，心不全などが浮かぶ。

④病院を受診した方が良いと言われた ⟶ 他人の意見であり，自分自身の思いではない。

⑤動悸の性状は，脈が速くなる感じ，徐々に強くなる ⟶ 非発作性の頻脈性不整脈，洞頻脈などを疑う。

⑥父が脳梗塞になり，心臓病が原因と聞いていた ⟶ 家族歴の記載

⑦寝たきりになると家事ができなくなるため，心臓の病気を心配している ⟶ 病気の原因や心配の表現，解釈モデルである。

⑧軟便，暑がりになった，短期間に体重減少 ⟶ 甲状腺機能異常を含む内分泌疾患を疑う。

⑨職場の健診で心電図異常を指摘されたことはない ⟶ 症状のあるときの心電図で不整脈の有

無を確認しなければ診断できない。

⑩月経歴は正常 ⟶ 初経やサイクルは正常でも，子宮筋腫による月経過多の有無は不明

⑪現症で眼瞼結膜に異常を認めない ⟶ 貧血は否定的

⑫脈拍 104/分，整 ⟶ 頻脈性不整脈を疑う。心房細動は否定的（厳密には心電図で確認）

⑬びまん性の甲状腺腫大を認める ⟶ 甲状腺疾患を疑う。

鑑別診断　「アプローチ」①，③から，動悸の原因として貧血，不整脈や心不全を疑う。心不全は現症などから否定的である。40歳代女性のため子宮筋腫による貧血の可能性がある。⑩で月経歴は正常だが，子宮筋腫の月経過多の有無は不明である。しかし，②から慢性的に経過した症状ではなく，亜急性に発症していることから子宮筋腫による貧血は考えにくい。また失血などを示唆する所見がなく，かつ，⑪からも，貧血は否定的である。そこで，動悸の原因は不整脈の可能性が高い。しかし，⑨から持続性の不整脈は否定的である。⑤から，リエントリー機序による発作性頻拍などより，非発作性の頻脈性不整脈が疑われる。⑫で脈拍が整であることから，心房細動は考えにくい（厳密には心電図で確認）。となると，本症例は，②，⑧，⑬から甲状腺機能亢進症による基礎代謝亢進に伴う非発作性の頻脈性不整脈（洞頻脈など）を動悸と訴えている可能性が高い。また，④，⑥，⑦の中から解釈モデルを探すことになる。

診断名　甲状腺機能亢進症の疑い

[40]

選択肢考察　解釈モデルとは，患者が自らの病気（illness：医師のとらえる疾病 disease と区別される）を捉えている解釈の枠組みのこと。

× a　①は動悸の性状の説明である。

× b　②は他人の意見であり，自分自身の病気への解釈ではない。

× c　③は動悸の性状の説明である。

× d　④は家族歴の記載である。

○ e　⑤は病気の影響や，心臓の病気を心配しており，解釈モデルである。

解答率　a 0.0%，b 0.1%，c 0.2%，d 1.5%，e 98.1%

[41]

選択肢考察　× a　多毛は，男性ホルモンの過剰分泌や Cushing 症候群などでみられる。

× b　ばち指は，呼吸器疾患，感染性心内膜炎やチアノーゼを伴う先天性心疾患，肝硬変症，炎症性腸疾患（Crohn 病，潰瘍性大腸炎）などでみられる。

○ c　手指振戦は，本態性振戦，中枢性振戦である Parkinson 病の振戦，末梢性振戦として甲状腺機能亢進症や低血糖などでみられる。

× d　眼瞼下垂は，重症筋無力症，脳梗塞や脳動脈瘤などによる動眼神経麻痺，筋強直性ジストロフィーなどでみられる。

× e　頸部リンパ節腫大は，上気道感染症，伝染性単核症，結核性リンパ節炎，悪性リンパ腫，亜急性壊死性リンパ節炎（菊池病），癌転移などでみられる。

解答率　a 0.2%，b 0.2%，c 99.1%，d 0.2%，e 0.2%

正解　**[40]** e　**正答率 98.1%**　　**[41]** c　**正答率 99.1%**　　▶参考文献　MIX 339, 466

受験者つぶやき

[40]・解釈モデルの問題は国語の試験みたいなものです。文章をしっかり読みましょう。

　　・解釈モデルは毎年出ます。

　　・解釈モデルは必修頻出事項です。

[41]・典型的な甲状腺機能亢進症で安心しました。

　　・Basedow 病といえば，インスリン上昇→低カリウム血症→手指振戦がよく出ます！

　　・Basedow 病で認められそうなものを選びました。

Check ■ ■ ■

次の文を読み，42，43 の問いに答えよ。

79 歳の女性。上腕から背中の痛みとこわばりを主訴に来院した。

現病歴：2 週間前に，両側上腕から背中にかけての痛みとこわばりが出現した。1 週間前から右側の拍動性の頭痛を自覚している。また，夕方から夜にかけて 38℃ 台の発熱があった。起床時に背中のこわばりがひどく，寝返りができないため受診した。2 週間で体重が 1.5 kg 減少した。悪心，嘔吐はなく，四肢のしびれや脱力はない。

既往歴：高血圧症で内服治療中。片頭痛の既往はない。

生活歴：独居生活。喫煙歴と飲酒歴はない。

現　症：意識は清明。体温 38.9℃。脈拍 104/分，整。血圧 142/80 mmHg。呼吸数 14/分。眼瞼結膜は貧血様である。右側頭部に索状の腫脹と圧痛を認めるが，皮疹は認めない。項部硬直はなく，頸部リンパ節を触知しない。心音と呼吸音とに異常を認めない。腹部は平坦，軟で，肝・脾を触知しない。圧痛や腫瘤を認めない。ばち指，Osler 結節および下腿浮腫を認めない。両側の上腕に把握痛を認める。関節に腫脹と圧痛を認めない。

113B-42　まず確認すべきなのはどれか。

　　a　視力低下　　　　　b　歯科治療歴　　　　　c　気分の落ち込み

　　d　頭痛薬の濫用歴　　e　片頭痛の家族歴

検査所見：赤沈 102 mm/1 時間。血液所見：赤血球 301 万，Hb 9.6 g/dL，Ht 29%，白血球 9,800，血小板 47 万。血液生化学所見：総蛋白 5.9 g/dL，AST 29 U/L，ALT 28 U/L，LD 321 U/L（基準 176〜353），CK 38 U/L（基準 30〜140），尿素窒素 18 mg/dL，クレアチニン 0.7 mg/dL，血糖 102 mg/dL，Na 138 mEq/L，K 4.9 mEq/L，Cl 100 mEq/L。免疫血清学的所見：CRP 8.6 mg/dL，リウマトイド因子〈RF〉陰性，抗核抗体陰性，CH$_{50}$ 52 U/mL（基準 30〜40）。胸部エックス線写真で異常を認めない。

113B-43　精査の結果，副腎皮質ステロイドの内服加療を行うこととした。

　　　　　治療に伴い注意すべき検査項目はどれか。

　　a　血　糖　　　　　b　血小板　　　　　c　総蛋白

　　d　血清補体価　　　e　クレアチニン

アプローチ　①高齢女性の上腕から背中の痛みとこわばり ━━▶ 筋肉痛，リウマチ性多発筋痛症〈PMR〉，関節リウマチ〈RA〉を考える。

　　②右側の拍動性の頭痛 ━━▶ 片頭痛，巨細胞性動脈炎〈GCA〉を鑑別する。GCA には PMR を

合併しやすく，①は PMR であることが疑わしい。

③起床時の背中のこわばり ⟶ 朝の関節のこわばりでなく，背中のこわばりである点は RA よりも PMR が考えやすい。

④37℃ 以上の発熱 ⟶ ①，③と合わせると 1985 年の PMR 診断基準のうち 3 項目を満たし，PMR と診断できる。

⑤寝返りができない ⟶ PMR で典型的な症状

⑥体重減少 ⟶ 1985 年 PMR 診断基準の 4 項目

⑦右側頭部に索状の腫脹と圧痛 ⟶ 側頭動脈の炎症とそれに伴う索状硬化で，GCA の所見

⑧両側上腕の把握痛があるが，関節に腫脹や圧痛はない ⟶ 関節炎でなく PMR を支持する。

⑨赤沈 102 mm/1 時間 ⟶ PMR 診断基準の一つである赤沈 ≧ 40 mm/1 時間以上を満たす。

鑑別診断　片側の拍動性頭痛の鑑別として片頭痛があるが，既往歴に片頭痛がないとの記載がわざわざあるので否定できる。2 週間で体重が 1.5 kg 減少している点からは悪性腫瘍も鑑別するが，頭部の索状腫脹と圧痛や背中の痛みの説明にはならない。ただし高齢であるから合併は否定できず，ステロイド治療前に便潜血は調べておいていいだろう。「アプローチ」②と⑦から GCA が疑わしい。さらに①，③，⑥から PMR の合併を疑うが，GCA は半数に PMR を合併しやすい点からも典型的な症例といえる。

診 断 名　巨細胞性動脈炎〈GCA〉，リウマチ性多発筋痛症〈PMR〉

[42]

選択肢考察　○a　GCA では側頭動脈を含む大動脈の分枝が障害され，患者の 2 割は眼動脈の血流低下から虚血性視神経症となり，失明のリスクもある。視力，視野検査は必須である。

×b　歯科治療歴は必須ではない。

×c　気分の落ち込みはうつ病の鑑別で大事だが，視力検査を優先する。

×d　頭痛薬の使用の頻度も，腎機能障害などの副作用があれば必要な情報だが，視力情報に勝るものではない。

×e　片頭痛の家族歴は片頭痛の患者であれば有用な情報であるが，本例は片頭痛ではない。

解 答 率　a 99.2%，b 0.1%，c 0.1%，d 0.3%，e 0.2%

[43]

選択肢考察　○a　ステロイドの副作用である耐糖能異常によるステロイド糖尿病の副作用に注意する。

×b　ステロイドは血小板の機能を亢進するので血栓症に注意を要するが，血小板数を調べる意義は少ない。

×c　総蛋白の低下は肝硬変やネフローゼなどで認めるが，本例は異なる。

×d　血清補体価は炎症で上昇するが，ステロイドの副作用で変化はない。

×e　ステロイドに腎毒性は認めず，クレアチニンに特別に注意を要する理由は乏しい。

解 答 率　a 97.1%，b 0.9%，c 0.2%，d 0.5%，e 1.2%

関連知識　欧米では GCA の約半数に PMR を合併し，PMR の 2～3 割程度に GCA を合併し，共通の病因が疑われている（日本での両者の合併頻度は欧米ほど高くはないとされる）。PMR は海外では 1979 年の Bird の診断基準と 2012 年のヨーロッパおよび米国リウマチ学会の診断基準があり，本邦では 1985 年に PMR 研究会の診断基準が作成された。本症例はいずれの診断基準

でも PMR と診断できる。2012 年の診断基準では，RA を除外するために RF および抗 CCP 抗体と関節エコー所見を加えているが，本問でも RF 陰性の記載がある。

正　解　［42］ **a**　**正答率 99.2%**　　［43］ **a**　**正答率 97.1%**　　▶参考文献　MIX 408, 443

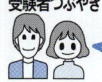

受験者つぶやき

［42］・リウマチ性多発筋痛症は去年も各論で出ていました。必ず眼の症状をチェックしておかないと失明する危険があります。
　　　・側頭動脈炎といえば，高齢者で頭痛と複視！　PMR は炎症所見は強いけど，CK は正常です。
　　　・側頭動脈炎と PMR の合併です。
［43］・ステロイドの副作用はたくさんありますが覚えておきましょう。Cushing 病の症状をイメージして，そこに細かいものを追加して覚えていました。
　　　・ステロイド使用時は，血糖値をチェック！
　　　・ステロイド糖尿病と言いたいのかなと思いました。

B

必修の基本的事項

次の文を読み，44，45 の問いに答えよ。

67 歳の男性。心停止の状態で救急車で搬入された。

現病歴：今朝 6 時頃，妻が寝室に起こしに行った際には返答があったが，1 時間経っても起きて来なかった。再度呼びに行くと目を閉じたままで反応がないため，午前 7 時に救急車を要請した。5 分後に救急隊が到着し，心停止と判断した。かかりつけ医には連絡せず，心肺蘇生を行いながら救命救急センターに搬送した。

113B-44　救命救急センターで pulseless electrical activity〈PEA〉と判断し，心肺蘇生を継続した。研修医が胸骨圧迫を継続する傍ら，指導医が薬物投与のため静脈路の確保を行うこととした。

静脈路確保で第一選択となる部位はどこか。

a　大腿静脈　　　　　b　内頸静脈　　　　　c　鎖骨下静脈

d　大伏在静脈　　　　e　肘正中皮静脈

既往歴：20 年前から糖尿病，高血圧症と診断され，内服治療を続けていた。

生活歴：喫煙歴は 65 歳まで 20 本/日を 45 年間。飲酒は焼酎 2 合/日を週 3 日。

搬入時に行った静脈採血の結果は以下のとおりであった。

検査所見：血液所見：赤血球 322 万，Hb 10.1 g/dL，Ht 31%，白血球 8,800，血小板 11 万。血液生化学所見：AST 92 U/L，ALT 78 U/L，尿素窒素 82 mg/dL，クレアチニン 9.8 mg/dL，血糖 228 mg/dL，Na 142 mEq/L，K 9.8 mEq/L，Cl 112 mEq/L，Ca 8.6 mg/dL。CRP 2.3 mg/dL。

113B-45　院内救急コールで駆け付けた内科および外科病棟当直医が，救命救急センターの研修医，指導医とともに心肺蘇生を継続した。その後も心拍は再開せず，患者の死亡が確認された。かかりつけ医に連絡をとると，この患者は糖尿病腎症による慢性腎不全のため，近々人工透析の導入予定で，最終受診は 1 週間前であった。

死亡診断書を**交付できない**のはどれか。

a　死亡確認を行った内科病棟当直医

b　救命処置を補助した外科病棟当直医

c　電話で死亡報告を受けたかかりつけ医

d　救命処置を行った救命救急センターの指導医

e　救命処置を行った救命救急センターの研修医

---

[44]

アプローチ　　PEA すなわち無脈性電気活動と診断した場合，気管挿管を含む確実な気道確保と換気を行い，静脈路を確保する。輸液とともに状況に応じた薬剤投与が必要であるため，速やかに確実な静脈路確保が求められる。

鑑別診断　　静脈路の確保では末梢の静脈が第一選択となる。肘正中皮静脈，前腕橈側皮静脈，前腕正中皮静脈である。上肢の血管が確保できない場合には下肢の血管である大伏在静脈が対象となる。

診断名　心停止（無脈性電気活動）

選択肢考察　×a，×b，×c　救急時における静脈路の確保は末梢の静脈が第一選択となる。

×d　末梢でも上肢の血管が第一選択となる。下肢の血管では静脈炎や血栓症を起こす確率が高くなる。

○e　末梢で上肢の血管であることから，第一選択となる。

解答率　a 2.9%，b 0.6%，c 0.4%，d 0.6%，e 95.5%

コメント　救急現場でまず行うべき処置を問うている。まず行うべきとは第一選択に相当するので，肘正中皮静脈とわかるであろう。

[45] ━━━━━━━━━━━━━━━━━━━━━━━━━━━━

アプローチ　死亡確認の後に，死亡原因を確定させて（診断して），死亡診断書を交付する。診断書の交付にあたっては，自ら診察しないで診断書を交付してはならないという決まりがある（医師法第20条）。

鑑別診断　死亡診断で死因を決定する際には，病院で確認した患者の状態，検査結果，病歴などを含めて判断する。血液検査でクレアチニンが9.8と高値であること，心停止状態で搬送されたことを加味してもカリウム値が9.8と高いこと，さらに近々人工透析の導入予定であったことを加味すると，慢性腎不全で死亡したと考えられる。したがって，この患者の診察にかかわった医師は死亡診断書を交付できる。なお，かかりつけ医が診察していたのは1週間前であり，当時の状況と現在の状況に変化があると考えられるので，最後に診察した医師をさしおいて，かかりつけ医が診断書を交付するのは妥当でない。

選択肢考察　○a　死亡時の診察に関与しているので，交付できる。

○b　処置も診察の一環であるので，交付できる。

×c　今回のエピソードにおける診察にたずさわっていないので，誤り。

○d，○e　処置も診察の一環であるので，交付できる。

解答率　a 0.7%，b 1.3%，c 96.9%，d 0.0%，e 0.9%

関連知識　医師法第20条では，自ら診察しないで診断書を交付してはならない，ただし，診療中の患者が受診後24時間以内に死亡した場合に交付する死亡診断書については，この限りではないと記載されている。この条文で判断しても正解は得られる。この条文は，最終診察から24時間以上経過していても，明らかにその疾患（診療していた疾患）で死亡したと判断できる場合には，あらためて死後診察を行って死亡診断書を交付できるという主旨である。いずれにせよ，診察が必要である。

正解　[44] e　**正答率 95.5%**　　[45] c　**正答率 96.9%**　　▶**参考文献**　**MIX** 438, 472

受験者つぶやき

[44]・救急車実習で救急隊員の方が車内でアドレナリン投与のためのルートを腕から取っていたのを思い出しました。
・まずは末梢のルートから取ります。
・救急外来での第一選択です。

[45]・c以外の4人は死亡確認時に居合わせているので，仲間はずれを選びました。
・死亡診断書は，直接診断した医師が届け出を行います。
・死亡診断書についての知識も頻出事項です。

B

必修の基本的事項

Check ■ ■ ■

次の文を読み，46，47 の問いに答えよ。

72 歳の男性。膵癌手術後に通院中である。

現病歴：6 か月前に膵癌の手術を受けた。術後 6 か月検査の結果，他臓器に転移が見つかり，余命 3 か月との告知を受けた。

既往歴：60 歳から高血圧症，62 歳から脂質異常症で内服治療中。

生活歴：喫煙は 20 歳から 20 本/日。飲酒は機会飲酒。息子夫婦と同居している。

家族歴：父が高血圧症，心筋梗塞。

現　症：意識は清明。身長 165 cm，体重 48 kg。体温 36.8℃。脈拍 72/分，整。血圧 134/74 mmHg。呼吸数 20/分。SpO_2 98%（room air）。眼瞼結膜と眼球結膜とに異常を認めない。心音と呼吸音とに異常を認めない。腹部は平坦，軟で，肝・脾を触知しない。腹部正中に手術痕を認める。

113B-46　患者は主治医に「先生，もうこれからどうしていいかわからないよ」と訴えた。

医師の応答として適切なのはどれか。

a 「私もわからないですよ」

b 「現実を受け止めてください」

c 「もう少ししっかりしてください」

d 「ご近所の医療機関に変わってください」

e 「そうですね。今後のことは一緒に考えましょう」

113B-47　主治医は膵癌に対する支持療法 X のランダム化比較試験の研究報告を見つけた。支持療法 X の介入群（A 群）と対照群（B 群）との比較（**別冊 No. 6**）を別に示す。

正しいのはどれか。

a A 群の 6 か月での生存率は約 60% である。

b B 群の 2 か月での生存率は約 90% である。

c A 群の生存期間の中央値は約 2 か月である。

d B 群の生存期間の中央値は約 3 か月である。

e 支持療法 X には延命効果があるといえる。

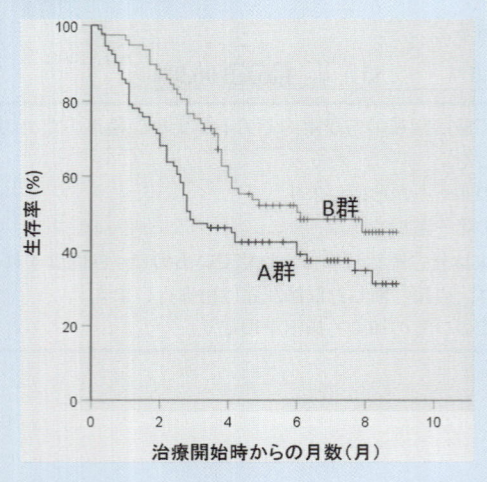

アプローチ

①6か月前に膵癌の手術を受け，他臓器に転移が見つかり，余命3か月と告知されている。

②「先生，もうこれからどうしていいかわからないよ」と訴えている。

③現症では，腹部正中の手術痕を認めるのみで，その他の異常所見は認められない。

鑑別診断

　余命3か月の告知を受け，「もうこれからどうしていいかわからないよ」と訴えており，身体的な不安感，心理的な不安感など，複雑な不安感を抱えている。余命の告知を受けた癌患者の不安感に対する医師の応答としては，共感する姿勢，傾聴する姿勢，受け止める姿勢，不安などを明確にする姿勢，焦らない姿勢，継続的な姿勢が必要となる。

[46]

選択肢考察

× a　突き放すような姿勢は，適切ではない。

× b　患者の不安感を受け止めていない姿勢は，適切ではない。

× c　焦らせるような姿勢は，適切ではない。

× d　共感していない姿勢や見放すような姿勢は，適切ではない。

○ e　共感する姿勢，明確にする姿勢があり，適切である。

解答率　a 0.1%，b 0.1%，c 0.0%，d 0.0%，e 99.8%

関連知識

　癌患者との接し方では，患者の話に対して自分の考えや価値観を押し付けず許容し受け止める姿勢，相手の言葉を繰り返したり，言い換えたりする傾聴する姿勢，「それは大変ですね」や「つらかったですね」など共感する姿勢，「それはどのようなものですか」や「もう少し詳しく話してもらえますか」など不安感を明確にする姿勢，患者のペースに合わせた焦らない姿勢，患者の意欲や持続力に配慮した継続的な姿勢が必要である。

[47]

画像診断

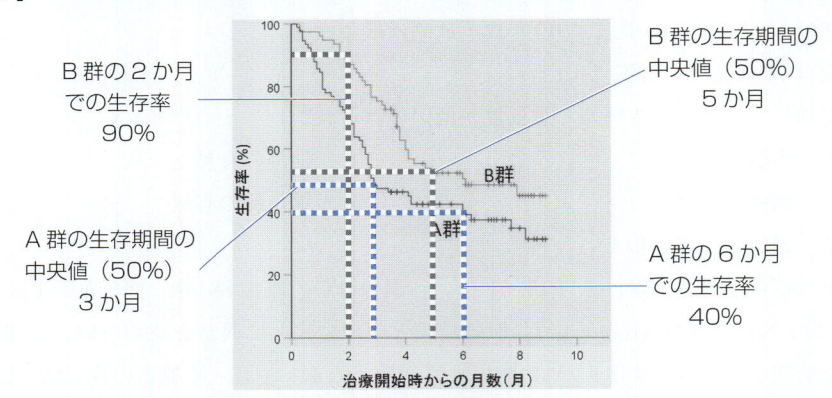

　生存率が50%になる期間を生存期間の中央値といい，その月数を生存曲線の図から読み取る。

選択肢考察

× a　約40%である。

○ b　約90%である。

× c　約3か月である。

× d　約5か月である。

× e　生存期間の中央値を比較すると，支持療法Xを行った介入群（A群）の方が，支持療法Xを行わなかった対照群（B群）より短いため，支持療法Xの延命効果があるとは言

えない。

解答率　a 0.1%，b 98.7%，c 0.6%，d 0.2%，e 0.3%

関連知識　図のような治療薬の介入研究における時間の経過と生存率を考慮して，治療薬の効果を解析する方法をカプランマイヤー法という。生存期間の中央値は，治療薬の効果の指標の一つである。

正解　［46］e　**正答率 99.8%**　　［47］b　**正答率 98.7%**　　▶参考文献　MIX 464, 467

受験者つぶやき

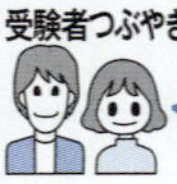

［46］・適切な応答を選ぶ問題では，答えている場面を想像するとありえない選択肢がたいてい混じっています。
・患者に寄り添いましょう。
・必修的には e です。
［47］・周りのみんなが「初めて定規を使った」と言っていました。私は鉛筆を定規代わりにしました。
・落ち着いてグラフを見ました。
・カプランマイヤー曲線。統計的な知識が必要でした。

Check ■ ■ ■

次の文を読み，48，49 の問いに答えよ。

68 歳の男性。一過性の意識消失を主訴に来院した。

現病歴：買い物中に突然目の前が真っ暗になり，意識を失って転倒した。居合わせた家族によると30 秒後に速やかに意識を回復したとのことであった。そのまま家族に連れられて受診した。

既往歴：10 年前から高血圧症で自宅近くの診療所に通院中。

生活歴：喫煙は 10 本/日を 68 歳まで 40 年間。飲酒は機会飲酒。

家族歴：父親は 70 歳時に大腸癌で死亡。

113B-48　追加して確認すべき情報で**重要度が低い**のはどれか。

a　内服薬　　　　　　　　　　b　動悸の有無

c　胸痛の有無　　　　　　　　d　黒色便の有無

e　頭位変換時のめまいの有無

現　症：意識は清明。身長 168 cm，体重 64 kg。体温 36.1℃。脈拍 88/分，整。血圧 128/88 mmHg。呼吸数 16/分。SpO$_2$ 98%（room air）。眼瞼結膜と眼球結膜とに異常を認めない。心臓の聴診で胸骨右縁第 2 肋間を最強点とする Ⅳ/Ⅵ の駆出性雑音を認める。心音・心雑音の模式図を以下に示す。

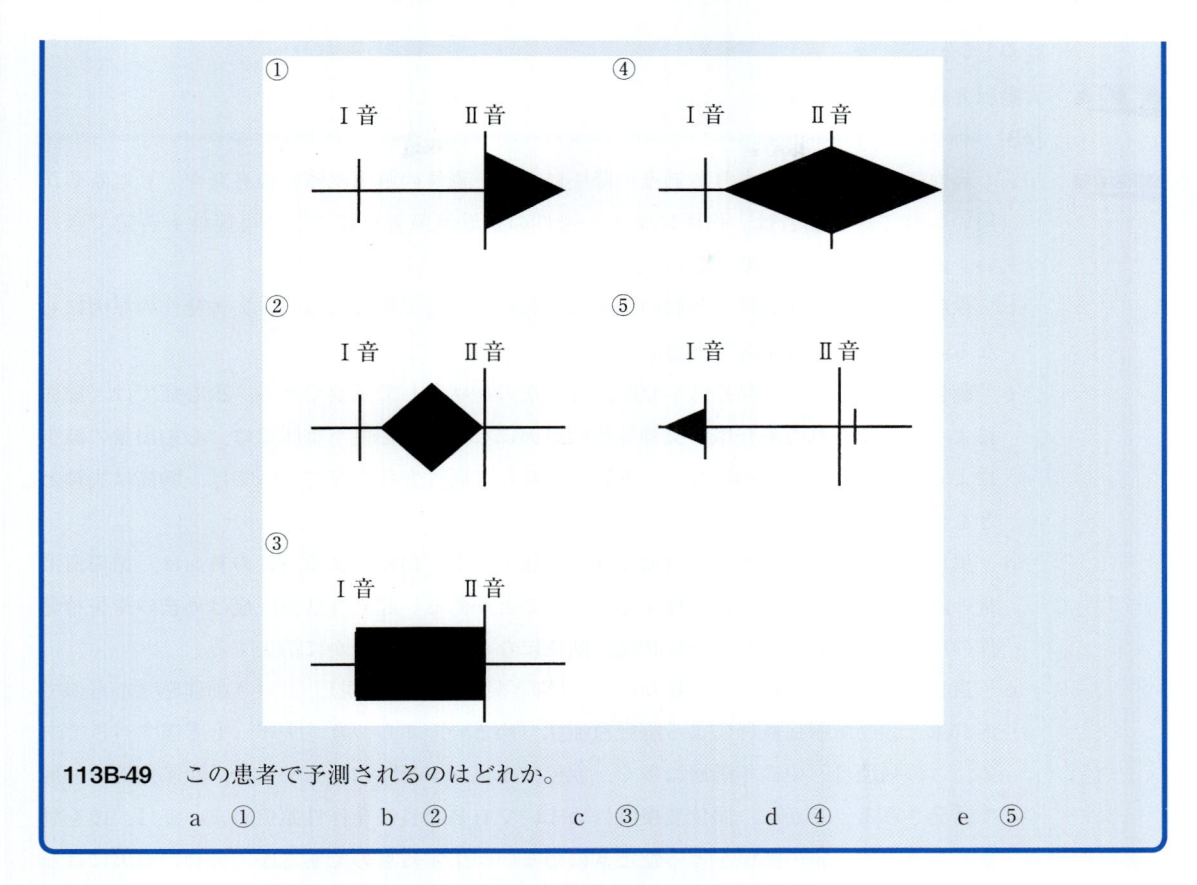

113B-49　この患者で予測されるのはどれか。

a　①　　　　　b　②　　　　　c　③　　　　　d　④　　　　　e　⑤

アプローチ　①68歳の男性━━ 脳血管疾患，循環器疾患が顕在化する年齢である。

②意識消失は一過性かつ，30秒という短時間で元の状態に回復した━━ いわゆる失神発作である。原因疾患は様々であるが，共通する病態は脳全体の一過性低灌流である。

③高血圧症で通院中━━ 大抵は薬物療法を受けている（内容不明）。

④喫煙者━━ 動脈硬化性疾患や悪性疾患など，喫煙の影響も考慮する必要がある。

⑤バイタルサイン━━ 大きな異常は認めない。症状の記載も意識消失以外にはない。

⑥胸骨右縁第2肋間を最強点とするⅣ/Ⅵの心雑音━━ 胸骨右縁第2肋間は，心臓の聴診においては大動脈の領域である。雑音の強度はⅣ/Ⅵでthrill（振戦）を触れる強い雑音である。

⑦駆出性雑音━━ 高調性の収縮期雑音で，漸増，漸減性である。Ⅰ音から離れて始まり，Ⅱ音の直前で終わる。発生源は半月弁で，弁硬化，弁狭窄などで発生する。

鑑別診断　失神発作の原因として，起立性低血圧，神経調節性失神症候群，心原性失神，脳血管性などがあり，鑑別を要する。また失神発作以外の一過性意識消失の原因として，てんかん，一過性脳虚血発作も鑑別する必要がある。

　聴診所見で記載されている駆出性雑音は収縮期雑音で，「アプローチ」⑦に示した特徴をもつ。雑音の最強点が胸骨右縁第2肋間であるから，大動脈弁を発生源と考えるのが妥当である。収縮期雑音は，心疾患以外でも，貧血や甲状腺機能亢進症などで心拍出量が増加した場合においても聴取されるし，健常人でも聴取することがある。しかしこの症例では，雑音の強度が大きいことから器質性心疾患の存在を疑う必要がある。したがって，大動脈弁狭窄症が最も

疑わしい。

診　断　名　大動脈弁狭窄症，失神発作

[48]

選択肢考察　○a　高血圧症の治療中であり，過度の降圧による一過性の脳灌流障害の有無や，β遮断薬が用いられている場合は，徐脈による一過性の脳灌流障害を起こした可能性も否定できない。内服薬の確認は重要である。

○b　徐脈性不整脈，頻脈性不整脈のいずれも動悸症状の原因になるし，失神発作の原因にもなる。動悸の有無は重要である。

○c　胸痛は，狭心症や，頻拍性不整脈，弁膜症の症状として重要である。狭心症では，虚血によって誘発された不整脈が失神発作の原因になる。頻拍性不整脈では，心拍出量の減少により，失神発作の原因になる。弁膜症，特に大動脈弁狭窄症においては，胸痛は失神とともに予後規定因子である。

○d　黒色便は上部消化管からの出血を疑う症状である。出血による急性の貧血は，循環血液量の減少をきたし，起立性低血圧を起こすことがある。起立性低血圧症はめまいや失神発作の原因になるが，これらの症状は，臥位になることで速やかに消失する。

×e　選択肢の「頭位変換」が「振り向く」「仰ぎ見る（上方注視）」という動作を含むものであれば，頸動脈洞症候群による脳虚血症状（めまい，ふらつき，失神）も考慮すべきである。この病態は，中高年齢層に多く，立位や坐位，歩行時に生じやすく，頸部回旋や伸展で誘発される。しかし，頭位変換時のめまいで有名な良性発作性頭位めまい症は，頭を動かしたときや一定の頭位をとったときにめまいが生ずるものであるが，失神の原因にはならない。

解　答　率　a 0.0%，b 0.1%，c 0.1%，d 2.0%，e 97.8%

[49]

選択肢考察　×a　雑音をⅡ音の後に聴取する，拡張期の漸減性雑音である。駆出性ではない。

○b　「アプローチ」⑦で示したように，駆出性雑音の特徴を有する。

×c　Ⅰ音からⅡ音までの収縮期に，ほぼ同じ強さで聴取される，いわゆる全収縮期雑音である。高圧系から低圧系への血流が原因となる雑音。房室弁の逆流や，心室中隔欠損などによって生ずる，収縮期逆流性雑音である。

×d　Ⅱ音を越えて収縮期から拡張期まで連続する，漸増，漸減性の雑音である。連続性雑音で，収縮期から拡張期まで，同一方向の連続した血流が存在することを示唆する。

×e　収縮期の直前に存在する前収縮期雑音で，洞調律の僧帽弁狭窄症で聴取される。心房収縮による，僧帽弁口血流の増加が雑音の原因とされる。

解　答　率　a 2.9%，b 91.7%，c 3.4%，d 1.6%，e 0.3%

関連知識　　失神とは，「一過性の意識消失発作の結果，姿勢が保持できなくなるが，自然に，また完全に意識の回復がみられること」と定義されている。したがって，意識障害が残る場合や，自然に回復しないものは失神とはいわない。本態は「脳全体の一過性低灌流」である。原因には①起立性低血圧，②神経調節性失神症候群，③心原性，④脳血管性などが挙げられている。

　　この問題では，大動脈弁狭窄症の症状としての失神がテーマになっている。大動脈弁狭窄症

は左心室の代償機転により，長期にわたって明確な症状がなく経過する疾患である。しかし，狭心症，失神，心不全という重要な３つの症状・病態が出現してからの予後は不良である。すなわち，狭心症が出現してからの平均余命は５年，失神では３年，心不全では２年とされている。そのため，症状の出現後は可及的速やかに外科的治療に進むことになる。

| 正　解 | ［48］ e　**正答率 97.8%**　　［49］ b　**正答率 91.7%**　　▶**参考文献** MIX 151, 203, 216 |

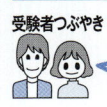

受験者つぶやき

［48］・緊急性の評価という意味では e が一番低いなと思いました。他の選択肢はショックや突然死を連想できます。
　　　・BPPV は意識消失しません。

［49］・問題文に駆出性雑音とあるので，それだけで拡張期の雑音でも連続性の雑音でもないことがわかります。言葉の意味だけでかなり選択肢が絞れそうです。
　　　・聴診所見は大切です。
　　　・失神の鑑別は研修医になってからも重要なのでよく勉強しておきましょう。

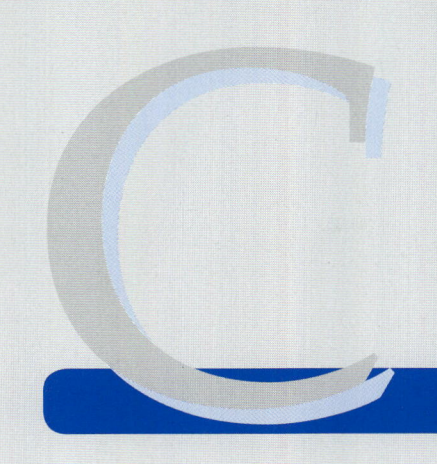

C問題 医学総論／長文問題 66問

医学総論
長文問題

C
医学総論

Check ■ ■ ■

113C-1 ユニバーサル・ヘルス・カバレッジ〈UHC〉について中心的に取り組む国際機関はどれか。

a ILO b WHO c JICA d OECD e UNAIDS

選択肢考察

× a ILO は国際労働機関のこと。UHC には直接の関わりはない。

○ b 正解。

× c JICA は国際協力機構のこと。途上国の発展に寄与し国際協力の促進に資することを目的としているが，日本の独立行政法人であり，国際機関ではない。

× d OECD は経済協力開発機構のこと。加盟国の経済成長，途上国の開発，自由な貿易に資する政策を目的としており，UHC に直接関与するわけではない。

× e UNAIDS は国連合同エイズ計画のこと。HIV の感染対策を行う国際機関。

解答率 a 0.9％，b 94.8％，c 0.6％，d 1.7％，e 1.7％

関連知識 2015 年 9 月の国連総会で定められた「持続可能な開発目標〈SDGs〉」のターゲットの一つとして UHC の達成が位置づけられており，国際協力に関係する機関は間接的に UHC 達成に関与する機会が多くなった。しかし，中心的に取り組んでいるのは WHO である。

コメント 主要な国際機関は，その役割とともに略称を覚えておくことが重要である。

正解 b **正答率 94.8％**

受験者つぶやき

・新ガイドラインで出題基準に追加されたものを休み時間に確認していたら，いきなり出てくれました。

・「ヘルス」とくれば WHO のイメージです。公衆衛生のカタカナ用語はよく問われるのでチェックしていました。

・国際機関は頻出事項です。

Check ■ ■ ■

113C-2 医療事故調査制度について正しいのはどれか。

a 調査は院外機関のみが行う。

b 診療に起因した死亡全てが対象となる。

c 事故発生時は医療機関から警察に速やかに届け出る。

d 調査が終了するまで，医療機関は事故の説明を遺族にしてはならない。

e 医療の安全を確保するために医療事故の再発防止を目的とした制度である。

選択肢考察

× a 院内に設置された調査委員会で行う。

× b 診療行為に関連した予期しない死亡が対象である。

× c 医療事故調査・支援センターに届け出る。

× d 調査結果が出た際に説明することは勿論であるが，必要に応じて様々な説明を行い，遺族と良好な関係を保つことが重要である。

○ e　制度の目的は，個人の責任追及ではなく，医療の質や安全の向上である。

解答率　a 0.5%，b 0.2%，c 0.6%，d 0.2%，e 98.2%

関連知識　＜医療安全のための再発防止を目的とした医療事故調査制度＞

　医療法第6条の11：病院等の管理者は，医療事故が発生した場合には，厚生労働省令で定めるところにより，速やかにその原因を明らかにするために必要な調査を行わなければならない。

　すべての病院，診療所，助産所の管理者には，法で定められた診療行為に関する予期せぬ死亡例を，第三者機関である日本医療安全調査機構内の医療事故調査・支援センターに報告して院内での事故調査を進めることが義務づけられた（平成27年10月より）。

正解　e　**正答率** 98.2%　　　　　　　　　　　　　　▶参考文献　MIX 6

受験者つぶやき
・113C-1に続き，新ガイドライン第2弾です。医師の責任追及という引っかけを予想していましたがストレートに来ました。
・新ガイドラインです。模試で扱われていました。模試は新ガイドラインから出ることも多いので1月に軽く復習しておいてよかったです。
・あまり勉強していませんでしたが最も無難な選択肢を選びました。

Check ☐☐☐

113C-3　国際生活機能分類〈ICF〉の「生活機能と障害」の構成要素に**含まれない**のはどれか。
　a　活　動　　　b　環　境　　　c　参　加　　　d　心身機能　　　e　身体構造

選択肢考察
○ a　活動とは，課題や行為の個人による遂行のことである。
× b　正解。環境は，ICFを構成する2つの部門のうち，「生活機能と障害」ではなく「背景因子」に含まれる。
○ c　参加とは，生活・人生場面への関わりのことである。
○ d　心身機能とは，心理的機能を含む身体系の生理的機能である。
○ e　身体構造とは，器官・肢体とその構成部分などの，身体の解剖学的部分である。

解答率　a 2.5%，b 19.2%，c 0.7%，d 16.1%，e 61.2%

関連知識　国際生活機能分類〈ICF〉は，2001年にWHO総会においてそれまでの国際障害分類〈ICIDH〉の改訂版として作成された。ICFはある人の生活機能を，「生活機能と障害」，「背景因子」という2つの部門に分けて表し，「生活機能と障害」は心身機能・身体構造，活動，参加の3要素で，「背景因子」は環境因子，個人因子の2要素で分類し，アルファベットと数字の組み合わせた分類項目合計1,424項目の状態を定義するものである。ICFによる分類によって，専門家だけでなく，分類される本人や周囲の人々も健康に関連する状況や障害の状態について共通理解することが期待されている。

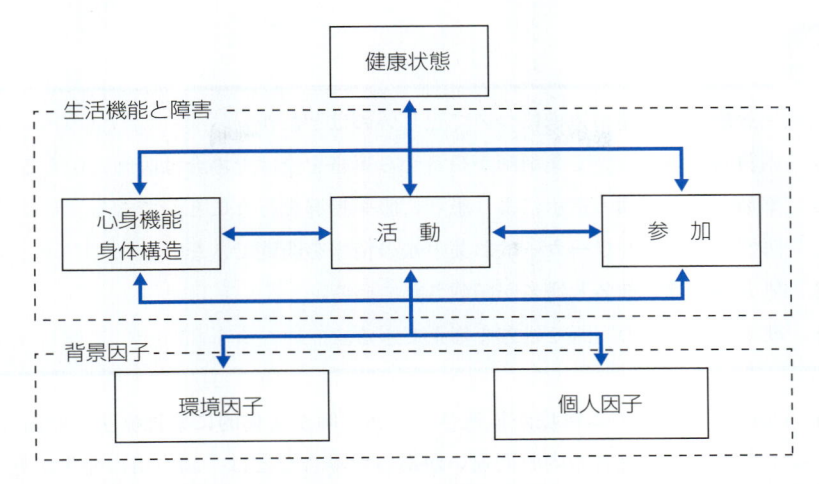

| コメント | 環境も ICF を構成する要素であるが，「生活機能と障害」の構成要素が問われている。 |

| 正　解 | b | 正答率 19.2% | ▶参考文献　MIX 23 |

受験者つぶやき
・生活機能分類は全くのノーマークでした。過去問の記憶から機能障害，活動制限，参加制約は思い出しましたが絞り切れず諦めました。
・生活機能は患者自身のであり，環境はほかの選択肢と違ったので光りました。
・ICF は頻出ですが，出題の切り口がこれまでと違っていて困りました。

Check ■ ■ ■

113C-4　後期高齢者医療制度における自己負担割合を決定するために必要な情報はどれか。

a　資　産　　　　　　　b　居住地　　　　　　　c　要介護度

d　家族構成　　　　　　e　前年の所得

選択肢考察　後期高齢者医療制度における自己負担割合は，現役並み所得者（収入基準額…単独世帯の場合：年収 383 万円／夫婦 2 人世帯の場合：年収 520 万円）は 3 割，その他は 1 割である。

　　×a，×b，×c，×d，○e

解答率　a 1.4%，b 0.5%，c 5.2%，d 0.4%，e 92.2%

関連知識　後期高齢者医療制度は，75 歳（寝たきり等の場合は 65 歳）以上が加入する独立した医療制度である。対象となる高齢者は個人単位で保険料を支払う。65〜74 歳の前期高齢者については，健康保険組合，国民健康保険等の医療保険に加入する。退職に伴って，高齢者が国民健康保険に集中する傾向があるため，各保険者の加入数に応じて財政調整が行われる。

| 正　解 | e | 正答率 92.2% | ▶参考文献　MIX 29 |

受験者つぶやき
・「現役並み所得者」という言葉が頭をよぎりました。
・所得の高い高齢者は 3 割負担と覚えていました。
・お金持ちの老人にはそれなりに負担して頂きたいですよね。

C
医学総論

Check ■ ■ ■

113C-5 病院・診療所と薬局の連携について正しいのはどれか。

a 内服間違いについて薬剤師が患者から連絡を受けた場合は医師に伝える。

b 薬剤師は看護師の指示により患者に服薬指導を行うことができる。

c 医療ソーシャルワーカーはお薬手帳の情報を閲覧できない。

d 処方箋には薬剤名と病名が記載されている。

e 薬剤師が自分の判断で処方を修正できる。

選択肢考察

○ a 2010年からチーム医療が推進され，薬剤師が主体的に薬物療法に参画できるようになってきている。患者の内服間違いがあった場合などは，副作用の発生が懸念されるため，医師に報告しなければならない。

× b 服薬指導を行うのは，医師の指示である。

× c 医療ソーシャルワーカー〈MSW〉は，社会福祉の立場から，患者の心理・社会的な背景を鑑みて社会復帰の手助けをする職業である。病院からの退院支援や受診勧告なども行うが，その際に患者が服用している薬剤を知っておく必要があるため，お薬手帳の閲覧は可能である。

× d 処方箋には薬剤名は記載されているが，病名の記載はない。その他，医療機関名・処方医師名，薬剤の内服方法などが記載されている。

× e 処方の修正ができるのは医師のみである。これは薬剤師法に定められている。我が国では，薬剤の処方権は医師，歯科医師，獣医師に限られている（米国などでは条件付きで薬剤師も処方可能である）。

解答率 a 96.8%，b 0.2%，c 0.1%，d 2.4%，e 0.2%

関連知識 医師が患者に処方箋を交付し，薬剤師はその処方箋をもとに調剤を行うという医薬分業が進められている。それぞれの専門職が独立して業務を分担することで，医療の質の向上が期待できる。例えば，ポリファーマシーといって，高齢者などに対する多剤処方が問題となっているが，医薬分業を進めると患者の服薬情報を薬剤師が一元的に把握して薬学的管理・指導を行えるので，重複投与，相互作用の有無などについて確認ができ，医療の質が向上する。

本問の狙い チーム医療が求められているが，それぞれの職種の業務内容や権限についても，ある程度把握しておいてほしいというメッセージを伝える問題であろう。

正　解 a **正答率** 96.8%　　　　　　　　　　　　　　　　▶参考文献 MIX 38

受験者つぶやき
・医師だけでなく看護師や薬剤師の業務についてもよく問われます。整理しておくとよいですね。
・病診問題は雰囲気で解ける問題が多い気がします。
・薬剤師は処方はできません。

Check ■ ■ ■

113C-6 へき地医療について正しいのはどれか。

a へき地医療支援機構は市町村ごとに設置する。

b へき地医療診療所は一次医療圏毎に設置されている。

c へき地保健医療計画は地域医療支援病院が策定する。

d へき地医療拠点病院は代診医派遣の役割を担っている。

e へき地巡回診療車は地域の救命救急センターから派遣される。

選択肢考察

× a へき地医療支援機構は，都道府県単位で設置する。

× b 人口 1,000 人以上で最寄りの医療機関受診に 30 分以上を要する場所，または人口 300 人以上の離島などに設置される。

× c 国が示す策定指針に基づき都道府県が策定する。

○ d 都道府県単位での指導・調整の下，へき地医療拠点病院はへき地診療所への医師・代診医の派遣，無医地区などを対象とした巡回診療を行う。

× e 都道府県や市町村，日本赤十字社などの公益団体，へき地医療拠点病院が事業主体となり，派遣される。

解答率 a 0.5%，b 0.2%，c 0.4%，d 98.1%，e 0.5%

関連知識 1. へき地医療に関する基本的事項は，医療法第 30 条の 4 に定められている。

1）都道府県が医療計画を定める。

2）医療計画のポイント：

①がん，脳卒中，心筋梗塞等の心血管疾患，糖尿病，精神疾患（5 疾患）の治療，予防。

②医療の確保に必要な事業（5 事業）：救急医療，災害時における医療，へき地の医療，周産期医療，小児医療（小児救急医療を含む）。

2. 「へき地保健医療対策等実施要綱の一部改正について 平成 28 年 3 月 29 日医政発 0329 第 30 号」から，特に重要と思われる点を抜粋する。

1）へき地医療支援機構は，都道府県が設置する。

2）へき地医療拠点病院は都道府県知事が指定する。

事業内容：巡回診療，へき地診療所への代診医派遣，派遣医師の確保，へき地医療従事者に対する研修，研究，遠隔医療の診療支援，プライマリ・ケアを実践できる医師の育成

3）へき地診療所の設置基準

①へき地診療所を設置しようとする場所を中心としておおむね半径 4 km の区域内に他に医療機関がなく，その区域内の人口が原則として 1,000 人以上であり，かつ診療所の設置予定地から最寄り医療機関まで通常の交通機関を利用して 30 分以上要するもの。

②医療機関のない離島のうち，人口が原則として 300 人以上，1,000 人未満の離島。

正 解 d **正答率 98.1%** ▶参考文献 MIX 17

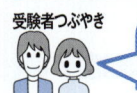

受験者つぶやき ・109 回のリベンジ問題でした。3 年分の過去問は大事とよく言われますが，公衆衛生に関しては 5 年分かそれ以上やっていても損しないと思いました。

C

医学総論

> ・5事業5疾病は大事です。すべて都道府県です。
> ・へき地医療も頻出です。

Check ■ ■ ■

113C-7 2010年（平成22年）から2016年（平成28年）までの日本の妊産婦死亡の原因別頻度を以下に示す。

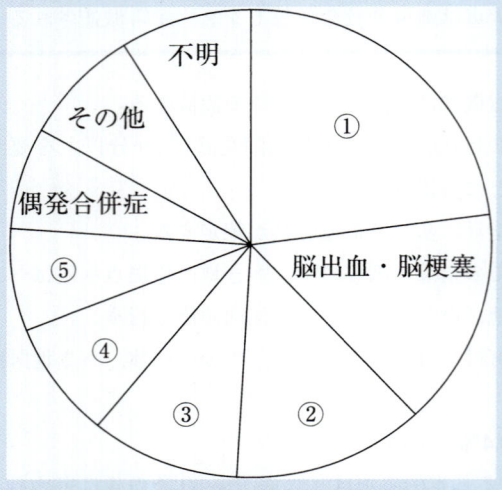

出典：地域医療基盤開発推進研究事業
（平成28年度厚生労働科学研究費補助金）

①はどれか。
ただし，①〜⑤はa〜eのいずれかに該当する。

a　感染症　　　　　　b　肺血栓塞栓症　　　　c　産科危機的出血
d　心・大血管疾患　　e　心肺虚脱型羊水塞栓症

選択肢考察

× a　⑤に該当し，妊産婦死亡の約7%を占める。劇症型A群溶連菌感染やリステリア感染には十分に注意する。

× b　肺血栓塞栓症などの肺疾患は④に該当し，約8%を占める。

○ c　①に該当し，約23%を占める。産科危機的出血は依然として妊産婦死亡の主要因であり，その約半数が子宮型の羊水塞栓症である。

× d　③に該当し，約10%を占める。

× e　②に該当し，約13%を占める。

解答率　a 0.2%，b 2.1%，c 76.8%，d 0.4%，e 20.2%

関連知識　産科危機的出血に伴う母体死亡を防ぐためにも，分娩時には血管を確保しておくことが望ましい。分娩後は血圧のみならず脈拍にも注意を払い，ショックインデックス（心拍数/収縮期血圧）が1を超えるようなら輸血や高次施設への搬送の準備を行うなど積極的な管理を行う。対応が後手に回ると産褥DICとなり，救命が困難となる。

正　解　c　**正答率 76.8%**　　　　　　　▶参考文献　MIX 21　チャート 産 276

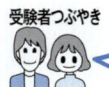

・羊水塞栓症が多いと思っていたのですが，心肺虚脱型……？　何それ……？　となりました。
・出産といえば出血イメージです。
・出血が一番起こりそうな合併症だと思いましたが自信はありませんでした。

Check ☐☐☐

113C-8　精神保健について正しいのはどれか。
　　a　措置入院患者数は年々増加している。
　　b　精神科デイケアは医療保険で賄われる。
　　c　精神保健指定医は学会が認定する資格である。
　　d　精神保健福祉センターは市町村ごとに設置される。
　　e　精神障害者社会復帰施設は入院患者の社会復帰訓練を行う。

C
医学総論

選択肢考察

× a　措置入院患者数は，平成元年には 14,000 人であったが，年々減少してきており，平成 19 年には 2,000 人を切って 1,849 人となり，それ以降も全国で年間 2,000 人以下で推移している。

○ b　精神科デイケアとは，精神障害者が日中の一定時間を治療的な環境と機能を有する施設に通うことにより，精神科リハビリテーションを中心とした治療と社会的能力を身につけようとする施設である。精神科病院に付設されたものも，診療所に付設されたものもあるが，現在では通院医療の重要な部門となっており，医療保険の点数が定められている。

× c　精神保健指定医は，精神保健福祉法第 18 条により「厚生労働大臣が，必要な知識と技能を有すると認められるものを，その申請に基づき指定する」と定められている。実際には，医師としての 5 年以上，精神科医として 3 年以上の経験を有する者が，精神障害者の診断又は治療に関する症例報告を提出して審査に合格し，指定された研修を修了することにより精神保健指定医の資格を受ける。精神保健指定医の資格は，5 年ごとの更新が必要とされている。

× d　精神保健福祉法第 6 条に，「都道府県は精神保健の向上及び精神障害者の福祉の増進を図るための機関「精神保健福祉センター」を置くこと」と規定されている。精神保健福祉センターは，精神科医，臨床心理担当者，精神保健福祉士などから構成され，1）精神障害についての相談・指導，2）保健所に対する助言や指導，3）精神保健に関する教育・研修，4）精神保健・福祉に関する調査研究，5）精神健康向上のための啓発活動，6）精神医療審査会に関する業務，7）自立支援医療や精神障害者保健福祉手帳に関わる業務などを行っている。

× e　精神障害者社会復帰施設とは，ある程度の寛解状態に達した精神障害者が，長期入院から直ちに社会に戻る際に経験するバリアーを乗り越えて，スムーズな社会復帰がなされることを支援するための施設であり，病院と社会との中間的な施設である。大きく，日中活動の支援と住まいの支援とに分けられる。日中の活動の場を支援する施設として，自立訓練，就労移行支援，就労継続支援 A 型，就労継続支援 B 型，地域活動支援センター，社

会適応訓練事務所，精神障害者社会復帰促進センターがある。住まいの場に対する支援として，福祉ホーム，共同生活介護（ケアホーム），共同生活援助（グループホーム）がある。

解答率　a 2.5%，b 50.1%，c 1.2%，d 16.6%，e 29.5%

関連知識　精神科医療は，病院中心から地域中心に移行しており，精神科病床数もゆっくりと減少傾向にあり，精神科入院患者数は減少傾向にある。それでも先進諸外国と比較するといまだに人口あたりの精神科病床数は多いといわれている。精神科病院への入院は，大きく分けて措置入院，医療保護入院，任意入院に区分される。以前は措置入院の比率が高い時期もあったが，次第に措置入院患者数は減少しており，現時点では年間 1,500 人程度にまで減少した。これに対し，医療保護入院患者数は年間約 17 万人である。

正解　b　**正答率** 50.1%　　　　　　　　　　　　　　　▶参考文献　MIX 380

受験者つぶやき
・精神保健は公費で賄われる部分と医療保険を使う部分が混在しています。
・bとeで迷いました。eは入院だけではなく外来患者も適用すると思い選べませんでした。
・精神保健は頻出です。

Check ■ ■ ■

113C-9　ボツリヌス食中毒の予防のための食品の扱いとして適切なのはどれか。
　a　真空保存を行う。　　　　　　　　b　紫外線照射を行う。
　c　120℃ で 4 分間加熱する。　　　　d　20℃ 以下の温度で保存する。
　e　pH 8 以上となるようにする。

選択肢考察　×a　ボツリヌス菌は芽胞を形成する偏性嫌気性菌であり，真空保存をすると芽胞が発芽し，ボツリヌス毒素を産生する。そのため真空保存は不適切である。
　×b　紫外線照射は，食品の内部まで紫外線が到達しない可能性もあるため，適切ではない。
　○c　芽胞を殺菌するために，120℃ で 4 分間加熱する。
　×d　ボツリヌス菌の増殖は，10℃ 以下で抑制される。
　×e　ボツリヌス菌は，pH 4.6 未満の酸性の条件では増殖しない。

解答率　a 2.3%，b 2.3%，c 90.7%，d 2.9%，e 1.6%

関連知識　ボツリヌス菌による食中毒は毒素型食中毒であり，神経毒素であるボツリヌス毒素を産生するため，呼吸筋麻痺により死亡する場合がある。ボツリヌス毒素は熱に弱いため，予防対策として食前加熱が有効である。

正解　c　**正答率** 90.7%　　　　　　　　　　　　　　　▶参考文献　MIX 413

受験者つぶやき
・ボツリヌスは熱で没ります。
・呼吸筋麻痺も大事です。ボツリヌスとフグ毒の違いも大切です。神経筋接合部の障害をきたすものは，MG，Lambert-Eaton，ボツリヌスの 3 つを覚えました。
・ボツリヌス毒素は加熱すれば OK。黄色ブドウ球菌の場合，通常の加熱ではエンテロトキシンは無毒化されません。

Check ■ ■ ■

113C-10　大気汚染に係る環境基準の対象物質はどれか。

　　　　a　鉛　　　　　　　　　　　　b　カドミウム
　　　　c　二酸化硫黄　　　　　　　　d　アルキル水銀化合物
　　　　e　ポリビニルアルコール

選択肢考察
× a　大気汚染防止法により有害物質として定められているが，基準値はない。
× b　大気汚染防止法により有害物質として定められているが，基準値はない。
○ c　環境基準値が定められている物質である。
× d　大気汚染防止法により「水銀及びその化合物」として対象物質に定められているが，基準値はない。
× e　環境基準値は定められておらず，大気汚染防止法にも該当しない。

解答率　a 0.0%，b 0.2%，c 98.4%，d 0.9%，e 0.2%

関連知識　　大気汚染防止法の対象物質のうち，環境基準値が定められている物質に関する問題である。環境基本法に基づき，二酸化硫黄，一酸化炭素，二酸化窒素，浮遊粒子状物質〈SPM〉，微小粒子状物質〈PM$_{2.5}$〉，光化学オキシダント，ベンゼン，トリクロロエチレン，テトラクロロエチレン，ジクロロメタンは環境基準値が定められている。また，ダイオキシン類はダイオキシン類対策特別措置法に基づく基準値が定められている。これらの基準値が定められている化学物質は重要であり，必ず記憶しておくこと。

正　解　c　**正答率** 98.4%　　　　　　　　　　▶参考文献　MIX 13

受験者つぶやき
・大気汚染，光化学オキシダントの周辺知識はよく出ます。
・試験の休み時間は公衆衛生の直前暗記です。
・空気中で悪さをしそうなcを選びました。

Check ■ ■ ■

113C-11　三叉神経の支配を受けるのはどれか。

　　　　a　前頭筋　　　b　側頭筋　　　c　眼輪筋　　　d　口輪筋　　　e　広頸筋

選択肢考察
× a　眉を挙げ，額の皮膚に横皺をつくる表情筋。顔面神経支配。
○ b　下顎を挙上し，かつ後方に引く咀嚼筋。三叉神経支配。
× c　眼瞼を閉じる表情筋。顔面神経支配。
× d　口を閉じる表情筋。顔面神経支配。
× e　頸部の皮筋であるが，下顎を超え口近くまで広がる。顔面神経支配。

解答率　a 10.1%，b 67.9%，c 8.2%，d 8.2%，e 5.5%

関連知識　　頭部の筋肉は眼窩内の眼筋と上眼瞼挙筋を除いて，顔面筋と咀嚼筋に分けられる。顔面筋は皮膚に停止する皮筋であり，その働きにより表情が変化するため，表情筋とも呼ばれる。すべ

ての表情筋は顔面神経支配である。表情筋には多数の筋があるが，咀嚼筋は咬筋，側頭筋，外側翼突筋，内側翼突筋の４筋のみ。これら４筋はすべて下顎骨に停止し，三叉神経の第３枝である下顎神経に支配される。広頸筋は頸部の筋に区別されるが，停止部は顔面に至り，表情筋と同じ皮筋であり，顔面神経支配である。

| コメント | 側頭筋は咀嚼筋である。 |

| 正　解 | b | 正答率 **67.9%** | ▶参考文献 MIX 147, 367 いらすと! 84, 85 |

受験者つぶやき

・三叉神経痛は V_1 枝の場合，こめかみが痛くなります。
・三叉神経は感覚神経なので動かなさそうな筋肉を選びました。試験中に顔を動かして考えました。
・解剖学の記憶を掘り起こしました。

Check ■■■

113C-12　消化管の消化吸収機能について正しいのはどれか。

　　a　閉塞性黄疸は便色に影響しない。
　　b　蛋白の吸収に消化は不要である。
　　c　食物繊維は糖の吸収に影響しない。
　　d　中鎖脂肪酸はリンパ管へ運ばれる。
　　e　長鎖脂肪酸の吸収に胆汁酸が必要である。

| 選択肢考察 | ×a | 腸管への胆汁の排出が少なくなるため，灰白色や白色になる。 |

×b　蛋白は消化管粘膜を通過できないため，消化されてアミノ酸の形で吸収される。

×c　食物繊維の影響は蛋白が最も大きく，脂質，糖の順に小さくなっていく。

×d　中鎖脂肪酸は門脈系へ，長鎖脂肪酸はリンパ管系に運ばれる。 割れ問

○e　脂質が吸収されるためにはミセルを形成する必要がある。ミセルを形成するには胆汁酸が必要となる。

| 解答率 | a 0.1%，b 0.0%，c 0.7%，d 36.4%，e 62.6% |

| 関連知識 | 各栄養素が吸収される部位も覚えておく。 |

1.　十二指腸〜空腸上部：鉄，カルシウム，マグネシウム
2.　空腸：電解質，水分，糖質，蛋白質，ビタミン，葉酸
3.　回腸末端：ビタミン B_{12}
4.　大腸：水分，電解質

| 正　解 | e | 正答率 **62.6%** | ▶参考文献 MIX 256, 257 |

受験者つぶやき

・dとeで割れていました。高校生物でやったような気もしましたが思い出せませんでした。
・難問でした。脂肪酸は苦手です。
・中鎖脂肪酸と長鎖脂肪酸の吸収の違いは知りませんでした。

C

医学総論

C
医学総論

Check ■ ■ ■

113C-13　妊娠中の超音波検査所見について正しいのはどれか。

a　妊娠 3 週で胎嚢を認める。

b　妊娠 4 週で胎芽の心拍動を確認できる。

c　妊娠 9 週の胎児心拍数は 160〜180/分である。

d　妊娠 10 週に児頭大横径〈BPD〉で分娩予定日を修正する。

e　妊娠 15 週で生理的臍帯ヘルニアを観察できる。

選択肢考察　×a　胎嚢を認めるのは妊娠 5 週ころからである。

×b　胎児心拍は妊娠 5〜6 週ころから確認できる。

○c　妊娠 9 週ころに心拍数は 160〜180/分とピークに達し，以降漸減する。

×d　妊娠 8〜11 週ころに頭殿長を用いて分娩予定日を修正する。

×e　生理的臍帯ヘルニアは妊娠 10 週ころにかけて観察できる。妊娠 11〜12 週以降の臍帯ヘルニアは病的である。

解答率　a 2.4%，b 1.6%，c 80.8%，d 3.0%，e 12.0%

関連知識　妊娠 5 週から妊娠 10 週ころにかけて，まずは子宮内妊娠であることの確認，続いて分娩予定日の確認などを行う。妊娠 11 週台には頭殿長が 45 mm に達し，この時期に後頸部の浮腫〈NT〉の測定などを行うことで，Down 症候群をはじめとした染色体異常の有無や先天性心疾患の評価を行うことができる。NT の測定は全妊婦を対象とした測定項目ではないが，妊産婦の希望に応じて適切な知識，検査を提供することが重要である。

正　解　c　正答率 80.8%　　▶参考文献 MIX 318 チャート産 69

受験者つぶやき
・胎児の心拍数は妊娠 9〜10 週あたりにピークを迎えます。細かい数値は覚えていませんでしたが，それくらいだったかなあと思いました。
・心拍「バクバク（8，9）」で 8 週で必ず確認でき，Max は 9 週と覚えていました。
・消去法で選んでいきました。

C

医学総論

Check ■ ■ ■

113C-14　中咽頭癌に対する放射線治療の有害事象で，最も早期に出現するのはどれか。
　　　　a　粘膜炎　　　　　　　b　白内障　　　　　　　c　唾液腺障害
　　　　d　放射線肺炎　　　　　e　放射線誘発癌

選択肢考察　○a　照射部位の粘膜組織の障害であり，照射後早期に現れる。
　　　×b　晩期合併症に分類され，数年～十数年で発症するが，眼球への照射を避ける工夫がなされており，発生は少ない。
　　　×c　早期合併症に分類され，唾液の性状の変化は粘膜炎と同時期に発生するが，口渇などの顕著な症状が現れるのは粘膜炎発生よりも遅い。
　　　×d　肺が照射野に含まれることはなく，発生はまれである。
　　　×e　照射後十数年～数十年後に発生する。

解答率　a 96.0%，b 0.1%，c 3.5%，d 0.1%，e 0.1%

関連知識　　放射線による有害事象は，照射中あるいは照射後まもなく発生する急性障害と，照射後数年以上経過後に発生する晩発性障害とに分けられる。急性障害は照射部位の組織損傷によるものであり，粘膜炎，唾液腺障害，皮膚炎，疼痛による嚥下障害などが挙げられる。晩発性障害は照射後も生き残った細胞の突然変異により生じるもので，白内障，放射線誘発癌などが挙げられる。放射線肺炎は肺への照射により発生し，照射中から照射後6か月以内に発生するとされている。

コメント　　粘膜炎も唾液腺障害も照射後早期に出現する合併症であるが，症状が現れやすいのが粘膜炎であり，唾液腺障害が明確になるのはそれよりも遅れることが多い。合併症の捉え方によっては悩ましい問題といえる。

正　解　a　**正答率** 96.0%　　　　　　　　　　　　　▶参考文献　MIX 100, 375

受験者つぶやき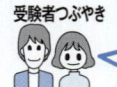
・頬粘膜の放射性粘膜炎で経口摂取が困難になり経鼻経管栄養を選ぶ問題が過去問にあった気がしました。
・ターンオーバーが早そうなものを選びました。
・放射線治療の合併症は重要ですね。

Check ■ ■ ■

113C-15 顔面を殴打された直後の患者の顔面骨 3D-CT（**別冊** No. 1）を別に示す。
症状として考えられるのはどれか。

a 嗄 声　　　　　b 鼻 閉　　　　　c 開口障害
d 咬合異常　　　　e 顔面神経麻痺

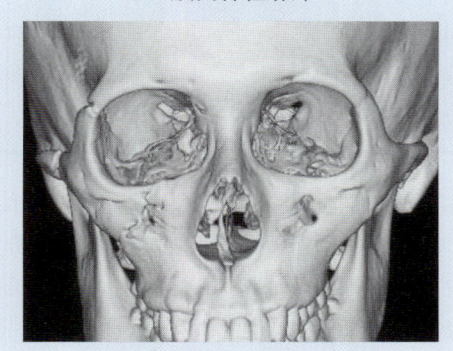

画像診断

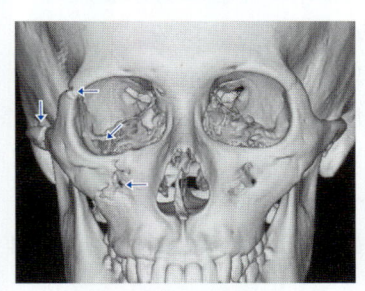

←：骨折部

　眼窩下縁，眼窩外側壁，頬骨弓の骨折で，三脚骨折〈tripod fracture〉とも呼ばれる。眼窩下縁の骨折により眼窩下神経が損傷されることにより頬部しびれ感が，眼窩下壁の骨折により眼窩内容が上顎洞に陥入すると眼球陥没および眼球運動障害が起こる。また，頬骨弓の陥没により頬部の平坦化も起こる。

選択肢考察　× a　喉頭，迷走神経，反回神経には影響がなく，嗄声は起こらない。

　× b　鼻腔内には外傷は及んでおらず，鼻閉は起こらない。

　○ c　陥没した頬骨弓が側頭筋にくい込むと開口障害が起こる。

　× d　顎関節や上下顎に異常はなく，咬合異常は起こらない。頬骨弓の骨折が側頭筋にくい込むという発想が出にくかったことが原因で，本選択肢を選んでしまった受験者が多かったのであろう。 割れ問

　× e　側頭骨骨折はないので，顔面皮膚，皮下組織の損傷がなければ顔面神経麻痺は起こらない。

解 答 率　a 0.0%，b 4.9%，c 19.1%，d 46.7%，e 29.1%

正 解　c　**正答率** 19.1%　　　　　▶参考文献 MIX 377

受験者つぶやき　・友人は試験中に自分で顔を殴ったと言っていました。結局わからなかったそうです。
・画像ではどこが折れているのかわかりませんでした。

・骨折部位はわかりましたが問題は解けませんでした。

Check ■ ■ ■

113C-16　低補体血症をきたす疾患はどれか。

　　a　巨細胞性動脈炎　　　　　　　　b　クリオグロブリン血症性血管炎

　　c　結節性多発動脈炎　　　　　　　d　顕微鏡的多発血管炎

　　e　高安動脈炎〈大動脈炎症候群〉

選択肢考察　× a　炎症性疾患では補体値は一般的に産生亢進されるので上昇する。

　　○ b　クリオグロブリン血症では古典経路やレクチン経路を介して補体活性化が起こり，血管
　　　　　炎を起こす。この結果，補体が大量に消費されるために低補体血症となる。

　　× c　結節性多発動脈炎では補体は一般的には上昇する。

　　× d　顕微鏡的多発血管炎では補体は低下しない。

　　× e　炎症性疾患であり，補体は一般的には上昇する。

解答率　a 1.3%，b 88.6%，c 2.9%，d 5.4%，e 1.5%

関連知識　　低補体血症をきたす疾患として，補体消費亢進のために DIC，敗血症，SLE，クリオグロブ
リン血症，急性糸球体腎炎，膜性増殖性糸球体腎炎，悪性関節リウマチ，血管神経性浮腫
〈C1 インヒビター欠損症〉，自己免疫性溶血性貧血が挙げられる。一方で補体産生低下のため
に起こるものは劇症肝炎や肝硬変である。

コメント　　結節性多発動脈炎では補体は低下すると書いてある参考書もあるが，一般的には増加傾向と
なると覚えてほしい。

正　解　b　**正答率** 88.6%　　　　　　　　　　　　　　　　▶参考文献　**MIX** 94, 409

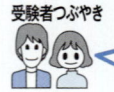
受験者つぶやき
・クリオグロブリン→ C 型肝炎→ MPGN →低補体血症という連想ゲームでした。
・低補体血症をきたす腎疾患→「急（PSAGN）にループ（ループス腎炎）まくぞう（MPGN：クリオ
　グロブリン）」。
・消去法で選んでいきました。

Check ■ ■ ■　

113C-17　一次予防に該当するのはどれか。**2 つ選べ。**

　　a　住民がん検診

　　b　脳梗塞後の理学療法

　　c　精神障害者の作業療法

　　d　性感染症予防のためのコンドーム使用

　　e　ヒトパピローマウイルス〈HPV〉ワクチン接種

選択肢考察　×a　二次予防に該当する。

　　　　　　　×b　三次予防に該当する。

　　　　　　　×c　三次予防に該当する。

　　　　　　　○d　一次予防に該当する。

　　　　　　　○e　一次予防に該当する。

解 答 率　a 0.4％，b 0.1％，c 0.1％，d 99.1％，e 98.9％

関連知識　・一次予防：疾病の発症防止と健康増進による予防。

　　　　　　・二次予防：早期発見，早期治療による健康障害の進展予防。

　　　　　　・三次予防：機能障害，機能低下の予防およびリハビリテーションによる社会復帰を目指した
　　　　　　　予防。

コメント　予防医学の概念は国家試験で頻出しているので，しっかりと理解しておきたい。

正 解　d，e　**正答率** 98.6％　　　　　　　　　　　　　　　　　▶**参考文献** MIX 25

受験者つぶやき　・一次予防は罹患しないため，二次予防は早期発見，三次予防は再発予防とざっくり考えるとわかり
　　　　　　やすいです。

　　　　　　・予防医学は模試にも出題されており確認しておいてよかったです。

　　　　　　・頻出事項です。

Check ■ ■ ■　　　　　　　　　　　　　　　　　　　　　　　　　　　　　　

113C-18　我が国の人口統計の最近 20 年間の変化として正しいのはどれか。**2 つ選べ。**

　　　　　a　乳児死亡率は上昇傾向にある。

　　　　　b　自然増減数はマイナスに転じた。

　　　　　c　老年人口指数は低下傾向にある。

　　　　　d　交通事故の死亡者数は減少傾向にある。

　　　　　e　悪性新生物の年齢調整死亡率は上昇傾向にある。

選択肢考察　×a　1950 年代以降，急激に減少し，ここ 20 年も減少が続いている。

　　　　　　　○b　高齢者の増加と出生数の減少により 2007 年以降マイナスに転じている。

　　　　　　　×c　人口の高齢化に伴い，1970 年代以降，急激に増加している。

　　　　　　　○d　取り締まりの強化，車の安全設備の充実などの結果，1992 年以降，減少傾向である。

　　　　　　　×e　悪性新生物の死亡率は増加傾向であるが，年齢調整死亡は減少傾向である。

解 答 率　a 0.4％，b 96.8％，c 0.2％，d 96.1％，e 5.7％

関連知識　＜主な統計指標の傾向＞

　　　　　　・増加傾向：老年人口，老年人口指数，従属人口指数，合計特殊出生率，死亡数

　　　　　　・減少傾向：総人口，自然増減数，年少人口，生産年齢人口，出生数，出生率，年齢調整死亡率
　　　　　　　出生数は減少しているが，再生産率の 3 指標である合計特殊出生率，総再生産率，純再生産
　　　　　　率は 2005 年以降，回復傾向である。

　　　　　　　悪性新生物や心疾患の粗死亡率は増加しているが，年齢調整死亡率は減少しており，死亡数

の増加は高齢化が主要因であることがわかる。

コメント　人口静態統計，人口動態統計の主要項目の傾向は押さえておきたいポイントである。

正　解　b，d　**正答率** 93.3%　　　　　　　　　　　　　　▶参考文献 **MIX** 21

受験者つぶやき
・シートベルトの着用が義務化されたのと，自動車の性能が上がったことによって，交通事故の死亡者が減少したと聞きました。
・日本は少子化，高齢化。雰囲気で解けました。
・基本的な統計の知識が問われていますね。

Check ☐☐☐

113C-19　マグネシウムの欠乏に関連するのはどれか。**2つ選べ。**

　　a 脱　毛　　　b 不整脈　　　c 皮膚炎　　　d テタニー　　　e 味覚障害

選択肢考察
×a　マグネシウム欠乏の症状ではない。微量元素欠乏としては，亜鉛欠乏症の症候。
○b　臨床上重要な低マグネシウム血症の症候である。
×c　マグネシウム欠乏の症状ではない。微量元素欠乏としては，亜鉛欠乏症の症候。
○d　臨床上重要な低マグネシウム血症の症候である。
×e　マグネシウム欠乏の症状ではない。微量元素欠乏としては，亜鉛欠乏症の症候。

解答率　a 5.9%，b 89.9%，c 7.2%，d 89.5%，e 6.6%

関連知識　亜鉛欠乏とマグネシウム欠乏の症候を，選択肢として混在させた出題である。亜鉛はDNAポリメラーゼ，RNAポリメラーゼなどをはじめとして多くの酵素活性維持に必須の微量元素であり，蛋白合成全般に不可欠である。皮膚や毛髪は活発に細胞分裂を繰り返すことで維持されている。皮膚・毛髪には体内の亜鉛の8%が存在し，その欠乏で皮膚炎や脱毛が生ずる。また味蕾には，亜鉛を必要とする亜鉛酵素が多く認められ，味覚感受に亜鉛は必須と考えられている。

　マグネシウムは亜鉛と同様に酵素反応の補酵素としても重要であるが，同じ2価の陽イオンであるカルシウムと同様に神経・筋の興奮性の維持，神経伝達に重要な役割を有している。マグネシウムの欠乏では，神経・筋症状としてテタニーを，心臓では頻拍や不整脈（上室性または心室性期外収縮，多源性または torsades de pointes 型心室性頻拍，心室細動），心電図でのPRやQT間隔の延長，T波の平低または逆転などを生ずる。

コメント　本問では取り上げられていないが，マグネシウム代謝異常から派生する電解質異常も押さえておきたい。低マグネシウム血症により低カルシウム血症（副甲状腺の細胞内情報伝達がマグネシウム欠乏で暴走し，カルシウム高値と誤認しPTH分泌が抑制されるため）や低カリウム血症（尿細管でのカリウム再吸収障害による）が生ずる。これらは通常の低カルシウム血症や低カリウム血症に対する治療のみでは改善せず，マグネシウム投与が治療のために必須である。

　また高マグネシウム血症の病態においても，低カルシウム血症が発生することも忘れないでおきたい（カルシウムと同じ2価の陽イオンであるマグネシウム濃度上昇を，高カルシウム状

態と誤認して PTH 分泌を低下させるため）。

正 解 b, d **正答率** 82.3%　　　　　▶参考文献 MIX 292

 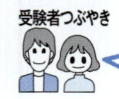
・マグネシウムとカルシウムは同じような動態だったと思い，低カルシウム血症で起こるものを選びました。
・低 Ca，Mg はテタニー。QT 延長症候群のリスクに低 Mg があることを思い出しました。
・マグネシウムは実は人体にとって重要なんです……。

Check ■■■

113C-20　地域における保健，医療，福祉および介護の各組織とその機能の組合せで正しいのはどれか。2 つ選べ。

a　児童相談所 ──────── 発達障害児の療育相談
b　地方衛生研究所 ──────── 医療事故調査と原因究明
c　社会福祉協議会 ──────── 生活保護の受給手続き受付
d　市町村保健センター ──────── 自立支援医療の指定提供機関の指定
e　地域包括支援センター ──────── 高齢者虐待の被害者の保護

選択肢考察
○a　心身障害，知的障害などの障害相談を実施している。
×b　医療事故の調査は院内調査を行い，医療事故調査・支援センターに報告する。
×c　生活保護の受給手続きは社会福祉事務所にて受け付けている。
×d　自立支援医療の指定医療機関の指定は都道府県知事が行う。
○e　高齢者虐待の防止や悪徳商法被害の予防などを実施している。

解答率 a 82.4%，b 0.5%，c 15.9%，d 2.4%，e 97.3%

関連知識　＜児童相談所＞

　児童とその家庭，保護者に対する相談，指導，調査を行い，児童の一時保護を行っている。養護相談，保健相談，障害相談，非行相談，育成相談を行う。

　＜地域包括支援センター＞

　高齢者に対して保健，医療，福祉，介護の面から総合的に支援するための拠点施設であり，保健師，主任介護支援専門員〈ケアマネジャー〉，社会福祉士が配置されている。

コメント　児童虐待は児童相談所，高齢者虐待は地域包括支援センターに報告する。

正 解 a, e **正答率** 80.6%　　　　　▶参考文献 MIX 18

・施設とそれを定めている法律，それぞれの役割は関連づけて覚えておくことが重要です。
・難問でした。
・地域包括支援センターは高齢者の総合窓口！

医学総論

Check ■ ■ ■

113C-21 急性虫垂炎でみられるのはどれか。**2つ選べ。**

   a Blumberg 徴候　　　b Courvoisier 徴候　　　c Grey-Turner 徴候

   d Murphy 徴候　　　e Rosenstein 徴候

選択肢考察

○a　腹壁を圧迫し，急に圧迫を解くと疼痛が強くなる徴候。腹膜刺激症状の一つである。

×b　胆道の閉塞により緊満した胆嚢を無痛性に触知することで，膵頭部癌，総胆管癌などにみられる。

×c　急性膵炎でみられる側腹部の暗赤色の皮膚色素斑である。臍周囲にみられるのはCullen 徴候である。

×d　右季肋部を圧迫すると痛みのために深吸気時に呼吸が止まる徴候で，急性胆嚢炎などでみられる。

○e　左側臥位で McBurney 点を圧迫すると，仰臥位のときより疼痛が強くなる徴候。

解　答　率　a 96.3%，b 0.9%，c 2.2%，d 5.5%，e 94.0%

関連知識　急性虫垂炎の腹部所見の McBurney 点，Lanz 点，Kummel 点，Rosenstein 徴候，Rovsing 徴候，Blumberg 徴候などの圧痛点と徴候を覚えておくこと。

正　解　**a，e**　**正答率 90.9%**　　　　　　　　　　▶参考文献　**MIX** 259

受験者つぶやき
・aを選んだ後，b，c，dを切ってeを選びました。
・虫垂炎の徴候は「B」「R」から始まる名前です。
・友達に身体診察させてもらって覚えてみましょう。

Check ■ ■ ■

113C-22 終末期がん患者のケアについて正しいのはどれか。**2つ選べ。**

   a 家族に対するケアも行う。

   b 死について考えるのを避けさせる。

   c 自然治癒の可能性や新薬発見などへの希望を改めさせる。

   d 患者の担っていた社会的役割に配慮したケア計画を立てる。

   e 家族との面会よりも医療スタッフによるケアを優先させる。

選択肢考察

○a　辛いのは闘病中のがん患者だけではなく，その家族も同様。死期が迫った患者を介護する家族は，大切な人を失いつつあるという，身内としての側面と，この大切な人を支えなければならないという，治療者の側面の両方をもつため，精神的負担が大きく「第2の患者」といわれる。家族の死別後は悲嘆のケア〈グリーフケア〉も重要。

×b　説明にはできるだけ「死」などの否定的な言葉を使わないように注意するが，死について考えるのを避けさせることはない。それより死に対する恐怖を表現できるように傾聴を心がける。

× c　終末期がん患者は生きている意味を見出しえず，魂の痛みを感じる状態になるので，患者の希望は重要。そして「良いとされる方法やできることはすべて行うつもりです」と，治癒が望めなくても，治療があることを患者と家族に伝えることが大切である。**禁忌肢**に近い。

○ d　医師は患者の生きがいや社会的役割に共感し，到達可能なケア計画を患者とともに検討する。

× e　患者の尊厳を重視して，患者・家族との面会や本人の意向が最優先される。

解答率　a 99.3%，b 0.2%，c 0.1%，d 99.1%，e 0.2%

関連知識　「治癒の望めない患者」から「もう治らないのですか？」と聞かれたらどう応じるか。まず傾聴することが重要。「そのように思うのは病状に不安があるからですね。なぜそう思うのですか？」などと不安を表出できるように話をよく聞き，思うように症状が好転しない患者のいらだちに「共感」の感情をもつ。

正　解　a，d　**正答率** 99.0%　　　　　　　　　　　　　　▶参考文献　**MIX** 462

受験者つぶやき

・終末期医療は死を遅らせることも早めることもしない，と学びました。そういう意味でbは違うのかなと思いました。
・終末ケアは患者の意思が優先。雰囲気で解けます。
・常識で答えましょう。

Check ▢ ▢ ▢

113C-23　高齢者の内分泌系にみられる特徴はどれか。**2つ選べ。**

a　ゴナドトロピン分泌低下　　　　　　b　コルチゾール分泌亢進
c　インスリン抵抗性増大　　　　　　　d　サイロキシン分泌低下
e　レニン分泌低下

選択肢考察　× a　高齢者では，加齢による性ステロイド分泌低下に対する視床下部・下垂体のネガティブフィードバックの結果，ゴナドトロピン分泌は亢進する。

× b　コルチゾール分泌は加齢で変化しない。

○ c　加齢による筋肉組織の減少・脂肪組織の増加および運動量の低下により，高齢者のインスリン抵抗性は増大する。そのため高齢者では耐糖能機能が低下し，糖尿病患者が増加する。

× d　サイロキシン値は加齢で変化はなく，サイロキシン分泌自体は低下しないと考えられている。

○ e　レニン分泌は加齢で低下し，低レニン・低アルドステロンの傾向となる。

解答率　a 12.3%，b 3.8%，c 91.0%，d 76.4%，e 15.0%

関連知識　女性では閉経期を境に卵巣からのエストロゲン分泌は著減し，男性では個人差はあるが加齢に従い精巣からのテストステロン分泌は徐々に低下する。この性ステロイド分泌低下は，ネガティブフィードバックを介してゴナドトロピン分泌を亢進させる。加齢による性ステロイドの

分泌低下は，高齢者の骨粗鬆症，サルコペニア，フレイルなどの発生要因の一つとも考えられている。

　コルチゾールは生命維持に必須であり，加齢によるコルチゾール分泌の変化はみられないとされている。一方，同じ副腎皮質から分泌される副腎性アンドロゲンである DHEA-S は加齢で著減する。DHEA-S 値は 20 歳頃にピークとなり，90 歳前後ではその 5% 程度に低下する。DHEA-S 値が高値である方が長寿であることが報告されており，DHEA-S の低下がサルコペニアなどの老化現象の一因との考えもある。

　加齢による筋肉量減少（加齢性サルコペニア）は，運動機能低下やフレイルの発生要因になるだけでなく，インスリン抵抗性を増大させて耐糖能障害，糖尿病の増加を招く。サルコペニアの発生を防ぐために，蛋白質を十分に摂取する（75～90 g/日）こと，毎日の筋肉トレーニングや有酸素運動を継続することの重要性が指摘されている。

　サイロキシン値は加齢で変化が認められない（実質的なサイロキシン分泌の低下はない）が，TSH は加齢とともに上昇する。これは，加齢により生じた甲状腺のホルモン分泌予備能の低下に対するネガティブフィードバックを介した適応反応と考えられている（潜在性甲状腺機能低下症）。TSH が 10 mU/L 以上の高齢潜在性甲状腺機能低下症に甲状腺ホルモン補充療法を行い心血管疾患による死亡率が低下したとの報告はあるが，TSH 5～10 mU/L の軽度の高齢者潜在性甲状腺機能低下症に対する甲状腺ホルモン補充療法の可否についてはまだ議論があるところで，結論は出ていない。

　高齢者でアルドステロン分泌は低下する。これは傍糸球体装置の老化によりレニン分泌が低下するためと考えられている。そのため高齢者に対する RAS 系阻害薬の投与は若年者に比べて高 K 血症をきたしやすく，K 値の変動に注意が必要である。

　本問では取り上げられてはいないが，成長ホルモン，IGF-1 も加齢とともに低下する。この低下は老化を発生させる一因とする意見もあるが，動物では IGF-1 低値の個体の方が寿命が長く癌の発生も少ないとの報告もあり，老化への適応との考えもある。

本問の狙い　高齢社会を迎え，高齢者を診療する機会が増えている。加齢による生理機能変化，それにより生ずる疾病，それを予防する方策，年齢を考慮した薬剤処方，副作用発現に対する注意などを理解する上で必要な基礎知識が求められた。また，ホルモン値が若年者の基準値と異なるからといっても必ずしも補正が必要な病態が存在するわけではなく，老化に対する適応現象である場合もありうることを認識しておきたい。

正　解　c，e　**正答率** 10.0%　　　　　　　　　　　　　▶参考文献　MIX 432

受験者つぶやき
・高齢者ほど糖尿病になりやすいし，腎機能が低下したらレニン分泌も低下するだろう，と思いました。
・c，d，e で迷いました。
・全くわからず勘で選びました。

C

Check ■ ■ ■

113C-24 副交感神経を含むのはどれか。**3つ選べ**。

　　　　a　動眼神経　　　　　　b　三叉神経　　　　　c　顔面神経

　　　　d　迷走神経　　　　　　e　舌下神経

選択肢考察

○a　動眼神経は副交感神経を含み，瞳孔収縮筋や毛様体筋などの内眼筋を支配する。

×b　三叉神経は前頭部，顔面，鼻腔および口腔の粘膜，歯，脳硬膜からの感覚を伝える求心性神経と，咀嚼筋などの運動をつかさどる遠心性線維からなるが，副交感神経は含まれない。

○c　顔面神経は表情筋などをつかさどる運動神経と，分泌腺を支配する副交感神経，および，味覚を支配する感覚神経などが混在する。

○d　迷走神経には，胸腹部の内臓を支配する副交感神経と，内臓感覚情報を伝える求心性内臓神経が含まれる。

×e　舌筋の随意運動をつかさどる運動神経。副交感神経は含まれない。

解答率　a 95.0%，b 7.9%，c 92.3%，d 98.3%，e 3.0%

関連知識　＜脳神経の機能的分類＞

感覚性ニューロンのみで構成されるもの

嗅神経［I］	嗅覚を伝える。
視神経［II］	視覚を伝える。
内耳神経［VIII］	聴覚および平衡感覚を伝える。

随意運動支配ニューロンのみで構成されるもの

滑車神経［IV］	眼球を動かす随意筋のうち上斜筋に運動命令を伝える。
外転神経［VI］	眼球外側直筋に運動命令を伝える。
副神経［XI］	僧帽筋と胸鎖乳突筋に運動命令を伝える。
舌下神経［XII］	口蓋舌筋以外の舌筋に運動命令を伝える。

感覚神経と運動神経および自律神経混合性の脳神経

動眼神経［Ⅲ］	動眼神経主核から出る運動性のもので，上斜筋・上直筋・下直筋・内側直筋・下斜筋を支配する。さらに副交感性の動眼神経副核（Edinger-Westphal 核）から出る副交感神経線維が加わる。
三叉神経［Ⅴ］	脳神経のなかで最も大きく，半月神経節から眼神経，上顎神経，下顎神経の３本の枝に分かれる。前頭部，顔面，鼻腔および口腔の粘膜，歯，脳硬膜の痛覚・温度覚・触覚と歯，歯根膜，硬口蓋，顎関節，咀嚼筋の固有感覚の情報を伝える体性求心性線維と，咀嚼筋（側頭筋，咬筋，外側翼突筋，内側翼突筋），顎二腹筋の前腹部分，顎舌骨筋，鼓膜張筋・口蓋帆張筋への運動性遠心性線維からなる。
顔面神経［Ⅶ］	次の４種類の成分からなる混合神経である。①外耳皮膚の温度覚・痛覚・触覚の情報を伝える一般体性求心性線維，②舌前 2/3 の味覚を伝える内臓性求心性線維，③表情筋・広頸筋・頬筋・アブミ骨筋への運動性遠心性線維，④顎下腺・舌下腺・涙腺・鼻腺の分泌を支配する自律神経性線維（副交感神経を含む）。
舌咽神経［Ⅸ］	次の５種類からなる混合神経である。①耳介，外耳道皮膚の温度覚・痛覚・触覚の情報を伝える一般体性求心性線維，②舌後 1/3 部・口蓋扁桃・上咽頭後壁・耳管粘膜・鼓膜の内面・鼻部咽頭と口部咽頭の粘膜温痛触覚を伝えるもの，頸動脈洞情報を伝えるものなどが含まれる一般内臓性求心線維，③舌の後 1/3 領域からの味覚の情報を伝える特殊内臓性求心性線維，④耳下腺の分泌を支配する一般内臓性遠心性線維（副交感神経を含む），⑤茎突咽頭筋・上喉頭収縮筋への随意運動支配神経。
迷走神経［Ⅹ］	次の５種類の主成分からなる。①外耳道皮膚の温痛覚の情報を伝える一般体性求心性線維，②頭・喉・気管・食道・腹部内臓の感覚の情報を伝える一般内臓性求心性線維，③咽頭下端（特に喉頭蓋領域）からの味覚を伝えるもの，咽頭下半・喉頭・諸臓器からの一般感覚を伝えるもの，頸動脈小体からの化学刺激を伝えるもの，脳硬膜からの感覚を伝えるものなどが含まれる特殊内臓性求心性線維，④平滑筋への一般内臓性遠心性線維（副交感神経線維を含む），⑤喉頭と咽頭の横紋筋への特殊内臓性遠心性線維（随意運動支配）。

正　解　**a，c，d**　**正答率 88.5%**　　　　▶**参考文献**　**MIX** 148

受験者つぶやき

・「港区で服交換」（Ⅲ，Ⅶ，Ⅹ，Ⅸ，副交感神経）というゴロで覚えていました。
・113 回国試は解剖学の知識を問う問題が目立ちました。

Check ■ ■ ■

113C-25　80歳の男性。誤嚥性肺炎，脳梗塞による左片麻痺，脳血管性認知症および仙骨部褥瘡の
ため入院中である。寝たきりの状態で経口摂取が困難であり，経鼻経管栄養を行っている。
肺炎は抗菌薬治療により改善し，在宅医療を担当する医師に診療情報提供を行うとともに，
自宅への退院に向けて退院支援チームで相談をすることとなった。

　　正しい対応はどれか。

　a　褥瘡チームの介入を中断する。

　b　吸引器を自宅に準備してもらう。

　c　看護師が胃管の挿入を家族に指導する。

　d　主治医が退院後のケアプランを作成する。

　e　ケアマネジャーが喀痰吸引を家族に指導する。

C

医
学
総
論

アプローチ　①誤嚥性肺炎 ➡ 加齢による，あるいは脳梗塞・脳出血による嚥下中枢の障害により発症。気
管支の角度から右下葉に発症することが多い。

②脳梗塞による左片麻痺 ➡ 脳梗塞は右脳の発症であり，右利きであれば発語などは保たれて
いると考える。

③脳血管性認知症 ➡ 認知症の分類として脳血管性（脳梗塞，脳出血など），中枢神経変性疾
患（Alzheimer病，前頭側頭型認知症，Lewy小体型認知症など）などがある。

④仙骨部褥瘡 ➡ 仙骨部は褥瘡の好発部位であり，背景には麻痺による運動障害，低栄養など
が考えられる。

⑤経鼻経管栄養 ➡ 経口摂取困難な場合，胃瘻造設による経管栄養法，中心静脈栄養法があ
る。経鼻経管栄養は胃瘻造設には至らない症例に対し栄養・水分投与のために用いる。

選択肢考察　× a　誤嚥性肺炎入院加療中に（あるいは肺炎発症以前から）仙骨部褥瘡が生じたと思われ，
褥瘡チームの介入は褥瘡が治癒しない限りは引き続き必要と考えられる。

○ b　肺炎入院加療後の痰の吸引は訪問看護師，トレーニングを受けた訪問介護員，家族，訪
問診療の医師などが行う。介護用品の事業者からレンタルを受けることができる。

× c　胃管の挿入は通常，訪問診療の医師あるいは訪問看護の看護師が行う医療行為であり，
時に誤って消化管でなく気管内に留置されると肺炎を発症して死に至ることもある。家族
が行うことはない。

× d　ケアプランは介護保険を利用してどのようなサービスを受けるか決めるもので，通常，
担当するケアマネジャーが作成する。

× e　喀痰吸引を家族に指導するのは訪問診療医師あるいは訪問看護師が一般的である。

解答率　a 0.1％，b 91.4％，c 5.1％，d 2.6％，e 0.5％

関連知識　脳梗塞後，片麻痺の患者が誤嚥性肺炎を発症した場合，一般には入院加療する。退院後，在
宅で療養するには介護認定を申請する。申請すると担当ケアマネジャーが選任され，担当者と
してケアプランを立てる。通院困難であれば訪問診療を受け，定期的に診察を受ける。本例の
ように喀痰吸引が必要な病態や褥瘡処置が必要な病態であれば訪問看護を導入する。独居など

で身体介助，生活介助が必要であれば訪問介護を導入する。介護ベッドを使うには介護保険でレンタルする。

　介護認定を受けるためには一番近くで診ている医師が主治医意見書を記載し，市町村の判定会議で要介護度が決定し，要介護度に応じて1か月に使える点数（金額）が決定し（1割，2割，あるいは3割負担），担当ケアマネジャーはその点数の枠の範囲で受けるサービスやレンタル物品を決定する。

　経鼻胃管の挿入，尿道バルーンカテーテル入れ替えなどは医療行為なので，訪問看護師，訪問診療医師が行う。喀痰吸引は医師，訪問看護師，認定を受けた訪問介護士，家族が行う。

正　解　**b**　正答率 **91.4%**　　　　　　　　▶参考文献 MIX 462

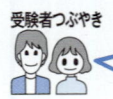
受験者つぶやき

・喀痰吸引を誰がやるかはともかく，在宅医療で経管栄養なら吸引器を家に準備するのは間違いないと思いました。
・吸引器は自分で買わないといけないのか と話す患者の家族の話を思い出してbにしました。
・胃管の挿入はさすがに素人には無理なような……。

Check ■ ■ ■

113C-26　70歳の男性。労作時の呼吸困難を主訴に来院した。10年前から労作時の呼吸困難を自覚していたが，徐々に増強したため受診した。喘鳴の自覚はない。喫煙は40本/日を50年間。脈拍72/分，整。血圧128/74 mmHg。呼吸数16/分。心音と呼吸音とに異常を認めない。呼吸機能検査では1秒率の低下を認め，β_2刺激薬の吸入で1秒率低下の改善を認めなかった。胸部エックス線写真（**別冊 No. 2A**）及び胸部CT（**別冊 No. 2B**）を別に示す。

　対応として**適切でない**のはどれか。

a　禁煙指導　　　　　　　　　　b　23価肺炎球菌ワクチン接種
c　インフルエンザワクチン接種　　d　長時間作用性抗コリン薬投与
e　ロイコトリエン受容体拮抗薬投与

A

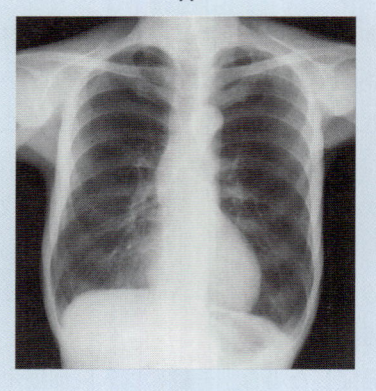

B

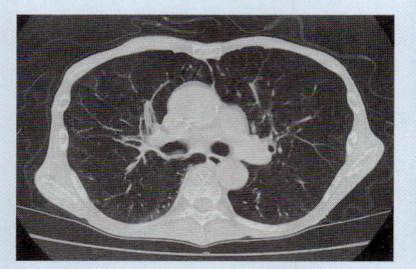

アプローチ　① 70歳の男性，労作時の呼吸困難 ━━▶ 呼吸器疾患，循環器疾患を考慮

　　　　　　② 10年前から労作時の呼吸困難 ━━▶ 慢性の経過で増悪

国試・卒試が不安な方へ

大学単位ネット講座では
(代表者の方が取りまとめての一括申込)
受講できない講座も多数！

CBTから医師国家試験まで 個人単位ネット講座

2019年度

TECOMNET

TECOMNETは個人でお申込みいただくテコムのネット講座です。

充実の学習サポート！

TECOMNETの一番の特徴は学習サポートです。特に「国試Basicセット」「全講座セット」は，専用フォームから何度でもベテラン臨床医に相談できる「学習計画相談」，個人面談のスペシャリストを30分独占して相談できる「医師による電話相談」など，講座以外も非常に充実しています。国試・卒試・進級試験に不安を覚える方をしっかりとサポートします！

40年を超える実績

近年医師国家試験は，問題数・試験日の減少や臨床傾向の強化，Post-CC OSCE の導入など，激動しています。テコムは医師国家試験に携わって約40年。これまでに，試験時期の変更や出題科目の変化などにしっかりと対応し，毎年合格者を輩出してきました。40年に渡って蓄積してきたデータやノウハウは激動の今こそ活きます！

100名もの
ベテラン臨床医が協力

テコムは100名を超える臨床医とのネットワークを持っています。テキストや講義は多数の臨床医の協力の元に生まれており，臨床重視の国家試験にしっかりと対応しているのはもちろん，研修医になっても困らない臨床的なセンスも磨かれます！

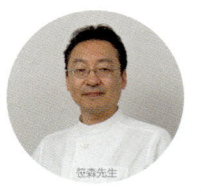
笹森先生

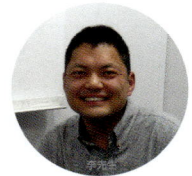
渡先生

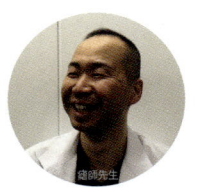
磯師先生

TECOMNET講師陣（他多数）

TECOM

第114回医師国家試験対策
全国統一模擬試験

第1回 国試チャレンジ模擬試験 公開実施期間

～国試とはどのようなものか～

2019年 6 月 7 日（金）～2019年 8 月 5 日（月）

過去10年間の国試の傾向を分析，高頻度出題疾患から基本的な内容の問題を出題します。

| 1次マークシート締切日 7月11日（木） | web成績公開開始日 7月17日（水） |
| 2次マークシート締切日 8月14日（水） | 全国版成績発送日 8月23日（金） |

1次マークシート締切に対する成績はweb成績のみとなります。
全受験生への成績表は2次マークシート締切日後の全国版成績発送日に発送いたします。
web成績は公開開始以降，定期的に更新いたします。

第2回 国試センター模擬試験 公開実施期間

～厚労省が重要視するテーマ（BSL,OSCE）～

2019年 9 月 6 日（金）～2019年 10 月 16 日（水）

国試攻略最大のカギとなる『臨床実習（BSL）』や『OSCE』。
BSLやOSCEで学んだ内容と国試にでるパターンを総チェックします。

| 1次マークシート締切日 10月3日（木） | web成績公開開始日 10月9日（水） |
| 2次マークシート締切日 10月21日（月） | 全国版成績表発送日 10月31日（木） |

1次マークシート締切に対する成績はweb成績のみとなります。
全受験生への成績表は2次マークシート締切日後の全国版成績表発送日に発送いたします。
web成績は公開開始以降，定期的に更新いたします。

第3回 国試予想模擬試験 公開実施期間

～国試を肌で感じる～

2019年 11 月 8 日（金）～2019年 12 月 2 日（月）

テコム独自の情報網を駆使して国試直前情報を収集・分析し，各問題への完全対応を図ります。国試対策の集大成として位置付けられる模試です。

| 1次マークシート締切日 11月25日（月） | web成績公開開始日 11月28日（木） |
| 2次マークシート締切日 12月3日（火） | 全国版成績表発送日 12月12日（木） |

第4回 国試ファイナル模擬試験 公開実施期間

～総決算～

2020年 1 月 4 日（土）～2020年 1 月 11 日（土）

テコムが贈る国試直前の総決算模試。
あらゆる角度から徹底的に研究し尽くした問題を出題します。

| マークシート締切日 1月12日（日） | 全国版成績表発送日 1月22日（水） |

受験料

大学単位：各回1名あたり 9,500円（税込）
個人単位：各回1名あたり 15,000円（税込）

TECOM
株式会社 テコム

[フリーダイヤル] 0120-10-5061 [E-mail] moshi-cen@tecomgroup.jp
[URL] http://www.tecomgroup.jp/igaku/

TECOM

模擬試験 web サービス

TECOM MEMBER'S SITE には模擬試験
専用サイト web サービスがあります。
模擬試験に関する短時間での見直しにぜひ！

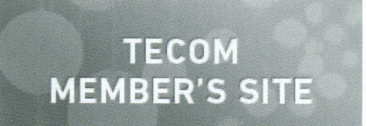

個人 & 全国受験生成績情報

個人の総合成績表をはじめ，
得点順位早見表（BSL review test は除く），
学校別平均得点率一覧表（全国統一模試のみ）
をいち早く公開いたします。
最新データでご自身の成績，全国受験生の動向を
ご確認ください。

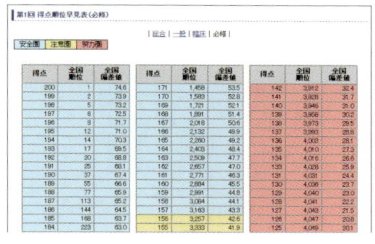

解説講座

模擬試験問題の正解率，識別指数，各選択肢からの分析はもちろん，国家試験で不合格になってしまった
人の過去の国家試験や模擬試験の問題の解答傾向なども踏まえた受験生中心の講義をお届けします。

正解	正解率	解答率 a	解答率 b	解答率 c	解答率 d	解答率 e
b	69.0%	1.0%	69.0%	3.9%	1.9%	24.1%
e	38.4%	12.0%	27.5%	19.2%	2.8%	38.4%

「なかなか絞りきれない…」

「最後の選択が…」

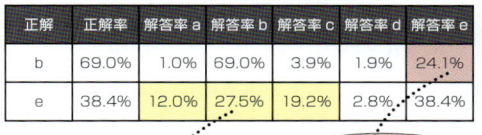

問題検索

ネットの利便性を最大限に生
かし，受験した模擬試験全問
題をさまざまな条件で瞬時に
検索することが可能です。自
分に合った条件で問題の見直
しができるので，効率良く復
習するには最適です。

[全国統一模擬試験の場合の画面例]

■ 模擬試験問題検索

検索条件を指定し，[検索開始] ボタンを押してください。
※複数の検索項目に検索条件を指定した場合は，絞込検索（AND 検索）となります。

検索項目	検索条件
回 数	■ 第1回 ■ 第2回 ■ 第3回 ■ 第4回
	※指定しない場合は，すべての回数が検索対象になります。
問 題	■ A ■ B ■ C ■ D ■ E ■ F
	※指定しない場合は，すべての問題が検索対象になります。
科 目	内科 ▼
臓 器	呼吸器 ▼
正答率範	60 ▼ ％以上 ～ 100 ▼ ％ 以下
	■ 誤答問題のみ表示する

検索開始　　リセット

TECOM ACCESS MAP

全国に広がるテコム校は医大生の大きな支え

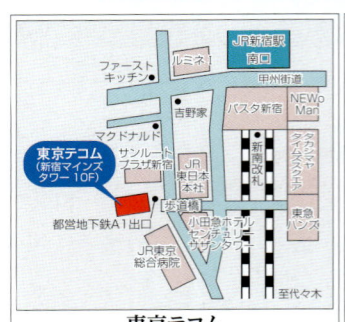

東京テコム
〒151-0053
東京都渋谷区代々木2-1-1 新宿マインズタワー10F
0120-105-060
E-mail center@tecomgroup.jp

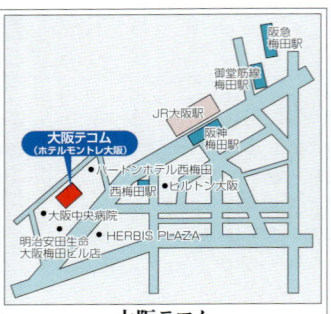

大阪テコム
〒530-0001
大阪府大阪市北区梅田3-3-45 マルイト西梅田ビル3階
0120-594-562
E-mail osaka-tecom@tecomgroup.jp

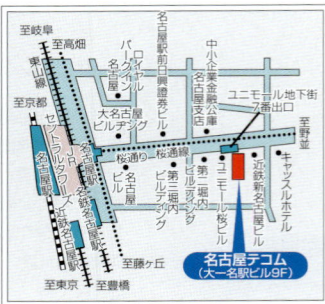

名古屋テコム
〒450-0022
名古屋市中村区名駅4-5-27　大一名駅ビル9F
0120-594-561
E-mail nagoya-tecom@tecomgroup.jp

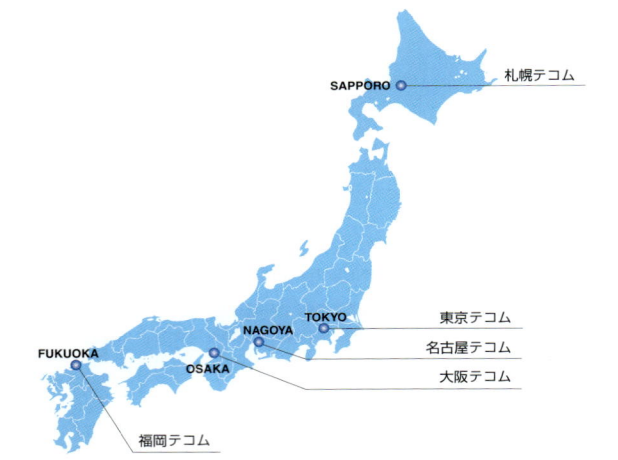

SAPPORO　札幌テコム

TOKYO　東京テコム
NAGOYA　名古屋テコム
FUKUOKA
OSAKA　大阪テコム
福岡テコム

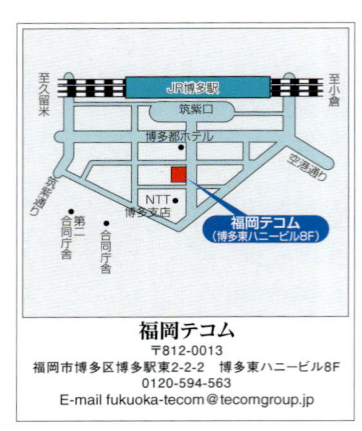

福岡テコム
〒812-0013
福岡市博多区博多駅東2-2-2　博多東ハニービル8F
0120-594-563
E-mail fukuoka-tecom@tecomgroup.jp

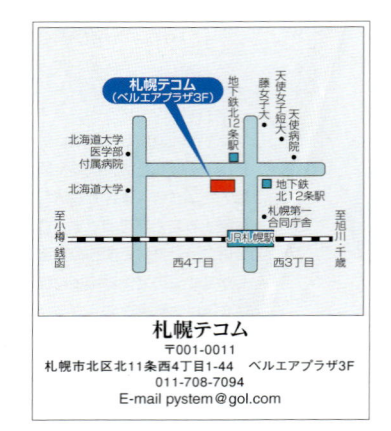

札幌テコム
〒001-0011
札幌市北区北11条西4丁目1-44　ベルエアプラザ3F
011-708-7094
E-mail pystem@gol.com

③喫煙 40 本/日を 50 年間 ⟶ Brinkman 指数 2,000。重喫煙歴あり。

④呼吸機能検査では 1 秒率の低下 ⟶ 閉塞性換気障害

⑤β_2刺激薬の吸入で 1 秒率低下の改善を認めなかった ⟶ 可逆性なし＝気管支喘息ではない。

画像診断

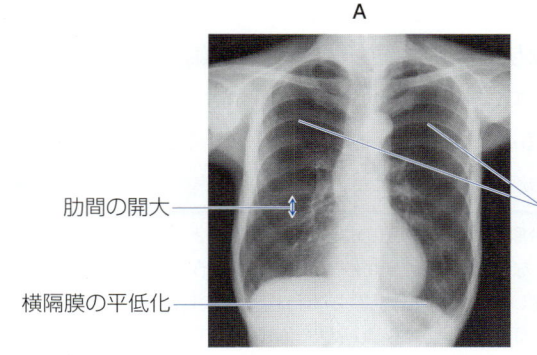

A

肋間の開大

肺野の透過性亢進

横隔膜の平低化

両側肺の透過性亢進，過膨張あり。

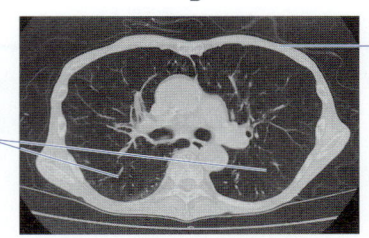

B

皮下脂肪減少
（＝るいそう）

両側肺が低吸収
（＝黒く見える）
であり，気腫化
を認める

両側ともに気腫化が著明。正常の肺胞構造が破壊され，低吸収域の面積
が大きい。皮下脂肪が薄く過度にやせている可能性が高い COPD の典型
的な画像所見である。

鑑別診断　「アプローチ」①の労作時呼吸困難は，呼吸器疾患のみならず心不全や弁膜疾患でも起こり
うる。④より 1 秒率の低下があり，これは閉塞性換気障害をきたしていることを示し，気管支
喘息，COPD，びまん性細気管支炎，慢性気管支炎などが鑑別疾患となる。⑤より気管支拡張
薬を吸入した後に 1 秒率の改善を認めず（気管支喘息では可逆性があるため改善する），CT
では気腫化があり，よってほかの疾患が除外され，病歴・画像所見・検査データを合わせて
COPD と診断できる。

診断名　COPD〈慢性閉塞性肺疾患〉

選択肢考察　○a　COPD 治療で最も重要な治療である。

○b，○c　COPD 患者は気道感染のリスクが高く，重症化する可能性が健常者より高いた
め，予防接種が推奨される。

○d　『COPD（慢性閉塞性肺疾患）診断と治療のためのガイドライン 2018［第 5 版］』にも
あるとおり，吸入治療の第一選択は長時間作用性抗コリン薬〈LAMA〉である。同じく
第一選択で長時間作用性β_2刺激薬〈LABA〉単剤を使用することもあり，効果不十分で
ステップアップする場合には LABA/LAMA（両方の合剤）などを使用する。

×e　ロイコトリエン拮抗薬〈LTRA〉は，気管支喘息治療において基本となる内服薬であ

る。実臨床では気管支喘息とCOPDの合併例も多いが，本症例では「β₂刺激薬で可逆性がない」＝気管支喘息（好酸球炎症）はないと解釈すべきであり，不要な薬剤である。

解答率　a 0.1%，b 0.7%，c 1.7%，d 4.1%，e 93.2%

コメント　典型的なCOPDの病歴と画像所見であり，COPDの治療について答えさせる問題。国家試験ではβ₂刺激薬の吸入投与で可逆性があれば気管支喘息，なければCOPDと考えてよいだろう。LAMA使用にあたっては，閉塞隅角緑内障では禁忌であり，前立腺肥大のある患者では排尿障害の増悪に注意する必要がある。併せて覚えておくとよい。

正　解　e　**正答率** 93.2%　　　　　　　▶**参考文献** MIX 240

受験者つぶやき
・COPDと気管支喘息の治療を混ぜてくるのは出るだろうなと思っていました。23価というのはわかりませんでしたが，そんなところで引っかけてはこないだろうと……。
・COPDと喘息の治療の違いは112回国試でも問われていました。
・COPDは頻出疾患なので症候，診察，検査所見，治療すべてチェックです！

Check ■ ■ ■

113C-27　40歳の男性。風疹対策のポスターを見て来院した。風疹のワクチン接種は受けておらず感染歴は明らかではない。健康状態は良好で，既往歴に特記すべきことはない。本人はワクチン接種を希望している。
　　正しいのはどれか。
　　a　免疫を獲得している可能性が高くワクチン接種は必要ない。
　　b　他のワクチンを接種する場合は1週間以上の間隔をあける。
　　c　副作用の可能性が高くワクチン接種は避けるべきである。
　　d　ワクチン接種に抗体価の測定は必須ではない。
　　e　成人のワクチン接種は経口でも行える。

アプローチ　①40歳の男性━━▶風疹抗体の保有率が低い世代である。
②風疹のワクチン接種は受けておらず，感染歴も明らかではない━━▶風疹抗体を保有していない可能性が高い。

鑑別診断　風疹の流行を抑えるためには国民全体の抗体保有率を高める必要がある。40～50歳代の男性は特に風疹抗体の保有率が低いとされており，本患者においてもワクチン接種歴も感染歴もなさそうである。本患者は，風疹対策のポスターを見て自発的にワクチン接種のために来院しており，院内にワクチンの在庫があるなら本日接種するとよい。

診断名　風疹抗体未保有者（の可能性）

選択肢考察　×a　ワクチン接種歴もなく，感染歴も明らかではないため，十分な抗体価を保有していない可能性が高い。
　　×b　生ワクチンであり，4週間以上あけるのが一般的である。
　　×c　まれにアレルギー症状を起こすが，一般的には非常に安全なワクチンである。本患者において特に副作用の可能性が高いとは考えられない。

○ d 抗体価が高い状態で再接種しても特に有害事象はなく，時間的余裕がない場合は抗体価の測定なしに接種してもよい。

× e 経口ワクチンは存在せず，皮下注射を行う。

解答率 a 1.9%，b 21.0%，c 0.2%，d 69.2%，e 7.3%

関連知識 妊娠中の女性が風疹に感染すると，胎児に先天性風疹症候群（白内障，難聴，先天性心疾患など）を引き起こす可能性があり，注意を要する。抗体価の低い成人男性を介した妊産婦の感染が問題となっており，特に 1962 年 4 月 2 日〜79 年 4 月 1 日生まれの男性は抗体保有率が低いとされているため，早期にワクチンを接種することが望まれる。

正 解 d **正答率 69.2%**　　　　　　　　　　　　　　　　　　▶参考文献 MIX 77, 81

受験者つぶやき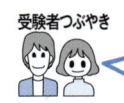
・d に関しては，インフルエンザやおたふく風邪のワクチン打つときにいちいち抗体価測定しなかったなと思って選びました。
・経口ワクチンはロタだけです。消去法で選びました。
・悩みましたが，世代的にワクチンを打っていなさそうです。

Check ☐ ☐ ☐

113C-28 28 歳の男性。本人から面談の申し出があり産業医を訪れた。職場でストレスチェックを行った際，高ストレス者として選定され，面談指導が勧奨されたという。3 か月前に実施した定期健康診断では身長 172 cm，体重 65 kg。血圧 136/88 mmHg。血液検査および生化学検査に異常を認めなかった。既往歴に特記すべきことはない。4 か月前に新しい部署に異動し，それまでに経験のない対外折衝業務を担当することになったが，新しい業務になじめずにいた。上司や同僚ともあまり会話がなく，業務量も増加し，残業や休日出勤も必要となっていた。ここ 1 か月は，休日にも仕事のことが頭から離れなくなり，夜，なかなか寝付けず，朝も起きられないため，遅刻が目立つようになってきた。来所時の体重は 62 kg。血圧 142/92 mmHg。最近は，夫婦仲も悪化し，けんかが絶えないという。本人はストレスの原因は，不本意な人事異動にあると考えており，異動を強く希望している。

産業医がまず行う対応として適切なのはどれか。

a 精神科受診を指示し面談を打ち切る。

b ストレスについて業務上のことに限定して聞く。

c 管理監督者を交えた 3 者面談を本人に提案する。

d 異動できるよう，意見書を直ちに事業者に提出する。

e 直ちにストレスチェックの結果を人事責任者に閲覧させる。

アプローチ ①4 か月前に新しい部署に異動し，新しい業務になじめない ⟶ 職場や業務への不適応

②上司や同僚ともあまり会話がなく，業務量も増加し，残業や休日出勤も必要 ⟶ 職場に信頼し協力が得られる者がおらず，かつ，業務量が過剰になっていることが窺われる。

③休日にも仕事のことが頭から離れなくなり，夜，なかなか寝付けず，朝も起きられないため，遅刻が目立つようになってきた ⟶ 不眠など精神症状の兆候が認められ，さらに，業務

に影響が出始めている。

④来所時の体重は 62 kg ⟶ 3 か月前よりも 3 kg 減少し，身体に症状が現れ始めている可能性がある。

⑤血圧 142/92 mmHg ⟶ 高血圧。3 か月前の健診時よりも悪化。身体症状の悪化である。

⑥最近は，夫婦仲も悪化し，けんかが絶えない ⟶ 家庭でも精神的サポートが得られていないばかりか，家庭環境もストレスの要因になっている可能性がある。

⑦本人はストレスの原因は，不本意な人事異動にあると考えており，異動を強く希望 ⟶ 考慮に値するが，職場の管理監督者の話を聞く必要がある。

診 断 名 高ストレス状態，不眠症，高血圧症

選択肢考察 × a 不眠症と思われる症状があり，精神科受診を検討する状況ではあるが，うつ症状等を積極的に疑わせる状態ではない。現時点では，相談者の置かれた状況が十分に把握されているとはいえず，また，体重減少や血圧上昇など，ほかに身体的な問題も認められ，精神科のみならず内科的にも今後も継続的なフォローが必要と思われる。この時点でいきなり面談を打ち切ることは勧められない。

× b 業務上のことに限定せず，家庭内環境など，業務以外のことでストレスを受けている可能性がないか，検討する必要がある。

○ c 業務内容については産業医だけでは十分な把握は困難である。上司との信頼関係にも問題が存在することが示唆され，また，本人が異動を希望しているが，その判断には管理監督者からの情報や意見も必要である。管理監督者を交え，3 者面談が望まれる状況と考えられる。この提案を本人にすることが，この時点で産業医がまず行うことであろう。

× d 職場の状況に関する情報は，本人からのものしか手に入っておらず，異動させるべきか否か，現時点で直ちに意見書を作成することはできない。

× e 受検者の同意が得られないかぎり，ストレスチェックの結果は事業者に開示されることはない。しかしながら，対象者が医師による面接指導を希望し，これを事業者に申し出る際は，ストレスチェック結果の事業者への開示に同意したものとみなされ，その結果は事業者に通知される。産業医がこの時点で行うことではない。

解 答 率 a 0.4%，b 9.2%，c 87.4%，d 1.4%，e 1.2%

関連知識 　平成 26 年度に労働安全衛生法が改訂され，その主な改定ポイントの一つに，ストレスチェックおよび面接指導を義務化するストレスチェック制度の創設が含まれていた。

　また，ストレスチェックを行うことは事業者の義務ではあるが，事業者は，従業員にストレスチェックを受けることを強制することはできない，ということは銘記しておく必要がある。

正　解 c 　**正答率** 87.4% 　　　　　　　　　　　　　　　　▶参考文献 **MIX** 33

受験者つぶやき 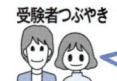 ・常識的に考えればわかる問題ですが，国試の緊張状態で常識を保てるかどうかも試されているのかもしれません。
・一番無難な選択肢を選びました。

Check ■ ■ ■

113C-29　29 歳の女性（2 妊 0 産）。今まで自宅近くの A 医院で妊婦健康診査を受けていたが，妊娠 32 週 0 日に里帰り分娩を希望して来院した。24 歳時に妊娠 9 週で人工妊娠中絶を受けた。2 日前から実家で生活を始め，分娩後 2 か月で自宅に戻る予定だという。身長 163 cm，体重 66 kg。体温 36.5℃。脈拍 84/分，整。血圧 134/76 mmHg。子宮底長 29 cm，腹囲 83 cm。下腿浮腫を認めない。尿所見：蛋白（±），糖（±）。血液所見：赤血球 380 万，Hb 11.8 g/dL，Ht 34%，白血球 9,800，血小板 16 万。腹部超音波検査で，胎児は頭位で形態異常はなく，推定体重は 1,800 g，胎盤は子宮底部に付着し，羊水指数〈AFI〉は 10.8 cm である。持参した母子健康手帳の記載（**別冊** No. 3）を別に示す。

　　対応として適切なのはどれか。

a　鉄剤を投与する。

b　帝王切開を行う。

c　biophysical profile score〈BPS〉を評価する。

d　2 週間後に妊婦健康診査を受けるよう指導する。

e　経口グルコース負荷試験〈75 g OGTT〉を行う。

妊娠中の経過

診察月日	妊娠週数	子宮底長	腹囲	血圧	浮腫	尿蛋白	尿糖	その他特に行った検査	体重	医師の特記指示事項	施設名または担当者名
9月7日	10週0日	- ㎝	73.0 ㎝	124/76	⊖+ ++	⊖+ ++	⊖+ ++	胎児頭殿長 = 31 mm	62.0 ㎏		A医院
10月5日	14週0日	-	74.0	118/70	⊖+ ++	⊖+ ++	⊖+ ++		62.6		A医院
11月2日	18週0日	18.0	76.0	120/66	⊖+ ++	⊖+ ++	⊖+ ++		63.4		A医院
11月30日	22週0日	21.0	77.0	118/72	⊕+ ++	⊖+ ++	⊖+ ++		64.4		A医院
12月14日	24週0日	23.0	77.5	122/70	⊕+ ++	⊖+ ++	⊖+ ++		64.6		A医院
12月28日	26週0日	25.0	79.5	126/78	⊕+ ++	⊖+ ++	⊖± ++	随時血糖値 = 89 mg/dL	65.0		A医院
1月11日	28週0日	26.5	81.0	128/80	⊕+ ++	⊖± ++	-⊕+ ++	推定児体重 = 1,250 g	65.2		A医院
1月25日	30週0日	28.0	82.0	132/76	⊖± ++	⊖+ ++	⊖+ ++		65.8		A医院
				/	- + ++	- + ++	- + ++				
				/	- + ++	- + ++	- + ++				
				/	- + ++	- + ++	- + ++				
				/	- + ++	- + ++	- + ++				
				/	- + ++	- + ++	- + ++				

アプローチ　①浮腫（±），尿蛋白（±），尿糖（±）──→ 妊娠後期にはありがちな事象で，それのみで異常とはいえない。

②胎児推定体重 28 週：1,250 g，32 週：1,800 g ──→ 胎児発育は正常

③Hb 11.8 g/dL，Ht 34% ──→ 妊娠性貧血の基準は Hb<10 g/dL，Ht<33% で，鉄剤投与は不要

④胎盤は子宮底部 ──→ 前置胎盤ではない。

⑤羊水指数〈AFI〉10.8 cm ──→ AFI の正常値は 5〜24 cm で，羊水量は正常

⑥妊娠 26 週の随時血糖値：89 mg/dL ──→ 耐糖能異常はない。

画像診断　「妊娠中の経過」には主だった異常はみられない。

鑑別診断　里帰りの妊婦には産科合併症をもつものも少なくないが，妊婦体格，妊婦健診検査値，胎児

所見には異常所見はなく，分娩予定日・妊娠週数も妊娠10週の頭殿長測定（CRL：31 mm）で確定されており，子宮底長・胎児体重の推移や羊水量からみて胎児は健康（well-being）と考えられる。今後は前回妊娠人工中絶の既往から，癒着胎盤などの有無に注意する。

診 断 名　妊娠32週，正常妊娠

選択肢考察

× a　妊娠性貧血はないので，鉄剤の投与は不要である。

× b　胎児機能不全などもないので，帝王切開を行う適応はない。

× c　胎児機能不全を疑う所見もないので，BPSによる評価は不要である。

○ d　妊娠後期であるので，2週に1回の妊婦健康診査〈妊婦健診〉が必要である。

× e　妊娠26週の随時血糖値が正常であるので，75 g OGTTは不要である。

解 答 率　a 1.7%，b 0.5%，c 20.0%，d 56.8%，e 20.6%

関 連 知 識

　　妊婦健診は，妊娠初期から妊娠23週までは4週間に1回，24〜35週までは2週間に1回，36週以降分娩までは1週間に1回とする。

　　妊娠32週以降は胎児機能不全を除外するために，妊婦健診受診に先立ってNSTを行い，外診時腹部超音波法で羊水量（羊水ポケットまたはAFI）の測定を行い，いわゆる「簡略BPS〈modified BPS〉」をルーチンに行うのが一般的である。

正　　解　d　**正答率 56.8%**　　　　　　　　　▶参考文献　MIX 322

受験者つぶやき

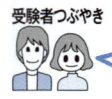

・めちゃくちゃ迷いました。尿糖（±）なのに75g OGTT 必要なのか，BPSを評価するほどの状況なのか……。2週間ごとにしっかり検診受けに来ているのに，また2週間後に来るように「指導」という表現も引っ掛かりました……。
・経過観察の問題は必ず出ます。正常であったら迷わず選ぶことも大事です。
・経過は問題なさそうに感じました。

C
医学総論

Check ☐ ☐ ☐

113C-30　72歳の女性。下腹部痛と血便のため救急外来を受診した。本日就寝前に急激な下腹部痛と下痢が出現した。数回の下痢に続いて鮮紅色の血便が出現したため受診した。20年前から糖尿病と高血圧症で自宅近くの診療所に通院している。意識は清明。体温37.2℃。脈拍96/分，整。血圧142/92 mmHg。呼吸数20/分。SpO₂ 96%（room air）。腹部は平坦で，左下腹部に自発痛と圧痛を認める。筋性防御を認めない。血液所見：赤血球380万，Hb 11.4 g/dL，Ht 39%，白血球11,200（桿状核好中球4%，分葉核好中球55%，好酸球2%，単球7%，リンパ球32%），血小板23万。血液生化学所見：総蛋白6.9 g/dL，アルブミン3.8 g/dL，総ビリルビン0.9 mg/dL，AST 24 U/L，ALT 27 U/L，LD 267 U/L（基準176〜353），アミラーゼ60 U/L（基準37〜160），尿素窒素21 mg/dL，クレアチニン1.1 mg/dL，尿酸6.6 mg/dL，血糖138 mg/dL，HbA1c 6.9%（基準4.6〜6.2），Na 141 mEq/L，K 4.4 mEq/L，Cl 99 mEq/L。CRP 2.1 mg/dL。動脈血ガス分析（room air）：pH 7.41，PaCO₂ 36 Torr，PaO₂ 90 Torr，HCO₃⁻ 24 mEq/L。

　　最も考えられる疾患はどれか。

　　a　虚血性腸炎　　　　　　　　　　b　薬物性腸炎

　　c　肛門周囲膿瘍　　　　　　　　　d　好酸球性胃腸炎

　　e　上腸間膜動脈閉塞症

アプローチ　①72歳の女性 ⟶ 比較的高齢者の女性に多い疾患を考慮

②急激な下腹部痛と下痢 ⟶ 急性の消化器疾患を考慮

③鮮紅色の血便 ⟶ 肛門に近い大腸疾患，あるいは肛門疾患を考慮

④20年前から糖尿病と高血圧の既往 ⟶ 動脈硬化を考慮

⑤筋性防御は認めない ⟶ 腹膜炎は否定的

⑥バイタルサインと血液所見 ⟶ 軽度の貧血を認めるがショック状態ではなく，炎症性疾患を考慮。好酸球の上昇は認めない。

鑑別診断　「アプローチ」②より肛門疾患は否定的で，④より最近服用し始めた薬はないので薬剤性も否定的である。また，アレルギー疾患の既往もなく，⑥の好酸球の上昇もないので好酸球性胃腸炎も否定的である。上腸間膜動脈閉塞症は心房細動などの不整脈の既往がなく，数時間後に腸の虚血により腹膜炎になるので④，⑤より否定的である。臨床経過からは虚血性腸炎と診断できる。

診断名　虚血性腸炎

選択肢考察　〇a　50歳以上で高血圧，糖尿病，高脂血症などの既往がある女性に多い。突然の左下腹部痛，下痢，下血の症状が多い。

×b　抗菌薬や非ステロイド性抗炎症薬などの内服後に多い。

×c　肛門周囲の痛みも所見もない。

×d　40歳代に多く，性差はない。アレルギー疾患の既往を有することが多く，血液検査で好酸球の増加を認めることが多い。

×　e　心房細動，心筋梗塞などの既往があり，50歳以上に多い。進行性に増悪し，短時間で腸の壊死による腹膜炎となり，ショック状態になることが多い。

解答率　a 97.8%，b 0.2%，c 0.1%，d 0.2%，e 1.4%

関連知識　高齢女性で突然の左下腹部痛で発症し，鮮紅色の血便があれば虚血性腸炎を第一に考える。多くは内科的治療で改善するが，穿孔などで緊急手術が必要な症例がまれにある。

正　解　a　**正答率 97.8%**　　　　　▶参考文献 **MIX** 273

受験者つぶやき

・鮮紅色の血便となると大腸癌か憩室炎か虚血性腸炎を疑います。
・高齢者で突然の鮮血便，左側腹痛とくれば虚血性大腸炎です。
・超典型的な虚血性腸炎の病歴です。

Check ■ ■ ■

113C-31　70歳の男性。腎機能低下のため来院した。20年前から健診で尿蛋白と尿潜血を指摘されている。5年前から腎機能低下を指摘された。2か月前の定期検査で腎機能がさらに低下していたため，腎代替療法の準備を勧められて受診した。55歳時に急性心筋梗塞の既往があり，左室収縮能の低下（左室駆出率35%）がある。アスピリン，アンジオテンシン変換酵素〈ACE〉阻害薬およびβ遮断薬を内服している。61歳時に交通外傷で脾臓摘出と小腸部分切除を受け，その後癒着性イレウスで2回開腹歴がある。65歳から糖尿病を指摘されて経口糖尿病薬を服用している。身長160cm，体重80kg。脈拍72/分，整。血圧120/86mmHg。腹部は平坦，軟で，心窩部から臍下部にかけて手術痕がある。両下腿に浮腫を認める。認知機能は正常で，神経診察に異常を認めない。尿所見：蛋白3+，糖（−），潜血2+，沈渣で多彩な変形赤血球と顆粒円柱を認める。1日尿量2,050mL。血液所見：赤血球358万，Hb 10.5g/dL，Ht 31%，白血球5,700，血小板28万。血液生化学所見：総蛋白6.6g/dL，アルブミン3.5g/dL，尿素窒素50mg/dL，クレアチニン5.1mg/dL，eGFR 9mL/分/1.73m^2，HbA1c 7.0%（基準 4.6～6.2），Na 142mEq/L，K 4.5mEq/L，Cl 103 mEq/L。

腎代替療法についての説明で適切なのはどれか。

a　「心臓が悪いので腹膜透析は適しません」
b　「糖尿病があるので腹膜透析は適しません」
c　「血液透析は尿が出なくなってから開始します」
d　「アスピリンを服用しているので血液透析は適しません」
e　「大きな腹部手術の既往があるので腹膜透析は適しません」

アプローチ　①20年前から尿蛋白と尿潜血 ━━▶ 慢性に経過して腎不全に至った例である。

②急性心筋梗塞の既往，左室駆出率35% ━━▶ 心機能の低下がある。

③癒着性イレウスで2回開腹している ━━▶ 腹膜の広範な癒着がある。

④Hb 10.5g/dL ━━▶ 腎性貧血が認められる。

⑤尿素窒素50mg/dL，クレアチニン5.1mg/dL ━━▶ 既に腎機能の低下が明らかである。

⑥ HbA1c 7.0% ⟶ 糖尿病と診断できる。

鑑別診断　　病歴と検査所見から慢性腎不全と診断できる。糖尿病の合併があり，心筋梗塞と癒着性イレウスの既往がある。

診断名　慢性腎不全（末期腎不全）

選択肢考察　× a　高度な心機能の低下例では腹膜透析が選択されることがある。

× b　腹膜透析液は浸透〈osmosis〉による除水のため，ブドウ糖濃度が高く設定されている。腹膜透析では血糖値のモニタリングがしばしば必要である。しかし，糖尿病なので腹膜透析が不適であるとはいえない。

× c　血液透析の導入は血液生化学データによる腎機能を主な指標に判断される。慢性腎不全では尿量を透析導入の基準にすることは通常ない。

× d　アスピリンの内服と血液透析の適否とは関係がない。

○ e　腹膜の広範な癒着がある例は腹膜透析の適応にならない。

解答率　a 1.6%，b 11.1%，c 0.4%，d 5.3%，e 81.3%

関連知識　　血液透析は前腕に内シャント（バスキュラーアクセス）を作製し，体外循環を行う治療法である。高度な心機能の低下例では，内シャントではなく上腕動脈の表在化が行われることがある。この場合，返血には末梢の静脈が用いられる。

　一方，腹膜透析は腹腔内に留置したカテーテルから腹膜透析液の注入/排液を繰り返す治療法である。腹膜透析では体外循環を用いないので，心血管系への負担は少ない。

正解　e　**正答率 81.3%**　　　　　　　　▶参考文献　MIX 454

受験者つぶやき
・腹膜透析，やったのに覚えてないな……という印象でした。2 回も開腹歴があると癒着していて使いにくそうだなと思いました。
・腹膜透析と血液透析の違いは Check しておくべきです。腹膜透析の副作用は腸閉塞です。
・癒着性イレウスの既往歴的に腹膜透析は厳しいかと思いました。

C
医学総論

Check ☐ ☐ ☐

113C-32　68 歳の男性。健診で血清蛋白異常を指摘され来院した。特に自覚症状はない。既往歴に特記すべきことはない。表在リンパ節を触知しない。心音と呼吸音とに異常を認めない。腹部は平坦，軟で，肝・脾を触知しない。浮腫を認めない。血液所見：赤血球 438 万，Hb 13.8 g/dL，Ht 45％，白血球 5,800，血小板 25 万。血液生化学所見：総蛋白 8.2 g/dL，アルブミン 4.7 g/dL，IgG 2,628 mg/dL（基準 960～1,960），IgA 319 mg/dL（基準 110～410），IgM 211 mg/dL（基準 65～350），総ビリルビン 0.7 mg/dL，AST 26 U/L，ALT 38 U/L，LD 285 U/L（基準 176～353），ALP 295 U/L（基準 115～359），尿素窒素 18 mg/dL，クレアチニン 0.9 mg/dL，尿酸 5.6 mg/dL。

　　　診断のために最も重要な血液検査項目はどれか。

　　　a　可溶性 IL-2 受容体　　　　　　　　b　寒冷凝集反応
　　　c　血清カルシウム値　　　　　　　　d　血清免疫電気泳動
　　　e　直接 Coombs 試験

アプローチ　① 68 歳の男性，血清蛋白増加 ⟶ 高齢者での血清蛋白の増加であり，多発性骨髄腫を考慮
　　② IgG 2,628 mg/dL ⟶ IgG が増加しているが，M 蛋白かどうかは不明

鑑別診断　　血清蛋白の増加は多くの場合，グロブリンの増加によって起こる。感染症や自己免疫疾患では炎症が各種のグロブリンの増加を引き起こし（ポリクローナルな免疫グロブリンの増加），一方，多発性骨髄腫などの腫瘍性疾患では増殖した腫瘍細胞が M 蛋白と呼ばれるただ 1 種類の免疫グロブリンを産生する（モノクローナルな免疫グロブリンの産生）。

診 断 名　多発性骨髄腫の疑い

選択肢考察　× a　血中 sIL-2R は非 Hodgkin リンパ腫や成人 T 細胞白血病〈ATL〉などにおいては腫瘍細胞の増殖に伴って上昇し，総腫瘍量を反映するとされている。

× b　寒冷凝集反応は，患者血清から冷式の赤血球自己抗体である寒冷凝集素を検出する検査である。

× c　多発性骨髄腫などでは血清 Ca 値は上昇することも多い。しかし，現段階では多発性骨髄腫と診断されてはいない。診断された場合は必要となる検査である。

○ d　M 蛋白血症の有無を免疫電気泳動で検査する。

× e　直接 Coombs 試験は赤血球表面に結合している抗体あるいは補体を検出する検査で，自己免疫性溶血性貧血などで陽性となる。

解 答 率　a 1.1％，b 0.8％，c 5.1％，d 92.1％，e 0.7％

関連知識　　血清免疫電気泳動は，免疫グロブリンが均一な成分として増量した場合の M 蛋白の同定，型判定，尿中の Bence Jones 蛋白の有無やその型を判定するのに重要な検査である。

正　解　d　**正答率 92.0％**　　　　　　　　　　　　▶参考文献　MIX 132

受験者つぶやき

・多発性骨髄腫も MGUS も，診断に重要なのは血清免疫電気泳動です。
・軽度の蛋白上昇，IgG の上昇は軽度 MM，つまり MGUS だと思いました。
・MGUS を思い浮かべました。

Check ☐ ☐ ☐

113C-33　28歳の女性。挙児を希望して来院した。月経周期は 30 日型，持続は 5 日間。避妊せずに 3 か月経ったが妊娠しなかったため来院した。内診で子宮と卵巣とに異常を認めない。Douglas 窩に異常を認めない。基礎体温は 2 相性である。

この時点で適切な説明はどれか。

a　「排卵日を見つけましょう」　　　　b　「子宮卵管造影検査をします」

c　「排卵誘発薬を服用してください」　　d　「あなたの染色体検査をしましょう」

e　「抗カルジオリピン抗体を検査します」

アプローチ　①28 歳，挙児希望。避妊なしで 3 か月間経過し，妊娠しない。

②月経周期 30 日型，持続 5 日間 ⟶ 月経異常なし

③内診で子宮・卵巣に異常なし ⟶ 女性生殖器の形態異常・腫瘍などなし

④Douglas 窩に異常なし ⟶ 子宮内膜症の存在は否定的？

⑤基礎体温 2 相性 ⟶ ホルモン分泌の異常なし

鑑別診断　　挙児希望で来院したが，避妊せずに 3 か月しか経過しておらず，不妊症には該当しない（「アプローチ」①）。内診で子宮・卵巣に異常を認めず（③），月経正常範囲内（②），基礎体温 2 相性（⑤）より，現段階では器質的異常・機能的異常のいずれも認めない。

診断名　挙児希望，正常女性

選択肢考察　○a　器質的・機能的に正常女性であり，現時点では不妊症検査は必要ない。挙児希望に対し，基礎体温表や市販の排卵検査薬から排卵日を見つける方法と性交のタイミングを指導する。

×b　不妊症の検査は現時点では必要ない。

×c　基礎体温は 2 相性であり，排卵障害ではない。

×d　不育症の原因精査（Robertson 転座）として行うことがあるが，本症例は不育症ではない。

×e　不育症の原因精査（抗リン脂質抗体症候群）として行うことがあるが，本症例は不育症ではない。

解答率　a 86.9%，b 11.5%，c 0.2%，d 0.3%，e 0.9%

コメント　　月経歴，基礎体温表，内診所見から，本症例は不妊症ではなく正常であることを判断できることが重要。その上で，挙児希望に対してはタイミング指導を行って経過観察する。

正　解　**a**　**正答率 86.9%**　　　　　　　▶参考文献　MIX 307　チャート 産 19

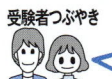
受験者つぶやき

・基礎体温が 2 相性の不妊なので子宮性（もしくは男性側の問題）を考えましたが，「内診」というのがどこまで調べられるものなのかわかりませんでした。

・不妊は 1 年以上のことを示すと覚えていました。

・3 か月しか経ってないので検査を急ぐ必要もないかと思いました。

C

医学総論

Check ■ ■ ■

113C-34　日齢1の新生児。在胎40週0日，出生体重2,594 gで，正常分娩で出生した。Apgarスコアは8点（1分），9点（5分）。出生12時間後から嘔吐が出現し，出生から24時間経っても胎便の排泄がなく，胆汁性嘔吐を認めたためNICUに搬入された。体重2,400 g。体温37.6℃。心拍数40/分，整。血圧70/40 mmHg。呼吸数52/分。SpO$_2$ 99%（room air）。このときの腹部所見（**別冊 No. 4A**）及び胸腹部エックス線写真（臥位）（**別冊 No. 4B**）を別に示す。血液所見：Hb 19.4 g/dL，白血球11,600，血小板35万。血液生化学検査：尿素窒素17 mg/dL，クレアチニン1.3 mg/dL，総ビリルビン9.4 mg/dL。経鼻胃管を挿入するとともに，輸液を開始した。

　　次に行うべきなのはどれか。

　　a　光線療法　　　　　b　酸素投与　　　　　c　抗菌薬投与
　　d　注腸造影検査　　　e　心エコー検査

A

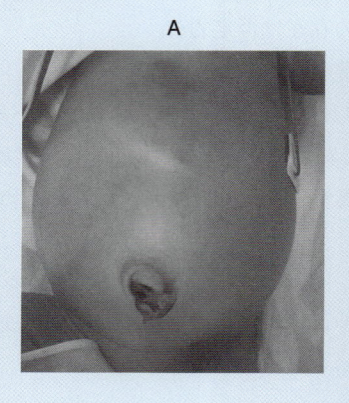

B

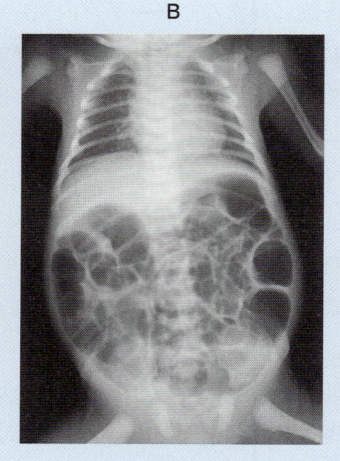

アプローチ　①日齢1の新生児，在胎40週，2,594 gで出生，Apgarスコア9点（5分）━━▶満期正期産児で仮死もない。

②胎便の排泄なし━━▶腸管の通過障害を示唆する。

③胆汁性嘔吐━━▶十二指腸乳頭部より下部腸管の通過の問題がある。

④心拍数40/分，整，血圧70/40 mmHg，呼吸数52/分━━▶徐脈とやや呼吸過多を認める。

⑤クレアチニン1.3 mg/dL━━▶出生直後は母親とほぼ同値であるので脱水による腎機能障害が疑われる。

⑥総ビリルビン9.4 mg/dL━━▶早発の黄疸がある。

画像診断　臍部の突出もあり，著明な腹部全体の膨満がある（画像A）。多量の腸管内ガス貯留を認める（画像B）。

鑑別診断　「アプローチ」①より満期正期分娩で出生しているが，低出生体重ではないものの，在胎週数と体重から，胎内での発育は軽度不良と推測される。③〜⑥から特に心拍数の低下が著しく，血清クレアチニンやビリルビンの上昇から脱水による循環障害を疑わせる。③から腸閉

鎖，腸回転異常症および中腸軸捻転，Hirschsprung 病，鎖肛などの先天性疾患も考慮されるが，前三者は画像所見から否定される。Hirschsprung 病や鎖肛では胆汁性嘔吐はみられない。②から胎便の排泄遅延による疾患が考えられる。

診断名 胎便性イレウス

選択肢考察
- × a　適応にもならないし，症状の軽減にもならない。
- × b　99％ の SpO_2 であり，酸素不足はない。
- × c　状態の悪化により二次的な感染を生じる可能性はあるが，症状の改善にはならない。検査所見でも感染を思わせない。
- ○ d　排便が認められていないため，microcolon の所見が得られる。
- × e　体重が 1 日で 200 g 近くも減少するほどの脱水があるため，重症病態である。徐脈はそのためと推察される。単なる心奇形を思わせる所見はほかにはみられない。

関連知識　胎便栓の形成による腸閉塞をきたす疾患には胎便栓症候群〈small left colon syndrome〉と胎便性イレウスがある。前者は超低出生体重児や母体糖尿病児などに多く，注腸で胎便の詰まった狭小化した左結腸を認める。結腸機能の未熟性によることが推測されている。後者は日本人にはまれな常染色体劣性遺伝である嚢胞性線維症に多く合併する。回腸末端で胎便による閉塞があり，嚢胞性線維症では汗の電解質異常（Cl の上昇）や膵外分泌不全の存在がある。

コメント　生後 12〜24 時間以内に発症する胎便性イレウスと生後数日以内に発症する胎便栓症候群をこの設問から鑑別するのは難しいのではないか。強いていえば未熟性や異常分娩などはないようであり，胎便性イレウスの可能性が大か。発症が生直後であり，日本人には極めてまれな胎便性イレウスを考えさせるのは出題として不適切と思われる。

正解　d（厚労省発表では正解未提示）　　　　　　　　▶参考文献　国小 255

受験者つぶやき
- ・新生児で心拍数 40 回はまずいと思い心エコーを選びました。
- ・Hirschsprung は心奇形の合併があり，HR：40/分より心臓をみたいと思い e にしました。
- ・何の疾患かもいまいちわからず，消化管に異常がありそうなのでとりあえず注腸造影を選びました。

※ **C-34** は，平成 31 年 3 月 18 日に「設問が不適切で正解が得られないため」を理由として「採点対象から除外する」と公表された。

C

医学総論

Check ☐ ☐ ☐

113C-35　45歳の男性。造船所でアーク溶接作業に従事している。本日，午前11時ころ，作業場が暑かったので，保護具を外して汗をぬぐってしまい，溶接時に発生する光に曝露したという。特に自覚症状はなく，その後の作業にも差し障りはなかったが，念のためにと同じ作業場の同僚が気遣い，昼食後，午後2時に同僚とともに医務室を訪れた。意識は清明。眼球結膜に軽度充血を認める。視野は良好。眼や耳の痛みは訴えていない。瞳孔，口腔粘膜および皮膚に異常を認めない。

対応として適切なのはどれか。

a　問題ないと伝える。　　　　　　　　b　救急車を要請する。
c　水分を経口摂取させる。　　　　　　d　呼吸機能検査を勧める。
e　眼科医への紹介受診を勧める。

アプローチ　①溶接作業 ━━▶ 眼の障害（電気性眼炎）や皮膚の障害（皮膚炎）を疑う。

②保護具を外して汗をぬぐってしまい，溶接時に発生する光に曝露 ━━▶ 眼の障害（電気性眼炎）を疑う。

③眼球結膜に軽度充血 ━━▶ 結膜炎

④視野は良好 ━━▶ 網膜や視神経の障害は否定的

⑤特に自覚症状はない，眼や耳の痛みは訴えていない ━━▶ 緊急疾患ではない。

⑥皮膚に異常は認めない ━━▶ 皮膚炎は否定的

鑑別診断　「アプローチ」①，②，③より，アーク溶接光を浴びたことによる電気性眼炎が最も疑われる。⑥より皮膚炎は否定的である。

診 断 名　電気性眼炎

選択肢考察　×a　少なくとも結膜充血を認めており，何らかの結膜炎が疑われる。電気性眼炎は紫外線曝露の数時間後に悪化する傾向があり，放置するのは好ましくない。

×b　特に自覚症状はなく，眼や耳の痛みを訴えていないことから緊急疾患の可能性は低く，救急車を呼ぶ必要は全くない。

×c　水分を経口摂取させること自体に問題はないが，電気性眼炎とは関係がない。

×d　呼吸状態の変化や息苦しさなどを認めないため，呼吸機能検査は不要である。

○e　結膜充血を認め，電気性眼炎が疑われる。数時間後に悪化する可能性も踏まえ，眼科医へ紹介するのがベストである。

解 答 率　a 8.7％，b 0.4％，c 0.7％，d 0.3％，e 89.7％

関連知識　紫外線は波長の長い方からUVA，UVB，UVCであり，UVCが最も障害性が強い。アーク溶接のような人工光源にはUVCが含まれており，角膜や結膜に障害を引き起こす。これを電気性眼炎（紫外線角結膜炎）という。紫外線曝露の数時間後に，結膜充血や眼痛などの症状が悪化する場合がある。基本的には自然改善を待つのみであるが，自然治癒を妨げないようにヒアルロン酸点眼や抗菌薬点眼を行うことが多い。

正 解　e　**正答率 89.7％**　　　　　　　　　　　▶参考文献　**MIX** 361

C
医学総論

受験者つぶやき
・「餅は餅屋」です。
・8時間以降に発症するイメージです。悩んだら受診をさせることが大事です。
・無責任なことをするくらいなら専門医を紹介したいです。

Check ■ ■ ■

113C-36 47歳の女性。顔面の皮疹を主訴に来院した。2か月前から自宅近くの診療所で顔面の皮疹に対し外用薬が処方され，使用しているうちに新たな皮疹が出現してきたという。口周囲，頬部に丘疹，膿疱を認める。顔面の写真（**別冊** No.5）を別に示す。

この皮疹の原因と考えられる外用薬はどれか。

a 抗菌薬　　　　　　　b 抗真菌薬　　　　　　c 過酸化ベンゾイル
d 活性型ビタミンD_3　　e 副腎皮質ステロイド

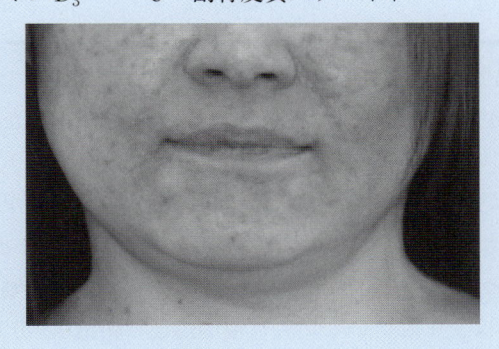

アプローチ　①2か月の外用薬の使用によって出現 ➡ ステロイド外用薬の副作用による皮膚症状が考えられる。

画像診断

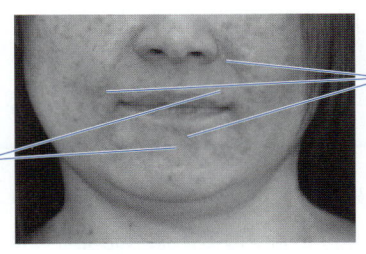

毛孔一致性の丘疹と膿疱
びまん性の発赤

口の周囲と両頬部にびまん性の発赤がみられ，さらに毛孔一致性の丘疹と膿疱が多発している。酒皶様皮膚炎である。

診断名　酒皶様皮膚炎（口囲皮膚炎）
選択肢考察　×a 抗菌薬の副作用としては接触皮膚炎がみられる。
×b 抗真菌薬の副作用としては接触皮膚炎がみられる。
×c 過酸化ベンゾイルの副作用としては刺激感・発赤・接触皮膚炎がみられる。
×d 活性型ビタミンD_3の副作用としては刺激感・接触皮膚炎がみられる。
○e ステロイドの副作用としては酒皶様皮膚炎（口囲皮膚炎）がみられる。

解答率　a 1.1%，b 0.3%，c 1.2%，d 1.4%，e 95.8%

関連知識　ステロイド外用薬の長期連用による副作用は重要である。まず酒皶様皮膚炎に注意する。酒皶様皮膚炎は顔面の両頬部・前額部・口周囲に好発する。毛細血管拡張によるびまん性の紅斑がみられ，毛孔一致性の丘疹と膿疱が多発する。それらの皮膚症状が口の周囲に限局している場合を口囲皮膚炎という。その他，毛細血管拡張・多毛・皮膚の萎縮・感染症の誘発がある。感染症としては白癬やカンジダなどの真菌症，単純ヘルペスなどのウイルス性感染症，毛囊炎などの細菌感染症を合併しやすい。接触皮膚炎もみられるが，まれである。

正　解　**e**　**正答率 95.8%**

受験者つぶやき

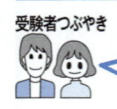

・画像を見ても何も浮かんでこなかったので知らない薬（c）を選びましたが……。
・過酸化ベンゾイルは知りませんでした。ステロイドはニキビ様の皮疹が出るイメージです。
・過酸化ベンゾイルは尋常性痤瘡の治療薬です。

Check ☐ ☐ ☐

113C-37　76歳の男性。記憶障害を心配した妻に付き添われて来院した。妻によると3か月前に，呼びかけても返事がなく宙を見つめるようなことが初めてあった。その後，同様の症状を月に1，2回目撃している。症状発現時には，口をもぐもぐしたり，手指を不規則に動かしたりするような動作がみられることもある。数分で回復することが多いが，その時のことを本人に尋ねても，何も覚えていない。本人は「妻から言われたことを全く覚えていないので，認知症ではないかと不安です」と述べている。かかりつけ医の処方には降圧薬があるが，睡眠薬や抗精神病薬は含まれていない。体温36.3℃。脈拍72/分，整。血圧128/76 mmHg。心音と呼吸音とに異常を認めない。Mini-Mental State Examination〈MMSE〉29点（30点満点）。神経診察に異常を認めない。尿所見，血液所見および血液生化学所見に異常を認めない。頭部MRIに異常を認めない。

　　次に行うべき検査はどれか。

　　a　脳　波　　　　　　b　表面筋電図　　　　　c　聴性脳幹反応
　　d　脳脊髄液検査　　　e　MIBG心筋シンチグラフィ

アプローチ　①記憶障害を心配 ━━ やはり一般的にはまず認知症を疑う。

②呼びかけても返事がなく宙を見つめる，症状発現時には口をもぐもぐしたり，手指を不規則に動かしたりするような動作 ━━ 口部自動症などの自動症

③数分で回復することが多いが，その時のことを本人に尋ねても，何も覚えていない ━━ 発作性の健忘

④処方には睡眠薬や抗精神病薬は含まれていない ━━ 薬による健忘，認知症ではない。

⑤Mini-Mental State Examination〈MMSE〉29点（30点満点）━━ 非発作時（間欠期）には認知機能は正常と思われる。

⑥神経診察に異常を認めない ━━ Lewy小体型認知症やParkinson病に伴う認知症ではない。

⑦頭部MRIに異常を認めない ━━ 少なくとも血管性認知症や前頭側頭葉型認知症ではなく，Alzheimer型認知症でもないであろう。

鑑別診断 「アプローチ」②，③，⑤により複雑部分発作との診断が導き出される（後述の「関連知識」参照）。④，⑥，⑦によって他の認知症を伴う各疾患が除外されている。

診断名 複雑部分発作

選択肢考察
- ○ a てんかんの診断に重要な検査であることは言うまでもない。
- × b 不随意運動の鑑別には有用な検査である。
- × c 脳幹の機能検査としては有用で，特に脳死判定には重要となる。
- × d 脳炎，髄膜炎の診断には必須。
- × e Parkinson 病，Lewy 小体型認知症などの診断には有用な検査である。

解答率 a 98.4%，b 0.1%，c 0.1%，d 0.3%，e 0.9%

関連知識 本症例は複雑部分発作である。発作時に意識障害があり，発作後の健忘が主訴となったものと思われる。側頭部，前側頭部ないし広範性の一側ないし両側性のてんかん発射によって起こる複雑で高次の精神・運動機能異常症状がみられ，これは脳波異常として反映されることが多い。意識障害は数十秒から数分間に及び，本症例のように発作中は動作が止まったり，自動症を呈したりする。

コメント 本症例のようにけいれんを伴わないてんかんもまれではなく，認知症の重要な鑑別疾患の一つである。

正解 a **正答率 98.4%** ▶参考文献 **MIX** 168

受験者つぶやき
- 側頭葉てんかんはほとんどの症例問題で「口をもぐもぐさせる」「その時の記憶はない」という表現が出てきます。
- 自動症，前向健忘とくれば，てんかんです。

Check ■■■

113C-38 9歳の男児。陰毛発生，変声を主訴に母親に連れられて来院した。幼稚園の頃から一番背が高かった。半年前から陰毛が発生し，最近になり周囲から変声を指摘され，心配になり来院した。既往歴に特記すべきことはない。家族の身長は，父親 175 cm，母親 159 cm（10 歳で初経），兄 14 歳 175 cm（12 歳で変声），姉 12 歳 152 cm（10 歳で初経）。本人は身長 150 cm，体重 51 kg。体温 36.5℃。口腔内に異常を認めない。甲状腺と頸部リンパ節の腫大を認めない。心音と呼吸音とに異常を認めない。腹部は平坦，軟で，肝・脾を触知しない。下腿に浮腫を認めない。Café au lait 斑を認めない。

次に行うべきなのはどれか。

- a 頭部 MRI
- b 成長曲線の確認
- c LHRH 負荷試験
- d 腹部超音波検査
- e 胸部エックス線撮影

アプローチ ①9歳男児，半年前から陰毛発生，最近変声 ➡ 9歳未満で陰毛発生，11 歳未満で声変わりがあり，思春期早発症であると臨床的には診断可能である。

②幼稚園から高身長 ➡ 身長促進現象を認める。

③父 175 cm，母 159 cm（10 歳で初経），兄 14 歳 175 cm（12 歳で変声），妹 12 歳 152 cm（10

歳で初経）━━▶ 父母や兄妹には思春期早発症の傾向はないため，遺伝的素因の可能性は低い。

④本人は身長 150 cm，体重 51 kg。体温 36.5℃。Café au lait 斑を含め身体所見に特記すべきことなし ━━▶ 身長は 12 歳相当で約 3 SD の高身長。Café au lait 斑を伴う思春期早発であれば McCune-Albright 症候群が鑑別に挙がる。

鑑別診断　早発陰毛と変声，身長促進現象から思春期早発症と診断される。下垂体性ゴナドトロピンと性ステロイドホルモンの両者の亢進があれば中枢性の可能性が極めて高い。使用薬剤（軟膏，養毛剤），皮膚色素沈着（先天性副腎皮質過形成），Café au lait 斑（McCune-Albright 症候群）なども鑑別診断を組み立てる上で大切であるが，まずは問診，成長曲線の作成と骨年齢の評価が大切である。

診断名　思春期早発症

選択肢考察

×a　皮膚色素沈着や Café au lait 斑，腹部腫瘤を認めず，Cushing 徴候があれば，脳腫瘍の鑑別のために頭部 MRI を施行すべきである。

○b　成長歴を中心とした丹念な問診，成長曲線の作成とエックス線撮影による骨年齢が初期評価では肝要である。

×c　他の選択肢をすべて鑑別した後に行われるべきで，負荷試験に反応を認めた場合は特発性の思春期早発症の可能性が高い。

×d　腹部腫瘤や Cushing 徴候があれば，副腎腫瘍や hCG 産生腫瘍を確認するために腹部超音波検査は施行すべきである。

×e　画像上で縦隔腫瘍が疑われた場合には血中の β hCG を測定し，Klinefelter 症候群を考慮する。

解答率　a 3.7%，b 94.2%，c 1.4%，d 0.4%，e 0.1%

関連知識　男児の思春期早発症の原因としては器質性が最も頻度が高く，腫瘍性疾患を鑑別することが大切である。主な症候としては，9 歳未満での精巣や陰茎の発育，11 歳未満での腋毛も挙げられる。血液検査では，LH，FSH，テストステロンを評価する。

コメント　これまでの国家試験における低身長に関連する選択肢では，手根骨エックス線撮影を選ばせる問題が数多く出題されている。問診，成長曲線，骨年齢は小児の成長を正しく判断する上では外せない。

正解　b　正答率 94.2%　　　　　▶参考文献　MIX 428　国小 121, 132

受験者つぶやき
・低身長の鑑別にはまず成長曲線を確認するので，高身長でも同じかなと思いました。
・小児の低身長も，まずグラフの確認！
・まず成長曲線の確認をすべきでした……。

Check ■ ■ ■

113C-39 35歳の初妊婦（1妊0産）。初回妊婦健康診査のため妊娠11週2日に来院した。無月経を主訴に3週間前に受診し，子宮内に妊娠8週相当の胎児を認め妊娠と診断された。

初期血液検査の説明として適切なのはどれか。

a 「梅毒の検査は省略しましょう」

b 「B群レンサ球菌〈GBS〉の検査が含まれます」

c 「風疹抗体が陽性の場合は，先天性風疹症候群を発症します」

d 「C型肝炎ウイルス検査が陽性の場合，赤ちゃんにワクチンを接種します」

e 「B型肝炎ウイルス検査が陽性の場合，赤ちゃんに抗HBsヒト免疫グロブリンを投与します」

アプローチ ①初回妊婦健康診査

②妊娠11週2日

選択肢考察 × a 梅毒検査は妊娠初期の血液検査項目として推奨されている。

× b B群レンサ球菌検査は妊娠初期の検査項目としては推奨されていないし，また血液検査ではない。

× c 風疹抗体が陽性の場合でも先天性風疹症候群を発症するとは限らない。

× d C型肝炎ウイルスに対する有効なワクチンは開発されていない。

○ e B型肝炎ウイルスが陽性の場合は，新生児に抗HBsヒト免疫グロブリンを投与することになっている。

解 答 率 a 0.1%，b 18.4%，c 0.4%，d 0.2%，e 80.6%

関連知識 妊娠中には様々な検査が推奨されているが，妊娠初期に推奨されている検査および妊娠中の定期健康診査の内容を把握しておくことが重要である。

梅毒検査は妊娠初期に推奨されているが，B群レンサ球菌検査は妊娠35～37週に推奨されている。

風疹に関してはHI抗体価の上昇が感染を疑わせるが，その場合はIgM抗体を測定して初感染かどうかを判定する。初感染の場合，先天性風疹症候群を発症する確率は妊娠4～6週で100%であるが，妊娠7～12週で80%，以後週数とともに低下し，妊娠20週以降は0%となるため，風疹抗体が陽性でも，必ずしも先天性風疹症候群を発症するとは限らない。

C型肝炎ウイルスに対する有効なワクチンは現時点では開発されていないため，C型肝炎ウイルスが陽性の場合は定期的に肝機能やウイルス定量などを行い，高リスクの場合は帝王切開を考慮する。なお，C型肝炎ウイルスが陽性の場合の母子感染率は10%以下とされる。

B型肝炎ウイルスが陽性の場合は，出生後12時間以内に抗HBsヒト免疫グロブリンとHBワクチンを投与し，以後HBワクチンは生後1か月と6か月に接種し，母子感染予防対策を行うことになっている。

コメント 妊婦健診と母子感染予防対策に習熟しておく。

正 解 e **正答率 80.6%** ▶参考文献 MIX 277 チャート 産 219

受験者つぶやき

・感染症合併妊娠は盲点でした。
・HBV ワクチンは生後，1 か月，6 か月の３回！
・GBS は血液でなく腟の培養ですね。

C
医学総論

Check ■ ■ ■

113C-40　69 歳の女性。四肢関節痛を主訴に来院した。5 年前から手指のこわばり，移動性の疼痛があった。3 年前から便秘と下痢を繰り返し，過敏性腸症候群と診断された。半年前，夫が肺癌で死去した。そのころから，四肢関節痛や腰背部痛が悪化したため 4 週間前に自宅近くの診療所を受診し，NSAIDs の処方を受けたが寛解しなかった。体重に変化はない。体温 36.2 ℃。脈拍 80/分，整。血圧 120/76 mmHg。手指遠位指節間関節や近位指節間関節に骨棘を触れる。手指や手首，膝など多関節に圧痛を認めるが，腫脹を認めない。両側の項部や僧帽筋上縁中央部，下位頸椎横突起間，第二肋骨肋軟骨接合部，上腕骨外側上顆付近，臀部上外側，大腿骨大転子後方の触診時，顔をしかめるような疼痛反応を認める。尿所見に異常を認めない。赤沈 10 mm/1 時間。血液所見：赤血球 425 万，Hb 12.8 g/dL，Ht 40%，白血球 4,200，血小板 19 万。血液生化学所見：総蛋白 7.2 g/dL，AST 21 U/L，ALT 16 U/L，LD 188 U/L（基準 176～353），尿素窒素 10 mg/dL，クレアチニン 0.4 mg/dL，CK 48 U/L（基準 30～140），コルチゾール 12.4 μg/dL（基準 5.2～12.6）。免疫血清学所見：CRP 0.1 mg/dL，リウマトイド因子〈RF〉陰性，抗核抗体陰性。

　最も考えられるのはどれか。

　a　線維筋痛症　　　　　b　強直性脊椎炎　　　　c　関節リウマチ
　d　Sjögren 症候群　　　e　リウマチ性多発筋痛症

アプローチ　①高齢女性の四肢関節痛 ━━ 変形性関節症，関節リウマチ，リウマチ性多発筋痛症〈PMR〉などを鑑別

②移動性疼痛 ━━ SLE，リウマチ熱，細菌性やウイルス性の感染性関節炎を鑑別

③過敏性腸症候群〈IBS〉と診断 ━━ IBS には高率に線維筋痛症〈fibromyalgia：FM〉を合併するので注意

④夫の死後に疼痛の悪化 ━━ ストレスが増悪因子

⑤手指遠位指節間〈DIP〉関節の骨棘 ━━ 関節リウマチは否定的

⑥多関節に圧痛はあるが，腫脹はない ━━ 関節炎は否定的

⑦両側の項部～大腿骨大転子までの全身の触診で顔をしかめるような疼痛 ━━ 手指なども含めて，11 か所以上に圧痛あり，FM を疑う。

⑧赤沈 10 mm/1 時間，CRP 0.1 mg/dL ━━ 炎症反応は認めず，関節炎関連の膠原病は否定的

⑨リウマトイド因子陰性 ━━ 関節リウマチ，Sjögren 症候群，クリオグロブリン血症は否定的

⑩抗核抗体陰性 ━━ SLE，強皮症，MCTD，多発性筋炎，皮膚筋炎，Sjögren 症候群は否定的

鑑別診断　　高齢女性の移動性疼痛と関節の腫脹がない点からは PMR が最も疑われるが，PMR であれば炎症反応があるはずである。しかし赤沈と CRP は陰性であり，否定される。炎症反応がな

いにもかかわらず多数の圧痛を認めることから，FM が最も考えられる。IBS の合併も FM を疑うヒントとなる。

診断名	線維筋痛症〈FM〉

選択肢考察	
◯ a	多数の圧痛点，炎症反応陰性，IBS の合併など，FM が最も考えられる。
× b	強直性脊椎炎であれば炎症反応を認めるはずである。
× c	関節リウマチであればリウマトイド因子陰性である点と炎症反応がない点が合わない。
× d	Sjögren 症候群であれば乾燥症状がなく，抗核抗体が陰性である点が合わない。
× e	リウマチ性多発筋痛症であれば炎症反応が陰性である点が合わない。

解答率 a 58.3％，b 18.3％，c 0.4％，d 0.2％，e 22.6％

関連知識　FM は原因不明の全身疼痛を主症状とし，うつ，不眠，IBS，過活動性膀胱，逆流性食道炎などの症状を随伴する疾患である。外因性要因としては外傷，手術，感染など，内因性要因としては離婚，死別，解雇などのストレスを発症要因とする。

　診断基準についてだが，線維筋痛症の ACR1990 年基準は，①広範囲な慢性疼痛と，② 11 か所以上の圧痛点，の 2 つから構成されていた。しかし圧痛点を満たさない場合の診断などの問題点があった。そこで 2010 年の予備診断基準の提案では，①慢性疼痛の広がりと重症度，② 3 か月以上の症候の持続，③他疾患の除外，の 3 つから構成されている。

コメント　IBS に合併しやすい疾患として，FM が挙げられることを知っていると診断のヒントとなる。なお，『線維筋痛症診療ガイドライン 2013』の 29 ページからの「リウマチ性疾患との鑑別の疾患」がそのまま選択肢として採用されている。ネットでも公開されているので興味があれば見てみると参考になるだろう。

本問の狙い　1990 年に米国リウマチ学会〈ACR〉により線維筋痛症〈fibromyalgia：FM〉の疾患概念が定義され，分類基準も提案された。2009 年からは FM が医師国家試験の出題基準に採択され，2010 年には ACR から FM 予備診断基準が示された。さらに治療薬として 2012 年にプレバガリン（リリカ®），2015 年にデュロキセチン（サインバルタ®）が保険収載された。

　有病率は欧米で 2〜3％，日本でも 2011 年のインターネット調査では 2.1％くらいの患者が存在すると推計されている。ところが日本では医療機関の認知度が低いために未診断の患者数が極めて多く，誤診されることも多いためにドクターショッピングを繰り返す原因となる疾患とされる。本問には，日本に 200 万人程度は存在するとされる FM を診断できる医師になるべきとの厚生労働省の意図があると考えられる。

正　解　a　**正答率 58.3％**　　　　　　　　▶参考文献　MIX 410

受験者つぶやき
・関節痛，腫脹なし，NSAIDs が効かない，でピンときました。
・数年前にこの疾患でアナウンサーが亡くなってしまったニュースを思い出しました。
・線維筋痛症初出題でした。

C 医学総論

C
医学総論

Check ▪ ▪ ▪

113C-41　7歳の男児。小学1年生の心電図検診で左室肥大を指摘され来院した。現在まで家庭や学校での生活で易疲労性を指摘されたことはない。右上肢の血圧は142/88 mmHgで，左背部で収縮期に雑音を聴取する。心エコー検査で左室壁が肥厚しているが，左室の壁運動に異常を認めない。明らかな心内シャントは認めない。

予想される所見はどれか。

a　肝腫大
b　Ⅱ音の亢進
c　左前胸部の突出
d　上下肢の血圧較差
e　毛細血管再充満時間の延長

アプローチ　①7歳の男児，心電図検診で左室肥大を指摘 ━━▶ 生後早期に症状がなく，チアノーゼのある複雑心奇形や動脈管依存性の心奇形は否定的である。

②家庭や学校での生活で易疲労性なし ━━▶ 心機能が（代償されて）保たれているため，日常生活の負荷には十分耐えうる。

③右上肢の血圧は142/88 mmHg，左背部で収縮期に雑音を聴取 ━━▶ 上肢は高血圧（7歳男児の血圧は通常，110/70程度）を呈している。左背部の収縮期雑音は大動脈に狭窄部位がある可能性を示唆している。

④心エコー検査で左室壁が肥厚しているが，左室の壁運動異常や心内シャントは認めない ━━▶ 左室の収縮能は代償性に保たれ，収縮能低下を示すような壁運動の異常，心室中隔欠損症などのシャントも認めない。

鑑別診断　「アプローチ」③より大動脈縮窄症〈CoA〉が疑われる。動脈管の閉鎖に伴い，大動脈遠位部の狭窄部，特に動脈管接合部の狭窄がより顕在化するのがCoAである。縮窄により上行大動脈は高血圧となり，左室に圧負荷がかかる。一方で狭窄が軽度で有意な先天性心疾患がなければ，年長児，場合によっては成人期まで無症状のこともある。詳しい問診により，上肢の高血圧による頭痛や下肢への血流低下に伴う運動時の跛行が判明する。確定診断には，心エコー，大動脈造影，などが必要である。

診断名　大動脈縮窄症〈CoA〉（単純型大動脈縮窄）

選択肢考察　×a　下行大動脈への血流が縮窄のために減り，肝臓や腎臓への血流も減る。

×b　Ⅱ音は半月弁の閉鎖により生じるが，本症例にはない心内シャントが存在し狭窄が高度であった場合にはシャント血流が増大しⅠ・Ⅱ音が亢進する。本肢は誤答率が高かったが，これは，一般的にCoAには冠動脈性心疾患〈CHD〉が合併すると思い込み，「心内シャントがない」という設定を見逃した，あるいは大動脈縮窄複合（CHD合併のCoA）と早とちりして選択したものと思われる。**割れ問**

×c　心内シャントによりさらに右心負荷が増大した場合には，圧負荷を受けた右室が前方へ張り出すことで経年的に圧力がかかり，左前胸部が突出するような胸郭変形をきたす場合もある。

○d　縮窄部の血圧差により上半身は高血圧となるのが本疾患の最大の特徴である。

× e　心機能は保たれており，末梢循環レベルにおいても異常は認めない。

解答率　a 2.4%，b 44.4%，c 9.0%，d 41.5%，e 2.6%

関連知識　高度の CoA では乳児期から心不全をきたす。本疾患では半数以上に先天性心疾患を合併し，心室中隔欠損症はその代表である。また，大動脈縮窄症は Turner 症候群の約 20〜30% に合併する。

　CoA 患者は成人期まで無症状であっても，脳出血，冠動脈硬化などの合併症により，寿命が短い。

正解　d　**正答率 41.4%**　　　　▶**参考文献**　**MIX** 222　**国小** 243

受験者つぶやき
・小学生で血圧 140 超はびっくりです。大動脈縮窄症以外思いつきませんでした。
・わかりにくかったので図を描いて考えました。
・左背部の収縮期雑音が気になりました。

Check ■■■

113C-42　62 歳の女性。便潜血の精密検査を目的に来院した。便潜血検査による検診を受け，1 日目が陽性，2 日目が陰性であったため，精密検査が必要と判定されて受診した。友人から「内視鏡検査は苦痛だ」と聞いており，内視鏡検査を受けることを躊躇している。便通は毎日あり，便柱狭小化はない。最近数年間で体重の明らかな増減はない。既往歴に特記すべきことはない。喫煙歴はなく，飲酒は機会飲酒。大腸癌の家族歴はない。身長 155 cm，体重 56 kg。腹部は平坦，軟で，肝・脾を触知せず，圧痛を認めない。

　最も適切な対応はどれか。

a　「腹部超音波検査を行いましょう」
b　「大腸癌の腫瘍マーカーの血液検査をしましょう」
c　「経過をみて，6 か月後に便潜血を再検しましょう」
d　「便潜血の再検査を行い，その結果で考えましょう」
e　「大腸内視鏡検査の必要性について詳しく説明させてください」

アプローチ　① 62 歳の女性 ⟶ 大腸癌の好発年齢

②便潜血検査陽性 ⟶ 大腸内視鏡検査などで精密検査を行う必要性を考慮

③便通異常，便柱狭小化はない ⟶ 進行癌はなさそう。

鑑別診断　「アプローチ」①より大腸内視鏡検査などで精密検査を行い，大腸癌や大腸ポリープの確認をすべきである。

診断名　大腸癌の疑い

選択肢考察　× a　便潜血検査は大腸癌検診の検査であり，精密検査は大腸内視鏡検査などによる。

× b　腫瘍マーカーは癌の疑いが強いか癌の診断がついてから行う検査である。早期癌で上昇することは少なく，治療効果判定に用いる。

× c，× d　精密検査として便潜血検査の再検は認められていない。

○ e　多くの人は大腸内視鏡検査に対して不安が強いので，大腸癌や大腸ポリープがある可能

性と合併症について説明して同意を得てから行う。

| 解答率 | a 1.0%，b 0.6%，c 1.2%，d 5.7%，e 91.3% |

| 関連知識 |

前立腺癌検診では血液検査の PSA が行われている。胃癌検診は胃透視検査であるが，最近では内視鏡検査を行う地域も出現してきている。

| 正　解 | **e** | 正答率 **91.3%** | ▶参考文献　MIX 447 |

受験者つぶやき
・まだ拒否ではなく躊躇だったので，いけると思いました。対話は大事です。
・精密検査が必要と判定されたので，検査はさせたい→対話で促す。
・一度でも便潜血陽性ならば内視鏡検査すべきです。

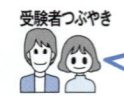

医学総論

C

Check ■ ■ ■

113C-43　22歳の男性。就職時の健診で尿糖陽性を指摘され来院した。健診では，他の異常は認められなかった。健診時は朝食後に検査を受けたという。家族歴に特記すべきことはない。喫煙歴と飲酒歴はない。身長 170 cm，体重 62 kg。脈拍 72/分，整。血圧 118/70 mmHg。経口グルコース負荷試験〈75 g OGTT〉の結果を示す。

	血糖（mg/dL）	尿糖（定性）
負荷前	86	（−）
負荷後 30 分	186	2+
負荷後 1 時間	142	1+
負荷後 2 時間	90	（−）

適切なのはどれか。

a　対応は不要
b　自宅での尿糖自己測定の指示
c　α-グルコシダーゼ阻害薬投与
d　28 kcal/標準体重 kg の食事指導
e　経口グルコース負荷試験〈75 g OGTT〉の再検査

| アプローチ |

①男性━━▶妊娠は関与しない。

②健診で他の異常はない━━▶尿糖だけが問題

③食後に検査━━▶血糖の増加時に尿糖出現

④身長 170 cm，体重 62 kg ━━▶肥満していない。

⑤75 g OGTT の結果━━▶血糖のパターンは正常，142 mg/dL でも尿糖が出現

| 鑑別診断 |

「アプローチ」①，②，④から Basedow 病などでの二次性糖尿病および尿糖が出やすい妊娠は否定される。③から食後の血糖増加が誘因であることがわかるが，⑤で糖尿病は否定される。よって腎性糖尿と診断される。⑤の血糖のピーク値は，胃切除後の oxyhyperglycemia でみられる値よりかなり低い。

| 診断名 | 腎性糖尿

選択肢考察　○a　まれに初期の糖尿病のこともあるので経過観察することもあるが，診断時点では対応は不要である。

　　　　　×b　尿糖はスクリーニング検査以上の診断的価値はない。

　　　　　×c　負荷後にみられる血糖値は薬物療法の対象となるレベルではない。

　　　　　×d　糖尿病ではないのでエネルギー制限食は不要。

　　　　　×e　2つの測定時間で尿糖が出ているので，費用対効果の観点より再検査は不要。

解　答　率　a 79.6%，b 6.7%，c 3.8%，d 2.6%，e 7.1%

関連知識　　腎性糖尿は糖尿病ではないので「腎性尿糖」が正しいと思われるが，慣例でこの用語となっている。臓器障害を引き起こすことはなく，疾病とはみなされていない。

　　　　腎臓の糸球体でグルコースはいったん排泄された後，尿細管の糖輸送体により体に戻される。遺伝的にこの糖輸送体に障害があり取り込みが弱いと，正常血糖でも尿に糖が出る。ただし，腎臓の病気とまではいわれていない。

本問の狙い　　腎性糖尿は珍しいがまれではない。今日，健診が盛んになり，特に糖尿病は予防上の重点疾患である。腎性糖尿の存在に注意を喚起して，無駄な検査や労力を防ぎ，医療費を抑制する狙いが見える。

正　解　**a**　**正答率 79.6%**　　　　　　　　　　▶参考文献　MIX 346

受験者つぶやき　

・血糖が高くなると尿糖も出るのは知っていましたが，140で出るのか……？　と思い食事指導を選んでしまいました。経過観察ならともかく「対応は不要」は自信をもって選べませんでした。

・血糖値の基準はDM，妊婦，メタボで異なるのでそれぞれ確認しておく必要があります。

・食後に血液検査をして高血糖になっただけと考えました。

Check ■ ■ ■

113C-44　25歳の女性。妊娠12週の初産婦（1妊0産）。本日朝から性器出血があり完全流産となった。妊娠初期検査で，血液型はO型RhD（−），間接Coombs試験は陰性。

　　本日の対応として優先すべきなのはどれか。

　　a　経過観察　　　　　　　　　　b　直接Coombs試験

　　c　ハプトグロビン投与　　　　　d　抗ヒトRhD抗体投与

　　e　副腎皮質ステロイド投与

アプローチ　①25歳の初産婦

　　　　②妊娠12週で完全流産

　　　　③血液型はO型Rh（−）

　　　　④間接Coombs試験は陰性

鑑別診断　　「アプローチ」①〜③より，Rh（−）の初妊婦が妊娠12週で流産したことがわかる。④より妊娠初期までは感作されていないため，感作予防が必要な状態である。

診　断　名　Rh（−）女性の完全流産

選択肢考察　×a　Rh（−）妊婦が妊娠7週以降に流産した場合は感作予防が必要であり，経過観察はでき

ない。

× b 血液型不適合妊娠による新生児溶血性疾患〈HDN〉では必要であるが，母体血中の不規則抗体の検査には間接 Coombs 試験を行う。

× c ハプトグロビンは高度の溶血による腎障害を抑制するために投与されるが，Rh（−）の母体には溶血は起こらない。

○ d 感作予防のために抗ヒト RhD 抗体を投与する。

× e 副腎皮質ステロイドを投与しても感作予防はできない。

解 答 率 a 15.7%，b 11.6%，c 0.1%，d 71.5%，e 0.7%

関連知識 Rh（−）妊婦の感作予防は以下のように行う。

・妊娠 28 週前後に抗ヒト RhD 抗体を投与する。

・Rh（＋）の児を分娩した場合，72 時間以内に抗ヒト RhD 抗体を投与する。

・妊娠 7 週以降までに児生存が確認できた自然流産後，妊娠 7 週以降の人工流産・異所性妊娠，腹部打撲後，妊娠中の検査・処置後（羊水穿刺，胎児外回転術など）には抗ヒト RhD 抗体を投与する。

正 解 d 正答率 71.5%　　▶参考文献 MIX 422 チャート 産 198

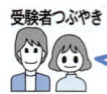
受験者つぶやき
・1 妊 0 産というところがキーワードなのかなと思いました。
・体内に胎児がいれば流産したとしても感作するはずと考えました。
・次の妊娠で Rh 不適合妊娠にならないように予防しましょう。

Check ■ ■ ■　

113C-45　68 歳の男性。皮膚の黄染と食欲不振を主訴に来院した。精査の結果，閉塞性黄疸を合併する膵頭部癌と診断された。身長 168 cm，体重 53 kg（3 か月間で 5 kg の体重減少）。体温 36.6℃。脈拍 76/分，整。血圧 110/78 mmHg。呼吸数 16/分。血液所見：赤血球 398 万，Hb 11.9 g/dL，Ht 39%，白血球 7,400，血小板 34 万。血液生化学所見：総蛋白 6.0 g/dL，アルブミン 3.4 g/dL，総ビリルビン 2.7 mg/dL，AST 56 U/L，ALT 48 U/L，γ-GTP 76 U/L（基準 8〜50），尿素窒素 13 mg/dL，クレアチニン 0.4 mg/dL，血糖 84 mg/dL，HbA1c 6.0%（基準 4.6〜6.2），総コレステロール 194 mg/dL，トリグリセリド 78 mg/dL，アミラーゼ 96 IU/L（基準 37〜160），CEA 7.5 ng/mL（基準 5 以下），CA19-9 107 U/mL（基準 37 以下）。内視鏡的に閉塞部胆管にステントを留置し，黄疸の軽減を待って膵頭十二指腸切除術を施行することとなった。

この患者の周術期について正しいのはどれか。

a 術前のサルコペニアは術後の経過に影響しない。

b 術前 1 週間の絶飲食が必要である。

c 術後早期は高血糖を呈しやすい。

d 術後早期の疼痛緩和は回復を遅延する。

e 術後 1 週間以内の経腸栄養は禁忌である。

アプローチ ① 68 歳の男性，閉塞性黄疸を合併する膵頭部癌 ➡ 診断が既に提示されている。

② 3 か月間で 5 kg の体重減少 ➡ 栄養状態の低下した状態

③ 総ビリルビン 2.7 mg/dL，AST 56 U/L，ALT 48 U/L，γ-GTP 76 U/L ➡ 悪性胆管狭窄による肝機能障害

④ 赤血球 398 万，Hb 11.9 g/dL，Ht 39% ➡ MCV 98 で，正球性貧血の存在

⑤ CEA 7.5 ng/mL，CA19-9 107 U/mL ➡ 進行膵癌を示唆

鑑別診断 「アプローチ」①〜⑤から進行した膵頭部癌で，栄養状態の低下が認められる。膵頭部癌の精査は既に行われており，内視鏡的胆管ステント留置後に黄疸の軽減を待って，膵頭十二指腸切除術を施行予定の切除可能膵癌である。

診断名 切除可能膵頭部癌

選択肢考察 × a 術前のサルコペニアは術後の予後不良因子である。

× b 術前からの栄養管理は重要で，経口摂取可能であれば絶飲食は不要である。

○ c 術後は膵切除の量によって膵性糖尿病を発生しうる。

× d 術後早期から積極的に疼痛緩和を行う。

× e 術後早期からの栄養管理として経腸栄養が行われる。

解答率 a 0.1%，b 0.7%，c 97.5%，d 0.4%，e 1.1%

正解 c **正答率 97.5%** ▶参考文献 MIX 448

受験者つぶやき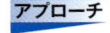
・術後は誰でも高血糖をきたしやすいです。インスリンでの管理が重要です。
・膵臓を取ってしまったらインスリンは出ないはず。高血糖になります。
・手術のストレスで高血糖になると考えました。

Check ■ ■ ■

113C-46 71 歳の女性。労作時呼吸困難の増悪を主訴に来院した。約 10 年前に COPD と診断された。1 年前から Ⅱ 型呼吸不全をきたしたため在宅酸素療法（1 L/分）を行っている。前回外来診察時には呼吸数 20/分，SpO_2 94%（鼻カニューラ 1 L/分 酸素投与下）であった。数日前より労作時呼吸困難が悪化したため，家族に付き添われて受診した。外来待合室で 30 分くらい前から居眠りをしていた。付き添いの家族が呼びかけに応答しないことに気付いて，看護師に声をかけた。脈拍 104/分，整。血圧 144/92 mmHg。呼吸数 8/分。SpO_2 91%。吸入酸素量を確認したところ，5 L/分であった。家族によると，タクシーを降りてから待合室まで歩行したところ，呼吸が苦しくなったので本人が酸素量を増やしたとのことであった。

　現時点で**必要ない**のはどれか。

　a 静脈路確保　　　　　　　　　b 気管挿管の準備

　c 動脈血ガス分析　　　　　　　d 心電図モニター装着

　e リザーバー付マスクによる酸素投与

アプローチ ①約 10 年前に COPD と診断，1 年前から Ⅱ 型呼吸不全をきたし在宅酸素療法 ➡ 長期 COPD 罹患あり，慢性呼吸不全が緩徐に悪化してきていたことを示唆

C

医学総論

②前回外来診察時は呼吸数 20/分，SpO_2 94％（鼻カニューラ 1 L/分）━━▶ 比較のための情報。前回診察時は呼吸数は 12〜20 回で正常上限，SpO_2 も問題なし。

③数日前より労作時呼吸困難が悪化 ━━▶ 気道感染や COPD の急性増悪を示唆

④呼びかけに応答しない ━━▶ 意識障害。脈拍 104/分，整 ━━▶ 頻脈。呼吸数 8/分 ━━▶ 著明な呼吸数低下

⑤SpO_2 91％ ━━▶ 緊急性の高い低酸素血症ではない。前回の診察時よりも低下している。

⑥吸入酸素量 5 L/分 ━━▶ 通常の酸素投与量を大きく超えた高い流量

鑑別診断 病歴，臨床症状や経過，画像所見から，長期 COPD 罹患患者が気道感染を契機とした COPD 急性増悪をきたし，来院後に高流量酸素投与を行い，CO_2 ナルコーシスに至ったと診断できる。

診断名 CO_2 ナルコーシス

選択肢考察 ◯a，◯b，◯d 突然呼吸停止し急変する可能性もあるため，速やかに患者を救急対応もしくは集中治療の可能な場所に移し，静脈路の確保，心電図を含むモニター装着（血圧計・パルスオキシメーター）を行う。すぐに気管挿管ができるように準備をしておく必要がある。

◯c 病歴から CO_2 ナルコーシスが考えられるが，CO_2 と呼吸性アシドーシスの存在を確かめるためには動脈血ガス分析が不可欠であり，早期に施行する必要がある。

×e リザーバー付マスクは，高流量で用いると一般的なマスクよりも高濃度の酸素を投与することができるマスクである。CO_2 ナルコーシスにおいては，高濃度酸素投与で呼吸抑制を引き起こすため大変危険である（禁忌）。低酸素血症を伴っている場合に酸素投与を行うときは，呼気の再吸入を予防する目的でなるべく鼻カニューラを用い，SpO_2 90％ 程度を目安に増減する。本症例では SpO_2 91％ であるため，リザーバー付マスクに変更する必要はない（むしろさらに状態を悪化させるおそれがある）。呼吸停止，気管挿管に備えて，バッグバルブマスクなどを用意する必要がある。

解答率 a 2.9％，b 0.7％，c 0.4％，d 4.9％，e 90.9％

コメント 毎年 CO_2 ナルコーシスについての問題が出題されている。一般的事項について知っておくことはもちろん，病態を考え具体的な治療を想起することが重要である。臨床実習などで，現場でどのような治療を行っているか見ておくと，エピソードとして記憶しやすい。

正解 e **正答率 90.8％** ▶参考文献 MIX 236

受験者つぶやき

・リザーバーマスクは完全に密着するので低流量では窒息すると聞いたことがありました。
・CO_2 ナルコーシスに高濃度酸素投与は禁忌です。

C
医
学
総
論

Check ■ ■ ■

113C-47 24歳の女性。発熱と頸部腫瘤を主訴に来院した。2か月前から左頸部腫瘤を自覚していた。2週間前に発熱と寝汗が出現し，改善しないため受診した。6か月で7kgの体重減少があった。体温 37.8℃。脈拍 96/分，整。左頸部，左鎖骨上窩および両側鼠径部に弾性硬，圧痛のない径 2〜3cm のリンパ節を4個触知する。左頸部リンパ節の生検組織の H-E 染色標本（**別冊** No.6）を別に示す。免疫染色では CD30 陽性の細胞を認める。

この患者に行う治療に含むべき薬剤はどれか。

a　イソニアジド　　　　　　　　b　リツキシマブ
c　ビンクリスチン　　　　　　　d　ブレオマイシン
e　全トランス型レチノイン酸

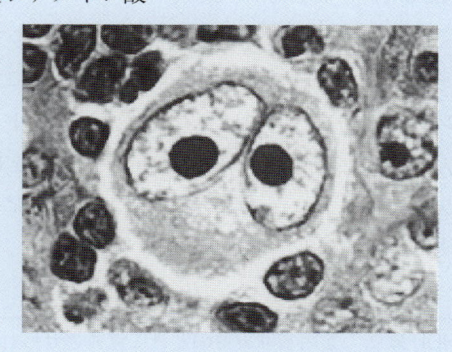

アプローチ　① 24歳の女性，2か月前からの左頸部腫瘤 ⟶ 2か月前からの頸部腫瘤であり，腫瘍性疾患を考慮
②発熱，寝汗，体重減少（6か月で7kg）⟶ 悪性リンパ腫を示唆
③左頸部，左鎖骨上窩，両側鼠径部に弾性硬，圧痛のない径 2〜3cm のリンパ節を触知 ⟶ リンパ節腫脹の拡がりや大きさは腫瘍性疾患を示唆

画像診断

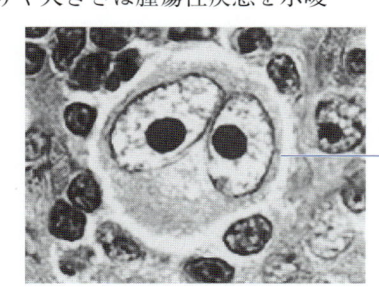

——————Reed-Sternberg 細胞

鑑別診断　　リンパ節腫脹を鑑別していくことになるが，鍵になるのは発熱と盗汗，体重減少である。これらの症状は悪性リンパ腫の B 症状であり，B 症状がすべて揃っていることになる。大きさについては，径 1cm 未満のリンパ節腫脹はほとんどが反応性であり，径 1.5〜2cm 以上のものでは肉芽腫や悪性の確率が高くなる。また，1か月以上かけてゆっくりと増大するリンパ節腫脹をみた場合も，腫瘍性疾患を念頭に置く必要がある。以上から本例は悪性リンパ腫である可能性がまず考えられる。さらに H-E 染色で Reed-Sternberg 細胞が認められ，CD30 が陽性

であることから，本例は Hodgkin リンパ腫と診断できる。

| 診 断 名 | Hodgkin リンパ腫 |

| 選択肢考察 |

×a　結核に使用する薬剤である。

×b　悪性リンパ腫関係でのリツキシマブは，CD20 陽性 B 細胞性非 Hodgkin リンパ腫で使用される。

×c　Hodgkin リンパ腫の化学療法である ABVD 療法では，ビンクリスチンではなくビンブラスチンを使用する。

○d　ブレオマイシンは ABVD 療法などで使用される。

×e　全トランス型レチノイン酸〈ATRA〉はビタミン A の誘導体で，急性前骨髄球性白血病〈APL〉細胞を分化誘導させて，APL を寛解へと導く。

| 解 答 率 | a 0.3%，b 21.7%，c 28.6%，d 48.9%，e 0.3% |

| 関連知識 |
　ABVD 療法は 4 種類の抗腫瘍薬（ドキソルビシン，ブレオマイシン，ビンブラスチン，ダカルバジン）を組み合わせた治療法で，Hodgkin リンパ腫に対する標準的な治療法である。ビンクリスチンはビンブラスチンと同様にビンカアルカロイド系薬剤に分類されるが，びまん性大細胞型 B 細胞性リンパ腫で使用される R-CHOP 療法などにおいて使用される。R-CHOP 療法はほかにリツキシマブ，シクロホスファミド，ドキソルビシン，プレドニゾロン（副腎皮質ホルモン製剤）が使用される。

| 正　解 | **d** | 正答率 48.8% |　　　　　　　　　　　　　　　　▶参考文献 MIX 131

受験者つぶやき

・ABVD 療法と R-CHOP 療法の薬剤名は実習のときに覚えさせられました，まさかここで役に立つとは。

・Hodgkin：ABVD 療法，非 Hodgkin：(R)-CHOP 療法。ついに薬剤名が出てきてしまったと思いました。覚えにくいので何度も唱えていました。

・なんとなくで記憶していたので自信はあまりありませんでした。

Check ■ ■ ■

113C-48 34歳の初産婦（1妊0産）。妊娠39週4日の午前6時に陣痛発来のため入院した。これまでの妊娠経過は順調であった。午後4時に子宮口は全開大した。午後6時50分に破水し、内診で児頭下降度はSP+4cm、0時方向に小泉門を触知した。この時点での胎児心拍数陣痛図（**別冊**No.7）を別に示す。

対応として最も適切なのはどれか。

a 吸引分娩 　　　　　　　　b 帝王切開
c 抗菌薬投与 　　　　　　　d 陣痛促進薬投与
e 子宮収縮抑制薬投与

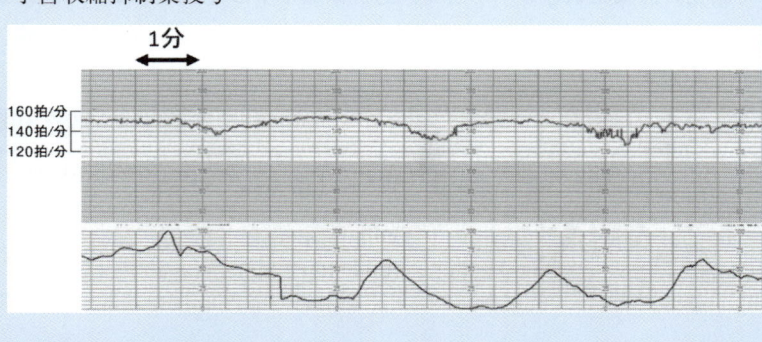

アプローチ ①妊娠39週4日 ➡ 満期分娩

②午前6時に陣痛発来、午後4時に子宮口は全開大した ➡ 初産の正常な分娩過程である。

③午後6時50分に破水 ➡ 子宮口全開大後の破水

④児頭下降度はSP+4cm、0時方向に小泉門を触知 ➡ 児頭の第2回旋終了

画像診断

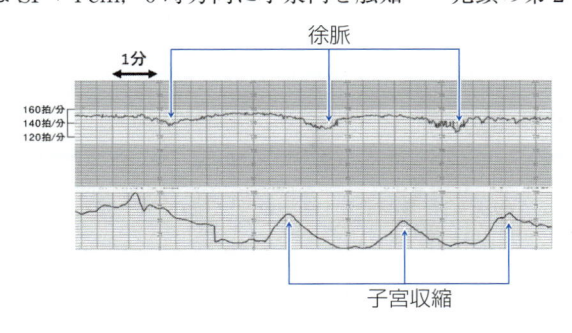

鑑別診断 　遅発性・早発性・変動性・遷延性徐脈の鑑別が必要となる。それぞれの徐脈の鑑別は、以下のように行う。まず、心拍数減少に要する時間を30秒で区切る。30秒未満は急速と判断し、変動一過性徐脈とする。30秒以上は、子宮収縮と同時に開始すれば早発一過性徐脈、遅れて開始すれば遅発一過性徐脈とする。子宮収縮に関係なく、心拍数が2分以上・10分未満持続すれば遷延性徐脈とする。また、それらの主な原因は、遅発性徐脈→胎児機能不全、早発性徐脈→児頭圧迫、変動性徐脈→臍帯圧迫、遷延性徐脈→様々、である。

診断名 遅発性一過性徐脈

選択肢考察 ○a   陣痛図から遅発性の徐脈が認められるため，急速遂娩の適応である。

×b   児頭の下降度，子宮口の開大度から経腟分娩を第一選択とする。

×c   現段階では必要ない。

×d   陣痛は過強気味に来ており，必要ない。

×e   妊娠39週で子宮収縮抑制薬は投与しない。

解答率 a 92.9%，b 5.4%，c 0.1%，d 0.9%，e 0.4%

関連知識   分娩の進行状態を知るには，胎児心拍数陣痛図と内診所見が重要な診断手段となる。徐脈は急速な胎児娩出を判断する目安となるが，分娩の進行状態により分娩方法も異なる。まず経腟分娩が可能かどうか判断し，最終的には帝王切開を選択することになる。本症例では，陣痛図において胎児の低酸素状態を示す遅発一過性徐脈を呈していることから急速遂娩が必要な症例である。しかし，内診所見ではすでに第2回旋を終了しているので吸引分娩による胎児娩出が第一選択となる。

正 解   a   **正答率 92.9%**   ▶参考文献 MIX 319 チャート 産 304

受験者つぶやき
・今までこの手の問題はたいてい SP＋1 cm とかで吸引分娩できなくて帝王切開，という流れだったので意外でした。
・子宮口全開大，破水済み，SP＋3以上は吸引分娩です。
・赤ちゃんの元気がなくなってきているので早く出してあげようと思いました。

Check ■ ■ ■

113C-49 70歳の男性。肺癌の治療で入院中である。肺癌にて右肺下葉切除術，縦隔リンパ節郭清術が施行された。術後1日目に食事を開始し，術後2日目に約1,000 mLの白色混濁した胸水が胸腔ドレーンから排出された。胸水中トリグリセリド 150 mg/dL。

対応として適切なのはどれか。**2つ選べ。**

a   高脂肪食   b   胃管挿入   c   胸管結紮術

d   完全静脈栄養   e   胸腔ドレーン追加挿入

アプローチ ①肺癌手術後，食事の開始に伴い，白色混濁した胸水が胸腔ドレーンから排出 ➡ 乳び胸が疑われる。

②胸水中のトリグリセリド 150 mg/dL ➡ 乳び胸と診断できる。

診断名 手術操作時の胸管損傷による乳び胸

選択肢考察 ×a   非外傷性の乳び胸では脂肪制限食とする。

×b   胃管挿入は乳び胸とは無関係である。

○c   損傷した胸管を結紮することが根本的治療法である。

○d   食事は中止とし，中心静脈を確保し完全静脈栄養とする。

×e   すでにドレーンは挿入されており，胸腔ドレーンの追加挿入は必要ない。

解答率 a 3.1%，b 4.1%，c 94.3%，d 68.5%，e 29.0%

コメント   手術操作による胸管損傷が原因となった外傷性乳び胸である。損傷した胸管を結紮する。ま

た食事は中止とし完全静脈栄養とする。

| 正　解 | **c, d** 正答率 **63.9%** | ▶参考文献 MIX 235 |

受験者つぶやき
・乳び胸の問題は一般問題で過去にありました。
・乳び胸の治療を忘れてしまっていました。
・乳び胸の治療を素直に選びました。

Check □□□

113C-50　51歳の女性。左腎細胞癌に対して根治的左腎摘除術を受けている。術後10か月で，両肺に径1cm未満の肺転移が複数出現した。

肺転移に対して，まず行うべき治療として適切なのはどれか。**2つ選べ**。

a 手　術　　　　　b 分子標的薬　　　　　c 放射線照射

d ホルモン療法　　　e インターフェロン

アプローチ　①51歳の女性

②術後10か月で，両肺に径1cm未満の肺転移

診断名　左腎細胞癌の肺転移

選択肢考察　× a 特に肺転移巣は，無病期間が長く，完全切除が可能な場合には，手術で転移巣を完全除去することによって有意に生存率が延びることが示されているが，本例のように両側に生じた複数に及ぶ病巣を完全には除去できない。最初に行うべき治療ではない。

○ b 近年，ステージⅢ以降の原発巣，転移巣の手術前や手術不能例でまず選択される治療である。

× c 放射線療法は骨転移に対して除痛とQOLの改善の目的で行う。

× d ホルモン療法の対象となる癌は主に，乳癌，子宮体癌，前立腺癌などである。

○ e 分子標的薬が登場する前には薬物療法の中心であった。現在でも，比較的サイズが小さく転移数が少ない症例に対しては，初期治療としてインターフェロン治療を行う。分子標的薬との併用も行う。

解答率　a 11.0%，b 95.8%，c 11.3%，d 2.9%，e 77.9%

関連知識　　腎細胞癌は，腎静脈，下大静脈，右心系，肺動脈へと血行性に肺転移しやすい。一般的には癌の遠隔転移巣を手術によって切除することは少ないが，腎細胞癌の場合は転移巣を完全切除することによって有意に生存率が延びることが示されている。

　転移巣に対しては，まずは分子標的薬，免疫チェックポイント阻害薬，インターフェロンを用いた免疫療法で縮小を図り，完全切除可能症例では手術を行う。

| 正　解 | **b, e** 正答率 **75.0%** | ▶参考文献 MIX 300 |

受験者つぶやき
・過去問に，腎臓癌の肺転移でインターフェロンを使っていたがコントロールできなくなってきたので分子標的薬に変更，という問題があった気がしました。
・ラストⅤで復習していたのですんなり選べました。
・腎細胞癌に放射線治療は有効ではありません。

Check ■ ■ ■

C
長文問題

次の文を読み，51〜53 の問いに答えよ。

36 歳の初妊婦（1 妊 0 産）。妊娠 33 週に，倦怠感と口渇のため受診した。

現病歴：妊娠前の BMI は 20.8 であった。これまで毎年受けている健診で異常を指摘されたことはない。妊娠 18 週で尿糖陽性を指摘されたが，その後妊婦健康診査に行かなくなった。妊娠 25 週で全身倦怠感が出現した。2 日前から倦怠感が増悪し，口渇が出現した。

既往歴：特記すべきことはない。

生活歴：喫煙歴および飲酒歴はない。

家族歴：父が高血圧症。

現　症：身長 152 cm，体重 62 kg。体温 37.6℃。脈拍 108/分，整。血圧 112/82 mmHg。呼吸数 26/分。眼瞼結膜と眼球結膜とに異常を認めない。口腔内は乾燥している。心音と呼吸音とに異常を認めない。子宮底長 35 cm，腹囲 95 cm。腱反射に異常を認めない。眼底に糖尿病網膜症の所見を認めない。

検査所見：尿所見：蛋白（−），糖 2+，ケトン体（−）。血液所見：赤血球 468 万，Hb 13.9 g/dL，Ht 42%，白血球 10,300（桿状核好中球 30%，分葉核好中球 45%，好酸球 1%，好塩基球 1%，単球 6%，リンパ球 17%），血小板 21 万。血液生化学所見：AST 28 U/L，ALT 16 U/L，尿素窒素 12 mg/dL，クレアチニン 0.6 mg/dL，尿酸 4.9 mg/dL，血糖 255 mg/dL，HbA1c 7.8%（基準 4.6〜6.2），Na 143 mEq/L，K 4.9 mEq/L。免疫血清学所見：抗 GAD 抗体陰性。腹部超音波検査では児の推定体重 2,450 g（＋2.0 SD）。明らかな心疾患を認めない。

113C-51　この母体と胎児の状態について正しいのはどれか。**2 つ選べ**。

a　糖尿病合併妊娠である。

b　胎児は低血糖になりやすい。

c　1 週間前の耐糖能は正常である。

d　妊娠によりインスリン抵抗性が生じている。

e　母体の高血糖と胎児の過体重には関連性がある。

113C-52　薬物療法として適切なのはどれか。

a　NSAIDs　　　　　　　　　　　　b　β 遮断薬

c　インスリン　　　　　　　　　　d　経口血糖降下薬

e　陽イオン交換樹脂製剤

その後の経過：治療が奏功し児は在胎 39 週 1 日，出生体重 3,796 g で，経腟分娩で出生した。Apgar スコア 9 点（1 分），9 点（5 分）。出生後 1 時間の児の血糖は 58 mg/dL。生後 1 時間 30 分から小刻みに四肢を震わせることを繰り返すようになった。体温 37.3℃。心拍数 150/分，整。呼吸数 50/分。SpO_2 99%（room air）。大泉門は平坦，心音と呼吸音とに異常を認めない。筋緊張は正常で，Moro 反射は正常に出現する。

113C-53　直ちに児に行う検査はどれか。

a　頭部 MRI　　　　　b　血糖値測定　　　　　c　神経伝導検査

d　動脈血ガス分析　　e　胸腹部エックス線

アプローチ　①妊娠18週で尿糖陽性，以後は妊婦健診未受診 ➡ 未受診妊婦はハイリスク妊婦であり，「妊娠糖尿病」あるいは「妊娠中の明らかな糖尿病」が存在する可能性が大きい。

②身長152cm，体重62kg ➡ BMI 26.8：肥満妊婦である。

③血糖255mg/dL，HbA1c 7.8% ➡ 診断基準により，「妊娠中の明らかな糖尿病〈overt diabetes〉」と診断される（「関連知識」参照）。

④HbA1c 7.8% ➡ 過去1〜2か月の血糖値の増加が示唆される所見である。

⑤妊娠33週の子宮底長が35cm，児の推定体重が2,450g（＋2SD）➡ 児の過剰発育

鑑別診断　妊娠前にすでに診断されている「糖尿病」ではなく，確実な糖尿病網膜症の所見はないので，「糖尿病合併妊娠」とはいえない。また，「妊娠中の明らかな糖尿病」であっても，分娩後の耐糖能検査で糖尿病と診断されるまでは糖尿病合併妊娠とはいえない。

随時血糖値255mg/dLから「妊娠中の明らかな糖尿病〈overt diabetes〉」と診断できる。これにより口渇，口腔内乾燥，全身倦怠感，児の過剰発育などは一元的に説明できる。

診断名　高年初産婦，妊娠33週，妊娠中の明らかな糖尿病，児の過剰発育，未受診妊婦（ハイリスク妊娠）

[51]

選択肢考察　× a　妊娠前から糖尿病とは診断されてはいないし，糖尿病網膜症もないので，糖尿病合併妊娠とはいえない。

× b　耐糖能異常母体の児は，分娩後に低血糖になりやすいが，胎児期では高血糖である。すなわち，母体高血糖がそのまま胎児高血糖をもたらして，「糖尿病母体の児〈IDM：infant of diabetic mother〉」症候群と呼ばれる様々な合併症が発症する。

× c　HbA1cが7.8%と高値を示しているので，1週間前の耐糖能は異常であったといえる。

○ d　妊娠経過中にはインスリン抵抗性が増大して，インスリン分泌が増加しているにもかかわらず，食後には高血糖がみられ，その結果，妊娠糖尿病や妊娠中の明らかな糖尿病の発症が増加する。

○ e　胎盤では糖輸送担体〈Glut〉によって糖輸送が促進拡散されるので，母体の高血糖により胎児も高血糖になって，その結果，胎児膵臓が刺激されて胎児成長因子であるインスリンの過分泌が起き，胎児の過剰体重や，浸透圧利尿による羊水過多症が発生する。

解答率　a 4.2%，b 20.1%，c 0.0%，d 82.3%，e 92.1%

関連知識　IDM症候群には，胎児奇形，巨大児，肩甲難産，分娩損傷，腕神経叢麻痺，呼吸窮迫症候群，多血症，高ビリルビン血症，低カルシウム血症，低血糖症，けいれん，脳障害，適応不全などがある。したがって糖尿病母体の児は，出生直後からNICUでの周産期管理が必要である。母体については，妊娠の影響が過ぎた後，すなわち産後6〜12週で耐糖能検査を行い，以後の管理方針を立てる。

＜妊娠糖尿病の診断基準＞

75g OGTTにおいて次の基準の1点以上を満たした場合に診断する。

　　1．空腹時血糖値≧ 92mg/dL

　　2．1時間値≧ 180mg/dL

　　3．2時間値≧ 153mg/dL

＜妊娠中の明らかな糖尿病の診断基準＞

以下のいずれかを満たした場合に診断する。

 1. 空腹時血糖値≧ 126 mg/dL

 2. HbA1c 値≧ 6.5%

＊随時血糖値≧ 200 mg/dL あるいは 75 g OGTT で 2 時間値≧ 200 mg/dL の場合は，妊娠中の明らかな糖尿病の存在を念頭に置き，①または②の基準を満たすかどうか確認する。

＜糖尿病合併妊娠の診断基準＞

 ①妊娠前にすでに診断されている糖尿病

 ②確実な糖尿病網膜症があるもの

[52]

選択肢考察

× a NSAIDs〈非ステロイド性抗炎症薬〉は炎症に対する消炎・鎮痛効果をもつ。

× b β遮断薬は心臓の働きを抑えて血圧を下げる作用をもつ。

○ c インスリンは胎盤を通過しないので，胎児に悪影響を与えずに母体の血糖を下げる。

× d 経口血糖降下薬は胎盤を通過して胎児に低血糖などをもたらし，胎児奇形などの異常をもたらすので，妊娠経過中の投与は**禁忌**とされている。

× e 陽イオン交換樹脂製剤は，腸管内で血中カリウムイオンを本剤がもつ陽イオンに交換して体外に排泄させる作用があり，慢性腎不全の治療に用いる。

解 答 率 a 0.1%，b 0.0%，c 99.3%，d 0.1%，e 0.1%

関 連 知 識 糖代謝異常合併妊娠の治療は，食事療法によるカロリー制限と自己血採取による血糖値管理である。血糖管理のための採血は病状に応じて，1 日 4～7 回（毎食 30 分前，毎食 2 時間後，就寝前）とする。

 血糖コントロールの目標は食前血糖値 70～100 mg/dL，食後 2 時間値 120 mg/dL 以下，HbA1c 4.3～5.8% の正常範囲である。そのためには，厚生労働省「日本人の食事摂取基準」による，妊娠初期：標準体重×25～30＋50 kcal，中期：標準体重×25～30＋250 kcal，後期：標準体重×25～30＋450 kcal，などのカロリー制限を行い，目標に達しなければ，食事を分割して 1 日 4～6 分割食とする。

 目標血糖値が得られなければインスリン療法を行う。インスリンの基礎分泌と食後分泌とを念頭に置き，インスリンの血中濃度をできるだけ生理的インスリン分泌パターンに近づける。耐糖能異常が高度な場合には，中間型，速効型あるいは超速効型を複数回注射する強化インスリン療法を行う。また，ケトアシドーシスの発生に注意する。

[53]

アプローチ

⑥出生体重 3,796 g，Apgar スコア 9 点−9 点，生後 1 時間の血糖 58 mg/dL（正常値 40～97 mg/dL），体温 37.3℃，心拍数 150/分，整，呼吸数 50/分，SpO₂ 99%，大泉門平坦━━▶正常新生児所見

⑦小刻みに四肢を震わせる━━▶自律神経が不安定な新生児によくみられる易刺激性の運動。熱産生に関わるもので，糖尿病母体の児ではよく観察される四肢所見である。しかしながら，低血糖，低カルシウム血症の症状に関連するけいれんに発展することもあるので，要観察項目である。

⑧筋緊張が正常で，Moro 反射は正常に出現 $\longrightarrow$ 脳神経には異常はない。

鑑別診断

　低カルシウム血症，低血糖症などは早期に発見して適切に治療すれば，重篤な障害の発生を予防できる。特に易刺激性の児では，1）低血糖，2）電解質異常（低カルシウム血症，低ナトリウム血症，高ナトリウム血症，低マグネシウム血症），3）代謝異常症（ビタミン B_6 依存症，高アンモニウム血症などの先天性代謝異常，母体薬物中毒に伴う禁断症状），4）髄膜炎・脳炎，5）低酸素性虚血性脳症，6）頭蓋内出血，7）先天性中枢神経系奇形，などの有無を注意深く観察する。

　一方，この児にみられる易刺激性は，すぐに止めなければならないほどの緊急性には乏しい。安易に抗けいれん薬を投与すると，正確な診断がつきにくくなる。

　易刺激性とけいれんの簡単な鑑別法には，手足を検者が握って，その動きが止まれば正常範囲であるが，児の動きが検者の手に伝わるようであれば，臨床的な観察に加え，脳波などの検査を行う。

診断名
糖尿病母体の児〈IDM：infant of diabetic mother〉，易刺激性

選択肢考察

× a　周産期に低酸素血症に陥った病歴もなく，分娩損傷もないので，頭部 MRI は不要である。

○ b　IDM であるので，出生直後から 1 時間ごとに血糖値を測定し，安定後も 4 時間ごとに測定し，血糖値が 40 mg/dL 以下の低血糖になればブドウ糖の輸液を行う。

× c　神経伝導検査は末梢神経の疾患の診断に使用する。

× d　動脈血ガス分析は周産期低酸素血症の病歴があった場合に行うが，この児には経皮酸素モニターが装着され，SpO_2 が持続的にモニターされているので必要性はない。

× e　呼吸窮迫症候群〈RDS〉や胎便吸引症候群など，呼吸障害のある児では胸腹部エックス線検査を行うが，そのような症状はみられていない。

解答率
a 0.1%，b 98.1%，c 0.1%，d 1.2%，e 0.1%

コメント
　易刺激性の新生児は早期に小児科のコンサルトが必要であるが，この児は既に NICU にいると考えられるのでその必要性はない。

正解　[51] **d，e** 正答率 **75.5%**　　　[52] **c** 正答率 **99.3%**　　　[53] **b** 正答率 **98.0%**

▶参考文献　MIX 327　チャート 婦 204

受験者つぶやき

[51]・b に引っかかりそうになりました。新生児は低血糖になりますが，胎児は高血糖です。
　　・b は引っかけです。落ち着いて解きました。
　　・hPL 分泌がインスリン抵抗性を引き起こします。
[52]・妊婦の DM にはインスリンです。
　　・妊婦に経口血糖降下薬は禁忌です。
[53]・血糖値測定は秒でできるので，低血糖かどうかはすぐ診断できます。
　　・新生児低血糖です。
　　・妊娠糖尿病の妊婦から生まれたベビーは低血糖になってしまいます。

C

長文問題

次の文を読み，54〜56 の問いに答えよ。

82 歳の女性。転倒し救急車で搬入された。

現病歴：廊下で倒れているところを家族が発見し，救急車を要請した。半年前から階段昇降時の息切れを自覚していた。

既往歴：68 歳時から高血圧症のためカルシウム拮抗薬，糖尿病のためビグアナイド薬，75 歳時から深部静脈血栓症のためワルファリン，76 歳時から不眠症のためベンゾジアゼピン系睡眠薬，骨粗鬆症のためビスホスホネート製剤で治療中。

生活歴：日常生活動作〈ADL〉は自立。

家族歴：特記すべきことはない。

現　症：問いかけに対し名前を言うことができる。身長 152 cm，体重 42 kg。体温 36.6℃。心拍数 72/分，整。仰臥位で血圧 112/68 mmHg。呼吸数 18/分。SpO₂ 98%（room air）。眼瞼結膜は貧血様である。眼球結膜に黄染を認めない。前頭部に 2 cm 大の皮下血腫を認める。心音と呼吸音とに異常を認めない。神経診察を含む身体診察に異常を認めない。

113C-54　転倒の原因を評価するための質問として**有用性が低い**のはどれか。

  a　「転倒した時のことを覚えていますか」

  b　「打撲して最も痛い部位はどこですか」

  c　「転倒するときに何かにつまずきましたか」

  d　「手足のしびれや，動かしづらさはありませんか」

  e　「これまで痙攣発作を起こしたと言われたことがありますか」

頭部 CT では皮下血腫のみで頭蓋内に異常を認めなかった。座位にしたところ 1 分後にふらつきを生じ「目の前が暗くなる」と訴えた。心拍数 120/分，整。血圧 82/40 mmHg。呼吸数 20/分。直腸診で黒色便の付着を認める。静脈路を確保して輸液を開始し，血圧は 110/62 mmHg に上昇した。

検査所見：血液所見：赤血球 245 万，Hb 7.5 g/dL，Ht 24%，白血球 9,600，血小板 18 万。血液生化学所見：総蛋白 6.5 g/dL，アルブミン 3.2 g/dL，AST 20 U/L，ALT 30 U/L，尿素窒素 65 mg/dL，クレアチニン 0.6 mg/dL，Na 140 mEq/L，K 4.5 mEq/L，Cl 108 mEq/L。

113C-55　次に優先すべき検査はどれか。

  a　頭部 MRI   b　腰椎 MRI   c　Holter 心電図

  d　頸動脈超音波検査 e　上部消化管内視鏡検査

113C-56　この患者において今後の頭蓋内出血の出現を予測する上で，最も注意すべき薬剤内服歴はどれか。

  a　ワルファリン   b　ビグアナイド薬

  c　カルシウム拮抗薬   d　ビスホスホネート製剤

  e　ベンゾジアゼピン系睡眠薬

▶臨床eye **Step 1** 82歳の女性　転倒と階段昇降時の息切れ

　転倒の要因となる原因疾患は極めて多い（下表）。このため要因を特定するには転倒時の状況を詳しく聴取することになるが，そのアプローチはしばしば困難である。一方，階段昇降時の息切れを半年前から自覚していた点に着目すれば，息切れからのアプローチは比較的容易で，心肺疾患（NYHA 心機能分類で classⅡ，Hugh-Jones の分類で 2/5），高度あるいは急速な貧血が疑われる。

転倒の要因と主な原因疾患

1. 感覚要因	A. めまいをきたす疾患：前庭系・非前庭系疾患 B. その他の感覚要因 　1）視力低下（白内障，不適切な眼鏡など） 　2）位置覚・関節覚低下（糖尿病などによる末梢神経障害） 　3）歩行に伴う疼痛（関節症，脊髄根症，間欠性跛行，外傷後，鶏眼，胼胝）
2. 運動要因	A. 筋・骨格系：筋力，持久力低下（廃用性変化，筋疾患，末梢神経障害，脳血管障害），骨関節機能低下（関節変形，関節拘縮，関節リウマチ） B. 神経系：錐体路障害（脳血管障害，ミエロパチーなどによる麻痺），錐体外路障害（Parkinson 病，進行性核上性麻痺などによる固縮・姿勢反射障害），小脳失調（脳血管障害），末梢神経障害に伴うバランス，立ち直り反射の障害 C. 呼吸・循環系：心肺機能低下（心不全，不整脈，起立性低血圧症，慢性閉塞性肺疾患）
3. 高次脳機能要因	注意障害（焦り，睡眠障害，意識障害など），認知障害，記憶・学習障害（脳血管障害，認知症性疾患，脱水，アルコール中毒，薬物障害），てんかん発作
4. 環境要因	床や道路の滑りやすさ・引っかかり，段差，不適切な履物・照明・階段・手すり・家具の配置・ベッドの高さ，電気器具のコードなどの障害物など

Step 2 病歴，身体所見

①既往歴と薬物歴 ⟶ 病因・病態に及ぼす高血圧症，糖尿病，深部静脈血栓症，骨粗鬆症による臓器障害やその治療薬であるカルシウム拮抗薬，ビグアナイド薬，ワルファリン，ベンゾジアゼピン系睡眠薬，ビスホスホネート製剤の副作用が関与している可能性

②心拍数 72/分，整，仰臥位で血圧 112/68 mmHg，呼吸数 18/分，SpO_2 98%（room air）⟶ バイタルは問題ない。

③眼瞼結膜は貧血様 ⟶ 貧血は息切れの原因となりうるため血液検査が必要。

④前頭部に 2 cm 大の皮下血腫 ⟶ 頭部打撲の存在から頭部 CT 検査を行う。

⑤座位 1 分後に「目の前が暗くなる」訴え，心拍数 120/分，整，血圧 82/40 mmHg ⟶ 起立性低血圧の存在から起立性調節障害（反射性），降圧薬による過降圧，循環血液量の減少が考えられる。

⑥直腸診で黒色便の付着 ⟶ 上部消化管出血の存在から内視鏡検査が必要。

　輸液で血圧が 110/62 mmHg と上昇した点で，循環血液量の減少による起立性低血圧が示され，その背景には消化管出血による出血性貧血があるものと考えられる。また，出血傾向はワルファリンで助長され，上部消化管であればビスホスホネート製剤による胃食道

粘膜の傷害が関与している可能性がある。

Step3 検査所見

⑦赤血球 245 万，Hb 7.5 g/dL，Ht 24% ➡ 中等度（200万台）の貧血で，赤血球指数から小球性低色素性の傾向がみられる。

⑧血小板 18 万 ➡ 血小板減少症はない。

⑨アルブミン 3.2 g/dL ➡ 低アルブミン血症がみられる。

⑩尿素窒素 65 mg/dL，クレアチニン 0.6 mg/dL ➡ 窒素化合物の乖離がみられ，脱水症，消化管出血が示唆される。

Step4 総合考察

　消化管出血による貧血のために息切れや起立性低血圧（眼前暗黒感）が生じ，転倒したものと考えられる。したがって消化管出血が問題で，それには出血源と出血の誘因を早急に検討すべきである。その際，出血の誘因にはワルファリンが少なからず関与し，転倒時の頭部打撲は頭蓋内出血，特に硬膜下血腫の発症に注意する必要がある。なお，低アルブミン血症は消化管出血に随伴している可能性が高い。

診断名 消化管出血による貧血，転倒

[54]

選択肢考察 ○a 「転倒した時のことを覚えていますか」は，意識障害が転倒の原因になるためにその有無を知ることは原因の特定に役立つ。覚えていれば高次脳機能にも問題がなく，転倒要因から除外されうる。

× b 「打撲して最も痛い部位はどこですか」は，痛い部位がわかっても転倒の原因を評価することにはつながらない。

○c 「転倒するときに何かにつまずきましたか」は，環境要因としての転倒の原因を評価するのに有用である。

○d 「手足のしびれや，動かしづらさはありませんか」は，脳血管障害の発症が転倒の原因になりうる点で転倒要因の評価に役立つ。

○e 「これまで痙攣発作を起こしたと言われたことがありますか」は，てんかん発作が転倒の原因となるため，診断に役立つ質問である。

解答率 a 0.2%，b 89.7%，c 5.7%，d 0.9%，e 3.1%

[55]

選択肢考察 × a 頭部 MRI は，既に頭部 CT が撮られ，頭蓋内に出血性病変がみられなかったことから，直ちに追加される検査ではない。むしろ硬膜下血腫を念頭に，しかるべき期間をあけて検査すべきである。

× b 腰椎 MRI は，患者に骨粗鬆症があり，転倒に伴う椎体圧迫骨折の診断に有用であるが，これを示唆する症状がみられないために優先すべき検査ではない。

× c Holter 心電図は，意識障害を伴う Adams-Stokes 発作で転倒する可能性があれば必要であるが，これまでにそのような既往もなく，また，理学的所見にも問題はなく，優先すべき検査とはいえない。

×d　頸動脈超音波検査は，頭蓋外‒頸動脈の閉塞性病変が脳循環障害を起こしている場合は
それを発見する可能性はあるが，神経学的所見に異常は認めず，また，貧血や起立性低血
圧を説明する検査とはならない。

○e　上部消化管内視鏡検査は，本例では消化管出血によると考えられる貧血や循環血液量の
減少（起立性低血圧）があることから優先される。早急に出血源を明らかにし，対処すべ
きである。

解 答 率　a 0.3%，b 0.0%，c 0.3%，d 0.6%，e 98.3%

コメント　　高齢者の転倒要因は多彩で，転倒時の詳細な情報が要因の特定に結びつく。この症例では貧
血による循環血液量の減少が起立性低血圧を招き，眼前暗黒感から転倒に至った可能性も高い
が，その詳細は明らかでない。

[56]

選択肢考察　○a　ワルファリンは肝に作用してそこで合成される凝固因子の産生を阻害し，抗血栓作用を
発揮するが，その効果は遷延するため，高齢者では出血傾向に注意しなければならない。
頭部打撲では数日後に再度頭部 CT 検査を行い，血腫の有無を確認すべきである。

×b　ビグアナイド薬は血糖降下作用があり，高齢者に使用する際には低血糖に注意すべきで
あるが，頭蓋内出血との関係はない。

×c　カルシウム拮抗薬は降圧作用が強力で，高齢者では過降圧に注意する必要はあるが，今
後の頭蓋内出血の出現予測はできない。

×d　ビスホスホネート製剤は服薬条件が特異で，時に胃食道粘膜の傷害をきたす点で注意す
る必要はあるが，頭蓋内出血とは無関係である。

×e　ベンゾジアゼピン系睡眠薬は，高齢者でふらつき，転倒をきたしやすく，投薬中には注
意深い観察が必要であるが，頭蓋内出血とは無関係である。

解 答 率　a 98.7%，b 0.1%，c 0.2%，d 0.1%，e 0.6%

関連知識　　ワルファリンによる高齢者の抗凝固療法は血栓症予防と出血傾向との間の治療域が極めて狭
い。また，効果発現には時間的なズレがあり，さらには食事（ビタミン K 含有）による影響
も強いため，用量設定は難しい。実際にはプロトロンビン時間国際標準化比〈PT-INR〉を指
標として用量設定が行われるが，若年者より弱めに設定されている。PT-INR が大きくなるに
つれて頭蓋内出血の出現頻度は高まるため，用量に注意が必要である。

正　　解　[54] b　**正答率 89.7%**　　[55] e　**正答率 98.3%**　　[56] a　**正答率 98.7%**

▶参考文献　**MIX** 124, 125, 433

受験者つぶやき

[54]・痛い部位がわかっても転倒の原因はわかりません。
　　・設問をよく読んでいませんでした。後半は特に集中力が切れやすいので，トイレに行ってリフ
　　　レッシュした方がいいかもしれません。
　　・つまづいたかどうかで何を聞きたいのかどうかわかりませんでした。

[55]・直腸診で黒色便と来たら上部消化管内視鏡はテッパンです。
　　・BUN/Cr は問題文で確認しておいた方がいいです。
　　・黒色便から上部消化管出血を想起しました。

[56]・出血リスクが一番上がるものは何か考えました。
　　・抗凝固薬の副作用は頻出です。同時に PT-INR も要確認です。

C

長
文
問
題

Check ■ ■ ■

次の文を読み，57〜59 の問いに答えよ。

58 歳の男性。息苦しさと左胸部痛を主訴に救急車で搬入された。

現病歴：30 分前に職場でデスクワーク中，突然の息苦しさと左胸部全体の痛みが出現した。症状が強く，職場の同僚が救急車を要請した。

既往歴：特記すべきことはない。

生活歴：喫煙歴はない。飲酒はビール 350 mL/日。

家族歴：父親が胃癌で死亡。

現　症：意識は清明。身長 160 cm，体重 86 kg。体温 36.2℃。脈拍 108/分，整。血圧 128/70 mmHg。呼吸数 30/分。SpO_2 93%（リザーバー付マスク 10 L/分 酸素投与下）。眼瞼結膜と眼球結膜とに異常を認めない。Ⅱ音の亢進を聴取する。呼吸音に異常を認めない。腹部は平坦，軟で，肝・脾を触知しない。神経診察に異常を認めない。ポータブルの胸部エックス線写真で異常を認めない。

113C-57　心電図（**別冊** No. 8）を別に示す。

この心電図所見で正しいのはどれか。

a　心房粗動　　　　　　b　正常電気軸　　　　　c　デルタ波
d　完全左脚ブロック　　e　QT 短縮

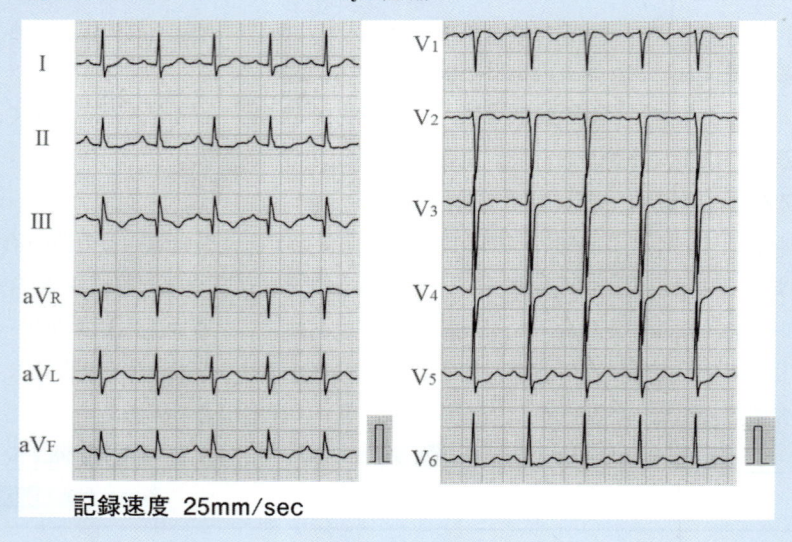

記録速度　25mm/sec

検査所見：血液所見：赤血球 450 万，Hb 13.3 g/dL，Ht 40%，白血球 6,200，血小板 18 万。血液生化学所見：AST 32 U/L，ALT 45 U/L，LD 260 U/L（基準 176〜353），CK 98 U/L（基準 30〜140），尿素窒素 11 mg/dL，クレアチニン 0.6 mg/dL，血糖 102 mg/dL。心エコー検査で右心系の拡大および左室の圧排像を認める。

113C-58 診断確定のために行うべき検査はどれか。

 a　胸部 MRI   b　冠動脈造影   c　胸部造影 CT
 d　呼吸機能検査 e　運動負荷心電図

113C-59 検査の準備中，突然息苦しさが悪化し，その後意識レベルは JCS Ⅱ-10 まで低下した。心拍数 128/分，整。血圧 70/40 mmHg。SpO₂ は測定不能。頸静脈の怒張を認める。考えられる病態はどれか。

 a　出血性ショック   b　心原性ショック
 c　閉塞性ショック   d　敗血症性ショック
 e　アナフィラキシーショック

▶臨床eye　**Step 1**　**58 歳の男性　突然の左胸部痛と息苦しさ**

　中高年者で，身体的には軽い労作中にも関わらず，突然の重症感を伴う前胸部痛と息苦しさをきたすような呼吸・循環器系疾患の鑑別が必要である。まずは，生命予後を不良とする 3 大胸痛疾患である心筋梗塞症，急性大動脈解離，肺血栓塞栓症を念頭に置いて，適切な血液検査および画像診断法によって迅速診断を行う。緊張性の自然気胸を鑑別疾患の一つに入れてもよい。

Step 2　**病歴，身体所見**

①喫煙歴なし━━喫煙がリスクとなる疾患は必ずしも除外できない。
②意識は清明━━意識障害をきたすほどの脳神経学的疾患やショック症状は除外される。
③身長 160 cm，体重 86 kg ━━高度肥満がリスクとなるような疾患を示唆する。
④脈拍 108/分，血圧 128/70 mmHg，呼吸数 30/分 ━━頻脈，頻呼吸があるも血圧低下はなく，ショック状態ではない。
⑤SpO₂ 93%（酸素投与下）━━高濃度の酸素吸入にても低酸素血症があり，肺換気障害よりは肺循環障害，肺内短絡，心拍出量の低下などを示唆する。
⑥Ⅱ音の亢進━━肺高血圧症の存在を示唆する。
⑦呼吸音に異状なし━━換気障害をきたす呼吸器疾患ではない。
　まずは，自然気胸や肺炎，無気肺などの呼吸器疾患は除外される。鑑別すべきは酸素吸入にても改善しない低酸素血症をきたす疾患である。さらに，肺高血圧症の存在も疑われるが，心拍出量の低下を伴うショックや高度心不全は考えられない。

Step 3　**検査所見**

⑧ポータブル胸部エックス線写真に異常なし━━肺炎や無気肺，気胸などの肺・気管支系の疾患ではない。

⑨心電図 ➡ 洞調律で，心拍数 107/分。PR 延長および QT 延長は認めない。四肢誘導では，Ⅰで S 波，ⅢでQ 波と陰性 T 波を認め，肺血栓塞栓症特有の $S_1Q_3T_3$ パターンを呈している。胸部誘導 $V_1 \sim V_2$ では陰性 T 波を認め，右室負荷を示唆している。

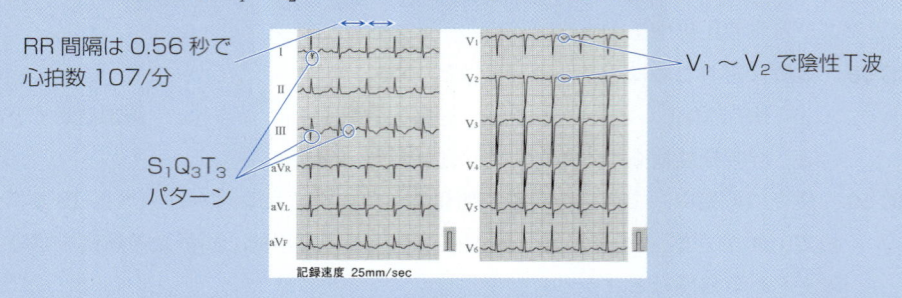

RR 間隔は 0.56 秒で
心拍数 107/分

$S_1Q_3T_3$
パターン

$V_1 \sim V_2$ で陰性 T 波

記録速度 25mm/sec

⑩血液所見 ➡ 貧血はなく，感染症を疑わせる所見なし。肝腎機能も正常で，心筋逸脱酵素である CK も基準値内にあり，心筋梗塞症は否定的。

⑪心エコー検査 ➡ 右心系の拡大および左室の圧排像から肺高血圧症による高度の右室圧上昇，右心不全を疑わせる。

　心電図上は肺循環系の疾患を最も疑わせる。⑩より虚血性心疾患は除外され，下肢の深部静脈血栓症の合併はないが，心エコー図上の右室負荷像から肺血栓塞栓症を疑わねばならない。

(Step4) 総合考察

　胸部エックス線写真でまず呼吸器疾患は除外され，血液検査で虚血性心疾患も除外してよい。残るは急性大動脈解離と肺血栓塞栓症の鑑別であるが，心電図所見および心エコー図所見による右室圧負荷像から肺高血圧症を疑い，急性発症であり酸素吸入下でも低酸素血症が改善しないことから肺血栓塞栓症が最も疑われる。

診断名 肺血栓塞栓症

[57]

選択肢考察　× a　P 波が同定され，RR 間隔も整で洞調律である。

○ b　おおよそ +30 度で，正常電気軸である。

× c　WPW 症候群に特有な，P 波下行部からすぐに R 波に連なるデルタ波は認めない。

× d　QRS 幅は 0.12 秒以下で，波形も左脚ブロックパターンではない。

× e　QT 時間は約 0.28 秒で短縮はない。

解答率　a 3.7%，b 84.1%，c 4.1%，d 6.4%，e 1.3%

[58]

選択肢考察　× a　検査に時間がかかり，患者急変時に対応が遅れるため，迅速診断に適さない。

× b　虚血性心疾患は否定されている。

○ c　肺動脈内血栓像の有無の迅速診断に最優先される。急性大動脈解離の除外診断にも有用。

× d　換気障害をきたす呼吸器疾患は除外されている。

× e　狭心症は否定できないとしても，病態が不安定な急性胸痛疾患で運動負荷を与えるのは禁忌である。

解 答 率　a 0.7%，b 14.3%，c 84.3%，d 0.2%，e 0.1%

［59］

アプローチ
①突然の息苦しさの悪化 ⟶ 病態の進行的増悪を示唆

②意識レベル JCS Ⅱ-10 ⟶ 意識の中等度混濁があり，全身血行動態の悪化を示唆する。

③血圧 70/40 mmHg ⟶ ショック状態である。

④SpO_2 の測定不能 ⟶ 極度の末梢循環不全では測定困難となる。

⑤静脈うっ血所見 ⟶ 右心不全を示唆する。

選択肢考察
× a　大量失血の病態はない。

× b　右心不全と心拍出量の低下はあるが，心筋収縮そのものの障害ではない。

○ c　肺動脈系の血栓塞栓による右心系の閉塞に基づく。

× d　感染の証拠はない。

× e　発症直前にアナフィラキシーを誘発するような薬物服用や虫刺症などの既往はない。

解 答 率　a 0.1%，b 10.7%，c 88.2%，d 0.0%，e 0.7%

コメント
　胸痛の急性発症例で，当初は血行動態は比較的安定している。低酸素血症，右心系の圧負荷を示唆する心電図および心エコー図所見から，肺高血圧を伴った肺循環障害を疑うことができる。深部静脈血栓症を示唆する身体所見はないが，肺血栓塞栓症を最も疑ってよい。その確定診断に最も有用なのは造影 CT である。検査の準備中，ショック状態に陥ったが，肺動脈内血栓塞栓の拡大による肺高血圧症，右心不全，肺循環障害による低心拍出量症候群の急性増悪によると考えられる。

　肺血栓塞栓症の治療としては，多くは血栓溶解療法，抗凝固療法が行われるが，本例のようなショック例や高度の低酸素血症例では経皮的心肺補助装置〈PCPS〉で循環補助を行い，外科的に血栓除去手術が行われる。

正　解　［57］ **b** **正答率 84.1%**　　［58］ **c** **正答率 84.3%**　　［59］ **c** **正答率 88.2%**

▶ **参考文献**　MIX 205, 243

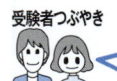

受験者つぶやき
［57］・余白に三角形とベクトルを描いて正常軸かどうか慎重に考えました。正常を選ぶのは勇気がいるものです。
　　　・心電図の軸はヒントになることが多いです。Ⅰと aVf を確認しました。
　　　・電気軸くらいは読めるようになった方がいいと思います。
［58］・確定診断となれば塞栓を評価できるものが一番良いでしょう。
　　　・突然の息苦しさ，Ⅱ音亢進，心エコーでの右心圧の上昇から肺塞栓とわかります。肺血栓塞栓症は肺高血圧の確認に右心エコーが大事です。
　　　・急性発症の胸痛の鑑別で，MRI は悠長すぎますね。
［59］・文字通りの閉塞性ショックです。
　　　・頸静脈怒張といえば，肺塞栓，心タンポ，緊張性気胸です。
　　　・右心系拡大してるし，肺塞栓症からの閉塞性ショック？　と考えました。

Check ■ ■ ■

次の文を読み，60～62 の問いに答えよ。

52 歳の男性。歩行時の胸痛を主訴に来院した。

現病歴：1 週間前から階段を昇ったときに前胸部痛を感じていた。前胸部痛は下顎にも放散し，安静にすると 1 分程度で消失していた。4 日前から平地歩行でも胸痛が出現。今朝からは安静時にも 2 ～3 分続く症状が出現するようになったため，家族に付き添われて来院した。

既往歴：3 年前から高血圧症で，カルシウム拮抗薬とアンジオテンシン変換酵素〈ACE〉阻害薬を内服中。

生活歴：喫煙は 15 本/日を 30 年間。飲酒は機会飲酒。

家族歴：父親が脂質異常症。

現　症：身長 168 cm，体重 88 kg。脈拍 72/分，整。血圧 136/78 mmHg。呼吸数 28/分。眼瞼結膜と眼球結膜とに異常を認めない。心音と呼吸音とに異常を認めない。腹部は平坦，軟で，肝・脾を触知しない。下腿に浮腫を認めない。

検査所見：血液所見：赤血球 450 万，Hb 14.5 g/dL，Ht 42%，白血球 6,800，血小板 25 万。血液生化学所見：総蛋白 7.5 g/dL，アルブミン 4.0 g/dL，AST 25 U/L，ALT 20 U/L，尿素窒素 15 mg/dL，クレアチニン 1.0 mg/dL，総コレステロール 280 mg/dL，トリグリセリド 150 mg/dL，HDL コレステロール 54 mg/dL，CK 128 U/L（基準 30～140），尿酸 6.6 mg/dL。心電図で洞調律，心拍数 84/分，整。V1，V2，V3，V4 に軽度の ST 低下を認める。

113C-60　Brinkman 指数はどれか。

　　　　a　52　　　　　　b　154　　　　　c　176　　　　　d　350　　　　　e　450

113C-61　冠動脈造影検査が施行された。冠動脈造影像（**別冊** No. 9）を別に示す。

　　　　矢印で示す血管はどれか。

　　　　a　左冠動脈前下行枝　　　　　　　　b　左冠動脈主幹部

　　　　c　左冠動脈回旋枝　　　　　　　　　d　右冠動脈

　　　　e　中隔枝

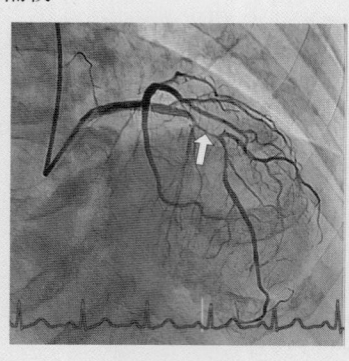 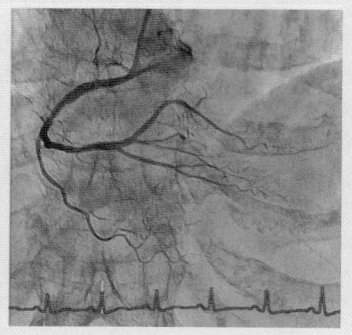

113C-62　冠動脈ステント留置術が行われた。

　　　　これまでの内服に加えて，追加投与が必要な薬剤はどれか。**2 つ選べ。**

　　　　a　スタチン　　　　　　　　b　抗凝固薬　　　　　　　　c　経口強心薬

　　　　d　抗血小板薬　　　　　　　e　尿酸降下薬

アプローチ

①歩行時の胸痛，1週間前から階段を昇ったときに前胸部痛を感じ，下顎に放散。安静にて1分程度で消失する━━歩行時，特に階段や坂道を登ったときに出現する前胸部痛は，典型的な労作性狭心症の症状として極めて重要である。労作性狭心症は，新規発症の場合，数日のうちに急激に心筋梗塞に移行する場合が少なくない。また胸痛は下顎や背部，肩に放散する場合が多く，安静もしくはニトログリセリンの舌下投与により，2〜3分以内に軽快もしくは消失することが多い。

②4日前より平地歩行で，今朝からは安静時でも症状が出現━━階段や坂道でなく平地の歩行でも症状が出現してきたことから，増悪型狭心症〈worsening angina〉である可能性が高い。また今朝からは安静時でも症状が出現するようになり，労作性狭心症とは名ばかりの，危険な安静時狭心症〈resting angina〉に移行しつつあることがわかる。

③高血圧，喫煙は1日15本30年間━━高血圧，喫煙，脂質異常症，糖尿病はいずれも冠動脈疾患の危険因子として極めて重要である。

④身長168 cm，体重88 kg━━BMIを計算すると，体重（kg）÷〔身長（m）〕^{2}＝88÷（1.68×1.68）≒31となり，肥満は明らかである（正常は18〜25）。肥満も冠動脈疾患の危険因子として極めて重要である。

⑤総コレステロール280 mg/dL，トリグリセリド150 mg/dL，HDLコレステロール54 mg/dL━━LDL値は〔総コレステロール値〕−〔HDLコレステロール値〕−〔トリグリセリド/5〕で計算され，本症例の場合，196 mg/dLとなって，明らかな異常高値を示している。冠動脈疾患の危険因子として極めて重要である。

⑥V_1，V_2，V_3，V_4に軽度ST低下━━虚血性心疾患の典型的な心電図変化である。

[60]

選択肢考察

Brinkman指数とは1日の喫煙本数に喫煙年数を掛けたもので本症例の場合，15×30＝450となる。一般に400以上で肺癌のリスクが高度となり，600以上ではさらに高度となる。また1,200以上では咽頭癌のリスクが高まると報告されている。

　×a，×b，×c，×d，○e

解答率 a 0.1%，b 0.2%，c 0.1%，d 0.2%，e 98.9%

[61]

画像診断

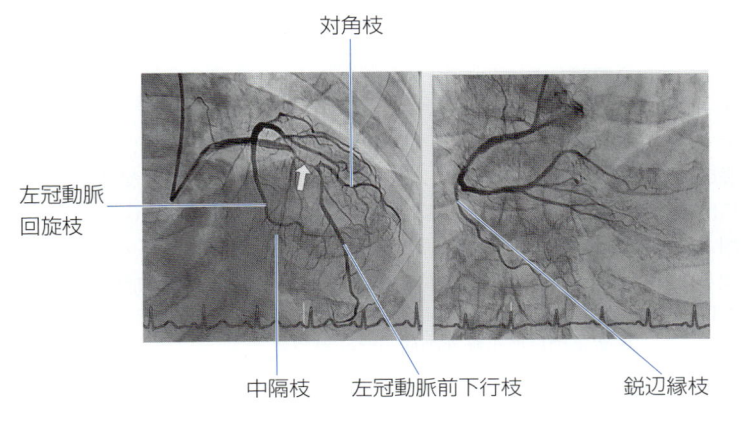

対角枝

左冠動脈回旋枝

中隔枝　　左冠動脈前下行枝　　鋭辺縁枝

選択肢考察　提示された冠動脈造影は左冠動脈造影，右冠動脈造影，それぞれ右前斜位頭側像（RAO

cranial view）と左前斜位頭側像（LAO cranial view）である。右冠動脈には有意狭窄は認められないが，左冠動脈前下行枝の中間部に高度狭窄を認める。下方には中隔枝が，反対側には対角枝が認められる。

　　　○ a，× b，× c，× d，× e

解 答 率　a 87.2%，b 7.7%，c 3.4%，d 0.8%，e 0.5%

診 断 名　不安定型労作性狭心症

[62]

選択肢考察　○ a，○ d　この症例のように前下行枝の単独一枝病変では経皮的カテーテル・インターベンション〈PCI〉が第一選択となる。近年，このような症例ではバルーンによる拡張のほか，薬剤溶出性ステント〈DES〉を留置することが多い。DES 留置後はステント内血栓症を予防するため抗血小板薬の投与が必要不可欠となる。また急性心筋梗塞後の二次予防には LDL 値を十分（≦ 70 mg/dL）下げていく必要があり，そのためにスタチン系化合物の投与が必要である。

× b　抗凝固薬は，従来からあるワルファリンに加えて，新規経口抗凝固薬も一般に使用されている。しかしステント内血栓症に関しては有効なエビデンスに乏しく，抗血小板薬の2剤投与の方が一般的である。

× c　経口強心薬（ジギタリス）は収縮力低下を伴う左心不全には有効であるが，冠動脈疾患の場合，不用意に心筋の酸素需要を高めてしまうため，本症例ではむしろ**禁忌**である。

× e　尿酸値は男性の正常（7.0 mg/dL 以下）を満たしており，現時点で経口的に薬剤を投与する必要はない。

解 答 率　a 84.7%，b 24.3%，c 0.2%，d 88.6%，e 0.2%

関連知識　今やステント留置後の抗血小板薬は極めて常識的で，通常2剤を併用する DAPT（double antiplatelet therapy）が必要不可欠である。

　　抗血小板薬の2剤投与はステント留置後，少なくとも半年〜1年間の間継続する必要がある。ステント内血栓症は留置後1か月後にも生じるが，逆に1年経過した後にも生じることがある。

正　解　[60] **e**　**正答率 98.9%**　　[61] **a**　**正答率 87.2%**　　[62] **a，d**　**正答率 74.4%**

▶**参考文献**　**MIX** 28, 198, 213　**いらすと!** 179

受験者つぶやき

[60]・3連問でこういう問題が出てくれるとホッとします。
　　・ラッキー問題でした。
　　・常識です。
[61]・冠動脈の解剖は去年も出ていました。造影だと途端にわかりづらくなりますね。
　　・直角に出る分枝血管があるのは左前下行枝と覚えました。
　　・過去問よりも詳しめな冠動脈造影の読影でした。
[62]・a と d だとわかっていたのにホテルに帰ってから見直したら b に丸がついていました。国試せん妄というやつでしょうか……。
　　・冠動脈ステント留置後の抗血小板薬の使用は必須です。
　　・冠動脈ステント留置は高コレステロール血症でなくてもスタチン必須です。

Check ■ ■ ■

次の文を読み，63〜65 の問いに答えよ。

62 歳の男性。血便を主訴に来院した。

現病歴：本日夕食後に多量の暗赤色の便が出現し，ふらつきを自覚したため救急外来を受診した。特に腹痛や下痢を自覚していない。

既往歴：30 年前から高血圧症と糖尿病で内服治療中。10 年前から心房細動に対してワルファリンを処方されている。最近，処方薬の増量や変更はない。

生活歴：妻と 2 人暮らし。喫煙は 50 歳まで 20 本/日を 20 年間。飲酒はビール 350 mL/日。

家族歴：父親が脳梗塞。母親が大腸癌。

現　症：意識は清明。身長 169 cm，体重 70 kg。体温 36.7℃。脈拍 88/分，不整。血圧 114/78 mmHg。呼吸数 18/分。SpO$_2$ 96％（room air）。眼瞼結膜は貧血様だが，眼球結膜に黄染を認めない。心音と呼吸音とに異常を認めない。腹部は平坦，軟で，肝・脾を触知しない。腸雑音はやや亢進している。直腸指診で暗赤色の便の付着を認める。四肢に軽度の冷汗を認める。

検査所見：血液所見：赤血球 299 万，Hb 9.7 g/dL，Ht 32％，白血球 12,000，血小板 21 万。血液生化学所見：総蛋白 6.5 g/dL，アルブミン 3.6 g/dL，総ビリルビン 0.9 mg/dL，AST 28 U/L，ALT 22 U/L，LD 277 U/L（基準 176〜353），γ-GTP 41 U/L（基準 8〜50），アミラーゼ 80 U/L（基準 37〜160），尿素窒素 18 mg/dL，クレアチニン 1.1 mg/dL，尿酸 6.7 mg/dL，血糖 128 mg/dL，Na 140 mEq/L，K 4.5 mEq/L，Cl 100 mEq/L。CRP 1.9 mg/dL。腹部単純 CT（**別冊** No. **10A**）及び腹部造影 CT（**別冊** No. **10B，C**）を別に示す。

A	B	C
	動脈相	遅延相

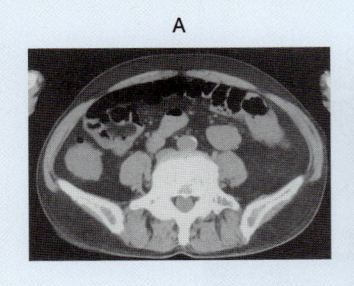 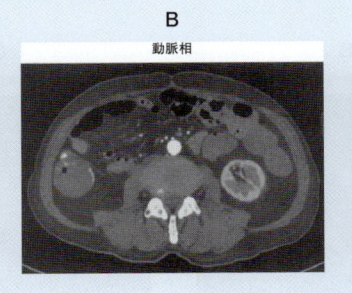 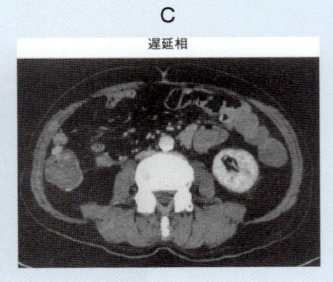

113C-63　まず測定すべきなのはどれか。

    a　PaO$_2$　　　　　　b　PT-INR　　　　　　c　D ダイマー

    d　血小板粘着能　　　e　心筋トロポニン T

113C-64　最も考えられるのはどれか。

    a　大腸憩室症　　　　　　　　　b　虚血性腸炎

    c　潰瘍性大腸炎　　　　　　　　d　非閉塞性腸管虚血症

    e　腸管出血性大腸菌感染症

C

長文問題

> **その後の経過**：入院後，翌朝までに赤血球液-LR 6 単位の輸血を行ったが，Hb 値は 8.2 g/dL で血便が持続している。下部消化管内視鏡検査を行ったが多量の凝血塊のため止血術を実施できなかった。
>
> **113C-65**　この時点で考慮すべきなのはどれか。2 つ選べ。
>
> a　腸管切除術　　　b　動脈塞栓術　　　c　血栓溶解療法
> d　血漿交換療法　　e　高圧酸素療法

アプローチ

①暗赤色の便 ➡ 下部消化管出血を示唆

②腹痛や下痢を自覚していない ➡ 血便に随伴する症状がない。

③ワルファリンを処方されている ➡ 易出血性

④体温 36.7℃ ➡ 発熱なし

⑤ふらつきを自覚，四肢に軽度の冷汗 ➡ 循環動態の異常を示唆

⑥赤血球 299 万，Hb 9.7 g/dL，Ht 32% ➡ 貧血

⑦画像検査 ➡ 上行結腸憩室からの造影剤漏出が見られる。

画像診断

A

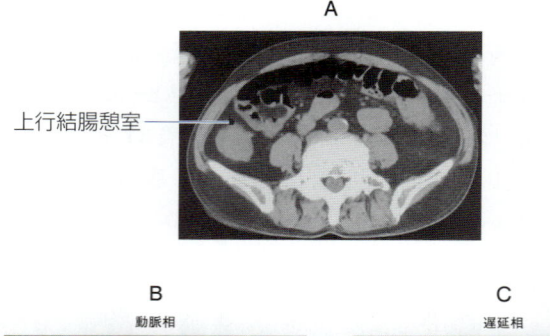

上行結腸憩室

B　動脈相　　　　　　C　遅延相

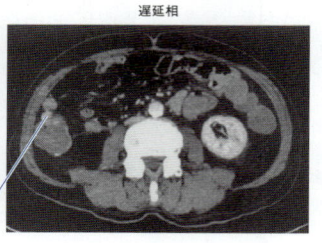

extravasation（造影剤の血管外漏出）が見られる

鑑別診断　「アプローチ」①から下部消化管出血をきたす疾患の鑑別が必要となる。本症例は③により出血のリスクが高い背景がある。臨床経過の特徴として②，④のとおり血便に付随する症状がなく，感染性腸炎，炎症性腸疾患，虚血性腸炎の経過としては非典型的である。また，急性発症という点から大腸癌の経過にもそぐわない。⑤，⑥から貧血の進行，循環動態の異常がうかがわれ，大量に出血していることを示唆している。⑦から上行結腸憩室からの出血と診断できる。

診断名　上行結腸憩室出血

[63]

選択肢考察　× a　SpO₂ 96% であり，まず測定すべきものではない。

○b　ワルファリンを内服しており，効果判定のためにまず測定すべきである。ワルファリンの中止や拮抗薬であるビタミン K の投与に関しては，内服するに至った背景が症例ごとに異なるため，個々に慎重な検討が必要である。

×c　血栓症を疑うときに測定すべきマーカーである。

×d　血小板無力症，Bernard-Soulier 症候群，von Willebrand 病などで低下するが，いずれも極めて珍しい疾患であり，本症例の背景からもまず測定すべきものではない。

×e　虚血性心疾患のリスクを複数抱えているが，急性冠症候群を示唆する所見はなく優先度は低い。

解 答 率　a 1.6％，b 82.1％，c 15.4％，d 0.0％，e 0.2％

[64]

選択肢考察　○a　画像所見から診断は容易である。

×b　血便のほかに腹痛，下痢を伴う。

×c　重症度にもよるが，下痢（約 90％）や腹痛（約 60％）を伴うことが多い。

×d　腸間膜血管に器質的閉塞がないにもかかわらず，腸管の虚血や壊死をきたす疾患である。特異的な症状はないが，血便だけで発症することは極めてまれであり，腹痛や進行すると腹膜刺激症状がみられる。また，腹部造影 CT では腸管壁の造影効果不良や腸管壊死をきたすと，腸管壁内や門脈内にガス像が認められる。 割れ問

×e　下痢や腹痛を合併することが多い。CT では盲腸〜上行結腸の著明な壁肥厚が特徴的である。

解 答 率　a 33.9％，b 4.7％，c 0.2％，d 60.4％，e 0.3％

[65]

選択肢考察　○a　内視鏡的止血が困難な場合に考慮すべきではあるが，動脈塞栓術がより優先される。

○b　内視鏡的止血が困難な場合に，まず考慮すべきである。

×c　血栓溶解療法は出血を助長する可能性がある（**禁忌**）。

×d　血漿中に存在する病因物質を除去することを目的とした治療法である。本疾患には適応がない。

×e　様々な適応疾患があるが（詳細は『高気圧酸素治療のガイドライン』を参照），本疾患には適応がない。

解 答 率　a 91.5％，b 92.1％，c 2.1％，d 6.5％，e 5.5％

関連知識　症状のみで診断を確定することは困難であるが，憩室出血では血便以外の随伴症状に乏しいというのが極めて特徴的といえる。また，[64] の選択肢 b の虚血性腸炎は，ほとんどの症例で腹痛（左下腹部），血便，下痢の 3 症状がみられる。

正 解　[63] **b**　正答率 **82.1％**　　[64] **a**　正答率 **33.9％**　　[65] **a，b**　正答率 **85.6％**

▶参考文献　MIX 124, 272

受験者つぶやき　[63]・ワルファリンのコントロール指標は PT-INR，正常値より若干高くても問題なくコントロールされているという症例が過去問にも出ていました。

・ワルファリン使用時の血中モニタリングは PT-INR と覚えていました。2.0〜3.0 を目安に。

・ワルファリン服用歴があるので，PT-INR を測定するべきです。

[64] ・新ガイドラインに入った非閉塞性腸管虚血症〈NOMI〉と昔ながらの（?）大腸憩室炎で割れていました。暗赤色の便というのが気になりましたが，NOMI は上腸間膜動脈領域が好発だったと思い除外しました。

・a と d で悩みました。画像とにらめっこしていました。d は新ガイドライン疾患ですが，痛みがあるはずだと思い除外しました。迷ったら一度主訴に戻るのも大切です。大腸憩室炎は過去問でもよく見かけましたがいつも迷ってしまいます。109D-56 の CT 画像と似ています。

・画像が読めませんでした。腸管壁の造影効果が弱い気がして NOMI を選びましたが，NOMI ならもっと重篤ですよね……。

[65] ・出血に対する対応ですから c，d，e は的外れです。

・消去法で選びました。

・出血をなんとか止めようと思いました。

C
医学総論

Check ■ ■ ■

113C-66　卵膜の構成について母体側から胎児側の順で正しいのはどれか。

a　絨毛膜→羊膜→脱落膜　　　　　　b　絨毛膜→脱落膜→羊膜

c　脱落膜→絨毛膜→羊膜　　　　　　d　脱落膜→羊膜→絨毛膜

e　羊膜→絨毛膜→脱落膜　　　　　　f　羊膜→脱落膜→絨毛膜

選択肢考察　単純な知識問題である。卵膜は胎児と羊水を包む膜で，胎児付属物（胎盤，臍帯，卵膜，羊水）の一つである。母体側から順に脱落膜，絨毛膜，羊膜の3層から構成されるので，cが正解となる。脱落膜は母体由来の組織で，絨毛膜と羊膜は胎児由来の組織である。

　　　　×a，×b，○c，×d，×e

解答率　a 0.2%，b 1.1%，c 95.2%，d 0.8%，e 2.2%，f 0.1%

関連知識　脱落膜は，分泌期の子宮内膜機能層が受精卵の着床により肥大増殖したものである。着床した受精卵は機能層に埋没し，受精卵の筋層側の子宮内膜は床脱落膜となって絨毛膜有毛部とともに胎盤を形成し，受精卵の子宮腔側を覆う子宮内膜は被包脱落膜となる。着床部以外の子宮内膜は壁脱落膜となる。被包脱落膜と壁脱落膜は妊娠第4か月末ころ，互いに接して癒合する。

　　　絨毛膜は，絨毛上皮と間質からなり，絨毛上皮は外側の合胞体栄養膜細胞と内方の細胞性栄養膜細胞（Langhans細胞）の2層からなるが，床脱落膜側絨毛は発育増殖して絨毛膜有毛部となり，被包脱落膜側の絨毛は次第に退化し，妊娠第3か月末には消失して絨毛膜無毛部となる。

　　　羊膜は，卵膜の最も胎児側の表面を構成し，胎盤の胎児面から臍帯表面を包んで臍部に達する。外胚葉性の1層の上皮細胞と中胚葉性の結合組織からなり，性状は半透明で血管は含まず，羊水分泌作用を有する。絨毛膜および胎盤との結合は緩やかで，妊娠末期でも容易に剝離されるが，臍帯からの剝離は難しい。

正　解　c　**正答率** 95.2%　　　　　　▶参考文献　**MIX** 58　**チャート** 産 34

受験者つぶやき
・「羊の毛が落ちる」は胎児側から母体側の順でのゴロでしたね。
・問題自体は簡単ですが，順番を勘違いしてeを選んでおり，見直しのときに気付きcに訂正しました。危なかったです。ブロック最後の問題は見落としやすいので見直しは大切です。
・産科の常識問題です。

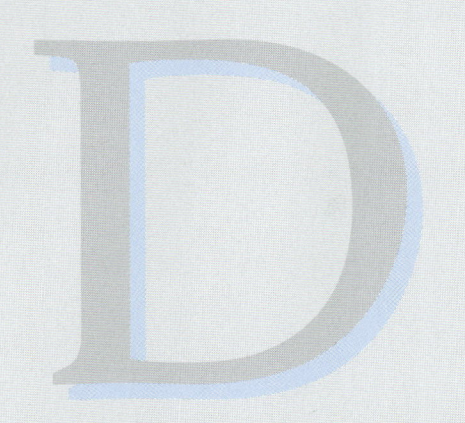

D問題 医学各論 75問

一般各論 15問
臨床各論 60問

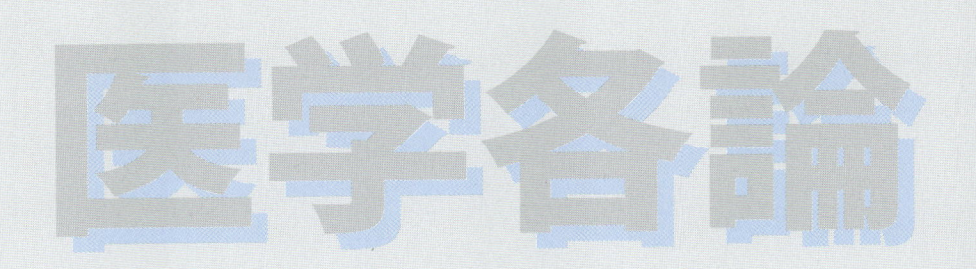

Check ■ ■ ■

113D-1 単純型熱性けいれんの特徴はどれか。

a　片側性のけいれんを呈する。

b　けいれんは 20 分以上持続する。

c　1〜3 歳で発症することが多い。

d　24 時間以内にけいれんを繰り返す。

e　けいれんの後に 24 時間以上意識障害が持続する。

選択肢考察　×a　単純型熱性けいれんとは典型的な臨床像を示す熱性けいれんである。通常は両側性全身性のけいれんを示す。

×b　熱性けいれんの通常の持続時間は 5 分以内である。

○c　発症年齢は 1〜3 歳であり，けいれんを繰り返す場合でも 6 歳以降には消失することが多い。

×d　通常は発熱時に 1 回のみで終了し，繰り返すことは少ない。

×e　けいれんの後，意識は速やかに回復する。

解答率　a 5.8%，b 0.2%，c 89.7%，d 3.7%，e 0.4%

コメント　国家試験で熱性けいれんの問題となりうるのは典型的な熱性けいれんである「単純型熱性けいれん」である。非典型的な熱性けいれん「複雑型熱性けいれん」は出題しづらいと思われる。発熱とけいれんをきたす疾患はほかにも出題されており，急性脳炎・脳症，細菌性髄膜炎，脳膿瘍などである。いずれも熱性けいれんとしては非典型的な症状で発症する（けいれんの持続時間が長い，けいれん後の意識障害の遷延を認めるなど）。

正解　c　**正答率 89.7%**　　▶**参考文献** MIX 169 国小 336

受験者つぶやき
・自分が 2 歳の時に熱性けいれんになったと親から聞かされていたので自分を信じました。
・単純型と複雑型の違いは大切です。消去法で解けました。
・熱性けいれんは単純型と複雑型を比較して覚えましょう。

Check ■ ■ ■

113D-2 電気けいれん療法について正しいのはどれか。

a　65 歳以上は適応にならない。

b　重症うつ病は適応疾患である。

c　副作用として筋強剛がみられる。

d　脳神経外科医の立ち会いが要件である。

e　患者やその保護者の同意なしに実施できる。

選択肢考察　×a　電気けいれん療法には絶対的禁忌はなく，65 歳以上にも適応がある。

○b　重症のうつ病のほかに，統合失調症，双極性障害にも適応がある。

× c　代表的な副作用に頭痛，健忘がある。骨格筋への影響としては，遷延性のけいれんや筋肉痛があるが，筋強剛は起こらない。筋強剛は抗精神病薬の副作用である。

× d　筋弛緩薬を用い，全身麻酔下で行う。そのため麻酔科医の立ち会いが必要となる。

× e　治療の first choice として行われることはまずなく，措置入院中に行われることは考えにくい。措置入院中でも保護者がいる場合は保護者の同意なしに行うことはありえない。

解 答 率　a 0.3%，b 98.1%，c 0.9%，d 0.4%，e 0.1%

関連知識　＜電気けいれん療法＞

・うつ病・双極性障害・統合失調症などに有効である。

・電極を左右前額部に当て，2〜3秒間通電する。

　　有けいれん性通電：骨折，脱臼，咬舌など二次的な問題があり，現在は無けいれん性通電が主流である。

　　無けいれん性通電：筋弛緩薬を用いて全身麻酔下で行うようになり，骨折が起きなくなった。

・副作用：頭痛，逆向性健忘，一過性の記銘力低下。

正　解　b　**正答率 98.1%**　　　　　　　　　　▶参考文献　MIX 382　コンパクト 206

受験者つぶやき

・実習のときに実際に見学したのを思い出しました。

・電気けいれん療法は模試で出題されており，禁忌があまりないイメージで重症のうつ病，統合失調症，Parkinson 病で麻酔をかけて行うと覚えていました。

・重症のうつ病は電気けいれん療法が非常に有効である場合があると精神科の先生がおっしゃっていました。

Check ■ ■ ■

113D-3　真皮メラノサイトが増生しているのはどれか。

　　a　太田母斑　　　　　　b　表皮母斑　　　　　　c　扁平母斑

　　d　色素性蕁麻疹　　　　e　café au lait 斑

選択肢考察　○ a　真皮上層〜中層にメラノサイトの増生を認める。

× b　基底層のメラニンが増加。表皮の乳頭腫様肥厚と角質増殖を伴う。

× c　基底層のメラニンが増加している。

× d　皮膚肥満細胞症の一型。真皮上層に肥満細胞が増殖している。

× e　基底層のメラニンが増加している。扁平母斑と同様の組織像である。

解 答 率　a 87.3%，b 0.7%，c 2.3%，d 3.6%，e 5.9%

コメント　臨床的に色素沈着を伴う皮膚疾患において，色素沈着の成因を組織学的に問われている。母斑や母斑症，皮膚腫瘍において，その色素沈着が何によって起こるかを系統だてて覚えておく必要がある。

正　解　a　**正答率 87.3%**　　　　　　　　　　▶参考文献　MIX 177

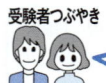
Check ■ ■ ■

113D-4　視力表（**別冊** No. 1）を別に示す。
視力検査において乱視の軸の決定に必要な部分はどれか。

a　①　　　　　b　②　　　　　c　③　　　　　d　④　　　　　e　⑤

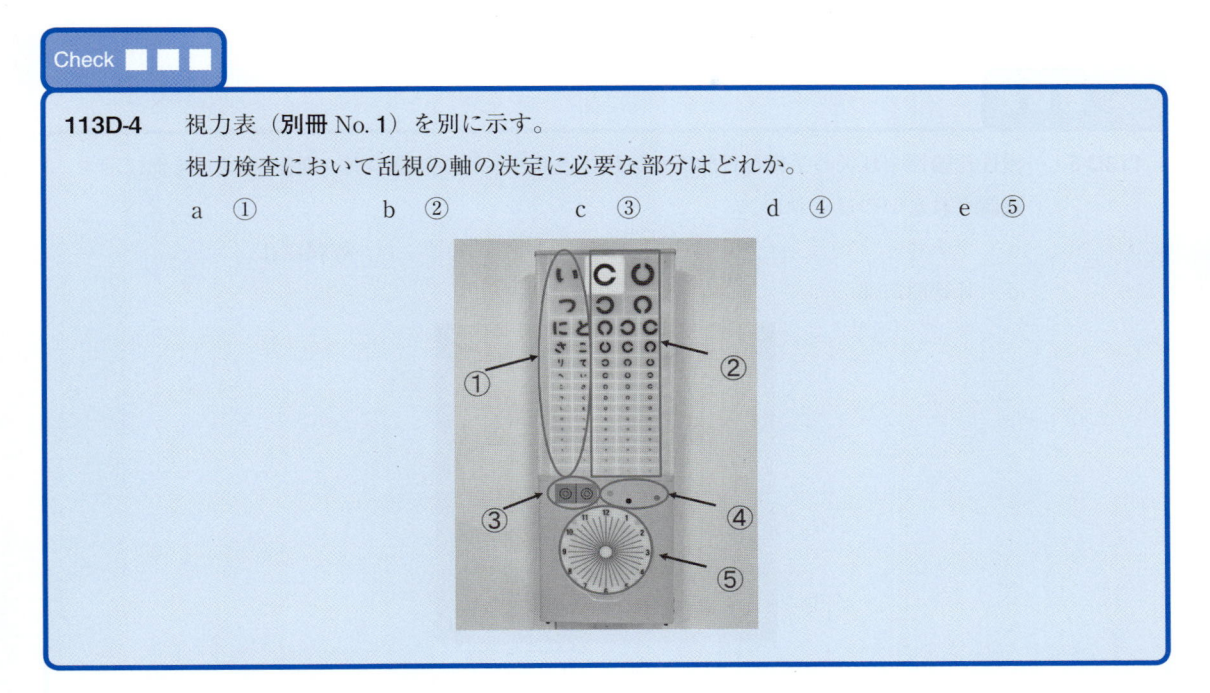

選択肢考察　× a　①：ひらがな視力表：距離に対する最小視角（目に投影される物体がなす角度）を測定
したものが視力となる。

× b　②：ランドルト環視力表：5 m の距離で直径 7.5 mm，太さ 1.5 mm，切れ目 1.5 mm の
ランドルト環が視認できれば視角 1 分となり，視力 1.0 に相当する。

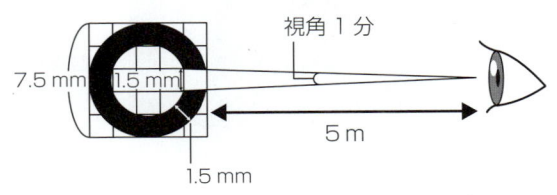

× c　③：赤緑テスト：矯正眼鏡の過矯正，低矯正を確認するのに用いる。

× d　④：固視灯：眼位検査や赤ガラス検査をするときに固視する視標である。

○ e　⑤：乱視表：乱視が強い方向の線が濃く見える。

解答率　a 0.2%，b 1.1%，c 11.7%，d 2.9%，e 84.0%

コメント　　視力検査は視能訓練士が担当することが多いが，その検査の仕組みは医師も理解が必要であ
る。臨床実習で色々な検査を見学しておく必要がある。

正　解　**e**　正答率 **84.0%**　　　　　　　　　　　　　　▶参考文献　MIX 358

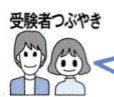

受験者つぶやき
・自分自身が右眼に乱視があるので，見慣れた検査でした。見直しのときに眼鏡を外して乱視の軸を確認したりしていました。
・軸っぽいのを選びました。
・全然わからず，勘で選びました。

D

医学各論

Check ■ ■ ■

113D-5　慢性化膿性中耳炎の手術を目的に来院した患者の右耳の鼓膜写真（**別冊** No. 2）を別に示す。
視認されないのはどれか。

a　ツチ骨　　　　　　　b　アブミ骨　　　　　　c　鼓膜穿孔
d　耳管開口部　　　　　e　鼓膜石灰化

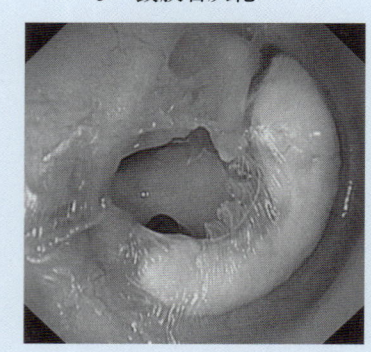

画像診断

ツチ骨
鼓膜穿孔部から鼓室岬が見える
鼓膜石灰化
穿孔縁
↓：アブミ骨

選択肢考察　○a，○c，○e　ツチ骨・鼓膜穿孔・鼓膜石灰化は，視認できている。
○b　アブミ骨は，後上象限穿孔辺縁からかろうじて認められる。
×d　耳管開口部は鼓膜前上象限に開くが，石灰化で視認できない。

解答率　a 1.6％，b 56.7％，c 0.1％，d 37.0％，e 4.6％

コメント　鼓膜所見と鼓膜を取り除いた鼓室の解剖を問う問題である。

正解　d　**正答率** 37.0％　　　　　　　　　　　▶参考文献　MIX 368

受験者つぶやき
・耳小骨がどれかわかりませんでしたが，耳管開口部というのは上咽頭側の出口を指すのか？と思ってdを選びました。
・bとdで悩みました。

・勘で選びました。

Check ■ ■ ■

113D-6 成人で喘息の増悪をきたす可能性が最も高い薬剤はどれか。
 a 利尿薬
 b β遮断薬
 c ヒスタミン H_1 受容体拮抗薬
 d 塩基性非ステロイド性抗炎症薬
 e アンジオテンシンII受容体拮抗薬

選択肢考察

× a どのタイプの利尿薬でも気管支喘息発作の増悪は知られていない。

◯ b β遮断薬は，アドレナリン受容体のβ受容体を遮断することにより血圧，心拍数などを抑える作用をもち高血圧，狭心症，頻脈性不整脈などに対して使用される。気管支を拡張させる $β_2$ 受容体を遮断することにより気管支収縮を引き起こす。$β_1$ 選択性の低いβ遮断薬は気管支喘息患者に対して使用禁忌である。$β_1$ 選択性の高い薬剤もあるが，使用する際には十分注意する必要がある。

× c ヒスタミン H_1 受容体拮抗薬はアレルギー疾患に対しての治療薬。副作用として眠気，胃腸障害，口渇などがある。

× d 紛らわしい選択肢。非ステロイド性抗炎症薬〈NSAIDs〉は，アスピリン喘息〈NSAIDs過敏喘息〉を増悪させるため一見正しい選択肢に思われるが，「塩基性」非ステロイド性抗炎症薬はプロスタグランジン〈PG〉合成を抑制しないため，アスピリン喘息に対しても使用できる。効果が弱いことから，実際の臨床では塩基性非ステロイド性抗炎症薬は広くは使用されていない。

× e アンジオテンシンII受容体拮抗薬〈ARB〉は降圧薬として用いられ，副作用は少ない。妊婦への使用が禁忌であることと，慢性腎臓病〈CKD〉の患者では腎機能をより悪化させる可能性があり，注意して使用する。なお，同じく降圧薬であるアンジオテンシン変換酵素〈ACE〉阻害薬では空咳の副作用が知られているが，喘息の増悪とは直接の関連はない。

解答率 a 0.1%，b 90.5%，c 0.2%，d 7.5%，e 1.6%

コメント 気管支喘息を増悪させるリスクのある薬剤について問う問題。気管支喘息を増悪させる薬剤としては，交感神経β受容体を遮断する交感神経遮断薬，収縮を促進する副交感神経刺激薬（ベサコリンなど），PG合成阻害を行うNSAIDs（塩基性NSAIDsを除く）が挙げられる。

正 解 b **正答率 90.5%** ▶参考文献 MIX 241

受験者つぶやき

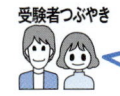

・問題文に喘息の既往がこっそり隠されているような問題じゃなくて優しさを感じました。
・喘息にβ遮断薬は禁忌肢としてよく出ます。β遮断薬の禁忌疾患は多いので気をつけていました。
・喘息はβブロッカー禁忌です。

D 医学各論

Check ▢▢▢

113D-7 運動器に対する慢性的な過負荷が発症に**関連しない**のはどれか。

　　a　腰椎分離症　　　　　b　職業性腰痛　　　　　c　離断性骨軟骨炎

　　d　大腿骨頭壊死症　　　e　Osgood-Schlatter 病

選択肢考察

○a　腰椎分離症は，椎弓の関節突起間部が疲労骨折を起こして分離し，偽関節になったものである。

○b　職業性腰痛は，重いものを運ぶ職業についている人にみられ，反復して腰部に負担がかかることで生じると考えられる。

○c　離断性骨軟骨炎は，原因として軟骨下骨の疲労骨折などの外傷説や骨化障害，循環障害説などが考えられている。

×d　大腿骨骨頭壊死症の原因は大腿骨頭の無菌性・阻血性壊死であり，過負荷が原因ではない。

○e　Osgood-Schlatter 病は脛骨粗面に生じる骨端症であり，スポーツ活動により膝蓋腱に繰り返し牽引力が加わり発生すると考えられている。

解答率　a 6.6%，b 0.4%，c 2.2%，d 80.6%，e 10.1%

コメント　スポーツ障害としては，疲労骨折，腰椎分離症，骨端症である Osgood-Schlatter 病など，さらに肩関節や肘関節の障害として投球肩障害，リトルリーグショルダー，野球肘などがある。これらは局所の過負荷により引き起こされる病態と考えられ，一般的にもしばしば話題に挙がる疾患であるため，しっかりと押さえておいた方がよいと思われる。

正 解　d　**正答率 80.6%**　　　　　　　▶参考文献　**MIX** 197　**コンパクト** 180

受験者つぶやき

・a も c も自信はありませんでしたが，大腿骨頭壊死症は原因としてステロイドやアルコールしか聞いたことがなかったので選びました。

・大腿骨頭壊死症は特発性が多いです。リスクとして飲酒とステロイドを覚えていました。

・大腿骨頭壊死症はアルコールなどが関連します。

Check ▢▢▢

113D-8 高齢者の高血圧症の**特徴でない**のはどれか。

　　a　食後血圧低下　　　　b　起立性低血圧　　　　c　拡張期高血圧

　　d　血圧動揺性増大　　　e　主要臓器血流予備能低下

選択肢考察

○a　食後は胃腸，肝臓など消化器系臓器血流が増加するため，血圧調節機能が低下した高齢者では血圧低下が起こりやすくなる。

○b　高齢者では起立に対する交感神経系の反射が減弱しており，低血圧が起こりやすい。

×c　加齢に伴う動脈壁弾性の低下により，収縮期血圧は上昇し，拡張期血圧は低下する傾向を示す。

　　○d　動脈壁弾性の低下とともに，圧受容体反射の減弱など，血圧調節機能の低下により，血圧変動が大きくなる。

　　○e　動脈硬化に伴い血管内皮機能が障害され，内皮依存性血管拡張による臓器血流の増加が小さくなる。

解 答 率　a 5.1%，b 0.4%，c 93.3%，d 0.7%，e 0.3%

関連知識　　高齢者においては，動脈壁弾性の低下とともに，血圧調節に関与する圧受容体反射や β 受容体機能の低下により血圧変動が大きくなる。また，腎機能の低下により Na 排泄が障害され，体液量の増加による血圧の上昇が起こりやすい。

コ メ ン ト　　加齢に伴う血圧の変化とともに，高齢者における高血圧の特徴を理解し，降圧薬の選択や投与量および降圧目標などについて，若・中年者との違いを把握しておく。

正　　解　**c**　**正答率 93.3%**　　　　　　　　　　　　　　▶参考文献　MIX 432

受験者つぶやき
・高齢者は脈圧が開大すると覚えていました。
・高齢者は脈圧が大きくなります。過去問で加齢変化はよく問われていました。

Check ■■■

113D-9　急性大動脈解離の合併症として出現し得る徴候に**含まれない**のはどれか。

　　a　視野障害　　　　　　　　　　　　　　b　Barré 徴候陽性
　　c　後脛骨動脈の触知不良　　　　　　　　d　心音の I 音と II 音の減弱
　　e　心尖部を最強点とする全収縮期雑音

選択肢考察　○a　解離が大動脈本幹から頸動脈や椎骨動脈に直接及んだり，それぞれの動脈の開口部を圧迫するように偽腔が拡大したりすると，灌流領域の阻血・虚血が起こる。後頭葉にある視覚領域を灌流する動脈にそのような変化が及べば，視野障害が発生しうる。

　　○b　大脳皮質や遠心性ニューロンの障害によって錐体路障害となると，閉眼で手掌を上に向けて伸ばした上肢の患側が回内し，下降してくる。これを Barré 徴候と呼ぶ。大動脈解離ではしばしば頸動脈の解離や，開口部の偽腔による圧迫で，脳梗塞を発症し，Barré 徴候が起こりうる。

　　○c　大動脈解離が腹部大動脈以下に及ぶことはまれではない。腸骨動脈や大腿動脈に及ぶと，下肢動脈の虚血となり，大腿動脈や膝窩動脈の拍動が触知できなくなる。より末梢の後脛骨動脈も同様に触知不良となりうる。

　　○d　急性大動脈解離では，心嚢内出血による血性の，もしくは反応性の非血性の心嚢液貯留がまれならず起こりうる。貯留した心嚢液のため，心音は減弱して聴取され，I 音・II 音ともに弱くなる。

　　×e　心尖部を最強点とする全収縮期雑音は，一般的には僧帽弁逆流の発生を示唆する。急性大動脈解離では大動脈弁輪への解離の波及で大動脈弁閉鎖不全症がしばしば発症し，高調の拡張期雑音が胸骨右縁付近で聴取される。僧帽弁閉鎖不全が発生することは解離だけでは考えにくい。

解答率　a 6.4%，b 7.4%，c 1.9%，d 3.7%，e 80.4%

関連知識　　急性大動脈解離では，大動脈から分枝するどの枝が解離に巻き込まれて血流不足になるかで，様々な自覚症状・他覚所見を呈する。分枝の動脈が閉塞・狭窄したら何が起こりうるかを考えれば，理解しやすい。頸動脈なら脳梗塞様症状，上肢動脈ならば手の冷感・阻血，腹部の動脈ならば腹痛やイレウス，下血，肝障害，腎不全。下肢動脈ならば足の冷感，動脈拍動不良。特殊なものとしては，前脊髄動脈阻血によって下半身の対麻痺が起こることもある。

正　解　e　**正答率** 80.4%　　　　　　　　　　　　　　　▶参考文献 **MIX** 229

受験者つぶやき
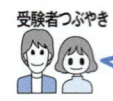
・以前は病態で聞いてきたものを，今度は症状で聞いてきました。
・大動脈解離に MR が合併しないことは過去にも問われました。
・さすがに MR にはならないと思いました。

Check ■ ■ ■

113D-10　成人肝移植の**適応でない**のはどれか。

a　Wilson 病　　　　　　　　　　　　b　多発性肝嚢胞
c　原発性硬化性胆管炎　　　　　　　　d　C 型肝炎ウイルス性肝硬変
e　断酒不能なアルコール性肝硬変

選択肢考察
○a　Wilson 病は，胆汁中への銅排泄障害を原因とした疾患であり，肝不全となった場合は肝移植の適応となる。

○b　多発性肝嚢胞は肝臓内に嚢胞が多発する疾患であり，肝実質が少量しか認められないⅢ型では，肝移植が根本的治療である。

○c　原発性硬化性胆管炎は，肝臓内外の胆管が狭窄をきたす進行性の胆汁うっ滞性疾患である。肝不全となった場合には肝移植の適応となる。

○d　C 型肝炎ウイルス性肝硬変は，進行して肝不全となった場合には肝移植の適応となる。肝移植の適応として最も多い疾患である。

×e　アルコール性肝硬変も進行し，肝不全となった場合には肝移植の適応となる。しかし，禁酒後 6 か月以上経過し，肝移植後に飲酒を再開するおそれがないという条件で行われる。

解答率　a 1.9%，b 4.7%，c 3.6%，d 11.7%，e 78.0%

関連知識　　成人肝移植の適応を問う設問である。基本的には難治性，進行性の肝疾患が肝不全となった場合には，肝移植の適応となることが多い。しかしながら，アルコール性肝硬変に対しては，肝移植前後に断酒が不可能な症例はアルコール性肝硬変の再発症リスクを考え，適応外となる。

正　解　e　**正答率** 78.0%　　　　　　　　　　　　　　　▶参考文献 **MIX** 460

受験者つぶやき
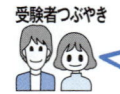
・見当がつきませんでしたが，移植した肝臓もまたアルコールで肝硬変になってしまったらもったいないなと思いました。
・肝移植をしても結局禁酒できないなら意味がないと思いました。
・肝移植の適応，ミラノ基準はよく勉強しておきましょう。

Check ▪ ▪ ▪

113D-11 多発性硬化症との鑑別上，視神経脊髄炎を疑うべき所見はどれか。

a 視力の低下 b 血清の抗核抗体陽性

c 脳脊髄液の細胞数増多 d 末梢神経伝導速度の低下

e 頭部 MRI の側脳室周囲病変

選択肢考察 ✕ a 視力低下はどちらの疾患でもみられる。

✕ b 抗核抗体では両者を判別することは難しい。抗アクアポリン 4〈AQP4〉抗体が視神経脊髄炎では陽性となる可能性が高いことを知っておく。**割れ問**

〇 c 脳脊髄液の細胞数増多は多発性硬化症ではほぼみられないが，視神経脊髄炎では急性期に細胞数増多を認める。

✕ d 末梢神経伝達速度の低下は有意な所見ではない。

✕ e 多発性硬化症の方が脱髄病変を認めることが多い。

解 答 率 a 26.6%，b 40.6%，c 18.6%，d 7.9%，e 6.0%

関連知識 　視神経脊髄炎〈NPO〉は，視力予後が不良である多発性硬化症〈MS〉のサブタイプの一つと考えられていたが，抗体として特異性の高い，抗アクアポリン 4 抗体が発見され，多発性硬化症とは異なる疾患とされている。治療では副腎皮質ステロイド・免疫抑制剤投与となる。

コメント 　神経内科専門医レベルの出題であり，国家試験としては不適切な出題である。

正 解 　c **正答率 18.6%** ▶**参考文献** **MIX** 162

受験者つぶやき
・c の細胞を蛋白と読み間違えて真っ先に切ってしまいました。
・難問です。a はどちらにもみられるし，よくわかりませんでした。
・MS と NMO はよく比較して出題されますが，想定していた選択肢ではありませんでした。

Check ▪ ▪ ▪

113D-12 新生児期に光線療法の対象となる黄疸を生じるのはどれか。

a 新生児肝炎 b 胆道閉鎖症

c 先天性胆道拡張症 d ABO 血液型不適合

e Dubin-Johnson 症候群

選択肢考察 ✕ a 肝細胞障害のため直接ビリルビンが上昇する。

✕ b 総胆管の閉塞により直接ビリルビンが上昇する。

✕ c 総胆管が嚢胞状に拡張している。直接ビリルビンが上昇する。

〇 d 胎児の赤血球に対する抗体が母体に生じた結果，胎児赤血球に溶血をきたすため間接ビリルビンが上昇する。母親が O 型で児が A 型か B 型の場合が多い。

✕ e 常染色体劣性遺伝。肝でグルクロン酸抱合された直接ビリルビンの排泄障害をきたす。

解 答 率 a 7.4%，b 3.6%，c 0.6%，d 86.1%，e 2.1%

D

医学各論

関連知識　＜新生児期に高ビリルビン血症をきたす疾患＞

1) 間接ビリルビン優位：多血症，血液型不適合，母乳性黄疸，帽状腱膜下出血，頭血種，赤血球内酵素異常症（G-6-PD 欠損，ピルビン酸キナーゼ欠損など），遺伝性赤血球形態異常症（楕円，球状），内分泌代謝異常（ガラクトース血症，甲状腺機能低下症など），Gilbert 症候群，Crigler-Najjar 症候群

2) 直接ビリルビン優位：新生児肝炎，胆道拡張症，敗血症，胎内感染（サイトメガロウイルス，風疹，梅毒，トキソプラズマなど），Dubin-Johnson 症候群，Rotor 症候群

コメント　溶血性疾患が1つしか選択肢にないので容易な問題。体質性黄疸の知識は再確認しておくこと。

正　解　d　**正答率 86.1%**　　　　　　　　▶参考文献　**MIX** 423　**国小** 84

受験者つぶやき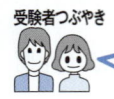

・d 以外はみんな直接ビリルビンが優位に上昇する疾患だったので，仲間外れの d を選びました。
・直接ビリルビンと間接ビリルビンの疾患は要確認です。点取り問題でした。
・紫外線を当てて間接ビリルビンを直接ビリルビンにしてあげましょう。

Check ■■■

113D-13　胆嚢結石に対する腹腔鏡下胆嚢摘出術の適応禁忌となる併存疾患はどれか。
　　a　胃　癌　　　　　　　b　胆嚢癌　　　　　　　c　胆管結石
　　d　急性胆嚢炎　　　　　e　胆嚢腺筋腫症

選択肢考察　×a　手術適応は予想される胃癌の予後と胆石治療の緊急性との兼ね合いによるが，基本的に胃癌の存在が腹腔鏡下手術の適応禁忌となることはない。

　　○b　胆嚢癌が存在する場合，術中操作によって出血の危険性が高く，術操作による播種や，胆嚢管の処理ができないなどの可能性もあり，適応禁忌である。

　　×c　胆管は肝管，胆嚢管，総胆管に分かれる。胆嚢管に結石がはまり込むように存在している場合，腹腔鏡下手術が難しくなる可能性があり，また総胆管結石が合併する場合には，それに対する手術・内視鏡処置が必要になるが，いずれも胆嚢結石に対する腹腔鏡下手術自体が禁忌になるわけではない。**割れ問**

　　×d　以前は，術中の出血が問題になり，急性胆嚢炎が適応禁忌とされたこともあったが，経験症例数の積み重ねによって，現在では必ずしも適応禁忌とはならない。

　　×e　胆嚢腺筋腫症のみでの手術適応はないが，癌が疑われるポリープの存在などによって手術適応となった場合でも，胆嚢壁の肥厚があるものの，腹腔鏡下手術の適応禁忌ではない。**割れ問**

解答率　a 20.1%，b 31.5%，c 34.0%，d 13.0%，e 1.2%

コメント　胆嚢結石に対して腹腔鏡下胆嚢摘出術を行い，その後の病理検索によって胆嚢に微小な癌が見つかることはしばしば経験される。また，胆嚢癌が疑われるポリープを腹腔鏡下胆嚢摘出術したりすることがあるが，これらはあくまで，術前に胆嚢癌の診断がついていない症例である。その部分で混乱した受験生がいたかもしれない。ちなみに胆嚢癌の長期生存者の多くは上記のような幸運な症例であり，全体の予後は不良である。

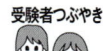

正　解　b　**正答率** 31.4%　　　　　　　　　　　▶参考文献　MIX 276

受験者つぶやき
・全部適応がある気がして全くわかりませんでした。
・胃癌は腹膜播種すると思いダメだと思いました。難問です。
・胆嚢癌は浸潤しやすいので開腹して目視で確認した方がいいのかなと思いました。

Check ☐☐☐

113D-14　小球性低色素性貧血を呈する疾患はどれか。**2つ選べ**。
　　a　サラセミア　　　　　　　b　溶血性貧血　　　　　　　c　鉄欠乏性貧血
　　d　葉酸欠乏性貧血　　　　　e　骨髄異形成症候群

選択肢考察　○a　サラセミアは小球性低色素性貧血を呈する。
　　　　　×b　溶血性貧血は正球性貧血を呈する。
　　　　　○c　鉄欠乏性貧血は小球性低色素性貧血を呈し，患者数が最も多い。
　　　　　×d　葉酸欠乏性貧血は大球性貧血を呈する。
　　　　　×e　骨髄異形成症候群は正球性貧血を呈する。

解 答 率　a 95.6%，b 1.7%，c 98.8%，d 0.4%，e 2.7%

関連知識　　日本では貧血の患者の約7割程度が鉄欠乏性貧血である。鉄欠乏性貧血の場合には鉄分摂取低下のほか，過多月経や消化管出血の出血源の検索（内視鏡検査など）も重要である。鉄欠乏性貧血での鉄剤の投与により，最も改善が速い検査項目は網状赤血球である。

コメント　　基本的な問題と思われる。

正　解　a，c　**正答率** 94.7%　　　　　　　　　　　▶参考文献　MIX 125

受験者つぶやき
・貧血はそれだけで疾患が絞れるので，症例問題でも MCV は計算するようにしていました。
・○球性○色素性貧血の疾患は覚えておくべきです，血液は暗記勝負です。
・基本事項です。

Check ☐☐☐

113D-15　右肺尖に発生した肺癌の患者に，右側のみ眼瞼下垂を認める。
　　　　　　他にみられる可能性の高い徴候はどれか。**2つ選べ**。
　　a　嗄　声　　　　　　　　b　右縮瞳　　　　　　　　c　顔面浮腫
　　d　右眼球突出　　　　　　e　右半顔発汗低下

選択肢考察　×a　嗄声は反回神経障害でみられる症状である。肺尖発生で眼瞼下垂をきたす病巣とは障害部位が異なっている。
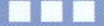
　　　　　○b　肺尖の肺癌より交感神経障害が生じた際には，障害側（患側）の縮瞳を伴う。
　　　　　×c　肺癌により上大静脈の狭窄・閉塞をきたした際（上大静脈症候群）には，顔面，上肢の浮腫を呈する。

　　×　d　肺尖の肺癌より交感神経障害が生じた際には，眼球が陥凹したようにみえることがあるが，実際には眼瞼下垂による所見である。眼球突出はみられない。

　　○　e　肺尖の肺癌より交感神経障害が生じた際には，障害側（患側）の顔面の発汗低下がみられる。

解答率　a 5.1%，b 95.3%，c 3.9%，d 0.7%，e 93.9%

関連知識　　肺尖の肺癌より交感神経障害が生じた際には，障害側（患側）の縮瞳，眼瞼下垂，顔面の発汗低下がみられる。いわゆる Horner 症候群である。

　　肺癌や縦隔腫瘍では，病巣の進展により上大静脈症候群（顔面・上肢の浮腫），反回神経麻痺（嗄声）をきたすことがある。これらの病態と症状を混同しないよう記憶すべきである。

正　解　b，e　　**正答率** 90.3%　　　　　　　　　　　　▶参考文献 MIX 146

受験者つぶやき
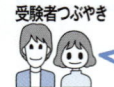
・Pancoast 症候群と上大静脈症候群，ごちゃごちゃになりそうでした。
・Horner 症候群といえば，Wallenberg 症候群と肺尖部腫瘍のイメージです。交感神経の障害と覚えていました。
・Horner 症候群です。頻出です。

D

医学各論

Check ■ ■ ■

113D-16　20 歳の男性。通学している大学でインフルエンザが流行しており，本日午前 7 時 30 分ころから悪寒，発熱および関節痛が出現した。朝食をとったが，悪心および下痢はないという。大学に登学してよいか迷い，午前 9 時の開院と同時に来院した。意識は清明。体温 40.1℃。脈拍 120/分，整。血圧 124/62 mmHg。呼吸数 16/分。SpO₂ 98%（room air）。心音と呼吸音とに異常を認めない。皮膚のツルゴールは正常。

　　説明として適切なのはどれか。

　　a　「点滴をしましょう」
　　b　「入院して治療しましょう」
　　c　「自宅で安静にしていてください」
　　d　「胸部エックス線写真をとりましょう」
　　e　「ペニシリン系抗菌薬を内服しましょう」

アプローチ　①通学している大学でインフルエンザが流行━━▶問診でシックコンタクトを確認する。
②悪寒，発熱および関節痛が出現━━▶インフルエンザに罹患した可能性を示唆
③大学に登学してよいか━━▶インフルエンザは学校保健安全法に出席停止期間が定められている。
④皮膚のツルゴールは正常━━▶脱水はないことを示唆

鑑別診断　　インフルエンザ感染症だけでなく，他のウイルス性気道感染症や細菌性肺炎を鑑別しなければならない。他のウイルス感染症は，症状や所見がインフルエンザほど強くはない。また，全身症状よりも気道症状が目立つことが多い。また，細菌性の肺炎では強い咳嗽や膿性痰が多いなど，全身症状よりも呼吸器症状が特徴的である。インフルエンザ感染症が進展すると，肺炎

の併発も多い。

診 断 名	インフルエンザ感染症の疑い

選択肢考察	× a　脱水はなく，抗ウイルス薬を点滴しなければならないリスクに乏しい。
	× b　体温以外のバイタルサインは安定しており，入院治療が必要な理由に乏しい。
	○ c　インフルエンザ感染症の可能性が高く，大学への登学は控えた方がよい。
	× d　呼吸音に異常を認めておらず，肺炎を疑う所見に乏しい。
	× e　インフルエンザ感染症に肺炎を併発したら，ペニシリン系抗菌薬の投与を開始する。

解 答 率	a 1.9%，b 4.9%，c 87.7%，d 5.0%，e 0.2%

関連知識　　インフルエンザ感染症の診断には，鼻腔ぬぐい液を材料としてイムノクロマト法を用いた迅速診断キットが広く用いられている。簡便で特異度も高いが，感度は 60% 程度である。したがってインフルエンザ流行期には，明らかな接触歴や突然の高熱など特徴的な症状から，臨床的にインフルエンザと診断するケースもある。

　　インフルエンザ感染症は自然治癒しうる疾患であり，抗ウイルス薬の投与は乳幼児や高齢者，糖尿病など基礎疾患を有するハイリスク患者に推奨されている。また，出席停止期間は「発症した後 5 日を経過し，かつ，解熱した後 2 日を経過するまで（ただし，保育所や幼稚園に通う幼児は解熱した後 3 日を経過するまで）」と定められている。

正 解	c　**正答率** 87.7%	▶参考文献　MIX 19, 80

受験者つぶやき
・インフルエンザの特効薬はトピックスでしたが，薬なしでも治ると聞いたことがあったので……。
・状態が良いアピールをしていた文章だったので，入院ではないと思いました。
・元気そうなので治療はいらないかと思います。

Check ■ ■ ■

113D-17　14 歳の女子。発熱を主訴に祖母に連れられて来院した。4 日前から発熱を認め，2 日前から両側眼瞼の腫脹と両側頸部に腫瘤を触れるのに気が付いた。本日も解熱しないため受診した。体温 38.9℃。脈拍 92/分，整。呼吸数 20/分。SpO$_2$ 98%（room air）。四肢，体幹に発疹を認めない。両側眼瞼の腫脹を認める。眼瞼結膜に貧血を認めない。眼球結膜に黄染や充血を認めない。口蓋扁桃は発赤し白苔を認める。両側頸部に径 2 cm のリンパ節を数個ずつ触知する。心音と呼吸音とに異常を認めない。腹部は平坦，軟で，右肋骨弓下に肝を 2 cm，左肋骨弓下に脾を 3 cm 触知する。

　　診断に有用な血液検査項目はどれか。

　　a　CK　　　　　　　　b　アルブミン　　　　　c　アミラーゼ
　　d　クレアチニン　　　　e　末梢血白血球分画

アプローチ　①14 歳の女子，4 日前からの発熱，眼瞼浮腫，頸部リンパ節腫脹 ⟶ ウイルス・細菌感染症，悪性腫瘍，自己免疫疾患など
②口蓋扁桃の発赤，白苔 ⟶ 細菌性もしくはウイルス性扁桃炎を示唆
③心音・呼吸音に異常なし ⟶ 感染性心内膜炎（弁膜症）や肺炎は否定的

④右肋骨弓下に肝を 2 cm，左肋骨弓下に脾を 3 cm 触知 ➡ 肝脾腫の存在

鑑別診断　「アプローチ」①からは小児における頸部リンパ節腫脹を伴う発熱として，急性リンパ性白血病〈ALL〉を代表とする悪性腫瘍や自己免疫疾患，サイトメガロウイルス〈CMV〉やEpstein-Barr ウイルス〈EBV〉感染症などが鑑別に挙がる。①，②，④からは CMV，EBVなどによる伝染性単核症〈infectious mononucleosis：IM〉を第一に疑うが，ALL などの悪性腫瘍に扁桃炎を合併した可能性も否定できない。IM では一般的には末梢血リンパ球増加を認め，異型リンパ球が検出されるようになる。ALL などの血液悪性腫瘍ではがん化した幼若なリンパ球が末梢血から検出される。

診 断 名　伝染性単核（球）症〈IM〉の疑い

選択肢考察

× a　CK〈クレアチンキナーゼ〉は骨格筋，心筋，脳などに存在する酵素で，それぞれの臓器障害によって上昇する。代表的な疾患は筋ジストロフィーや多発性筋炎，皮膚筋炎，心筋梗塞などであるが，甲状腺機能低下症での上昇も知られている。一方で甲状腺機能亢進症や SLE，関節リウマチでは低下傾向となる。いずれにしても本症例において測定する意義は少ない。

× b　本症例では眼瞼浮腫を認めていることから，ネフローゼ症候群を否定する意味でアルブミン測定は有用な可能性はあるが，確定診断につながる検査とは言い難い。

× c　アミラーゼは糖類を分解する消化酵素であるが，多くは膵臓と唾液腺に含まれており，膵臓由来の P 型，唾液腺由来の S 型に分けられる。膵炎や急性耳下腺炎の診断に用いられるが本症例にはあたらない。

× d　クレアチニンは主に筋肉で作られ，腎糸球体から再吸収されずに尿中に排泄される。腎機能のスクリーニングに用いられるが，本症例においては診断に必要な検査ではない。

◯ e　感染症や血液悪性腫瘍においては特に白血球分画は診断に至るための重要な検査である。一般的には細菌感染では好中球優位に白血球の増加があり，急性ウイルス感染症ではリンパ球の増加を認める傾向にある。IM では末梢血に異型リンパ球が出現するのが特徴的である。

解 答 率　a 0.7%，b 1.1%，c 0.7%，d 1.8%，e 95.6%

関連知識　IM の多くは，思春期から青年期にかけて EBV に初感染することで発症するが，一部 CMVなどのウイルスによっても発症しうる。EBV は唾液中に排泄されて伝播していくため，kissing disease ともいわれ，発熱，扁桃・咽頭炎，頸部リンパ節腫脹，肝脾腫，眼瞼浮腫が特徴的な症状である。採血では，異型リンパ球優位にリンパ球数の上昇を認め，肝機能障害も診断の手がかりとなる。抗体検査としては，急性期には VCA〈virus capsid antigen〉IgM 抗体の上昇を認める一方で，EBNA〈EBV nuclear antigen〉抗体陰性が典型的である。

正 解　e　**正答率** 95.5%　　▶参考文献　MIX 375

受験者つぶやき
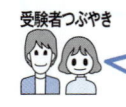
・間違い選択肢が全部的外れでした。
・思春期の白苔とリンパ節腫脹，肝脾腫とくれば伝単を思い出します。形質細胞の増加がみられると思いました。
・異型リンパ球が出現しているかどうかが気になりました。

Check ☐☐☐

113D-18 73歳の女性。ハチに顔面を刺され，意識がもうろうとなっているところを家族に発見され，救急車で搬入された。過去に一度ハチに刺されたことがある。JCS II-10。体温 36.2℃。心拍数 84/分，整。血圧 80/50 mmHg。呼吸数 20/分。SpO₂ 99%（マスク 4 L/分 酸素投与下）。全身に膨疹を認める。両側胸部で wheezes を聴取する。

直ちに行う治療はどれか。

a β₂ 刺激薬の吸入　　　　　b アドレナリンの筋注

c 硫酸アトロピンの筋注　　　d ノルアドレナリンの静注

e 副腎皮質ステロイドの静注

アプローチ ①73歳の女性，ハチに顔面を刺され，意識がもうろうとなっているところを家族に発見され救急車で搬送された━━ハチに刺されたことから原因はハチ毒であると推察される。

②過去に一度ハチに刺されたことがある━━過去にハチに刺され，全身症状は生じていないが，その時点からハチ毒に対する免疫反応，特にハチ特異 IgE 抗体が産生されている可能性がある。

③JCS II-10 ━━刺激すると覚醒する状態で，普通の呼びかけで容易に開眼する意識障害の程度である。

④体温 36.2℃，心拍数 84/分，整。呼吸数 20/分，SpO₂ 99%（マスク 4 L/分 酸素投与下）━━体温正常で不整脈もなく，酸素投与下であるが肺胞換気は保たれている。

⑤血圧 80/50 mmHg ━━血圧が低下しており循環不全がある。

⑥全身に膨疹，両側胸部に wheezes ━━皮膚・粘膜浮腫に加えて気管支攣縮が生じている。

鑑別診断 「アプローチ」①，②よりハチ刺傷が原因であることが考えられる。③，⑤，⑥より急性のI型アレルギー反応による気管支攣縮，循環不全のアナフィラキシーショックを呈していると推測できる。ほかに類似症状を呈する薬剤投与や特定の食物摂取の記載がないことから，その他の原因によるアナフィラキシーショックは否定できる。

診 断 名 アナフィラキシーショック（ハチ刺傷による）

選択肢考察 ×a 気管支攣縮が生じているので行うべきであるが，準備にやや時間を要するし，循環不全には効果がない。

○b 全身所見から気管支攣縮と循環不全がある。気管支攣縮の改善と拡張した血管の収縮を目的に直ちに投与される。

×c 副交感神経抑制・遮断薬であり，抗コリン作用があり，消化管・胆管・膀胱・尿管の攣縮を寛解するがアナフィラキシーショックには用いない。有機リン系殺虫剤中毒に用いられる。

×d 急性低血圧またはショック時の補助治療として用いられる。静注時には血圧の異常上昇をきたすことがあるので注意が必要である。

×e アナフィラキシーショックの遷延化予防効果があり，補助的に用いられる。

解 答 率 a 0.1%，b 99.2%，c 0.1%，d 0.3%，e 0.2%

コメント　　選択肢の中で硫酸アトロピン以外は，アドレナリン筋注の治療に引き続き，状態に応じて使用されることがある治療である。

正　解　b　**正答率** 99.2%　　　　　　　　　　　　▶参考文献　**MIX** 410

受験者つぶやき

・前日の必修でアドレナリンが間違い選択肢にあったので，今度こそ本命！　という感じでした。
・安心問題でした。
・アナフィラキシーショックへの対応です。必修でも出ます。

Check ■ ■ ■

113D-19 65歳の男性。胸部エックス線写真で右中肺野に異常陰影を指摘されて受診した。5年前から間質性肺炎を指摘されている。1年前に急性増悪で入院し，その後，外来で副腎皮質ステロイドの内服治療を受けていたが，ここ1年は症状が安定していたため，自己判断で内服を中断し受診していなかった。喫煙は20本/日を40年間。5年前から禁煙していたが，6か月前から喫煙を再開していた。胸部単純CTで右肺上葉に腫瘤影を認め，経気管支肺生検で肺扁平上皮癌と診断された。全身検索の結果，右肺門部リンパ節転移を認めたが，それ以外には転移を認めなかった。体温 36.6℃。脈拍 76/分，整。血圧 132/76 mmHg。呼吸数 12/分。SpO_2 95%（room air）。両側胸部で fine crackles を聴取する。呼吸機能検査：VC 3.5 L，FEV_1 2.2 L。心電図，心エコー検査で異常を認めない。胸部エックス線写真（**別冊 No. 3A**）及び胸部単純CT（**別冊 No. 3B**）を別に示す。患者に手術の選択肢もあることを説明したところ手術を希望した。

　この患者の周術期について**適切でない**のはどれか。

a　術後早期離床を行う。

b　術前に禁煙指導を行う。

c　術前から酸素療法を行う。

d　術後間質性肺炎急性増悪のリスクがある。

e　術後在宅酸素療法が必要になるリスクがある。

A　　　　　　　　　　　　B

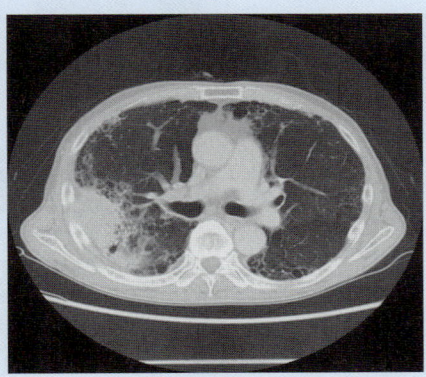

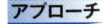 **アプローチ** ①65歳の男性，胸部エックス線で右中肺野，CTで右上葉に陰影 ━━➤ 経気管支肺生検〈TBLB〉で扁平上皮癌と診断がついている。

②全身検索で右肺門部リンパ転移のみ ━━➤ N1M0，病期はT因子によるが，胸壁まで浸潤していたとしてもT3であるので，病期はⅡB期ないしⅢA期。病期的にはギリギリ手術適応あり。

③5年前から間質性肺炎指摘，1年前に急性増悪，ステロイド治療の既往，さらにステロイドを自己判断で中止，放置，fine crackles 聴取 ━━➤ 病識の欠如，間質性肺炎がコントロールされていないので，手術により間質性肺炎増悪の可能性大

④ SI：20×40，さらに喫煙再開 ⟶ COPD も合併か。術後喀痰排出困難，術後肺炎の可能性大

⑤ SpO$_2$ 95％，VC 3.5 L，FEV$_1$ 2.2 L ⟶ 低酸素状態にない。拘束性呼吸障害なし。一秒量も
肺葉切除可能条件を満たしている ⟶ 心肺機能的には手術可能

画像診断

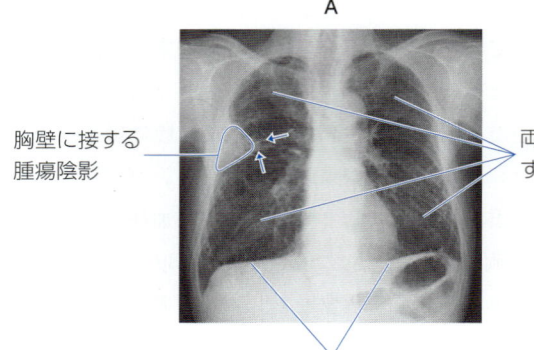

A

胸壁に接する
腫瘍陰影

両側全肺野に広がる
すりガラス様陰影

横隔膜は挙上している

　　両側全肺野に広がるすりガラス様陰影を認める。横隔膜は両側ともに挙上気味。
右中肺野に胸壁に広範囲に接する，最大径 6 cm の半月型の腫瘍陰影を認める。腫
瘍の脇に気管支透亮像を伴う浸潤陰影（←）を認める。

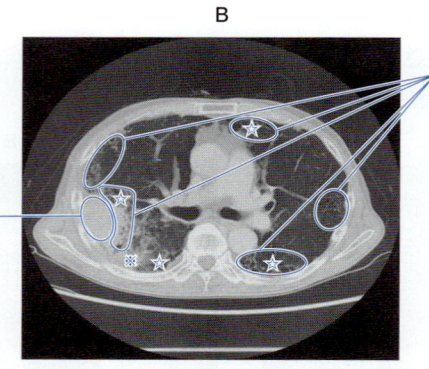

B

両肺野にすりガラス様陰影を
認める

広範囲にわたり胸壁に接し
た（浸潤した）長径 5 cm
以上の腫瘍陰影

　　右上葉，側壁に広範囲に接した，最大径 5 cm の半円型の腫瘍陰影を認める。壁
側胸膜，胸壁への浸潤を疑う。両肺野にすりガラス様の陰影が散見される。右肺腫
瘍近傍，背面には一部に不均一な濃度上昇を伴った浸潤陰影を認め（※），一部に
は小嚢胞や粗大網状陰影を認める（☆）。

鑑別診断　　肺扁平上皮癌の診断がついている。T2b or 3N1M0 で，ⅡB ないしⅢA 期。

　　間質性肺炎合併，胸部エックス線および CT における広範なすりガラス様陰影，粗大な網状
陰影，聴診による fine crackles の存在は，間質性肺炎がコントロールされていないことを裏
付ける。

診 断 名　　間質性肺炎合併の肺扁平上皮癌ⅡB ないしⅢA 期

選択肢考察　○a　術後は早期に離床して，呼吸機能回復のために呼吸リハビリテーションを行うべきであ
る。また早期離床は喀痰喀出を容易にさせ，肺炎防止につながる。

　　　　　　　○b　禁煙補助薬を含めた徹底した禁煙が必須である。少なくとも術前 1 か月の禁煙が成功し
ていない状況下で手術をする呼吸器外科医は日本にはいない。

×c 呼吸苦の症状もなく，SpO$_2$ が 95% であることは酸素化が著しく低下した状態ではなく，酸素療法の適応にはならない。また術前に酸素療法を行って予後が改善することもない。

○d 急性増悪の既往があり，ステロイドの内服を自己判断で中止している背景もあり，術後に急性増悪する可能性はかなり高い。

○e 肺葉切除で単純に 20% の肺を失うのに加え，間質性肺炎の増悪を考えると，SpO$_2$ 95% を維持するのは不可能に近い。術後在宅酸素療法が導入される可能性が高いことも十分に説明して手術に臨むべきである。

解答率 a 0.5%，b 0.1%，c 89.0%，d 5.8%，e 4.5%

関連知識 麻酔技術や手術手技が向上し，周術期死亡や合併症，特に心肺合併症（急性高二酸化炭素血症，48 時間以上の人工呼吸器装着，不整脈，肺炎，気管支鏡を必要とする無気肺など）は，近年効果的に管理され少なくなったが，間質性肺炎の急性増悪は，ステロイドパルス療法の効果がみられない場合，依然として予後は良くない。

コメント 本例は喫煙を続けている間質性肺炎患者，それも急性増悪の既往があるケースである。65 歳と比較的若く，放射線化学療法も手術以上に間質性肺炎の急性増悪の可能性が高いことから手術を選択したと考えられるが，肺容量を用いて算出する術後予測 1 秒量などに加え，手術の危険性，デメリットも患者に十分納得してもらった上でないと手術を行うべきでない。

高度ハイリスク（本症例のように病識がない場合は特に）な症例に対して手術を選択する場合は，手術のベネフィット以上にどのようなリスクが伴うかを患者に説明し，理解・承諾を得る必要がある。承諾書にリスクの内容を網羅するだけでなく，カルテに詳細に説明内容を記載しなくてはならない。

正解 c **正答率 89.0%**　　　　　　　　▶参考文献 MIX 448

受験者つぶやき
・room air で SpO$_2$ が 95% ならとりあえず今酸素は不要かなと思いました。
・迷ったら主訴に戻る。呼吸困難はないので酸素はいらないと思いました。
・呼吸器リハがむしろ必要と考えました。

Check ■ ■ ■

113D-20　68歳の男性。手背の結節を主訴に来院した。3週間前に右手背の3mm大の皮疹に気付いた。皮疹が最近2週間で急速に増大してきたため受診した。右手背に径12mmの褐色調の腫瘤を認め，中央に角栓を伴う。波動はなく弾性硬に触知する。腫瘤の部分生検では，中央が陥凹して角質が充満し，有棘細胞の腫瘍性増殖を認めた。腫瘤は生検1か月後にピーク時の25%以下に縮小した。右手背の写真（**別冊 No. 4A**）及び生検組織のH-E染色標本（**別冊 No. 4B**）を別に示す。

　最も考えられるのはどれか。

a　粉瘤　　　　　　　b　基底細胞癌　　　　　c　有棘細胞癌
d　グロムス腫瘍　　　e　ケラトアカントーマ

A

B

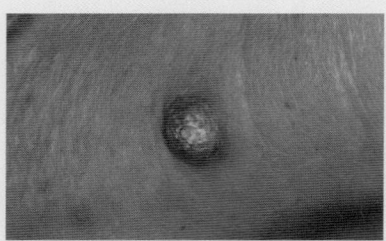
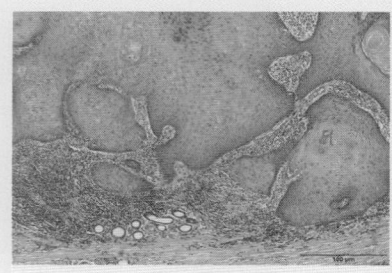
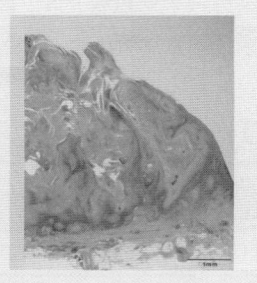

▶臨床eye　**Step 1**　**68歳の男性　手背の結節**

　本症例は比較的高齢者に急速に増大する結節がみられるため，悪性腫瘍が第一に考えられる。しかし，手背に結節を生じる疾患は良性・悪性を含めた皮膚腫瘍以外に，真菌や非結核性抗酸菌などの感染症，肉芽腫など多岐にわたる。感染症の鑑別のためには，仕事や趣味，ペットの飼育などの聴取が重要である。

Step 2　**病歴，身体所見**

① 68歳男性 ⟶ 高齢者

② 手背の結節 ⟶ 外傷を受けやすい部位

③ 2週間で急速に増大 ⟶ 悪性を考えやすい。

④ 中央に角栓 ⟶ 角化が著明であり，表皮系腫瘍を考える。

⑤ 波動はなし ⟶ 充実性。嚢腫は否定的。膿瘍を形成する感染症も否定的

⑥生検1か月後にピーク時の 25% 以下に縮小 ➡ 自然消退する。悪性は否定的

Step3 検査所見

標本の所見は以下のとおり。

⑦腫瘍細胞と真皮の境界が明瞭
⑧大型の細胞質を持つ腫瘍細胞の増殖，核異型は乏しい
⎱ ➡ 良性腫瘍。有棘細胞癌は否定的

⑨中央に角質が充満
⑩正常表皮が口唇状に覆う
⎱ ➡ ケラトアカントーマに特徴的な所見

⑪胞巣の辺縁にリンパ球浸潤

A

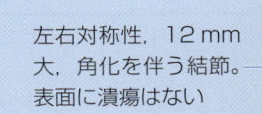
左右対称性，12 mm 大，角化を伴う結節。表面に潰瘍はない

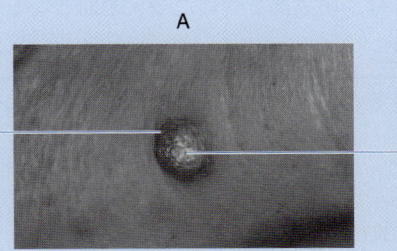
中央に角栓

B

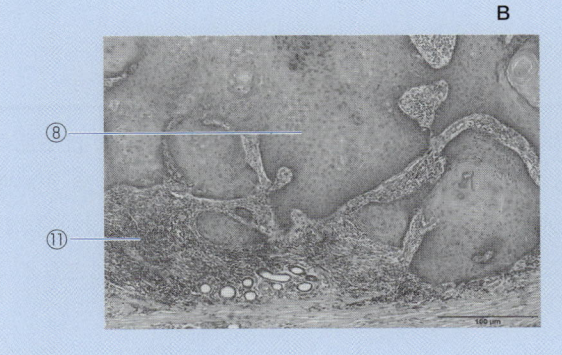
⑧
⑪

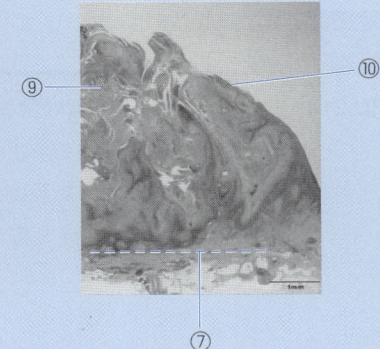
⑨
⑩
⑦

Step4 総合考察

　本症例では組織上，有棘細胞の腫瘍性増殖が主体であり，菌要素や肉芽腫の像を含めた真皮の所見がないことから表皮系腫瘍が最も考えられる。また，自然消退傾向を示していることから良性腫瘍と思われる。組織像からも，境界明瞭であり，増殖する細胞の核異型も乏しいことから良性腫瘍を考える。腫瘍辺縁を正常表皮が口唇状に覆う所見や，中央に角質物を充満するカップ状の所見はケラトアカントーマに特徴的である。

診断名 ケラトアカントーマ

選択肢考察
×a　被覆表皮に覆われた囊腫構造を示す。組織学的に囊腫壁は正常な表皮と同様の構造である。
×b　顔面などの露光部にみられる黒色の結節。組織学的には基底細胞様細胞が表皮から連続して胞巣を形成して増殖する。
×c　表面に角化を伴う紅色〜暗紅色の結節。潰瘍を形成する場合もある。熱傷瘢痕や慢性放射線皮膚炎の上に発症しやすい。組織学的には有棘細胞が胞巣を形成し，真皮へと増殖する。細胞配列の乱れや核異型を伴う。自然消退はしない。

×d　良性の血管系腫瘍で，手指爪下に好発する。真皮に小型充実性細胞の増殖をみる。

○e　ケラトアカントーマは，通常 1〜2 か月で急速に増大する一方，3〜6 か月程度で自然消退する腫瘍である。典型的な臨床像は中央に角栓を伴う 20 mm 以下の結節である。

解 答 率 a 8.9%，b 2.0%，c 26.1%，d 5.8%，e 57.0%

関連知識　ケラトアカントーマは，露光部に急速に増大する腫瘍として出現する一方，自然消退を示す表皮系腫瘍である。本症はしばしば，組織学的に有棘細胞癌との鑑別が問題となる。強拡大で観察すると細胞異型が目立つ場合も少なくないが，弱拡大では左右対称で境界明瞭な病変で，カップ状を形成し，中央に角栓を有する。病変の両側では正常の表皮が覆う所見が特徴的である。生検の際には，中央部を含めた最大割面となるように採取する。

正　解　e　**正答率 57.0%**　　▶**参考文献** **MIX** 180

受験者つぶやき
・腫瘍が縮小するというのがキーワードでした。アカンようで意外とアカンくないのがケラトアカントーマです。
・新問でした。a と e で迷いました。自然に消退するものとしてケラトアカントーマは有名だそうです。知りませんでした。
・病理所見的に良性に見えました。

Check ■ ■ ■

113D-21　45 歳の男性。膵腫瘍の精査のため来院した。15 年前から 2 型糖尿病で自宅近くの診療所で内服治療を受けている。3 か月前から急激に血糖コントロールが悪化したため腹部超音波検査を受けたところ，膵腫瘍が認められ紹介受診となった。eGFR 48 mL/分/1.73 m^2。
　腹部造影 CT を計画する際に検査前後数日間の休薬を検討すべき薬剤はどれか。

a　DPP-4 阻害薬　　　　　　　　b　SGLT2 阻害薬
c　ビグアナイド薬　　　　　　　d　スルホニル尿素薬
e　α-グルコシダーゼ阻害薬

アプローチ　①45 歳の男性，膵腫瘍の精査━━▶精査のため画像検査が必要である。

②15 年前から 2 型糖尿病，3 か月前から急激に悪化━━▶糖尿病の増悪を伴っており，膵癌を含む疾患を考慮

③腹部超音波検査で膵腫瘍，腹部造影 CT を計画━━▶膵癌を疑っての精査が必要である。

鑑別診断　「アプローチ」①〜③から膵癌を疑って腹部造影 CT を計画する際の知識を問う問題である。eGFR は 48 mL/分/1.73 m^2 と 45 以上で，造影検査を行うことは可能である。ヨード造影剤と相互作用を起こす危険性のある複数の薬剤が報告されており，特に注意が必要な薬剤の一つにビグアナイド系糖尿病用薬がある。

選択肢考察　×a，×b　検査前後数日間の休薬は必要ない。

○c　致命的な乳酸アシドーシスを起こす可能性がある。

×d，×e　検査前後数日間の休薬は必要ない。

解 答 率 a 1.3%，b 7.9%，c 72.2%，d 16.8%，e 1.8%

▶参考文献 MIX 348

正 解 c **正答率** 72.1%

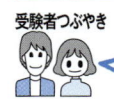

受験者つぶやき

・ビグアナイド薬の乳酸アシドーシスか，スルホニル尿素薬の遷延性低血糖か，どちらを危惧しているのか悩みました。

・ビグアナイドは2年連続で出題されました。DM薬は副作用を覚えるのが難しいですがビグアナイドは乳酸アシドーシスをきたす薬剤としてよく出題されるので覚えていました。

・経口血糖降下薬の副作用は要チェックです。

Check ▪▪▪

113D-22 78歳の女性。繰り返す奇妙な動作を心配した夫に付き添われて来院した。4年前から物忘れが目立つようになり，徐々に買い物や炊事に支障をきたすようになった。2年前にAlzheimer型認知症と診断され，ドネペジルの処方を受けていた。2か月前から，食事中や会話中に突然それまでの動作が止まり，口唇を尖らせた後に1分間くらい口をもぐもぐするようになった。この間，家族が声をかけても返答はなく，視線は宙を見据えている。奇妙な動作中の意識があるかどうかを確認するため詳しく問診しても，認知症のため確かな返答は得られない。意識は清明。体温36.2℃。脈拍56/分，整。血圧126/80 mmHg。神経診察では局所神経徴候を示す異常所見を認めない。頭部MRIで海馬の萎縮を認めるが，1年前と比較して新たな病変はみられない。

最も考えられるのはどれか。

a 解離性障害 b 悪性症候群 c カタレプシー
d 複雑部分発作 e 薬剤性せん妄

アプローチ ①78歳の女性 ⟶ 高齢発症

②4年前から物忘れが目立ち，2年前にAlzheimer型認知症と診断 ⟶ Alzheimer型認知症が存在するか，それを疑うような物忘れの存在

③2か月前から突然動作が止まり，口唇を尖らせた後に1分間くらい口をもぐもぐするようになった ⟶ 動作停止と常同運動

④この間家族が声をかけても返答なく，視線は宙を見据えている ⟶ 意識減損

鑑別診断 2か月前から1分くらいの常同運動，意識減損発作を繰り返している。同じ発作を繰り返す場合，てんかんが鑑別に挙がる。本例の発作は複雑部分発作の症状として典型的である。4年前からの物忘れで2年前にAlzheimer型認知症と診断されており，認知症性変性疾患を基礎疾患とする症候性部分てんかん（症状からは側頭葉てんかんが考えやすい）の可能性が高い。しかし，1）意識減損中の記憶がない，2）意識清明で一過性記憶障害をきたす発作，3）意識清明な時期のエピソードであるがてんかん発作のため記憶固定化が障害されて健忘を呈する，などの機序によりてんかん患者が"物忘れ"を指摘され，認知症と診断されていることが，特に高齢者てんかんで少なくない。実臨床ではAlzheimer型認知症の存在自体から再評価する必要がある。

診断名 複雑部分発作

選択肢考察

×a　解離性障害は意識，記憶，同一性，情動，知覚，身体表象，運動制御，行動の正常な統合における破綻および/または不連続とされている。解離性健忘，解離性遁走，解離性同一性障害，離人症性障害，特定不能の解離性障害などに分類されている。若年者に多く，大きな精神的苦痛，強いストレスが基盤にあることが多い。本例は高齢発症で，発作も1分程度であり考えにくい。

×b　向精神薬の副作用や抗 Parkinson 病薬の中止などによって生じる。発熱，筋強剛，頻脈，発汗，振戦，血清 CK 上昇などを呈する。本例では該当する所見はみられない。

×c　受動的にとらされた姿勢を保ち続け，自分の意思で変えようとしない状態である。本例では自動症が1分ほどみられているが，カタレプシーとは異なる。

○d　同じような常同運動と意識減損を繰り返しており，複雑部分発作が考えやすい。

×e　軽度から中等度の意識障害を背景とした急性一過性の精神症候群で，不穏・易刺激性・興奮・錯乱・暴言・幻覚などの精神症状と，理解や判断の障害などの認知機能障害を伴う。日内変動があり，数時間から数日で改善する。本例の発作は1分であるも，障害自体は2か月に及んでおり，せん妄とはいえない。

解答率　a 0.1%，b 0.1%，c 1.7%，d 95.7%，e 2.3%

関連知識　近年，高齢者のてんかんが注目されている。認知症性疾患，血管障害などを合併する症例も多いが約半数は原因不明である。強直間代性けいれんは若年者より少なく，複雑部分発作を呈する症例が多い。発作後のもうろう状態が数時間から数日に至るものもある。このため，てんかんと診断されずに認知症と診断されている症例も多い。若年者に比して一般に少量の抗てんかん薬が有効であり，的確な診断治療により患者の ADL・QOL は大きく改善する。

正　解　d　**正答率** 95.7%　　　　　▶参考文献　**MIX** 168　**コンパクト** 220

受験者つぶやき

・「口をもぐもぐ」，昨日も出たぞ？と思いました。側頭葉てんかんを想定して選びました。
・高齢者のてんかんの初発は Alzheimer 型認知症で多いです。側頭葉てんかんを合併しやすいと覚えていました。
・今年はてんかんの出題が多いように感じました。

Check ■ ■ ■

113D-23　32歳の女性。腹痛と悪心を主訴に来院した。毎年，健診は受診しているが，これまで異常を指摘されたことはない。5日前から37℃台の発熱と咽頭痛があったが，軽い感冒と考えてそのままにしていた。昨日夜から上腹部痛と悪心を自覚し，今朝になり受診した。意識は清明。身長 158 cm，体重 46 kg。脈拍 96/分，整。血圧 102/58 mmHg。腹部に圧痛は認めない。尿所見：蛋白（－），糖 3+，ケトン体 3+。血液所見：赤血球 510万，Hb 15.0 g/dL，Ht 45%，白血球 11,500，血小板 27万。血液生化学所見：クレアチニン 1.2 mg/dL，アミラーゼ 270 U/L（基準 37～160），空腹時血糖 328 mg/dL，HbA1c 6.2%（基準 4.6～6.2），トリグリセリド 388 mg/dL，LDL コレステロール 58 mg/dL，HDL コレステロール 28 mg/dL，血清総ケトン体 1,885 μmol/L（基準 130以下）。CRP 2.0 mg/dL。動脈血ガス分析：pH 6.99，$PaCO_2$ 22.1 Torr，PaO_2 83.5 Torr，HCO_3^- 5.2 mEq/L。腹部単純 CT で異常を認めない。生理食塩液の輸液を開始した。

　　次に行うべきなのはどれか。

　　a　輸液のみで経過をみる。　　　　　　b　スルホニル尿素薬を投与する。

　　c　フィブラート系薬を投与する。　　　d　持効型インスリンを皮下注射する。

　　e　速効型インスリンを持続静注する。

アプローチ　①5日前より感冒様症状（37℃台の発熱，咽頭痛）があり，受診前夜より上腹部痛と悪心が出現

　　②脈拍 96/分，整，血圧 102/58 mmHg ━━━ 脈拍はやや早めで血圧は低めである。脱水の可能性はどうか？

　　③腹部に圧痛なし ━━━ 腹膜炎の存在は否定的

　　④空腹時血糖値 328 mg/dL，HbA1c 6.2% ━━━ 血糖値に対して HbA1c は相対的に低値であり，急激な血糖値の上昇の可能性が示唆される。

　　⑤尿ケトン体 3+，血清総ケトン体 1,885 μmol/L ━━━ ケトン体の著しい上昇を認め，インスリンの絶対的作用不足の可能性が示唆される。

　　⑥動脈血ガス分析 ━━━ 代謝性アシドーシスの存在が考えられる。

鑑別診断　　本症例では上腹部痛および悪心がみられたが，腹部に圧痛を認めず，腹部単純 CT でも異常を認めないことより腹膜炎，胆石などのこれらの自覚症状を引き起こす可能性のある消化器系疾患は否定的である。著しい高血糖，代謝性ケトアシドーシスを認めたことより，意識障害はみられないものの糖尿病性ケトアシドーシスの病態に陥っていることは容易に推測される。

　　日本糖尿病学会1型糖尿病の成因，病態に関する調査研究委員会の劇症1型糖尿病診断基準（2012）を示す。

> 1. 糖尿病症状発現後1週間前後以内でケトーシスあるいはケトアシドーシスに陥る（初診時尿ケトン体陽性，血中ケトン体上昇のいずれかを認める。）
> 2. 初診時の（随時）血糖値が288 mg/dL（16.0 mmol/L）以上であり，かつHbA1c値（NGSP）<8.7%である。
> 3. 発症時の尿中Cペプチド<10 μg/day，または，空腹時血清Cペプチド<0.3 ng/mL かつグルカゴン負荷後（または食後2時間）血清Cペプチド<0.5 ng/mLである。
> 1～3のすべての項目を満たすものを劇症1型糖尿病と診断する。
> ＜参考所見＞
> A）原則として抗GAD抗体などの膵島関連自己抗体は陰性である。
> B）ケトーシスと診断されるまで原則として1週間以内であるが，1～2週間の症例も存在する。
> C）約98%の症例で発症時に何らかの血中膵外分泌酵素（アミラーゼ，リパーゼ，エラスターゼ1など）が上昇している。
> D）約70%の症例で前駆症状として上気道炎症状（発熱，咽頭痛など），消化器症状（上腹部痛，悪心・嘔吐など）を認める。
> E）妊娠に関連して発症することがある。
> F）HLA DRB1*04:05-DQB1*04:01との関連が明らかにされている。

　本症例ではCペプチドの測定はなされていないが上記1，2を満たし，血中アミラーゼの上昇，前駆症状としての上気道炎症状および消化器症状を認めたことより，劇症1型糖尿病を発症したことが推測される。

診断名　劇症1型糖尿病，糖尿病性ケトアシドーシス

選択肢考察

× a　十分量の生理食塩水による輸液により脱水の改善を図るが，生体内でのインスリン量の絶対的な不足に対するインスリンの投与が不可欠である。

× b　1型糖尿病では膵β細胞の破壊が病態の中心であるため，スルホニル尿素薬などのインスリン分泌促進薬は無効である。

× c　中性脂肪の増加はインスリンの作用不足によるリポ蛋白リパーゼ活性の低下が主な原因として考えられるため，インスリン投与により中性脂肪の低下が期待できる。

× d　糖尿病性ケトアシドーシスの際に用いられるインスリンは速効型インスリンである。インスリンの投与方法に関しては皮下注射は脱水があると吸収が不安定であり，迅速な用量調節も難しいため通常は持続点滴で行うことが多い。

○ e　上記の通り，速効性インスリンを持続静注する。

解答率　a 2.6%，b 0.1%，c 0.6%，d 10.8%，e 85.4%

コメント　劇症1型糖尿病の診断基準および糖尿病性ケトアシドーシスの治療法についての基本的な知識が必要とされる問題である。これを機会に特に劇症1型糖尿病の病態および治療法について整理しておきたい。

正　解　e　**正答率** 85.3%　　　　　　　　　　　▶**参考文献**　MIX 347

受験者つぶやき
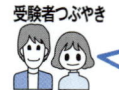
・輸液と速効型インスリン，どっちもやるのでは！？と思ったら既に輸液は開始されていました。
・ケトアシドーシスの治療は大切です。
・DKAは輸液＋インスリン持続投与です。

Check ■ ■ ■

113D-24 16歳の男子。相撲をしていて右眼を打撲し受診した。入院の上，治療を行い，右眼の視力が0.4（矯正不能）から0.3（1.2×−2.0 D）となった。治療前後の眼底写真（広角撮影像）（**別冊 No. 5**）を別に示す。

行われた治療はどれか。

a 抗VEGF薬硝子体注射 b レーザー光凝固術

c 光線力学的療法 d 強膜内陥術

e 硝子体手術

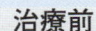

治療前

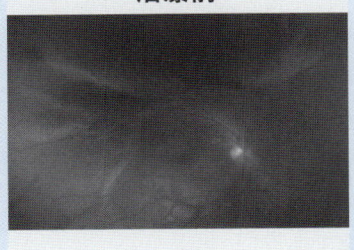

治療後

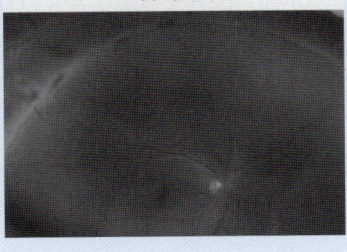

アプローチ ① 16歳，相撲による外傷

② 手術で視力が0.4（矯正不能）から1.2（矯正視力）と改善

画像診断

治療前

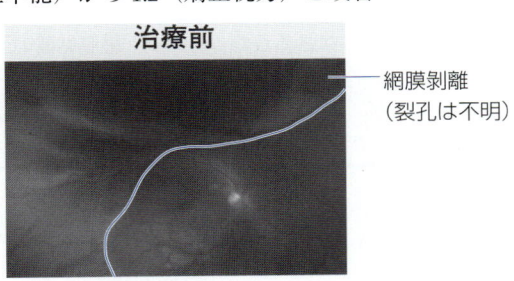

網膜剥離
（裂孔は不明）

術前写真：裂孔の位置は不明だが，上方から下方に網膜剥離を認める。

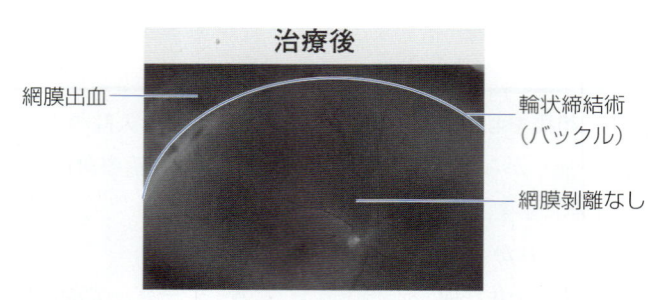

治療後

網膜出血 ── ── 輪状締結術
（バックル）

── 網膜剥離なし

術後写真：上方にバックルによる網膜内陥を認める。

鑑別診断　漿液性網膜剥離が鑑別に挙がるが，その場合は裂孔がなく，手術適応とはならない。
　　　「アプローチ」①より外傷が起因と考えられ，「画像診断」の術前写真で原因裂孔は不明ではあるが，②のように視力が改善しており，「画像診断」の術後写真でバックルを認めることから裂孔原性網膜剥離と考える。

診断名　裂孔原性網膜剥離に対する強膜内陥術後

選択肢考察　× a　加齢黄斑変性，糖尿病や網膜静脈閉塞による黄斑浮腫が対象である。
　　× b　網膜剥離を伴わない網膜裂孔が対象となる。
　　× c　加齢黄斑変性が対象である。
　　○ d　若年であり，可能なら水晶体温存を考慮する。外傷後であり，鋸状縁断裂の可能性を踏まえ，強膜内陥術が適応される。
　　× e　硝子体手術後の合併症として白内障が懸念される。16歳と若年であり，水晶体温存を図りたい。

解答率　a 0.6％，b 8.5％，c 1.2％，d 60.2％，e 29.4％

コメント　裂孔原性網膜剥離に対する治療として強膜内陥術と硝子体手術があり，術式選択の適応を知っておく必要がある。
　　本症例は若年であり，硝子体手術による白内障併発のリスク，および外傷による鋸状縁断裂のリスクを考慮して，強膜内陥術が第一選択と考える。

正解　d　**正答率** 60.2％　　　　　　　　　　　　　　　　▶参考文献　MIX　363

受験者つぶやき

・眼底写真にレーザー痕はなさそうだったので，網膜剥離の治療法として聞いたことのある強膜内陥術を選びました。
・bとdで悩みましたが，bであればレーザーの跡があるはずだと思い除外しました。
・眼科の講義で見たことがあったので強膜内陥術を選びましたが，自信はなかったです。

Check ■ ■ ■

113D-25 62歳の女性。呼吸困難を主訴に救急車で搬入された。数日前から風邪気味で，昨日から動くと息苦しいと訴えていた。今朝息苦しさが強くなったため家族が救急車を要請した。意識は清明。体温38.5℃。心拍数120/分，整。血圧86/46 mmHg。呼吸数28/分。SpO_2 88%（リザーバー付マスク10 L/分 酸素投与下）。心雑音はないが，心音は奔馬調律である。全胸部に coarse crackles を聴取する。胸部エックス線写真で右下肺野を優位とする両肺野浸潤影を認めた。気管挿管後 ICU に入室し人工呼吸を開始した。血液所見：赤血球345万，Hb 11.4 g/dL，Ht 34%，白血球12,800，血小板23万。血液生化学所見：総蛋白5.9 g/dL，アルブミン2.8 g/dL，総ビリルビン0.9 mg/dL，AST 283 U/L，ALT 190 U/L，LD 392 U/L（基準176〜353），尿素窒素13 mg/dL，クレアチニン0.3 mg/dL，CK 439 U/L（基準30〜140），脳性ナトリウム利尿ペプチド〈BNP〉1,728 pg/mL（基準18.4以下）。CRP 2.0 mg/dL。12誘導心電図で前胸部誘導に陰性T波を認める。心エコー検査で左室はびまん性に壁運動が低下し，左室駆出率は30%。血行動態を把握するため肺動脈カテーテルを挿入した。

この患者の測定値と考えられるのはどれか。

	心係数 $(L/min/m^2)$	平均右房圧 (mmHg)	平均肺動脈圧 (mmHg)	肺動脈楔入圧 (mmHg)
a	6.0	10	15	10
b	4.0	10	15	10
c	4.0	5	10	5
d	2.0	5	10	5
e	2.0	15	25	20

アプローチ

①呼吸困難を主訴に救急車で搬入された —→ 循環器疾患，呼吸器疾患の鑑別が必要

②体温38.5℃ —→ 感染症も考慮

③心拍数120/分，整，血圧86/46 mmHg，心音は奔馬調律 —→ 血圧は低く頻脈で心不全が疑われる。

④呼吸数28/分，SpO_2 88%（リザーバー付マスク10 L/分 酸素投与下），全胸部に coarse crackles を聴取，胸部エックス線写真で右下肺野を優位とする両肺野浸潤影 —→ 肺野に液体成分が貯留して呼吸促迫，低酸素血症をきたしている。

⑤AST 283 U/L，ALT 190 U/L，LD 392 U/L，CK 439 U/L —→ 肝機能障害

⑥尿素窒素13 mg/dL，クレアチニン0.3 mg/dL —→ 腎機能は正常

⑦BNP 1,728 pg/mL —→ 心不全を強く示唆する。

⑧白血球12,800，CRP 2.0 mg/dL —→ 軽度の炎症反応の上昇

⑨12誘導心電図で前胸部誘導に陰性T波 —→ 心筋障害の可能性

⑩心エコー検査で左室のびまん性壁運動低下，左室駆出率30%（正常>50%）—→ 左室のポンプ不全

鑑別診断　身体所見，BNP の上昇などから心不全と診断できる。低血圧，心エコーで収縮不全を認めることなどから心拍出量は低下している可能性が高い。奔馬調律，肺うっ血による低酸素は左室拡張末期圧および肺毛細管圧の上昇から生じる所見である。低心拍出＋肺うっ血なので Forrester 分類のⅣ群に相当することが予想される。肝機能障害はうっ血肝によるもので，静脈圧の上昇が考えられ，左心不全＋右心不全の両心不全と評価すべきである。

診断名　心不全（両心不全）

選択肢考察　肺動脈カテーテルの測定値の正常範囲は，心係数 2.4〜4.2 L/min/m^2，平均右房圧 2〜8 mmHg，平均肺動脈圧 9〜18 mmHg，平均肺動脈楔入圧 5〜13 mmHg である。この症例は左室収縮不全による低血圧を生じているので，心係数は低く，Forrester 分類の基準の 2.2 L/min/m^2 以下である可能性が高い（選択肢 d，e）。肺うっ血が著しいことから肺動脈楔入圧は Forrester 分類の基準の 18 mmHg を超えていることが予想される（e）。うっ血肝があり，右心不全が疑われ，右房圧は正常よりも上昇していることが考えられる（a，b，e）。

× a　Forrester 分類Ⅰ群
× b　Forrester 分類Ⅰ群
× c　Forrester 分類Ⅰ群
× d　Forrester 分類Ⅲ群
○ e　Forrester 分類Ⅳ群＋静脈圧の上昇

解答率　a 0.1%，b 1.1%，c 0.2%，d 4.6%，e 93.9%

関連知識　心不全の治療には心室内の圧上昇（体液過剰）と低心拍出の評価が重要である。肺うっ血や体液過剰に対しては血管拡張薬（硝酸薬，hANP など）と利尿薬を使用する。肺うっ血など拡張末期圧の上昇に非代償性の低心拍出が合併している場合には強心薬が必要である。

コメント　最近の臨床現場ではカテーテルを用いず，簡単な臨床所見から Nohria-Stevenson 分類，クリニカルシナリオなどにより病態を迅速に推測して治療を開始することが多くなっているが，国家試験的にはまだ Swan-Ganz カテーテルによる Forrester 分類がしばしば出題される。

正解　e　**正答率** 93.9%　　　　　　　　　　　▶参考文献　MIX 210

受験者つぶやき
・ここにきて心係数と肺動脈楔入圧の基準値が 1.8 と 22 だったか，2.2 と 18 だったかわからなくなりました。1.8 と 22 だったら選択肢がすべて正常になってしまうので，選択肢の数値に救われました。
・肺動脈楔入圧は左房圧と一緒です。
・大まかでいいので肺動脈カテーテルで計測できるパラメータとその正常値は押さえましょう。

Check ■■■

113D-26　13歳の女子。徐々に悪化する左前腕痛と左手指のしびれを主訴に来院した。2日前に高さ1.5 mの飛び箱から落下した際に，床に左手をついて受傷し，同日，救急車で搬入された。左前腕骨開放骨折と診断され，緊急で骨折に対する観血的整復内固定術を受けた。手術翌日に退院したが，深夜になり前腕の疼痛が悪化し，手指のしびれが出現したため，午後11時に救急外来を受診した。既往歴，生活歴および家族歴に特記すべきことはない。救急外来受診時の患肢の外観写真（**別冊 No. 6A**）及びエックス線写真（**別冊 No. 6B，C**）を別に示す。

　この患者に対する治療が翌朝以降に遅れることで生じるのはどれか。

a　手袋状感覚脱失　　　b　Volkmann 拘縮　　　c　異所性骨化

d　偽関節　　　　　　　e　骨壊死

A　　　　　　　　　　　B　　　　　　　　　　　C

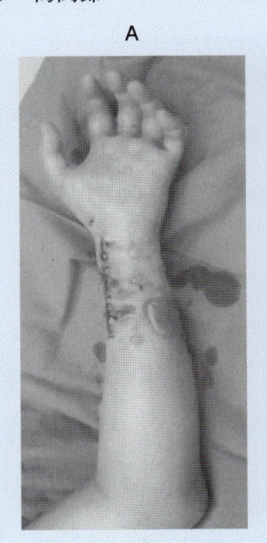
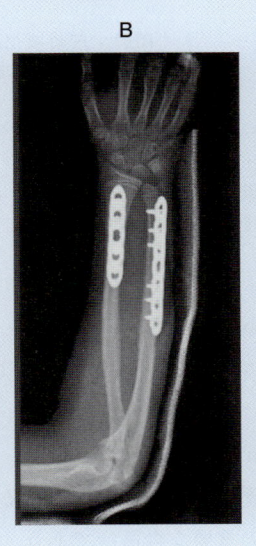
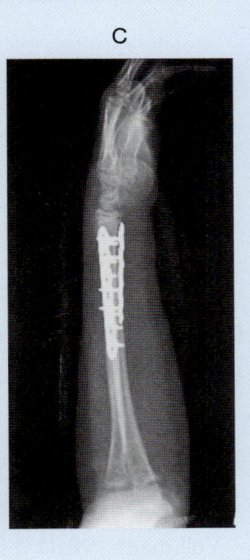

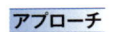　①13歳の女子。2日前に1.5 mの跳び箱から落下，床に左手をついて受傷，徐々に悪化する左前腕部痛と左手指のしびれを主訴に救急車で搬入 ━━▶ 高エネルギー外傷が考えられ，神経損傷なども疑われる。

②左前腕骨開放性骨折と診断され，同日緊急に観血的整復内固定術施行 ━━▶ 受傷当日の緊急手術であった。

③手術翌日に退院し，前腕の疼痛が悪化し午後11時に受診した ━━▶ 手術による腫脹あるいは受傷後から生じている患部の何らかの神経血管障害などを考える。

画像診断

A　　　　　　　　B　　　　　　　　C

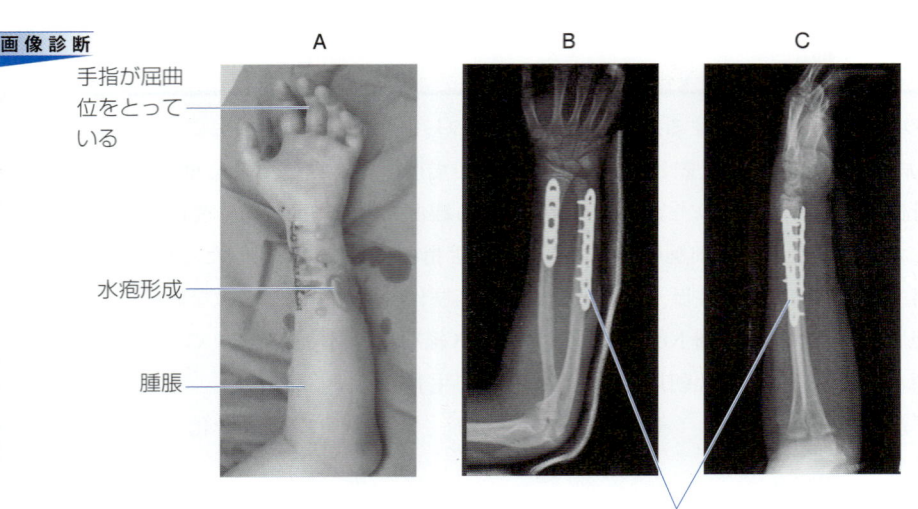

手指が屈曲位をとっている

水疱形成

腫脹

橈骨・尺骨遠位の骨折が考えられ，整復，プレート固定されている

　A は左前腕部から手部にかけての写真で，創部に水疱形成がみられ，また手指が全体に屈曲位をとっている。
　B，C は術後の左前腕骨の単純エックス線で，橈骨および尺骨の遠位端骨でプレートにより観血的整復固定術が施行されている。

鑑別診断　　受傷後 2 日経過している前腕骨開放性骨折であり，腫脹の原因は軟部組織などの打撲などを第一に考えるが，感染にも注意しておかなくてはいけない。画像 **A** から局所の水疱がみられるので循環障害を疑う。

診断名　左前腕骨開放骨折（Volkmann 拘縮発症の恐れ）

選択肢考察　× a　　手袋状感覚脱失は神経系の障害の時にみられる感覚障害の一つ。

　○ b　　Volkmann 拘縮は骨折の重要な合併症であり，前腕部の区画〈コンパートメント〉症候群〈compartment syndrome〉として有名であり，絶対見逃してはいけない所見である。

　× c　　異所性骨化は，本来骨組織が存在しない部位である筋，筋膜，靱帯，関節包に異常に骨形成が起きる現象であり，骨梁構造を認めるところが石灰化との相違点である。好発部位は骨盤，股関節，膝関節，肩関節，肘関節などである。

　× d　　偽関節は，骨折の癒合がみられず，異常な可動性がみられる状態をいう。

　× e　　骨壊死は，何らかの原因で血行障害を起こし，骨代謝に異常をきたす現象である。

解答率　a 11.8%，b 78.1%，c 0.2%，d 1.7%，e 8.0%

関連知識　　筋は一般的に 6 時間で壊死に陥り，最終的に線維組織に置き換わって非可逆的な筋性拘縮を生じる。特に Volkmann 拘縮は前腕屈筋群の区画症候群として有名であり，転位の高度な上腕骨顆上骨折に続発することが多い。その他の原因としては前腕骨骨折，前腕の圧挫，CO 中毒や薬物過量摂取時の昏睡による圧迫，ギプスによる圧迫などがあり，非可逆性の壊死に陥ると前腕屈筋阻血性壊死により前腕回内，手関節・手指屈曲拘縮を呈する。診断に際しては，四肢阻血徴候のうち疼痛，錯感覚，麻痺，および区画内の筋の他動的伸展時の疼痛増強〈passive stretching pain〉が初期症状として重要である。動脈拍動消失の場合，緊急の処置が

必要である。処置としては筋膜切開，骨片の整復，圧迫の除去などが必要である。

コメント　　骨折の病態，治癒機転，代表的な骨折，合併症についてはまとめておこう。

正　解　b　**正答率** 78.1%　　　　　　　　　　　▶参考文献　MIX 189　コンパクト 170

受験者つぶやき
・5P を思い出しました。
・コンパートメント症候群だと思いました。
・素直に Volkmann 拘縮を選べばよかったです。国試せん妄にかかっていました……。

Check ■ ■ ■

113D-27　30 歳の女性。頭痛，乳汁漏出および月経異常を主訴に来院した。半年前から月経不順となった。最近，乳白色の乳汁の分泌に気付き，頭痛や目の奥の痛みを頻繁に自覚するようになった。身長 153 cm，体重 43 kg。体温 36.5℃。脈拍 72/分，整。血圧 110/60 mmHg。初診時の血清プロラクチン 320 ng/mL（基準 15 以下）。

診断に**有用でない**のはどれか。

a　脳脊髄液検査　　　　　　　　　　b　下垂体造影 MRI
c　TSH，FT_4 の測定　　　　　　　　d　薬物服用歴の確認
e　血清プロラクチン値の再測定

アプローチ　①乳汁漏出，月経不順 ⟶ 高プロラクチン血症の存在を疑う。
②頭痛，目の奥の痛み ⟶ 下垂体腫瘍でよく認められる症状。脳圧が上昇している可能性もある。
③血清プロラクチン 320 ng/mL ⟶ 著しく高値。プロラクチノーマが存在する可能性が高い。

鑑別診断　　「アプローチ」①の乳汁漏出，月経不順から高プロラクチン血症の存在が疑われ，③で高プロラクチン血症の存在が確認されている。高プロラクチン血症をきたす原因としては，薬剤性が最も多く，診療では服薬歴を確認しておく必要がある。また甲状腺機能低下症でも高プロラクチン血症が発生するため，甲状腺ホルモンの測定も必要である。胸壁の炎症性疾患（帯状疱疹や火傷など）でも高プロラクチン血症が発生するために胸壁の病変の有無を確認する。これらを否定した後に，視床下部・下垂体疾患診断のために下垂体造影 MRI を行う。本例は②，③からプロラクチノーマが存在する可能性が高いと考えられる。

診断名　高プロラクチン血症（プロラクチノーマの疑い）

選択肢考察
×a　髄液検査を行っても本疾患の診断には至らない。頭痛を訴えているため脳圧亢進が存在する可能性もあり，髄液検査には危険が伴う。現時点では不要な検査である。
○b　下垂体腺腫を含む視床下部・下垂体病変を疑う場合，必須の検査である。
○c　原発性甲状腺機能低下症による高プロラクチン血症を否定するために必要な検査である。
○d　高プロラクチン血症の原因として一番多いのは薬剤性であるため，服薬歴の確認は必須。
○e　血清プロラクチン値の評価は，複数回の測定値に基づいて判断を下すべきである。

解答率　a 87.6%，b 0.1%，c 0.2%，d 0.0%，e 11.9%

関連知識　　プロラクチンは脈動的に分泌され，睡眠，ストレス，食事（食後に軽度上昇），運動や性交，妊娠や授乳などでも変動する。概日リズムとしては，睡眠後 1〜2 時間でピーク，午前 10〜12

時に最も低値となる。このように血中プロラクチン値は変動しやすいため，数回の測定値の結果で評価することが推奨される。

　プロラクチンは他の下垂体前葉ホルモンが視床下部からの分泌刺激因子により主に分泌調節されているのとは異なり，視床下部からのドパミンにより抑制的に分泌調節されている。一方，プロラクチンの分泌刺激因子として視床下部ホルモンの TRH も存在する。そのため原発性甲状腺機能低下症で視床下部ホルモンの TRH 分泌が亢進すると，その刺激によりプロラクチンの分泌も増大する。

　高プロラクチン血症をきたす薬剤としてはドパミン拮抗作動薬が多いが，そのほかにもセロトニンで分泌亢進，オピオイドで分泌抑制，またエストロゲンはプロラクチンの転写活性化を介して分泌を増大させるなど多くの因子の影響を受けており，それらの因子に影響を及ぼす薬剤はドパミン拮抗作動薬以外でもプロラクチン分泌を変動させる。そのため，血清プロラクチン値の評価には，服薬の調査および TSH，FT_4 値の確認が必須である。

　なお，薬剤性の高プロラクチン血症や下垂体門脈から下垂体前葉へのドパミン流入障害（視床下部疾患や下垂体茎の疾患）でのプロラクチン上昇の値は 100 ng/mL 前後以下にとどまることが多い。プロラクチノーマの大きさと血清プロラクチン値には相関があり，本例のように 250 ng/mL 以上の値を示す場合にはマクロプロラクチノーマが存在する可能性が高い。

コメント　他の下垂体腫瘍治療の第一選択が下垂体手術であるのに対して，プロラクチノーマ治療の第一選択はドパミン作動薬（ブロモクリプチンやカベルゴリン）を用いた薬物療法であることもよく出題されるテーマであり，再確認しておきたい。

正　解　a　**正答率** 87.6%　　　　　　　　　　　▶**参考文献** MIX 163

**受験者つぶやき**
・再測定をする理由が思いつきませんでしたが，脳脊髄液も関係ないだろ……と悩みました。
・消去法で選んでいきました。

Check ■ ■ ■

113D-28　72歳の女性。2か月前から便に血液が付着し，便秘傾向になったため来院した。腹部は平坦，軟で，腫瘤を触知しない。下部消化管内視鏡像（**別冊 No. 7A**）及びCTコロノグラム（**別冊 No. 7B**）を別に示す。胸腹部造影CTで他臓器やリンパ節への転移を認めない。

術式として適切なのはどれか。

a　S状結腸切除術	b　横行結腸切除術	c　右半結腸切除術
d　大腸全摘術	e　直腸切断術	

A　　　　　　　　　　　　　　　　B

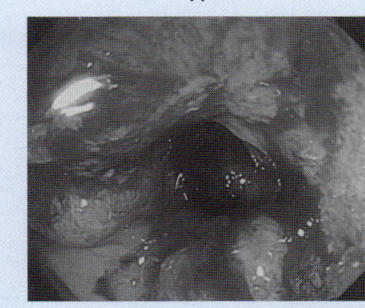
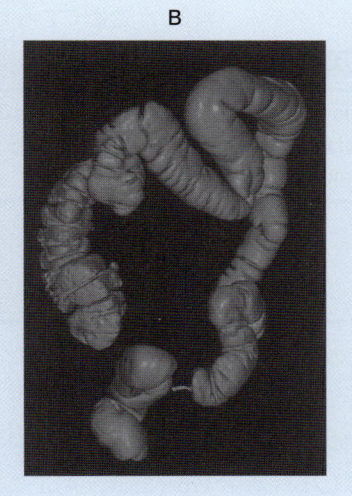

アプローチ

①72歳の女性 ━━▶ 高齢，女性

②2か月前から便に血液が付着し，便秘傾向 ━━▶ 慢性経過の血便と便秘

③腹部は平坦，軟 ━━▶ 腹膜炎など，腹腔内に波及する病態は疑いづらい。

④腫瘤を触知しない ━━▶ 腫瘍があっても腫瘤を触知しないことはしばしばある。

⑤胸腹部造影CTで他臓器やリンパ節への転移を認めない ━━▶ 限局性の病変

画像診断

A　　　　　　　　　　　　　　　　B

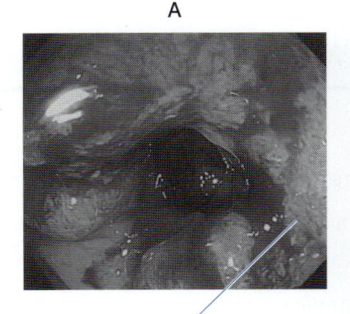
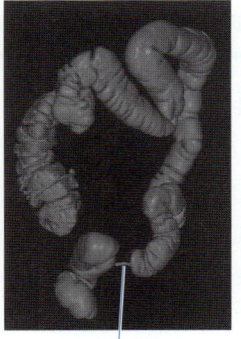

亜全周性の潰瘍限局型病変を認める。進行大腸癌の所見である

S状結腸にアップルコアサインを認める

鑑別診断 　2か月前からの経過であり，急性発症の腸炎は否定的である。腹部は平坦，軟であり，腹膜炎も否定的である。消化管内視鏡検査から，進行大腸癌とわかる。CTコロノグラムの像から，狭窄部位がS状結腸とわかり，進行S状結腸癌の診断に至る。

診断名 　大腸癌（S状結腸癌）

選択肢考察 　○ a 　適切である。

　　　× b，× c，× d，× e　部位が異なる。

解答率 　a 96.2%，b 0.0%，c 1.2%，d 0.4%，e 2.1%

コメント 　大腸癌の臨床経過や検査所見を把握しているか問う問題。臨床経過，消化器内視鏡（画像），CTコロノグラム（画像），造影CT所見を合わせて判断させる良問である。

正解 　a 　**正答率** 96.2% 　　　　　　　　　　　　　　　　▶参考文献 MIX 268

受験者つぶやき
・apple core sign を探そうとしたら見たことのない画像で焦りました。
・解剖はたまに出題されるので，気になったときにすぐに確認しておいてよかったです。
・位置的にS状結腸だと思いました。

Check ■ ■ ■

113D-29　22歳の男性。黄疸を主訴に来院した。家族に黄疸を指摘されたため受診した。自覚症状はない。血液所見：赤血球452万，Hb 14.3 g/dL，白血球 5,400，血小板 18万。血液生化学所見：総ビリルビン 3.8 mg/dL，直接ビリルビン 0.3 mg/dL，AST 18 U/L，ALT 19 U/L，LD 210 U/L（基準 176〜353），ALP 220 U/L（基準 115〜359），γ-GTP 19 U/L（基準 8〜50），HBs抗原陰性，HCV抗体陰性。低カロリー食試験で血清ビリルビン値は2倍以上に上昇した。

　　対応として適切なのはどれか。

　　a　肝生検

　　b　経過観察

　　c　直接 Coombs 試験

　　d　母子健康手帳記載の確認

　　e　内視鏡的逆行性胆管膵管造影検査〈ERCP〉

アプローチ 　① 22歳の男性の黄疸

　　② 赤血球452万，Hb 14.3 g/dL ⟶ 貧血はみられない。

　　③ 総ビリルビン 3.8 mg/dL，直接ビリルビン 0.3 mg/dL ⟶ 間接ビリルビン優位

　　④ γ-GTP 19 U/L ⟶ 肝機能正常

　　⑤ HBs抗原陰性，HCV抗体陰性 ⟶ 肝炎は否定的

鑑別診断 　間接ビリルビン優位の黄疸症例である。貧血がなく溶血性貧血は否定され，肝機能障害もないことから，体質性黄疸と考えられる。間接ビリルビン優位の高ビリルビン血症を呈する体質性黄疸としては，Crigler-Najjar症候群とGilbert症候群があるが，前者では発症年齢が1歳までで，血清ビリルビン値が6 mg/dL以上に達することが多く，否定的である。後者は発症

D

医学各論

が10歳代で低カロリー食，ニコチン酸負荷で血清ビリルビン値が上昇することが特徴的であり，本症例はGilbert症候群と考えられる。

診断名 Gilbert症候群

選択肢考察
× a 侵襲的検査であり，必要はない。
○ b 体質性黄疸の多くは経過観察が行われる。
× c 溶血性貧血を疑う場合の検査である。
× d 乳児期の黄疸の既往を確認する目的で用いるが，本症例では不要である。 割れ問
× e 閉塞性黄疸ではなく，侵襲的検査であり行うべきではない。

解答率 a 3.7％，b 59.7％，c 3.1％，d 32.5％，e 0.9％

コメント Gilbert症候群はUGT1A1活性の低下が原因で，治療の必要はなく，経過観察が行われる。したがって，肝生検やERCPの必要はない。乳幼児期には発症しないので母子健康手帳の確認は不要であり，直接Coombs試験は自己免疫性溶血性貧血を疑って行う検査であり，不要である。

正解 b **正答率 59.7％**　▶参考文献 MIX 262

受験者つぶやき
・全くわかりませんでした。
・体質性黄疸は直接ビリルビンと間接ビリルビンで異なり，病態もそれぞれ覚えておく必要があると思いました。
・過去問に似たような問題がありました。

Check ■ ■ ■

113D-30 66歳の女性。左耳閉感を主訴に来院した。2週間前から左耳閉感を自覚するようになったため受診した。耳痛やめまいはない。鼻腔内および口腔内に異常を認めない。左上頸部に硬い腫瘤を複数触知する。左耳の鼓膜写真（**別冊No.8**）を別に示す。
　病変の有無を確認すべき部位はどれか。

　a 耳下腺　　　b 上咽頭　　　c 中咽頭　　　d 下咽頭　　　e 喉頭

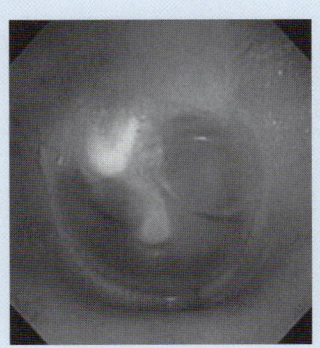

アプローチ ①耳閉感
②上頸部の硬い腫瘤 ⟶ これらの症候から疾患を判断することになる。

画像診断

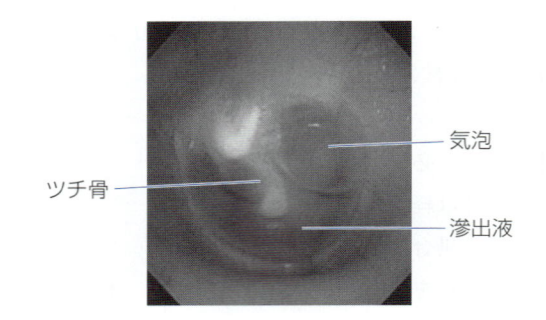

ツチ骨　気泡　滲出液

鑑別診断　耳閉感からは，低音障害型感音難聴，耳管狭窄症，耳管開放症，滲出性中耳炎，Ménière 病など，耳管，中耳，内耳の疾患が挙げられる。

　鼓膜写真では，鼓室内の気泡と滲出液が認められ，滲出性中耳炎が診断される。滲出性中耳炎は，幼小児，高齢者に多い。高齢者では，上気道感染，鼻炎，副鼻腔炎などで耳管の機能が低下し，滲出性中耳炎を併発する。この症例では，上気道炎，副鼻腔炎などはなく耳管機能に影響を与える疾患を考えなければならない。

　上頸部の腫瘤が多数触知されており，滲出性中耳炎の原因となる耳管機能低下を生じる疾患を考える。耳管の解剖学的位置から上咽頭が導かれ，上咽頭癌による耳管閉鎖，上頸部へのリンパ節転移を考える。

診断名　上咽頭癌による滲出性中耳炎

選択肢考察
- × a　表在性臓器であり，耳管開口部はない。
- ○ b　耳管咽頭開口部があり，上咽頭癌で耳管が閉鎖されて滲出性中耳炎を起こす。上咽頭癌は早期から上頸部リンパ節転移をきたす。
- × c　耳管開口部はない。頸部転移では上頸部よりも下にリンパ節転移する。
- × d　耳管開口部はない。のどの違和感で発症することが多い。
- × e　耳管開口部はない。嗄声で発症することが多い。

解答率　a 2.1%，b 90.9%，c 6.2%，d 0.5%，e 0.2%

正　解　b　**正答率 90.8%**　　　▶参考文献　MIX 375　コンパクト 88

受験者つぶやき
- ・咽頭癌は前日にも出ていました。復習した甲斐がありました。
- ・滲出性中耳炎といえば，高齢者では上咽頭癌，小児ではアデノイドで合併しやすいです。
- ・上咽頭癌の合併症で滲出性中耳炎は有名です。

D
医学各論

Check ■ ■ ■

113D-31 50歳の女性。発熱と呼吸困難を主訴に受診した。半年前に血痰を認め，胸部エックス線で左下肺野に空洞を形成する肺アスペルギルス症と診断された。抗真菌薬で加療されていたが，血痰が軽快しないために，2週間前に左肺下葉切除術が施行され，1週間前に退院した。昨日から発熱，呼吸困難を自覚したため，救急外来を受診した。20歳時に肺結核の治療歴がある。体温 38.7℃。脈拍 120/分，整。血圧 102/60 mmHg。呼吸数 24/分。SpO$_2$ 94%（room air）。胸部エックス線写真（半年前：**別冊 No.9A**，今回：**別冊 No.9B**）を別に示す。

行うべき処置はどれか。

a 心嚢穿刺 　　　　　　　　　b 陽圧呼吸管理
c 胸腔鏡下手術 　　　　　　　d 胸腔ドレナージ
e 副腎皮質ステロイド投与

A
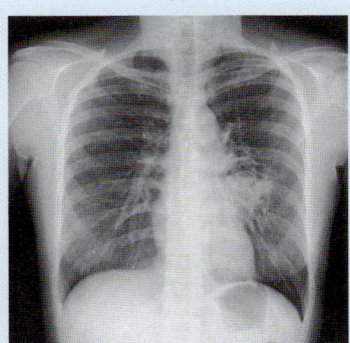

B
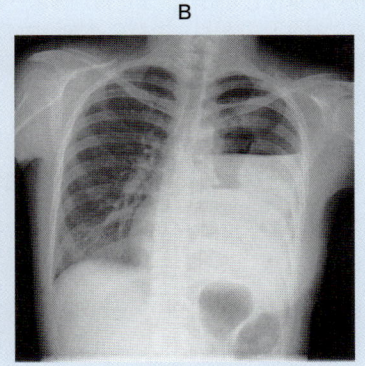

アプローチ ①発熱，呼吸困難，血痰，空洞 ⟶ 明示されているとおり，肺アスペルギルス症の症状である。
②左肺下葉切除術後，発熱，呼吸困難 ⟶ 術後合併症の可能性を示唆している。
③体温 38.7℃，脈 120/分，呼吸数 24/分，SpO$_2$ 94%（room air）⟶ 感染と，呼吸状態が悪化していることを示唆する所見である。

画像診断

A
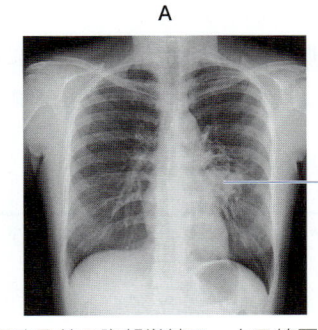

左中下肺野に内部不均一陰影が存在し，この陰影により左心陰影の一部が不明瞭となっている

　　左肺下葉切除術を施行する前の胸部単純エックス線写真である。左中下肺野縦隔側に辺縁不明瞭な内部不均一陰影があり，心陰影の一部が不明瞭となっている。肺アスペルギルス症による陰影と判断される。

B

心陰影は健側（右側）にやや偏位している

左上中肺野に液面形成〈air-fluid level〉があり，液体成分（胸水や膿胸）貯留が示唆される。左心陰影は不明瞭である

胃泡および腸管ガスの位置から左胸部内を占拠する病変（液体成分）が大量に存在することが示唆される

　　左肺下葉切除術を施行した後の胸部単純エックス線写真である。左上中肺野に液面形成（air-fluid level）がみられ，胸腔（胸郭内で肺外）に液体貯留，すなわち「胸水」がある所見である。心陰影は右側（健側）に偏位しており，また胃泡および腸管ガス陰影は右横隔膜の位置を考慮すると半椎体ほど低下した位置に存在しており，これらは胸腔内の液体が大量に存在することを示唆している（貯留している「胸水」が膿性であるかどうかは穿刺検査を実施しなければ判明しないが，発熱があれば可能性は否定できない）。

診断名　肺アスペルギルス症に対する肺下葉切除術後の胸水貯留

選択肢考察

× a　提示された2枚の胸部エックス線写真の心陰影を比較し，術後の写真では心陰影の健側への偏位はみられるが，心タンポナーデで穿刺を要するほどの心嚢水貯留所見はないので適切でない。

× b　肺胞虚脱を防ぐ陽圧呼吸管理を要する病態は生じていないので処置として適切でない。

× c　切除すべき病変部位の切除後であり，追加の切除を要する状態ではないので，適切でない。

○ d　縦隔の偏位を伴う大量の液体が胸腔内に存在して呼吸状態を悪化させていると判断され，適切な処置である。

× e　術後の副腎皮質ステロイド投与は，気管支喘息発作など特殊な状況以外には実施しない。呼吸困難の原因は明らかに異なっており適切でない。

解答率　a 0.2%，b 1.2%，c 3.6%，d 93.9%，e 0.9%

コメント　　肺葉切除後の呼吸困難の症例である。貯留している胸腔内の液体が膿性であるかどうかは穿刺した液体を分析しないと明らかとはならないが，仮に膿性であるとすると，「切開排膿」が治療の原則であり，膿性でなくても生じている呼吸困難を改善させるためには胸腔ドレナージが適切な処置である。

正　解　**d**　**正答率 93.9%**　　　　　　　　▶参考文献　MIX 235

受験者つぶやき

・血胸なのか膿胸なのかわかりませんでしたが，呼吸困難があるので液体は抜く必要があるだろうと思いました。
・画像問題です。縦隔偏位もありドレナージが必要だと思いました。
・明らかに左肺に何かたまっているのでドレナージしようと考えました。

D

医学各論

Check ■ ■ ■

113D-32　65歳の女性。2年前から物の名前や言葉が思い浮かばず，ろれつも回りづらくなり，会話がたどたどしくなってきた。1年前から徐々に右手の動きがぎこちなくなり，ボタン掛けや箸使いが困難になってきた。最近，右手が勝手に動き，自分の意志では制御できなくなってきたため受診した。意識は清明。身長153 cm，体重43 kg。体温36.1℃。脈拍72/分，整。血圧118/68 mmHg。改訂長谷川式簡易知能評価スケール19点（30点満点），Mini-Mental State Examination〈MMSE〉22点（30点満点）。発語は努力性で非流暢であり，発音も明瞭ではないが，言語理解は保たれている。右上肢には衣服をまさぐるような動きが断続的にみられ，制止を指示すると自らの左手で右手を抑制する。右上肢には高度の筋強剛がみられるが，左上下肢の筋緊張は正常である。筋萎縮や振戦は認めない。四肢の腱反射は正常で，Babinski徴候を認めない。歩行では右下肢の振り出しに遅れがみられる。頭部MRIのT1強調冠状断像（**別冊 No. 10**）を別に示す。

　　最も考えられるのはどれか。

　a　Parkinson病　　　　　　　　b　前頭側頭型認知症
　c　Alzheimer型認知症　　　　　d　特発性正常圧水頭症
　e　大脳皮質基底核変性症

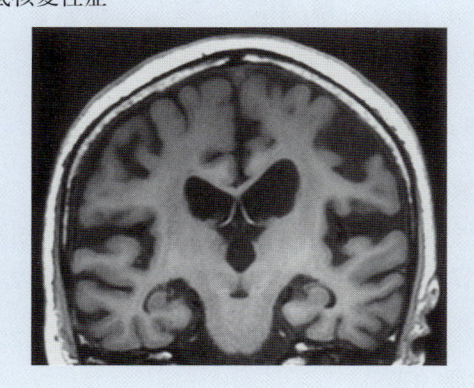

▶臨床eye　**Step 1**　**65歳の女性　精神神経症状**

　中高齢発症であり，先天性疾患の可能性は低い。

Step 2　**病歴，身体所見**

①2年前から物の名前や言葉が思い浮かばず，ろれつも回りづらくなり，会話がたどたどしくなってきた ━━▶ 慢性進行性に喚語困難から始まり，構語障害も出現。進行性失語としては前頭側頭型認知症の可能性もあるか。

②1年前から徐々に右手の動きがぎこちなくなり，ボタン掛けや箸使いが困難になってきた ━━▶ 左右差のある上肢運動障害。Parkinson病でも左右差はあるが，振戦の記載はない。

③最近，右手が勝手に動き，自分の意志では制御できなくなってきた ━━▶ Parkinson病の

振戦とは異なる不随意運動。他人の手徴候と思われる。

④長谷川式 19 点，MMSE 22 点 ━━➤認知機能障害もみられる。ただし，失語で失点する質問も多いので，失語以外の認知機能障害もあるか注意が必要

⑤発語は努力性で非流暢であり，発音も明瞭でないが，言語理解は保たれる ━━➤慢性進行性の非流暢性失語。前頭側頭型認知症も考えられるが，運動症状は合致しない。

⑥右上肢には衣服をまさぐるような動きが断続的にみられ，制止を指示すると自らの左手で抑制する ━━➤右上肢のみの "他人の手徴候"

⑦右上肢には高度の筋強剛がみられるが，左上下肢の筋緊張は正常である ━━➤ Parkinson病では説明できない非常に左右差の強い筋強剛。皮質症状だけでない。

⑧四肢腱反射は正常で Babinski 徴候は認めない ━━➤錐体路障害を伴わない。

⑨歩行では右下肢の振り出しに遅れがみられる ━━➤右は下肢にも障害あり。

Step3　**検査所見**

頭部 MRI では中心溝付近で左右差の強い左大脳皮質の萎縮がみられる。右上肢の症状と整合性のある萎縮である。

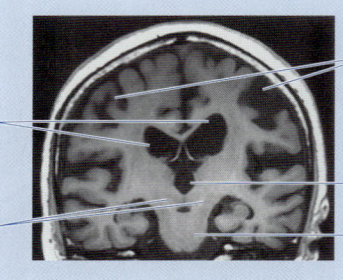

左右差の強い中心溝近傍大脳皮質の萎縮

左優位の側脳室拡大

第 3 脳室も拡大

皮質脊髄路

橋

Step4　**総合考察**

左大脳皮質障害を示唆する失語症状に加えて，左優位の筋強剛を認め，錐体外路障害も伴っている。錐体路障害はない。左右差が非常に強く他人の手徴候を伴っている。以上から大脳皮質基底核症候群と考えられる。

診断名　大脳皮質基底核症候群〈CBS〉

選択肢考察　×a　Parkinson 病でも認知機能障害は呈するが，失語は一般に呈さないし初発症状ということもない。運動症状は左右差があるのが普通だが，本例のような極端な左右差はない。

×b　初発症状の失語は前頭側頭型認知症でもありうるが，その後の筋強剛などの錐体外路症状は説明できない。

×c　近時記憶障害で発症し，進行に伴い遂行機能障害や視空間障害が加わる。アパシーやうつなどの精神症状などを呈する。早期に記銘力低下よりも構成障害が前景に立つ症例が特に若年性 Alzheimer 病でみられる。このように，典型例では早期には側頭葉・頭頂葉の障害が目立つ。

×d　中高齢発症で歩行障害，認知障害，尿失禁がよくみられる。歩行障害は小歩，すり足で方向転換時などに転倒しやすい。脳室拡大を認めるが高位円蓋部の脳溝・くも膜下腔はむしろ狭小化していることが多い。また，他人の手徴候は認めず，これほど強い筋トーヌスの左右差も認めない。

○ e　大脳皮質基底核変性症は典型的には進行性かつ非対称性の失行をはじめとする大脳皮質
　　　徴候と，筋強剛をはじめとする錐体外路徴候を中核とする疾患である。本例の症状に合致
　　　する。

解 答 率　a 6.0%，b 0.4%，c 1.4%，d 14.8%，e 77.2%

関連知識　　大脳皮質基底核変性症〈CBD〉として知られた症状を呈する疾患は病理学的には多彩であ
る。CBD は約半数弱で，その他，進行性核上性麻痺，Alzheimer 病などが含まれる。現在で
は臨床診断は CBS とし，CBD の診断は病理学的所見による。CBD は進行性核上性麻痺と同
じく 3 リピートタウが蓄積する疾患である。4 リピートタウが蓄積するのは Pick 病で，
Alzheimer 病では 3 リピートタウ，4 リピートタウの両者が蓄積する。CBS を呈する疾患は病
理学的背景にこのように共通する部分がある。

コメント　　本問は頭部 MRI T1 強調冠状断像 1 枚で大脳萎縮の左右差を読み取らせているが，スライ
ス面に脳溝が入ると萎縮に見える画像となる。実臨床では複数の画像を見て評価しないといけ
ない。
　　　本問では「最も考えられるのはどれか」とあるので正解が e であることは間違いないが，
「考えられるのはどれか」であれば c も否定はできない。

正　解　　**e**　**正答率** 77.2%

受験者つぶやき
・自信がなくて消去法で解きました。
・大脳皮質基底核変性症は他人の手徴候で覚えていました。Parkinson 病は MRI で所見がみられない
　ので除外できました。
・ついに大脳皮質基底核変性症が出ました。

D

医学各論

Check ■ ■ ■

113D-33 6歳の男児。落ち着きのなさを心配した父親に連れられて来院した。在胎38週，出生体重3,422gで仮死なく出生した。乳幼児期の発達には明らかな遅れを指摘されたことはない。現在幼稚園の年長組であるが，集団での移動中に興味があるものに気を取られて飛び出してしまうことが時々ある。順番待ちが苦手で，順番を守れずに同じクラスの子どもとけんかになることがある。また，先生の話をじっと聞いていることができず，勝手に部屋を出ていくこともある。怒られると感情を爆発させ，手を出してしまうこともある。しかし，落ち着いているときは会話も上手にでき，自分の名前をひらがなで書くことができる。人懐っこく，集団での遊びが好きである。神経診察を含む身体所見に明らかな異常を認めない。

父親への説明として適切なのはどれか。

a 「危険を防ぐため行動を制限しましょう」
b 「家庭でもっと厳しくしつけをしましょう」
c 「まず症状を抑えるお薬を内服しましょう」
d 「特に問題はないので通院の必要はありません」
e 「完璧を求めすぎず自信を失わせないよう配慮しましょう」

アプローチ ①6歳の男児，落ち着きのなさを主訴に来院。興味のあるものに気を取られて飛び出す。順番を守れずにけんかになる。話を聞けずに離席する。怒られると感情を爆発させる━━ 男児に多い，発達障害の注意欠如・多動症〈ADHD〉が考えられる。

②乳幼児期の発達は正常，会話も上手にでき，名前をひらがなで書ける ━━ 知能は正常，知的障害はなく，自閉スペクトラム症もない。

③人懐っこく，集団での遊びが好き ━━ 社会性の発達に問題はないので，自閉スペクトラム症・自閉症ではない。

鑑別診断 年齢相応の社会的発達がみられない場合は①自閉スペクトラム症（自閉症），②注意欠如・多動症，③知的障害が挙げられる。

1）自閉スペクトラム症（自閉症）：以前使われた広汎性発達障害（自閉性障害，自閉症，Asperger障害）といった病型分類は撤廃され，自閉スペクトラム症に改名し統一された。症状は言語の発達の遅れ，対人面での感情的な交流の困難さ，あるいは全くの無関心，反復的な行動を繰り返す，行動様式や興味の対象が極端に狭いなどの特徴がある。

2）注意欠如・多動症：幼児期より不注意（注意障害）と多動・衝動性を示す疾患である。ノルアドレナリンなどの脳内の神経伝達物質の機能障害が想定される。

3）知的障害：知的機能の障害が幼児期から現れ，日常生活に支障が生じ，何らかの特別の援助を必要とする状態にある者で，知的機能の水準は，知能指数（いわゆるIQ）を基準に測定され，知的障害ではIQ 70以下が判断基準。知的発達の遅れから，言葉の発達が遅れ，うまくコミュニケーションがとれない，手先の不器用さ，学業面での遅れがみられる。

診断名 注意欠如・多動症〈ADHD〉（別称：注意欠陥多動障害）

選択肢考察 ×a 子供の行動の制限は危険な行為の場合にのみ許される。

× b　もっと厳しくしつけをしても多動性・衝動性が改善することはなく、親のいるときは一時的には静かにしても、いないときには反動で衝動性が増す。

× c　「まず向精神薬の内服をする」は小児精神科領域では間違いである。ただし、感情を爆発させて友人に手を出すことが今後多くなるときには、症状を抑える薬（向精神薬）の投与を検討する必要がある。

× d　問題行動があり、通院は必要である。心理社会的療法のペアレント・トレーニングは、子供の問題行動への対処法を学び、自尊感情を向上させる有用な方法である。

○ e　叱られずきて自信を失うと、自分はダメな人間と思う（自尊感情の喪失）状態となり、うつ状態・引きこもりに陥るので、少しでも良いところがあったときは褒めることが重要である。

a 1.2%、b 0.1%、c 14.7%、d 1.5%、e 82.4%

解答率

関連知識
注意欠如・多動症の薬物療法は長時間作用型のメチルフェニデート製剤（コンサータ®）と、選択的ノルアドレナリン再取り込み阻害薬のアトモキセチン（ストラテラ®）および、選択的 α_{2A} アドレナリン受容体作動薬のグアンファシン塩酸塩（インチュニブ®）の3剤が、我が国で ADHD に使える薬剤である。

コメント
国試では「まずクスリを」の考え方はダメ。ただし、小児の問題行動に対して、実臨床では早めの向精神薬の投与が行われやすい。

正解　e　**正答率** 82.4%

▶参考文献　MIX 390　国小 358

Check ☐☐☐

113D-34　63歳の男性。繰り返す数秒間の意識消失を主訴に救急車で搬入された。昨夕，テレビを見ている時，胸部の違和感が出現し，その直後に目の前が真っ暗になり5秒程度意識を失った。今朝から30分に1回くらいの間隔で，同様の数秒間の失神発作を繰り返したため，家族が救急車を要請した。意識消失に一致して心電図モニターに異常波形（**別冊** No. **11A**）を認め，このとき脈拍を触知しなかった。既往歴は10年前から高血圧症とうつ病で，サイアザイド系降圧利尿薬，カルシウム拮抗薬および三環系抗うつ薬を内服している。家族歴に特記すべきことはない。非発作中の意識は清明。脈拍60/分，整。血圧136/78 mmHg。呼吸数16/分。SpO_2 98%（room air）。心音と呼吸音とに異常を認めない。腹部は平坦，軟で，肝・脾を触知しない。血液所見：赤血球458万，Hb 12.9 g/dL，Ht 45%，白血球7,600，血小板16万。血液生化学所見：総蛋白7.2 g/dL，アルブミン3.7 g/dL，AST 32 U/L，ALT 26 U/L，LD 240 U/L（基準176〜353），CK 112 U/L（基準30〜140），尿素窒素16 mg/dL，クレアチニン0.9 mg/dL，血糖98 mg/dL，Na 140 mEq/L，K 1.9 mEq/L，Cl 99 mEq/L，Ca 11.2 mg/dL。CRP 0.1 mg/dL。非発作時の12誘導心電図（**別冊** No. **11B**）を別に示す。心エコー検査で軽度の左室壁肥厚を認めるが壁運動は正常範囲内である。

この時点の対応として**適切でない**のはどれか。

a　カリウムの補正　　　　　　　　b　ループ利尿薬の投与

c　三環系抗うつ薬の中止　　　　　d　マグネシウム製剤の投与

e　心電図モニター監視の継続

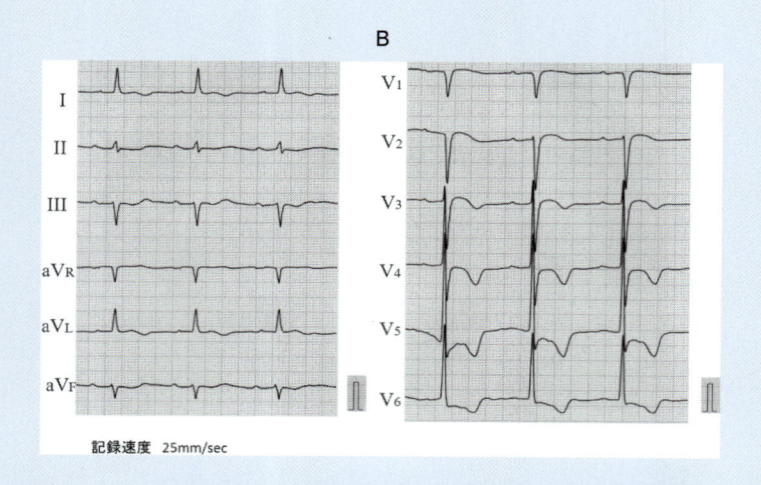

A

記録速度　25mm/sec

B

記録速度　25mm/sec

アプローチ

①意識消失を反復 ⟶ 神経調節性失神，自律神経障害，心原性，不整脈性，てんかん，脳血管障害，代謝性などの疾患の鑑別を要する。

②安静時に胸部の違和感が出現し，その直後に5秒の意識消失 ⟶ 心原性が示唆される。

③意識消失に一致して心電図モニターに異常波形を認め脈拍を触知しなかった ⟶ 不整脈性が強く疑われる。

④サイアザイド系降圧利尿薬，カルシウム拮抗薬，三環系抗うつ薬を内服中 ⟶ 副作用の可能性を考慮

⑤脈拍60/分，整，血圧136/78 mmHg，心音に異常は認めない ⟶ 受診時の循環動態は正常

⑥呼吸数16/分，SpO_2 98%（room air），呼吸音に異常を認めない ⟶ 呼吸機能は正常でうっ血性心不全も否定的

⑦K 1.9 mEq/L ⟶ 著しい低カリウム血症

⑧心エコー検査で軽度の左室壁肥厚のみ ⟶ 虚血性心疾患，弁疾患，肥大型心筋症，二次性心筋症，心奇形などは否定的

画像診断

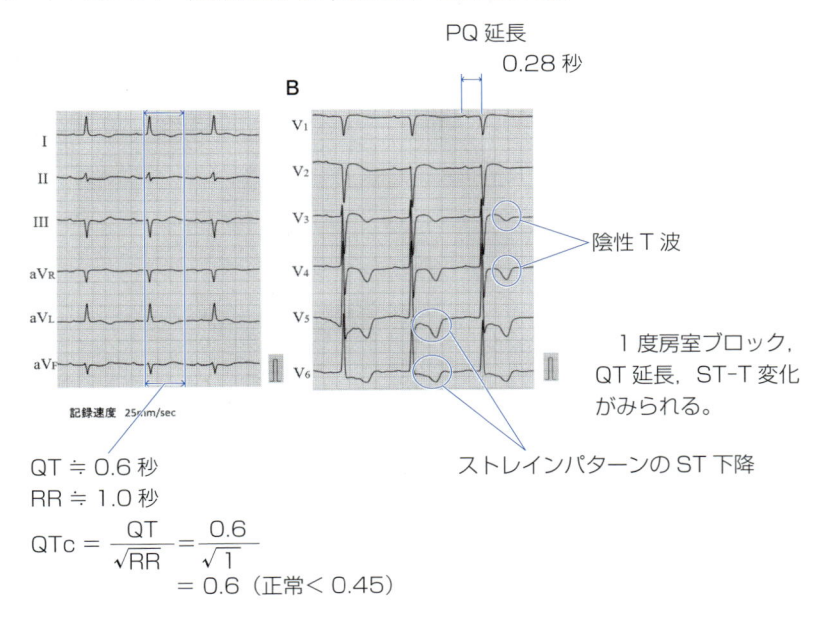

A

記録速度 25mm/sec

幅が広く振幅が不揃いの捻れるような波形がみられ，トルサードドポアント〈torsades de pointes〉と考えられる。

PQ 延長
0.28 秒

B

陰性 T 波

1 度房室ブロック，QT 延長，ST-T 変化がみられる。

ストレインパターンの ST 下降

記録速度 25mm/sec

QT ≒ 0.6 秒
RR ≒ 1.0 秒

$$QTc = \frac{QT}{\sqrt{RR}} = \frac{0.6}{\sqrt{1}} = 0.6 \;(正常 < 0.45)$$

診 断 名　torsades de pointes による Adams-Stokes 発作

選択肢考察

○a　低カリウム血症は QT 延長の原因の一つであるので補正は必須である。

×b　バイタルサイン，身体所見からうっ血性心不全は否定的である。ループ利尿薬はカリウムの排泄を促して低カリウムを増悪させる可能性が高く，現時点での治療としては適切ではない。

○ c　三環系抗うつ薬により QT は延長するため，中止する必要がある。

○ d　torsades de pointes の停止と急性再発予防には硫酸マグネシウムが有効である。

○ e　来院時に QT 延長が明らかで，torsades de pointes による突然死の危険がある。心電図
モニターなどで厳重な監視が必要である。

解答率　a 0.2%，b 91.3%，c 1.7%，d 6.5%，e 0.2%

関連知識　　QT 延長症候群は，学童期などの心電図検査で若年期に診断される先天性 QT 延長症候群と，成人以降に薬剤や徐脈で誘発される後天性 QT 延長症候群に分類される。先天性だけでなく，後天性 QT 延長症候群であっても一部の患者では心筋イオンチャンネルの遺伝子異常が関与しているとされ，失神や突然死につながるため注意を要する。後天性の QT 延長の誘因としては，Vaughan-Williams 分類の I 群・III 群の抗不整脈薬，三環系抗うつ薬，向精神薬，低カリウム血症，低マグネシウム血症などが広く知られているが，そのほかにマクロライド系抗菌薬，抗真菌薬，抗アレルギー薬，脂質異常症治療薬（プロブコール）でも QT 延長が認められる。後天性の QT 延長症候群の治療の基本は原因薬剤の中止であるが，そのほかに，1. 硫酸マグネシウム静注，2. 徐脈予防のために 100/分でのペーシング，3. イソプロテレノールの点滴静注，4. カリウムの投与，5. リドカインの投与を行い，致死的不整脈の発生を予防する。

正　解　b　**正答率** 91.3%　　　　　　　　　　　　　　▶**参考文献**　MIX 292

受験者つぶやき
・カリウムの値に大きく丸を付けました。
・QT 延長症候群は必出です。リスク因子は 112 回国試でも出題されていました。マクロライド，ニューキノロン，低 K，Ca，Mg は有名です。
・三環系抗うつ薬は QT 延長します。

医学各論
D

Check ■ ■ ■

113D-35　68歳の女性。体重減少と全身倦怠感を主訴に来院した。4年前から，農作業のあとに顔や手足などの日焼けが周囲の人より目立つことに気付いていた。昨年から食欲が低下し，体重減少と全身倦怠感を自覚し，改善しないため受診した。50歳以降，健診にて胸膜肥厚と肺野の石灰化病変を指摘されている。身長164 cm，体重49 kg。体温35.7℃。脈拍64/分，整。血圧98/54 mmHg。顔面と四肢，関節伸側，口腔内に色素沈着を認める。血液所見：赤血球350万，Hb 10.8 g/dL，Ht 32%，白血球4,200。血液生化学所見：尿素窒素17 mg/dL，クレアチニン0.7 mg/dL，血糖70 mg/dL，Na 127 mEq/L，K 5.3 mEq/L，Cl 94 mEq/L。結核菌特異的全血インターフェロンγ遊離測定法〈IGRA〉陽性。

　この患者で予想される所見はどれか。

a　好酸球減少　　　　　　　　　　　　b　副腎の石灰化

c　血中ACTH低値　　　　　　　　　　d　血漿レニン活性低下

e　尿中遊離コルチゾール高値

▶臨床eye　**Step1** 68歳の女性　体重減少と全身倦怠感

　2つの主訴はほぼすべての領域の重症疾患に共通してみられるものである。一方で精神的な不調でも起こるので，初めから先入観をもたないことが大切である。ただし，悪性腫瘍の見逃しには注意を要する。

Step2 病歴，身体所見

① 4年前から日焼けが目立つ ⟶ メラニン産生が亢進している。

② 食欲低下，体重減少 ⟶ 活動性の低下，重大な疾病が隠れている可能性

③ 胸膜肥厚と肺野の石灰化 ⟶ 結核の可能性

④ 身長164 cm，体重49 kg，体温35.7℃，血圧98/54 mmHg ⟶ やせ，低体温，低血圧であり，活動性の低下を示唆

⑤ 色素沈着 ⟶ 全身性で，特に口腔内の色素沈着の存在はAddison病やPeutz-Jeghers症候群を示唆

　疼痛や発熱，浮腫や下痢などの症状に乏しいので，感染症，消化器疾患，心疾患，膠原病は否定的。メラニン産生過剰型の全身的な色素沈着はAddison病に特徴的な所見であり，活動性の低下や結核の既往歴もそれを示唆する。

　Addison病の約半数は結核による副腎破壊で生じる。副腎ホルモン低下に関連する検査値異常に注目する。

Step3 検査所見

⑥ Hb 10.8 g/dL，Na 127 mEq/L，K 5.3 mEq/L ⟶ 貧血，低ナトリウム血症，高カリウム血症はコルチゾールとアルドステロンの低下を示唆する。

⑦ IGRA陽性 ⟶ 結核感染

> **Step4** 総合考察
>
> 　実臨床では悪性疾患を完全に否定できないケースであるが，口腔内や関節伸側の色素沈着，活動性の低下，低副腎ホルモンを示唆する検査所見，結核感染歴などより Addison 病が疑わしい。
>
> 　副腎が障害されて起こる Addison 病では脳下垂体の ACTH がコルチゾール分泌の促進のため増加する。ACTH にはメラニン産生の刺激作用もあるため，皮膚に黒色の色素沈着が生じる。下垂体の障害で ACTH 分泌が減少する ACTH 単独欠損症では逆に皮膚は白くなる。
>
> 　血中のコルチゾール低値，ACTH の高値，迅速 ACTH 負荷試験でのコルチゾール増加反応の欠如があれば本症と診断される。

診 断 名　Addison 病

選択肢考察
- ×a　好酸球は増加する。理由は確定していない。喘息での好酸球増多がステロイド投与で解消することに関連づけて覚えるとよい。
- ○b　石灰化は炎症終息後の名残りのことが多い。Addison 病の原因となる副腎結核の跡が示される。
- ×c　コルチゾール分泌を促進するため下垂体より ACTH が分泌され，血中濃度は高値となる。
- ×d　副腎皮質の破壊によりアルドステロン合成も同時に障害されて欠乏する。産生を刺激するために腎臓でレニン分泌が亢進し，血中活性は増加する。
- ×e　24 時間蓄尿で尿中遊離コルチゾールを測定するとコルチゾールの 1 日の分泌量がわかる。本疾患では低値となる。

解 答 率　a 4.9%，b 80.3%，c 2.1%，d 10.3%，e 2.3%

コメント　体重減少と全身倦怠感に肺の所見で結核！　と早合点しないこと。

　Addison 病に代表される副腎不全は見逃されやすい。易疲労感などの漠然とした不定愁訴が多いため精神疾患と誤診されることも多い。治療で症状は驚くほど改善する疾患なので，ぜひ忘れないでほしいとのメッセージを感じる問題である。

正 解　b　**正答率** 80.3%　　　　　▶参考文献　MIX 344

受験者つぶやき
- ・結核で腎が石灰化するのは聞いたことがあったので，副腎も石灰化しそうだなと思いました。
- ・色素沈着から ACTH 上昇を疑い，Addison 病と考えました。消去法で選択しました。
- ・よくわからず，消去法で選びました。

Check ☐ ☐ ☐

113D-36　55 歳の女性。右膝関節痛を主訴に来院した。5 年前関節リウマチを発症し，最近は抗 IL-6 受容体抗体の投与により，関節リウマチのコントロールは良好であった。数日前から右膝関節痛が生じたため受診した。体温 37.0℃。右膝に発赤，腫脹および熱感を認めるが，他の関節には腫脹，圧痛を認めない。血液所見：赤血球 380 万，Hb 10.1 g/dL，Ht 31%，白血球 9,800（桿状核球 16%，分葉核好中球 70%，単球 4%，リンパ球 10%），血小板 23 万。CRP 1.2 mg/dL。

初期対応として適切なのはどれか。

a　関節穿刺　　　　　b　抗菌薬の投与　　　　　c　抗核抗体の測定
d　関節 MRI の撮影　　e　ステロイドパルス療法

アプローチ　①55 歳の女性，右膝関節痛 ➡ 膝関節痛を呈する外傷，変性疾患，感染性疾患や膠原病を含む炎症性疾患が考慮される。

②5 年前に関節リウマチを発症し，コントロールは良好 ➡ 関節リウマチによる膝関節炎は否定的

③数日前から右膝関節痛が生じた ➡ 比較的急性発症である。

④体温 37.0℃，右膝に発赤，腫脹，熱感 ➡ 感染性および炎症性膝関節炎の可能性がある。

⑤他の関節には腫脹，圧痛を認めない ➡ 多発性関節炎は否定的

⑥白血球 9,800，CRP 1.2 mg/dL ➡ 軽度の炎症を呈している。

鑑別診断　「アプローチ」①から打撲，捻挫，靱帯損傷，骨折などの外傷，変形性関節症，化膿性関節炎，痛風性関節炎，偽痛風（ピロリン酸カルシウム結晶沈着症），関節リウマチなどの疾患が考えられる。②，⑤から関節リウマチ，リウマチ性多発筋痛症や RS3PE 症候群などの多発性関節炎による膝関節炎は否定的である。③，④，⑥から比較的急性発症の炎症性関節炎または感染性関節炎が疑われるが，痛風性関節炎は女性には非常に少ないので除外できそうである。

診断名　偽痛風〈ピロリン酸カルシウム結晶沈着症〉または軽度の化膿性膝関節炎

選択肢考察　◯a　関節水腫または血腫の有無や関節液の性状を調べることも診断として必要である。

×b　微熱，発赤，腫脹，熱感，CRP 軽度上昇を認めるが，化膿性関節炎と確定はできない。

×c　関節リウマチと診断されているので，現状では必要ない。

×d　関節水腫，滑膜増生，骨破壊などの情報は得られるが，緊急性はない。

×e　全身性エリテマトーデス，多発性筋炎や悪性関節リウマチなどの急性増悪期に行われ，短期的な症状改善効果がある。関節リウマチのコントロールは良好なので必要性はない。

解答率　a 61.6%，b 7.8%，c 2.1%，d 27.2%，e 1.2%

関連知識　関節リウマチ，偽痛風，痛風性関節炎であれば関節液は混濁していることが多く，血性であれば関節内骨折，骨挫傷，靱帯損傷，血友病などの可能性がある。変形性関節症による水腫では黄色透明で混濁はみられないことが多い。また，RS3PE 症候群は比較的急性に発症する左右対称性の関節炎であるが，手背・足背に圧痕浮腫がみられる。

正　解　a　**正答率 61.6%**　　　　　　　　▶参考文献　MIX 407

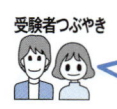

受験者つぶやき
・関節液を調べれば何かがわかると思いました。
・関節の所見を確認したいと思い非侵襲的な MRI を選んでしまいました。関節穿刺は炎症が強い時に行っていいものか迷い選べませんでした。
・関節液の性状を見てみようと思いました。

D 医学各論

Check ■ ■ ■

113D-37 14 歳の男子。陰嚢の疼痛を主訴に来院した。午前 0 時に右陰嚢の疼痛が出現した。陰嚢の疼痛は増悪し，悪心と嘔吐がみられるようになったため，午前 5 時に受診した。体温 37.1 ℃。脈拍 92/分，整。血圧 120/58 mmHg。腹部は平坦，軟で，肝・脾を触知しない。右陰嚢が発赤，腫脹し，触知すると激痛を訴える。尿所見：蛋白（−），糖（−），潜血（−），沈渣に赤血球を認めず，白血球 1〜4/HPF。血液所見：赤血球 462 万，Hb 13.6 g/dL，Ht 39%，白血球 7,100，血小板 20 万。血液生化学所見：総蛋白 6.8 g/dL，アルブミン 4.0 g/dL，AST 27 U/L，ALT 14 U/L，尿素窒素 9 mg/dL，クレアチニン 0.7 mg/dL。CRP 0.3 mg/dL。陰嚢部の超音波像（**別冊 No. 12**）を別に示す。

　　行うべき治療はどれか。

　　a　陰嚢部の冷却　　　　b　緊急手術　　　　c　抗菌薬の投与
　　d　動脈塞栓術　　　　　e　尿道カテーテル留置

右精巣　　　　　　　　　左精巣

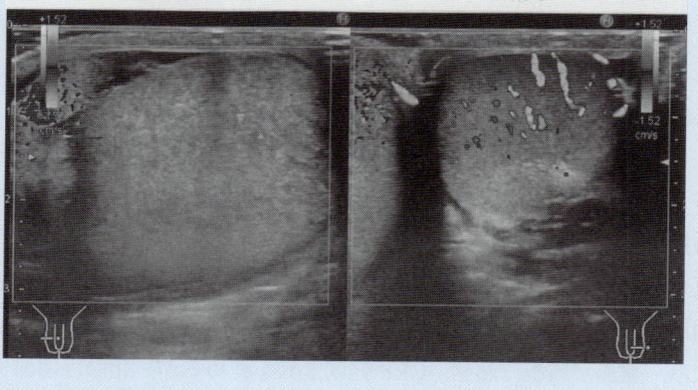

アプローチ
①14 歳の男子 ➡ 陰嚢内容の疾患で好発年齢を考える。
②突然発症した（発症した時間を正確にいえる）陰嚢内容の痛み ➡ 急性精巣上体炎や流行性耳下腺炎性精巣炎などでは突然疼痛が発症することはない。
③血液検査で白血球数や CRP が正常 ➡ 炎症病変ではないと考えられる。
④陰嚢部の超音波（カラードプラ）像 ➡ 左右差があることに注意

画像診断

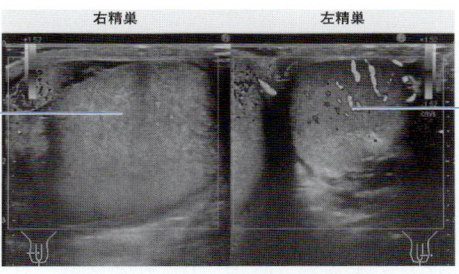

左精巣でみられる血流が全くみられない

精巣内の血流（赤が動脈血，青が静脈血）

> 陰嚢部超音波検査（カラードプラ）で左精巣は動静脈の血流が認められるにもかかわらず，右精巣には血流がみられない。また左精巣と比べて右精巣は腫大しているように見える。

鑑別診断　陰嚢内容が腫大する疾患を考える。

1）精巣腫瘍：徐々に腫大し（何時から腫大してきたか不明のことが多い），痛みを伴うこともない。

2）急性精巣上体炎：徐々に腫大し，発熱を伴うことが多い。血液検査で白血球増多やCRP上昇がみられる。

3）精索静脈瘤：痛みを伴うことはない。通常は左側に出現する。

4）精巣捻転症：突然発症したことや陰嚢部超音波検査で患側の血流が観察されないことから，ほぼ確定診断できる。

診断名　右精巣捻転症

選択肢考察
×a　急性精巣上体炎に対する治療法であり，精巣捻転症には適応はない。

○b　golden time（6〜8時間）以内であるので，緊急手術（捻転を元に戻し精巣を固定する）を行う。

×c　急性炎症に対する治療法であり，精巣捻転症では意味はない。

×d　全く意味のない治療法である。

×e　これも全く意味のない治療法である。

解答率　a 0.4%，b 99.4%，c 0.1%，d 0.0%，e 0.1%

関連知識　精巣捻転症は新生児期精巣捻転症（鞘膜外捻転）と思春期精巣捻転症（鞘膜内捻転）に大別される。急性陰嚢症〈acute scrotum〉の代表的疾患である。

　一側に精巣捻転が起こると反対側も精巣捻転が出現する可能性が高い。そのため緊急手術で精巣固定術を行う際には反対側も同時に固定する。

正解　b　**正答率** 99.4%　　　　　▶参考文献　MIX 311

受験者つぶやき
- 手術のゴールデンタイムぎりぎりでしたね……。
- 精巣捻転は泌尿器科で頻出です。すぐにオペです。予防として健側の精巣も固定するのも大切です。
- 精巣捻転は緊急手術です。

Check ■ ■ ■

113D-38 67歳の男性。嚥下困難と体重減少を主訴に来院した。1か月前から嚥下困難を自覚していた。自宅近くの医療機関で行った上部消化管内視鏡検査で異常を指摘されたため受診した。体重は1か月で3kg減少している。既往歴に特記すべきことはない。喫煙は20本/日を40年間。飲酒は焼酎2合/日を42年間。身長171cm，体重67kg。脈拍68/分，整。血圧124/62mmHg。血液所見：赤血球318万，Hb 10.5g/dL，Ht 31%，白血球8,300，血小板16万。上部消化管造影像（**別冊** No. 13A）及び上部消化管内視鏡像（**別冊** No. 13B）を別に示す。

治療方針を決定するために**有用でない**のはどれか。

a FDG-PET
b 胸部造影CT
c 食道内圧検査
d 腹部超音波検査
e 超音波内視鏡検査

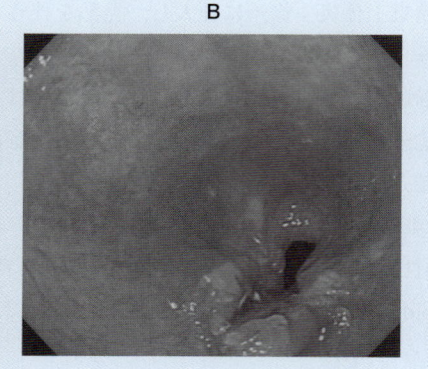

A　　　　　　　　　　B

アプローチ ①67歳の男性 ⟶ 高齢の男性

②1か月前から嚥下困難 ⟶ 上部消化管系，呼吸器系，神経系，腫瘍性疾患など広範な疾患を考慮

③上部消化管内視鏡検査で異常指摘 ⟶ 口腔，咽頭，食道，胃，十二指腸などの疾患

④1か月で体重が3kg減少 ⟶ 嚥下障害による低栄養，悪性疾患による消耗などを示唆

⑤喫煙歴・飲酒歴が長い ⟶ 悪性疾患の高危険因子で，両者ともでは相乗効果で危険度が上昇

⑥身長171cm，体重67kg ⟶ BMI 22.9

⑦脈拍68/分，整。血圧124/62mmHg ⟶ バイタルサイン正常

⑧赤血球318万，Hb 10.5g/dL，Ht 31% ⟶ MCV 97.5fL，MCH 33.0pg ⟶ 正球性正色素性貧血

⑨白血球 8,300，血小板 16 万 ➡ 汎血球減少ではない。

画像診断

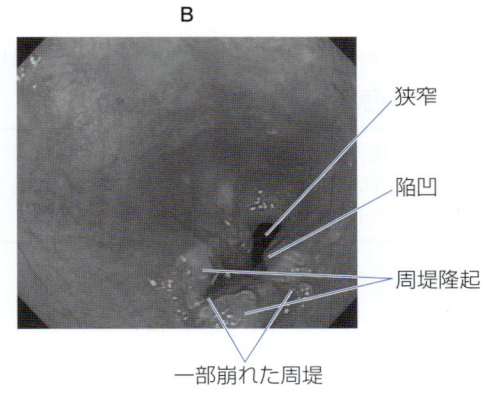

A

隆起

壁不整

狭窄

下部食道に全周性の狭窄を認める。壁は不整で，口側に隆起所見を認める。

B

狭窄

陥凹

周堤隆起

一部崩れた周堤

食道腔のほぼ 2/3 周を占める陥凹性病変と周堤隆起を認め，口側の隆起の一部が崩れて不明瞭となっており，周囲への浸潤を示す（3 型，潰瘍浸潤型食道癌）。

鑑別診断

　「アプローチ」①，②，③，⑤から口腔，咽頭，食道の悪性腫瘍を第一に考える。②，④から嚥下障害による栄養不良や悪性腫瘍による消耗が示唆される。⑥，⑦から全身状態は安定している。「画像診断」から，胸部下部食道の悪性腫瘍（3 型食道癌：潰瘍浸潤型）が最も考えられる。⑧から再生不良性貧血，腎性貧血，溶血性貧血，脾機能亢進症，急性・慢性白血病，骨髄線維症，種々の続発性貧血などが考えられ，④から低栄養，⑨から食道癌に伴う続発性貧血の可能性が高い。

診断名　食道癌（3 型：潰瘍浸潤型）

選択肢考察

○ a　FDG-PET は癌の遠隔転移診断に対して有用である。ただし，表在粘膜癌深達度診断やリンパ節転移診断に対する感度はあまり高くはない。

○ b　胸部造影 CT では造影剤により血管・血流が豊富な癌組織のコントラストが鮮明となり，食道癌の壁深達度，食道周囲リンパ節転移，肺転移や周囲他臓器（気管，大動脈など）への浸潤の有無の検索に有用である。

× c　食道内圧測定は食道生理的狭窄部，特に下部食道括約筋による逆流防止調節機能・食道運動機能を解析することが目的であり，食道アカラシア，食道裂孔ヘルニアの診断・治療効果の評価に有用であるが，食道癌の診断には適さない。

○ d　腹部超音波検査は腹腔内臓器（肝臓や腹腔内リンパ節など）への癌転移の有無を検査するのに有用である。

○ e　超音波内視鏡検査は食道腔内から食道壁層構造の乱れなどにより癌深達度を正確に評価でき，食道外側リンパ節転移診断にも有用である。

解答率　a 0.7%，b 0.1%，c 91.0%，d 6.5%，e 1.5%

関連知識

　食道癌は高齢男性に好発し，危険因子は高齢，男性，喫煙，飲酒である。胸部中部食道に約 50% と最も多く，次いで胸部下部食道に約 25% と多く発生する。90% 以上が扁平上皮癌で，粘膜内から深層へ広がり，気管や大動脈などの周囲臓器へ浸潤し，食道外のリンパ節や肺・肝臓などの遠隔臓器へ転移する。食道癌の治療法決定には壁深達度，周囲臓器浸潤，リンパ節転

移，他臓器転移などの評価が必要であり，内視鏡治療，外科治療，放射線治療，化学療法などの治療法が選択される。

コメント   治療法選択のための各種術前検査の目的・適応を理解することが重要である。

正　解　c　**正答率** 91.0%   ▶**参考文献** **MIX** 263, 264

受験者つぶやき

・食道内圧検査は以前にも模試か何かで引っかかったことがありました。アカラシアでしか使いません。
・cは食道アカラシアで行う検査で，よく引っかけで出題されるイメージです。
・アカラシアは食道癌を合併する率が高いです。

Check ■ ■ ■

113D-39　65歳の男性。前立腺癌（T2N0M0）の診断で，ロボット支援腹腔鏡下前立腺全摘除術を受ける予定である。PSA は 8.4 ng/mL（基準 4.0 以下）。

退院後の生活についての説明で**誤っている**のはどれか。

a　「運動はできます」　　　　　　　b　「射精はできます」

c　「入浴はできます」　　　　　　　d　「尿失禁が起こります」

e　「食事制限はありません」

アプローチ　① 65歳の男性 → 性的にまだアクティブな年齢である。

診断名　前立腺癌

選択肢考察　○ a　腹圧性尿失禁が重症の場合には腹圧のかかる運動を控える患者もいるが，退院後の運動に制限はない。

× b　神経温存手術を行えば勃起できる可能性はあるが，精管の一部および精囊も合併切除されることから射精は絶対できない。

○ c　退院後に入浴ができない手術はほぼない。

○ d　尿道括約筋が脆弱になり，一時的にはほとんどの症例で起こる。本問の誤答率が高かったのは，前立腺の解剖を把握できていなかった受験生が多かったからであろうか。**割れ問**

○ e　前立腺癌の再発を助長する食事はなく，食事制限はない。

解答率　a 0.2%，b 57.7%，c 0.1%，d 39.3%，e 2.5%

コメント　2017年から医学教育は新しいカリキュラムとなり，臨床実習の期間が長くなっている。今後，実際の診療で説明する場面を想定するような設問が増えるかもしれない。

本問の狙い　限局性前立腺癌に対する手術療法の「術後の合併症」を診療現場で説明している場面を想定させて答えさせている。教科書的には，勃起不全と腹圧性尿失禁であるが，勃起神経温存手術を行えば勃起機能は温存できる可能性がある。しかしながら精管，精囊，前立腺を摘除されることから絶対に射精はできない。

ロボット支援手術も通常の根治的前立腺摘除術と基本的には変わりはない。ロボット支援手術で機能温存ができる可能性を強調した講義を聞いた学生は少し混乱した可能性があるが，冷静に考えれば，いずれにしても b は不可能である。

正解　b　正答率 57.7%　　▶参考文献 **MIX** 309　**コンパクト** 254

受験者つぶやき
・射精と尿失禁で迷いましたが，精液の成分に前立腺液があるのを思い出しました。
・ダビンチの合併症のリスクが少ない凄さをアピールしている問題だと思い d を選んでしまいました。
・全くわかりませんでした。

D

医学各論

113D-40 78歳の女性。発熱と頸部痛を主訴に来院した。4週間前に39.0℃の発熱，右足関節部に腫脹，疼痛が出現した。数日で右足関節部の症状は改善し，解熱した。5日前から再び発熱し，頸部痛が出現したため受診した。体温38.4℃。脈拍104/分，整。血圧134/74 mmHg。呼吸数18/分。SpO₂ 97%（room air）。頸部は疼痛による可動域制限がある。四肢関節に腫脹，圧痛を認めない。心音と呼吸音とに異常を認めない。腹部は平坦，軟で，肝・脾を触知しない。圧痛を認めない。尿所見に異常を認めない。赤沈110 mm/1時間。血液所見：赤血球385万，Hb 10.8 g/dL，Ht 40%，白血球9,800（好中球82%，単球6%，リンパ球12%），血小板52万。血液生化学所見：総蛋白6.3 g/dL，アルブミン3.0 g/dL，総ビリルビン0.8 mg/dL，AST 12 U/L，ALT 14 U/L，LD 264 U/L（基準176〜353），尿素窒素19 mg/dL，クレアチニン0.5 mg/dL。CRP 18 mg/dL。脳脊髄液検査に異常を認めない。頸部CTの矢状断像および水平断像（**別冊 No. 14**）を別に示す。

　　　最も考えられるのはどれか。

　　　a　Behçet病　　　　　　b　結核性脊椎炎　　　　　c　関節リウマチ
　　　d　後縦靱帯骨化症　　　e　結晶誘発性関節炎

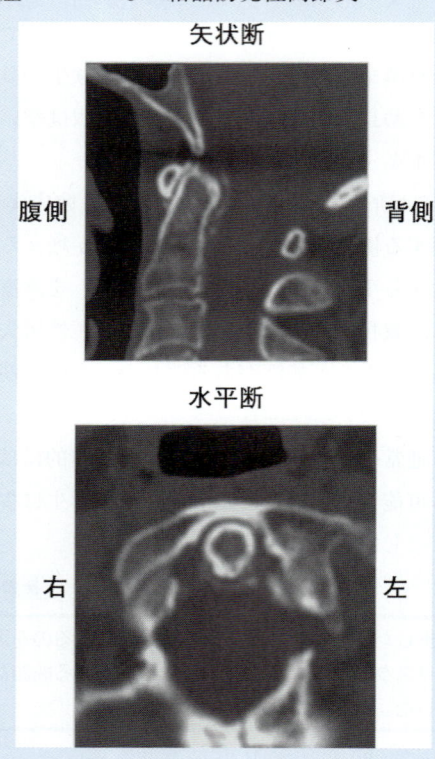

矢状断

腹側　　　背側

水平断

右　　　左

ある。さらにこの症例では 4 週間前に 39℃ の発熱と右足関節腫脹・疼痛が出現したが数日で軽快，解熱している。さらに，5 日前から発熱，頸部痛が出現し症状が再燃している。つまりこの症例は急な高熱とともに頸部痛と足関節腫脹が出現し，しばらくして症状が消失，寛解し，また再燃している。まず初めに関節炎を引き起こす病態を想定する。さらに症状が発現，寛解，再燃を繰り返す病態を想定する。

Step 2　病歴，身体所見

体温 38.4℃ の発熱があり，頸部の可動域制限は頸部痛によるものとも考えられる。全身所見としては関節の腫脹はなく，関節炎を疑う所見はない。

Step 3　検査所見

①赤沈 110mm/1 時間 ⟶ 基準値が 3〜15mm であるので 110mm は異常に速く，結核などの感染症，リウマチなどの慢性炎症や，悪性腫瘍，貧血，肝疾患が考えられる。

②白血球 9,800，好中球 82% ⟶ 軽度上昇であり，感染，自己免疫疾患などを考える。

③血小板 52 万，CRP 18mg/dL ⟶ 異常高値であり，慢性貧血や炎症があることがわかる。

④頸部 CT 矢状断像と水平断像 ⟶ 歯突起周囲に不整な高輝度の陰影が認められ，石灰化と思われる。環軸関節偽痛風〈crowned dens syndrome〉は 1985 年に Bouvet らにより報告された疾患であり，環椎横靱帯にピロリン酸カルシウム結晶やハイドロキシアパタイトなどの石灰成分が沈着して生じるといわれている。頸部単純エックス線や頸部 CT で歯突起が王冠をかぶっているように見えることから crowned dens syndrome と呼ばれている。

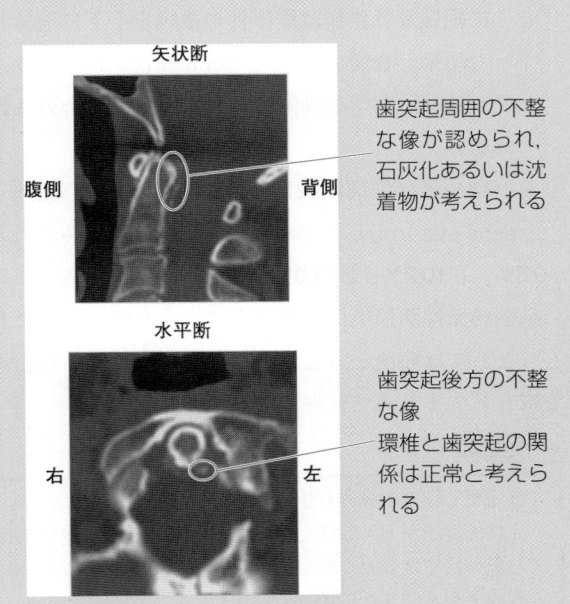

矢状断

腹側　　背側

歯突起周囲の不整な像が認められ，石灰化あるいは沈着物が考えられる

水平断

右　　左

歯突起後方の不整な像
環椎と歯突起の関係は正常と考えられる

Step 4　総合考察

発熱と頸部痛および足関節腫脹で発症し，症状は寛解，再燃を繰り返す。検査所見は炎症性変化が強く認められ，画像所見では歯突起周囲の不整なやや高輝度を呈する像が認められる。以上より関節炎系統の疾患を第一に考える。またもう一つの特徴として，病状の

D
医学各論

経過にも注目すべきである。結核性脊椎炎や関節リウマチなどは進行性の病態を呈するのが一般的である。

鑑別診断　高熱と関節痛が突然出現し，その症状が次第に寛解し，しばらくすると再燃する。このような病状の経過は結晶誘発性関節炎の特徴であり，特にピロリン酸カルシウムが沈着することで急性関節炎を起こす偽痛風の特徴である。

　関節リウマチは発病として徐々に発症することが多く，全身状態として軽い貧血，微熱がみられ，罹患関節は多発性であり，DIP 関節を除く小関節から全身に及ぶ。この時点で関節リウマチは否定される。

　結核性脊椎炎は，緩徐に進行し発熱も疼痛も軽度であり，CRP や白血球増多も軽度であることが特徴である。脊椎も経過とともに椎体の骨萎縮を伴う骨破壊，吸収像がみられる。本症例には合致しない。

診断名　結晶誘発性関節炎（偽痛風）

選択肢考察
×a　Behçet 病は口腔粘膜のアフタ性潰瘍，外陰部潰瘍，皮膚症状，眼症状の４つの症状を主症状とする慢性再発性の全身性炎症性疾患である。

×b　結核性脊椎炎は緩徐に進行し，発熱や疼痛なども軽度である。一般には関節炎はみられない。

×c　関節リウマチは前述のごとく緩徐な発症で多発関節炎を生じる。症状の寛解はみられず進行性である。

×d　後縦靱帯骨化症は椎体骨の後縁を上下に連結し，背骨の中を縦に走る後縦靱帯が骨になった結果，脊髄の入っている脊柱管が狭くなり，脊髄や脊髄から分枝する神経根が押されて，感覚障害や運動障害などの神経症状を引き起こす疾患である。一般には関節炎はみられない。

○e　結晶誘発性関節炎は急性発症で症状の寛解がみられる。また画像で特徴的な crowned dens syndrome といわれる結晶の沈着がみられる。

解答率　a 0.8％，b 10.2％，c 11.0％，d 3.2％，e 74.5％

コメント　結晶誘発性関節炎は，関節内に結晶が析出することで生じる関節炎の総称である。代表的なものとしては痛風と，ピロリン酸カルシウム二水和物が元となる偽痛風がある。関節炎の特殊な形としてまとめて整理しておく必要がある。

正解　**e**　**正答率 74.5％**　　　　　　　　　　　　　　　　▶参考文献　MIX 350

受験者つぶやき
・偽痛風で頸部の痛みが出ると直前に知りました。
・症状の場所が RA っぽくないと思いましたがわかりませんでした。難しいのでみんな解けてないはずと思い捨てました。割り切るのも大事です。
・直前予想メールが的中していました。

Check ■ ■ ■

113D-41　52歳の男性。咽頭痛と呼吸困難を主訴に深夜の救急外来を受診した。4時間前から強い嚥下痛のため食事が摂れなくなった。2時間前から呼吸困難を自覚するようになった。体温 38.5℃。脈拍 96/分，整。血圧 150/90 mmHg。呼吸数 30/分。SpO_2 92%（room air）。喉頭内視鏡像（**別冊** No. 15）を別に示す。

まず行うのはどれか。

a　気道確保　　　　　　b　経鼻胃管挿入　　　　　c　自宅安静の指示

d　消炎鎮痛薬の投与　　e　内視鏡下切開排膿

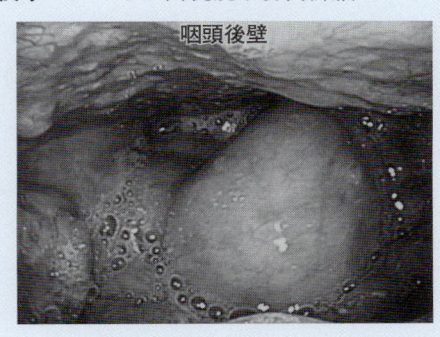

咽頭後壁

アプローチ

①咽頭痛，呼吸困難 ⟶ 咽喉頭の炎症による気道狭窄を疑う。

②4時間前からの嚥下痛，2時間前から呼吸困難 ⟶ 極めて急速な炎症の進行が考えられる。

③体温 38.5℃ ⟶ 感染症の存在を考える。

④脈拍 96/分，整，呼吸数 30/分 ⟶ 頻脈とはいえないまでも脈拍の増加と呼吸促迫を認め，気道狭窄の存在を考える。

⑤ SpO_2 92% ⟶ 酸素飽和度の低下を認め，気道狭窄あるいは呼吸不全を考える。

画像診断

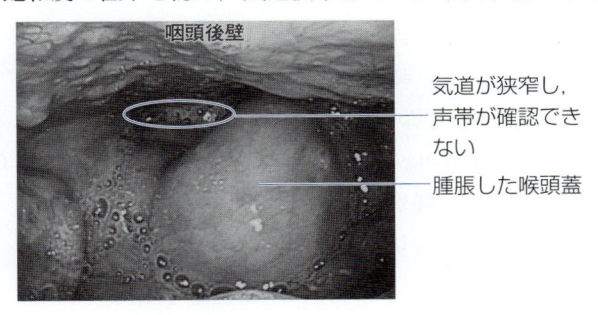

咽頭後壁

気道が狭窄し，声帯が確認できない

腫脹した喉頭蓋

鑑別診断　　内視鏡像では喉頭蓋の著明な腫脹を認め，気道は狭窄し声門が観察できない状態である。「アプローチ」と考え合わせ，急性喉頭蓋炎と診断される。

診 断 名　急性喉頭蓋炎

選択肢考察　○a　窒息寸前であり，至急，気道確保が必要である。

　　　　　　　×b　気道確保になっておらずナンセンスである。

　　　　　　　×c　窒息死を招く可能性が高く，医療事故となりうる。**禁忌肢**の可能性あり。

　×　d　薬を飲むこともできない状態である。

　×　e　膿瘍であるとは限らず，膿瘍であったとしても排出される膿汁により窒息を起こす可能性が高い。

解答率　a 98.6%，b 0.1%，c 0.0%，d 0.0%，e 1.1%

関連知識　急性喉頭蓋炎は，上気道感染症の中でも急速に死を招く可能性のある疾患である。通常の咽頭の診察では観察できない部位であり，内視鏡での観察が不可欠である。内視鏡検査ができない状況においては，側面エックス線が補助診断として有用であり，また，含み声も本疾患を疑う症状である。なお，本例では気管挿管は困難であり，挿管操作により増悪し，窒息する可能性が高い。輪状間膜切開または気管切開が第一選択である。

コメント　急性喉頭蓋炎は第112回国試でも出題されたほか，1〜2年に1度，出題されている。小児の急性声門下喉頭炎〈クループ〉，扁桃周囲膿瘍とともに絶対にチェックすべき上気道感染症である。

正　解　a　**正答率 98.6%**　　　　　　　　　　　▶参考文献　MIX 375

受験者つぶやき

・主訴に呼吸困難とあれば気道確保は外せません。
・急性喉頭蓋炎なので気道確保しましょう。

Check ■■■

113D-42　56歳の男性。意識障害のため救急車で搬入された。午前7時30分に，頭痛，悪心および嘔吐が出現し，徐々に意識がもうろうとしてきたため，30分後に妻が救急車を要請した。40歳時に高血圧症を指摘されていたが，定期的な通院はしていなかった。喫煙は20歳から20本/日。飲酒はビール2L/日。意識状態はJCS I -3。体温37.9℃。心拍数96/分，整。血圧226/136mmHg。呼吸数22/分。SpO₂ 96%（鼻カニューラ3L/分 酸素投与下）。眼底にうっ血乳頭を認める。心音に異常を認めない。両側胸部にcoarse cracklesを聴取する。腹部は平坦，軟で，肝・脾を触知しない。血液所見：赤血球412万，Hb 13.9g/dL，白血球9,300，血小板21万。血液生化学所見：総蛋白6.3g/dL，アルブミン3.2g/dL，総ビリルビン0.9mg/dL，AST 25U/L，ALT 21U/L，LD 232U/L（基準176〜353），クレアチニン1.3mg/dL，血糖94mg/dL，Na 139mEq/L，K 3.8mEq/L，Cl 103mEq/L。CRP 1.6mg/dL。頭部CTで軽度の浮腫が疑われたが脳出血を認めない。

　降圧治療の方針で適切なのはどれか。

　a　降圧を行わない。

　b　硝酸薬の舌下投与を行う。

　c　硝酸薬の経皮投与を行う。

　d　カルシウム拮抗薬の舌下投与を行う。

　e　カルシウム拮抗薬の経静脈投与を行う。

アプローチ　①16年前に高血圧を指摘されているが，治療を受けていない。

　②頭痛，嘔吐，意識障害

（縦書き左端）D　医学各論

③飲酒量が多い。

④著明な高血圧とともにうっ血乳頭が認められる。

⑤両側胸部に coarse crackles ⟶ 肺水腫が疑われる。

⑥軽度の血清クレアチニン上昇

⑦頭部 CT では著明な所見はない。

鑑別診断　著明な高血圧（180/120 mmHg 以上）とともにうっ血乳頭が認められており，早急に降圧治療を行う必要がある高血圧緊急症であると判断される。軽度の腎機能障害と肺水腫の所見があり，胸部エックス線写真を撮影し，降圧薬の経静脈投与による血圧コントロールを行うべきである。速やかに治療が行われないと，腎不全，肺水腫，脳出血など致命的な合併症が進展するおそれがある。意識障害の原因として，尿毒症や肝不全の所見はなく，頭部 CT でも脳血管病変は明らかでないが，動脈血ガス分析による PaO_2，$PaCO_2$ およびアシドーシス，アルカローシスの評価は行っておくべきである。

診断名　高血圧緊急症，悪性高血圧

選択肢考察
×a　速やかに適切な降圧治療が行われないと致命的な合併症が起きるおそれがあるので**禁忌**である。

×b　高血圧緊急症に対し，硝酸薬としてニトログリセリンの持続経静脈投与が行われるが，舌下投与は狭心症発作に対する頓用であり持続的な降圧効果は得られない。

×c　bと同じ理由で，経皮投与では投与量の調節が不正確であり，安定した降圧効果を得ることができない。

×d　ニフェジピンなどのカルシウム拮抗薬の舌下投与では降圧効果を調節することができず，過度の降圧により脳や心臓の虚血を起こす可能性があるため**禁忌**とされている。

○e　高血圧緊急症に対してはニカルジピンなどのカルシウム拮抗薬やニトログリセリンの持続経静脈投与により正確な血圧コントロールを行う。

解答率　a 1.9％，b 9.3％，c 1.4％，d 1.4％，e 84.7％

関連知識　高血圧緊急症（悪性高血圧）は著明な高血圧（≧ 180/120 mmHg）とともに脳，心，腎などの臓器に重篤な障害が進展するため，直ちに降圧薬の経静脈投与による治療を始めなければいけない。眼底に出血やうっ血乳頭が認められることが多く，頭痛，嘔気とともに高血圧脳症により意識障害をきたす。脳出血，大動脈解離，心筋梗塞，心不全，肺水腫，腎不全などの重篤な合併症が起こるリスクが高い。

コメント　健診や啓発により高血圧緊急症に進展する症例は少なくなったが，緊急医療を要する疾患であるため経過観察を含め不適切な医療行為は禁忌となることが多い。高血圧緊急症で認められる身体所見や起こりうる合併症とともに，どのような降圧薬が経静脈投与されるかなどについて理解しておく。

正解　e　**正答率** 84.6％　　▶参考文献 MIX 227

受験者つぶやき
・降圧に即効性が強いのはカルシウム拮抗薬の静注と覚えていました。
・高血圧緊急症は新ガイドラインです。治療は大切です。
・経口よりも経静脈投与の方が早く効きます。

D

医学各論

113D-43 82歳の男性。頻回の嘔吐を主訴に救急車で搬入された。10年以上前から胆嚢結石症と診断されていたが無症状のため経過観察となっていた。昨日の昼食時に食物残渣が混じった嘔吐が2回あり、夕食は摂取しなかった。深夜になっても嘔吐を3回繰り返したため救急車を要請した。体温36.8℃。心拍数100/分、整。血圧100/58 mmHg。呼吸数20/分。腹部は膨満し、心窩部から臍周囲に圧痛を認めるが、筋性防御を認めない。聴診で金属音を聴取する。血液所見：赤血球395万、Hb 12.4 g/dL、Ht 37%、白血球12,600、血小板18万。血液生化学所見：総蛋白6.6 g/dL、アルブミン3.3 g/dL、総ビリルビン1.4 mg/dL、AST 18 U/L、ALT 8 U/L、尿素窒素38 mg/dL、クレアチニン1.8 mg/dL。発症2年前の腹部単純CT（**別冊** No. 16A）及び今回の腹部単純CT（**別冊** No. 16B）を別に示す。

適切な治療はどれか。

a　下剤の投与　　　　　　　　　　b　イレウス解除術

c　腹腔鏡下胆嚢摘出術　　　　　　d　経皮的胆嚢ドレナージ

e　内視鏡的胆管ドレナージ

A

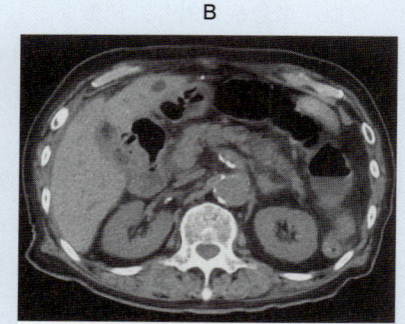

B

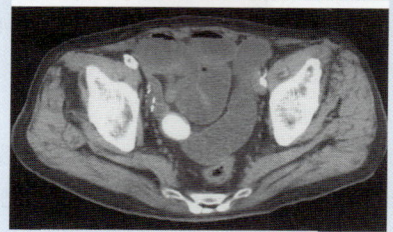

アプローチ　①10年以上前から胆嚢結石症と診断されていた ➡ 胆石による疾患を示唆

②嘔吐を繰り返す ➡ 胃腸炎、腸閉塞、頭部疾患、電解質異常などを示唆

③腹部は膨満し、心窩部から臍周囲に圧痛を認めるが、筋性防御を認めない ➡ 腹膜刺激症状を伴わない腹部疾患を示唆

④聴診で金属音を聴取する ➡ 腸閉塞を示唆

⑤総ビリルビン1.4 mg/dL、AST 18 U/L ➡ 胆道系、肝疾患は否定的

⑥尿素窒素38 mg/dL、クレアチニン1.8 mg/dL ➡ 軽度の腎機能障害、脱水を示唆

画像診断

胆嚢壁は肥厚し，内部に胆石を
示唆する石灰化陰影を認める

胆嚢内に胆石（石灰化陰影）
を認めない

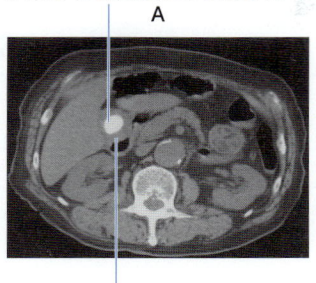
A

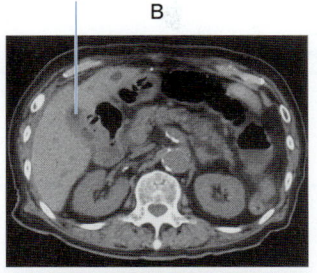
B

胆嚢と十二指腸が
接している

胆石の肛門側
小腸は拡張を
認めない

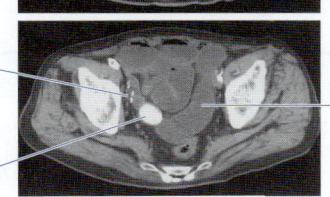

胆石の口側
小腸は拡張
を認める

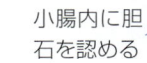
小腸内に胆
石を認める

鑑別診断　「アプローチ」①より胆石症を有していた症例に，②，③，④より腸閉塞症を発症したと考えられる。また⑥より脱水も示唆される。2年前のCT画像からは胆嚢内に胆石が認められ，胆嚢と十二指腸が接している。発症時のCTでは，胆嚢内の結石が認められず，胆嚢と十二指腸がさらに広く接しており，一部では瘻孔の存在も疑われる。さらに骨盤部では小腸の拡張が認められ，その先端には胆石と思われる石灰化陰影が小腸を閉塞している。落下胆石による腸閉塞症をきたし，嘔吐を繰り返し，脱水をきたしていると考えられる。

診　断　名　胆石による腸閉塞症

選択肢考察　×a　下剤の投与は行わない。

○b　機械的閉塞を伴う腸閉塞症に対しては，イレウス管などによる腸管内の減圧やイレウス解除術が第一選択となる。

×c，×d，×e　この症例では胆石が原因となり腸閉塞症をきたしており，腸閉塞症の治療が第一選択となる。

解　答　率　a 0.7%，b 90.0%，c 4.2%，d 0.7%，e 3.9%

関連知識　腸閉塞症の原因の多くは，腹腔内の癒着（炎症，手術後など），ヘルニア，悪性腫瘍などで占められるが，胆石が原因となることも，まれではあるものの認められる。胆嚢結石を有して慢性胆嚢炎を長期間繰り返していると，十二指腸と胆嚢が癒着して瘻孔を形成することがある。この瘻孔を通り，胆石が十二指腸に落下し，主に小腸で腸閉塞症をきたすことがある。これは胆石イレウスと一般的にいわれる。胆石イレウスは，イレウス管などの保存的治療では難治性のことが多く，イレウス解除術が選択されることも多い。その際には胆嚢摘出術および，胆嚢-十二指腸瘻の閉鎖が併施されることが多いが，炎症が強く腹腔鏡下では困難なことが多い。

本問の狙い　胆石イレウスの概念を知らなければ，一般的な胆石症の知識や，腸閉塞症の知識から胆石イレウスの疾患理論を考えることは簡単ではないだろう。しかしながら，画像所見から元々認めていた胆石が，腸閉塞発症時には胆嚢内に認めず，同じ大きさの結石が小腸内に認められてい

ることから，胆石が落下したとの予想はつくと考えられ，その治療選択は解答可能であると思われる。出題者には，一般的な疾患知識から関連した疾患の発症原因を推測させる意図があったと考えられる。

正　解　b　**正答率** 90.0%　　　　　　　　　　　　　　　　　　▶参考文献　MIX 270

受験者つぶやき

・こんな大きさの胆石がどうやって腸管内に出たのか，しばし考えてしまいました。
・胆石による腸閉塞でイレウスを生じたと思いました。
・ニボーに見えたのでイレウスかなと思いました。

Check ■ ■ ■

113D-44　47 歳の女性。1 か月前からの不正性器出血と腰痛を主訴に来院した。月経周期は 32 日型。内診で子宮頸部から右側骨盤壁に連続する硬結を触知する。血液所見：赤血球 385 万，Hb 11.0 g/dL，Ht 33%，白血球 9,500，血小板 45 万。血液生化学所見：総蛋白 6.8 g/dL，アルブミン 3.5 g/dL，AST 30 U/L，ALT 22 U/L，尿素窒素 28 mg/dL，クレアチニン 0.7 mg/dL。腟鏡診で子宮腟部に径 4 cm のカリフラワー状で易出血性の腫瘍を認めた。生検で扁平上皮癌と診断された。遠隔転移を認めない。

　適切な治療はどれか。

a　手　術　　　　　　b　放射線療法　　　　　c　抗癌化学療法

d　分子標的薬投与　　e　化学放射線療法

アプローチ　①1 か月前から不正性器出血 ➡ 機能性出血か，器質性出血かを考える。

②腰痛 ➡ 月経関連か，器質性かを考える。

③子宮頸部から右側骨盤壁に連続する硬結 ➡ 子宮頸部腫瘍が骨盤壁にまで及んでいる。

④Hb 11.0 g/dL，尿素窒素 28 mg/dL，クレアチニン 0.7 mg/dL ➡ 貧血と腎機能障害はない。

⑤子宮腟部に径 4 cm のカリフラワー状で易出血性の腫瘍 ➡ 腟壁または子宮頸部疾患を疑う。

⑥生検で扁平上皮癌 ➡ 子宮頸癌を考える。

⑦遠隔転移を認めない ➡ 子宮頸癌Ⅲ期〜ⅣA 期を疑う。

鑑別診断　「アプローチ」①から 47 歳の女性の出血が器質性か機能性かを考える。②の腰痛が月経由来か，それ以外の器質的な痛みかを加味して考え，1 か月前から持続しているので月経以外を疑う。③から器質性疾患としての子宮頸癌を考え，病期はⅢ期以上を疑う。⑤，⑥で頸癌を確信する。⑤で肉眼的に頸癌を確信するが，腟壁への浸潤がないかも疑う。また，頸癌が骨盤壁に浸潤して水腎症と腎機能障害ならびに貧血を呈する場合があるが，④の所見から腎機能障害や貧血はない。⑦で遠隔転移が否定されたので病期はⅣB ではないが，膀胱直腸浸潤の検索は行われていないので，病期はⅢ〜ⅣA と想定する。その場合，根治を目的とする治療を考察すると，正解に到達する。

診 断 名　子宮頸癌Ⅲ期以上

選択肢考察　×a　「アプローチ」③の内容は，癌浸潤が骨盤壁に達しているため，病期はⅢ期で手術ができない段階にあると解釈できる。頸癌の治療は，Ⅱ期とⅢ期で大きく異なる。割れ問

×b　治療を目的とする放射線療法の場合は，放射線照射に抗癌剤投与を併用する同時化学放射線療法〈CCRT〉が第一選択となる。

×c　根治を目的としたⅢ期の治療では，抗癌化学療法は行わない。抗癌化学療法は緩和目的で行う。

×d　分子標的薬を用いた化学療法は，再発症例に行う。

○e　頸癌Ⅲ～ⅣA期の治療は，CCRTを第一に行う。

解答率　a 30.1%，b 1.4%，c 3.5%，d 0.0%，e 64.7%

関連知識　臨床進行期分類は，治療開始前に決定し，以後変更してはならないのが原則。Ⅰ期は「癌が子宮頸部に現局するもの（体部浸潤は考慮しない）」，Ⅱ期は「癌が頸部を越えて広がるが，骨盤壁や腟壁下1/3には達しない」，Ⅲ期は「癌浸潤が骨盤壁に達するか，腟壁浸潤が腟壁下1/3に達する」，Ⅳ期は「癌が膀胱，直腸粘膜浸潤（ⅣA）するか，小骨盤を越えて広がる浸潤・転移（ⅣB）」である。治療法は，手術療法と放射線療法がある。手術はⅡ期まで，放射線療法はⅠ期からでも行うが，根治が期待できるⅣA期までは，抗癌薬と併用するCCRTが推奨されている。遠隔転移があるⅣB期は，治療による根治は望めないため，緩和目的の放射線単独照射，抗癌化学療法，BSC〈best supportive care〉などを選択する。

コメント　子宮頸癌Ⅲ期では水腎症を合併していることが多い。その場合，慢性の腎機能低下やエリスロポエチン産生・分泌低下による腎性貧血を合併する。血液検査（腎機能障害と貧血）と性器出血から子宮頸癌の疑いを指摘される場合もある。

正　解　**e**　**正答率 64.7%**　　　　▶参考文献　MIX 314　チャート 婦 191

受験者つぶやき
・子宮頸癌・体癌の治療法を卒業試験で必死に覚えたのを思い出せてよかったです。
・子宮頸癌はⅡとⅢ期の区別が大事だと思い覚えておいてよかったです。
・子宮頸癌のステージ分類を大まかにできるようになっておきましょう。

Check ▢▢▢

113D-45　11か月の乳児。誤飲のため救急車で搬入された。17時30分にパッケージから出したばかりのリチウム電池を飲み込んだという。直ちに父親が救急車を要請した。搬入時には児の機嫌は良く，顔色は良好である。努力呼吸を認めず，呼吸音に異常を認めない。18時30分に撮影した胸腹部エックス線写真（**別冊 No. 17**）を別に示す。緊急で内視鏡的摘出術を行うこととした。

　　緊急で内視鏡的摘出を行う主な理由はどれか。

　　a　不整脈の防止　　　　b　呼吸障害の回避　　　　c　食道穿孔の回避
　　d　胃食道逆流の防止　　e　経口摂取の早期再開

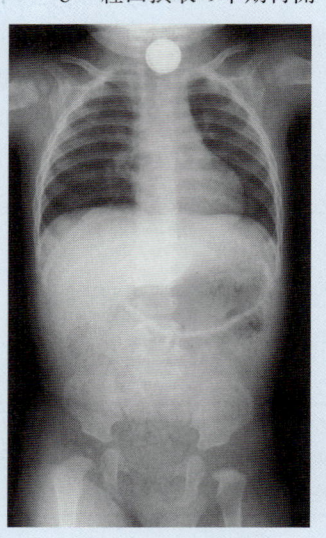

アプローチ

① 11か月の乳児，誤飲 ⟶ 異物の確認が必要

② パッケージから出したばかりのリチウム電池 ⟶ 消化管穿孔のおそれがある。

③ 直ちに父親が救急車を要請 ⟶ 誤飲を視認しているため，経過時間がわかる。

④ 児の機嫌は良く，顔色良好 ⟶ 現在は重篤な合併症が認められない。

⑤ 努力呼吸を認めず，呼吸音に異常を認めない ⟶ 気管異物ではない。

⑥ 誤飲から1時間後の胸腹部エックス線写真で食道上部に陰影を認める ⟶ 食道内異物を認める。

画像診断

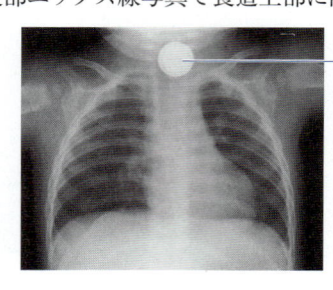

———上部食道にボタン型
電池と思われる陰影

鑑別診断　　「アプローチ」①から乳児の誤飲とわかる。②から放電能力の高い新品のリチウム電池であ

ることがわかる。③から父親が視認しているので誤飲からの経過時間がわかる。④，⑤から来院時には異常な呼吸症状を認めないので気管異物ではなく誤飲であると考えられる。⑥の画像情報から電池は上部食道内にとどまっており，内視鏡的摘出が必要と考えられる。

診断名 リチウム電池の誤飲

選択肢考察

×a 日本中毒情報センターホームページには「吐かせてはいけない場合」として「不整脈がある場合」と挙げられているが，乳児の誤飲で緊急内視鏡的摘出の理由としては考えられない。

×b 来院時の患児の様子から気道異物ではないと考えられるので，呼吸障害回避が目的とはならない。

○c 新しいリチウム電池の食道内異物であるため，消化管穿孔防止のために緊急内視鏡的摘出の適応である。

×d 食道内での長時間停滞による穿孔を防止するためであり，胃食道逆流の防止とはならない。

×e 経口摂取再開は異物摘出後に考慮することである。

解答率 a 0.3%，b 2.2%，c 97.3%，d 0.0%，e 0.1%

関連知識 リチウム電池は放電能力が高く，アルカリ液を産生するため，30分～1時間程度の短時間で消化器粘膜に穿孔を起こすおそれがある。直ちに内視鏡的摘出を試みる必要がある。

正　解 c **正答率** 97.3%　　　　▶**参考文献** MIX 431 国小 50

受験者つぶやき

・リチウム電池をベーコンの上に乗せてわずか1時間ほどで電池を乗せたところが焦げている動画を見たことがあって，それが印象的でした。
・電池誤嚥は危険です。
・リチウム電池の誤嚥は穿孔の危険があるので速やかに摘出です。

Check ■ ■ ■

113D-46　63歳の男性。下腿の浮腫を主訴に来院した。12年前に糖尿病と診断され，自宅近くの診療所で経口糖尿病薬を処方されている。2年前から尿蛋白を指摘されている。1か月前から夕方になると顔面および両下腿に浮腫が出現するのが気になり受診した。身長170 cm，体重78 kg。脈拍68/分，整。血圧168/92 mmHg。顔面と両側脛骨前面に軽度の圧痕性浮腫を認める。尿所見：蛋白3+，糖（−），潜血（−）。血液所見：赤血球425万，Hb 13.0 g/dL，Ht 39%，白血球6,700，血小板24万。血液生化学所見：アルブミン3.8 g/dL，尿素窒素28 mg/dL，クレアチニン1.6 mg/dL，eGFR 40 mL/分/1.73 m^2。血糖114 mg/dL，HbA1c 6.8%（基準4.6〜6.2）。24時間蓄尿検査：尿量1,600 mL/日，蛋白2.4 g/日，クレアチニン1.24 g/日，Na 5.6 g/日，Cl 8.9 g/日。

　この患者で正しいのはどれか。

a　食塩摂取量は適正である。

b　G5期の慢性腎臓病である。

c　ネフローゼ症候群を呈している。

d　副腎皮質ステロイドが有効である。

e　今後の進行性腎機能低下が予想される。

アプローチ　①63歳の男性で12年前に糖尿病と診断 ⟶ 罹病期間が比較的長いため，糖尿病性細小血管障害（腎症，網膜症，神経障害）の存在の有無に注意

②顔面と下腿に浮腫あり，尿所見では尿蛋白3+ であるが尿潜血はなし，eGFR 40 mL/分/1.73 m^2 と腎機能が低下している ⟶ 糖尿病腎症（顕性腎症期以上）が疑われる。

③血圧168/92 mmHg ⟶ 高血圧の存在

鑑別診断　本症例は，罹病期間の長い糖尿病患者が蛋白尿を呈してきたことより糖尿病腎症の合併が示唆される。高血圧を呈していることより腎硬化症も鑑別に挙がるが，腎硬化症のみでは通常，高度な蛋白尿（2.5 g/日）を呈しない。本症例では持続性の蛋白尿（0.5 g/g Cr以上）があるがeGFR 30 mL/分/1.73 m^2 以上であることより糖尿病腎症第3期（顕性腎症期）に該当するものと考えられる。

診 断 名　2型糖尿病，糖尿病腎症

選択肢考察　×a　『高血圧治療ガイドライン2014』によると推定1日食塩摂取量（g/日）＝24時間尿ナトリウム排泄量（mEq/日）/17となる（食塩1g＝ナトリウム17 mEq）。ナトリウム1gは43.5 mEq であるから，本症例では1日の食塩摂取量は5.6×43.5/17＝14.3 g/日と推定できる。『糖尿病腎症生活指導基準』において1日の塩分摂取量は腎症第1，2期では高血圧の存在下で6g未満/日，第3，4期では高血圧の有無にかかわらず6g未満/日とするように示されている。

×b　『CKD治療ガイド2012』によると eGFR 40 mL/分/1.73 m^2 は G3b期に相当する。

×c　成人ネフローゼ症候群の定義は尿蛋白3.5 g/日以上，血清アルブミン値3.0 g/dL以下である。本症例ではこの定義に該当しない。

×d　糖尿病腎症にはステロイドは無効である。適切な血糖，血圧，脂質等の管理，生活指導が治療の中心となる。

○e　通常，糖尿病腎症第3期（顕性腎症期）以降は進行性である。

解答率　a 12.2%，b 0.1%，c 4.1%，d 0.3%，e 83.2%

コメント　糖尿病腎症の管理についての基本的知識が問われている。これを機会に，糖尿病腎症の各病期の食事運動療法を含む生活指導基準の内容を覚えておきたい。

正解　e　**正答率 83.2%**　　　　　▶参考文献 MIX 294

受験者つぶやき
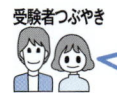
・ナトリウム 5.6 g に騙されそうになりました。塩分量としては 14 g を超えています。
・臨床経過で推察しました。
・消去法で選んでいきました。

Check ■ ■ ■

113D-47　24歳の女性。月経1日目の下腹部痛を主訴に来院した。5年前から月経時に腹痛がある。痛みの程度と持続日数は月経ごとに異なっている。本日朝から月経が始まり，通勤中の電車内でこれまでになく下腹部痛が強くなったので途中下車して来院した。月経周期は28日型，整。下痢や嘔吐は認めない。意識は清明。身長160 cm，体重52 kg。体温36.6℃。脈拍72/分，整。血圧118/72 mmHg。呼吸数20/分。腹部は平坦，軟で，肝・脾を触知しない。内診で子宮に腫大を認めない。Douglas窩に硬結を触知しない。血液所見：赤血球362万，Hb 11.2 g/dL，Ht 37%，白血球5,600，血小板21万。CRP 0.1 mg/dL。妊娠反応陰性。超音波検査で卵巣に異常を認めず，Douglas窩に液体貯留を認めない。

最も考えられるのはどれか。

a　卵管炎　　　　　b　黄体出血　　　　　c　子宮内膜症

d　卵巣腫瘍茎捻転　　　e　機能性月経困難症

▶**臨床eye**　**Step1**　**24歳の女性　下腹部痛**

若い女性で下腹痛を主訴とする疾患は，妊娠関連疾患と非妊娠疾患に分けられる。前者としては，異所性妊娠，流産，卵巣腫瘍など，後者としては月経困難症，子宮内膜症，卵巣出血，卵巣腫瘍，付属器の炎症性疾患などが考えられる。次に緊急手術を必要とする疾患（異所性妊娠，流産，卵巣腫瘍の茎捻転など）とそれ以外の疾患に分けられる。

Step2　**病歴，身体所見**

①月経1日目の下腹痛 ⟶ 月経に関連する痛みが考えられる。

②5年前から月経時に腹痛がある ⟶ 月経困難症の可能性あり。

③月経は28日型，整 ⟶ 排卵障害は否定的

④意識は清明 ⟶ ショックを伴う疾患は否定的

⑤体温36.6℃ ⟶ 炎症性疾患は否定的

⑥脈拍72/分，整。血圧118/72 mmHg ⟶ 出血性の疾患は否定的

　　月経痛があることから，子宮および腹腔内に関する情報を得るために，まず内診および超音波検査を施行する。また，妊孕性のある女性で出血があることから，妊娠反応は必ず行う必要がある。

Step3 検査所見

⑦腹部は平坦，軟で肝・脾を触知しない ⟶ 大きな腹部腫瘤，肝・脾腫大は否定的

⑧内診で子宮に腫大を認めない ⟶ 子宮腫瘍は否定的

⑨ Douglas 窩に硬結を触知しない ⟶ 子宮内膜症は否定的

⑩赤血球 362 万，Hb 11.2 g/dL，Ht 37% ⟶ 貧血はない。

⑪白血球 5,600，血小板 21 万，CRP 0.1 mg/dL ⟶ 炎症はない。

⑫妊娠反応陰性 ⟶ 妊娠関連疾患を否定できる。

⑬超音波検査で卵巣に異常を認めず，Douglas 窩に液体貯留を認めない ⟶ 子宮内膜症に特異的な所見は認めない。

Step4 総合考察

　　本症例では妊娠反応が陰性であることから，まず妊娠関連疾患を除外することができる。触診，内診，超音波検査から子宮内膜症や子宮腫瘍の可能性は少ない。血液所見からは炎症性疾患も否定的であり，最終的には機能性の月経困難症が選択肢として残る。

診 断 名 機能性月経困難症

選択肢考察
× a　検査および診察にて炎症所見が認められない。

× b　月経 1 日目の下腹痛。Douglas 窩に貯留を認めないことより否定的。

× c　Douglas 窩に硬結を触知せず，超音波検査で卵巣に異常を認めないことより否定的。

× d　卵巣腫大を認めないことから否定的。

○ e　月経に伴った下腹痛である。

解 答 率 a 0.1%，b 1.4%，c 3.3%，d 0.2%，e 94.8%

関連知識 　　若年女性に下腹痛を引き起こす疾患としては，大きく分けて妊娠性，炎症性，機能性などが考えられる。特に異常妊娠では，出血や下腹痛を伴うことが多く，超音波検査や診察で比較的容易に診断が可能である。このためにも，妊娠の有無を診断前に確認しておくことは適切な診断をする上でのポイントとなる。本疾患のように下腹痛の原因として器質的疾患が認められない場合に，機能性の月経困難症と診断される。

正　解 e　**正答率 94.8%**　　　　　▶参考文献 MIX 308 国小 109

受験者つぶやき
・月経痛が重くて産婦人科を受診した友人がいたのを思い出しました。
・消去法で選びました。
・器質的疾患を除外していきました。

Check ■ ■ ■

113D-48　43歳の男性。健診で白血球増多を指摘され来院した。自覚症状は特にない。体温36.5℃。脈拍84/分，整。血圧136/76 mmHg。表在リンパ節を触知しない。左肋骨弓下に脾を3 cm触知する。血液所見：赤血球430万，Hb 12.8 g/dL，Ht 42%，白血球35,000（骨髄芽球2％，前骨髄球2％，骨髄球5％，後骨髄球7％，桿状核好中球4％，分葉核好中球60％，好酸球8％，好塩基球7％，リンパ球5％），血小板35万。血清ビタミンB$_{12}$ 8,600 pg/mL（基準250〜950）。骨髄血塗抹May-Giemsa染色標本（**別冊** No.**18A**），骨髄細胞染色体分析（**別冊** No.**18B**）及び末梢血好中球bcr/abl遺伝子のFISH解析（**別冊** No.**18C**）を別に示す。

治療薬はどれか。

a　亜ヒ酸
b　イマチニブ
c　ゲフィチニブ
d　ボルテゾミブ
e　全トランス型レチノイン酸

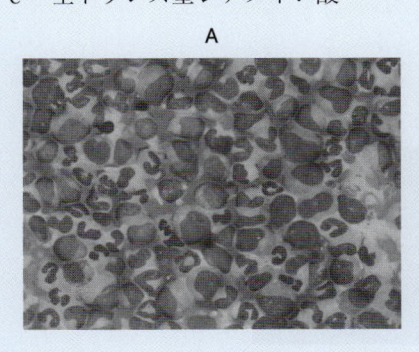

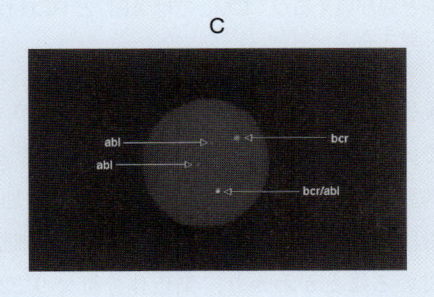

アプローチ

①43歳の男性，白血球増多で来院（自覚症状なし）━━▶ 自覚症状のない白血球増多であり，骨髄増殖性疾患も考慮

②（白血球増多に加え）脾腫あり━━▶ 骨髄増殖性疾患を示唆

③軽度貧血（Hb 12.8 g/dL）があり，白血球数は著明に増加（35,000），分画では骨髄芽球2％，前骨髄球2％，骨髄球5％，後骨髄球7％，桿状核好中球4％，分葉核好中球60％，好酸球8％，好塩基球7％，リンパ球5％ ━━▶ 白血球数の増加，その分画に白血病裂孔がなく，好酸球や好塩基球の増加 ━━▶ 慢性骨髄性白血病〈CML〉を示唆

④血小板35万，血清ビタミンB$_{12}$ 8,600 pg/mL ━━▶ 著増している。

画像診断

A

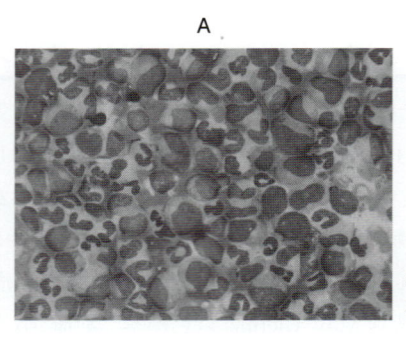

骨髄系細胞の過形成を認め，また白血病裂孔はみられない。

B

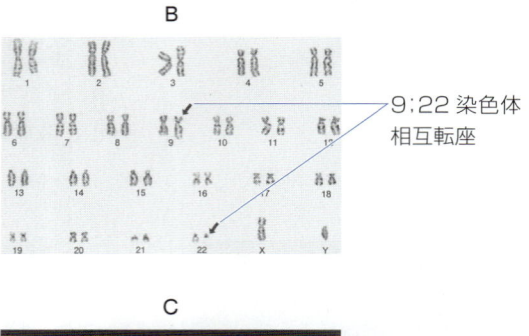

9;22 染色体相互転座

C

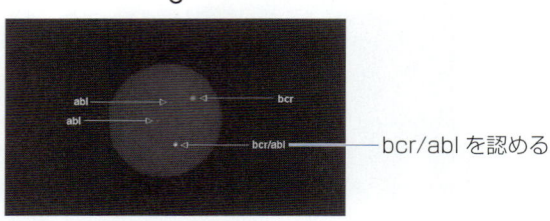

bcr/abl を認める

　　ABL 遺伝子に赤の印を，BCR 遺伝子に緑の印をつけると，正常細胞では ABL と BCR が離れた所にあるので赤と緑が見えるが，CML では ABL と BCR が融合しているので赤と緑の印が重なって黄色に見える。

鑑別診断　　血球増加をきたす疾患（骨髄増殖性疾患）の鑑別となるが，本例では白血球数が著しく増加しており，その分画では骨髄芽球から成熟分葉核好中球に至るまで各成熟段階の細胞がまんべんなく出現し（白血病裂孔がない），好酸球や好塩基球の増加が認められる。この時点で CML がまず疑われる。さらに，骨髄の標本で一見して骨髄系の細胞が著増し，各成熟段階の細胞がまんべんなく増加していることがわかり，染色体分析で 9;22 染色体相互転座が認められ，さらに FISH 解析で bcr/abl がみられることより，CML と診断できる。

診　断　名　慢性骨髄性白血病〈CML〉

選択肢考察　× a　亜ヒ酸は急性前骨髄球性白血病〈APL〉で使用される。

　　　　　　　○ b　チロシンキナーゼ阻害薬の登場により CML の予後は大幅に改善された。

　　　　　　　× c　ゲフィチニブは非小細胞肺癌で使用される。

　　　　　　　× d　ボルテゾミブは多発性骨髄腫で使用される。

　　　　　　　× e　全トランス型レチノイン酸〈ATRA〉は APL で使用される。

解　答　率　a 0.8%，b 96.1%，c 1.1%，d 0.4%，e 1.4%

関連知識　　CML の初期治療の第一選択薬にはチロシンキナーゼ阻害薬が推奨される。チロシンキナー

ゼ阻害薬は CML の病因分子である BCR-ABL チロシンキナーゼの自己リン酸化を選択的に阻害し，白血病細胞の増殖の抑制や細胞死〈アポトーシス〉の誘導により抗腫瘍効果を発揮する分子標的薬である。

| 正　解 | b　正答率 96.1% | ▶参考文献　MIX 129 |

受験者つぶやき
・FISH 解析の画像を出してくれてよかったです。
・イマチニブ適応疾患は CML，ALL t（9；22）と GIST 再発例と覚えていました。亜ヒ酸は APL の再発例で使用できます。
・亜ヒ酸は再発時に使います。

Check ■ ■ ■

113D-49　2歳の男児。1歳5か月ころから時々高熱をきたし，尿路感染症の診断で治療を受けていた。昨日夜から 38℃ 台の発熱があり，軽快しないため来院した。尿所見：蛋白 1+，糖（－），潜血 1+，沈渣に赤血球 1〜4/HPF，白血球 50〜99/HPF。血液所見：赤血球 488 万，Hb 12.4 g/dL，Ht 37%，白血球 14,800，血小板 30 万。血液生化学所見：総蛋白 6.9 g/dL，AST 29 U/L，ALT 18 U/L，尿素窒素 9 mg/dL，クレアチニン 0.5 mg/dL。CRP 8.6 mg/dL。尿沈渣の Gram 染色で Gram 陰性桿菌を認めた。急性腎盂腎炎と診断し，抗菌薬で治療を行った。解熱後の排尿時膀胱尿道造影像（**別冊** No.19）を別に示す。

　　適切な治療法はどれか。

　　a　腎盂形成術　　　　　　　　b　尿管カテーテル留置術
　　c　尿道切開術　　　　　　　　d　膀胱拡大術
　　e　膀胱尿管逆流防止術

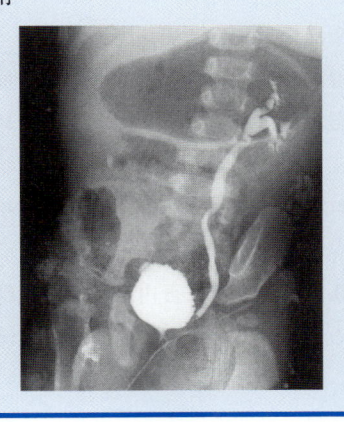

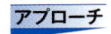
アプローチ
①幼児が尿路感染症を繰り返している ⟶ 基礎疾患を疑う。
②尿沈渣で白血球 50〜99/HPF ⟶ 尿路感染症確定
③発熱を伴う尿路感染症 ⟶ 急性腎盂腎炎疑い
④血液検査で白血球増多，CRP 高値 ⟶ 急性炎症が存在する。

画像診断

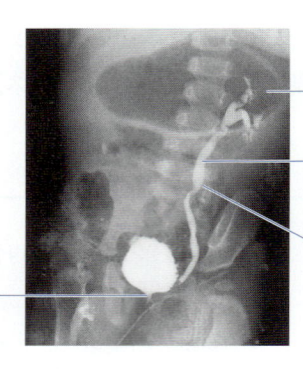

腎杯の鈍化・変形はみられない

左完全膀胱尿管逆流がみられる

尿管の軽度から中等度の拡張が
みられる

排尿時の膀胱頸部の
広がりは正常である

　排尿時膀胱尿道造影で左完全膀胱尿管逆流症が認められる。尿管の軽度から中等度の拡張は
みられるものの，腎杯の鈍化はなさそうである。

鑑別診断　　急性腎盂腎炎を引き起こす基礎疾患を考える。特に乳幼児であることから先天性尿路異常が
疑われる。

1）腎盂尿管移行部狭窄症：排泄性尿路造影やCT像がないので断定できないが，排尿時膀胱
　　尿道造影の尿路の形態からみて否定的である。

2）巨大尿管：本疾患も急性腎盂腎炎の基礎疾患となりうるが，腎盂尿管移行部狭窄症と同様
　　に排尿時膀胱尿道造影の尿路の形態からみて否定的である。

3）後部尿道弁：本疾患は排尿障害の原因となるため続発的に膀胱尿管逆流症を発症し急性腎
　　盂腎炎の基礎疾患となるが，膀胱頸部の形態（拡張していない）や片側性の膀胱尿管逆流
　　であることから否定的である。

4）原発性膀胱尿管逆流症：代表的な急性腎盂腎炎の基礎疾患であるが，排尿時膀胱尿道造影
　　結果から強く疑われる。

診断名　　原発性左膀胱尿管逆流症

選択肢考察　×a　腎盂尿管移行部狭窄症に対する治療法である。

　　　　×b　尿管カテーテルを留置しても膀胱尿管逆流症の治療にはならない。

　　　　×c　排尿時膀胱尿道造影で尿道が造影されていないため断言できないが，膀胱頸部の拡張は
　　　　　　なく，尿道狭窄が存在するとは考えにくい。

　　　　×d　2歳児の膀胱の大きさとしては十分な大きさであり，また膀胱尿管逆流症の治療にはな
　　　　　　らない。

　　　　○e　急性腎盂腎炎を繰り返し，また尿蛋白陽性や排尿時膀胱尿道造影で完全逆流（しかも尿
　　　　　　管の拡張あり）が認められることから，膀胱尿管逆流防止術の適応である。

解答率　a 2.4%，b 1.6%，c 0.4%，d 0.0%，e 95.5%

関連知識　　軽度の逆流の場合は就学前に自然消失することもあるが，本例のような症例で手術時期を逸
すると，将来的に逆流性腎症を発症して腎機能が廃絶することがあるので注意を要する。

正　解　　e　**正答率 95.5%**　　　　　　　　　　　　　　　　　▶参考文献　MIX 300

受験者つぶやき
・尿路感染症の疑いがあるときは逆行性尿路造影もタブーになります。
・造影剤が逆流しているのがわかりました。
・排尿時の造影で尿管が写っているということは逆流が生じているということです。

113D-50　72歳の男性。6か月前からの頻尿を主訴に来院した。1日に何度もトイレに行きたくなることがあるが、咳やくしゃみをしたときに尿が漏れることはない。1か月前から排尿時の違和感を感じるようになり、軽快しないため受診した。既往歴と家族歴とに特記すべきことはない。腹部は平坦、軟で、肝・脾を触知しない。尿所見：蛋白（−）、糖（−）、潜血1+、沈渣は赤血球5〜9/HPF、白血球5〜9/HPF。血液所見：赤血球442万、Hb 14.0 g/dL、Ht 40%、白血球7,400、血小板24万。血液生化学所見：総蛋白6.9 g/dL、アルブミン4.3 g/dL、総ビリルビン1.2 mg/dL、AST 21 U/L、ALT 15 U/L、尿素窒素22 mg/dL、クレアチニン1.0 mg/dL、尿酸8.6 mg/dL、血糖94 mg/dL、総コレステロール192 mg/dL、Na 142 mEq/L、K 4.6 mEq/L、Cl 106 mEq/L。腹部超音波検査で水腎症を認めない。腹部エックス線写真（**別冊** No.20A）及び腹部単純CT（**別冊** No.20B）を別に示す。砕石術を行ったところ、赤レンガ色の結石を排出した。

　再発予防に有効な薬剤はどれか。

　a　アロプリノール　　　　　　b　サイアザイド系利尿薬
　c　チオプロニン　　　　　　　d　ビタミンD製剤
　e　ベンズブロマロン

A

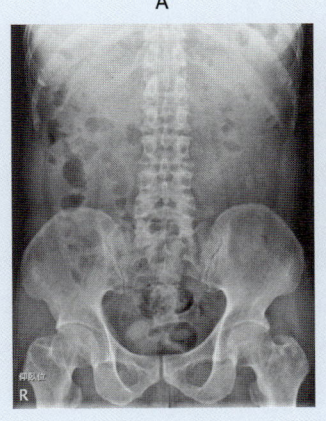

B

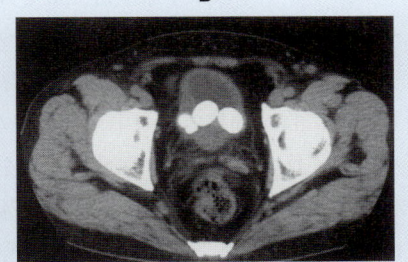

アプローチ　①高齢男性・頻尿 ➡ 直腸内指診所見は記載されていないが、前立腺肥大症などによる排尿障害の存在を疑う。

②排尿時違和感があり、尿沈渣で軽度の血膿尿を認める ➡ 慢性的な尿路感染が存在する。

③血清尿酸値が軽度上昇 ➡ 尿pH値は記載されていないが、酸性尿である可能性が高い。

④腹部超音波検査で水腎症なし ➡ 腎結石も存在しないのであろう。

⑤赤レンガ色の結石 ➡ 尿酸結石の特徴である。

D

医学各論

画像診断

A

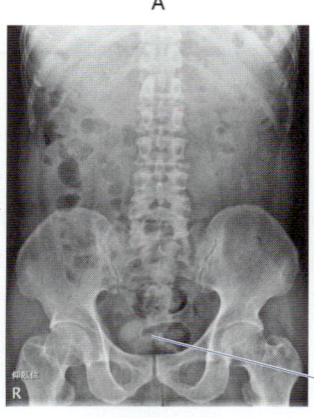

膀胱

膀胱内に 4 個の卵形の石灰像を認める

膀胱部に石灰像はみられない

腹部エックス線撮影で石灰像を認めず，腹部単純CTで膀胱に石灰像を認める。
エックス線透過結石が疑われる。

鑑別診断　「砕石術によって赤レンガ色の結石を排出した」との記載から，CT に写っていた石灰像は膀胱結石であることは間違いない。時に膀胱異物（バルーンカテーテルの断片や膀胱腫瘍）が石灰化することで膀胱結石のように見えることがあるので注意を要する。

診断名　膀胱結石（尿酸結石）

選択肢考察
- ○a　アロプリノールは尿中尿酸排泄量を減少させる。
- ×b　サイアザイド系利尿薬は尿中カルシウム排泄量を減少させる。
- ×c　チオプロニンはシスチン尿症患者の尿中シスチン排泄量を減少させる。
- ×d　ビタミン D は間接的に尿中カルシウム排泄量を増加させる。
- ×e　ベンズブロマロンは尿中尿酸排泄量を増加させることから，尿酸結石を好発させる。

解答率　a 77.4%，b 5.4%，c 7.7%，d 2.1%，e 6.9%

関連知識　膀胱内で結石が存続する前提には，前立腺肥大症などによる排尿障害が存在しているということを理解しておかなければならない（排尿障害のない若者では，通常膀胱結石はない）。

　尿酸結石はシスチン結石とともに，エックス線透過尿路結石の代表である。尿酸結石の再発予防には，血清尿酸値を低下させ，その結果，尿中尿酸排泄量を減少させるアロプリノールが処方される。尿をアルカリ化することで尿酸結石やシスチン結石を溶解することが可能である。

正　解　a　**正答率** 77.4%　　　　　▶ 参考文献　MIX 301　コンパクト 232

受験者つぶやき

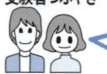

・赤レンガ色というのは知りませんでしたが，きっと尿酸結石だろうと思いアロプリノールを選びました。
・赤レンガ色結石は尿酸結石と覚えていました。悩みましたが選択肢から判断し，a を選びました。
・アロプリノールは尿酸合成阻害，プロベネシドは尿酸排泄促進です。

Check ■ ■ ■

113D-51　47歳の男性。胸部絞扼感を主訴に来院した。高血圧症，脂質異常症で自宅近くの診療所に通院中であった。本日午前7時に下顎に放散する胸部絞扼感を突然自覚し，症状が軽減しないため15分後にタクシーで来院した。意識は清明。脈拍80/分，整。血圧156/80 mmHg。呼吸数18/分。SpO_2 98%（room air）。心音と呼吸音とに異常を認めない。血液所見：赤血球501万，Hb 15.1 g/dL，白血球12,000，血小板22万。血液生化学所見：AST 40 U/L，ALT 28 U/L，LD 178 U/L（基準176〜353），CK 100 U/L（基準30〜140），尿素窒素11 mg/dL，クレアチニン0.9 mg/dL，総コレステロール212 mg/dL，トリグリセリド168 mg/dL，HDLコレステロール42 mg/dL，Na 142 mEq/L，K 4.7 mEq/L，Cl 102 mEq/L。CRP 1.2 mg/dL。胸部エックス線写真に異常を認めない。心電図（**別冊**No. 21）を別に示す。来院後，静脈路を確保し，ニトログリセリンを舌下投与した。

　　次に行うべき対応として適切なのはどれか。

a　心臓MRI　　　　　　　　　　　　b　電気ショック

c　Holter心電図　　　　　　　　　　d　冠動脈造影検査

e　安静時心筋シンチグラフィ

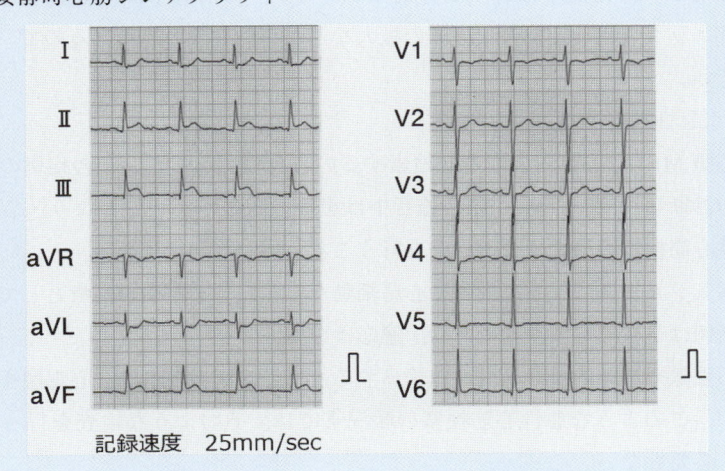

記録速度　25mm/sec

アプローチ　①高血圧，脂質異常症━━▶主要な冠動脈疾患の危険因子である。いわゆる悪玉コレステロールであるLDL＝［総コレステロール値］－［HDLコレステロール値］－［トリグリセリド/5］で計算され，本症例では212－42－168/5 ≒ 136 mg/dLとなって，やや高値と考えられる。

②下顎に放散する胸部絞扼感が突然出現し15分後に来院━━▶通常，20分以上持続する典型的な胸部絞扼感の場合，単なる狭心症よりも急性心筋梗塞を疑う。

③白血球12,000，CRP 1.2 mg/dL━━▶いずれも炎症反応であるが，急性心筋梗塞の病初期に白血球増多が生じることがよく知られている。

④血清CK 100 U/L━━▶正常であるが，これは心筋梗塞発症2〜3時間後にならないと上昇しないため，この症例は発症ごく初期の急性心筋梗塞である可能性が高い。

画像診断

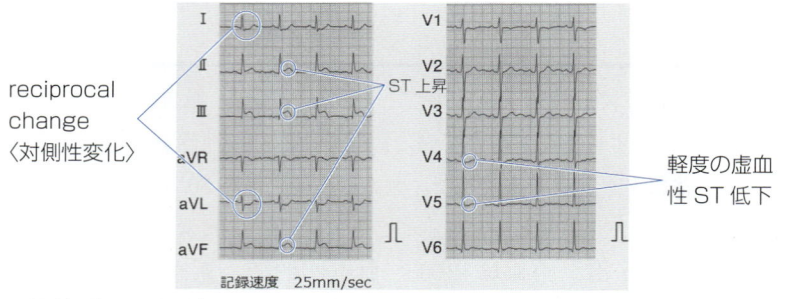

reciprocal
change
〈対側性変化〉

ST 上昇

軽度の虚血
性 ST 低下

記録速度　25mm/sec

　洞性脈であるが，Ⅱ，Ⅲ，aV$_F$ に典型的な ST 上昇を認め，Ⅰ，aV$_L$ で reciprocal change もみられている。また，V$_4$，V$_5$ にもごく軽度の虚血性変化が認められる。異常 Q 波，冠性 T 波はいずれも認められず，ごく初期の ST 上昇型急性下壁梗塞と考えられる。

D

医学各論

鑑別診断　　急激な胸痛を生じる疾患としては，狭心症，急性心筋梗塞などの虚血性心疾患のほかに肺塞栓，急性大動脈解離が考えられる。この症例の場合，冠危険因子が明確であり，典型的な胸部絞扼感が 15 分以上持続し，心電図上明らかな ST 上昇の所見を呈していることから，まず下壁の ST 上昇型急性心筋梗塞が強く疑われる。動脈血酸素飽和度は正常であり，肺塞栓の可能性はまずない。また血圧は若干上昇気味であるが，背部痛やより重症な高血圧を認めないほか，胸部エックス線検査での上縦隔の拡大などがないものと思われるので，急性大動脈解離は考えにくい。

診断名　ST 上昇型急性下壁梗塞

選択肢考察　×a　心臓 MRI は心臓内の構造を検索するのに有用であるが，この症例のような急性心筋梗塞の診断には用いない。MRI 施行中は患者の観察が不十分となり，急変の可能性がある急性心筋梗塞の場合はこの検査を行うこと自体，適切ではない。

　　　　　　×b　電気ショックは，心室細動や心房細動など頻脈性不整脈の治療として有用であるが，この症例はそもそも洞性脈であり，適応はない。

　　　　　　×c　不整脈や一時的な心筋虚血を検索するために 24 時間 Holter 心電図を施行することはあるが，このような急性心筋梗塞の状況下では，そのような検査を行っている余裕はないし，必要もない。

　　　　　　○d　典型的な胸部症状，心電図所見などから，下壁の ST 上昇型急性下壁梗塞〈STEMI〉の診断は確実であり，直ちに緊急冠動脈造影検査，必要に応じて経皮的カテーテル・インターベンション〈PCI〉を行う必要がある。

　　　　　　×e　安静時心筋シンチグラフィを施行しても，既に診断がついている本症例では全く意味がない。むしろ治療までの時間を浪費するだけである。

解答率　a 0.1%，b 0.2%，c 0.7%，d 98.3%，e 0.6%

コメント　　下壁の ST 上昇型急性下壁梗塞〈STEMI〉は時に急性大動脈解離に伴って生じることがあり，国試でもしばしば出題されている。この症例では，急性大動脈解離が認められるような高度の血圧上昇，背部痛，胸部エックス線検査上の上縦隔拡大が一切認められないため，否定的である。

正解　　**d**　**正答率 98.3%**

▶参考文献　MIX 212

受験者つぶやき

・下顎に放散する胸部絞扼感は ACS をまず疑います。
・心電図でⅡ，Ⅲ，aV_F の ST 上昇を見てほっとしました。
・ACS を疑いました。

Check □□□

113D-52　72 歳の女性。消化管出血で緊急入院し，精査の結果，直腸癌と診断された。手術の方針とし，術前放射線療法とともにリハビリテーションを行うこととした。既往歴は 10 年前から高血圧症で，降圧薬を内服している。意識は清明。身長 152 cm，体重 41 kg。体温 36.7 ℃。脈拍 88/分，整。血圧 118/78 mmHg。呼吸数 20/分。SpO_2 97%（room air）。腹部は平坦，軟で，肝・脾を触知しない。眼振を認めない。閉眼で睫毛徴候を認めない。鼻唇溝は対称だが流涎を認め，ろれつが回らない。舌の萎縮を認めない。四肢に筋力低下を認めない。つぎ足歩行は可能で，片脚での立位保持時間は 10 秒。血液所見：赤血球 341 万，Hb 10.7 g/dL，白血球 3,700，血小板 17 万。血液生化学所見：アルブミン 3.0 g/dL，総ビリルビン 0.4 mg/dL，AST 14 U/L，ALT 6 U/L，ALP 174 U/L（基準 115～359），γ-GTP 23 U/L（基準 8～50），CK 92 U/L（基準 30～140），尿素窒素 18 mg/dL，クレアチニン 0.6 mg/dL，Na 143 mEq/L，K 4.2 mEq/L，Cl 108 mEq/L。CEA 6.3 ng/mL（基準 5 以下），CA19-9 73 U/mL（基準 37 以下）。CRP 0.7 mg/dL。頭部 MRI の T2 強調像（**別冊 No. 22**）を別に示す。

周術期のリハビリテーション計画の立案に際し必要な検査はどれか。

a　脳　波
b　嚥下機能検査
c　重心動揺検査
d　針筋電図検査
e　顔面神経伝導検査

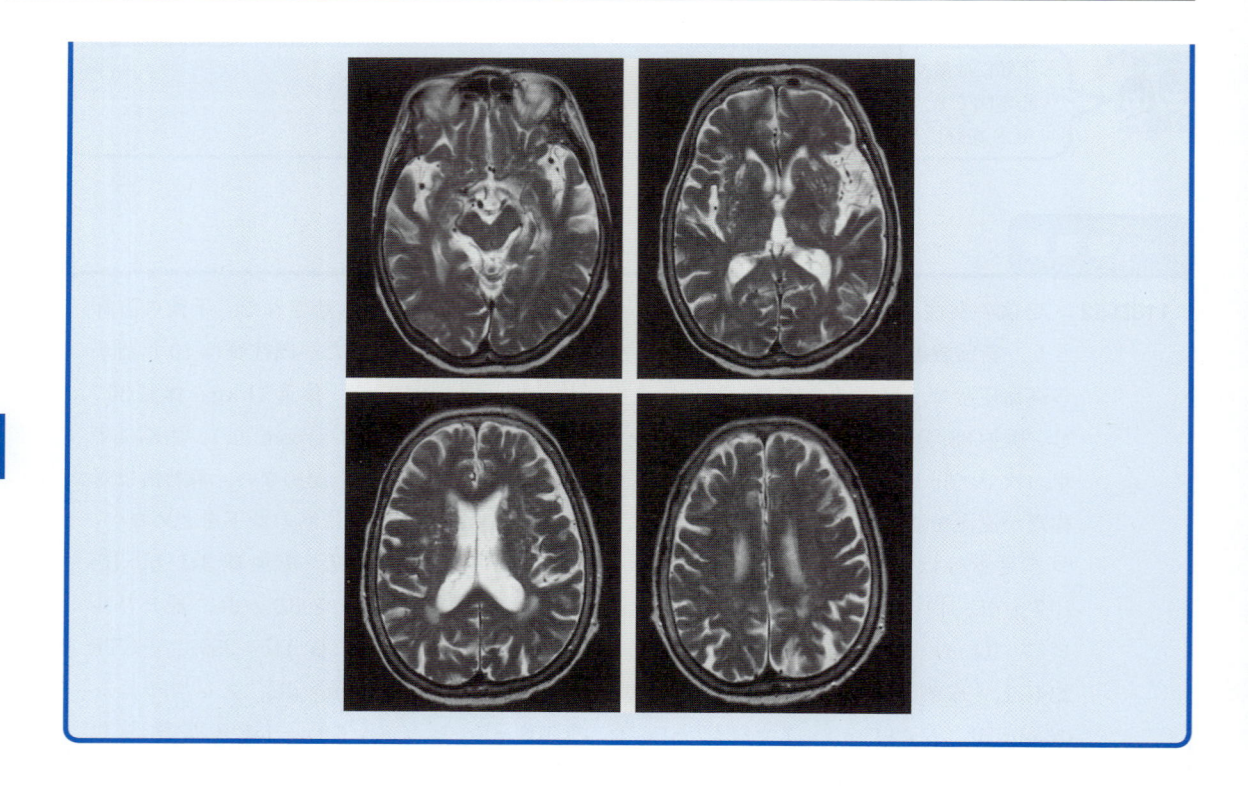

アプローチ ① 流涎を認める ➡ 下位脳神経（Ⅸ，Ⅹ，Ⅻ）障害である。ろれつも回っていない。

② MRI で多発ラクナ梗塞を認める ➡ 偽性球麻痺の可能性が高い。

画像診断

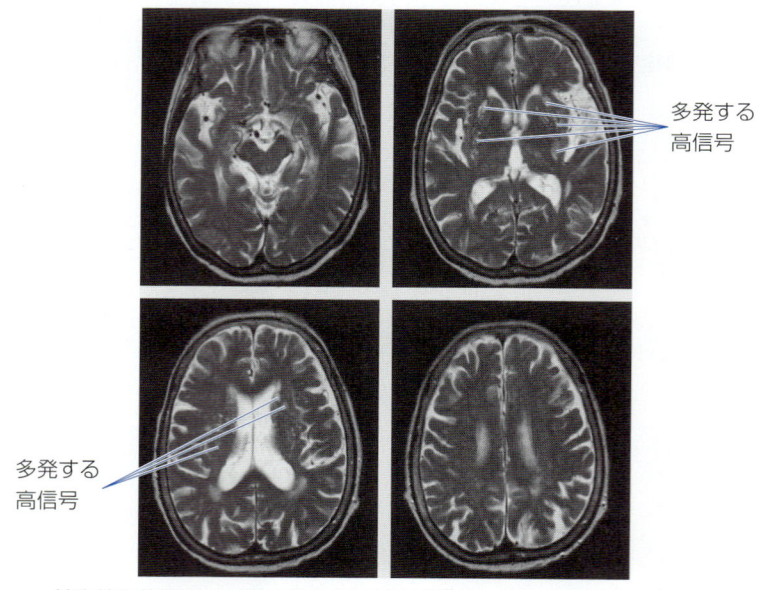

多発する
高信号

多発する
高信号

基底核や放線冠に多発する高信号域を認める。高血圧の既往と合わせて
ラクナ梗塞である可能性が高い。

鑑別診断　　多発するラクナ梗塞により偽性球麻痺をきたしていると考えるのが自然である。鑑別対象と
して球麻痺をきたした筋萎縮性側索硬化症が挙げられるが，四肢や舌に症状がないので否定的

である。

| 診断名 | 直腸癌，多発ラクナ梗塞による偽性球麻痺 |

選択肢考察

×a　意識は清明であり，脳波の必要性は低い。大脳皮質に粗大病変はなく，てんかんを起こすリスクも低い。

○b　嚥下障害があることは容易に予想される。嚥下機能の評価は必須である。

×c　つぎ足歩行は可能であり，必要性は低い。

×d　四肢に筋力低下を認めず，必要性は低い。

×e　鼻唇溝は対称であり，顔面神経麻痺は否定的である。必要性は低い。

解答率　a 0.6%，b 89.8%，c 1.0%，d 0.2%，e 8.2%

関連知識　「球」とは延髄のことで，延髄病変によってIX，X，XII脳神経が両側性に障害されることを球麻痺という。当然，構語や嚥下，咀嚼が障害される。両側性の皮質延髄路の障害によっても構音や嚥下は障害される。この病態を偽性球麻痺という。多発性脳梗塞が原因となることが多い。

正　解　b　**正答率 89.8%**　　　▶参考文献　**MIX** 239, 448

Check ■ ■ ■

> **113D-53**　72歳の男性。右肺腺癌に対して右下葉切除術および縦隔リンパ節郭清術を行った。手術時間2時間40分。出血量80 mL。手術中のバイタルサインに異常を認めなかった。術前の全身状態は良好で，心機能に異常を認めなかった。入院前は20本/日を50年間喫煙していた。呼吸機能検査はVC 3.51 L，%VC 102%，FEV_1 2.20 L，FEV_1% 65%であった。帰室直後の体温37.2℃。脈拍64/分，整。血圧128/68 mmHg。呼吸数14/分。SpO_2 98%（リザーバー付マスク8 L/分 酸素投与下）。血液所見：赤血球383万，Hb 11.2 g/dL，白血球6,800，血小板19万。血液生化学所見：総蛋白6.2 g/dL，アルブミン3.0 g/dL。胸腔ドレーンのウォーターシールから呼気のたびに気泡が見られる。排液は少量である。
>
> 　術後の指示として正しいのはどれか。
>
> 　a　赤血球液-LR輸血　　　　　　b　胸腔ドレーンの抜去
> 　c　アルブミン製剤の投与　　　　d　副腎皮質ステロイドの投与
> 　e　呼吸リハビリテーションの処方

アプローチ

①右下葉切除術および縦隔リンパ節郭清 ⟶ 標準術式後

②出血量80 mL ⟶ 治療を要する出血量ではない。

③呼吸数14/分 ⟶ 呼吸促拍はない。

④赤血球383万，Hb 11.2 g/dL ⟶ 貧血は軽度

⑤アルブミン3.0 g/dL ⟶ 軽度のアルブミン値の低下がある。

⑥胸腔ドレーンのウォーターシールから呼気のたびに気泡が見られる ⟶ エアリークが持続している所見

鑑別診断　軽度の貧血，軽度の低アルブミン血症があるが，術後で比較的安定している状態と考えられる。輸血やアルブミン製剤が必要な状況かどうかの判断が求められる。ドレーンからのエアリ

ークがあり，ドレナージを継続すべきかどうかの判断も必要である。

診 断 名 肺腺癌に対する肺下葉切除術・縦隔リンパ節郭清術後

選択肢考察

× a 軽度の貧血はあるが，大量の出血もなく，今後の貧血の進行は否定的である。輸血を要する状態ではない。

× b 胸腔ドレーンから呼気のたびに気泡が見られており，この時点でのドレーン抜去は適切でない。

× c 軽度の低アルブミン血症はあるが，この時点以降にアルブミンを低下させる大量の出血もなく，今後の貧血の進行は否定的である。アルブミン製剤を要する状態ではない。

× d 術後に気管支喘息の発作が発生するなどの特殊な状況以外は，副腎皮質ステロイドを投与することはない。

○ e ドレーンからのエアリークはあるが，無気肺や術後肺炎の予防を考え，排痰，呼吸リハビリテーションの処方を実施し，早期離床を図ることは正しい指示である。

解 答 率 a 0.2%，b 9.9%，c 2.3%，d 0.7%，e 86.3%

関連知識 肺切除後の無気肺や術後肺炎を予防するためには，深呼吸で肺を十分拡張させること，排痰することが重要であり，術後呼吸リハビリテーションや早期の歩行が推奨されている。術前からのリハビリテーションの介入と，術後の身体状況や痛みを十分考慮した呼吸リハビリテーションを，適切な時期に処方することは重要である。

正 解 e **正答率 86.3%** ▶参考文献 MIX 448

受験者つぶやき
・消去法で解答しました。
・高齢者の ope 後は呼吸リハビリをするイメージです。
・消去法で選んでいきました。

Check ■■■

113D-54　57 歳の男性。発熱と倦怠感を主訴に来院した。1 か月前に右頸部腫瘤に気付いた。2 週間前から 38℃ 台の発熱と倦怠感をきたし，軽快しないため受診した。右頸部に径 1.5 cm のリンパ節を 3 個触知する。腹部は平坦，軟で，肝・脾を触知しない。既往歴と家族歴に特記すべきことはない。意識は清明。身長 170 cm，体重 68 kg。体温 37.4℃。脈拍 100/分，整。血圧 132/90 mmHg。呼吸数 24/分。SpO_2 98%（room air）。血液所見：赤血球 210 万，Hb 7.4 g/dL，Ht 23%，白血球 16,000（異常細胞 60%），血小板 5 万。骨髄血塗抹 May-Giemsa 染色標本（**別冊 No. 23**）を別に示す。骨髄細胞の染色体分析では正常男性核型であった。異常細胞のペルオキシダーゼ反応は陰性。表面マーカー解析では CD19 陽性，CD20 陰性，CD33 陰性，TdT〈terminal deoxynucleotidyl transferase〉陽性であった。

　　　診断はどれか。

　　a　急性骨髄性白血病　　　　　　　b　急性リンパ性白血病
　　c　慢性骨髄性白血病　　　　　　　d　慢性リンパ性白血病
　　e　成人 T 細胞白血病

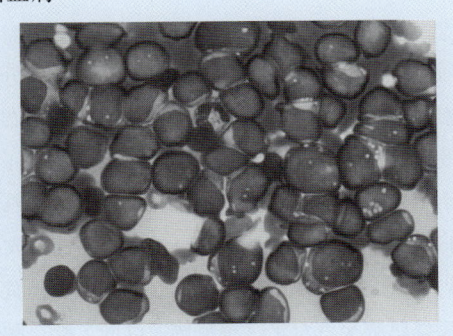

アプローチ　①57 歳の男性，発熱と倦怠感 ➡ 発熱は，1）感染症，2）腫瘍，3）アレルギー・自己免疫疾患の 3 領域疾患から徐々に絞り込む。倦怠感は様々な疾患で出現するが，感染症，貧血，代謝・内分泌疾患を考慮

②1 か月前から右頸部腫瘤 ➡ 感染症または腫瘍性疾患によるリンパ節腫脹を考える。

③2 週間前から 38℃ 台の発熱 ➡ 高熱が持続していることから重篤な感染症または免疫不全状態を考慮

④Hb 7.4 g/dL，白血球 16,000（異常細胞 60%），血小板 5 万 ➡ 貧血と血小板減少があり，白血球数が増加し異常細胞が 60% を占めることから，急性白血病を第一に考える。リンパ節腫脹を伴うことから急性リンパ性白血病の可能性が高い。

画像診断

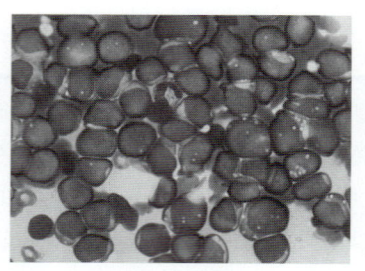

骨髄中の細胞の大部分が芽球で占められている。

鑑別診断　　発熱と貧血症状で来院し，末梢血では白血球が著増し，貧血，血小板減少を認める。骨髄血塗抹標本では芽球が大部分を占め，かつ，これら芽球はペルオキシダーゼ染色陰性より，急性リンパ性白血病〈ALL〉と診断される。なお，細胞表面マーカー解析でのCD19陽性，CD20陰性，CD33陰性，かつTdT陽性も，ALLを支持する所見である。

診断名　急性リンパ性白血病〈ALL〉

選択肢考察

× a　急性骨髄性白血病〈AML〉では芽球のペルオキシダーゼ反応は陽性で，かつ，骨髄系表面マーカーのCD33が陽性である。

○ b　増加している芽球の性状より急性リンパ性白血病と診断される。

× c　慢性骨髄性白血病〈CML〉では，白血病クローンは分化能を保持していることから，骨髄芽球，前骨髄球，骨髄球，後骨髄球，桿状核球，分葉核球の各分化段階の細胞が検鏡されるが，本症例では大部分が芽球で占められている（白血病裂孔がない）。また，骨髄細胞の染色体分析ではフィラデルフィア染色体が認められるはずである。

× d　慢性リンパ性白血病〈CLL〉ではCD5・CD23陽性の成熟リンパ球が増加し，芽球の増加は認められない。穏やかな臨床経過を示し，一般的に貧血や血小板減少が顕在化する病期の進んだ状態では巨脾をきたす（本症例では肝・脾を触知しない）。

× e　成人T細胞白血病〈ATL〉は，核に切れ込みのあるflower cellが腫瘍性に増加する病態で，これらの細胞はCD4陽性である。

解答率　a 4.0%，b 89.9%，c 0.2%，d 5.3%，e 0.4%

関連知識　　日常臨床で高熱が持続する患者に遭遇した場合は，急性白血病も考慮して診断を進める必要がある。急性白血病の3主徴は，1. 発熱，2. 貧血症状，3. 出血傾向である。本症例は受診時の血小板が5万のため，早晩，皮下出血斑，鼻出血，下血などが出現する状態である。急性白血病を疑った場合には，まずは末梢血塗抹標本を検鏡し，芽球の出現を確認する必要がある。併せて芽球のAuer小体の有無にも着目する（Auer小体が認められればAMLと診断される）。ペルオキシダーゼ染色は，AMLとALLとの鑑別上，極めて簡便かつ迅速性のある検査法である。

正解　**b**　**正答率 89.9%**　　　　　　　　　　　　　　　　　　　　　　▶参考文献　MIX 129

受験者つぶやき

・CD19陽性が決め手となりました。クラスター・ディファレンシエーションは覚えておくと吉です。
・CD33陽性であればM7だと思いました。血液のCD○○はヒントになるので，主要疾患を覚えておいて正解でした。
・ペルオキシダーゼ反応が陰性なのでリンパ系と思いました。

D

医学各論

Check ■ ■ ■

113D-55　24歳の男性。球脊髄性筋萎縮症と診断され，遺伝カウンセリングを受けている。16歳の妹への疾患遺伝の影響が心配だという。

適切な対応はどれか。

a　「妹さんが成人するまで言わないでおきましょう」
b　「妹さんに症状が出た段階で遺伝子検査をしましょう」
c　「妹さんの遺伝子検査を行いますのでお連れください」
d　「女性は発症しないので遺伝子検査の必要はありません」
e　「まずは妹さんにこの病気のことを知ってもらいましょう」

選択肢考察

× a　相談者の妹に十分な説明を行い，インフォームド・アセントを確認した上で遺伝学的検査を行うことができる旨を，相談者に説明することはできる。

× b　相談者の妹は非発症保因者であり，発症はしない。

× c　未成年者で同意能力がない非発症保因者に関して遺伝学的検査を行う場合には，原則として本人が成人し，自律的に判断できるまで実施を延期すべきである。

× d　相談者の妹は遺伝子変異を有し，その変異を次世代に伝える可能性がある。非発症保因者であることを知らないことが妹本人の不利益とならないように，遺伝学的検査の必要性はある。

○ e　原則として，現在は未成年である相談者の妹が成人して自律的に判断できるまで遺伝子検査の実施を延期すべきである。自律的な判断を行う上で，検査実施前に被検者が疾患の予防法や発症後の治療法に関する情報を十分に理解した後に遺伝学的検査を実施する必要がある。

解答率　a 0.1%，b 0.2%，c 0.8%，d 17.1%，e 81.5%

関連知識　球脊髄性筋萎縮症〈bulbospinal muscular atrophy，Kennedy-Alter-Sung 症候群〉は，X連鎖（性染色体）劣性遺伝をとり，成人の男性にのみ発症し，女性には発症しない。日本では，人口10万人あたり1〜2人程度の患者がいると推定されている。原因は，X染色体にある「アンドロゲン受容体遺伝子」の異常であり，病理学的には延髄や脊髄前角細胞の脱落，知覚神経を含む末梢神経の脱髄があり，筋肉は典型的な神経原性萎縮がみられる。さらに精巣萎縮と女性化乳房がみられる。

コメント　設問では遺伝カウンセリングを受けている患者本人ではなく，非発症保因者である未成年の妹への対応について問うている。非発症保因者の発症前診断では，検査実施前に被検者が疾患の予防法や発症後の治療法に関する情報を十分に理解する必要がある。結果の開示に際しては疾患の特性や自然歴を再度十分に説明し，被検者個人の健康維持のために適切な医学的情報を提供する。

特に，発症前の予防法や発症後の治療法が確立されていない疾患の発症前診断においては，検査前後の被検者の心理への配慮および支援は必須である。さらに，未成年で同意能力がない非発症保因者に関して遺伝学的検査を行う場合には，原則として本人が成人し，自律的に判

　断できるまで実施を延期すべきである，とされている。

| 正　解 | **e** | 正答率 **81.5%** | ▶参考文献　MIX 159 |

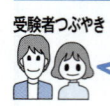

受験者つぶやき

・女性は発症しませんが保因者になりえます。次の代のことを考えて病気のことを知っておいてもらうのは間違いではないだろうと思いました。
・遺伝カウンセリングは重要です。
・一番無難な選択肢を選びました。

Check ■■■

113D-56 52歳の女性。左手の小指と環指のしびれを主訴に来院した。3か月前から左手の小指と環指にしびれが続いていたが、2週間前から仕事でキーボードが打ちづらくなったため受診した。2年前から糖尿病に対し経口糖尿病薬で治療中であり血糖コントロールは良好である。身長158cm、体重57kg。左手掌の尺側と環指、小指に感覚鈍麻があり、左上肢の尺側手根屈筋、環指と小指の深指屈筋、第一背側骨間筋、小指外転筋の筋力は徒手筋力テストで2。左第一背側骨間筋に筋萎縮を認める。末梢神経伝導検査（**別冊 No.24**）を別に示す。

　最も考えられるのはどれか。

a　頸肩腕症候群　　　　　　　　b　頸椎神経根症

c　肘部管症候群　　　　　　　　d　胸郭出口症候群

e　糖尿病性ニューロパチー

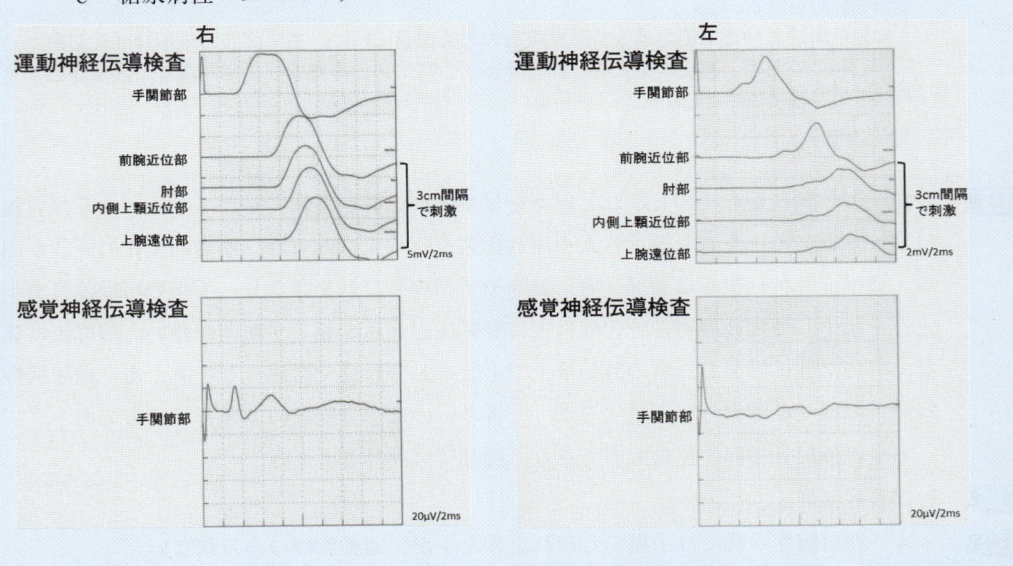

アプローチ ① 52歳の女性。左手の小指と環指のしびれを主訴、2週間前からキーボードが打ちづらい ➡ 中年の女性であり、キーボードを打つ仕事をしている。左手の尺骨神経領域の症状である。

② 2年前から糖尿病に対して経口糖尿病薬で治療 ➡ 糖尿病の末梢神経障害の可能性も考える。

③ 左手掌の尺側と環指、小指に感覚鈍麻 ➡ 尺骨神経の感覚障害を考える。

④ 左上肢の尺側手根屈筋、環指と小指の深指屈筋、第一背側骨間筋、小指外転筋の筋力はMMT 2、左第一背側骨間筋に筋萎縮 ➡ 尺骨神経の運動神経障害を考える。

画像診断

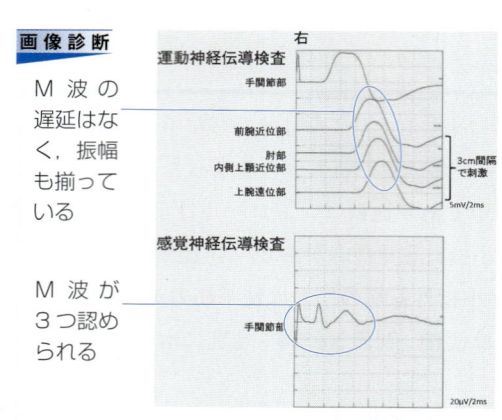

M波の遅延はなく、振幅も揃っている

M波が3つ認められる

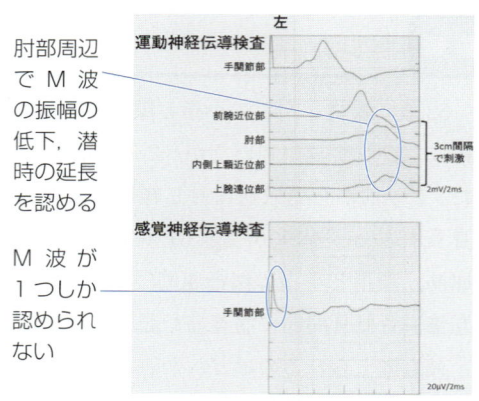

肘部周辺でM波の振幅の低下、潜時の延長を認める

M波が1つしか認められない

　末梢神経伝導検査では左の肘部でM波の潜時の延長、振幅の低下を認める。手関節部のM波振幅が保たれていることから、軸索変性に陥ってる神経線維はわずかであり、予後が良いと考えられる。感覚神経でも左はM波が1つしか認められないが、正常な右手ではいくつも認められている。

　神経伝導速度検査は筋力低下や感覚障害のある患者に行い、主に四肢の末梢神経を対象に行うものである。神経の重要な役割であるインパルス伝導機能が正常か否か、異常があればその障害部位はどこかをテストする。

鑑別診断　　頸・肩・腕痛から手のしびれと麻痺を呈する疾患群が鑑別に挙がる。いわゆる頸肩腕症候群はパソコンでキーを打ち続ける人や流れ作業を行う人にみられ、器質的変化の確認が困難である。頸椎症性神経根症は頸部、肩、腕痛や手指のしびれをきたし、手指の巧緻障害や歩行不安定性を示す。頸椎後縦靱帯骨化症は主に脊髄圧迫症状を起こす傾向が強い。胸郭出口症候群はなで肩の女性に好発し、肩の外転挙上で上肢のしびれ感や冷感などを訴える。糖尿病性末梢神経障害は様々な障害分布を呈するが、一番多いのは感覚優位の多発神経障害である。

　本症例は尺骨神経の運動障害であり、肘部管症候群と考える。

診断名　　肘部管症候群

選択肢考察　×a　頸肩腕症候群では手指のしびれをきたすが、運動麻痺はみられない。

　　×b　頸椎神経根症では手指の巧緻障害と歩行不安定を示す。また、感覚神経運動障害は起こさない。

　　○c　肘部管症候群は肘部管の尺骨神経が圧迫されて生じる絞扼性神経障害である。

　　×d　胸郭出口症候群は肩の外転挙上で上肢のしびれ感や冷感を訴える。尺骨神経領域に限定した神経障害はない。

　　×e　糖尿病性ニューロパチーでは左右対称の感覚障害が緩徐に発生し、運動障害は進行期に出現する。

解答率　a 2.3%、b 3.5%、c 78.6%、d 2.4%、e 13.1%

関連知識　　肘部管症候群は尺骨神経が肘部管で圧迫され生じる尺骨神経麻痺を呈する。神経麻痺の症状は環指尺側1/2と小指・手背尺側の感覚障害、骨間筋の萎縮、骨間筋麻痺による環指・小指の鉤爪変形、Froment徴候や指交差テストが陽性になる。肘部管でのTinel様徴候陽性もみられる。肘部管を挟んでの尺骨神経伝導速度を計測し、伝導速度の遅延を認めれば確実である。今回の臨床問題ではこの伝導速度の解読がポイントである。

| コメント | 末梢神経障害として，尺骨神経麻痺，正中神経麻痺，橈骨神経麻痺は整理し理解しておくこと。 |

| 正　解 | **c** | 正答率 **78.6%** | ▶参考文献　MIX 194 |

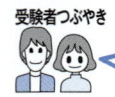
受験者つぶやき
・消去法でcとeに絞り，血糖コントロールが良好ということでニューロパチーも除外しました。
・背側骨間筋，母指内転筋の萎縮は尺骨神経麻痺です。
・手の絵を描きながら考えました。

Check ■ ■ ■

113D-57　61歳の男性。発熱と皮疹を主訴に来院した。一昨日から発熱があり，昨日から体幹に紅斑が出現した。本日になり紅斑が四肢にも広がってきたため来院した。発熱は持続し，頭痛を伴っている。紅斑に痒みは伴っていない。腹痛や下痢を認めない。1週間前に山に入り，伐採作業をした。同様の症状を訴える家族はいない。意識は清明。身長162 cm，体重62 kg。体温38.8℃。脈拍96/分，整。血圧146/88 mmHg。呼吸数20/分。SpO_2 97%（room air）。体幹，四肢に径2〜3 cmの紅斑が散在する。右鼠径部に，周囲に発赤を伴った直径5 mmの痂皮を認める。眼瞼結膜と眼球結膜とに異常を認めない。咽頭の発赤や扁桃の腫大を認めない。心音と呼吸音とに異常を認めない。腹部は平坦，軟で，肝・脾を触知しない。神経診察に異常を認めない。関節の腫脹を認めない。尿所見：蛋白（－），糖（－），潜血（－）。血液所見：赤血球488万，Hb 14.1 g/dL，Ht 42%，白血球4,300（桿状核好中球12%，分葉核好中球55%，好酸球1%，好塩基球1%，単球15%，リンパ球16%），血小板9万。血液生化学所見：総蛋白7.5 g/dL，アルブミン3.9 g/dL，総ビリルビン0.9 mg/dL，AST 76 U/L，ALT 46 U/L，LD 356 U/L（基準176〜353），γ-GTP 45 U/L（基準8〜50），CK 46 U/L（基準30〜140），尿素窒素22 mg/dL，クレアチニン0.9 mg/dL，血糖96 mg/dL，Na 134 mEq/L，K 4.4 mEq/L，Cl 98 mEq/L。CRP 7.4 mg/dL。

　　適切な治療薬はどれか。

a　ペニシリン　　　　　　b　アシクロビル　　　　　c　アミノグリコシド
d　アムホテリシンB　　　e　テトラサイクリン

アプローチ　①61歳の男性，発熱，体幹四肢の紅斑，頭痛 ━━▶ 壮年男性の発熱性発疹症

②1週間前に入山し伐採，右鼠径部に周囲に発赤を伴う直径5 mmの痂皮 ━━▶ 発熱に先行する特徴的な虫刺症

③体温38.8℃，白血球4,300，血小板9万，CRP 7.4 mg/dL ━━▶ 発熱，炎症所見に比べて白血球数は低下しており，一般細菌感染症は否定的だが，一方で血小板減少を認めることから，重症感染症に伴う播種性血管内凝固を呈している可能性も否定できない。

④AST 76 U/L，ALT 46 U/L，LDH 356 U/L，γ-GTP 45 U/L ━━▶ 軽度の肝機能障害を認めているが，既往歴などの情報がないため本疾患との関連は明らかではない。

鑑別診断　「アプローチ」①から麻疹や風疹をはじめとした発疹性ウイルス感染症も鑑別となりうるが，②から虫刺症に関連した感染症を第一に考慮すべきである。③，④から特徴的な検査所見として白血球減少，血小板減少，軽度の肝機能障害の可能性が挙げられる。いずれも重症感染症で

は認めうる所見ではあるが，虫刺症の存在を踏まえると日本紅斑熱やツツガ虫病のダニ媒介性リケッチア症が最も疑わしい。臨床症状から両者の鑑別は困難であるが，潜伏期間が7日前後とやや短いことから *Rickettsia japonica* を病原体とする日本紅斑熱でよいだろう。

診断名　日本紅斑熱（もしくはツツガ虫病）

選択肢考察

× a　ペニシリンはβ-ラクタム系抗菌薬であり，細菌の penicillin binding protein〈PBP〉に結合し，ペプチドグリカン合成を阻害することで抗菌作用を発揮する。リケッチア症には無効である。

× b　抗ウイルス薬であるアシクロビルは代表的な抗ヘルペスウイルス薬であり，単純ヘルペスウイルス感染症（口唇・性器ヘルペス，ヘルペス脳炎）や水痘・帯状疱疹ウイルス感染症の治療に用いられる。

× c　アミノグリコシド系抗菌薬は個々の薬剤によって特徴は分かれる（抗緑膿菌作用，抗MRSA作用，抗抗酸菌作用など）が，いずれにしてもリケッチア症に対しては使用しない。

× d　アムホテリシンBは代表的な抗真菌薬である。真菌の細胞膜を構成するエルゴステロールに結合し膜を破壊することで殺菌的に抗菌作用を発揮する。リケッチア症には無効である。

○ e　テトラサイクリンは細菌のリボソームに作用して蛋白合成を阻害することで，細菌の増殖を抑える。梅毒などスピロヘータの一部や，リケッチア，クラミジアなどの偏性細胞内寄生菌やマイコプラズマに抗菌活性を有する。

解答率　a 1.5%，b 1.1%，c 0.3%，d 1.9%，e 95.0%

関連知識

　日本紅斑熱は *Rickettia japonica*，ツツガ虫病は *Orientia tsutsugamushi* によるリケッチア症である。発熱，皮疹，刺し口が3徴となるが，身体所見から両者の鑑別は困難である。また，多くは発熱，倦怠感，頭痛，発疹などで発症し，非特異的な症状を呈するため，曝露歴や居住地域から本症例を積極的に疑う姿勢が重要である。治療が遅れた場合は播種性血管内凝固に至ることもあり，致死率が高い。診断は通常ペア血清による抗体検査で行い，急性期と回復期における IgM の上昇を確認する。また，刺し口の痂皮の PCR 検査も診断的価値が高い。

正　解　e　**正答率 95.0%**　　　　　　　　　　　▶参考文献　**MIX** 87

受験者つぶやき
・ツツガ虫病，1日目にも出たよね！？と騒ぎになっていました。
・ツツガ虫は今年の国試で2問目でした。山からの皮疹はこれです。
・山に入ってマダニに刺されたのかと思いました。

Check ■ ■ ■

113D-58　50歳の女性。右乳房のしこりを主訴に来院した。2年前から右乳房の2cm大の腫瘤に気付いていたが，あまり変化がないため医療機関を受診していなかった。4か月前から増大し痛みを伴ってきたため心配になり受診した。右乳房腫瘤は長径17cmで，弾性軟，胸壁への固定を認めない。皮膚には発赤や腫瘤の浸潤を認めない。腋窩リンパ節を触知しない。胸部CT（**別冊**No.25）を別に示す。

最も可能性が高いのはどれか。

a　乳腺炎　　　　　　b　乳腺症　　　　　　c　乳腺線維腺腫
d　乳腺葉状腫瘍　　　e　乳管内乳頭腫

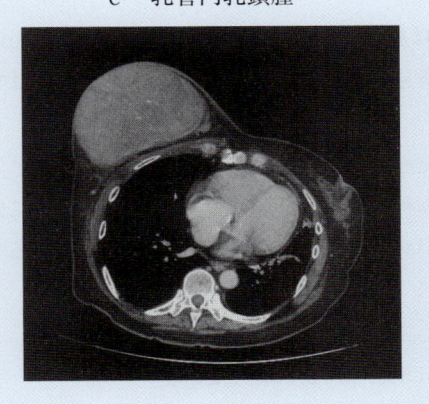

アプローチ　①50歳の女性 ⟶ 中・高齢者

②右乳房のしこりを主訴 ⟶ 乳癌（悪性腫瘍）を念頭に置く。

③2年前から右乳房の2cm大の腫瘤に気付いていたが，あまり変化がない ⟶ 乳癌は否定できるか？　良性腫瘍？

④4か月前から増大し痛みを伴ってきた ⟶ 急速な増大は，線維腺腫の巨大化？

⑤右乳房腫瘤は長径17cmで弾性軟，胸壁への固定を認めない ⟶ 巨大（女性乳房の倍の大きさ）ではあるが良性の臨床所見である。

⑥皮膚には発赤や腫瘤の浸潤を認めない ⟶ 炎症，癌の所見はない。

⑦腋窩リンパ節を触知しない ⟶ ますます癌は否定的

画像診断

巨大な楕円形，辺縁整，内部均一な腫瘤像

圧排された乳腺組織

正常な左乳腺組織

正常な左乳房の乳腺組織に対して右は巨大な腫瘤に占められている。巨大な楕円形の辺縁整の腫瘤で，皮膚・胸壁に浸潤していない。腫瘤内部は均一像。

鑑別診断　　増大する乳房腫瘤は線維腺腫，葉状腫瘍であるが，17 cm に巨大化するのは葉状腫瘍である。臨床的には良性所見を認める。病理学的に悪性であれば葉状肉腫になる。

診断名　乳腺葉状腫瘍

選択肢考察
- × a　痛み以外にも発赤，腫脹など炎症症状を伴う。
- × b　硬結，軽い痛み程度であり，腫瘤（特に巨大腫瘤）にはならない。
- × c　巨大線維腺腫があるが，大きくとも 10 cm までである。
- ○ d　線維腺腫に比べ，極端に大きくなる腫瘤である。
- × e　乳管内に発生し，乳頭分泌を主訴とする。

解答率　a 0.2%，b 3.9%，c 14.5%，d 79.1%，e 2.2%

関連知識　　乳房腫瘤では，まず年齢が決め手になる。閉経した 50 歳以上では乳癌（悪性腫瘍）を考える。次の臨床所見は視・触診である。乳癌は大きくなるにつれ，えくぼ症状ではなく皮膚浸潤，胸壁固定，腋窩リンパ節転移をみる。画像診断でも同様の所見を認める。巨大な乳房腫瘤の鑑別診断の決め手は，悪性所見を認めないことである。

コメント　　乳癌の腫瘤の大きさは 2〜4 cm 程度である。直径 2 cm は 1 円玉の大きさで，病期Ⅰである。直径 17 cm がどれだけ巨大か，実感してほしい。

正解　d　正答率 79.1%　　　　　　　　　▶参考文献 MIX 333

受験者つぶやき
- ・乳腺疾患は 111 回の序盤の問題で面食らって学習した成果が出ました。
- ・急速に増大するのは d だけです。
- ・乳腺疾患は年齢，片側/両側，痛みの有無などからある程度鑑別できます。

Check ■ ■ ■

113D-59 48歳の女性。右眼で見ると電柱が曲がって見えることと視力低下を自覚したため来院した。視力右 0.05（0.6×−2.0 D），左 0.1（1.2×−2.75 D）。右眼底写真（**別冊 No. 26**）を別に示す。

診断に有用な検査はどれか。

a 色覚検査 b 静的視野検査

c 蛍光眼底造影検査 d 網膜電図検査〈ERG〉

e 光干渉断層計〈OCT〉

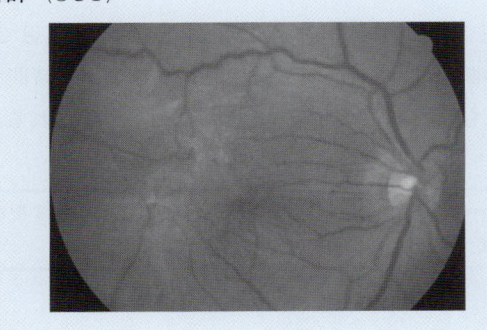

アプローチ ① 48歳の女性 ⟶ 中年発症

② 右眼で見ると ⟶ 片眼性の疾患

③ 電柱が曲がって見えることと視力低下 ⟶ いわゆる歪視（歪み）を生じ，視力低下もきたしうる場所の疾患

④ 視力右（0.6） ⟶ 屈折矯正しても視力は 0.6 まで。屈折異常のほかに何らかの疾患がある。

画像診断

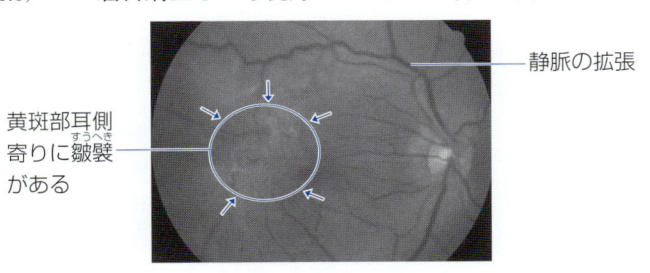

黄斑部耳側寄りに皺襞(すうへき)がある

静脈の拡張

皺襞に向かって動静脈が引き寄せられている（→）

鑑別診断 歪視（歪み）を生じる疾患は黄斑疾患である。黄斑の構造が変化することにより歪みを生じる。代表的疾患は加齢黄斑変性，網膜静脈閉塞症や糖尿病網膜症などによる黄斑浮腫，そして網膜前膜である。加齢黄斑変性，網膜静脈閉塞症や糖尿病網膜症は通常，眼底出血や白斑を伴う。本例の眼底写真を見る限りそれらは見られないので否定的。何より明らかなのは網膜表面の皺襞である。

診断名 網膜前膜

選択肢考察 × a 錐体細胞が多く存在する黄斑部の疾患では色覚異常の検出は予想されるが，診断には有

　　　用ではない。

× b　黄斑部疾患では視野検査で中心視野の障害が予想されるが，診断には有用ではない。

× c　この検査により，血管走行の異常や網膜循環動態，あるいは蛍光の漏出などの有無が確認でき，他疾患（加齢黄斑変性など）との鑑別には有用だが，造影剤を使用する検査であり，被検者の負担から第一選択でははない。

× d　ERGは網膜の機能をみる検査である。網膜色素変性症などの変性疾患の診断に有用。

○ e　OCTは造影剤などを用いずに短時間で眼底の網膜や視神経，また最近は脈絡膜や強膜の断層像まで得られる非侵襲的な検査で，本疾患の診断に有用である。

| 解答率 | a 0.2%， b 1.6%， c 22.1%， d 1.9%， e 74.0% |

コメント　「曲がって見える」「歪んで見える」をきたすのは，黄斑疾患である。その黄斑疾患の診断，経過観察には眼底の断層像までも観察できるOCT検査が短時間で非侵襲的であり，有用である。最近は血管までも観察可能になり，今後の出題も予想される。

| 正 解 | e | 正答率 74.0% | ▶参考文献　MIX 359 |

受験者つぶやき
・変視→黄斑部疾患→OCT です。1日目には OCT→黄斑部疾患で変視を選ぶ問題も出ていました。
・黄斑部の観察をしたいので OCT を選びました。

D

医学各論

Check ■ ■ ■

113D-60　55歳の男性。腰背部痛を主訴に来院した。30歳ころから腰背部痛をしばしば自覚していた。3か月前から腰背部痛が増悪し，両側肘関節および膝関節痛も出現したため受診した。眼瞼結膜と眼球結膜とに異常を認めない。心音と呼吸音とに異常を認めない。腹部は平坦，軟で，肝・脾を触知せず，圧痛を認めない。両側肘関節，両側膝関節，両側臀部および両側アキレス腱付着部に圧痛を認める。血液所見：赤血球446万，Hb 13.8 g/dL，Ht 42%，白血球6,200，血小板16万。血液生化学所見：尿素窒素12 mg/dL，クレアチニン0.7 mg/dL。免疫血清学所見：CRP 0.3 mg/dL，抗核抗体陰性，リウマトイド因子〈RF〉陰性，抗CCP抗体陰性。骨盤部エックス線写真（**別冊 No. 27**）を別に示す。

　この患者の腰背部痛の特徴はどれか。

a　発熱を伴うことが多い。

b　下肢に異常感覚を伴う。

c　腰背部痛は片側性である。

d　腰背部痛の発症時期が特定できる。

e　痛みは安静時に悪化し運動により改善する。

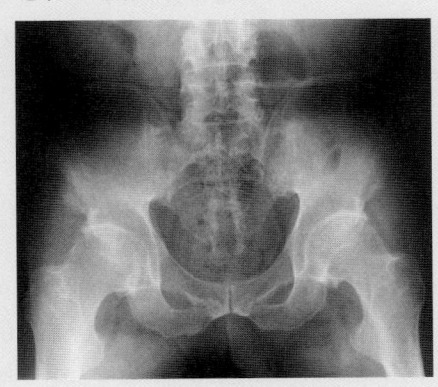

▶臨床eye　**Step 1**　55歳の男性　腰背部痛

　腰背部痛は極めて日常的な愁訴であり，鑑別は多岐にわたる。本例で重要な点は1）長期にわたる慢性的な症状で，2）関節リウマチのような小関節痛はみられない点である。

Step 2　病歴，身体所見

① 30歳ころからの腰背部痛 ⟶ 青年期からの慢性的な腰背部痛

②腰背部痛，両肘，両膝関節痛 ⟶ 手指・手首などの小関節は罹患していない。

③罹患関節の圧痛とアキレス腱付着部痛 ⟶ いわゆる関節炎の所見を欠き付着部炎が疑われる。

Step 3　検査所見

④白血球6,200，CRP 0.3 mg/dL ⟶ 全身性炎症所見は軽微である。

⑤抗核抗体陰性 ⟶ 全身性エリテマトーデスや全身性強皮症などの自己免疫疾患は可能性

が低い。

⑥リウマトイド因子陰性，抗CCP抗体陰性 ⟶ ②の身体所見も合わせ，関節リウマチの可能性は否定的である。

⑦骨盤部エックス線写真においては両側仙腸関節の不明瞭化と関節裂隙の狭小化を認め，また腰椎の辺縁硬化や骨粗鬆症像を認める。

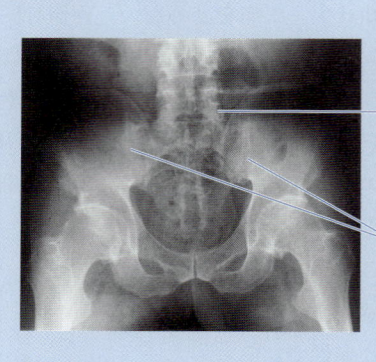

腰椎の辺縁硬化

仙腸関節の
不明瞭化

Step4　総合考察

　青年期に発症し，長期の経過を経た腰背部痛の症例である。小関節の関節炎がないことと血清学的データとから関節リウマチは否定的である。全身性エリテマトーデスや全身性強皮症などの抗核抗体強陽性の自己免疫疾患も否定的である。仙腸骨関節炎を起こし，青年期からの長期の経過を有する疾患としては強直性脊椎炎〈AS〉が最も考えられる。

診断名　強直性脊椎炎〈AS〉

選択肢考察
× a　ASは炎症所見は軽微であり，発熱も原則的に認めない。炎症が比較的限局されるためか，発熱やCRP上昇は軽微なことが多い。割れ問

× b　ASの腰痛は坐骨神経痛と間違われるが，神経や神経根に病変は及ばない。

× c　腰背部痛の主因である仙腸骨炎は両側性であり，痛みも両側性である。

× d　緩徐に発症し進行するため，発症時期の特定は困難である。リウマチ性多発筋痛症では痛みと発熱のタイミングが患者から指摘される。

○ e　ASの痛みの特徴であり，安静で脊椎が同一姿勢にあると痛みが増悪し，運動で軽快する。

解答率　a 31.2%，b 10.0%，c 1.2%，d 2.9%，e 54.6%

関連知識　ASではぶどう膜炎や大動脈弁閉鎖不全の合併がみられ，しばしば予後を規定する。また骨盤エックス線写真の変化を認めるのみで，発症に5年以上を要するとされ，結果的に診断の遅れともいうべき「慢性化」につながる。HLA-B27の陽性患者が多いことは有名であるが，その病因的意義はいまだ不明である。近年，関節リウマチに準じてメトトレキサートや生物学的製剤が治療に導入されるようになった。

正解　e　**正答率** 54.5%　　　　▶参考文献　**MIX** 192　**コンパクト** 158

受験者つぶやき
・強直性脊椎炎は出題されるだろうと噂になっていました。
・強直性脊椎炎は運動によって改善する変わった疾患であると記憶していました。アキレス腱付着部炎，リウマトイド因子陰性とエックス線画像から導けました。
・疾患はわかりましたが選択肢は難しかったです。

Check ▪▪▪

113D-61 52歳の男性。発熱を主訴に来院した。3日前に発熱と咳嗽および膿性痰が出現し，改善しないため来院した。5年前から糖尿病で内服治療中である。食事は普通に摂取でき，飲水もできている。意識は清明。体温39.1℃。脈拍112/分，整。血圧140/86 mmHg。呼吸数18/分。SpO$_2$ 97%（room air）。左下胸部で coarse crackles を聴取する。血液所見：白血球17,900（桿状核好中球4%，分葉核好中球84%，単球2%，リンパ球10%）。血液生化学所見：AST 62 U/L，ALT 54 U/L，尿素窒素16 mg/dL，クレアチニン0.8 mg/dL，血糖150 mg/dL。CRP 10.6 mg/dL。喀痰 Gram 染色で Gram 陽性双球菌を認める。尿中肺炎球菌迅速抗原検査が陽性である。胸部エックス線写真（**別冊** No. 28）を別に示す。

患者への説明として適切なのはどれか。

a 「肺炎ですが重症ではないので外来で治療しましょう」

b 「炎症反応が高く重症化しやすいので入院して治療しましょう」

c 「肺炎球菌性肺炎は死亡率が高いので集中治療室に入室しましょう」

d 「肝機能障害があり，重症化しやすいので入院して治療しましょう」

e 「糖尿病を合併しており，重症化しやすいので入院して治療しましょう」

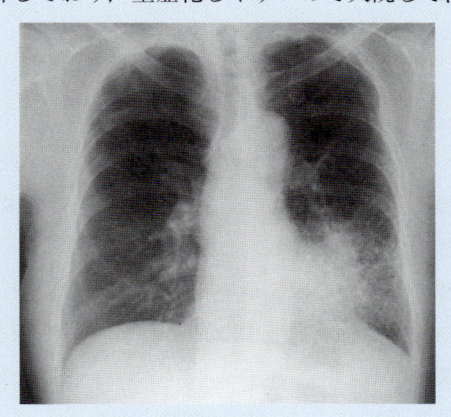

アプローチ ①52歳，3日前からの症状で来院 ➡ 中年の患者である。また入院中の患者ではない。

②食事，飲水可能，意識清明 ➡ 意識障害がなく日常生活動作の低下がない。

③体温39.1℃ ➡ 高熱患者である。

④血圧140/86 mmHg ➡ 血圧の低下はない。

⑤SpO$_2$ 97%（room air） ➡ 室内気で酸素飽和度の低下はない。

⑥白血球17,900，分葉核好中球84% ➡ 好中球増多による白血球増加がある。

⑦AST 62 U/L，ALT 54 U/L ➡ 軽度の肝機能障害がある。

⑧尿素窒素16 mg/dL，クレアチニン0.8 mg/dL ➡ 腎機能に異常がない。

⑨Gram 染色陽性双球菌，尿中肺炎球菌抗原陽性 ➡ 肺炎球菌性肺炎である。

画像診断

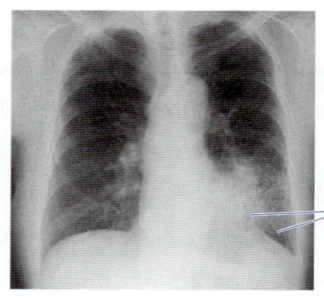

左中下肺野の広範囲な不均等陰影

　　左中下肺野に比較的広範囲に不均等陰影（縦隔側は濃度が濃く，末梢側は淡い）がみられ，この陰影により左心陰影および左横隔膜陰影の一部が不明瞭となっている（シルエットサインを考慮すると舌区と下葉に病変が存在すると推測される）。

鑑別診断　　糖尿病はあるが，入院についての記載はなく「市中」肺炎患者と考えられる。市中肺炎の症例の重症度判定と治療方針決定の問題である。判定法の中で最も一般的である A-DROP システム（日本呼吸器学会『成人肺炎診療ガイドライン2017』）では以下の所見を考慮し判定する。

　　A：年齢：男性70歳以上，女性75歳以上
　　D：尿素窒素 21 mg/dL 以上あるいは脱水
　　R：酸素飽和度 90% 以下
　　O：意識障害
　　P：収縮期血圧 90 mmHg 以下
　　・軽　症：上記5つの指標のいずれも満足しないもの，外来治療
　　・中等症：上記指標の1つまたは2つを有するもの，外来または一般病棟
　　・重　症：上記指標の3つを有するもの，一般病棟
　　・超重症：上記指標の4つまたは5つを有するもの（ただし，意識障害，ショックがあれば
　　　　　　　1項目のみでも超重症とする），4つは一般病棟または ICU，5つは ICU での治
　　　　　　　療が推奨される。

診断名　　市中肺炎（肺炎球菌性肺炎）

選択肢考察　○a　提示された症例は A-DROP は0点であり，上記の軽症と判断され，外来での治療が推奨される。

　　×b　A-DROP では炎症反応の高さの規定はなく，重症化しやすいかどうかは炎症反応だけでは判断できない。

　　×c　肺炎球菌性肺炎は市中肺炎の中でも頻度の高い肺炎であるが，重症化しやすいとはいえず，集中治療室での治療が推奨されているわけではない。

　　×d　抗菌薬の選択に際して合併症としての肝機能障害に留意することは重要であるが，肺炎の重症度判定や治療方針に直接関わる情報ではない。

　　×e　難治性の観点から合併症としての糖尿病に留意することは重要であるが，肺炎の重症度判定や治療方針に直接関わる情報ではない。糖尿病合併の有無や血糖値は A-DROP には含まれていない。**割れ問**

解答率　a 50.4%，b 6.5%，c 0.1%，d 0.4%，e 42.3%

D

医学各論

関連知識 重症度判定と治療方針決定にはいくつかの指標があり，客観的な指標を十分評価して診療することが求められる。実際の臨床の場では，患者の状態は経時的変動があることを銘記し，一度の重症度判定の結果にこだわらず，患者の状態に臨機応変に対応し，適切に診療にあたることが求められる。

正　解　a　**正答率 50.4%**　　　　　　　　　　　　　　　　　▶参考文献 **MIX** 236

受験者つぶやき

・A-DROP，CURB65 には引っかかりませんが，I-ROAD の免疫不全に糖尿病の易感染性は含まれるのか？と疑心暗鬼になってしまいました。
・肺炎の入院は A-DROP です。

Check ☐☐☐

113D-62　70 歳の男性。下肢の皮疹を主訴に来院した。自宅近くの診療所で 3 か月前に受けた血液検査で異常はなかった。3 日前に両下肢の点状の皮疹に気付き，増加したため受診した。50歳から高血圧症で内服治療中である。市販薬は内服していない。体温 36.4℃，脈拍 72/分，整。血圧 138/82 mmHg。腹部は平坦，軟で，肝・脾を触知しない。上肢の採血部位に紫斑を認める。両下肢に紫斑を多数認める。血液所見：赤血球 463 万，Hb 13.2 g/dL，Ht 40%，白血球 6,400（分葉核好中球 55%，好酸球 1%，好塩基球 2%，単球 6%，リンパ球 36%），血小板 0.8 万。血液生化学所見：総蛋白 7.0 g/dL，アルブミン 4.5 g/dL，AST 32 U/L，ALT 25 U/L，LD 186 U/L（基準 176〜353），尿素窒素 12 mg/dL，クレアチニン 0.6 mg/dL，血糖 86 mg/dL，Na 142 mEq/L，K 4.1 mEq/L，Cl 104 mEq/L。骨髄血塗抹 May-Giemsa 染色標本で巨核球を認める。造血細胞に形態異常は認めない。

　　治療方針の決定に有用な検査はどれか。

　　a　尿素呼気試験　　　　　　　　　b　血小板機能検査
　　c　骨髄染色体検査　　　　　　　　d　薬剤リンパ球刺激試験
　　e　組織適合抗原〈HLA〉検査

アプローチ　①3 か月前に受けた血液検査で異常なし━━▶後天性出血性素因

②両下肢の点状皮疹，両下肢に紫斑多数━━▶つまり，点状出血の多発（点状出血：血小板や血管に起因した出血性素因）

③血小板 0.8 万と著減━━▶血小板数低下が原因の出血

④骨髄像では，巨核球を認めており形態異常はなし━━▶造血器悪性腫瘍は否定的

鑑別診断　血小板数の低下の原因には，以下がある。

1）血小板破壊や凝集の亢進（血小板産生は正常）：DIC，TMA，HIT，ITP など

2）骨髄抑制・骨髄不全（血小板産生低下）：造血器悪性腫瘍，血球貪食症候群，固形癌（骨髄浸潤あり），化学療法，放射線療法，薬物，一部のウイルス感染症，一部の血液疾患など

3）血小板分布異常：脾腫など

　　骨髄像では異常はないために，2）の疾患は否定される。血液凝固検査の提示がないため，正常と判断して，DIC は否定的である。LD が正常であり TMA でもない。HIT を疑うような

ヘパリンの先行使用もない。身体所見から，脾腫もない。

　免疫性血小板減少性紫斑病〈ITP〉は，血液検査では血小板数低下のみがみられる疾患である。点状出血の多発も説明可能である。

　なお，血小板数低下の原因が，骨髄での産生低下に起因するか否かを鑑別するのに重宝な検査が，「未成熟血小板比率〈immature platelet fraction：IPF〉」である。骨髄穿刺検査をしなくても，骨髄での血小板産生能を評価可能である。ITP では，IPF は上昇する。今後の国試で問われる可能性があるため，記憶しておきたい。

診 断 名　免疫性血小板減少性紫斑病〈ITP〉（かつては特発性血小板減少性紫斑病という呼称であった）

選択肢考察
- ○a　ITP では，血小板数の低下度や出血症状の重症度で対応が変わってくる。ピロリ菌が陽性であれば，除菌療法に成功することで，6 割の患者で血小板数の回復が期待できる。副腎皮質ステロイドと比較して，除菌療法の副作用は格段に少なく，ピロリ菌が陽性例では真っ先に除菌療法を行いたい。ただし，出血症状が高度であれば，副腎皮質ステロイドの投与も開始する。悩ましいところであるが，まずは除菌療法のみで経過観察できる症例と判断したい。
- ×b　血小板機能検査としては，血小板凝集能が有名である。血小板数が正常であるけれども血小板機能低下が疑われる場合に行う検査である。なお，血小板数が著減していると，血小板凝集能検査自体も行うことができない。
- ×c　ITP は時に骨髄異形成症候群〈MDS〉との鑑別が問題になる。骨髄染色体検査は行っておきたいが，造血細胞に形態異常は認めないと書かれており，本問では必須ではないと判断。ただし，悩ましい選択肢である。
- ×d　薬剤アレルギーの診断に用いられる。
- ×e　造血幹細胞移植を考慮する場合に行われる検査である。

解 答 率　a 88.4%，b 7.7%，c 2.4%，d 0.6%，e 0.7%

関連知識　＜免疫性血小板減少性紫斑病〈ITP〉の治療＞
1) 血小板数が 3 万/μL 以上かつ無症状：経過観察。
2) ピロリ菌の除菌療法：ピロリ菌陽性であれば是非とも行うべき治療。副作用はほとんどなく，約 6 割の患者で，血小板数が回復。
3) 副腎皮質ステロイド療法：血小板に対する自己抗体を消失させることを期待した治療。
4) 脾摘：除菌療法やステロイド療法が無効であった場合に考慮。血小板破壊の場となる脾臓を除去して，血小板が破壊されないようにすることを期待した治療。
5) 免疫グロブリン大量療法：通常は脾摘の 1 週間前から点滴で投与。効果は一時的であるため，原則として脾摘とセットで考慮する治療。
6) トロンボポエチン受容体作動薬：巨核球・血小板産生刺激因子であるトロンボポエチンの受容体に結合し，巨核球の成熟を促進し血小板産生を亢進させる薬剤。有効率は 8〜9 割と高い。ただし，未知の副作用出現の可能性を否定できず，第一選択薬にはならない。また，血栓症の副作用も報告されている。

＜出血原因究明のための検査＞

必須項目

血算（血小板数）	血小板数低下の有無
PT	ビタミン K 欠乏症，ワルファリン過量の有無など
APTT	von Willebrand 病，血友病の有無など
フィブリノゲン	DIC の有無
FDP（および D ダイマー）	DIC の有無

随時項目

第XIII因子	第XIII因子欠乏症またはインヒビターの診断
VWF 抗原＆活性	von Willebrand 病の診断
PIVKA-II	ビタミン K 欠乏症の確定診断
血小板凝集能	血小板機能の評価
TAT，PIC，α_2PI	DIC（特に線溶亢進型 DIC）の診断

正　解　a　**正答率** 88.3%　　　　　　　　　　▶参考文献　MIX 133

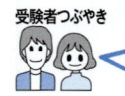
受験者つぶやき

・血小板減少，紫斑，巨核球の増加で ITP 決め打ちでした。
・ITP の治療の 1st はピロリ除菌です。珍しいので覚えていました。血液疾患の治療は問われやすく得点源なので直前に復習しておいてよかったです。
・*H.pylori* が原因で起こる疾患はすべて重要です。

Check ☐ ☐ ☐

113D-63　30歳の女性。発熱，全身倦怠感と悪心を主訴に来院した。15歳時に全身性エリテマトーデス〈SLE〉とループス腎炎（WHO分類Ⅳ型）を発症し，数度の再燃を繰り返していた。3週間前の定期受診時には，症状，身体所見および検査上に異常を認めず，プレドニゾロン5mg/日，アザチオプリン100mg/日の内服継続を指示された。5日前に発熱，悪心および左腰背部痛が出現し，自宅近くの医療機関を受診した。尿所見：蛋白1＋，潜血1＋，白血球3＋，細菌3＋。血液所見：白血球12,000。CRP 8.8mg/dL。尿路感染症と診断され，レボフロキサシンを内服し，2日後に解熱した。しかし，昨日から全身痛と悪心が出現したため受診した。最終月経は10日前から5日間。意識は清明。体温37.6℃。脈拍92/分，整。血圧88/50mmHg。呼吸数24/分。SpO₂ 99％（room air）。皮膚粘膜疹を認めない。Jolt accentuationを認めない。心音と呼吸音とに異常を認めない。腹部は平坦，軟で肝・脾を触知しない。圧痛を認めない。関節腫脹や可動域制限を認めない。肋骨脊柱角の叩打痛を認めない。尿所見：蛋白（－），白血球1～4/HPF，赤血球1～4/HPF，細菌（－）。血液所見：白血球4,500。血液生化学検査：尿素窒素14mg/dL，クレアチニン0.6mg/dL，血糖77mg/dL，Na 124mEq/L，K 5.1mEq/L，Cl 92mEq/L，TSH 1.2μU/mL（基準0.5～5.0），FT₄ 1.0ng/dL（基準0.9～1.7）。CRP 3.1mg/dL。自宅近くの医療機関での血液培養の結果は2セット陰性であった。生理食塩液の輸液を開始した。

次に行うべき対応はどれか。

a　フロセミドの静注　　　　　　　　　b　アザチオプリンの増量

c　甲状腺ホルモンの補充　　　　　　　d　カルバペネム系抗菌薬投与

e　ヒドロコルチゾン静脈内投与

アプローチ　①発熱，全身倦怠感，悪心 ➡ 胃腸炎などの感染性疾患を疑う。

②SLEとループス腎炎の既往＋ステロイドと免疫抑制薬の定期服用 ➡ 基礎疾患は安定，ただし合併症や薬の副作用も考慮

③5日前に発熱，悪心，左腰背部痛＋尿および血液検査で異常あり ➡ 尿路感染症に対し，抗菌薬を投与済み

④全身痛，悪心，体温37.6℃，血圧88/50mmHg，呼吸数24/分 ➡ 何らかの原因により，微熱，血圧低下，頻呼吸を認める。

⑤皮膚粘膜疹なし ➡ 薬剤やウイルス感染症に伴うStevens-Johnson症候群〈SJS〉は否定的

⑥Jolt accentuationなし ➡ 髄膜刺激症状はなく，髄膜炎は否定的（ただし例外もある）

⑦心音，呼吸音，腹部所見，関節，肋骨脊柱系に異常なし ➡ 心疾患，肺炎，消化器疾患，原疾患の増悪，尿路感染症は否定的

⑧Na 124mEq/L，K 5.1mEq/L，CRP 3.1mg/dL ➡ 血圧低下を伴う低Na血症＋高K血症の原因を考える。軽度の炎症反応は，原因の特定には有用ではない。

⑨甲状腺機能正常 ➡ 甲状腺クリーゼや甲状腺機能低下症による血圧低下は否定的

⑩血液培養は陰性 ➡ 抗菌薬の投与前か後かは文中では不明。敗血症を積極的には示唆しない。

⑪生理食塩液の輸液を開始 ⟶ 循環不全によるショックに対する初期治療

鑑別診断　「アプローチ」①，③より，感染症をまず考えるが，⑥，⑦，⑩より除外される。②，⑤より，原疾患の増悪や薬剤・感染症による SJS も否定的である。④，⑧，⑪より，何らかの原因による低 Na 血症，高 K 血症，血圧低下を認めているが，②，⑧より，長期のステロイド内服患者において，感染を契機に発症した副腎不全（シックデイ）を第一に考える。原因不明のショック，腹痛，発熱，関節痛，低血糖をみたら，副腎不全を鑑別に挙げることが大切である。

診断名　副腎クリーゼ（急性副腎不全）の疑い

選択肢考察　× a　循環不全による血圧低下と低ナトリウム血症に対して生理食塩液を輸液中であり，むしろ**禁忌**である。

　× b　原疾患の増悪を示唆するような関節症状，浮腫，皮疹などの臨床所見はない。

　× c　甲状腺機能は正常下限だが，仮に甲状腺機能低下症に対して甲状腺ホルモンを補充する場合でも，副腎皮質ホルモンの投与に先行してはならない。

　× d　尿および血液検査の結果では，感染症を積極的に示唆する所見はない。

　○ e　副腎不全の場合には必須である。検査結果を待たずに速やかに治療を開始する。

解答率　a 3.5%，b 3.8%，c 0.2%，d 2.2%，e 89.4%

関連知識　副腎クリーゼの誘因は，胃腸炎などの感染症や，外傷・手術などのストレス時が多く，慢性副腎不全患者の約 4 割に副腎クリーゼの経験があるとされる。症状は，悪心・嘔吐・腹痛・発熱・全身倦怠感など，多彩で非特異的なものが多く，副腎不全を疑うことが重要である。また患者には，シックデイやストレス時のステロイドカバー（グルココルチコイドの通常量の 2 ～ 3 倍への増量）について十分に説明しておく。

正解　**e**　**正答率 89.4%**　　▶参考文献　**MIX** 344

受験者つぶやき
・副腎クリーゼにはステロイド！　……が，選択肢にない！？と一瞬焦りました。
・急性副腎不全にはまずコルチゾール！
・尿路感染によって副腎クリーゼになってしまったと考えました。

Check ■ ■ ■

113D-64 34歳の初妊婦（1妊0産）。妊娠32週0日。下腹部痛と性器出血を主訴に来院した。数日前から軽度の下腹部痛があり様子をみていたが，本日朝に少量の性器出血があったため受診した。妊娠30週5日に行われた前回の妊婦健康診査までは，特に異常を指摘されていなかった。来院時の腟鏡診で淡血性の帯下を少量認めた。内診で子宮口は閉鎖していた。腹部超音波検査では胎児は頭位で形態異常はなく，推定体重は1,850g，胎盤は子宮底部に付着し，羊水指数〈AFI〉は18.0cmであった。胎児心拍数陣痛図（**別冊No.29A**）及び経腟超音波像（**別冊No.29B**）を別に示す。

まず行うべき処置として適切なのはどれか。**2つ選べ**。

a 抗菌薬投与
b NSAIDs投与
c β₂刺激薬投与
d 子宮頸管縫縮術
e 副腎皮質ステロイド投与

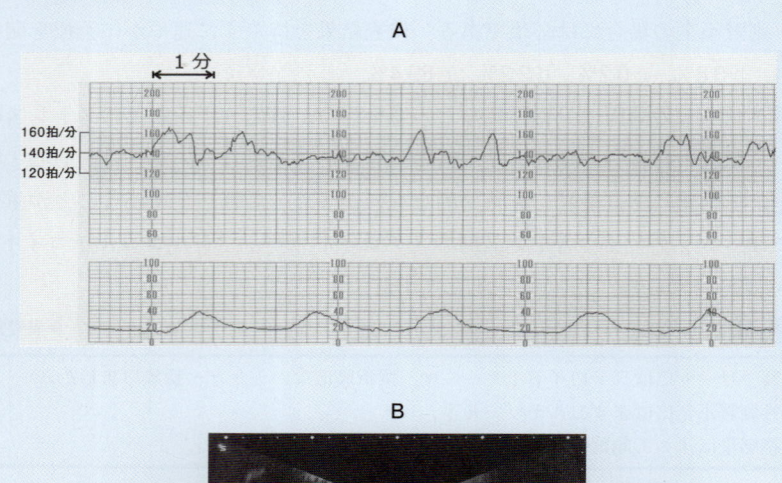

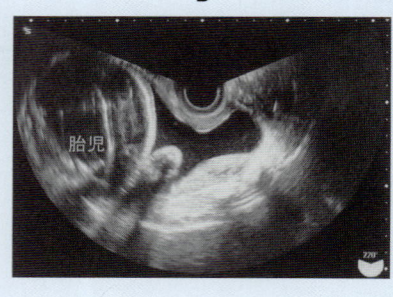

アプローチ
①下腹部痛と性器出血を主訴に来院 → 切迫早産を疑う。

②数日前から軽度の下腹部痛があり → 子宮収縮を疑う。

③内診で子宮口は閉鎖していた → 少なくとも進行する早産を否定できる。

④胎盤は子宮底部に付着し，羊水指数〈AFI〉は18.0cmであった → 前置胎盤は否定され，破水は否定的である。

画像診断

A

一過性頻脈

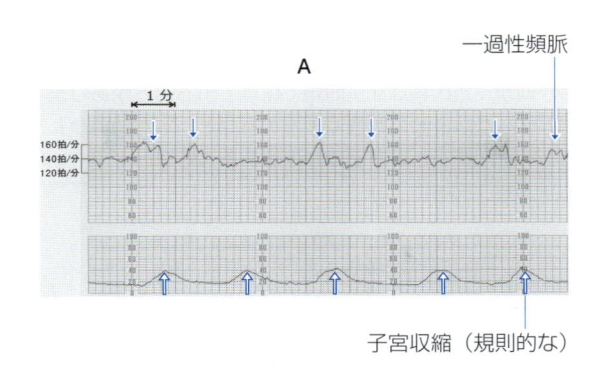

子宮収縮（規則的な）

B

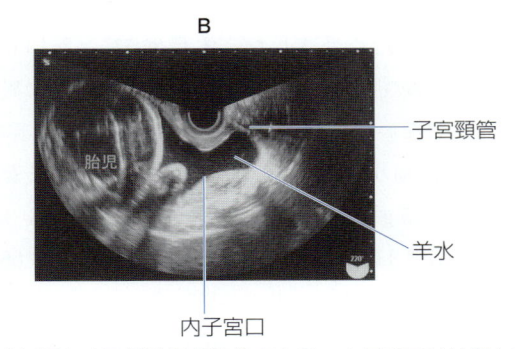

胎児

子宮頸管

羊水

内子宮口

主に頸管領域を観察する経腟超音波像である。内子宮口は拡張して，
羊膜内の羊水が頸管内に先進して頸管長短縮の像を呈している。周囲に
胎盤は認められない。

鑑別診断　　超音波検査結果からは，頸管無力症との鑑別診断が必要となる。しかし頸管無力症は妊娠中期に発症することが多く，下腹痛や性器出血を伴わない。そのほかに，前置胎盤，頸管ポリープなどとの鑑別診断が必要となるが，超音波検査にて胎盤の位置，羊水腔などの診断，腟鏡診や内診にて子宮頸部異常の診断は容易に行える。本症例では，定期的な子宮収縮に伴う頸管長の短縮が認められることから切迫早産と診断される。

診断名　切迫早産

選択肢考察
×a　現時点では必要ない。

×b　子宮収縮の痛みには無効。

○c　子宮の収縮が認められるので必要。

×d　頸管無力症に対して行う術式であり，本症例での適応はない。

○e　早産の可能性があるため，肺の成熟を促すことは重要。

解答率　a 25.6％，b 0.4％，c 93.3％，d 28.9％，e 48.9％

関連知識　　経腟超音波を使った頸管長の検査は切迫早産の診断に有用であるが，子宮収縮がない時には頸管短縮像が認められないこともある。このため，疑わしい場合には頸管を超音波プローブにて刺激するなどして外子宮口の開大を誘発する必要がある。また，早産既往などの情報が診断する上で役に立つ。

正解　c，e　**正答率 45.0％**　　　　▶参考文献　MIX 328　チャート 産 171

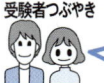

受験者つぶやき

・塩酸リトドリンが β₂ 刺激薬であることはリベンジ問題で来るだろうと言われていました。過去に一般問題で正答率が低かった内容は症例問題で化けて出ることがあります。
・a，c，e で悩みました。妊婦の状態や破水の有無といった情報がもう少し欲しかったです。
・肺を成熟させるためにステロイドが必要かと思いました。

Check ■ ■ ■

113D-65 52 歳の男性。眼瞼と頸部の腫脹を主訴に来院した。1 年前から両側眼瞼の腫脹に気付いていた。半年前から両側の顎下部の腫脹も自覚していた。最近，眼瞼の腫脹が増大傾向であり，また鼻閉も伴ったため受診した。体温 36.5℃。脈拍 64/分，整。血圧 110/76 mmHg。両側眼瞼および顎下部の腫脹を認める。心音と呼吸音とに異常を認めない。腹部は平坦，軟で，肝・脾を触知しない。圧痛を認めない。血液所見：赤血球 423 万，Hb 12.9 g/dL，Ht 37%，白血球 6,400，血小板 21 万。血液生化学所見：尿素窒素 13 mg/dL，クレアチニン 0.5 mg/dL，総蛋白 8.5 g/dL，アルブミン 3.9 g/dL，IgG 3,305 mg/dL（基準 960〜1,960），IgA 159 mg/dL（基準 110〜410），IgM 67 mg/dL（基準 65〜350），IgE 350 IU/mL（基準 250 以下），総ビリルビン 0.9 mg/dL，AST 22 U/L，ALT 16 U/L，γ-GTP 34 U/L（基準 8〜50），アミラーゼ 122 U/L（基準 37〜160）。免疫血清学所見：抗核抗体陰性，リウマトイド因子〈RF〉陰性。眼窩部単純 CT（**別冊 No. 30A**）及び腹部造影 CT（**別冊 No. 30B，C**）を別に示す。

診断に有用な検査はどれか。**2 つ選べ。**

a 肝生検 b 涙腺生検
c 血清 IgG4 測定 d 経静脈性胆道造影
e 血清 MPO-ANCA 測定

A B C

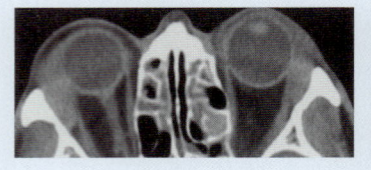 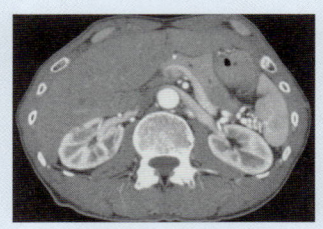 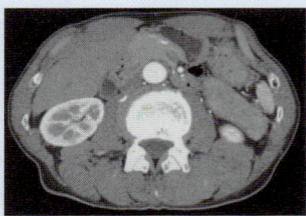

アプローチ

①両側性の眼瞼や顎下部の腫脹 ➡ 軟部組織や腺組織の非感染性の腫脹を示唆。感染性なら片側性が多い。

②鼻閉 ➡ アレルギー性鼻炎や副鼻腔炎の可能性

③IgG 3,305 mg/dL の高ガンマグロブリン血症 ➡ 多発性骨髄腫のほかに慢性炎症性疾患も考慮する。

④抗核抗体，リウマトイド因子ともに陰性 ➡ 全身性エリテマトーデスや関節リウマチなどの可能性はいくぶん低下する。

画像診断

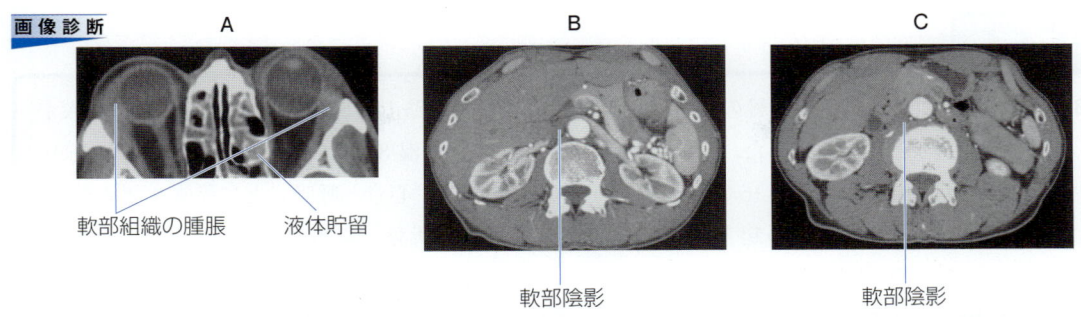

A 軟部組織の腫脹　液体貯留

B 軟部陰影

C 軟部陰影

　眼窩部単純 CT では両側眼窩の軟部組織・涙腺の腫脹を認め，副鼻腔には液体貯留がみられ副鼻腔炎を呈している。腹部造影 CT では腹部大動脈周囲に軟部陰影が増生しており，後腹膜線維症が疑われる。

鑑別診断　「アプローチ」①，②および眼窩部 CT より両側眼窩と副鼻腔に炎症の存在が示唆される。一元的に考えれば両側顎下部も炎症性の腫大と考えられる。また腹部 CT 所見の後腹膜線維症も炎症の終末像としての線維化と考えれば，本例は広範な全身性炎症性疾患と考えられる。これは③にも符合する。④の否定材料から多くの自己免疫疾患の可能性が（完全ではないが）除外される。血管炎症候群のように強い炎症所見を示さず線維化が進行する本例に合致するのは IgG4 関連疾患である。

診 断 名　IgG4 関連疾患（副鼻腔炎，涙腺炎，顎下腺炎，後腹膜線維症）

選択肢考察
- ×a　肝臓に IgG4 産生性形質細胞の浸潤は起こりうるが，肝胆道系酵素は正常であり，肝生検から期待できる情報は少ない。
- ○b　腫脹して炎症細胞の浸潤が想定される涙腺からは情報が得られる可能性が高い。
- ○c　IgG4 関連疾患では血清 IgG4 の高値（135 mg/dL 以上）をとるが必須ではない。病理検体で顕微鏡下の IgG4 陽性形質細胞の増加が重要である。
- ×d　腫瘤形成性膵炎や硬化性胆管炎を起こしうるが，選択肢 a と同じ理由で情報は得難いと思われる。
- ×e　発熱や関節炎などの全身性炎症所見を欠き，病像は血管炎症候群と異なる。MPO-ANCA が陽性となる可能性は低い。

解 答 率　a 6.4%，b 79.6%，c 98.2%，d 5.6%，e 9.0%

コメント　IgG4 関連疾患は驚くほど広範囲な病変を有する。意外な病変がこれからも出題されるであろう。慶應義塾大学病院の web site（http://kompas.hosp.keio.ac.jp/sp/contents/000720.html）にわかりやすくまとめてあるので参考にしていただきたい。前立腺炎・前立腺肥大あたりが盲点か。

正 解　b，c　**正答率 78.8%**　　▶参考文献　MIX 409

受験者つぶやき
- ・選択肢を読んで IgG4 関連疾患をひらめきました。
- ・IgG4 関連疾患はだいたい言えるようになっておいた方がいいです。
- ・IgG4 関連疾患では自己免疫性膵炎も重要です。

D 医学各論

Check ■ ■ ■

113D-66　20歳の男性。歩行困難のため救急車で搬入された。路上で倒れているところを通行人が発見し救急車を要請した。意識レベルは JCS I -3。体温 36.2℃。心拍数 72/分，整。血圧 112/80 mmHg。呼吸数 16/分。SpO$_2$ 94%（room air）。心音と呼吸音とに異常を認めない。四肢の筋力低下のため起き上がれない。血液生化学所見：総蛋白 7.8 g/dL，アルブミン 3.8 g/dL，尿素窒素 12 mg/dL，クレアチニン 1.1 mg/dL，Na 136 mEq/L，K 1.9 mEq/L，Cl 106 mEq/L，Ca 8.8 mg/dL，P 2.5 mg/dL。動脈血ガス分析（room air）：pH 7.24，PaCO$_2$ 38 Torr，PaO$_2$ 88 Torr，HCO$_3^-$ 16.0 mEq/L。遅れて来院した家族の話では以前からシンナー（有機溶剤トルエン含有）吸引の習慣があったという。

今後起こりうる可能性があるのはどれか。**2つ選べ。**

a　下　痢　　　　　　b　胆管癌　　　　　　c　呼吸筋麻痺

d　腱反射亢進　　　　e　多源性心室頻拍

アプローチ　①20歳の男性，歩行困難 ⟶ 事故，中毒も含めた広範囲な疾患を考慮

②意識レベルは JCS I -3 ⟶「刺激しないでも覚醒している状態」だが，「自分の名前，生年月日が言えない」状態

③四肢の筋力低下，K 1.9 mEq/L ⟶ 酸・塩基代謝異常の有無の確認

④シンナー（有機溶剤トルエン含有）吸引の習慣 ⟶ 慢性の有機溶剤中毒

鑑別診断　「アプローチ」①，②の症状は③によるものである可能性がある。酸・塩基異常については，pH 7.24（基準 7.36〜7.44），HCO$_3^-$ 16.0 mEq/L（基準 22〜26）から，代謝性アシドーシス。ただしアニオンギャップは正常（Na-Cl-HCO$_3^-$＝136-106-16＝14 mEq/L，基準 12±4）。尿中カリウム排泄のデータはないものの，④による尿中カリウム排泄が増加したことによる可能性がある。

診断名　有機溶剤中毒

選択肢考察　×a　腸閉塞を起こす可能性はある。

×b　有機溶剤中毒と胆管癌発生は関係しない。

○c　筋力の低下が呼吸筋に及ぶ可能性がある。

×d　腱反射亢進はきたさない。

○e　心電図による確認も必要とされる。

解答率　a 22.1%，b 21.4%，c 63.7%，d 22.3%，e 69.3%

関連知識　トルエン曝露によりアニオンギャップ正常の代謝性アシドーシス・低カリウム血症をきたす機序は，トルエンが肝臓で代謝され，安息香酸を経て馬尿酸を生じるが，安息香酸を生じる際に H$^+$ が産生され，代謝性アシドーシスをきたす。また，馬尿酸は陰イオンであり，この尿中排泄に伴い Na，K，NH$_4$ などの陽イオンも尿中に喪失するため，と考えられる。

正　解　**c，e**　**正答率 40.0%**　　　　　▶参考文献 **MIX** 14

受験者つぶやき

・シンナー中毒の症状は思い出せませんでしたが，低 K 血症で起こりそうなものを選びました。
・電解質異常は不整脈を引き起こすイメージがあり，選択できました。

・シンナー中毒はほぼ勉強していなかったですが，低カリウム血症をもとに考えました。

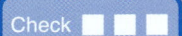

113D-67　52歳の男性。脱力を主訴に来院した。3か月前から，帰宅時に駅の階段を途中で休まずには昇れなくなったため受診した。血液検査で抗アセチルコリン受容体抗体が陽性であった。胸部エックス線写真（**別冊** No. **31A**）及び胸部造影CT（**別冊** No. **31B**）を別に示す。

　　この患者で検索すべき合併症はどれか。**2つ選べ**。

a　赤芽球癆　　　　　　　　　　　　b　気管支喘息
c　高尿酸血症　　　　　　　　　　　d　2型糖尿病
e　低ガンマグロブリン血症

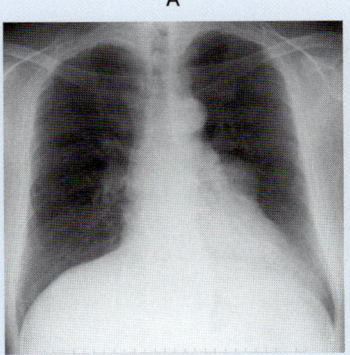

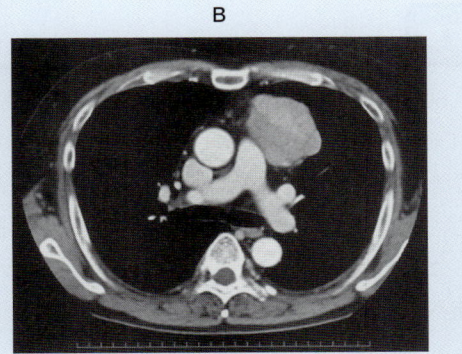

アプローチ　①3か月前から駅の階段の昇りが困難 ⟶ 慢性の神経筋疾患を考える。
　　　　　　　②抗アセチルコリン受容体抗体陽性 ⟶ 重症筋無力症と診断される。

画像診断

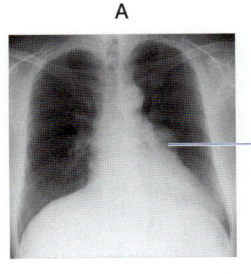

左心陰影に重なる腫瘤

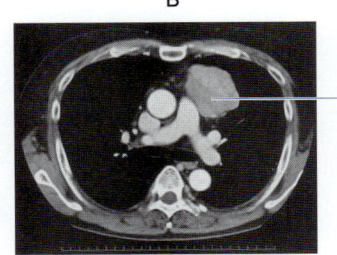

前縦隔の，比較的均一に造影される境界明瞭な腫瘤

胸部エックス線写真，胸部造影CTより，前縦隔腫瘍と診断される。

鑑別診断　「アプローチ」②より重症筋無力症と診断される。また，「画像診断」にて前縦隔に腫瘤を認め，このため前縦隔腫瘍は胸腺腫と考えられる。なお，胸腺腫は自己免疫疾患を合併する頻度が高い。

診断名　重症筋無力症，胸腺腫

選択肢考察　○ a　赤芽球癆は高頻度に合併する。

　　　× b　気管支喘息とは無関係である。

　　　× c　高尿酸血症とは無関係である。

　　　× d　2型糖尿病とは無関係である。

　　　○ e　低ガンマグロブリン血症を合併する。

解 答 率　a 92.6%，b 13.4%，c 8.5%，d 9.0%，e 75.1%

関連知識　　胸腺腫は多くの自己免疫疾患を合併する。重症筋無力症のほか，赤芽球癆や低ガンマグロブリン血症の合併頻度が高い。

正　解　**a，e**　**正答率 70.8%**　　　　　▶参考文献　**MIX** 250

受験者つぶやき　
・胸腺腫と赤芽球癆が関連していることは思い出せましたが，あと1つはわかりませんでした。
・胸腺腫を合併する疾患は3つ！　MG，赤芽球癆，低ガンマグロブリン血症です。
・赤芽球癆しか覚えておらずピンチでした。

Check ■ ■ ■

113D-68　60歳の女性。1か月前から37℃台の微熱があり，1週間前に頸部のしこりに気付いた。2日前から背部，前胸部に紅斑が出現し，38℃台の発熱，倦怠感が強くなり，食事摂取もできなくなったため家族に連れられて来院した。家族歴は，母親が血液疾患のため60歳で死亡。末梢血塗抹May-Giemsa染色標本（**別冊 No. 32**）を別に示す。

　　この患者が有していると考えられる疾患の原因ウイルスについて正しいのはどれか。**2つ選べ**。

　　a　抗ウイルス薬が有効である。

　　b　母乳感染によることが多い。

　　c　献血で発見されることがある。

　　d　妊娠中に感染すると児に聴力低下を高率に起こす。

　　e　妊娠中に感染が判明したら，出産後にガンマグロブリン注射を行う。

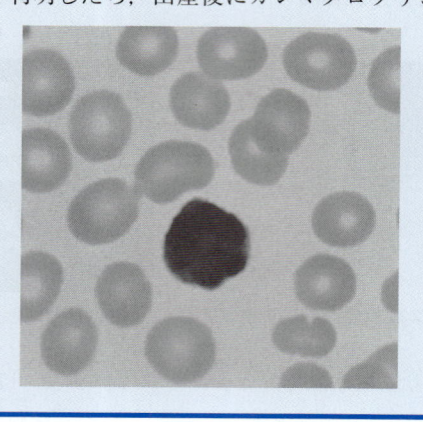

アプローチ　① 60歳の女性，頸部のしこり ━━▶ リンパ節腫脹を疑う。

　　②背部，前胸部の紅斑 ━━▶ 発疹を伴うウイルス感染症，膠原病，T細胞性腫瘍を考える。

　　③高熱，倦怠感，摂食できない ━━▶ 感染症，脱水など

④家族歴で母親が 60 歳時に血液疾患で死亡 ➡ 遺伝性または母児感染で発症する血液疾患を考える。

画像診断

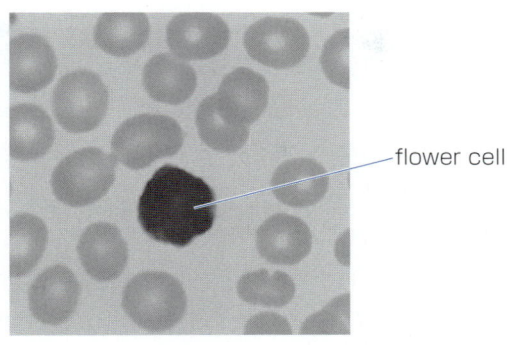

flower cell

末梢血塗抹 May-Giemsa 染色標本で，核の切れ込みのある flower cell が検鏡される。成人 T 細胞白血病・リンパ腫で認められる特徴的な細胞である。

鑑別診断　リンパ節腫脹と思われる頸部のしこり，T 細胞系腫瘍でしばしば認められる皮膚浸潤を疑う紅斑，家族歴，末梢血で特徴的な flower cell が検鏡されることを総合すると，成人 T 細胞性白血病・リンパ腫と診断される。

診断名　成人 T 細胞白血病・リンパ腫〈ATL〉

選択肢考察
- ×a　現在のところ有効な抗ウイルス薬が存在しない難治性の造血器腫瘍である。
- ○b　主な感染経路は母乳を介した母児感染（垂直感染）である。
- ○c　献血時に測定する抗 HTLV-Ⅰ抗体の陽性所見によりキャリアとして発見されることがある。
- ×d　妊娠時の感染により児に聴力低下をきたすのは風疹ウイルス，サイトメガロウイルスである。
- ×e　HTLV-Ⅰ感染の予防に対してガンマグロブリン注射の有用性はない。また，有効なワクチンもいまだ開発されていない。

解答率　a 9.3%，b 97.2%，c 87.2%，d 2.2%，e 3.3%

関連知識　ATL の生涯発症率は全キャリアの約 5% 程度とされ，発症平均年齢は 55 歳である。主な感染経路は母乳を介した母児感染であるが，妊娠時のスクリーニング検査の普及と母親がキャリアの場合には人工乳への切り替えにより，ウイルスキャリア数は減少傾向にある。白血化した CD4 陽性 T 細胞からは PTHrP〈副甲状腺ホルモン関連蛋白〉が分泌されるため，高カルシウム血症から口渇，意識障害をきたすことがある。

正解　**b，c**　**正答率** **85.8%**　　　　▶参考文献　MIX 130

受験者つぶやき
- ・よく献血に行くので，ATL が発見されることは知っていました。それにしても同じ疾患の同類の病理画像が連日出ることなんてあるんですね。
- ・ATL 2 問目です。1 日目に治療薬が出題されていたので夜に復習しました。1 日目にわからなかったところは調べておくと 2 日目の助けになります。
- ・母子感染症は胎児への影響とその後の対応が重要です。

D 医学各論

113D-69　62歳の男性。腹部膨満感と褐色尿を主訴に来院した。1か月前から腹部膨満感と時々，尿の色が濃くなることを自覚していた。飲酒は機会飲酒で，薬剤の服用はない。身長169 cm，体重62 kg。体温36.1℃。脈拍68/分，整。血圧134/86 mmHg。呼吸数14/分。眼瞼結膜と眼球結膜とに異常を認めない。心音と呼吸音とに異常を認めない。腹部は平坦，軟で，肝・脾を触知しない。尿所見：蛋白（−），糖（−），ウロビリノゲン（±），潜血（±）。血液所見：赤血球428万，Hb 14.5 g/dL，Ht 47%，白血球9,300，血小板20万。血液生化学所見：アルブミン4.0 g/dL，総ビリルビン1.3 mg/dL，直接ビリルビン0.9 mg/dL，AST 98 U/L，ALT 106 U/L，ALP 492 U/L（基準115〜359），γ-GTP 92 U/L（基準8〜50），アミラーゼ58 U/L（基準37〜160），クレアチニン0.6 mg/dL。CRP 1.1 mg/dL。腹部超音波検査で異常を認めない。上部消化管内視鏡像（**別冊** No.33）を別に示す。

　　まず行うべきなのはどれか。**2つ選べ。**

a　生　検　　　　　　　　　　　　b　利胆薬投与

c　内視鏡的乳頭切開術　　　　　　d　経皮的胆道ドレナージ

e　磁気共鳴胆管膵管撮像〈MRCP〉

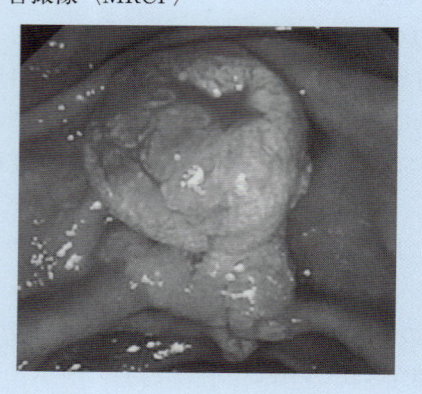

アプローチ　①62歳の男性━━ 比較的高齢の男性

②1か月前から腹部膨満感━━ 腹水，鼓腸，便秘，腹部腫瘤などを考える。

③時々尿の色が濃くなる（褐色尿）━━ 脱水・濃縮尿，サプリメント（ビタミンB群など）摂取，ビリルビン尿，ヘモグロビン尿，ミオグロビン尿，ポルフィリン尿など種々の状態・疾患を疑う。

④機会飲酒，薬剤服用なし━━ アルコール・薬物による肝・膵機能障害は否定的

⑤身長169 cm，体重62 kg━━ BMI 21.7

⑥体温36.1℃，脈拍68/分，整，血圧134/86 mmHg，呼吸数14/分━━ 全身状態安定

⑦眼瞼結膜と眼球結膜とに異常を認めない━━ 黄疸はなく，貧血は否定的

⑧尿検査━━ 正常（ビリルビン尿は不明）

⑨血液所見・血液生化学所見━━ 貧血や炎症反応を認めない。肝逸脱酵素（AST，ALT）および胆道系酵素（ALP，γ-GTP）高値，総ビリルビン極軽度上昇，直接ビリルビン上昇，

膵・腎機能に異常なし ➡ 胆道疾患（胆石，胆道狭窄など）

⑩腹部超音波検査で異常なし ➡ 胆道拡張や胆石所見なく，肝・膵の器質的疾患なし

画像診断

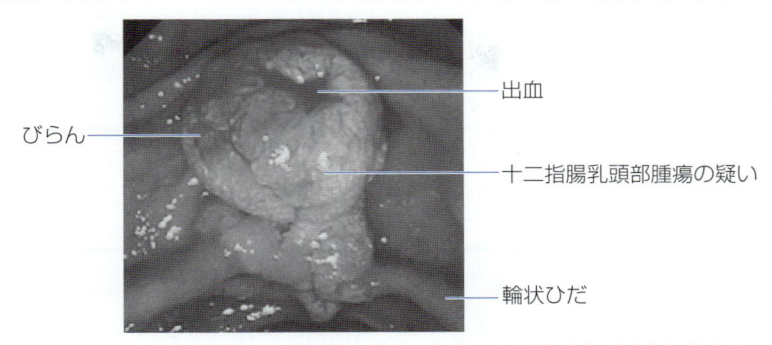

十二指腸乳頭部の画像で，乳頭部に易出血性でびらんを伴った露出腫瘤型腫瘍を認める。

鑑別診断　「アプローチ」①，②，④から消化器系の悪性腫瘍をまず疑う。③，⑨から胆汁排泄障害によるビリルビン尿を考える。⑦から初診時に肉眼的な黄疸はなかったが，⑨から肝・胆道系酵素の上昇と総ビリルビン・直接ビリルビンの軽度上昇がみられ，胆道狭窄の可能性が示唆される。③，⑧から，褐色尿が時々みられることから完全狭窄ではないと思われる。⑤，⑥から全身状態は保たれている。⑩から胆石や総胆管狭窄は否定される。「画像診断」から十二指腸乳頭部の腫瘤性疾患を疑う。

診断名　十二指腸乳頭部腫瘍（十二指腸乳頭部露出腫瘤型腫瘍）の疑い

選択肢考察

○a　内視鏡所見のみで腫瘍性病変の確定や良・悪性の鑑別は困難であり，確定診断には生検による病理組織診断が必須である。

×b　利胆薬は胆汁の分泌を促進して脂肪の消化吸収を助け，胆石を溶解する薬剤であるが，胆石の存在は確認されていないため不必要である。

×c　内視鏡的乳頭切開術は総胆管結石や良性乳頭狭窄などに行われるが，腹部超音波検査で総胆管結石や乳頭狭窄による総胆管拡張などがみられないため適応外である。

×d　経皮的胆道ドレナージは総胆管結石嵌頓や狭窄による急性胆管炎のうっ滞胆汁排泄が目的であり，急性胆管炎や胆汁うっ滞を示唆する所見がないため不要である。

○e　磁気共鳴胆管膵管撮像〈MRCP〉は非侵襲的に胆管膵管の任意断面画像・三次元立体画像が明瞭に得られ，胆石，胆管・膵管拡張だけでなく，癌の浸潤範囲などの検索も可能であるため必要である。

解答率　a 74.4%，b 4.7%，c 32.5%，d 21.0%，e 65.0%

関連知識　胆道癌は胆管癌，胆嚢癌，十二指腸乳頭部腫瘍に分類され，胆管癌・十二指腸乳頭部腫瘍の初期症状として黄疸が現れる。十二指腸乳頭腺腫は前癌病変と考えられる。胆道狭窄により血中総ビリルビン（直接ビリルビン）濃度が上昇し，尿中に排泄されて褐色尿（ビリルビン尿）を呈する。十二指腸乳頭部腫瘍の診断には生検組織診断とともに内視鏡検査，超音波内視鏡検査，CT，MRCP，FDG-PET などが用いられる。

コメント　画像が十二指腸乳頭部であることがわかれば比較的容易な選択肢である。腫瘍の確定診断には必ず生検組織診断が必要となる。内視鏡検査で確認できない胆管・膵管内の状態把握には非

侵襲的な MRCP が有用である。

| 正　解 | a，e | 正答率 48.1% | ▶参考文献 MIX 283 |

受験者つぶやき

・生検かドレナージかで悩みました。
・十二指腸乳頭部癌なのか IPMN か迷いました。a，c，e で悩みました。
・腫瘍を切開するのはまずいと思いました。

Check ■■■

113D-70　78 歳の男性。背部痛，食欲不振と体重減少を主訴に来院した。3 か月前から時々食後の背部痛を自覚していた。最近になり食後頻回に背部痛を認め，痛みは鈍痛で時に持続して眠れないことがあった。食欲も徐々に減衰した。体重は 6 か月で 7 kg 減少し，起き上がれないこともあるため受診した。既往歴に特記すべきことはない。喫煙は 20 本/日を 40 年間。飲酒は日本酒 2 合/日を 40 年間。80 歳の妻と 2 人暮らし。家族歴に特記すべきことはない。身長 168 cm，体重 48 kg。脈拍 72/分，整。血圧 126/60 mmHg。呼吸数 14/分。眼瞼結膜に軽度の貧血を認める。眼球結膜に異常を認めない。上腹部正中に径 3 cm の辺縁不整の腫瘤を触知する。血液所見：赤血球 275 万，Hb 7.8 g/dL，Ht 24％，白血球 9,800，血小板 14 万。血液生化学所見：総蛋白 5.2 g/dL，アルブミン 1.9 g/dL，総ビリルビン 0.4 mg/dL，AST 34 U/L，ALT 40 U/L，γ-GTP 24 U/L（基準 8〜50），尿素窒素 9 mg/dL，クレアチニン 0.4 mg/dL，総コレステロール 110 mg/dL，トリグリセリド 48 mg/dL。CEA 16.4 ng/mL（基準 5 以下），CA19-9 580 U/mL（基準 37 以下）。CRP 2.0 mg/dL。胸部エックス線写真と胸部 CT で径 1 cm の腫瘤を右肺に 2 か所，左肺に 1 か所認める。腹部超音波検査および腹部 CT で膵体部に径 3 cm の腫瘤，肝両葉に径 1〜2 cm の多発する腫瘤陰影，胆囊に径 5〜8 mm の結石を数個認める。腹水の貯留を認める。

　　現時点で適切な対応はどれか。**2 つ選べ。**

a　胃瘻造設　　　　　b　外科手術　　　　　c　栄養療法
d　鎮痛薬の投与　　　e　抗癌化学療法

アプローチ　①78 歳の男性，背部痛，食欲不振，体重減少 ━━▶ 悪性腫瘍を示唆

②背部痛の持続で眠れない，体重は 6 か月で 7 kg 減少，起き上がれないこともある ━━▶ 癌性疼痛，栄養状態低下，サルコペニア，performance status〈PS〉低下を示唆

③上腹部正中に径 3 cm の辺縁不整の腫瘤を触知 ━━▶ 上腹部臓器の腫瘤を示唆

④赤血球 275 万，Hb 7.8 g/dL，Ht 24％ ━━▶ 正球性貧血の存在

⑤総蛋白 5.2 g/dL，アルブミン 1.9 g/dL ━━▶ 栄養状態の低下

⑥CEA 16.4 ng/mL，CA19-9 580 U/mL ━━▶ 膵や胆道の癌の存在が疑われる。

⑦胸部エックス線と胸部 CT で径 1 cm の腫瘤を両肺に認める ━━▶ 多発肺転移を示唆

⑧腹部超音波検査および腹部 CT で膵体部に径 3 cm の腫瘤 ━━▶ 膵体部癌の疑い

⑨肝両葉に径 1〜2 cm の多発する腫瘤陰影，腹水の貯留 ━━▶ 多発肝転移，腹膜転移の疑い

鑑別診断　「アプローチ」①〜⑧から遠隔転移を伴った Stage Ⅳ 進行膵体部癌である。がん性疼痛がみ

られ，栄養状態は低下しており，サルコペニア，PS の低下がみられる。このように高度に進行した膵癌では，がん性疼痛などの症状に対する積極的な治療や栄養管理が必要である。

診 断 名	Stage Ⅳ 膵体部癌

選択肢考察

× a 経口摂取が可能であり，瘻造設は不要である。

× b Stage Ⅳ 膵癌に対して外科手術の適応はない。

○ c 栄養状態の低下に対する栄養療法が必要である。

○ d がん性疼痛に対する積極的な薬物治療が必要である。

× e PS 低下や栄養状態の低下した Stage Ⅳ 膵癌に対して適切とはいえない。

解 答 率 a 7.2％，b 0.2％，c 72.3％，d 95.3％，e 23.9％

正 解 c，d **正答率 68.6％** ▶参考文献 MIX 283, 462

受験者つぶやき

・本人の希望は書いてありませんでしたが，緩和ケアに近いのかなと思いました。

・終末期患者にはまず緩和療法が適切だと思い c，d を選びました。e は患者の負担になるのではと考え除外しました。

・遠隔転移を伴う膵癌を考えました。痛みをとってあげて，栄養状態をなんとかしようと考えました。

Check ■ ■ ■

113D-71 21 歳の女性。外陰部腫瘤を主訴に来院した。2 か月前に外陰部の腫瘤に気付いた。腫瘤は表皮から隆起し少しずつ増大している。軽い瘙痒はあるが痛みはない。月経周期は 28 日型，整。子宮と卵巣に異常を認めない。外陰部の写真（**別冊 No. 34**）を別に示す。

患者への説明として正しいのはどれか。**2 つ選べ**。

a 「性交でうつります」

b 「今後強い痛みがでてきます」

c 「リンパ節を介して全身に広がります」

d 「イミキモドというお薬を塗ってください」

e 「ヒトパピローマウイルス〈HPV〉18 型が原因です」

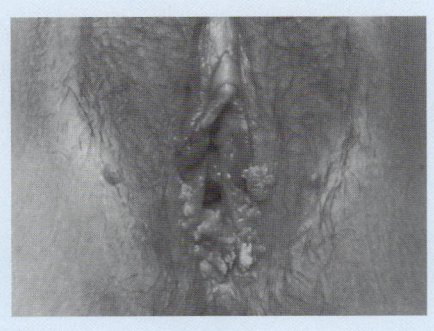

アプローチ

①21 歳の女性 ━━▶ 性行動が活発な年代に生じる病変を考える。

②外陰部腫瘤を主訴 ━━▶ 形状と症状に注目する。

③2 か月前 ━━▶ 急性発症ではなく，徐々に増大してきた。

④表皮から隆起し少しずつ増大 ➡ 外陰部の隆起性病変を考える。

⑤軽い瘙痒はあるが痛みはない ➡ 性器ヘルペスとは違う。

⑥子宮と卵巣に異常を認めない ➡ 子宮，卵巣とは関連のない外陰隆起性腫瘍を想起する。

画像診断

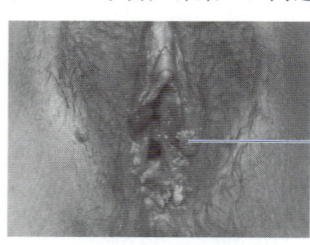

大陰唇から小陰唇，後陰唇交連の周囲に先の尖った鶏冠状，カリフラワー状の疣贅を多数認める

医学各論 D

鑑別診断　「アプローチ」①から，性感染症をまず考える。②から，若年者の隆起性の悪性外陰部腫瘍は少ない。③からは急性炎症性疾患（バルトリン腺炎）のような急性発症はしない点を考え，ゆっくり隆起する（④）が，自覚症状に乏しい（⑤）点から性器ヘルペスと区別できる。隆起性腫瘤は外陰部に限局している（⑥）ので，外陰腫瘍は鑑別除外される。以上の所見と特徴的な患部写真から，尖圭コンジローマと診断される。

診断名　尖圭コンジローマ

選択肢考察
○ a　性感染症に分類される。

× b　外陰部の瘙痒感が特徴的症状。痛みは性器ヘルペスに特徴的な症状である。

× c　接触感染するが，リンパ節に及ぶことはない。

○ d　治療の第一選択は，イミキモド5% クリームの塗布である。ただし，腟内や子宮腟部への塗布は禁忌とされている。

× e　HPV6 型，11 型が原因ウイルスのタイプとして知られている。HPV16 型，18 型は子宮頸癌のハイリスク型として有名。

解答率　a 97.8%，b 1.1%，c 0.6%，d 94.8%，e 4.7%

関連知識　尖圭コンジローマでは，性交後3週〜8か月（平均3か月）に，痒みを伴う先端が尖った疣贅が出現する。治療は，発症部位によって異なり，外陰部・会陰部発症であれば，イミキモド5% クリーム塗布が第一選択であり，効果がなければ切除，冷凍焼灼，電メス焼灼，レーザー蒸散を行う。ただし，腟内と子宮腟部へのイミキモドクリーム塗布は禁忌。

　ローリスク型 HPV の6 型，11 型が尖圭コンジローマの原因であり，子宮頸癌の原因のハイリスク型 HPV とは異なる（下表参照）。HPV4 価ワクチン接種による感染予防効果が確認されている。

HPV 感染

ローリスク型		ハイリスク型
6・11 型	2・4 型，3・10 型	16・18・31・33・35・45・52・58 型
尖圭コンジローマ	尋常性疣贅など	子宮頸癌

　本症は視診での診断が基本であるが，非典型的な場合は生検を行い，コイロサイトーシス（核周明庭）や角化を病理組織診で確認する。治療法の選択は，腟内や子宮腟部の疣贅の存在の有無で異なる。なお，肉眼的に治癒しても，3か月以内の再発が約 25% ある。

性感染症の鑑別点は下表参照。

症　状	所　見	疾　患
外陰部腫瘤	鶏冠状腫瘤	尖圭コンジローマ
外陰部瘙痒感・陰部痛	外陰部潰瘍（左右対称）	性器ヘルペス
	外陰部発赤	性器カンジダ
帯　下	白色ヨーグルト様	
	黄色泡沫状	腟トリコモナス症
	膿性帯下	淋菌感染症
腹　痛	子宮・付属器の圧痛 子宮腟部の移動痛	性器クラミジア感染症

正　解　**a，d**　**正答率 93.1%**　　　　　▶**参考文献**　MIX 317　チャート 婦 171

受験者つぶやき
・イミキモド，名前のインパクトが強くて覚えていました。
・過去問です。
・尖圭コンジローマと子宮頸癌では HPV の型が違います。

D

医学各論

Check ■ ■ ■

113D-72 50歳の男性。胸痛を主訴に来院した。4か月前から胸痛を自覚し，次第に増強するため受診した。18歳から現在まで造船業に従事している。胸水から悪性細胞が認められたが，組織型は不明である。胸部エックス線写真（**別冊** No. 35A），胸部造影CT（**別冊** No. 35B）及びPET/CT（**別冊** No. 35C）を別に示す。

組織型を決定するために適切なのはどれか。**2つ選べ**。

a 胸腔鏡下生検 b 縦隔鏡下生検
c CTガイド下生検 d 気管支内視鏡下生検
e 上部消化管内視鏡下生検

A　　　　　　　B　　　　　　　C

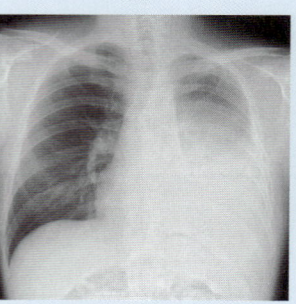 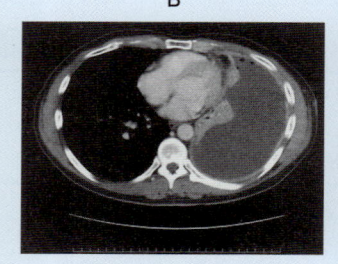 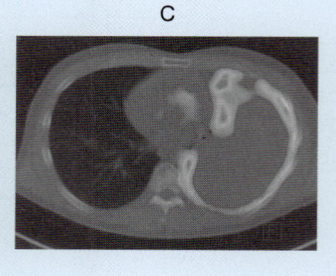

アプローチ ① 50歳の男性，4か月前から徐々に増強する胸痛 ➡ 心疾患が否定され，胸部疾患であれば，病変の胸膜・骨への浸潤を考える。

② 32年にわたる造船業従事 ➡ アスベスト吸引，アスベスト関連疾患に罹患している可能性

③ 胸水から悪性細胞，組織型不明 ➡ 悪性中皮腫，肺癌の可能性

画像診断

A

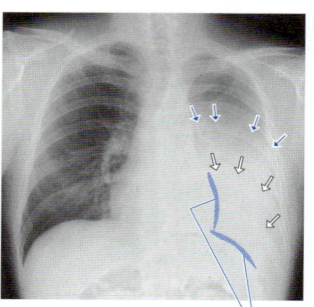

心・横隔膜のシルエットサイン（+）

左側の心臓，横隔膜のシルエットは全くトレースできない（シルエットサイン陽性）。左下肺野は全く含気がなく（⇓），中肺野の含気もやや低下している（↓）。胸水の貯留が示唆される。

B

一部に含気を認める

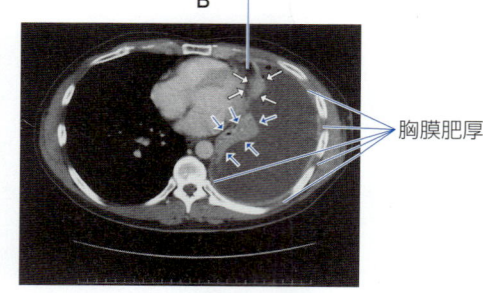

胸膜肥厚

左全肺野にわたり造影されないダークグレイの陰影を認め，胸水と考えられる。肋骨に沿って胸膜の肥厚を認める。心臓脇のややトーンの明るい陰影（↑）は無気肺像と考えられるが，前方の陰影（⇑）は無気肺か，胸膜がほかより肥厚した胸膜腫瘍か，鑑別を要する。

c

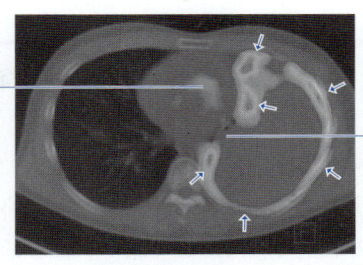

心臓内の生理的集積——

CT とスライスが異なるが，無気肺部分に FDG の集積はない。

左肺の胸膜に沿って FDG の集積を認める（↑）。心臓脇の胸膜は厚みがあり，FDG の集積も多い。CT とスライス面が異なるので断定できないが，出題者の意図を考えると後方の無気肺と思われる部位には FDG の集積はなく，前方の無気肺様の影は FDG の集積があるので，前方の影は腫瘍であると考える。

鑑別診断　　造船業という職業歴を記載しているので，まず第一に悪性中皮腫を考えるのが妥当である。アスベストに曝露される期間が長いほど，悪性中皮腫発症の危険性は高くなるので，50 歳という年齢は発症するにはやや年齢が若いが，胸水の細胞診で組織型の診断がつきにくい点は中皮腫に矛盾しない。悪性胸水を伴った，Ⅳ期の肺腺癌は鑑別に挙がる。

診 断 名　悪性胸膜中皮腫

選択肢考察　○a　組織を十分に採取する必要があるので，胸腔鏡下に胸腔内を観察し，数か所から組織を採取することが組織型を決定するのに最も適切な方法である。

×b　縦隔鏡下生検は，手術適応を決定するために N 因子すなわちリンパ節転移の有無を確定するのに行われていたが，PET/CT の普及により現在はほとんど行われていない。

○c　組織を採取する手段としては適切であるが，本症例ではターゲットが心臓に近いこと（PET/CT で染まった心臓脇の陰影が CT でも十分確認できたと仮定して）から，危険が伴う割には十分な組織が取れるかは疑問である。

×d　胸水があるため，気管支内視鏡下生検ではターゲットが確認できないこと，肺内に病変がないことから適応外である。

×e　食道の病変とは関係ないので，適応外である。

解 答 率　a 96.4%，b 14.2%，c 83.5%，d 4.6%，e 0.2%

関連知識　　びまん性発育を示す悪性胸膜中皮腫は，肺癌との鑑別が難しく，局所麻酔下あるいは全身麻酔下での生検で胸膜面の腫瘍を十分に採取することが必須である。H-E 染色では肺癌との鑑別が難しいことが多く，免疫染色が必要である。胸水ヒアルロン酸値が高いこと，胸水の CYFRA の上昇などを診断の材料とする。

　　悪性胸膜中皮腫は治療が困難な疾患の一つで，手術が可能と判断される場合，胸膜肺全摘術に加え，集学的治療（化学療法＋手術＋放射線療法）が推奨されている。切除が困難な場合は，化学療法を中心に治療方針を立てるが，胸水コントロールのために胸膜癒着術などを同時に行っていく必要がある。

正　解　　**a，c**　　正答率 **80.5%**　　　　　▶参考文献　MIX 247

受験者つぶやき
・気管支内視鏡は引っかけです。事件は肺の外で起きています。
・a，b，c で迷いました。
・胸膜側に病変があるので気管支鏡ではわかりません。

Check ■ ■ ■

113D-73　44歳の男性。過活動を心配した妻に連れられて受診した。3か月前から疲れがとれないと訴え，朝は起床が困難で，会社に遅刻するようになった。2週間前から，特にきっかけなく急に元気になった。「体調が最高なので，眠らなくても全く疲労を感じない」と言い，夜中に欧州支社の担当者と国際電話で話し続け，ほとんど眠らずに出勤するようになったため，妻に連れられ受診した。早口・多弁で，よく話すが話題が転々と変わりやすい。妻が家における患者の状態について話すと，些細なことで不機嫌になった。意識は清明であり，身体所見に異常を認めない。

治療薬として適切なのはどれか。**2つ選べ。**

a　バルプロ酸　　　　　b　ジアゼパム　　　　　c　炭酸リチウム
d　イミプラミン　　　　e　パロキセチン

アプローチ　①44歳男性 ━━ 中年期男性

②過活動 ━━ 行動が増える，もしくは行動が多い疾患を連想させる。

③妻に連れられて受診した ━━ 病識がない。

④3か月前から疲れがとれない ━━ 易疲労感の継続

⑤朝は起床が困難 ━━ 意欲の減退や易疲労感など

⑥会社に遅刻する ━━ 抑うつや意欲減退のほか，注意欠如・多動症の症状でもある。

⑦特にきっかけなく急に元気になった ━━ 内因性の精神障害の可能性

⑧体調が最高 ━━ 気分高揚，健康妄想（誇大妄想の一つ）など

⑨眠らなくても全く疲労を感じない ━━ 睡眠欲求の減少

⑩早口・多弁 ━━ 躁状態を疑う。

⑪話題が転々と変わりやすい ━━ 話のつながりは文章からは不明だが観念奔逸や滅裂思考を考える。

⑫些細なことで不機嫌になった ━━ 易怒性も躁状態の症状の一つである。

鑑別診断　精神疾患はまず器質性精神疾患や症状性精神病の鑑別が必要であるが，意識障害や身体症状を認めないことから問題の意図として除外されていると考えることができる。1）てんかんであったとしたらバルプロ酸とジアゼパムが治療薬になるが，けいれんの既往は記述されておらず，意識障害も認めていないので，てんかんではないと考える。2）遅刻する，多弁であるという症状は注意欠如・多動症の症状であるが，幼少期から症状が続くといった内容は書かれておらず，また不注意症状の記述はそのほかには認めず，治療薬であるアトモキセチンとメチルフェニデートも選択肢にない。

3か月前から易疲労感や起床困難が継続したことや元気がなかった（元気になったという記述から，元気がなかったと読み取って問題ない）ということから，おそらくうつ状態であったと考えられる。しかしその後，体調が最高と言ったり睡眠欲求の減少，早口・多弁，易怒性が認められ躁状態を呈している。そのため双極性障害が最も考えられる。

診断名　双極性障害〈躁うつ病〉

選択肢考察

○a　バルプロ酸は気分安定薬であり，双極性障害の治療薬である。てんかんの治療薬でもある。

×b　ジアゼパムはベンゾジアゼピン系薬剤の代表薬である。抗不安薬として使用されるほか，抗けいれん作用があるのでてんかんの治療薬としても使われる。

○c　炭酸リチウムは気分安定薬である。双極性障害の治療に使用する。

×d　イミプラミンは三環系抗うつ薬である。双極性障害では躁転のリスクがあるため原則的には抗うつ薬は使用されない。

×e　パロキセチンは抗うつ薬である。選択的セロトニン再取り込み阻害薬〈selective serotonin reuptake inhibitor：SSRI〉である。双極性障害では躁転のリスクがあるため原則的には抗うつ薬は使用されない。

解答率　a 87.7%，b 1.8%，c 98.8%，d 6.0%，e 4.6%

関連知識　精神疾患に対応する薬剤の種類だけではなく，一般名も覚えておこう。

・抗精神病薬

　　定型抗精神病薬：ハロペリドール，クロルプロマジン

　　非定型抗精神病薬：リスペリドン，オランザピン

・抗うつ薬

　　三環系抗うつ薬：イミプラミン，アミトリプチリン

　　SSRI：パロキセチン

・気分安定薬

　　炭酸リチウム，バルプロ酸（バルプロ酸ナトリウム），カルバマゼピン

・ベンゾジアゼピン（抗不安薬，抗けいれん薬）

　　ジアゼパム

・抗認知症薬

　　ドネペジル

・注意欠如・多動症治療薬

　　アトモキセチン，メチルフェニデート

正　解　**a，c**　**正答率 87.5%**　　　　▶参考文献　MIX 387　コンパクト 204

受験者つぶやき

・各論の終盤に頻出の問題が出てくると精神衛生上ありがたいです。
・躁病は頻出します。
・リチウムは血中濃度モニタリングが重要です。

Check ☐ ☐ ☐

113D-74　69歳の女性。右下肢痛のため救急車で搬入された。1か月前から38℃ 前後の発熱が続いていた。市販の感冒薬を内服したが解熱しなかった。本日，1時間前に突然，右下肢の疼痛と色調変化が出現したため，救急車を要請した。搬入時，意識は清明。体温 37.6℃。心拍数 96/分，整。血圧 152/70 mmHg。呼吸数 20/分。SpO₂ 98%（room air）。心音は心尖部にⅣ/Ⅵの全収縮期雑音を聴取する。呼吸音に異常を認めない。右大腿動脈は触知せず，右下腿の感覚は減弱している。右下腿は左側に比較し白色調を呈している。血液所見：赤血球 437万，Hb 12.5 g/dL，Ht 37%，白血球 21,700，血小板 7 万，血漿フィブリノゲン 422 mg/dL（基準 200〜400），D ダイマー 4.2 μg/mL（基準 1.0 以下）。血液生化学所見：AST 16 U/L，ALT 22 U/L，CK 222 U/L（基準 30〜140），LD 357 U/L（基準 176〜353）。CRP 24 mg/dL。骨盤部造影 CT で右大腿動脈に閉塞を認めた。

　　原因を特定するために行うべき検査はどれか。**2つ選べ。**

　　a　血液培養　　　　　b　腰椎穿刺　　　　　c　腰椎 MRI
　　d　下肢静脈造影　　　e　心エコー検査

アプローチ　①1か月前から 38℃ 前後の発熱が続く ⟶ 体温上昇が長期間続く状態。原因としては感染症，炎症性疾患，悪性新生物，その他多岐にわたる。

②市販の感冒薬は無効 ⟶ 感冒などの軽微な病態ではない。

③1時間前に右下肢の突然の疼痛と下腿の白色調変化 ⟶ 突然の疼痛症状は外傷以外では血管性のことが多く，白色調の変化を伴うので，動脈閉塞の可能性を第一に考慮する。

④心拍数 96/分，整 ⟶ 発熱による増加をまず考える。SpO₂ は正常で，重度の呼吸器疾患や左心不全は考え難い。

⑤血圧 152/70 mmHg ⟶ 高血圧である。本態性か二次性かの判断は不可能

⑥Ⅳ/Ⅵの全収縮期雑音 ⟶ thrill を触れる強い雑音である。全収縮期雑音は高圧系から低圧系への血流によるものである。聴取部位は心尖部となっているが，ここが最強点であるとすると，僧帽弁逆流である。

⑦右大腿動脈を触知できない ⟶ 血圧は 152/70 mmHg であるので，低血圧で触知しないのではなく，これより近位部で何らかの原因で血流が遮断されていることが明らかである。

⑧白血球増多，フィブリノゲン増加，CRP の著増 ⟶ 何らかの強い炎症を示唆する。フィブリノゲンは，感染症や炎症で増加する。

⑨D ダイマーの増加 ⟶ 血栓の存在と分解が進行（線溶系の亢進）していることを示唆する。

⑩血小板数の減少 ⟶ D ダイマーの増加とともに播種性血管内凝固〈DIC〉の存在も否定できないが，提示された情報のみでは評価困難

⑪骨盤部造影 CT で右大腿動脈に閉塞 ⟶ 動脈硬化性か，塞栓かは不明であるが，症状を裏付ける所見である。

鑑別診断　右下肢痛の鑑別診断としては，「アプローチ」③，⑦，⑪から動脈閉塞に基づく症状である可能性が高いので，塞栓による閉塞，動脈硬化による閉塞，動脈解離などの血管疾患による閉

D

塞などを鑑別する必要がある。また腎動脈などのほかの分枝の状態も評価が必要である。

　発熱の鑑別診断としては，長い経過と僧帽弁逆流の存在から感染性心内膜炎を第一に疑うが，ほかの領域の感染症や，悪性腫瘍，内分泌疾患，自己免疫疾患なども考慮する。

診 断 名　高血圧症，感染性心内膜炎による僧帽弁閉鎖不全，および僧帽弁の感染性疣贅の遊離による右大腿動脈塞栓症の疑い

選択肢考察　○a　「アプローチ」①，⑧から感染症の存在が疑われる。⑥で示すように雑音の原因が僧帽弁逆流なので，感染性心内膜炎の存在を証明するため，および原因菌の同定のために血液培養が必須である。

　　　×b　腰椎穿刺は脳脊髄液圧の測定，サンプリング，薬剤の注入などのために行う。この患者には脳圧亢進症状や髄液の循環障害を疑う症状はなく，髄膜炎の症状，所見も確認されていないので必要ない。

　　　×c　血行障害を疑う症状は示されているが，神経障害を疑う症状は右下腿の感覚が減弱していることのみで，それ以外は感染症と血行障害を疑う症状である。この検査で原因を解明できる可能性は低い。

　　　×d　③，⑦で示すように動脈閉塞を疑い，⑪で示すように右大腿動脈に閉塞を認めている。動脈系の所見であり，下肢静脈造影では診断できない。

　　　○e　⑥で示すように，僧帽弁逆流が存在する。感染性心内膜炎の診断では，菌血症の証明と同時に，感染性疣贅の存在を証明できるかが鍵である。

解 答 率　a 91.3%，b 0.1%，c 1.1%，d 8.8%，e 97.6%

関連知識　感染性心内膜炎は，弁膜や心内膜，大血管内膜に細菌集簇による疣贅〈vegetation〉を形成し，菌血症，血管内塞栓，弁破壊など様々な臨床症状を全身にわたって呈する疾患である。この症例のように，発熱が長期にわたり継続するなど，疑わしい場合は常に感染性心内膜炎の存在を念頭に置いて診断にあたる必要がある。

　診断基準として，Duke 診断基準が広く用いられている。臨床基準と病理学的基準から構成され，臨床基準はさらに，血液培養所見と心エコー所見からなる大基準と，5 種類の臨床所見からなる小基準に分かれている。本問題の選択肢 a，e はまさに大基準の構成要素である。

正 解　**a，e**　**正答率 89.7%**　　　　　▶参考文献　MIX 217

受験者つぶやき
・感染性心内膜炎，やっと出てくれたといった感じでした。
・IE の症状はよく出題されます。発熱，収縮期雑音，CRP 高値から判断しました。
・IE からの動脈塞栓症を考えました。

Check ■ ■ ■

113D-75 83歳の女性。全身倦怠感を主訴に来院した。高血圧症と骨粗鬆症で自宅近くの診療所に通院し、サイアザイド系利尿薬と経口活性型ビタミン D_3 製剤を処方されていた。1か月前から腰痛が出現したため NSAIDs を処方され服用していたが、座位や歩行で疼痛が悪化するため、日中も臥床していることが多かった。2週間前から食欲がなく、食事は少量ずつ1日2食で、水分摂取も小さな湯呑茶碗でお茶を1日2～3杯飲む程度だった。3日前から全身倦怠感が出現し、次第に悪化したため受診した。4日前から排便がないが、排尿回数は日中5回、夜間2回で変化はなかった。意識は清明。身長 152 cm、体重 41 kg（1か月前45 kg）。体温 36.2℃。脈拍 108/分、整。血圧 152/86 mmHg。尿所見：比重 1.008、蛋白（±）、糖（－）、潜血 1+、沈渣は赤血球 1～4/HPF、白血球 1～4/HPF、細菌（±）。血液所見：赤血球 450万、Hb 15.2 g/dL、Ht 45%、白血球 6,800、血小板 21万。血液生化学所見：総蛋白 7.2 g/dL、アルブミン 3.9 g/dL、AST 22 U/L、ALT 18 U/L、LD 250 U/L（基準 176～353）、CK 152 U/L（基準 30～140）、尿素窒素 52 mg/dL、クレアチニン 2.8 mg/dL、eGFR 13 mL/分/1.73 m²、Na 135 mEq/L、K 4.0 mEq/L、Cl 102 mEq/L。CRP 0.1 mg/dL。腎機能障害の原因として考えられるのはどれか。**3つ選べ。**

a 脱水 　　　　　　b NSAIDs 　　　　　c 尿路感染症
d 横紋筋融解症 　　e 高カルシウム血症

アプローチ
① 83歳の女性、高血圧 ➡ 高齢の女性であり、本態性高血圧（良性腎硬化症）による潜在的な腎機能の低下が疑われる。

② サイアザイド系利尿薬の内服、1日の水分摂取量は小さな湯呑茶碗で数杯、体重 41 kg（1か月前 45 kg）➡ 脱水を示唆するエピソードと所見である。

③ 1か月前から腰痛で NSAIDs が処方されている ➡ 腎でのプロスタグランジンの生合成の抑制を介した腎血流量の低下が危惧される。

④ 尿沈渣の鏡検で白血球 1～4/HPF ➡ 尿路感染症は否定的である。

⑤ CK 152 U/L、AST 22 U/L、LD 250 U/L、また尿潜血 1+ ➡ 軽度な所見のみであり、横紋筋融解症〈rhabdomyolysis〉の急性期とは考えにくい。

⑥ 経口活性型ビタミン D_3 製剤を処方されていた ➡ 高カルシウム血症の可能性を念頭に置くことは重要である。高カルシウム血症では食欲不振、脱水、腎機能の低下をきたすことがある。

⑦ 血清クレアチニン 2.8 mg/dL、血中尿素窒素 52 mg/dL ➡ 高窒素血症が認められ、腎機能の低下が明らかである。

鑑別診断 薬剤による良性腎硬化症の急性増悪が考えられる。症例文中に血清カルシウム値が示されていないが、腎機能の低下には経口活性型ビタミン D_3 製剤また NSAIDs の関与が疑われる。同薬剤の投与を中止すれば、血清クレアチニンと血中尿素窒素は発症前のレベルにまで回復すると思われる。

診断名 薬剤による慢性腎不全（良性腎硬化症）の急性増悪

選択肢考察

○a 本例では高カルシウム血症と水分摂取量の不足が脱水の主な要因と思われる。脱水は腎機能低下の腎前性の要因として重要である。

○b NSAIDs の投与は潜在的な腎機能の低下を顕在化させることがある。特に，動脈硬化が進行した高齢者で注意が必要である。また，NSAIDs は急性尿細管間質性腎炎の原因になることもある。

×c 本例では尿路感染症は否定的である。白血球数の増多や CRP の上昇もみられない。

×d 横紋筋融解症でみられるミオグロビン尿症では，尿の潜血反応は強陽性を示す。尿沈渣の鏡検で赤血球がみられないことから血尿との鑑別は容易である。また，本例では CK などの筋逸脱酵素の急激な上昇がみられていない。

○e 経口活性型ビタミン D_3 製剤の投与は高カルシウム血症をきたす原因として頻度が高い。血清カルシウム値が 12 mg/dL ほどに上昇すると，食欲不振，易疲労感，集中力の低下，さらに 14 mg/dL 以上に達すると多尿，脱水，昏迷などの症状が出現する。

解 答 率 a 94.5%，b 94.1%，c 3.9%，d 17.3%，e 85.0%

コメント 高度な高カルシウム血症は急速な腎機能の低下をきたす原因になる。

正 解 a，b，e 正答率 77.2% ▶参考文献 MIX 292, 294

受験者つぶやき
・発熱なし，CK 正常，これだけで c と d が否定的になってしまい，こんなに単純でいいのか？となりました。
・NSAIDs による腎機能障害はよく出題されます。
・サイアザイド系利尿薬とビタミン D の高カルシウム血症コンボです。

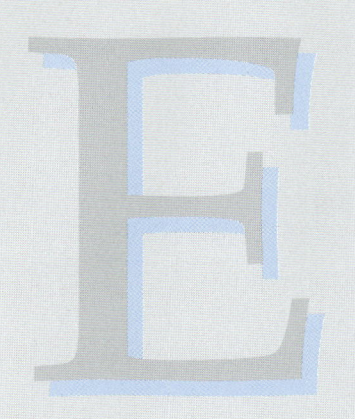

E

E問題 必修の基本的事項 51問

必修一般 26問
必修臨床 15問
必修長文 10問

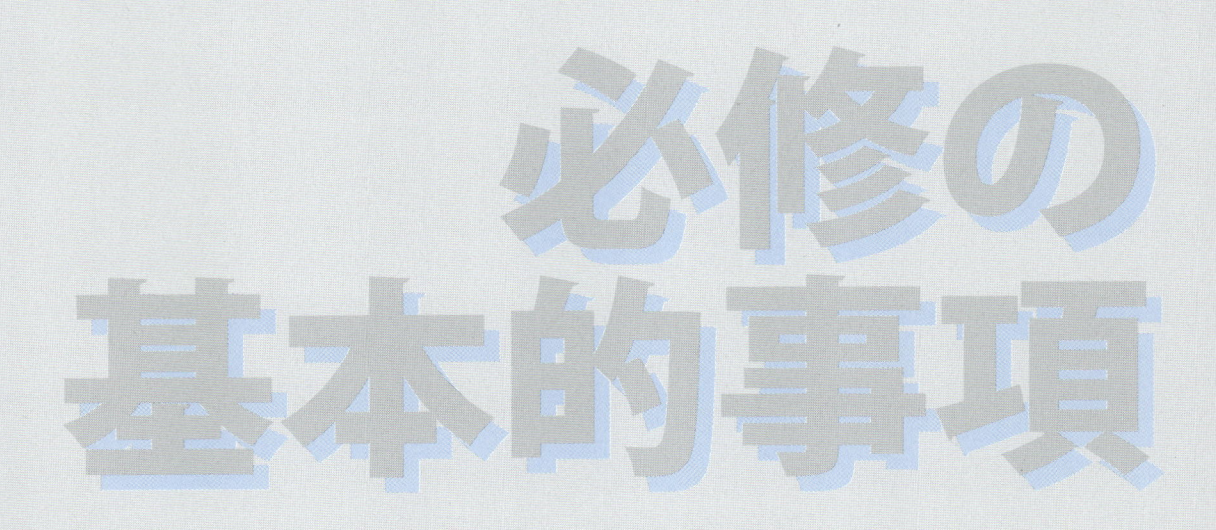

Check ☐☐☐

113E-1　医師の職業倫理に**反する**のはどれか。

a　他の医師の不適切な医療行為に対して忠告する。

b　患者からのセカンドオピニオンの求めに応じる。

c　認定を受けた専門医資格をホームページに掲載する。

d　自身の業務に関係のない患者の電子カルテを閲覧する。

e　判断能力のない患者の利益擁護者に病状や治療内容を説明する。

選択肢考察　○a　医の倫理綱領にあるように，医師は「法規範の遵守および法秩序の形成に努める」必要があるので，不適切な行為を見逃してはならない。

○b　医の倫理綱領に「医師は医療を受ける人びとの人格を尊重し，やさしい心で接するとともに，医療内容についてよく説明し，信頼を得るように努める」また「医師は互いに尊敬し，医療関係者と協力して医療に尽くす」とあるので，患者が必要としているセカンドオピニオンに応じるのは，医師の職業倫理として正しい。

○c　医の倫理綱領に「医師は生涯学習の精神を保ち，つねに医学の知識と技術の習得に努めるとともに，その進歩・発展に尽くす」とあるように，専門医資格をホームページに記すことは，日々研鑽を積んでいることの証であり，それを患者に示すことで患者からの信頼を得ることができる。

×d　医の倫理綱領に「医師はこの職業の尊厳と責任を自覚し」とあることから，みだりに医療と無関係に興味本位で患者の情報を閲覧することは許されない。

○e　判断能力がない患者として，被後見人，被保佐人，未成年者などが挙げられるが，それらの人々の人格を尊重する上で，利益擁護者（例えば，後見人，保佐人，保護者など）に説明することは職業倫理上，正しい。

解答率　a 0.1%，b 0.1%，c 0.2%，d 97.9%，e 1.7%

関連知識　＜医の倫理綱領（日本医師会）＞

　医学および医療は，病める人の治療はもとより，人びとの健康の維持もしくは増進を図るもので，医師は責任の重大性を認識し，人類愛を基にすべての人に奉仕するものである。

1. 医師は生涯学習の精神を保ち，つねに医学の知識と技術の習得に努めるとともに，その進歩・発展に尽くす。

2. 医師はこの職業の尊厳と責任を自覚し，教養を深め，人格を高めるように心掛ける。

3. 医師は医療を受ける人びとの人格を尊重し，やさしい心で接するとともに，医療内容についてよく説明し，信頼を得るように努める。

4. 医師は互いに尊敬し，医療関係者と協力して医療に尽くす。

5. 医師は医療の公共性を重んじ，医療を通じて社会の発展に尽くすとともに，法規範の遵守および法秩序の形成に努める。

6. 医師は医業にあたって営利を目的としない。

正　解　d　**正答率** 97.9%

▶参考文献　MIX 3

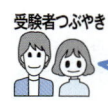
受験者つぶやき
・dは病棟実習で注意されていたことでした。
・常識問題です。
・根拠法も押さえましょう。

Check ■ ■ ■

113E-2 社会保障制度について正しいのはどれか。

a 診療録の保存義務期間は終診時から2年間である。

b 国民健康保険組合の被保険者数は6千万人より多い。

c 国民医療費は2005年からの10年間で3倍に増加した。

d 介護保険第1号被保険者数は第2号被保険者数より多い。

e 結核患者の医療費の公費負担は感染症法に規定されている。

E
必修の基本的事項

選択肢考察 ×a 診療録の記載と保存義務については,医師法24条により規定されており,保存義務機関は5年間とされている。管理責任者は,勤務医による診療の場合は医療機関の管理者,開業医などによるその他の診療の場合は診療を行った医師,とされている。

×b 国民健康保険では,被保険者数も世帯数もいずれも年々減少傾向であり,2016年度末で,それぞれ3,300万人弱ならびに2,000万世帯強であった。また,同年度の保険者数は,1,879であった。

×c 国民医療費は,2005年が33兆1,289億円,2015年が42兆3,644億円と,10年間で約9兆円の伸びをみせた。

×d 介護保険の第1号被保険者(65歳以上の者)数は約3,440万人,第2号被保険者(40歳以上65歳未満の医療保険加入者)数は約4,200万人である。

○e 結核予防法は,2007年3月31日限りで廃止され,感染症法へ統合された。医療費の公費負担については,同法第37条に規定されている。なお,BCGについては予防接種法へ統合された。

解 答 率 a 0.2%, b 4.6%, c 1.6%, d 7.7%, e 85.9%

関連知識 社会保障には,社会福祉(介護),医療保険,年金,雇用保険/労災保険,生活保護などがあり,機能としては,所得再分配,リスク分散,社会や経済の安定と成長などがある。概念的には,社会保険,公衆衛生・医療,社会福祉,公的扶助などの部門から構成されている。

正 解 e **正答率** 85.9% ▶参考文献 **MIX** 30, 238

受験者つぶやき
・公衆衛生の細かい数値は直前に頭に叩き込みました。
・医師法は絶対出ます。
・感染症に罹患するのは本人の責任でない場合も多いので助成があると覚えていました。

Check ☐☐☐

113E-3　医薬品の有効性・安全性評価のうち，製造販売前の最終段階で実施するのはどれか。

　　a　第Ⅰ相試験　　　　　b　第Ⅱ相試験　　　　　c　第Ⅲ相試験

　　d　第Ⅳ相試験　　　　　e　非臨床試験

選択肢考察　× a　第Ⅰ相では，安全性，薬物動態の評価を行う。健常人のボランティアが参加することが多い。

　× b　第Ⅱ相では，有効性，エンドポイント，用法・用量の評価を行う。

　○ c　第Ⅲ相では，新薬の有効性の「検証」を行う。既存薬とのランダム化比較試験によって評価することが多い。市販前の最終段階の試験である。

　× d　第Ⅳ相は，市販後の使用報告を収集することで，有効性・安全性をさらに評価する試験である。

　× e　新薬の有効性・安全性を確立するための試験を臨床試験という（第Ⅰ〜Ⅳ相）。非臨床試験は，臨床試験以外のすべての臨床研究（観察研究など）を含む。

解答率　a 0.1%，b 0.7%，c 96.5%，d 2.4%，e 0.2%

関連知識　臨床試験とは，新薬を市場に出すために有効性・安全性を調べる研究である。第Ⅰ〜Ⅳ相の4つからなり，第Ⅰ〜Ⅲ相が市販前に，第Ⅳ相が市販後に行われる。第Ⅰ〜Ⅲ相を治験と呼ぶ。既存薬に対する新薬の優越性や非劣性を，第Ⅲ相のランダム化比較試験で評価することが多い。

正　解　c　**正答率 96.5%**　　　　　　　　　　　　▶参考文献　MIX 39

受験者つぶやき
・ヒトに行う前の生物実験から数えてしまうと1つズレてしまいます。要注意です。
・模試で出題されたのですんなり解けました。
・第Ⅳ相試験は販売後です。

Check ☐☐☐

113E-4　医療安全について正しいのはどれか。

　　a　医療従事者が過失なく行動すれば事故は起きない。

　　b　ヒヤリハット事例の報告が少ない病院は事故が少ない。

　　c　複数の医療従事者が医療行為での確認を行うと事故が増加する。

　　d　事故を起こした医療従事者の責任追及が再発予防に必須である。

　　e　医療従事者間の良好なコミュニケーションは事故防止に有用である。

選択肢考察　× a　医療事故には，医療従事者の過失がある場合とない場合の2種類が存在する。過失がない事故とは，医療従事者が最善を尽くしても防ぐことが不可能な事故である。

　× b　ヒヤリハットが少ない場合，ヒヤリハットの件数が真実の値よりも過少申告されている可能性がある。その場合，医療事故となって初めて認識されるため，必ずしもヒヤリハッ

トの報告数と医療事故の件数が相関するというわけではない。

× c　複数の医療従事者が医療行為の確認を行うと，医療事故を減少させることができる。

× d　事故が起きた場合，再発予防で最も大事なことは原因究明である。決して個人への責任追及が目的ではない。

○ e　医療従事者間でコミュニケーションを密にとることで，医療事故を未然に防ぐことができる。

解答率　a 0.1%，b 0.1%，c 0.2%，d 0.1%，e 99.4%

関連知識　1つの重大医療事故の裏には，30の軽微な医療事故が隠れている。さらに1つの軽微な医療事故の裏には，300のヒヤリハットが隠れている。これをハインリッヒの法則という。ヒヤリハット事例を隠蔽せずに正確に報告することで，集団内の全員がその情報を共有することができ，軽微な事故や重大事故を減少させることにつながる。

正　解　e　**正答率 99.4%**　　　▶参考文献　MIX 6

受験者つぶやき
・常識問題です。
・医療安全の問題は常識問題で解きやすかったです。
・常識で考えました。

Check ■■■

113E-5　妊娠による母体の生理的変化について正しいのはどれか。

a　血圧は上昇する。　　　　　　　　b　循環血液量は減少する。

c　機能的残気量は減少する。　　　　d　末梢血の白血球数は減少する。

e　インスリン感受性は亢進する。

選択肢考察　× a，× b　循環血液量は著しく増加し，妊娠28〜32週で最大となり，非妊時の40〜45%増となって妊娠末期まで持続する。一方で，血管拡張物質が増加するため，循環血液量が増加しても，血圧は不変かむしろ若干低下する。

○ c　妊娠子宮の増大で横隔膜は挙上され，胸部が横に拡大し，機能的残気量，残気量は減少する。呼吸数はほとんど変化しないが，妊娠が進行するにつれ，一回換気量，分時換気量は増加する。

× d　末梢血の白血球数は全体量も濃度も増加する。一方，赤血球数は全体量は増加するが，循環血漿量の増加の方が著しいため，希釈されて見かけ上の赤血球濃度，ヘマトクリット値，ヘモグロビン値は減少する。

× e　胎盤から分泌される多くのホルモンはインスリンと拮抗する作用を有するため，妊娠すると胎盤の増大とともにインスリン感受性は低下し，インスリン抵抗性が亢進する。

解答率　a 16.6%，b 0.3%，c 76.5%，d 5.4%，e 1.0%

関連知識　妊娠により母体は様々な生理的変化を起こす。妊娠中に約10 kgの体重増加をきたすが，これは子宮とその内容物だけでなく，乳房・循環血液量・細胞外液の増大，脂肪の蓄積などに起因する。心・血管系では循環血液量の増加に伴い心負荷が増大する。胃・腸管は増大した子宮

に圧排され，ホルモンの影響で腸管の運動性が低下して便秘傾向となり，妊娠子宮による骨盤内静脈圧迫のため痔核を生じやすい。血小板数は著変しない。分娩時の出血に備えて血液凝固系は亢進しているため血栓症の発症リスクは高まっている。インスリン抵抗性の増大により内因性インスリン分泌の増加を必要とするため，膵臓のインスリン分泌予備能が乏しいと妊娠糖尿病を発症しやすくなる。

正　解　c　**正答率 76.5%**　　　　　▶参考文献　MIX 318　チャート 産 58

受験者つぶやき
・生まれてくる胎児の大きさを考えると，臨月の妊婦はいろいろな臓器が相当圧迫されているんだなあと思いました。
・胎盤からの hPL は耐糖能異常をきたすのでインスリン抵抗 UP です。

Check ■■■

113E-6　眼の加齢による調節力の低下に関与するのはどれか。

　　　a　角　膜　　　b　虹　彩　　　c　水晶体　　　d　硝子体　　　e　網　膜

選択肢考察
×a　加齢による変化は少ない。
×b　加齢による変化は少ない。
○c　加齢により硬化し，伸縮性を失い，調節力の低下をきたす。
×d　加齢とともにゼリー状から液状に変化するが，調節力低下はきたさない。
×e　加齢により網膜の中心である黄斑が変性をきたすことがあるが，調節力の低下とは関連が薄い。

解 答 率　a 0.4%，b 7.0%，c 91.2%，d 1.1%，e 0.1%

コメント　加齢に伴う疾患というと白内障を連想すると思う。白内障をきたす前に水晶体は硬化し，調節力低下をきたすことを覚えておこう。これが老眼の原因である。

正　解　c　**正答率 91.2%**　　　　　　　　▶参考文献　MIX 360

受験者つぶやき
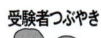
・加齢によって硬くなっていることはイメージしやすいと思います。
・簡単でした。
・水晶体の老化で弾性がなくなり，老視になります。

Check ■ ■ ■

113E-7　コミュニケーションツールの一つである SBAR〈Situation, Background, Assessment, Recommendation〉に基づいて，研修医が指導医に担当患者の病状を報告している。

研修医：「担当の患者さんの状態について報告と相談をさせてください」

指導医：「どうぞ」

研修医：「78 歳の女性で，①昨日大腿骨頸部骨折に対する手術を行い，維持輸液を継続しています。②本日明け方から息苦しさを訴えています」

指導医：「患者さんの状態はどうですか」

研修医：「③ SpO_2 はルームエアーで 92%，両側で coarse crackles を聴取し，心不全発症の可能性を疑います。④まずは酸素投与を開始すべきと考えます」

指導医：「分かりました。⑤今から私と一緒に患者さんの病状を確認しましょう」

　　SBAR の「R」に相当するのは下線のうちどれか。

a ①　　　　　b ②　　　　　c ③　　　　　d ④　　　　　e ⑤

選択肢考察

× a　患者の Background である。

× b　患者の Situation である。

× c　患者に対する研修医の Assessment である。

○ d　患者に対する研修医の Recommendation である。

× e　これは指導医から研修医へのコメントなので，SBAR のいずれにも該当しない。

解答率　a 0.3%，b 0.2%，c 0.6%，d 80.4%，e 18.5%

関連知識　<チームステップス：Team STEPPS（Team Strategies and Tools to Enhance Performance and Patient Safety：医療の成果と患者安全を高めるためにチームで取り組む戦略と方法)>

　　Team STEPPS は，多職種で構成される患者のケアチームが，1.リーダーシップ，2.状況モニタリング，3.相互支援，4.コミュニケーションという 4 つの主要技能を習得し，実践することで，チームとして患者に対し安全でよりよい医療を提供できるとするもの。

本問の狙い　研修医が関与する医療事故（記憶に新しいものでは造影剤の誤投与）が増えており，その防止策として医学生において広く知っておくべき内容として出題された可能性がある。SBAR は要点を絞ったものであり，誰にでも間違いなくできるものと考えられる。いわゆる，報連相（報告・連絡・相談）の徹底を目的としたものと考えられる。

正　解　d　**正答率 80.4%**　　　　　　　　　　　　　　▶参考文献 MIX 464

受験者つぶやき

・④と⑤で迷いましたが，⑤だけ指導医のセリフであり，変だなと思って④にしました。

・この形式はよく過去問に出ます。

・指導医に提案していそうなものを選びました。

E

必修の基本的事項

Check ■ ■ ■

113E-8　聴診所見と呼吸器疾患の組合せで**誤っている**のはどれか。

a　stridor ─────── 肺サルコイドーシス

b　wheezes ─────── 喘　息

c　friction rub ─────── 結核性胸膜炎

d　fine crackles ─────── 間質性肺炎

e　coarse crackles ─────── 細菌性肺炎

選択肢考察　× a　stridor は吸気時に聴取される喘鳴であり，上気道狭窄で出現する。肺サルコイドーシスで上気道狭窄をきたすことはまれである。

○ b　気管支喘息では呼気時に wheezes を聴取する。

○ c　胸膜炎では friction rub〈胸膜摩擦音〉を聴取する。

○ d　間質性肺炎では吸気終末に fine crackles を聴取する。

○ e　細菌性肺炎では気道内の分泌物により coarse crackles を聴取する。

解 答 率　a 95.0％，b 0.0％，c 3.8％，d 0.1％，e 1.0％

関連知識　主要な疾患と呼吸聴診音の異常については，よく理解しておくこと。

・stridor：上気道狭窄

・wheezes，rhonchi：気管支喘息

・fine crackles：間質性肺炎

・coarse crackles：細菌性肺炎，肺水腫など

・friction rub：胸膜炎

正 解　**a**　**正答率 95.0％**　　　　　　　　　　　　▶参考文献　MIX 231

受験者つぶやき　・サルコイドーシスが上気道を閉塞しているのはちょっと想像できませんでした。

・friction rub は初めて聞きました。消去法で選びました。

・肺サルコイドーシスで上気道閉塞は考えづらかったです。

Check ■ ■ ■

113E-9　双極性障害でみられる思考障害はどれか。

a　連合弛緩　　　　　b　滅裂思考　　　　　　c　思考途絶

d　言語新作　　　　　e　観念奔逸

選択肢考察　× a，× b　滅裂思考は，考えが滅び裂ける，つまりバラバラでまとまりがないことである。連合弛緩は，考えのつながり（連合）が緩いことである。軽度の滅裂思考とも言える。両者とも，統合失調症にみられる。

× c　思考途絶は，考えが途絶える，つまり急に頭の中が真っ白になることである。統合失調症にみられる。

× d　言語新作は，独自に言葉を新しく作ることである。統合失調症でみられる。

○ e　観念奔逸は，考えが奔り逸する，つまり考えが次々と出てくることである。双極性障害の躁状態でみられる。

解 答 率　a 1.6%，b 1.2%，c 1.0%，d 1.4%，e 94.7%

関連知識　観念奔逸は，考えのつながりはある。滅裂思考はつながりがない。これが違いである。

コメント　精神症状は，最近の国試では毎回 1 題は出題されている。苦手としている学生が多いようであるが，「選択肢考察」で説明したように，漢字から連想して意味を理解すると記憶に残りやすい。

正　解　e　**正答率 94.7%**　　▶参考文献　MIX 387　コンパクト 204

受験者つぶやき
・dは初めて聞く言葉でしたが，落ち着いて知っている単語を選びました。
・観念奔逸は有名です。精神科の障害の名前はややこしいので嫌いです。
・双極性障害では考えにまとまりがなくなります。

E
必修の基本的事項

Check ■ ■ ■

113E-10　妊娠中の薬物療法の原則について正しいのはどれか。

a　多剤併用はできる限り避ける。

b　NSAIDs は妊娠後期であれば投与できる。

c　抗菌薬としてキノロン系が推奨されている。

d　妊娠判明時には服用中の薬剤を一旦中止させる。

e　妊娠 4 週未満は薬剤による催奇形性の可能性が高くなる。

選択肢考察　○ a　多剤併用は，妊娠中に限らず薬剤による有害事象の発生率が高まるため，特に妊婦では胎児への有害事象も考慮し，できる限り避けるべきである。

× b　NSAIDs は胎児の動脈管を収縮させる作用があり，妊娠後期ほど胎児への危険性が増加するため，使用は**禁忌**とされている。

× c　妊娠中の抗菌薬としては，ペニシリン系，セフェム系，マクロライド系が推奨されている。キノロン系は動物実験での胎児毒性とヒトへの投与実績が少ないことから妊婦への使用は**禁忌**とされている。

× d　妊娠初期でも，服用の中止が母体や胎児に重大な不利益をもたらす可能性をもつ薬剤がある。特に常用薬は，薬剤の種類と服用理由を評価して，服用の中止か継続かを決める必要がある。

× e　妊娠 4 週未満の受精卵は，損傷部位を完全に修復できる時期である。したがってこの時期に催奇形性はなく，完全に修復されるか流産するかのいずれかとなる。これを全か無かの法則という。

解 答 率　a 95.8%，b 0.1%，c 0.2%，d 1.7%，e 2.1%

関連知識　妊娠中の薬剤の影響は，妊娠週数と薬の種類（胎児毒性の報告）によって異なる。まずは正しい妊娠週数の評価が重要となる。催奇形性は理論上，器官形成期（妊娠 2 〜 3 か月：妊娠

4～11 週）に生じる可能性が高いとされており，特に妊娠 2 か月（妊娠 4～7 週）の過敏性が高いとされている。しかし妊娠 2 か月の薬剤使用においても，ヒトでの実際の催奇形性が証明された薬剤は比較的少なく，妊娠 3 か月（妊娠 8～11 週）であれば大奇形の可能性は極めて低くなり，小奇形を起こしうる薬剤がごくわずかに存在するという認識が重要である。

単にヒトへの影響が不明というだけで添付文書で禁忌となっている薬剤も多いため，器官形成期に薬剤を服用してしまった妊婦への対応としては安易に人工妊娠中絶を勧めるのではなく，十分で適切な情報提供が必要となる。自身での対応が困難であれば専門の相談施設への紹介を考慮する。

正 解　**a**　**正答率** 95.8%　　　　　　　　　　　　　　　▶参考文献　チャート 産 319

受験者つぶやき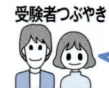
・冷静に考えれば難なく解ける問題です。
・抗てんかん薬は妊娠中でも続けると覚えていました。
・妊婦じゃなくても多剤併用は避けたいです。

Check ■ ■ ■

113E-11　慢性疼痛患者への共感を示す言葉として，適切なのはどれか。

　a　「その痛みはつらいですね」
　b　「我慢できる痛みなら大丈夫です」
　c　「痛みを受け入れることが大事です」
　d　「自分はもっと強い痛みがありますよ」
　e　「これくらいの痛みはよくあることですよ」

選択肢考察　○a　共感や理解は，痛みを軽減する。

　×b　痛みは第三者（医師を含め）には理解・認知できない主観的感覚で，その程度も本人しか認識できない。我慢できるかも本人の問題である。したがって「我慢できる痛みなら大丈夫」という発言は無責任であり，その根拠もない。

　×c　「痛みを受け入れることが大事」との発言も不適切。受け入れることができるかできないかは，当事者の問題である。

　×d　この発言も不適切。不快な情動体験である痛み，これは主観的な感覚であり，自分の痛みと他人の痛みをどのように比較できうるであろうか。

　×e　この発言も患者の痛みを尊重しておらず，不適切。また，「これくらいの痛み」とは何を指しているのか意味不明である。

解 答 率　a 99.9%，b 0.0%，c 0.0%，d 0.0%，e 0.1%

コメント　選択肢 b ～ e は，患者（他人）の痛みを理解していない。理解がなければ共感もない発言である。

正 解　**a**　**正答率** 99.9%　　　　　　　　　　　　　　　▶参考文献　MIX 464

受験者つぶやき
・点取り問題です。
・共感的態度は OSCE の医療面接で練習しましたね。

E

必修の基本的事項

Check ■ ■ ■

113E-12　感染症が疑われている患者のバイタルサインを示す。

意識レベル GCS 15。体温 39.2℃。脈拍 112/分, 整。血圧 92/50 mmHg。呼吸数 26/分。

quick SOFA〈Sequential Organ Failure Assessment〉スコアはどれか。

a　0点　　　　　b　1点　　　　　c　2点　　　　　d　3点　　　　　e　4点

選択肢考察　敗血症が疑われる症例では, quick SOFA〈qSOFA〉で①意識変容:GCS ≦ 13, ②呼吸数 ≧ 22/分, ③収縮期血圧 ≦ 100 mmHg, のうち 2 項目以上が該当すれば, 早期診断, 早期治療介入のために集中治療管理を考慮することが推奨されている。

提示症例のバイタルサインからは②と③が該当し, 2 点となる。

　　　　×a, ×b, ○c, ×d, ×e

解答率　a 0.3%, b 8.6%, c 83.0%, d 6.5%, e 1.6%

関連知識　国際版の敗血症診療ガイドライン（SSCG 2016）, 日本版の敗血症診療ガイドライン 2016（J-SSCG 2016）の双方で, 敗血症は「感染症によって重篤な臓器障害が引き起こされる状態」と定義され, 「臓器障害の存在」を診断するために SOFA スコアによる点数化が行われる（Sepsis-3）。

コメント　qSOFA は全 3 項目あり, 2 項目以上満たせば敗血症を疑う。SOFA スコアは 6 臓器（脳, 呼吸, 循環, 肝, 腎, 凝固）で, スコアは各 0〜4 点, 2 点以上の急上昇で敗血症と診断する。

正　解　c　**正答率 83.0%**　　　　　　　　　　　　　　　　▶参考文献　MIX 74

受験者つぶやき
・去年からアツいと言われていた qSOFA が出ました。
・qSOFA はよく出ました。他のブロックでも出た気がします。
・また qSOFA の出題でした。

Check ■ ■ ■

113E-13　Ⅱ音の奇異性分裂をきたすのはどれか。

a　動脈管開存症　　　　　b　肺動脈弁狭窄症　　　　　c　心室中隔欠損症

d　心房中隔欠損症　　　　e　完全左脚ブロック

選択肢考察　×a　連続雑音に覆われ, Ⅱ音を明らかに聴取することは困難。

×b　Ⅱ音の肺動脈弁成分（Ⅱp）が遅延し, Ⅱ音の分裂は拡大するが, 奇異性となることはない。

×c　肺高血圧症をきたすとⅡp 音は亢進し, Ⅱ音の分裂間隔は狭くなるが, 奇異性となることはない。

×d　Ⅱ音の固定性分裂が特徴的。

○e　Ⅱ音の大動脈弁成分（Ⅱa）が遅延し, Ⅱ音の奇異性分裂をきたす。

解答率　a 4.2%, b 12.8%, c 4.6%, d 3.2%, e 75.2%

関連知識　　心音の発生機序についての生理学的問題である。II音は流出路弁の閉鎖音であり，大動脈弁成分（IIa）と肺動脈弁成分（IIp）の2つからなる。通常，左心室の収縮時間が右心室より短いため，II音分裂はIIa，次いでIIpの順番である。正常では，吸気時に静脈還流が増えるため，右室の収縮時間が延長し，IIpが遅延する。そのため，IIa-IIp間隔は拡大し，II音分裂が明らかになる。奇異性分裂はその逆で，吸気時にII音分裂が狭くなり，呼気時に拡大する場合である。左室の収縮が遅延するような病態ではIIaがIIpより遅延し，II音成分は逆にIIp-IIaの順になる。吸気時にはIIpが遅延してIIaに接近するII音分裂は狭くなり，呼気時に拡大する。重症大動脈弁狭窄症や完全左脚ブロックが挙げられる。

コメント　　II音の奇異性分裂をきたす主な疾患としては大動脈弁狭窄症，完全左脚ブロックが挙げられるが，動脈管開存症もIIaが遅延し，時にII音の奇異性分裂をきたすといわれる。

正　解　　e　**正答率 75.2%**　　　　　　　　　　　　　　▶**参考文献**　**MIX** 204

受験者つぶやき
・IIpが早いもの，IIaが遅いもの，冷静に考えて解きました。
・奇異性分裂は AS と LBBB。
・奇異性分裂は IIp→IIa です。

Check ■ ■ ■

113E-14　高度な門脈圧亢進を伴う肝硬変患者で**認められない**のはどれか。

　　a　下腿の浮腫

　　b　Rovsing 徴候

　　c　腹壁静脈の怒張

　　d　Traube 三角の濁音

　　e　濁音界の位置移動〈shifting dullness〉

選択肢考察　　○ a　肝硬変による低蛋白血症のため，下腿の浮腫をきたす。
　　　　　　　　× b　左下腹部の触診により右下腹部痛を訴える，虫垂炎のときの身体所見である。
　　　　　　　　○ c　側副血行路が発達し，腹壁静脈が怒張する。
　　　　　　　　○ d　脾腫を伴い，Traube 三角の濁音を認める。通常は鼓音である。
　　　　　　　　○ e　腹水を認め，体位変換による濁音界の位置移動を認める。

解答率　　a 1.6%，b 91.1%，c 0.8%，d 2.6%，e 3.9%

コメント　　門脈圧亢進を伴う肝硬変患者の身体所見を熟知しているかを問う問題である。

正　解　　b　**正答率 91.1%**　　　　　　　　　　　　　　▶**参考文献**　**MIX** 279

受験者つぶやき
・1日目に Rosenstein 徴候が出たので Rovsing 徴候も出るのかなと思っていましたが，本当に出るとは思いませんでした。
・○○徴候はわかっていると出題されたときに安心します。徴候リストを直前にまとめておいてよかったです。
・Rovsing 徴候は虫垂炎です。

E
必修の基本的事項

Check ▪ ▪ ▪

113E-15 脊柱側弯症の検診で体幹を前屈させて観察するのはどれか。

a 背筋力	b 肋骨隆起	c 呼吸障害
d 脊椎の柔軟性	e 下肢への放散痛	

選択肢考察
×a 診断のために筋力測定の必要性はなく，また前屈で筋力を判断するのは困難である。

○b 脊柱の弯曲，回旋によって肋骨高位に左右差が生じる。

×c 高度側弯では肺の拘束性障害を呈するが，体位・姿勢による変化は少ない。

×d 臥位と立位の脊椎正面エックス線像の Cobb 角で判断する。

×e 腰椎椎間板ヘルニアによる坐骨神経痛で認められることが多い。

解 答 率 a 0.1%, b 91.8%, c 0.7%, d 6.0%, e 1.2%

関 連 知 識 　 脊柱側弯症には椎体の形状変化のない機能的脊柱側弯症と，椎体の弯曲，回旋や楔状変形のある構築性脊柱側弯症がある。構築性脊柱側弯症では背部から，立位で肩甲骨高位の左右差，ウエストラインの非対称，前屈位で肋骨隆起，腰部隆起を観察することが，診察する上で重要である。

正 解 　b 　**正答率 91.8%** 　　　　　　　　　　 ▶参考文献 MIX 196

受験者つぶやき
・実際にやっているところを想像すればわかりそうな問題です。
・模試で出題されていました。Cobb 角も大事です。
・必修は身体診察が重要です。

Check ▪ ▪ ▪

113E-16 MRI でガドリニウム造影剤を使用する際に，最も注意すべき患者背景はどれか。

a 脳卒中	b 心房細動
c 間質性肺炎	d 頭蓋内圧亢進症
e 人工透析中の慢性腎不全	

選択肢考察
×a 使用して問題ない。

×b 特に禁忌ではない。ただし，重篤な心疾患は禁忌となる。

×c, ×d これらも，使用して問題ない。

○e 腎性全身性線維症〈nephrogenic systemic fibrosis：NSF〉の発生に十分注意する。

解 答 率 a 0.1%, b 0.4%, c 2.4%, d 0.9%, e 96.1%

関 連 知 識 　 ガドリニウム造影 MRI を行う前には，腎機能障害の有無（特にガドリニウム造影剤使用時の NSF の発生は重要（111E-34））や気管支喘息の既往には注意する。これらはヨード造影剤使用時にも同様に注意すべき項目である。その他，重篤な甲状腺疾患や心障害，肝障害のある患者，マクログロブリン血症，多発性骨髄腫，褐色細胞腫の患者への投与も原則禁忌であることは理解しておく。

E

必修の基本的事項

　　　NSF は腎不全患者に生じる四肢・体幹の皮膚の肥厚・硬化，関節拘縮，肺・肝臓・筋・心臓などの多臓器が侵される全身性疾患で，全身性強皮症に類似した皮膚症状を呈する。主にMRI 造影剤であるガドリニウムを使用した際に発症する，致死率が約 30% という重篤な病態である。

正　解　　**e**　**正答率 96.1%**　　　　　　　　　　　　　▶**参考文献**　**MIX** 457

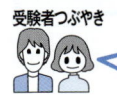
受験者つぶやき
・NSF 関連はもっと臨床的な問題で出ると思っていました。次はきっと症例問題ですね。
・模試で出題されていました。模試の復習を 1 月にやっておいてよかったです。第 3・4 回テコム模試は少なくともやり直しておいた方がいいと思いました。
・造影 CT/MRI の禁忌について勉強しておきましょう。

Check ■ ■ ■

113E-17　血液培養で菌血症の診断の感度を**下げる**のはどれか。
　　a　検体を冷蔵保存する。
　　b　検体採取の回数を増やす。
　　c　抗菌薬を投与する前に採取する。
　　d　異なる部位から 2 セット採取する。
　　e　好気性ボトルより先に嫌気性ボトルに分注する。

選択肢考察　×a　体温前後の温度で保存する。
　　○b　必ずしも 1 回の検査で診断できるとは限らない。
　　○c　菌が死滅する前に検査すべきである。
　　○d　コンタミネーションを防ぐため。
　　○e　空気の混入を最小限に防ぐため。

解 答 率　a 98.1%，b 0.6%，c 0.4%，d 0.1%，e 0.8%

関連知識　　　血液培養検査は，好気/嫌気ボトルをペア（1 セット）で用意し，2 セット以上を異なる部位（四肢）から採取するようにする。基本的には静脈から 1 セットにつき 20〜30 mL 採取する。検体採取前に必ず皮膚を消毒し，採血後の空気混入を防ぐためにまず嫌気ボトルに注入し，次いで好気ボトルへと，できれば各々 10 mL 以上を分注する。なお，ボトルの栓を開けた際には栓部分表面をアルコール綿であらかじめ消毒しておく。また，皮膚に刺した針でそのままボトルに注入してよい。もし検査室への搬送に時間がかかる場合には，体温前後の温度での保存が望まれる。

コメント　　　これまでにも類似した問題（110G-25：血液培養の検体採取方法）が出題されており，血液培養検査時の注意点は整理しておくこと。

正　解　　**a**　**正答率 98.1%**

受験者つぶやき
・感度うんぬんはわかりませんでしたが，b〜e は間違っていないだろうと思いました。
・37℃ 保存は血液と髄液と覚えていました。
・冷蔵はよろしくない気がしました。

E

必修の基本的事項

Check ■ ■ ■

113E-18 うっ血乳頭に随伴する初期症状はどれか。

　　a　眼　痛　　　　　　　b　頭　痛　　　　　　　c　眼精疲労

　　d　視力低下　　　　　　e　求心性視野狭窄

選択肢考察　× a　うっ血乳頭では眼痛を認めることはない。

　　○ b　うっ血乳頭の発症原因は，脳腫瘍やくも膜下出血などによる頭蓋内圧亢進である。内圧亢進に伴い，頭痛・嘔気が生じることが多い。

　　× c　うっ血乳頭と眼精疲労の直接的な関係はない。

　　× d　うっ血乳頭初期に視力低下は認められない。うっ血乳頭が長期間遷延した場合は，視神経線維が萎縮し，視力低下・視野狭窄を引き起こす。

　　× e　うっ血乳頭初期には Mariotte 盲点拡大を認めるが，求心性視野狭窄は認められない。

解答率　a 2.1％，b 90.9％，c 1.9％，d 3.7％，e 1.3％

関連知識　うっ血乳頭は，脳腫瘍・くも膜下出血・脳炎などをベースとした頭蓋内圧亢進が原因である。初期には頭痛・嘔気を認めることが多く，視力低下を認めることは少ない。長期間うっ血乳頭の状態が続くと，視神経線維が萎縮して永続的な視力低下や視野障害を引き起こす。

正　解　b　**正答率** 90.9％　　　　　　　▶**参考文献** MIX 154, 364

受験者つぶやき
・よく聞く問題です。
・うっ血乳頭は頭蓋内圧亢進でみられます。頭蓋内圧亢進といえば頭痛が起きそうです。
・頭蓋内圧亢進症状です。

Check ■ ■ ■

113E-19 社交不安障害の患者の訴えとして特徴的なのはどれか。

　　a　「怖いので飛行機には乗れない」

　　b　「世間の人々から嫌われている」

　　c　「明日にも何か大変なことが起こる」

　　d　「人ごみや公共の場所に行くと不安になる」

　　e　「人前では緊張して思うように話ができない」

選択肢考察　× a　飛行機が墜落するなどの，乗り物で事故が起きる状況への恐怖は，乗り物恐怖である。これは限局性恐怖症に特徴的である。

　　× b　「嫌われている」と根拠なく確信するのは妄想である。「世間」という不特定多数の人から「嫌がらせされている」と確信すると被害妄想になる。これは統合失調症に特徴的である。

　　× c　周囲が突然変化すると漠然ながら確信するのは妄想気分である。対象が不明な場合の被害妄想ともいえる。これは統合失調症に特徴的である。

　　× d　「助けを求められない」「逃げられない」という空間（状況）への恐怖は広場恐怖であ

る。広場恐怖症に特徴的である。

○e　他人から注目される状況への恐怖は社交不安である。かつて「対人恐怖」とも呼ばれていた。これは，社交不安障害に特徴的である。

解答率　a 0.1%，b 0.7%，c 0.0%，d 4.2%，e 94.8%

関連知識　＜恐怖と不安の違い＞

　　厳密には，対象や状況が明確に特定されている場合は恐怖，特定されていない場合は不安と分ける。

コメント　本問は国試 105 回 F-4 が再出題されたものである。

正　解　e　**正答率** 94.8%　　　　　▶参考文献　MIX 387　コンパクト 210

受験者つぶやき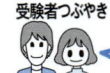
・d に不安という言葉が入っていて引っかけたいのかなと思いました。
・人混み→広場，人前→社交。
・社交不安障害とパニック障害は別ものです。

Check ■ ■ ■

113E-20　微小変化型ネフローゼ症候群について正しいのはどれか。
a　副腎皮質ステロイドが著効する。　　b　再発することはまれである。
c　尿蛋白の選択性は低い。　　d　低補体血症を認める。
e　緩徐に発症する。

選択肢考察　○a　微小変化型ネフローゼ症候群では副腎皮質ステロイドが有効である。投与を開始してから尿蛋白は次第に減少し，多くの例で完全緩解に至る。

×b　副腎皮質ステロイドの漸減投与中あるいは緩解を得た後に再発をきたすことがある。

×c　尿蛋白の選択性が高いのが，微小変化型ネフローゼ症候群の尿所見の特徴である。尿蛋白のほとんどはアルブミン（高選択性蛋白尿）で，これは糸球体基底膜の内皮側の陰性荷電（チャージバリアー）の喪失によるものと考えられている。

×d　微小変化型ネフローゼ症候群で低補体血症を認めることはない。一方，血清 IgE の高値をみることがある。

×e　微小変化型ネフローゼ症候群は浮腫，体重増加，尿量の減少などで急性発症する。緩徐に発症することはない。

解答率　a 98.3%，b 0.1%，c 0.5%，d 0.1%，e 0.9%

関連知識　微小変化型ネフローゼ症候群は若年者に好発し，小児のネフローゼ症候群の 8 割ほどを占めるとされている。本症は 1913 年に Munk らによってリポイドネフローゼ〈lipoid nephrosis〉と命名された経緯がある。

正　解　a　**正答率** 98.3%　　　　　▶参考文献　MIX 297

受験者つぶやき
・冷静に正解以外の選択肢を除外していきました。
・点取り問題です。
・微小変化群はステロイドが効きますが再発しやすいです。

Check ▢ ▢ ▢

113E-21 輸血開始1時間後に，発熱，悪寒および呼吸困難が出現し，血圧が低下した。**可能性が低いのはどれか。**

- a 輸血関連急性肺障害
- b 異型輸血による溶血
- c エンドトキシンショック
- d アナフィラキシーショック
- e 輸血後移植片対宿主病〈GVHD〉

選択肢考察 問題文にある症状からは選択肢の輸血副作用を区別することはできないので，発症時間に着目する。

○a 輸血関連急性肺障害〈transfusion-related acute lung injury：TRALI〉は輸血により引き起こされる肺の炎症性疾患で，目安として輸血後6時間以内に発症する。

○b 大部分は ABO 型不適合輸血による急性溶血性副作用で，輸血開始直後から24時間以内に発症し，死亡率は約20%と高い。

○c 細菌汚染された血液製剤の輸血により，輸血後4時間以内に発症する。日本赤十字社が供給するものだから細菌汚染はないものと思い込まないこと。種々の安全確保対策がなされているが，2017年には3件の細菌感染症例が報告され，1例はエンドトキシンショックから4日後に死亡している。いずれも血小板製剤が原因で，20〜24℃ での振盪保存中に細菌が増殖したためと考えられる。使用時の外観チェックが重要。**割れ問**

○d 日本赤十字社によれば，アナフィラキシー（様）ショックは輸血開始後10分以内に20%，30分以内に55%が発症するとされ，遅くとも概ね2時間以内に発症する。

×e 致死的な輸血副作用で，通常輸血後1〜2週間で発症する。

解答率 a 3.7%，b 5.9%，c 41.8%，d 11.8%，e 36.8%

関連知識 輸血副作用については，日本輸血・細胞治療学会による輸血副作用対応ガイド（version1.0：2011/01/31）あるいはその改訂版である輸血副反応ガイド（version1.0：2014/11/01）に詳しい。

重症輸血副作用は，輸血後24時間以内に発症するアレルギー反応（重症：発症時間の目安は輸血後24時間以内），TRALI（6時間以内），TACO〈輸血関連循環過負荷：transfusion-associated circulatory overload〉（6時間以内），急性溶血性輸血副作用〈AHTR：acute hemolytic transfusion reaction〉（24時間以内），細菌感染症〈transfusion transmitted bacterial infection〉（4時間以内）と，輸血後1日以上経過後に発症する輸血後 GVHD（1〜6週間後），輸血後紫斑病〈PTP：post-transfusion purpura〉（5〜12日後），遅延性溶血性副作用〈DHTR：delayed HTR〉（1〜28日以内）に分類されている。

輸血関連性の判定や診断は必ずしも容易ではないが，17の症状・所見による診断項目表が示されている。学会 HP（医療関係者の方へ⇒輸血副作用）で見ることができるので，確かめておきたい。輸血副作用対応ガイドは web 上で閲覧可能である（2019年2月現在）。

輸血後 GVHD は，血液製剤中のドナー T 細胞がレシピエントの HLA 抗原を認識して活性化することにより発症する。本問では輸血開始1時間後に発症していることから，明らかに時期的に合わない。1998年から放射線照射された血液製剤が供給されるようになり，本邦での

E 必修の基本的事項

発症例は 2000 年以降報告されていないことも知っておこう。

　輸血患者のベッドサイドでの観察が重要であり，輸血による重篤な副作用の可能性がある場合には直ちに輸血を中止する。この際，血圧の低下により血管確保が困難となることもあるので，点滴針は血管に留置したまま点滴セットを交換する。使用した輸血バッグと輸血セットは廃棄せず，原因の特定に用いる。

　輸血製剤の安全性確保のために，献血前の問診，渡航歴による献血制限措置，遡及調査の実施（供血血液でウイルス検査陽性が判明した場合，過去に供血された血液を遡って調査），初流血除去（皮膚穿刺による細菌感染の予防），保存前白血球除去（輸血用血液中の同種白血球による発熱反応，同種抗体産生，サイトメガロウイルスやエルシニア菌感染の予防），血清学的検査（HBs 抗原，HBs 抗体，HBc 抗体，HCV 抗体，HIV-1・2 抗体，HTLV-1 抗体，梅毒トレポネーマ抗体，ヒトパルボウイルス B19 抗原），献血者個別の核酸増幅検査（HBV，HCV，HIV），新鮮凍結血漿および血漿分画製剤用原料血漿の 6 か月間の貯留保管，赤血球製剤および血小板濃厚液への放射線照射（輸血後 GVHD の予防）などが行われている。今後，現在は北海道限定で実施されている HEV 核酸増幅検査が全国展開されていくと考えられる。

本問の狙い　医師として臨床実務をする上で知っておかなければならない，診断に必要な横断的知識を問う狙いと推察される。輸血療法は最も簡便な臓器移植であり，他人の血液を原料とした血液製剤を使用している。種々の対策や検査が行われているが，ウインドウ期などの検査の限界やヒューマンエラーが入る余地を排除できない。副作用が避けられない治療法であるため，現場で対応できるよう，その症状や診断法，対処法についてよく知っておきたい。

正　解　e　**正答率** 36.8%　　　　　　　　　　　　　　　　　　▶参考文献　MIX 459

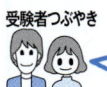 **受験者つぶやき**
・GVHD はもっと時間がかかるだろうし，症状は皮膚や腸管に出るものと思っていました。
・GVHD は 100 日くらいまでが急性期だと覚えており，起こると思いました。
・GVHD は 1 時間で発症しないですね……。

Check ■ ■ ■

113E-22　頸部で血管雑音を有する成人患者で**考えにくい**のはどれか。
　　　a　頸動脈狭窄　　　　　　　　　　　b　甲状腺機能低下症
　　　c　高安動脈炎〈大動脈炎症候群〉　　d　動静脈瘻
　　　e　貧　血

選択肢考察
○ a　動脈の血流が狭窄部位で加速されたり，乱流を形成したりして，雑音を生ずる。

× b　甲状腺機能亢進症の場合は，甲状腺自体の血流増加や，心拍出量増加に伴う頸動脈の血管雑音を聴取することがあるが，機能低下症では逆である。

○ c　高安動脈炎では，大動脈や主要分枝に動脈狭窄や動脈の蛇行を生じ，血管雑音の原因になる。

○ d　高圧系の動脈から抵抗血管を介さずに，低圧系である静脈に短絡血流を生ずるものが動静脈瘻である。連続性雑音の原因になる。

　○e　貧血では心拍出量が増加し，そのために血管雑音や収縮期雑音を聴取する場合がある。

解答率　a 0.1%，b 88.7%，c 0.4%，d 2.8%，e 7.9%

関連知識　選択肢のうち a，c は動脈硬化と関連し，血管雑音がある場合は，ない場合に比較して，心筋梗塞や心血管死のリスクが有意に高いことが知られている。頸部は，総頸動脈や内頸静脈などの走行が浅く，視診，触診，聴診といった基本的な診察で多くの情報が得られる重要な領域である。

正　解　**b**　**正答率 88.7%**　　　　　　　　　　▶**参考文献**　**MIX** 340

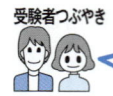
受験者つぶやき
・血管雑音が聴かれるのは甲状腺機能亢進症ですね。
・甲状腺機能の亢進と低下の違いはよく問われます。
・消去法で選んでいきました。

E

必修の基本的事項

Check ■ ■ ■

113E-23　急性呼吸不全をきたした成人患者に対して，バッグバルブマスク換気の後に気管挿管を行った。用手的に送気を行い，聴診による気管チューブの位置確認を行ったところ，心窩部が膨隆してきた。装着していた CO_2 検出器では CO_2 が検出されなかった。
　適切な対応はどれか。
　a　直ちに気管チューブを抜去する。
　b　バルーンカフへ空気を追加注入する。
　c　気管チューブへの送気を2分間継続する。
　d　気管チューブを更に3cm挿入して送気する。
　e　気管チューブ内にカテーテルを挿入して吸引する。

アプローチ　①気管挿管後に用手的に送気したところ，心窩部が膨隆 ➡ 気管チューブが胃内に挿入されている可能性あり。
　②CO_2 検出器で CO_2 が検出されない ➡ 気管チューブは気道内には挿入されていない。つまり胃内に挿入されている。

診断名　気管チューブの胃内への誤挿入

選択肢考察　○a　直ちに気管チューブを抜去し，十分な換気を行う。
　×b　カフ圧の問題ではない。
　×c　気管にチューブが挿入されていないので，継続送気してはならない。
　×d　気管にチューブが挿入されていないので，さらに深く挿入してはならない。
　×e　気管にチューブが挿入されていないので，気管チューブ内にカテーテルを挿入することは意味がない。

解答率　a 94.6%，b 0.1%，c 0.0%，d 0.1%，e 4.9%

関連知識　気管挿管が正しく行われたかどうかの判断には慎重な態度が必要である。このため用手的，CO_2 の検出，胸部エックス線写真などで確認を行い，チューブ先端が気管内に正しく挿入されていることを正確に診断する必要がある。

正 解 a **正答率 94.6%** ▶参考文献 MIX 448

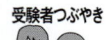
受験者つぶやき
・食道挿管の問題は模試などでよく見ました。
・食道に誤挿管していると思いました。間違った挿管はすぐに抜いてやり直すイメージです。
・食道挿管になっているので抜去です。

Check ■ ■ ■

113E-24 冠動脈疾患リスクを低減する行動として**適切でない**のはどれか。

a 禁 煙 b 減 塩
c 野菜摂取の増加 d 長時間労働の回避
e トランス脂肪酸摂取の増加

選択肢考察
○a 喫煙はリスクファクターの一つであり，禁煙は有効である。
○b リスクファクターの一つである高血圧の予防・改善に有効である。
○c 野菜の摂取を増やすことは高血圧や脂質異常症の予防に有効である。
○d ストレスの予防のために長時間労働の回避は有効である。
×e トランス脂肪酸の過剰摂取は冠動脈疾患のリスクを高める。

解 答 率 a 0.2%，b 0.1%，c 1.0%，d 0.9%，e 97.5%

関連知識 　虚血性心疾患の一次予防ガイドライン（2012 年改訂版）によると，日本人における冠危険因子として，脂質異常症，高血圧，糖尿病，肥満，メタボリックシンドローム，慢性腎臓病，家族歴，喫煙，精神保健（職業性ストレス）を挙げており，これらを予防・改善する行動が冠動脈疾患のリスク低減につながる。

コメント 　冠動脈疾患患者のみならず，生活習慣病の保健指導や特定保健指導を行う際に必要な知識である。

正 解 e **正答率 97.5%** ▶参考文献 MIX 223

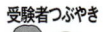
受験者つぶやき
・心疾患に限らず a〜d は健康に良さそうです。
・消去法で選びました。トランス脂肪酸が何か知りませんでした。
・トランス脂肪酸は体に悪そうだと思いました。

Check ■ ■ ■

113E-25 長期間無月経をきたした女性で注意すべき続発症はどれか。

a 色素沈着 b 骨粗鬆症 c 子宮内膜症
d 末梢神経障害 e 月経前症候群

選択肢考察
×a 長期間の無月経と色素沈着の間には，直接的な因果関係はない。
○b 長期にわたり無月経が続くと，エストロゲン低下による骨粗鬆症が起こりうる。
×c 長期にわたり無月経が続くと，子宮内膜症は改善する。

×d　長期間の無月経と末梢神経障害の間には，直接的な因果関係はない。

×e　無月経が続けば，月経前症候群は改善する。

解答率　a 1.3%，b 90.3%，c 5.9%，d 0.2%，e 2.1%

関連知識　設問は長期間無月経と続発症の関連性を問うものであり，これは閉経後に起こる諸症状と似ている。無月経と色素沈着や末梢神経障害の間には直接的な因果関係はなく，また，無月経のため子宮内膜症や月経前症候群は改善する。問題は骨粗鬆症との関連性である。過度のストレス，摂食障害，スポーツ選手など若年者でも長期間無月経になることがあり，長期にわたるエストロゲン分泌の低下が原因となって骨量が減少する。そのため骨粗鬆症による疲労骨折が起きることがあり，ホルモン療法の適応となる。

コメント　無月経の原因や続発症を理解しておこう。

正　解　b　**正答率 90.3%**　　　　　▶**参考文献**　MIX 190, 308, 312　チャート 婦 152

受験者つぶやき　
・エストロゲンが不足すると骨粗鬆症，曝露されすぎると子宮体癌，女性はなんて大変なのでしょう……。
・女性アスリート→無月経→骨粗鬆症と覚えていました。
・閉経後の女性のリスクでもある骨粗鬆症を選びました。

Check ▢▢▢

113E-26　身近な人との死別に伴う悲嘆反応について**誤っている**のはどれか。

a　成人特有の反応である。

b　大部分は時間と共に回復していく。

c　提供されるケアをグリーフケアという。

d　心理的影響だけでなく身体的影響も生じる。

e　長期化した場合はうつ病との鑑別が必要となる。

選択肢考察　×a　親などの家族と死別した子供にもみられる。

○b　落胆や絶望体験を伴う遺族などのグリーフ〈grief〉には，多くの場合，ショック期，喪失期，閉じこもり期，再生期という回復までの段階があり，ほとんどが自然に回復していく。

○c　グリーフは深い悲しみや悲嘆を意味し，悲嘆のケアや遺族ケアとも呼ぶ。

○d　このような精神状態は正常な反応であり，自然に回復するが，これが抑圧され長期化すると，病的悲嘆といわれ，精神的・身体的な障害を伴う。

○e　長期化すると情緒が不安定になり，「適応障害」や「うつ病」と診断されることがある。精神科へのコンサルトも検討する。

解答率　a 98.1%，b 0.8%，c 0.4%，d 0.4%，e 0.1%

関連知識　＜グリーフケア＞

　子供・親などの家族，親しい友人などと死別した者が陥る複雑な情緒的状態に共感して，深い悲しみから精神的に立ち直り，社会に適応できるように支援すること。

正　解　a　**正答率** 98.1%　　　　　　　　　　　　　　　　　▶参考文献　MIX 435

受験者つぶやき
・子供だっておじいちゃんおばあちゃんを亡くしたら悲しみます。
・子供でも死別は精神的ショックはあると考えました。

Check ■ ■ ■

113E-27　15歳の男子。不登校を主訴に母親と来院した。高校受験を控えた中学3年生。この2か月，朝起きることができないため学校に行っていない。午前中は頭痛，腹痛などの症状を訴え，ベッドの中にいるが，夕方から夜になると元気になり，深夜遅くまでゲームや勉強をしている。学校から病気の可能性を確認するために医療機関を受診するように言われて受診した。母親は「本人が勉強嫌いで学校をさぼっている。ゲームばかりして夜更かしするので朝起きられない」と感情的に主張し，その隣で患者はうつむいて黙っている。

まず行うべきこととして適切なのはどれか。

a　患者に登校を促す。　　　　　　　　b　患者の話を傾聴する。
c　患者に睡眠薬を処方する。　　　　　d　母親に抗不安薬を処方する。
e　母親の対応を厳しく注意する。

アプローチ　①15歳の男子，不登校を主訴，高校受験を控えた中学3年生 ⟶ 思春期であり，高校受験を控えた多感な時期に不登校になっている。家庭内，中学校内での出来事など，事由は広範囲であることを考えておく。

②朝起きることができない，夕方から夜になると元気，深夜遅くまでゲームや勉強 ⟶ 夜型の生活リズムになっている。

③母親は感情的に主張，患者はうつむいて黙っている ⟶ 母子の意思疎通が十分でない。母が子に対して高圧的に決めつけている可能性もある。

鑑別診断　「アプローチ」①から家庭内，学校で，本人がいじめを含む課題を抱えて可能性がある。②のように夜型の生活リズムになっているが，起きている間も家族とのコミュニケーションが希薄である。また，③のように母子の意思疎通が十分でなく，黙っている男子にも言いたいことがあるように感じられる。

選択肢考察　×a　始めから「登校」を無理強いすることは望ましくない。

○b　正しい。下記の「コメント」参照。

×c　夜型の生活リズムになっている原因が不眠によることが確認できていないうちに睡眠薬を処方することは適切でない。

×d　母親は感情的に主張しているが，まずは患者を取り巻く状況を確認することが大切である。

×e　感情的に主張する母親に一定の課題はあるものの，詳しい事情がわからないうちに患者の援助者であろう母親を批判することは適切でない。

解答率　a 0.1%，b 99.8%，c 0.0%，d 0.0%，e 0.1%

コメント　現時点で男子が不登校であり，生活リズムが夜型になっていることは明らかであるが，この

ような状況にある本人から，原因に関すること，現在の困り感などを聴取できていない。母子の間のコミュニケーションも十分でなく，黙っているような状況でもあり，まずは医師と患者との信頼関係を構築するよう，本人が感じていること，言いたいことなどを傾聴することが大切である。

正　解　b　**正答率** 99.8%　　　　　　　　　　　▶参考文献　MIX 464

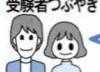
受験者つぶやき
・傾聴と共感は基本のキです。
・まず本人の話を聞くのが重要です。

Check ■ ■ ■

113E-28　50歳の男性。肺腺癌のため通院中である。1年前に咳嗽が出現し，6か月前に精査を行い，切除不能のⅢ期肺腺癌と診断された。放射線治療と抗癌化学療法による標準治療を行った。新たな転移は認めないが，腫瘍の大きさが増大している。治験参加施設として治験への参加を提案することになった。

患者への説明として**適切でない**のはどれか。

a　「ご家族と相談されても結構です」
b　「途中で同意の撤回はできません」
c　「参加されるか，されないかは自由です」
d　「十分理解し，納得されてから参加してください」
e　「参加されなくても不利益が生じることはありません」

選択肢考察
○a　家族に限らず，必要に応じて様々な人に相談し，患者が納得することが最重要である。
×b　途中で同意を撤回しても何の不利益も生じない，と説明すべきである。
○c　治験への参加に法的強制力はなく，あくまで患者の自由意志と好意によるものである。
○d　インフォームド・コンセントの原則である。患者が十分理解するために，医師はできる限り尽力する。
○e　参加しないことで，治療の順番が後回しになるなど，医療の質の低下による患者の不利益が生じてはならない。

解答率　a 0.1%，b 99.8%，c 0.0%，d 0.0%，e 0.1%

関連知識　＜治験について：説明文書に書かれていること＞
・治験の目的，治験薬の使用方法，検査内容，参加する期間
・期待される効果と予想される副作用
・治験への参加はいつでもやめることができ，不参加の場合でも不利益は受けないこと
・副作用が起きて被害を受けた場合，補償を請求できること
・カルテ，検査結果などの医療記録を治験を依頼した製薬会社，厚生労働省，治験審査委員会の担当者が見ること
・担当する医師の氏名，連絡先
・治験に関する質問，相談のための問い合わせ先

（説明文書に記載すべき内容は，「GCP」で定められています）　　　等

（厚生労働省ホームページより：https://www.mhlw.go.jp/stf/seisakunitsuite/bunya/fukyu3.html）

正　解	b	正答率 99.8%

▶参考文献　MIX 4

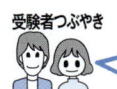

受験者つぶやき

・治験は患者の権利がかなり保証されています。
・よく出ます。
・いつでも中断できないと，だれも治験に参加してくれないと思いました。

Check ■■■

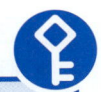

113E-29　70歳の男性。胸部異常陰影の精査のため入院した。かかりつけ医で撮られた胸部エックス線写真で，右肺に悪性腫瘍と考えられる腫瘤性病変を認めたため，精査目的で紹介されて入院した。2年前から歩き方が小刻みになり，しばしば転倒するようになったという。意識は清明。脈拍60/分，整。血圧 126/78 mmHg。心音と呼吸音とに異常を認めない。神経診察では，両側性に振戦および筋強剛，動作緩慢を認めるが，姿勢反射は保たれており Hoehn&Yahr の分類はⅡ度である。改訂長谷川式簡易知能評価スケールは26点（30点満点）である。

　入院時の転倒予防対策として適切なのはどれか。

a　昼間に睡眠薬を用いる。
b　ベッド上で身体拘束を行う。
c　病室のドアに外から鍵をかける。
d　ベッド周囲に離床センサーを設置する。
e　家族が終日付き添うことを入院の条件とする。

アプローチ　①2年前から歩き方が小刻み，両側性に振戦および筋強剛 ➡ パーキンソニズムの存在

②改訂長谷川式簡易知能評価スケール26点（30点満点）➡ 認知症の診断基準を満たさない。

鑑別診断　パーキンソニズムがみられる疾患には，変性疾患と非変性疾患がある。変性疾患としては Parkinson 病，Lewy 小体型認知症，Alzheimer 病など，非変性疾患としては薬剤性パーキンソニズム，血管性パーキンソニズム，脳炎後パーキンソニズム，外傷性パーキンソニズムなどがある。それぞれの鑑別では，現病歴，神経学的所見のほか，脳 MRI，脳血流 SPECT，脳代謝 PET，ドパミントランスポーターシンチグラフィ（DA スキャン），^{123}I-MIBG 心筋シンチグラフィが検査として有用である。

選択肢考察　× a　高齢者への睡眠薬使用は転倒リスクを高めるため，慎重に行う必要がある。特にベンゾジアゼピン系睡眠薬の使用はなるべく避けるべきである。日中に睡眠薬を使用することは，転倒リスクを高めるだけで何の利益もない（**禁忌肢**の可能性あり）。

× b　身体拘束は緊急でやむを得ない場合に，必要最小限で行うものであり，入院時の転倒予防対策としては不適切である。

× c　部屋に鍵をかけること（隔離）も行動制限であり，身体拘束と同様にやむを得ない場合に必要最小限で行う必要がある。本例では，隔離しなければならない状況とはいえず，ほ

かの転倒予防対策を優先的に行うべきである。また，隔離によって病室外での転倒は防げても，病室内での転倒は防げない。

○d　離床センサーにより患者の離床行動が早期にわかり，ゆとりをもった対応で転倒リスクを下げられる。

×e　終日の付き添いは家族にとって大きな負担であり，現実的な対応とはいえない。また，家族の付き添いがあれば，ある程度の見守りは可能となるだろうが，24 時間ずっと見守り続けることはできない。

解　答　率　a 0.1％，b 0.1％，c 0.0％，d 99.4％，e 0.4％

関連知識　＜Hoehn & Yahr の重症度分類＞

・0 度　パーキンソニズムはない。

・1 度　パーキンソニズムは片側のみ。

・2 度　パーキンソニズムが両側にみられる。

・3 度　姿勢反射障害が加わった状態。

・4 度　部分的な介助が必要であるが，歩行は介助なしに何とかできる。

・5 度　日常生活のすべてに介助を要し，ベッドで寝たきりまたは車椅子生活。

正　　解　d　**正答率 99.4％**　　　　　　　　▶参考文献　MIX 433

受験者つぶやき
・病棟実習の時に離床センサーを踏んでしまい看護師さんに怒られたのを思い出しました。
・消去法で選べました。
・病棟実習で離床センサーのマットをみかけました。

Check ■ ■ ■

113E-30　78 歳の女性。全身の皮疹を主訴に来院した。3 週間前から両側大腿に瘙痒を伴う皮疹が出現し，躯幹と四肢に拡大してきたため受診した。生検組織の蛍光抗体直接法所見にて表皮基底膜部に IgG と C3 の線状沈着を認めた。抗 BP180 抗体 421 U/mL（基準 9.0 未満）。大腿の写真（**別冊** No. 1）を別に示す。

認められないのはどれか。

a　血　疱　　　b　紅　斑　　　c　水　疱　　　d　嚢　腫　　　e　びらん

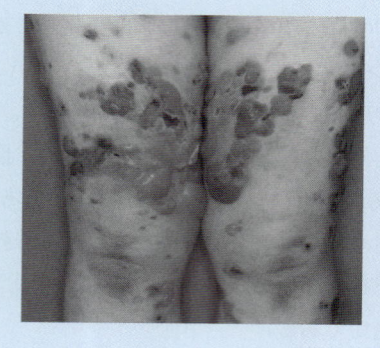

アプローチ　①78 歳女性 ➡ 高齢者

②3週間前から両大腿部に皮疹 ⟶ 急性発症

③蛍光抗体直接法で表皮基底膜部に IgG と C3 の線状沈着 ⟶ 自己免疫性水疱症を示唆する。
組織学的には表皮下水疱症が疑われる。

④抗 BP180 抗体 421 U/mL ⟶ 水疱性類天疱瘡が考えられる。

画像診断

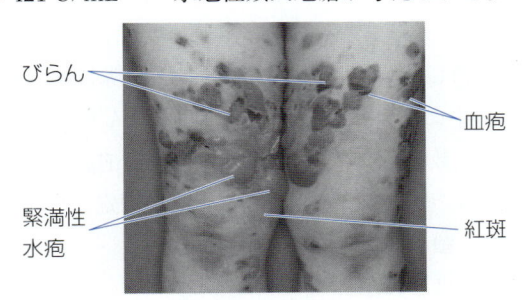

びらん　血疱　緊満性水疱　紅斑

鑑別診断　　「アプローチ」①，②から高齢者に急性に生じる皮膚疾患が考えられる。「画像診断」では大腿に紅斑を認め，その上に水疱あるいは血疱を生じ，破れてびらんを形成している。水疱は緊満性水疱である。③より表皮基底膜部に IgG と C3 の線状沈着を認めることから，自己免疫性水疱症，特に水疱性類天疱瘡や後天性表皮水疱症が考えられる。④より抗 BP180 抗体 421 U/mL と高値であることから，水疱性類天疱瘡と診断される。

診断名　水疱性類天疱瘡

選択肢考察
- ○ a　水疱内容が血性であるもの。
- ○ b　真皮乳頭層の血管拡張である。
- ○ c　皮膚から限局した隆起で，疱膜を有し，内容が水様であるものをいう。
- × d　真皮内の空洞で，結合織あるいは上皮性の壁を有するものである。
- ○ e　表皮が基底層まで欠損した状態である。

解答率　a 3.0%，b 3.6%，c 0.3%，d 90.6%，e 2.4%

コメント　　基本的には発疹学の問題である。発疹学は皮膚科学の基本となるので必ず学習しておきたい。発疹の定義を理解して，臨床的に鑑別できるようにしておく必要がある。一方で，水疱性類天疱瘡の病態，すなわち表皮基底膜部（ヘミデスモゾームを構成する 17 型コラーゲン：BP180）に対する自己抗体により病変を生じることから，どのような皮疹を形成するかを考えることも可能である。

正解　d　**正答率 90.6%**　　　　　　　　　▶参考文献　MIX 172

受験者つぶやき
- ・血疱という単語は見覚えがありませんでした。国家試験で画像とともに新たな知識を習得しました。
- ・湿疹三角の問題かと思い a，d，e で悩みましたが，純粋に画像で見られない d を選びました。
- ・皮膚科の言葉の定義は正確に覚えましょう。

Check ■ ■ ■

113E-31　66歳の男性。意識障害とけいれんのため救急車で搬入された。3年前から頭部外傷後てんかんで抗けいれん薬の内服治療を受けていた。この1年間はけいれん発作がなかったため，2週間前から服薬していなかったところ，外出先で突然，強直間代けいれんを起こし，居合わせた人が救急車を要請した。発症から10分後の救急隊接触時には間代けいれんがわずかにあったが，救急搬送中に消失した。搬入時，けいれんを認めないが，意識レベルは JCS I-3。体温36.9℃。心拍数92/分，整。血圧140/90 mmHg。呼吸数16/分。SpO_2 99%（マスク6 L/分 酸素投与下）。処置室でバイタルサインを測定し，静脈路を確保し生理食塩液の輸液を開始した直後に，強直間代けいれんが再発した。

　　直ちに投与すべきなのはどれか。

　　a　モルヒネ　　　　　　　　　　b　ジアゼパム

　　c　ペンタゾシン　　　　　　　　d　重炭酸ナトリウム

　　e　グルコン酸カルシウム

アプローチ　①3年前から頭部外傷後てんかんで抗けいれん薬の内服治療を受けていた ━━➤ 症候性てんかんの診断のもと加療されていた。

②けいれん発作がなかったため，2週間前から服薬していなかったところ，外出先で突然，強直間代けいれんを起こした ━━➤ 抗てんかん薬の怠薬によるてんかん発作再発である。

③搬入時，意識レベルは JCS I-3。静脈路を確保し生理食塩液の輸液を開始した直後に，強直間代けいれんが再発 ━━➤ てんかん発作は抑えられていない。

診 断 名　症候性てんかん患者の怠薬によるけいれん重積発作

選択肢考察　✕a　がん性疼痛をはじめ，各種の疾病および外傷による疼痛を緩和する目的で使用される。本症とは関係なし。

○b　今も第一選択薬として選択される。

✕c　非麻薬性の中枢性鎮痛薬で，主に術後や急性期の一時的な疼痛管理などに使用されるが，乱用や依存症が問題となっている。

✕d　消化性潰瘍，逆流性食道炎などに使用される。本症とは関係なし。

✕e　テタニー発作などを起こした場合には，直ちにカルシウム製剤を注射する。

解 答 率　a 0.1%，b 99.8%，c 0.1%，d 0.0%，e 0.1%

関連知識　本症例では5分以上てんかん発作が続いたという記載がないが，5分以上続く発作では直ちに治療することが推奨されている。一般的には早期けいれん重積発作の初期治療にあたり，選択肢にあるジアゼパムのほか，近年本邦でも製造承認されたロラゼパム，小児ではミダゾラムが第一選択となる。

　ジアゼパムの投与方法としては，静脈確保の上，塩酸チアミン（ビタミンB）を100 mg 静注した後，50% ブドウ糖50 mL を静注し，その後にジアゼパム5〜10 mg/分で静注する。

コメント　てんかん治療の怠薬と，それによる再発である。重積に至らないためのガイドラインに則った迅速な治療が重要である。

E

必修の基本的事項

正　解　b　正答率 99.8%　　　　　　　　　　　▶参考文献　MIX 167

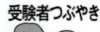

受験者つぶやき

・けいれんにジアゼパムは鉄板です。
・けいれん発作なのでジアゼパム一択です。

Check ■ ■ ■

113E-32　大型バスを含む多重衝突交通事故により多数傷病者が発生した。救急隊に同行した医師が，救出された傷病者の現場救護所への搬送優先順位を決定することになった。現場にはすでに 30 名ほどの傷病者がおり，救出作業が続いている。救護所での医療資源は十分揃っていないという情報である。

次の傷病者のうち，救護所への搬送を最も優先すべきなのはどれか。

a　歩行できず，呼吸数 36/分である。

b　歩行できるが，頭部から出血している。

c　歩行できるが，強い腹痛を訴えている。

d　歩行できるが，肘関節部に開放骨折を認め創が汚染している。

e　開放性脳損傷があり，用手気道確保を行ったが呼吸を認めない。

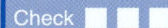

アプローチ　災害現場におけるトリアージとは，傷病者の緊急度と重症度の評価を行い，搬送および治療の優先順位を決定することである。救命しうる状態で，かつ総合的判断のもとに搬送を行う。

鑑別診断　救命しうる状態であるので，開放性脳損傷で呼吸を認めない場合には，優先順位は最も低くなる。呼吸状態，意識状態，循環状態などを確認すると，歩行できる状態よりも歩行できない状態の方が重症度は高く，かつ，呼吸数が 30 以上であればショック状態も予想される。選択肢 a の状態は，最も重症度が高いことが明らかで，搬送も最優先となる。

選択肢考察　○ a　最優先治療群（赤タッグ）となる。

× b　頭部外傷があるものの，歩行ができるので，a を超えて緊急性があるとは判断できない。

× c　腹部外傷が疑われるが，歩行ができるので，a を超えて緊急性があるとは判断できない。

× d　開放骨折があるので手術の対象とはなるが，歩行ができるので，a を超えて緊急性があるとは判断できない。

× e　救命困難群または死亡群と判断されるので，優先度は最も低い（黒タッグ）。

解答率　a 98.5%，b 0.0%，c 0.0%，d 0.7%，e 0.8%

関連知識　患者の重症度を選別した後，患者自身につける識別票をトリアージ・タッグという。緑：軽症，黄：中等症・非緊急治療群，赤：重症・最優先治療群，黒：死亡・救命困難群。

正　解　a　正答率 98.4%　　　　　　　　　　　▶参考文献　MIX 473

> 受験者つぶやき
> ・選択肢それぞれにトリアージタッグの色を想定しました。
> ・トリアージは赤が大切です。橈骨動脈触知と呼吸数が決め手と覚えていました。
> ・トリアージの方法を直前にチェックしておいてよかったです。

Check ■■■

113E-33 38歳の初妊婦（1妊0産）。妊娠34週に心窩部痛および悪心を主訴に来院した。既往歴に特記すべきことはなく、これまでの妊婦健康診査で異常は指摘されていなかった。胎動は自覚しており、性器出血は認められない。体温36.5℃。脈拍100/分、整。血圧140/90 mmHg。心窩部に圧痛を認める。子宮は軟で圧痛を認めない。下腿に浮腫を認める。

優先度の**低い**検査はどれか。

a　血液検査　　　　　　　　　　　　　b　血液生化学検査

c　腹部超音波検査　　　　　　　　　　d　上部消化管内視鏡検査

e　ノンストレステスト〈NST〉

アプローチ　①妊娠34週 ━▶ 妊娠後期

②心窩部痛および悪心

③胎動は自覚

④性器出血は認められない。

⑤血圧140/90 mmHg

鑑別診断　妊娠34週で心窩部痛および悪心をきたし、血圧140/90 mmHgと高血圧となっているため、HELLP症候群が疑われる。

診断名　HELLP症候群の疑い

選択肢考察　○a　HELLP症候群が疑われた場合は、血小板数の測定が必須である。

○b　同様に、肝酵素（AST、ALT、LDH）の測定が必須である。

○c　胎児の状態を把握するために、腹部超音波検査は必須である。

×d　HELLP症候群は心窩部痛や悪心をきたしやすいが、上部消化管内視鏡検査を行っても異常を認めることはほとんどないため、優先順位は低い。

○e　胎児の状態を把握するために、ノンストレステストは必須である。

解答率　a 0.3%、b 0.3%、c 0.3%、d 81.8%、e 17.3%

関連知識　HELLP症候群とは、妊産褥婦にみられる溶血（Hemolysis）、肝酵素上昇（Elevated Liver enzyme）、血小板減少（Low Platelets）を主徴とする症候群である。多くは妊娠高血圧症候群病変の存在下で発症するが、必ずしも妊娠高血圧症候群に併発するわけではない。また、妊娠中も分娩後も発症する。そこで、HELLP症候群が疑われた場合は、まず血圧測定、血算（血小板数を含む）、肝機能検査（AST、ALT、LDH）、血液凝固系検査等を行うとともに、胎児の状態を腹部超音波検査やノンストレステストを施行して把握する。

HELLP症候群にみられる心窩部痛や悪心は、交感神経活性化による胃周辺血管の攣縮が原因と考えられているため、上部消化管内視鏡検査を行っても胃拡張や消化管の拡張以外に胃粘

膜などに特段の変化は認められない。したがって，検査を施行する優先順位は低い。しかし，種々の検査を行って HELLP 症候群が否定された場合は，この心窩部痛や悪心は胃癌や潰瘍による可能性もあるため，内視鏡検査は必要になる。

コメント　　HELLP 症候群の病態生理をしっかりと理解しておこう。

正　解　d　**正答率 81.8%**　　　　　▶参考文献　MIX 327　チャート 産 180

受験者つぶやき
・HELLP 症候群で上部消化管内視鏡は意味がなさそうです。
・妊婦に内視鏡をするイメージがありませんでした。
・HELLP 症候群を考えました。

Check ■ ■ ■

113E-34　35 歳の男性。路上に倒れているところを通行人に発見され，救急車で搬入された。意識レベルは JCS II-30。体温 36.0℃。心拍数 104/分，整。血圧 156/88 mmHg。呼吸数 16/分。SpO_2 99%（マスク 5 L/分 酸素投与下）。対光反射は正常。皮膚は湿潤しており，体表に明らかな外傷を認めない。

まず行うべき検査はどれか。

a　血糖測定　　　　　　　　　　　b　頭部単純 CT

c　動脈血ガス分析　　　　　　　　d　胸部エックス線撮影

e　尿の薬物スクリーニング

アプローチ　① JCS II-30 ━━▶ 意識障害があり，痛み刺激を加えつつ呼びかけを繰り返すことにより開眼する状態である。

②心拍数 104/分 ━━▶ 頻脈

③血圧 156/88 mmHg ━━▶ 高血圧

④対光反射は正常 ━━▶ 器質的疾患ではないかもしれない。

鑑別診断　　体表に明らかな外傷を認めないことと，対光反射は正常であることから，代謝性の意識障害の可能性が高い。意識障害の原因は不明であるが，酸素投与されても改善していないことから，低酸素によるものではないことがわかる。低血糖，Wernicke 脳症，急性薬物中毒などの可能性がある。

診 断 名　低血糖発作の疑い

選択肢考察　○ a　低血糖発作を疑い，まず行うべき検査。簡易にでき，すぐに結果がわかるので，診断に有用な検査である。

× b　意識障害はあるが，対光反射は正常で，体表に明らかな外傷を認めないので，まず行うべき検査ではない。

× c　安静時の成人男性の呼吸回数は毎分 12〜20 回で，16 回は正常。マスクから酸素投与中であるが，SpO_2 は 99% と正常値なので，まず行うべき検査ではない。

× d　呼吸状態は安定しているので，胸部エックス線撮影をしても特に意味はない。

× e　意識障害の患者における対光反射正常は，代謝性脳症を示唆する所見のことが多い。呼

吸，心拍，血圧，皮膚湿潤に関しては，抗うつ薬の急性中毒の症状と矛盾しないが，体温正常が合わない。いずれにしても，まず行うべき検査ではない。

解答率　a 89.5%，b 2.2%，c 3.8%，d 2.4%，e 2.0%

関連知識　意識障害の原因検索では，遷延すると重篤な後遺症を残す可能性のある，低血糖脳症，Wernicke脳症を念頭に，ブドウ糖投与，酸素投与，ビタミン B_1 投与をそれぞれ行う。薬物中毒の拮抗は明確な証拠がある場合や状況に応じて行えばよい。

コメント　「行うべき検査」ではなく，「まず行うべき検査」という表現に留意する。

正解　a　**正答率 89.5%**　　　　　　　　　　　　　　▶参考文献 MIX 150

受験者つぶやき
・血糖測定はすぐできるので ER ではよくやると聞いていました。
・意識障害で血圧正常，皮膚湿潤とくれば低血糖をまず考えます。
・意識障害の鑑別は AIUEOTIPS で覚えましょう。

E

必修の基本的事項

Check ■ ■ ■

113E-35　62歳の女性。めまいを主訴に来院した。今朝，起床時に突然ぐるぐる回るめまいを自覚した。しばらく横になっていると約2分でめまいは落ち着いた。難聴や耳鳴の自覚はなかった。午後，洗濯物を干そうとして上を向いたところ，再び同様のめまいが出現した。軽度の悪心を伴ったが，安静により約1分で症状は消失した。既往歴と家族歴とに特記すべきことはない。来院時，意識は清明。バイタルサインに異常を認めない。神経診察に異常を認めない。血液所見に異常を認めない。
　病変部位はどれか。

　　a　蝸牛　　　　　　　　b　半規管　　　　　　　　c　内耳道
　　d　内リンパ嚢　　　　　e　前庭皮質野

アプローチ　①起床時の回転性めまい，安静で2分程度で消失。
②上を向いて回転性めまい，安静で1分程度で消失。
③蝸牛症状の随伴はなく，神経症状も認めない。

鑑別診断　「アプローチ」①～③を考慮すると，体位変換時・頭位変換時にめまいが誘発され，安静にしていると1～2分で治まるめまいとして，良性発作性頭位めまい症が考えられる。

診断名　良性発作性頭位めまい症

選択肢考察　×a　蝸牛症状を認めていない。Ménière病のめまいは十数分から数時間である。
　○b　半規管内に落ちた耳石が頭位によりクプラを刺激する。
　×c　上前庭神経，下前庭神経が通っている。聴神経腫瘍は下前庭神経由来が多い。
　×d　Ménière病の病態は内リンパ水腫であり，めまい発作に蝸牛症状が随伴する。
　×e　前庭皮質野は，前庭刺激によって起こるめまいを知覚する部位である。

解答率　a 1.2%，b 92.4%，c 0.2%，d 4.7%，e 1.3%

関連知識　良性発作性頭位めまい症の病因（のうちの一つ）として，三半規管に落ちた耳石あるいはゴミが頭位変換時に三半規管の中で動き，膨大部の感覚細胞のクプラを刺激してめまいが生じる

と考えられている。

| 正　解 | **b** | 正答率 92.4% |

▶参考文献　**MIX** 366　**コンパクト** 66

受験者つぶやき
・BPPV の治療に理学療法があります。
・BPPV は耳石器の障害です。コルチ器と耳石器の場所の違いがややこしいのでチェックしておいてよかったです。
・BPPV だと思いました。

Check ■ ■ ■

113E-36　69歳の男性。排尿困難を主訴に来院した。2年前から尿線が細いことに気付いていたが年齢のためと考えていた。3か月前から排尿困難を伴うようになったため受診した。直腸指診で前立腺は腫大し，表面平滑，弾性硬で硬結を認めない。尿所見および血液生化学所見に異常を認めない。PSA 1.8 ng/mL（基準 4.0 以下）。腹部超音波検査で前立腺肥大（40 mL）を認めた。残尿量は 100 mL であった。

適切な治療薬はどれか。

a　α_1 遮断薬
b　アンジオテンシン変換酵素〈ACE〉阻害薬
c　カルシウム拮抗薬
d　抗コリン薬
e　β_3 刺激薬

アプローチ　①排尿困難 ━━ 通常は，尿の排出に腹圧をかけるような排出困難を意味している。国際前立腺症状スコア〈IPSS〉で重症度を定量化する。

②腫大し，表面平滑，弾性硬で硬結を認めない ━━ 前立腺肥大症の所見である。

③ PSA 1.8 ng/mL ━━ 前立腺癌を疑うカットオフ値は 4.0 ng/mL である。

④腹部超音波検査で前立腺肥大（40 mL）━━ 一般的に肥大がない場合には 20〜25 mL である（あるいは触診所見で"くるみ大"）。

⑤残尿量は 100 mL ━━ 客観的に残尿量が 50 mL 以上では治療介入するべきである。

鑑別診断　高齢男性の排尿困難を訴えた場合には，まず前立腺肥大症を考えることになる。本問でも「アプローチ」②，④から前立腺肥大症を第一に考える。②，③から，前立腺癌を疑う必要はない。

既往歴に脳血管障害や脊椎疾患の既往があり，あえて肥大症を否定できるような所見がある場合には神経因性膀胱を考えるべきである。

診断名　前立腺肥大症

選択肢考察　○a　前立腺肥大症の第一選択薬である。尿道括約筋と前立腺内の平滑筋を緩めることによって排出障害を改善する。

×b，×c　降圧薬である。

×d　過活動膀胱の第一選択薬である。前立腺肥大症でも頻尿症状が強い場合には α_1 遮断薬

の先行投与，あるいは併用投与は可能である。しかしながら単独投与は禁忌である。

× e　膀胱に交感神経の β_3 受容体が分布していることが明らかとなり，膀胱を弛緩させる薬剤として β_3 刺激薬が診療に使用されるようになっている。膀胱を弛緩させることから，d と同じく，下部尿路疾患の治療を優先させなければならない。

解答率　a 98.9%，b 0.0%，c 0.0%，d 0.2%，e 0.7%

関連知識　古くから前立腺肥大症の薬物療法の第一選択薬は α_1 遮断薬である。最近では，PED5 阻害薬も第一選択として投与されることがある。膀胱を弛緩させる抗コリン薬や β_3 刺激薬はあくまで頻尿症状（過活動膀胱症状）が強い場合に併用されることはあるが，単独投与は尿閉を引き起こす可能性があり禁忌である。

コメント　β_3 刺激薬は新しい薬剤であり，過去にも出題されておらず，知らない受験生も多かった可能性がある。

正　解　a　**正答率 98.9%**　　　▶参考文献　MIX 309　コンパクト 252

受験者つぶやき
・α 遮断薬は褐色細胞腫と前立腺肥大症に効果バツグンです。
・泌尿器疾患の治療は出題されます。ほかに PDE5 阻害薬も大切です。
・禁忌肢に気をつけながら慎重に解答しました。

Check ■ ■ ■

113E-37　4歳の男児。繰り返す嘔吐を心配した母親に連れられて来院した。1か月前から時々起床後に突然の嘔吐がみられていた。1週間前から毎日起床後に嘔吐がみられるようになり，今朝から呼びかけに対する反応がやや鈍くなったため受診した。下痢や体重の減少は認めない。嘔吐の回数が増えるにつれ，転びやすくなったとのことである。意識レベルは JCS I -1。体温 36.7℃。心拍数 100/分，整。血圧 80/50 mmHg。呼吸数 36/分。SpO_2 98%（room air）。毛細血管再充満時間 2 秒未満。心音と呼吸音とに異常を認めない。腹部は平坦，軟で，肝・脾を触知しない。腸雑音に異常を認めない。腱反射に異常を認めない。坐位で体幹動揺を認める。指鼻試験は拙劣で，眼振と変換運動障害を認める。眼底鏡による観察で両側うっ血乳頭を認める。

　　次に行う検査として適切なのはどれか。

a　脳　波
b　腰椎穿刺
c　血液培養
d　頭部単純 CT
e　腹部単純エックス線

▶臨床eye　**Step 1**　4歳の男児　繰り返す嘔吐

　　病態生理学的に，嘔吐は中枢性嘔吐と反射性嘔吐に 2 大別されることを念頭に置く。前者は中枢神経系の異常に由来し，後者は消化器を主とした腹腔内臓器の異常に由来する。どちらかに起因する嘔吐が幼児に生じている。

Step 2 病歴

問診上の OPQRST system に基づいて分析する。

①起床後の嘔吐，1か月前から時々，1週間前から毎日 ⟶ 嘔吐出現の時間帯は起床後であり，症状は緩徐進行性

②呼びかけに対する反応低下 ⟶ 意識レベルの低下が示唆される。

③下痢や体重の減少を認めない ⟶ 消化器疾患による嘔吐とは考えにくい。

④嘔吐の回数が増えるにつれ転びやすくなった ⟶ 症状の進行とともに体幹の運動失調が新たに生じてきた。

Step 3 身体所見

⑤JCS Ⅰ-1 ⟶ 意識清明とはいえない。Step 2 の②を支持する所見である。

⑥体温 36.7℃，心拍数 100/分，整，血圧 80/50 mmHg，呼吸数 36/分，SpO$_2$ 98%（room air），毛細血管再充満時間 2 秒未満 ⟶ 若干血圧が低く，頻呼吸（幼児の正常呼吸数は 25/分程度）である。血圧は毛細血管再充満時間が正常であることから正常範囲内と判断する。一方，呼吸に関しては，中枢性過換気の可能性を考える必要がある。

⑦心音・呼吸音に異常なし ⟶ 循環器系・呼吸器系に大きな問題はない。

⑧腹部は平坦，軟で，肝・脾を触知しない。腸雑音に異常を認めない ⟶ 腹部に異常所見なく，腹腔内臓器に由来する反射性嘔吐の可能性は低い。

⑨腱反射に異常を認めない ⟶ 錐体路障害による腱反射亢進や脊髄髄節，Ⅰa 線維，α 運動線維などの障害による腱反射低下・消失がみられないということだが，健常人でも亢進や低下・消失は認められることがあるので，左右差やほかの病的反射の存在がなければ特段の意味はない。

⑩坐位で体幹動揺を認める。指鼻試験は拙劣で，眼振と変換運動障害を認める ⟶ 体幹運動失調・眼振から小脳虫部病変が疑われる。小脳虫部は体幹の平衡機能をつかさどる。また小脳虫部病変により生じる眼振は方向固定性水平性眼振である。指鼻試験が拙劣で変換運動障害を認めるということは，病変が小脳半球（同側上下肢の協調運動中枢）まで及んでいることが示唆される。

⑪両側眼底にうっ血乳頭を認める ⟶ 頭蓋内圧亢進を示している。

Step 4 総合考察

4歳の幼児に朝起床後の嘔吐が1か月前に生じ，徐々に頻度を増していき，ほかの症状が加わり進行増悪していくという臨床経過である。嘔吐は中枢性か反射性が考えられるが，腹部症状がないことから反射性嘔吐の可能性は著しく低い。ここで「頭蓋内圧亢進による嘔吐」という視点をもつと，文中の設定は見事に符合してくる。起床後は血中二酸化炭素濃度増加＝頭蓋内血管床の増大により頭蓋内圧亢進を助長するため，嘔吐しやすくなる。体幹運動失調から始まり上下肢協調運動障害が加わってくる流れは，小脳虫部に主座を置く病変が経時的に増大して小脳半球に及んでいっていることを示唆している。頭蓋内圧亢進を端的に示す所見として，両側うっ血乳頭が存在する。

4歳男児で小脳虫部に主座を置く進行性増大病変——これが嘔吐を引き起こしている原

> 因であり，年齢を考慮すると可能性として一番高いのは小児悪性脳腫瘍である髄芽腫となる。

診 断 名　脳腫瘍（髄芽腫）の疑い

選択肢考察　×a　脳波は大脳皮質に存在する神経細胞の樹状突起に生じたシナプス電位・後電位などの電位変動の総和を頭皮上から誘導し増幅したものである。本例の病変は大脳半球に存在しているわけではないため，脳波検査は適切とはいえない。

　　　　　×b　この症例は後頭蓋窩小脳虫部腫瘍が疑われ，二次的水頭症もきたしていると考えられる。すなわち後頭蓋窩の圧は高く，かつテント上も頭蓋内圧亢進が生じている。このような症例に対して不用意に腰椎穿刺を行った場合，小脳扁桃ヘルニアおよび中心性ヘルニアが瞬時に完成して致命的となる可能性が高い。**禁忌肢**である。

　　　　　×c　感染性疾患を示唆する所見はない。少なくとも次に行う検査ではない。

　　　　　○d　中枢性嘔吐であり，その原因として小脳虫部病変が疑われるとの結論に到達したので，次に行うべきはその妥当性の検証としての頭部単純CTである。

　　　　　×e　身体所見上，腹部症状は認められない。少なくとも頭部単純CTに先んじて行われるべき検査ではない。

解 答 率　a 0.1%，b 0.2%，c 0.1%，d 99.4%，e 0.1%

コメント　　嘔吐には中枢性と反射性があり，反射性が否定されれば神経症状から中枢神経系の異常部位を推測し，さらに年齢・性別等の情報を加味して最も可能性の高い中枢神経疾患にフォーカスを絞っていけばよい。将来脳神経外科医になれば，さらにその先の展開――手術の術式・合併症・分子病理学的にみた生命予後・術後治療――が瞬時にイメージできるようになる。

正　解　**d**　**正答率 99.4%**　　　　　　▶ **参考文献**　MIX 154, 162　国小 349

受験者つぶやき
・113E-18と本問が，お互いにヒントになりそうでなりませんでした。
・頭蓋内圧が亢進してそうなので頭部を見たいと思いました。
・頭蓋内圧亢進症状があるので頭部CTを撮ろうと思いました。

E

必修の基本的事項

Check ■ ■ ■

113E-38　16歳の女子。健診で尿潜血陽性を指摘され来院した。来院時尿所見：黄褐色で軽度混濁，比重 1.020，pH 8.0，蛋白（±），糖（−），潜血（±），沈渣は赤血球 1 未満/HPF，白血球 5〜9/HPF，扁平上皮細胞 5〜9/HPF，硝子円柱 1〜4/WF〈全視野〉。

尿所見の評価について正しいのはどれか。

a　膿尿はない。　　　　b　血尿はない。　　　　c　希釈尿である。

d　酸性尿である。　　　e　病的円柱がある。

アプローチ　① 16 歳の女子

② 健診で尿潜血陽性を指摘

診断名　尿潜血陽性

選択肢考察　× a　尿沈渣では，白血球 5 個以上/HPF は膿尿である。腎尿路系の炎症を示す所見。

○ b　尿沈渣では，赤血球 5 個以上/HPF が血尿である。腎尿路系の出血を示す所見。

× c　尿比重 1.010 以下が希釈尿である。希釈尿は水中毒や尿崩症を示す所見。

× d　尿 pH 5.0 以下が酸性尿である。尿酸性化能（遠位〜集合管での H^+ 排泄能）を評価する。

× e　硝子円柱は，健常人でも見られる。脱水状態，尿 pH が低いとき，尿の滞留時間が長いときなどで検出されやすい。円柱（基質が Henle の上行脚で分泌される Tamm-Horsfall 蛋白）に剝離尿細管（上皮円柱，顆粒円柱，蠟様円柱，脂肪円柱），血球成分（赤血球円柱，白血球円柱）が含まれた円柱を病的円柱と呼ぶ。

解答率　a 5.2%，b 91.6%，c 0.9%，d 0.2%，e 1.9%

コメント　尿一般検査と尿沈渣の基本的知識を問う問題であり，それぞれの定義を知っておく必要がある。

正解　b　**正答率** 91.6%　　　　　　　▶参考文献　MIX 288, 289

受験者つぶやき
・尿潜血陽性でも赤血球がなければ血尿とはいわないのです。
・文章を注意深く読みました。
・消去法で選んでいきました。

Check ■ ■ ■

113E-39　66歳の男性。5年前から前立腺癌で治療中である。半年前に腰椎と右肋骨に転移が確認され，最近，腰痛を自覚するようになった。疼痛以外の自覚症状はない。

疼痛緩和のために，まず投与すべきなのはどれか。

　a　コデイン　　　　　　b　モルヒネ　　　　　　c　フェンタニル

　d　オキシコドン　　　　e　アセトアミノフェン

アプローチ　①5年前から前立腺癌，半年前に腰椎と右肋骨に転移

②最近，腰痛を自覚

進行癌で，疼痛をきたしているため，その緩和が必要であり，WHO方式がん疼痛治療法に即して疼痛緩和を行う。

選択肢考察　WHO方式3段階除痛ラダーより，まず第1段階として，非オピオイド鎮痛薬を選択する。

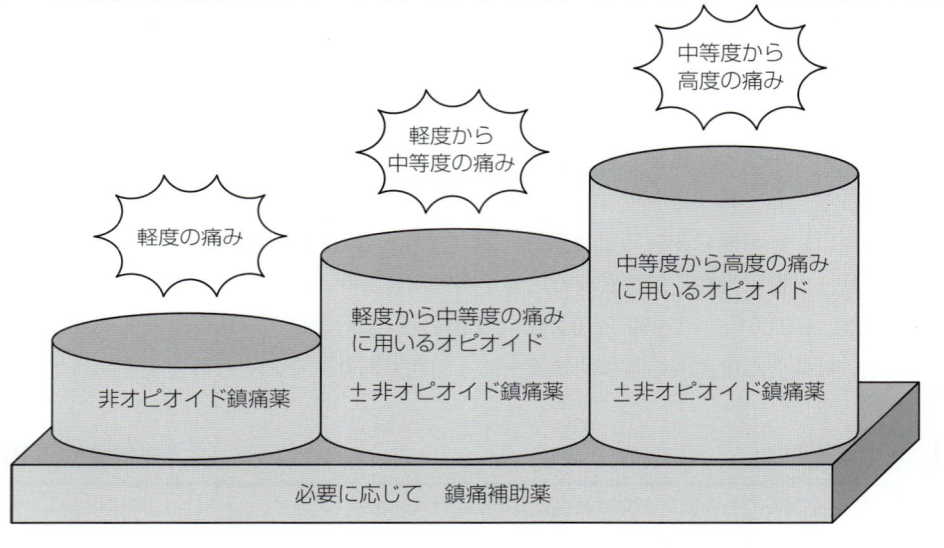

　×a　WHOの分類にて弱オピオイドに分類されている。

　×b，×c，×d　WHOの分類にて強オピオイドに分類されている。

　○e　WHOの分類にて非オピオイド鎮痛薬に分類されている。

解答率　a 1.6%，b 0.6%，c 0.2%，d 0.6%，e 97.0%

正解　e　**正答率** 97.0%

▶参考文献　MIX 463

受験者つぶやき
・除痛ラダーを考える問題です。
・除痛ラダーです。まず非オピオイドからです。経口もよく出ます。
・WHO除痛ラダーは重要です。

Check ■ ■ ■

113E-40　45歳の男性。3か月前から倦怠感と息切れを自覚するようになった。頸部にしこりを触れることに気が付き，心配になって受診した。既往歴と家族歴に特記すべきことはない。職業は会社員。妻と子ども2人と同居している。精査の結果，悪性リンパ腫と診断し，抗癌化学療法が必要と判断した。患者は「最近転職したばかりで，今後の仕事や会社との関係についてとても不安なので，利用できる支援制度について相談したい」と言う。患者への説明にあたり他の職員の同席を求めることにした。

同席者として最も適切なのはどれか。

a　看護師　　　　　　　　　　　　b　薬剤師

c　事務職員　　　　　　　　　　　d　同僚の医師

e　医療ソーシャルワーカー

アプローチ　① 45歳の男性━━▶働きざかり

② 「最近転職したばかりで，今後の仕事や会社との関係についてとても不安」━━▶不安を訴えている。

③ 「利用できる支援制度について相談したい」━━▶社会的な問題の解決を望んでいる。

診断名　悪性リンパ腫

選択肢考察　緩和ケアでは痛みや諸症状の緩和のみならず，心理的，社会的，スピリチュアルな問題を解決するため，集学的な介入〈multidisciplinary approach〉と，「多職種からなる」チーム医療が要求される。

×a　看護師は患者の療養上の世話や診療の相談の説明のためには同席が適当だが，支援制度についての相談にはやや力不足である。

×b　薬剤師は主として医薬品の鑑定・保存・調剤・交付に関する実務を行う役目で，同席は必須でない。

×c　事務職員では支援制度についての相談をまず解決できない。

×d　同僚の医師では制度についての相談にはやや力不足である。

○e　医療ソーシャルワーカーは社会福祉の立場から，患者や家族の抱える心理的・社会的な問題の解決・調整を援助する役目で，支援制度について熟知している。その他，経済的な問題などに対しても社会資源を使えるようにアドバイスする役割をもつ。

解答率　a 0.1%，b 0.0%，c 0.1%，d 0.0%，e 99.6%

関連知識　＜医療ソーシャルワーカー〈MSW：Medical Social Worker〉＞

医療機関では「MSW」と呼ばれる。保健医療分野におけるソーシャルワーカー（社会福祉士）であり，主に病院において患者が自立した生活を送ることができるよう，社会福祉の立場から，患者や家族の抱える心理的・社会的な問題の解決を援助する専門職のこと。

コメント　医療ソーシャルワーカーとして勤務するための特別の資格はないが，最近，緩和ケア診療加算のように，算定要件の中に「社会福祉士」が入った項目もあるため，ほとんどの病院で社会福祉士または精神保健福祉士の有資格者を置くことが勧められている。

| 正 解 | e | 正答率 99.6% | ▶参考文献 MIX 10 |

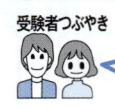
受験者つぶやき

・これが3点問題なのは意外でした。
・過去問どおりです。過去5年分を2周ほどすれば問題の傾向がつかめます。
・それぞれの職種がどのような業務にあたっているか押さえましょう。

Check ■ ■ ■

113E-41 　63歳の女性。7月末の正午過ぎ，救急外来に日本語の話せない外国人女性が救急車で搬入された。救急車で同行した配偶者（外国人）が病院の臨床修練外国医師に話した内容と患者の所見をまとめた診療記録を示す。

> The patient felt faint while walking on the beach. She then sat under a shade where she vomited. She complained of headache and dizziness before fainting. Her face turned red and her breathing became rapid.
>
> Physical examination
>
> ・　Body temperature：39.2℃.
> ・　Conscious level：Glasgow Coma Scale E3 V4 M5.
> ・　Skin：generally hot, flushed and dry.
> ・　Heart rate：140/min, regular.
> 　　Blood pressure：86/60 mmHg.
> 　　Respiratory rate：24/min, shallow.
> ・　No hemiplegia.
> ・　Muscle spasms in limbs.

まず行うべきなのはどれか。

a　Chest CT
b　Body cooling
c　Oral water intake
d　Tracheal intubation
e　Antibiotics infusion

アプローチ　① The patient felt faint while walking on the beach. ⟶ 高温環境で気が遠くなった。

② she vomited ⟶ 嘔吐したことがわかる。

③ body temperature 39.2℃ ⟶ かなりの高熱

④ Glasgow Coma Scale E3 V4 M5 ⟶ 3＋4＋5＝12，正常15点中12点。

⑤ skin：generally hot, flushed and dry ⟶ 皮膚は熱く，発赤し乾燥

⑥ Musle spasms in limbs ⟶ 四肢にけいれんあり

鑑別診断　嘔吐，四肢けいれんはあるが，No hemiplegia（片麻痺はなし）とあるので，まずは器質的疾患は除外できる。高温環境下で気が遠くなり，高熱，皮膚の発赤・乾燥などより熱中症だと容易にわかる。

診 断 名　熱中症

選択肢考察

×a　血圧が低く，呼吸回数が多く，浅いが，胸部の器質的疾患は考えにくく，まず行うべきことではない。

○b　高熱があり，まず対症療法として体を冷やすべきである。

×c　嘔吐をしているため，水分の経口摂取はあまり有効でない可能性がある。点滴による補液をするべきである。

×d　頻呼吸，浅呼吸ではあるが，気管挿管するほどではない。まずはマスク等による酸素投与でよい。

×e　高温環境からも，感染による発熱，脱水とは考えにくい。

解答率　a 0.2%，b 65.4%，c 16.6%，d 16.5%，e 1.2%

関連知識　　解熱剤は座薬でも内服薬でも注射薬でも原則禁忌である。選択肢の中に解熱剤がある場合は注意をすること。

コメント　　英語力を問われる問題である。わからない単語があったとしても，類推して解けるだけの情報が身体所見に含まれている。今後こういった英語を使用した問題がさらに増える可能性がある。

正　解　b　**正答率** 65.4%　　　　　　　　　　　　▶参考文献　MIX 416

受験者つぶやき

・1文目の faint からもう意味がわかりませんでしたが，所見の英文だけでも答えを選べそうな問題でした。

・熱中症の重症度分類を直前に見直しておいてよかったです。

・2018年の夏はすごく暑かったので熱中症が出るかもしれないとは思っていましたが，英語で出ました……。

E

必修の基本的事項

Check ☐ ☐ ☐

次の文を読み，42，43 の問いに答えよ。

81 歳の女性。倦怠感と食欲不振を主訴に来院した。

現病歴：4 年前に子宮頸癌と診断され，放射線治療を受けたが，1 年前に再発した。患者の希望により追加の治療は行わず経過観察とされていた。3 か月前から不正性器出血がみられ，食欲不振が出現した。また，肛門周囲の痛みも出現し，オピオイドを内服していた。1 か月前から徐々に身の回りのことができなくなってきた。支えがあればポータブルトイレに移乗できたが，ふらつきが強く徐々に難しくなってきており，現在はオムツ内排泄の状態である。倦怠感が強く，食欲も低下し，水分のみ摂取可能である。悪心はあるが，嘔吐はない。

生活歴：喫煙歴はなく，飲酒は機会飲酒。夫（84 歳）と 2 人暮らし。

家族歴：特記すべきことはない。

現　症：意識は清明。身長 153 cm，体重 42 kg。体温 36.5℃。脈拍 92/分，整。血圧 128/76 mmHg。呼吸数 16/分。SpO_2 98％（room air）。眼瞼結膜に軽度の貧血を認める。眼球結膜に黄染を認めない。口腔内に異常を認めない。頸静脈の怒張を認めない。心音と呼吸音とに異常を認めない。腹部は平坦，軟で，肝・脾を触知しない。両側下腿に中等度の圧痕性浮腫を認める。

検査所見：尿はオムツ内排泄のため検査できず。血液所見：赤血球 348 万，Hb 10.4 g/dL，Ht 32％，白血球 8,800，血小板 21 万。血液生化学所見：総蛋白 6.3 g/dL，アルブミン 2.0 g/dL，総ビリルビン 0.6 mg/dL，AST 13 U/L，ALT 9 U/L，LD 182 U/L（基準 176〜353），γ-GTP 12 U/L（基準 8〜50），CK 42 U/L（基準 30〜140），尿素窒素 86 mg/dL，クレアチニン 6.1 mg/dL，尿酸 10.7 mg/dL，血糖 104 mg/dL，Na 131 mEq/L，K 5.3 mEq/L，Cl 101 mEq/L，Ca 7.6 mg/dL。心電図で異常を認めない。胸部エックス線写真で心胸郭比 53％。

113E-42　次に行うべきなのはどれか。

    a　膀胱鏡検査　　　　　b　急速大量輸液　　　　　c　排泄性尿路造影

    d　腹部超音波検査　　　e　カリウム吸着剤の注腸

113E-43　入院し加療を行ったところ，腎機能障害は改善したが，原疾患の進行により患者は終日ベッドに臥床し，ほぼ全ての日常生活動作に介助が必要な状態となった。本人と家族は介護保険の利用を希望している。

    退院にあたり行う説明として，正しいのはどれか。

    a　「認定された介護サービスの必要度に応じて保険給付を受けられます」

    b　「申請手続きは都道府県の担当者に代行してもらえます」

    c　「訪問看護は介護保険では利用できません」

    d　「入院中は介護保険の申請ができません」

    e　「手すりの設置は介護保険の適用外です」

アプローチ　①81 歳の女性，子宮頸癌，放射線治療後再発，無治療 ➡ 後期高齢者。癌が再発しており，その浸潤による症状が起こりうる。

　　　　②不正性器出血，食欲不振，肛門周囲の痛み，オピオイド内服，水分のみ摂取可能 ➡ 癌再発

E
必修の基本的事項

による症状が顕在化している。オピオイドの副作用も出現するかもしれない。

③現在はオムツ内排泄の状態 ⟶ トイレ歩行もできなくなっており，ほぼベッド上の状況。在宅サービスを導入するか入院する必要がある。

④夫（84歳）と2人暮らし ⟶ 高齢の夫と2人暮らし。家庭内での介護力は期待できない。

⑤両側下腿に中等度の圧痕性浮腫を認める ⟶ 浮腫の原因としては食欲不振による低アルブミン血症の影響，寝たきりによる静脈うっ滞，腎不全など。

⑥尿素窒素 86 mg/dL，クレアチニン 6.1 mg/dL，尿酸 10.7 mg/dL ⟶ 高度な腎不全，高尿酸血症

鑑別診断　子宮頸癌が再発しているが，高齢でもあり無治療で在宅療養している。食欲不振，疼痛もみられており，さらに腎不全も合併している。

診断名　子宮頸癌再発，腎不全，終末期

[42]

選択肢考察
× a　膀胱鏡は膀胱内の病変の診断には役立つ。本症例では尿検査はできないとのことだが，腎不全をきたすほどの膀胱浸潤があれば血尿などがみられるのが普通ではないだろうか。

× b　水分は摂取できているようだし腎不全の原因は脱水ではないだろう。腎機能が低下しているのに大量輸液しては溢水から心不全をきたしてしまう。**禁忌肢**の可能性あり。

× c　この腎機能では造影はできない。

○ d　病態としては癌の浸潤により，両側尿管の圧迫などが生じて水腎症，腎後性腎不全をきたしているなどの病態が最も考えられ，腹部超音波検査に診断的価値がある。検査による患者への負担も小さい。

× e　血中カリウムは吸着が必要なほど高くない。カリウムだけを下げても患者にとってのメリットは少ない。

解答率　a 0.3%，b 5.3%，c 0.4%，d 84.2%，e 9.7%

[43]

選択肢考察
○ a　介護保険で認定された介護度により保険給付が異なる。訪問診療，訪問看護などは癌末期だと医療保険で給付されるが，介護用ベッドは介護保険から給付されるため，癌末期でも介護保険申請は必要である。

× b　基本的には介護保険は市区町村が保険者になる。

× c　通常，訪問看護は介護保険で給付されており，介護度により給付上限が決まっているが，癌末期の場合は医療保険での給付になり，連日の訪問看護も可能になる。

× d　入院中も介護保険の申請は可能である。介護保険は介護度を市区町村の介護認定審査会で決定するが，そのプロセスに1か月以上かかることがあり，癌末期の場合は特に早めの申請が望ましい。

× e　手すりは介護保険の住宅改修で給付される。

解答率　a 93.8%，b 2.9%，c 2.2%，d 0.7%，e 0.3%

関連知識　介護保険は市区町村が給付の主体となって地域の事業者がサービスを提供している。調査員の調査結果と主治医の意見書の情報をもとに，要支援1〜2，要介護1〜5の全7段階での介護度を市区町村主催の認定調査会で決定しており，介護度により給付限度額が決まっている。介

護保険は訪問看護やホームヘルパー，住宅改修，介護用ベッドレンタルなどをカバーする。

| 正 解 | ［42］**d** 正答率 **84.2%** | ［43］**a** 正答率 **93.8%** | ▶参考文献 MIX 30 チャート 婦 196 |

受験者つぶやき

［42］・水腎症という言葉を探しましたがなかったのでエコーで探そうと思いました。
・まず非侵襲的なものから検査していくと思いました。エコーで水腎症のチェックをしたいのかと思いました。
・まずエコーで水腎症の有無を診ようと思いました。
［43］・消去法で解ける問題でした。
・bの申請手続きについては知りませんでした。
・介護保険で家屋の改造もできます。

E 必修の基本的事項

Check ■ ■ ■

次の文を読み，44，45 の問いに答えよ。

46 歳の女性。腹痛のため救急外来を受診した。

現病歴：2 日前の起床時から軽度の心窩部痛があった。朝食は普段どおりに食べたが，その後食欲不振と悪心が出現し，昨日の昼食後に嘔吐した。本日，心窩部痛はなくなったが右下腹部痛が出現した。疼痛は食事で増悪しないが，歩くとひびき，疼痛が持続するため救急外来を受診した。悪寒戦慄はなく，下痢や黒色便を認めない。排尿時痛や血尿を認めない。3 日前にバーベキューをしたが，同様の症状を呈した人は周りにいない。

既往歴：20 歳時にクラミジア感染。

生活歴：喫煙は 20 本/日を 26 年間，飲酒はビールを 350 mL/日。初経 13 歳，月経周期は 28 日型，整。最終月経は 2 週間前。不正性器出血はない。

113E-44　救急科の研修医が腹部の診察を行う際の対応として適切なのはどれか。

　　　a　「腹部の診察は服の上から行います」
　　　b　「先に婦人科に診察をしてもらいましょう」
　　　c　「診察の前に腹部の CT 検査を受けてもらいます」
　　　d　「まず私一人で腹部の診察を始めてもよろしいでしょうか」
　　　e　「腹部の痛いところから触診しますので，痛む場所を教えてください」

現　症：意識は清明。身長 154 cm，体重 65 kg。体温 37.6℃。脈拍 92/分，整。血圧 110/62 mmHg。呼吸数 18/分。SpO_2 99%（room air）。眼瞼結膜と眼球結膜とに異常を認めない。腹部は平坦で，肝・脾を触知しない。McBurney 点に圧痛があり，反跳痛を認める。Psoas 徴候は陰性。

検査所見：尿所見：異常なし。血液所見：赤血球 394 万，Hb 11.5 g/dL，Ht 36%，白血球 5,300（桿状核好中球 6%，分葉核好中球 56%，単球 10%，リンパ球 28%），血小板 30 万。血液生化学所見：尿素窒素 12 mg/dL，クレアチニン 0.6 mg/dL，血糖 86 mg/dL，Na 139 mEq/L，K 3.9 mEq/L，Cl 105 mEq/L。CRP 4.0 mg/dL。妊娠反応陰性。心電図，胸部・腹部エックス線写真に異常を認めない。

113E-45　急性虫垂炎の診断のため Alvarado score を使用することとした。点数別の感度・特異度を以下に示す。

項目	点数
右下腹部への痛みの移動	1 点
食思不振	1 点
嘔吐	1 点
右下腹部圧痛	2 点
反跳痛	1 点
37.3℃ 以上の発熱	1 点
白血球数 10,000 以上	1 点
白血球の左方移動（多核好中球≧75％）	1 点

合計点	感度	特異度
4 点	98%	30%
7 点	70%	70%
9 点	30%	95%

Alvarado score＝合計点

解釈として正しいのはどれか。

a　この時点で虫垂炎と確定診断できる。

b　この診断基準の感度と特異度は有病率の影響を受ける。

c　虫垂炎の確定診断のために追加の検査が必要である。

d　Alvarado score が高いほど，虫垂炎の重症度が低い。

e　Alvarado score が低いほど，確定診断に適している。

[44]

アプローチ　①2 日前から軽度の心窩部痛 ➡ 心窩部の痛みでは食道や胃，十二指腸，胆嚢など上腹部の疾患が疑われるが，虫垂炎の初発症状の場合もあり，その後の経過に留意しなくてはならない。

②朝食後の悪心，昼食後の嘔吐 ➡ 通過障害のほか，炎症などによる腸管運動の低下なども悪心・嘔吐の原因となりうる。

③心窩部痛はなくなったが右下腹部痛が出現 ➡ 心窩部や腹全体の痛みが時間とともに右下腹部に限局するのは虫垂炎に特有の経過で，これは重症化による内臓痛から体性痛への進展を反映している。

④疼痛は食事で増悪しない ➡ 胃や十二指腸のように食後すぐ働く消化管の疾患は考えにくい。

⑤歩くと響き，疼痛が持続する ➡ 歩くと響くのは腹膜刺激症状の一つであり，疼痛が持続的になっていることから炎症の広がりが疑われる。

⑥悪寒戦慄はなく，下痢や黒色便，排尿時痛や血尿を認めない ➡ 敗血症を伴うような炎症性疾患の存在や，上部消化管出血や泌尿器系の疾患などは除外される。

⑦バーベキューをしたが，同様の症状を呈した人は周りにいない ➡ 食中毒を除外する根拠になる。

⑧最終月経は 2 週間前。不正性器出血はない ➡ 妊娠や婦人科的疾患の可能性は低い。

鑑別診断　腹痛の鑑別疾患として，最終的には右下腹部痛であることを考えると，回盲部に後発する疾患として，急性虫垂炎，虫垂癌，憩室症（炎），Crohn 病，悪性リンパ腫，カルチノイド，尿

路系疾患（結石），卵巣疾患（卵巣茎捻転），Behçet 病などを考えなくてはならない。「アプローチ」⑥，⑧から泌尿器系疾患や産婦人科系疾患は除外される。全体として急性の経過を取っていること，また，腹膜刺激症状がみられることから，急性炎症性疾患としての急性虫垂炎や憩室炎などがまず疑われる。両者の鑑別は，部位的に近い盲腸憩室炎の場合，しばしば困難である。

診断名	急性虫垂炎の疑い
選択肢考察	× a　服の上からでは視診を含めた十分な診察ができず，服の上から診察を行う必要はない。
	× b　婦人科的疾患を疑う積極的な根拠はない。
	× c　診察→検査の流れは医学的常識である。
	○ d　特に異性の場合，診察の承諾を得ることは重要である。
	× e　痛い場所から触ると全体が痛くなり，局在がわからなくなってしまう。
解答率	a 6.0%，b 6.9%，c 0.3%，d 86.0%，e 0.7%

[45]

アプローチ　⑨McBurney 点に圧痛，反跳痛，Psoas 徴候陰性 ⟶ 回盲部に圧痛点があり，Psoas 徴候（腸腰筋の伸展による疼痛増強＝炎症の腸腰筋への波及を反映）陰性だが反跳痛があり，腹膜刺激徴候は陽性である。

⑩体温 37.6℃，白血球 5,300（好中球分画 62%），CRP 4.0 mg/dL ⟶ 白血球増多はないが，CRP 高値であり，炎症反応（＋）である。

⑪妊娠反応陰性 ⟶ 妊娠に関連する疾患は確定的に除外される。

選択肢考察　× a　問診・生化学検査に基づく診断基準として Alvarado score が用いられ，低い値（4点以下）は急性炎の除外に有用だが，高い値だからといって診断が確定するわけではない。

× b　有病率はある一時点で疾患を有している人の割合であって，診断基準の感度や特異度とは関係ない。

○ c　スコアの合計が7点以上では（本症例は7点）急性虫垂炎が疑われるが，診断を確定するためには画像などの追加検査が必要である。

× d　Alvarado score は診断に有用であるが，重症度とは関係がない。

× e　低い Alvarado score は除外診断に有用である。

解答率　a 0.8%，b 3.8%，c 95.0%，d 0.0%，e 0.3%

コメント　本年度は英文問題にも急性虫垂炎の出題があり，やはり診察に関する問いであった。Common disease をテーマにした実際の臨床に即した問題は，今後も増加していくことが予想される。本問では診断よりも診断に至るプロセスが問題になっており，こうした diagnostic procedure に関する出題についても留意しておく必要がある。

正　解	[44] **d** **正答率 86.0%**　　[45] **c** **正答率 95.0%**	▶**参考文献** MIX 258, 446

受験者つぶやき

[44]・男性医師が女性の診察をするときは細心の注意を払います。
　　・消去法でdを選びました。患者の許可をもらってから診察を行うことは大切です。
[45]・意外性のある問題でした，選択肢を一つひとつ吟味して消していきました。
　　・文章をよく読みました。
　　・実際に検査後確率を計算してみました。

Check ■ ■ ■

次の文を読み，46，47 の問いに答えよ。

72 歳の男性。左下肢痛を主訴に来院した。

現病歴：2 年前から 500 m 程度歩行すると両側下腿に疼痛が出現し，1 か月前からは 100 m 程度の歩行で両側下腿の疼痛を自覚するようになった。しばらく立ち止まってじっとしていると疼痛は軽快するが，足先に冷感としびれが残っていた。昨日，急に左足趾尖の安静時疼痛が出現し，我慢できなくなったため受診した。

既往歴：15 年前から高血圧症と脂質異常症のため医療機関にかかっていた。投薬を受けていた時期もあるが，60 歳の退職後は受診が滞っていた。

生活歴：妻と 2 人暮らし。摂食，排泄および更衣は自立している。喫煙は 20 本/日を 43 年間。飲酒は機会飲酒。

現　症：意識は清明。身長 168 cm，体重 75 kg。体温 36.3℃。脈拍 76/分，整。血圧 156/88 mmHg（右上肢）。呼吸数 20/分。SpO$_2$ 98%（room air）。頸部と胸腹部に血管雑音を聴取しない。心音と呼吸音とに異常を認めない。腹部は平坦，軟で，肝・脾を触知しない。右足に色調変化はないが，左足は暗赤色に変色している。右の後脛骨動脈は触知するが，左では触知しない。

113E-46　外来で足関節上腕血圧比〈ABI〉を測定するために四肢の収縮期血圧を測定した。
この患者の測定値と考えられるのはどれか。

	上肢血圧		下肢血圧	
	右	左	右	左
a	156	158	162	136
b	156	158	162	110
c	156	158	162	48
d	156	158	110	110
e	156	158	110	48

（単位 mmHg）

113E-47　この患者に経皮的血管形成術が施行され，抗血小板療法が開始された。患者の疼痛および冷感は消失し，歩行訓練を行っている。術後 3 日目に，治療と退院後の計画を立案するための病院内チームが作られることになった。

医師，看護師，薬剤師の他に，チームメンバーとして適切なのはどれか。

a　理学療法士　　　　　b　言語聴覚士　　　　　c　臨床工学技士

d　臨床検査技師　　　　e　診療放射線技師

 ① 2 年前から 500 m 程度歩行すると両側下腿に疼痛が出現，1 か月前からは 100 m 程度の歩行でも両側下腿の疼痛を自覚するようになった━━▶ 歩行時の下肢の痛みの原因としては両側の下肢動脈の狭窄もしくは閉塞による閉塞性動脈硬化症〈ASO〉および脊柱管狭窄症〈SCS：spinal canal stenosis〉がまず考えられる。

②足先に冷感としびれが残存 ━━ ASO の症状であり，かなり進行した状況が考えられる。

③昨日，急に左足趾尖の安静時疼痛が出現し，我慢できなくなった ━━ 最初は両側下肢だったが，昨日から特に左下肢の安静時疼痛が出現しており，左足の高度狭窄や動脈塞栓が考えられる。

④高血圧や脂質異常症の既往 ━━ ASO や虚血性心疾患〈IHD：ischemic heart disease〉など全身的な動脈硬化の危険因子である。

⑤喫煙 20 本/日を 43 年間 ━━ Brinkman 指数は 20×43＝860 になり，肺癌の高度危険因子のラインさえも超えている。

⑥身長 168 cm，体重 75 kg ━━ BMI〈body mass index〉＝体重（kg）÷［身長（m）］^{2}＝75 ÷（1.68×1.68）≒26.5 となり，肥満（正常 18〜25）と判定される。肥満も ASO や IHD など動脈硬化性疾患の危険因子となる。

⑦左足は暗赤色に変色，左の後脛骨動脈は触知しない ━━ 明らかに左下肢動脈の狭窄や閉塞により，血流不全が生じ，このため皮膚の変色，動脈触知不良が起こっているものと考えられる。

鑑別診断 典型的な間歇性跛行からは ASO のほか，SCS も鑑別の対象となる。しかし，高血圧，脂質異常症，喫煙，肥満などの動脈硬化の危険因子が複数存在し，かつ症状・理学所見から左下肢の動脈血流低下が明らかであり，ASO の診断には疑問の余地がない。歩行時のみならず，安静時でも有症状となっており，皮膚の変色もみられていることから Fontaine 分類Ⅲ〜Ⅳ度，Rutherford 分類 4〜6 度に相当すると考えられる。

Fontaine 分類		Rutherford 分類			ABI
度	臨床所見	度	群	臨床所見	参考値
Ⅰ	無症候	0	0	無症候	0.9〜0.7
Ⅱa	軽度の跛行	Ⅰ	1	軽度の跛行	0.7〜0.4
Ⅱb	中等度〜重度の跛行	Ⅰ	2	中等度の跛行	0.7〜0.4
		Ⅰ	3	重度の跛行	0.7〜0.4
Ⅲ	虚血性安静時疼痛	Ⅱ	4	虚血性安静時疼痛	0.4〜0
Ⅳ	潰瘍・壊疽	Ⅲ	5	小さな組織欠損	0.2〜0
		Ⅲ	6	大きな組織欠損	0.2〜0

特に重症の下肢虚血で，歩行時のみならず安静でも下肢痛が出現し，皮膚の変色や潰瘍，壊死がみられるようになったものを重症虚血肢〈critical limb ischemia：CLI〉と呼ぶ。本症例は CLI の初期と考えられる。

診断名 閉塞性動脈硬化症〈ASO〉

[46]

選択肢考察 各選択肢の ABI を実際に計算すると，以下のようになる。

	右	左
a	1.04 (162/156)	0.86 (136/158)
b	1.04 (162/156)	0.70 (110/158)
c	1.04 (162/156)	0.30 (48/158)
d	0.71 (110/156)	0.70 (110/158)
e	0.71 (110/156)	0.30 (48/158)

　2年前から出現した500m程度の歩行による間欠性跛行は両側性であり，まず背景にあるASOは両側性と考えられる。しかしながら，より高度の虚血は左下肢と思われる。a〜eのうち，両側下肢の虚血は，d，eである。a，b，cはいずれも右下肢のABIが正常で，合致しない。本症例では間欠性跛行や理学所見から，左下肢が主に高度虚血となっているはずであり，dは合致しない。したがってeが最もこの症例の病態に一致する。

　　×a，×b，×c，×d，○e

解答率　a 0.5%，b 2.2%，c 43.4%，d 0.1%，e 53.6%

[47]

選択肢考察　○a　経皮的血管形成術後に症状が軽快し，抗血小板療法が施行されているが，重要なのは，適度な運動と食事療法である。特に前者は，下肢の筋肉，筋力保持のために必要不可欠であり，そのために理学療法士の関与が重要である。

　×b　言語聴覚士は，脳血管障害後の失語症のリハビリに際し，重要な役割をもつ。

　×c，×d，×e　臨床工学技士，臨床検査技師，診療放射線技師はいずれも，カテーテル治療の際には重要であるが，リハビリとは直接関係しない。

解答率　a 99.7%，b 0.1%，c 0.0%，d 0.0%，e 0.2%

関連知識　下肢などの末梢血管に対する経皮的カテーテル治療は冠動脈に対するカテーテル治療であるPCI〈percutaneous coronary intervention〉と対比させて，PPI〈percutaneous peripheral intervention〉と呼ばれる。近年その施行数が増加しつつあり，通常のバルーンのほか，薬剤溶出性バルーンなども使用されている。

正解　[46] e　**正答率 53.6%**　　[47] a　**正答率 99.7%**　　▶参考文献　MIX 225, 461

受験者つぶやき
[46]・問題文の最後に左足のことばかり書いてありますが，2行目に両側とあるのを見逃しませんでした。
　・文章をよく読んでいませんでした。左足だけの症状だと思いcを選んでしまいました。注意深く読む必要があります。
　・問題文を読んで慎重に選びました。
[47]・歩行訓練がキーワードですね。
　・歩行訓練などの動作は理学療法士の役割です。
　・リハビリは理学療法士です。

Check ■ ■ ■

次の文を読み，48，49 の問いに答えよ。

23 歳の男性。陰茎の潰瘍を主訴に来院した。

現病歴：1 週間前に陰茎に潰瘍が出現し，次第に拡大するため受診した。潰瘍部に疼痛はない。頻尿や排尿時痛もない。

既往歴：14 歳時に肺炎球菌性肺炎。アンピシリン/スルバクタム投与後に血圧低下と全身の皮疹を認めた。

生活歴：喫煙は 20 本/日を 3 年間。飲酒は機会飲酒。不特定多数の相手と性交渉がある。

現　症：意識は清明。身長 170 cm。体重 74 kg。体温 36.3℃。脈拍 80/分，整。血圧 128/68 mmHg。呼吸数 12/分。心音と呼吸音とに異常を認めない。腹部は平坦，軟で，肝・脾を触知しない。神経診察に異常を認めない。下腿に浮腫を認めない。陰茎に潰瘍を認める。

検査所見：赤沈 32 mm/1 時間。血液所見：赤血球 418 万，Hb 13.3 g/dL，Ht 42%，白血球 9,900（桿状核好中球 14%，分葉核好中球 66%，好酸球 2%，好塩基球 3%，単球 9%，リンパ球 6%），血小板 20 万。血液生化学所見：総蛋白 7.6 g/dL，アルブミン 4.2 g/dL，尿素窒素 20 mg/dL，クレアチニン 1.0 mg/dL，Na 137 mEq/L，K 4.2 mEq/L，Cl 105 mEq/L。免疫血清学所見：CRP 3.2 mg/dL，抗 HIV 抗体スクリーニング検査陰性，尿中クラミジア抗原陰性，RPR 32 倍（基準 1 倍未満），TPHA 80 倍未満（基準 80 倍未満）。

113E-48　潰瘍部の写真（**別冊 No. 2**）を別に示す。

　　　　適切な抗菌薬はどれか。

　　　　a　セフェム系　　　　　b　キノロン系　　　　　c　ペニシリン系
　　　　d　カルバペネム系　　　e　テトラサイクリン系

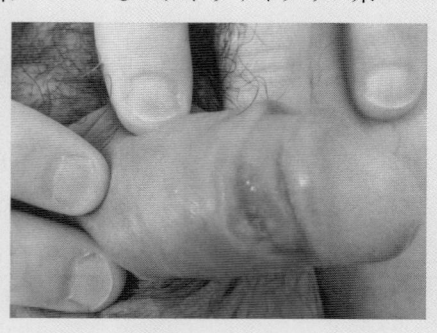

113E-49　1 か月後にトレポネーマ抗体値の上昇を認めた。

　　　　今後の治療効果判定に最も有用な検査はどれか。

　　　　a　CRP　　　　　　　　b　RPR　　　　　　　　c　TPHA
　　　　d　赤　沈　　　　　　　e　白血球数

アプローチ　①陰茎の潰瘍 ⟶ 性感染症を想起する。

　　　　②潰瘍部に疼痛はない ⟶ 単純ヘルペスウイルス〈HSV〉性潰瘍は痛みを伴うことが多いので，HSV 感染は否定的

③頻尿や排尿時痛もない ⟶ 尿道炎症状はない。尿道炎を起こす性感染症の代表は淋菌とクラミジアであり，この2疾患は否定的である。

④アンピシリン・スルバクタム投与後に血圧低下 ⟶ ペニシリンアレルギーを考える。

⑤不特定多数の相手と性交渉がある ⟶ ①と合わせて性感染症の可能性が高い。

⑥抗 HIV 抗体スクリーニング検査陰性 ⟶ HIV 感染症は否定的

⑦尿中クラミジア抗原陰性 ⟶ クラミジア感染は否定的（③とも合致）

⑧ RPR 32 倍 ⟶ 梅毒と診断できる。

画像診断

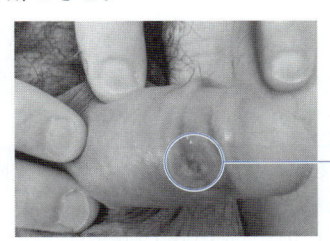

冠状溝の潰瘍

鑑別診断　　陰部の潰瘍では，性感染症，Behçet 病，接触皮膚炎などを考えるが，「アプローチ」⑤より，性感染症にほぼ絞られる。性感染症として頻度が高く重要な疾患は，淋菌，クラミジア，梅毒，HSV，HIV などである。淋菌，クラミジアは尿道炎症状が主であり潰瘍をつくることはまれなので，①および③よりほぼ否定できる。潰瘍病変では HSV と梅毒の鑑別が必要だが，HSV は痛みがあり，梅毒の潰瘍は痛みが乏しい。HIV は⑥より否定的であるし，陰部に潰瘍をつくることは少ない。RPR 32 倍であり臨床症状と合わせて梅毒と診断できる。

診断名　　梅毒（第1期）

[48]

選択肢考察

×a　セフェム系は *Treponema pallidum*（梅毒）には効果がない。

×b　キノロン系は *T. pallidum* には効果がない。

×c　ペニシリン系は *T. pallidum* への第一選択薬だが，「アプローチ」④よりこの患者はペニシリンアレルギーがある。したがって本症例では使用すべきでない（**禁忌肢**の疑いあり）。

×d　カルバペネム系は *T. pallidum* には効果がない。

○e　ペニシリンアレルギーがある梅毒患者ではテトラサイクリン系のドキシサイクリンを使用する。

解答率　　a 17.8%，b 27.1%，c 18.1%，d 5.2%，e 31.3%

[49]

選択肢考察

×a　CRP は非特異的な炎症反応マーカーであり，梅毒の治療効果判定には不適切。

○b　RPR は梅毒の治療効果判定に最も適している。

×c　TPHA は梅毒の特異的な検査であり，診断には適している。しかし，一度梅毒に感染すると長期にわたって陽性となり，疾患活動性を反映しないため，治療効果の判定には用いない。

×d　赤沈は非特異的な炎症反応マーカーの一つ。貧血などでも亢進することがあり，不適切。

×e　白血球数は梅毒の治療効果判定とは全く関係がない。

解答率　a 0.2%，b 89.5%，c 9.5%，d 0.3%，e 0.4%

関連知識　梅毒は 2013 年ころから国内報告数が著しく増加し，2017 年には 44 年ぶりに 5,000 件を超えた。診断のポイントは，陰部に痛みを伴わない硬結や潰瘍を認めたら梅毒を想起することである（第 1 期梅毒）。手掌や体幹，足底などの皮疹をみた場合にも，梅毒の可能性を考える（第 2 期梅毒）。血清反応にはカルジオリピンを抗原とする非特異的な方法（代表例は RPR）と，*T. pallidum* そのものを抗原とする方法（代表例は TPHA）があり，後者は治療後でも陽性が持続する。治療はペニシリンアレルギーがなければ，アモキシシリン（サワシリン®）が基本となる。第 2 選択薬はテトラサイクリン系のドキシサイクリン（ビブラマイシン®）である。

正　解　［48］e　**正答率 31.3%**　　［49］b　**正答率 89.4%**　　▶参考文献 **MIX** 86

受験者つぶやき

［48］・反射的にペニシリンを選んだ人も多かったようです。問題文は何回も隅々まで読むべきですね。
　　　・梅毒の第 2 選択薬を知りませんでした。
［49］・1 日目にも RPR や TPHA の問題が出ていたので，復習しておいてよかったです。
　　　・STS は RPR 検査でみられるのを知りませんでした。1 日目に梅毒が出ていたので確認しておくべきでした。
　　　・RPR と TPHA の違いをまとめましょう。

Check ■ ■ ■

次の文を読み，50，51 の問いに答えよ。

79 歳の男性。咳嗽と呼吸困難を主訴に来院した。

現病歴：半年前から咳嗽と労作時の息切れを自覚するようになった。市販の鎮咳薬を服用して様子をみていたが，症状は持続していた。3 日前から咳嗽の増加と呼吸困難の悪化とを自覚したため受診した。

既往歴：高血圧症。

生活歴：喫煙は 15 本/日を 35 年間。55 歳で禁煙。飲酒は機会飲酒。

家族歴：特記すべきことはない。

現　症：身長 162 cm，体重 59 kg。体温 36.5℃。脈拍 68/分，整。血圧 140/90 mmHg。呼吸数 22/分。SpO$_2$ 91%（room air）。眼瞼結膜と眼球結膜とに異常を認めない。心音に異常を認めない。呼吸音は背側下胸部中心に fine crackles を聴取する。腹部は平坦，軟で，肝・脾を触知しない。

検査所見：血液所見：赤血球 403 万，Hb 12.8 g/dL，Ht 31%，白血球 7,700，血小板 18 万。血液生化学所見：AST 24 U/L，ALT 11 U/L，LD 442 U/L（基準 176〜353），γ-GTP 16 U/L，尿素窒素 14 mg/dL，クレアチニン 0.5 mg/dL，尿酸 8.8 mg/dL，Na 141 mEq/L，K 3.9 mEq/L，Cl 105 mEq/L，KL-6 1,300 U/mL（基準 500 未満）。CRP 0.3 mg/dL。胸部 CT（**別冊** No. **3**）を別に示す。

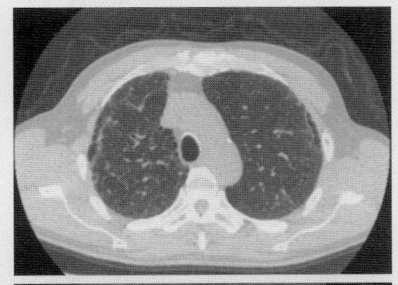
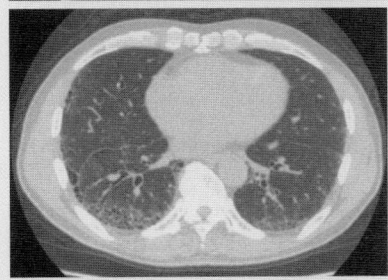
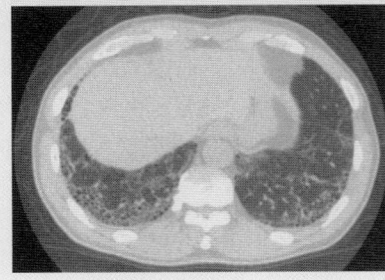

113E-50　診断に**有用でない**のはどれか。

  a　肺生検   b　高分解能 CT   c　スパイロメトリ

  d　気管支肺胞洗浄 e　気道過敏性試験

113E-51　認められる可能性が高いのはどれか。

  a　高 CO_2 血症   b　一秒率の低下   c　肺拡散能低下

  d　A-aDO_2 値の低下 e　気道過敏性の亢進

アプローチ

①半年前から咳嗽と労作時息切れ，3日前から増悪 ━━▶ 慢性経過だが進行

②79 歳の男性，喫煙 15 本/日を 35 年間（55 歳まで）━━▶ 喫煙歴のある高齢男性

③SpO_2 91%（room air）━━▶ 低酸素状態

④心音異常なし，呼吸音背側下胸部中心に fine crackles の聴取 ━━▶ 心疾患は否定的，肺に線維化あり。

⑤LD 442 U/L，KL-6 1,300 U/mL ━━▶ 間質性肺疾患

画像診断

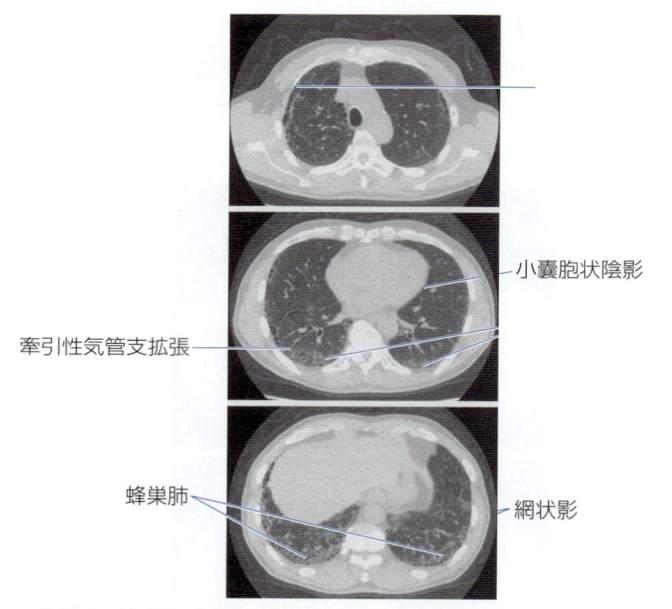

牽引性気管支拡張

小嚢胞状陰影

蜂巣肺　　　　網状影

胸膜直下主体に斑状の小嚢胞状陰影，網状影，下葉背側に蜂巣肺を認める。すりガラス陰影は認めない。

鑑別診断　呼吸困難を主訴とし SpO_2 91%（room air）と低酸素状態にある高齢男性である。喫煙歴から，循環器疾患，呼吸器疾患を考える。貧血はなく，胸部聴診所見，採血検査での LD 442 U/L，KL-6 1,300 U/mL から間質性肺疾患を疑う。画像からは胸膜直下，下葉背側優位に網状影，線維化（蜂巣肺）を認めており，すりガラス陰影や粒状影を認めないことから，間質性肺炎の中でも特発性肺線維症が疑われる。

診 断 名　特発性肺線維症の疑い

[50]

○a　各種の間質性肺疾患，また特発性間質性肺炎の病型分類において，病理組織所見は診断に有用である。

○b　陰影の分布，線維化の程度を把握する。また特発性肺線維症には胸部高分解能 CT 診断基準があり，有用な検査である。

○c　特発性間質性肺炎では拘束性換気障害を生じる。

○d　気管支肺胞洗浄液中の細胞分画は間質性肺疾患の補助診断として有用である。また肺胞蛋白症，肺胞出血では特徴的な外観を示す。

×e　気道過敏性試験は，喘息を疑う際に施行する。

a 11.1％，b 4.2％，c 1.8％，d 16.8％，e 66.0％

[51]

×a　間質性肺炎では肺胞換気には異常はなく，高 CO_2 血症は生じない。

×b　間質性肺炎では拘束性換気障害を呈し，肺活量が低下する。

○c　間質の線維化により，肺胞から毛細血管への酸素の移動が障害されるため，拡散能が低下する。

×d　肺拡散能の低下によって低酸素血症が生じる。肺胞換気に異常はなく，よって A–aDO_2 は開大する。

×e　喘息では気道過敏性が亢進する。間質性肺炎では気道の過敏性は関与しない。

a 0.5％，b 1.3％，c 96.1％，d 1.1％，e 0.7％

　間質性肺疾患の診断に必要な検査を把握すること。

［50］ **e** 正答率 **66.0％** 　　［51］ **c** 正答率 **96.1％** 　　▶参考文献 MIX 241

［50］・d も e もやるのかわからず迷ってしまいました。
　　　・気道過敏性試験は喘息などの試験のイメージです。診断に至らないと思いました。
　　　・拘束性障害なので気道過敏性試験は役に立たないと思いました。
［51］・肺胞の外側が病変部なので拡散能は低下します。
　　　・拡散能低下は大事です。拡散能が低下しない呼吸器疾患として DPB が有名です。
　　　・間質性肺炎なので拡散能低下です。

医学総論
長文問題

Check ■ ■ ■

113F-1　我が国の死亡と寿命の変遷について正しいのはどれか。

　　a　1950 年以降，死亡率の最も高い死因は一貫して悪性新生物である。

　　b　1960 年代中盤までの寿命の延伸の最大原因は乳幼児死亡の減少である。

　　c　1970 年代の脳卒中死亡率の低下は主として脳梗塞の減少による。

　　d　1980 年以降，肺炎の年齢調整死亡率は増加が続いている。

　　e　1990 年以降，自殺による死亡数は一貫して 3 万人を超えている。

選択肢考察　× a　死亡率の最も高い死因は，1950 年ころまでは結核，その後，1980 年ころまで脳血管疾患，以後，悪性新生物となっている。

　○ b　本邦の乳児死亡率（出生千対）は大正末期の 150 から比較すると急速に改善し，2017 年には 2.0 と世界有数の低率となっている。昭和 20 年代には新生児以降の乳児死亡率の改善が著しかったが，最近は早期新生児死亡の改善が大きく反映されている。

　× c　脳血管疾患の中でも，脳内出血による死亡率は 1960 年以降低下している。一方，脳梗塞による死亡率は 1980 年ころまで上昇したのちは横ばいである。

　× d　肺炎の年齢調整死亡率は，1980 年ころから，男性は極めて緩やかに上昇し，女性は変化なく，1995 年ころから男女ともに上下を繰り返しながら減少傾向にある。

　× e　自殺による死亡数は，1998 年から 2011 年の間は 3 万人を超えていたが，2012 年からここ数年，年間 3 万人を割り込んでいる。

解　答　率　a 21.0%，b 48.6%，c 14.3%，d 14.9%，e 1.0%

関連知識　死亡率（人口千対）は，1947 年に 14.6 であったものが，1960 年には 7.6 と半減し，以後低下傾向にあったが，1983 年ころから高齢化の影響により緩やかな上昇傾向を示している。しかしながら，年齢構成の影響を取り除いた年齢調整死亡率は，男女ともに改善されてきている。

正　解　b　**正答率 48.6%**　　　　　　　　▶参考文献　**MIX** 21

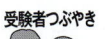**受験者つぶやき**

・発展に伴う人口の増加は乳幼児死亡の減少が先，高齢者の寿命延伸が後，と覚えていました。

・知りませんでした。

・全くわかりませんでした……。

Check ■ ■ ■

113F-2　患者調査について**誤っている**のはどれか。

　　a　受療率がわかる。　　　　　　　　b　3 年に 1 度行われる。

　　c　患者本人が回答する。　　　　　　d　平均在院日数がわかる。

　　e　厚生労働省が実施する。

選択肢考察　○ a　性・年齢階級別の受療率が明らかになる。

　○ b　厚生労働省が 3 年ごとに，無作為抽出された医療施設を対象として実施している。

×c　患者本人ではなく，医療施設を対象に，医療施設を利用する患者の受療状況を調査する。

○d　平均在院日数や受療の原因となった主傷病名が明らかになる。

○e　実施は厚生労働省である。

解 答 率　a 2.5%，b 2.2%，c 85.1%，d 5.8%，e 4.2%

関連知識　患者調査とは，厚生労働省が 3 年ごとに医療施設を利用する患者の受療状況の把握を目的として，無作為抽出された医療施設を対象として実施している調査である。

コメント　傷病統計に関わる調査として，①医療施設を対象とした患者調査と，②世帯および世帯員を対象とした国民生活基礎調査の 2 つがある。これら 2 つの調査はいずれも傷病統計を目的として実施されるが，異なった対象であるため結果が異なることがある。例えば，患者調査による受療率の外来第 1 位は消化器系疾患であるが，国民生活基礎調査による通院者率の第 1 位は高血圧症である。調査方法の違いも含めて，これら 2 つの違いを学習しておくこと。

正　解　c　**正答率 85.1%**　　　　　▶**参考文献** MIX 23

受験者つぶやき
・よくある引っかけです。
・患者調査は病院に対して 3 年ごとに行います。
・患者調査は病院への調査です。

F

医学総論

Check ■ ■ ■

113F-3　公的医療保険について正しいのはどれか。

a　保険料率は全国一律である。

b　医療給付は現金給付で行われる。

c　財源の 8 割以上は保険料である。

d　75 歳以上はすべて 1 割負担である。

e　医療費が高額の場合には助成制度がある。

選択肢考察　×a　健康保険の保険料率は，事業内容，財政状況等に応じて，各組合が健康保険法の定める範囲において自主的に決めることができる。協会けんぽの保険料率は，都道府県支部評議会の意見をもとに本部運営委員会により都道府県単位で決められている。

×b　治療費の自己負担額を差し引いた差額分は，医療機関が該当する保険者に請求し，医療機関に直接支払われる。つまり，「現物給付」が行われている。一方，現金給付には，出産育児一時金，葬祭費・埋葬料，傷病手当金，出産手当金などがある。

×c　公的医療保険の財源には，保険料，自己負担，公費負担の 3 種がある。2014 年度のデータでは，保険料は 50% 弱であり，公費が約 40% 弱を占めていた。患者負担は 12% 弱であった。

×d　後期高齢者医療制度では，75 歳以上では一般に 1 割負担であるが，所得が現役並みと判断される者については 3 割負担となっている。

○e　医療費の家計負担が重くならないよう，窓口での支払いが 1 か月で上限額を超えた場合，「高額療養費制度」により助成される。この上限額は，年齢や所得によって異なる。

解 答 率　a 1.2%，b 0.3%，c 0.1%，d 0.6%，e 97.6%

関 連 知 識　公的医療保険には，会社員などを対象者とする健康保険，船員を対象者とする船員保険，公務員や教職員を対象とする共済組合保険，自営業者などを対象者とする国民健康保険に加え，後期高齢者医療制度や生活保護などがある。

正　解　**e**　正答率 **97.6%**　　　　　　　　　　　　　　　　　　　▶参考文献　MIX 29

受験者つぶやき

・dは別のブロックの問題でも同じような内容が出ていました。
・公衆衛生の授業でよく言ってました。
・公衆衛生の基本的な知識で解けます。

Check ■ ■ ■

113F-4　平成 27 年度の国民医療費について正しいのはどれか。
　　a　介護保険費用が含まれる。
　　b　国民所得に対する比率は 10% を超える。
　　c　一般診療所医療費は病院医療費より多い。
　　d　年齢階級別では 65 歳以上が 80% を超える。
　　e　薬局調剤医療費は医科診療医療費より多い。

選択肢考察
　× a　国民医療費は傷病の治療費に限っているため，介護保険費用は含まれない。
　○ b　正解。
　× c　病院医療費は一般診療所医療費の約 2.4 倍である。
　× d　約 6 割程度。
　× e　医科診療医療費は薬局調剤医療費の約 3.8 倍ある。

解 答 率　a 1.2%，b 91.8%，c 2.1%，d 4.0%，e 0.7%

関 連 知 識　国民医療費の診療種類別の構成であるが，医科診療医療費＞薬局調剤医療費は変わらないが，近年，薬局調剤医療費は相対的に大きくなってきている。また年齢階級別医療費では，一人あたりの医療費にすると，65 歳以上の医療費は 65 歳未満の医療費の約 4 倍となっている。

正　解　**b**　正答率 **91.8%**　　　　　　　　　　　　　　　　　　　▶参考文献　MIX 34

受験者つぶやき
・公衆衛生の細かい数値は直前に頭に詰め込みました。
・これは 11% と覚えていました。公衆衛生は直前暗記が大切です。
・簡単に選べました。

F
医
学
総
論

Check ■ ■ ■

113F-5 高齢者虐待防止ネットワークの構築に中心的役割を果たす機関はどれか。

    a 保健所　　　　　　　　　　　　　b 地域医療支援病院
    c 市町村保健センター　　　　　　　d 地域包括支援センター
    e 医療安全支援センター

選択肢考察 ×a 「関係専門機関介入支援ネットワーク」を構成する。

  ×b，×c 「保健医療福祉サービス介入ネットワーク」を構成する。

  ○d 高齢者虐待防止ネットワークの中心的な役割を果たす。

  ×e 医療安全支援センターは，医療法第6条の13に規定されており，医療に関する苦情・心配や相談に対応することが主な業務である。

解答率 a 0.3%，b 0.0%，c 0.2%，d 99.1%，e 0.1%

関連知識 「高齢者虐待の防止，高齢者の養護者に対する支援等に関する法律（高齢者虐待防止法）」において，市町村は高齢者虐待防止に直接的な責務をもつとされる。市町村に設置される地域包括支援センターは市町村とともに，関係機関・団体等との連携協力体制を整備することが必要とされ，その中心的な役割を担う。「高齢者虐待防止ネットワーク」は地域の実情に応じて，「早期発見・見守りネットワーク」「保健医療福祉サービス介入ネットワーク」「関係専門機関介入支援ネットワーク」の3つの機能からなる。

正　解 d **正答率** 99.1%　　　　　　　　　　▶参考文献 MIX 32

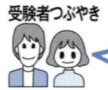

受験者つぶやき
・高齢者の虐待も頻出ですね。
・高齢者・児童の虐待については頻出です。増加気味。
・地域包括支援センターは高齢者の総合窓口！

Check ■ ■ ■

113F-6 在宅医療の医療需要の推計が示されているのはどれか。

    a 患者調査　　　　　　b 国勢調査　　　　　　c 健康日本21
    d 地域医療構想　　　　e 介護保険事業計画

選択肢考察 ×a 患者調査には，医療施設の患者の属性，入院・来院時の状況および傷病名等の実態などが示される。

  ×b 国勢調査には，国内の人口・世帯の実態が示される。

  ×c 健康日本21は，国民の健康の増進の推進に関する基本的な方向や国民の健康の増進の目標に関する事項等を定めたもの。

  ○d 正解。

  ×e 介護保険事業計画は，地方自治体が策定する介護保険の保険給付を円滑に実施するための計画。医療の計画ではない。

解 答 率 a 5.7％，b 5.6％，c 1.1％，d 69.4％，e 17.9％

関 連 知 識　地域医療構想は，将来人口推計をもとに 2025 年に必要となる病床数を 4 つの医療機能ごとに推計した上で，地域の医療関係者の協議を通じて病床の機能分化と連携を進め，効率的な医療提供体制を実現する取組み。在宅医療の医療需要についても推計されている。

コ メ ン ト　地域医療構想と似たものに地域医療計画がある。両者は異なるので，確認しておくこと。

正 解　d　**正答率** 69.4％

受験者つぶやき
・わかりませんでしたが，在宅医療は地域医療に含まれるのかなと思いました。
・地域医療構想は新出問題でした。
・在宅医療なので地域医療に関連すると考えました。

Check ▢ ▢ ▢

113F-7　ある一時点での割合を示す指標はどれか。

　　　　a　死亡率　　　　b　出生率　　　　c　致命率　　　　d　有病率　　　　e　罹患率

選択肢考察
× a　死亡率は，人口千に対するある年の死亡数をいう。期間調査である。
× b　出生率は，人口千に対するある年の出生数をいう。期間調査である。
× c　致命率は，疾患にかかった者のうち，その疾患が原因で死亡した者の割合をいう。一時点の指標ではない。
○ d　集団の中である疾患にかかっている者の割合を，ある一時点でみた指標である。
× e　調査対象とした集団を構成する者の中で，単位観察期間内に新たに疾患にかかったものの割合を示す。

解 答 率 a 0.2％，b 0.1％，c 1.7％，d 89.4％，e 8.3％

関 連 知 識　人口に関する統計においては，人口静態統計である国勢調査は「一時点の調査」に該当する。一方，人口動態統計は，一定期間内における出生，死亡のような事象の発生件数を示す「期間調査」である。一時点の疾患の状況を観察・検証する研究手法として横断研究がある。

コ メ ン ト　有病率は「ある一時点」において疾患を有している者の割合，罹患率は「一定期間」にどれだけの疾患が発生したかを示す指標である。有病率と罹患率の違いは重要である。

正 解　d　**正答率** 89.4％　　　　　　　　　　　　　　▶参考文献 **MIX** 23

受験者つぶやき
・今この瞬間の割合を出せるのは d しかありません。
・有病率と罹患率の定義の違いは要チェックです。

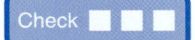

Check ■ ■ ■

113F-8　新しい薬剤 A の有効性を検証するためにランダム化比較試験〈RCT〉を行った。事前に行った症例数計算から得られた数の症例に対し，薬剤 A 又は標準治療薬をランダムに割り付けた。投薬は二重盲検で行い，死亡をエンドポイントにした研究期間終了後，生存曲線を Kaplan-Meier 法で作成し，intention to treat〈ITT〉による生存解析を行った。

手法と目的の組合せで正しいのはどれか。

a　症例数計算 ——————— 選択バイアスの防止
b　ランダム割付 ——————— 再現性の向上
c　二重盲検 ——————— 情報バイアスの防止
d　Kaplan-Meier 法 ——————— 交絡因子の補正
e　ITT ——————— 外的妥当性の担保

選択肢考察　×a　期待された効果が得られたときに，有意差が確保されるためには症例数の計算が必要である。選択バイアスの防止とは無関係である。

×b　ランダム割付は，介入結果に関して偶然以外のバイアスの混入を防ぐために行う。

○c　患者および医師の双方に治験用薬と偽薬の割付を知らせず，第三者である判定者だけがその区別を知っている薬効の検定法である。観察者バイアス等の情報バイアスの防止が目的であるので正解である。

×d　Kaplan-Meier 法とは，全観察対象を死亡または打ち切り時間の小さい順に並べ，死亡発生ごとに生存率を計算する，生存曲線の評価法の一つである。

×e　ITT〈intention to treat〉解析とは，ドロップアウトした対象者も含めて解析する方法である。ITT 解析では，試験開始時の治療法割付に従いランダム化を維持して解析するため，ランダム化維持やバイアス最小化に有効である。どの範囲の集団に適応できるかという外的妥当性とは無関係である。

解　答　率　a 1.5%，b 3.4%，c 77.2%，d 2.1%，e 15.6%

関連知識　介入研究のうち，ランダム化比較試験〈RCT〉は介入の効果を正しく評価するために企画される。RCT では，対象者をランダムに割り付けることによって比較可能な 2 群が設定できる。ランダムな割付を実施することによって，2 群間のイベントの違いは介入効果と偶然だけによって起きたことになり，バイアスを回避できる。

コメント　臨床研究に関する問題は，国の医療政策を鑑み今後ますます増加することが予想される。

正　解　c　**正答率** 77.2%　　　　　　　　　　　　▶参考文献　MIX 467

受験者つぶやき

・統計関連の問題は去年も出ていましたが，勉強してもわかった気がしませんでした。
・バイアスのそれぞれの種類について勉強不足でした。
・統計の用語は難しいですが正確に理解しましょう。

Check ■ ■ ■

113F-9 健常成人の胸部エックス線写真正面像で同定できるのはどれか。

a 胸 腺 b 大動脈弁 c 心室中隔
d 気管分岐部 e 肺門リンパ節

選択肢考察

× a 胸腺は未成年，特に 5 歳まではかなり大きいため，エックス線写真上で確認できるが，健常成人では確認できない。

× b 大動脈弁は大動脈基部の構造で，心臓の陰影と重なっており，通常の単純エックス線写真での確認はできない。

× c 心室中隔は心臓内部の構造であるため，単純エックス線写真での同定はできない。

○ d 気管分岐部は気道内の空気（陰性造影剤である）により透亮像として認められる。

× e 肺門リンパ節は腫大や石灰化があれば陰影として確認されるが，健常者では他臓器とエックス線吸収率の差がなく，視認は難しい。

解 答 率 a 0.4%，b 0.2%，c 0.1%，d 89.7%，e 9.4%

関連知識 <胸部エックス線正面像の陰影をつくる構造>

・中央陰影：縦隔，心臓大血管

・肺門部陰影：肺血管，気管支，肺門周囲結合組織，リンパ節

・肺野の陰影：胸郭，横隔膜陰影，肺紋理（肺血管分枝の陰影）

　エックス線写真では，臓器のエックス線吸収率の差を画像として写し出している。各臓器のエックス線吸収率には差はないが，固体，液体，気体では吸収率が異なるため陰影として描出される。通常，エックス線吸収率が大きいものを陽性造影剤，小さいものを陰性造影剤と呼ぶ。

コメント 　エックス線吸収率は，骨＞筋＞血液（水）＞脂肪＞空気（肺）の順に低くなる（透過性が上がる）ため画像上ではこの順に黒く描出されることを把握しておく。

正 解 d **正答率** **89.7%**　　　　　　　　　　▶参考文献 MIX 232

受験者つぶやき

・肺門リンパ節はサルコイドーシスなどで腫大したらみられますが，「健常成人」ではみられません。
・実習でよく言われました。
・簡単に選べました。

Check ■ ■ ■

113F-10 骨格筋の器質的な短縮によって生じるのはどれか。

a 強 剛 b 強 直 c 痙 縮 d 拘 縮 e 振 戦

選択肢考察

× a 筋緊張が亢進した状態の一つで，関節の他動運動に対して運動の速度によらず常に抵抗を示す状態。錐体外路系障害により出現する機能的な異常。

× b 関節構成体である骨や軟骨が原因で生じる関節の器質的異常による運動制限で，治療に

は何らかの手術的方法が必要となる。

　　×c　筋緊張が亢進した状態の一つで，関節の急激な他動運動に対して強い抵抗を示すが，あるところまで動かすと急に抵抗がなくなる状態。他動運動の速度で抵抗が変わり，速く動かすほど抵抗が大きい。錐体路障害により出現する機能的な異常。

　　○d　関節包外の軟部組織，例えば腱，筋肉，皮膚などが原因となって生じる関節の器質的異常による運動制限で，保存的治療に反応する。したがって筋肉の器質的短縮により生じるのは拘縮である。

　　×e　最もよくみられる不随意運動で，比較的律動的な振動運動である。

解答率　a 1.7%，b 7.7%，c 10.5%，d 79.7%，e 0.2%

関連知識　Parkinson 病の 3 大徴候として有名なのが筋強剛と振戦と姿勢反射異常である。また筋緊張が亢進した状態は筋強剛と筋痙縮で，前者は錐体外路系の障害として，後者は錐体路系の障害として出現する。器質的な関節可動域の制限は強直や拘縮で出現する。

コメント　似通った用語の意味を整理しておくとよいだろう。

正　解　d　**正答率 79.6%**　　　　　▶**参考文献** MIX 433

**受験者つぶやき**
・「器質的な」の意味がよくわかりませんでした。電気的刺激が来てないという意味かなと思って d を選びました。
・困ったときは仲間外れを探すといいです。
・消去法で選んでいきました。

Check ■ ■ ■

113F-11　我が国の精神保健福祉について正しいのはどれか。
　　a　自殺者数は男性よりも女性の方が多い。
　　b　精神疾患は医療法に基づく医療計画の 5 疾病に含まれる。
　　c　精神障害は障害者の雇用の促進等に関する法律の対象とならない。
　　d　精神科の人口当たり入院病床数は他の OECD 諸国に比べて少ない。
　　e　精神疾患の自立支援医療費の支給は維持治療期になれば中止される。

選択肢考察　×a　警察庁自殺統計原票データによると，平成 29 年の自殺者は男性が 14,826 人，女性が 6,495 人で，男性の自殺者は女性の約 2.3 倍である。

　　○b　医療計画の 5 疾病とはがん，脳卒中，急性心筋梗塞，糖尿病，精神疾患である。

　　×c　対象の障害者の範囲は，身体障害，知的障害，発達障害を含む精神障害，その他心身の機能の障害により長期にわたり職業生活に相当の制限を受け，または職業生活を営むことが著しく困難な者となっている。

　　×d　日本の精神病床数は OECD 諸国で最も多く，脱施設化の傾向の遅れを指摘されている。

　　×e　症状がほとんど消失している場合でも，軽快状態を維持し再発を予防するために通院治療を必要とする場合には対象となる。

解答率　a 0.2%，b 99.2%，c 0.0%，d 0.1%，e 0.3%

関連知識　　精神疾患の患者数は，近年うつ病などの気分障害や Alzheimer 病を中心に増加しており，平成 23 年患者調査では 320 万人を超えた。これらを踏まえ，既存の 4 疾病に精神疾患が追加され，「5 疾病 5 事業」になった医療計画が平成 25 年度から実施されている。

正解　b　　**正答率 99.2%**　　　　　　　　　　　　　　　　▶参考文献　MIX 36

受験者つぶやき
・医療計画の 5 疾病は個人的予想だったので当たって嬉しかったです。
・5 事業 5 疾病はスラスラ言えるといいです。
・男性の方が女性より自殺が多いと覚えていました。

Check ■ ■ ■

113F-12　ノロウイルス感染症について正しいのはどれか。
　　a　食前加熱が有効である。
　　b　抗ウイルス薬が有効である。
　　c　生体内でベロトキシンを産生する。
　　d　ワクチンが定期接種に位置付けられている。
　　e　原因が判明した食中毒の中での患者数は第 3 位である。

選択肢考察　○a　予防には食前加熱が有効である。
　　　　　　　×b　有効な抗ウイルス薬はない。
　　　　　　　×c　ベロトキシンを産生するのは腸管出血性大腸菌である。
　　　　　　　×d　ノロウイルスワクチンは開発段階であり，実用化はされていない。
　　　　　　　×e　原因が判明した食中毒での患者数は第 1 位である。

解 答 率　a 92.3%，b 0.1%，c 1.7%，d 1.0%，e 4.7%

関連知識　　ノロウイルス性の食中毒は毎年 11 月から 4 月にかけて多く発生する。厚生労働省の統計（平成 25〜29 年の平均）によると，年間食中毒患者数の 58% を占め，患者数は第 1 位であった。抗ウイルス薬などの特異的な治療法はなく，下痢や嘔吐によって失われた水分の補給と電解質の補正が基本である。ワクチンは開発段階であり実用化はされていない。ベロトキシンは産生しない（ベロトキシンを産生するのは一部の腸管出血性大腸菌である）。食前加熱が有効で，具体的には，二枚貝などの食品の場合は中心部が 85〜90℃ で 90 秒以上の加熱が望ましい（厚生労働省「ノロウイルスの Q&A」より）。

正解　a　　**正答率 92.3%**　　　　　　　　　　　　　　　　▶参考文献　MIX 413

受験者つぶやき
・国試が終わった後，生牡蠣を食べている友人がたくさんいました。
・1 位はノロ・2 位はカンピロと覚えていました。
・黄色ブドウ球菌感染症は通常の加熱では防ぐことはできません。

Check ■ ■ ■

113F-13　Langerhans 細胞にみられるのはどれか。

a　Birbeck 顆粒　　　b　デスモソーム　　　c　メラノソーム

d　トノフィラメント　　e　ケラトヒアリン顆粒

選択肢考察　○a　Langerhans 細胞にみられる組織である。

×b　有棘細胞にみられる。

×c　色素細胞〈メラノサイト〉と有棘細胞にみられる。

×d　有棘細胞にみられる。

×e　顆粒細胞にみられる。

解答率　a 89.2%，b 1.5%，c 2.0%，d 1.4%，e 5.7%

関連知識　　Langerhans 細胞の構造を問う問題である。Langerhans 細胞は骨髄由来の樹状細胞で，表皮と真皮に存在する。トノフィラメントを欠き，かつデスモソームももたない。細胞質内にBirbeck 顆粒を有する。これは電子顕微鏡で確認するとテニスラケット様であり，ラケット小体ともいう。CD1a（Ⅰa），HLA-DR（MHC class Ⅱ），S-100 蛋白，ATPase 染色で陽性となる。接触アレルギー（遅延型過敏反応）において抗原情報をTリンパ球に伝達するので，抗原提示細胞ともいう。紫外線照射により数が減少し，機能も低下する。FcεRI（IgE の特異的な受容体）を有する。移植片対宿主病〈GVHD〉で減少または消失する。

正　解　**a**　**正答率 89.2%**　　　　　　　　　　　　　　　▶参考文献　MIX 430

受験者つぶやき　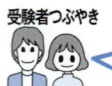

・模試で出てきました。復習しておいてよかったです。

・ラストVで言ってました。CD1a もです。

・組織学の記憶を掘り起こしました。

Check ■ ■ ■

113F-14　癌悪液質について**誤っている**のはどれか。

a　慢性炎症が関連する。

b　抗癌化学療法によって惹起される。

c　がん細胞のエネルギー代謝が関連する。

d　3大症候は倦怠感，食欲不振，体重減少である。

e　前悪液質，悪液質，不可逆的悪液質の3段階がある。

選択肢考察　○a　癌によって慢性的な免疫反応と炎症が起こり，取り込んだ栄養素を自分のエネルギーに変換できなくなり，サイトカインが活性化する。

×b　抗癌化学療法の副作用で，嘔吐や栄養摂取量の減少により，筋肉量の減少と体重減少がみられることがあるが，癌により生ずる複合的代謝異常はない。

○c　癌悪液質は代謝異常によって蛋白およびエネルギーの喪失状態になる。

○d　代表的な症状は倦怠感，食欲不振，体重減少である。

○e　癌悪液質のステージに関して，臨床症状と栄養療法に対する反応性などを考慮し，前悪液質〈pre-cachexia〉，悪液質〈cachexia（syndrome）〉，不可逆的悪液質〈refractory cachexia〉と3段階の病期がある。

解答率　a 3.1%，b 85.7%，c 3.1%，d 2.4%，e 5.5%

関連知識　　癌悪液質とは，栄養療法で改善困難な筋肉量の減少がみられ，進行性に機能障害をもたらす栄養不良の症候群のことである。

代謝異常が軽度で，明らかな悪液質の症状を呈さない状態が前悪液質で，高度代謝障害により栄養サポートを行っても栄養状態の改善できない終末期の状態は不可逆的悪液質とされ，その中間が悪液質である。

コメント　　話題の新傾向のため，カバーしていなかった学生も多かったかもしれない。

本問の狙い　　高齢化時代の高齢者の筋肉量の減少（サルコペニア〈sarcopenia〉）によるQOLの低下と，この終末像である悪液質は栄養学，腫瘍学，緩和ケア領域においてトピックの一つで，早期の栄養サポートにより栄養不良の進展を遅延させることができるため，重要視されつつある。

正　解　b　**正答率** 85.7%　　　　　　　　　　　　　　▶**参考文献** **MIX** 404

受験者つぶやき
・bは腫瘍崩壊症候群のことを言っているのかなと思いました。
・抗癌化学療法の合併症では，腫瘍崩壊症候群も大事です。
・消去法で選んでいきました。

F

医学総論

Check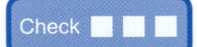

113F-15 冠動脈バイパス術後の造影 3D-CT（**別冊** No.1）を別に示す。

矢印のグラフトが吻合されているのはどれか。

a 左冠動脈主幹部　　　b 左冠動脈前下行枝　　　c 左冠動脈対角枝

d 左冠動脈回旋枝　　　e 右冠動脈後下行枝

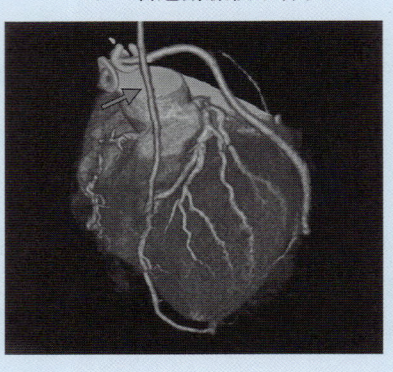

F

医学総論

画像診断

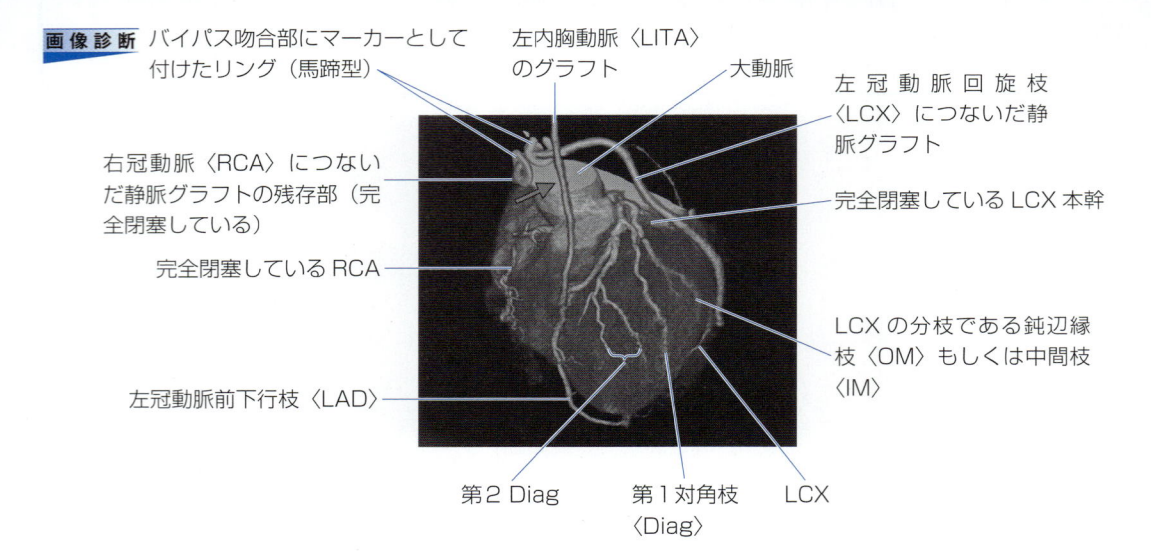

バイパス吻合部にマーカーとして付けたリング（馬蹄型）

左内胸動脈〈LITA〉のグラフト

大動脈

左冠動脈回旋枝〈LCX〉につないだ静脈グラフト

右冠動脈〈RCA〉につないだ静脈グラフトの残存部（完全閉塞している）

完全閉塞している RCA

完全閉塞している LCX 本幹

左冠動脈前下行枝〈LAD〉

LCX の分枝である鈍辺縁枝〈OM〉もしくは中間枝〈IM〉

第2 Diag　　　第1対角枝〈Diag〉　　　LCX

選択肢考察　「画像診断」のように，左冠動脈前下行枝に対して左内胸動脈の動脈グラフトが吻合されている。

なお，「画像診断」に示すように，左冠動脈回旋枝に対して，下肢の伏在静脈を用いた静脈グラフトが吻合されている。また，閉塞した右冠動脈に対して同様の静脈グラフトを用いた冠動脈バイパス術が施行されているが，この静脈グラフトが根本（近位部）において既に閉塞している。馬蹄型の物体は，バイパスの大動脈吻合部が将来の血管造影の際にわかるように付けたリングである。

　　× a，○ b，× c，× d，× e

解 答 率　a 0.9%，b 73.3%，c 5.4%，d 4.8%，e 15.4%

コメント　　冠動脈 3D-CT は，昨年度から出題が始まり，2 年連続出題されている。3D のほか，断面図の 3D-CT についても読影できるようにしておきたい。

正　解　b　**正答率** 73.3%　　　　　　　　　　　　　　▶**参考文献**　MIX 198　いらすと! 179

受験者つぶやき
・冠動脈の解剖も今年 2 度目でした。
・わかっているようでわかっていませんでした。
・過去問の焼き直しでしたが少し難しかったです。

Check ■ ■ ■

113F-16　射精の中枢があるのはどれか。
　　a　大脳皮質　　b　橋　　　　c　頸胸髄　　d　胸腰髄　　e　腰仙髄

選択肢考察　×a　大脳皮質は視覚刺激などの勃起を惹起する刺激を視床下部（高位勃起中枢）に送るが，射精への直接の関与はない。

　　×b　橋には勃起を惹起する下行性ニューロンが通るが，射精中枢は存在しない。

　　×c　頸胸髄のうち，胸髄には交感神経節前線維の細胞体があるが，射精中枢となる交感神経ニューロンは L1〜L3 に起始する。

　　○d　射精中枢をなす交感神経核は L1〜L3 の側角（中間外側核）を中心に位置し，腰内臓神経（→下腹神経）経由で精巣上体・精管・精嚢・前立腺などに分布する。成書では射精中枢の位置を「胸腰髄」としているので，本問ではこれを正答とするが，胸髄の関与に否定的な説もある。

　　×e　仙髄には勃起中枢（S2〜S4）が存在することから「誤答」とされたと考えられる。ただし，射精中枢が腰髄にあること，射精に関わる陰部神経が仙髄に出入りすることを考慮すると，選択肢として適切とは言いがたい。 割れ問

解 答 率　a 6.3%，b 6.2%，c 2.3%，d 15.1%，e 69.9%

関連知識　　射精は射出と射精から構成される脊髄反射である。
・求心路：亀頭からの感覚線維……陰部神経により射精中枢（L1〜L3）に送られる。
・遠心路：尿道への射出……射精中枢から起こる交感神経による。
　　　　　　尿道からの射精……仙髄（S2〜S4）から起こる陰部神経により，球海綿体が収縮して尿道から射出される。

コメント　　成書によって射精中枢の位置の記載に差異があるが，上部腰髄（L1〜L3）が主体と考えられており，概略的には
・勃起：交感神経……骨盤内臓神経（←仙髄）が関与
・射精：副交感神経……腰内臓神経（←腰髄）が関与
と把握しておくとよい。

正　解　d　**正答率** 15.1%　　　　　　　　　　　　　　▶**参考文献**　MIX 305　いらすと! 327

受験者つぶやき
・勃起と射精の中枢は違うんですね……。同じものかと……。
・解剖学の記憶を掘り起こしました。

Check ■ ■ ■

113F-17　生命表について正しいのはどれか。

a　死力は定義上1以下の数値をとる。

b　平均寿命は実際の人口の年齢構造により変化する。

c　平均寿命は毎年の死亡者の平均年齢から算出される。

d　50歳平均余命は50歳の者が生まれて以降の毎年の死亡率を使用する。

e　50歳死亡率は50歳になった者が51歳になる前に死亡する確率である。

選択肢考察　× a　死力は，死亡率のうちx歳になった瞬間のものであり，定義上，ゼロ以上1以下の数値をとる。

　× b　0歳における平均余命を平均寿命という。x歳時の平均余命は，x歳以上の定常人口をx歳時の生存数で徐した値である。x歳時の生存数とは，10万人の出生者が，求められた死亡率に従って死亡していく場合，x歳に達するまで生き残る人数の期待値である。x歳以上の定常人口とは，毎年10万人の出生があり，かつ死亡率が一定不変の場合における定常状態（人口集団の年齢構造が一定の方向に収束した状態）のx歳以上の人口である。したがって，平均寿命は，実際の人口の年齢構造によっては変化しない。

　× c　「選択肢考察」bのとおり，0歳時の平均余命，即ち平均寿命は，毎年の死者の平均年齢から算出されるものではない。

　× d　「選択肢考察」bのとおり，50歳時の平均余命は，50歳の者が生まれて以降の毎年の死亡率を使用しているわけではない。

　○ e　x歳に達した者がx+1歳に達しないで死亡する確率を，x歳死亡率という。生命表に用いる年齢別死亡率は，1歳以上の場合は人口および死亡数，1歳未満の場合は出生数および死亡数により算出している。また，同様に，x歳に達した者がx+1歳に達するまで生存する確率を，x歳生存率という。

解答率　a 6.5%，b 58.7%，c 10.8%，d 2.9%，e 20.9%

関連知識　生命表とその諸関数は，年齢別の死亡率のみに基づいており，現実の人口集団の年齢構造の如何には影響されず，その集団の死亡状況のみを表しており，地域別や年次別など，年齢構成の異なる集団間の死亡状況の比較などの厳密な分析に不可欠である。

　厚生労働省は，完全生命表と簡易生命表の2種類の生命表を作成，公表してきている。完全生命表は，人口動態統計（確定数）と国勢調査人口に基づき，5年ごとに作られている。一方，簡易生命表は，人口動態統計（概数）と推計人口を用いて毎年発表されている。

正　解　e　**正答率 20.9%**　　　　　　　　　　　　　　▶参考文献　**MIX** 24

受験者つぶやき

・全く見当がつきませんでした。死力という言葉も初めて見ました。
・生命表の問題は初めて見ました。知りませんでした。
・難しかったです。勘で選びました。

Check ■ ■ ■

113F-18 各種 T リンパ球〈T 細胞〉とその働きの組合せで正しいのはどれか。
- a Th1 細胞 ──────── マクロファージの活性化
- b Th2 細胞 ──────── 好中球の活性化
- c Th17 細胞 ──────── 好酸球の活性化
- d 細胞傷害性 T 細胞 ──────── 抗体産生の誘導
- e 制御性 T 細胞〈Treg〉──────── IL-6 産生の誘導

選択肢考察
- ○ a 正しい。
- × b B 細胞を活性化し，抗体産生を誘導する。
- × c 好中球を活性化する。初期分化に transforming growth factor-β〈TGF-β〉＋IL-6 が必須。
- × d 標的細胞のアポトーシスを誘導する。
- × e 免疫を抑制的に制御する。IL-6 は TGF-β による Treg の分化誘導を阻害する。

解答率 a 62.3%，b 14.5%，c 10.9%，d 2.4%，e 9.8%

関連知識 ヘルパー T〈Th〉細胞は細胞表面に CD4 分子をもつ T 細胞で，免疫系の司令塔として働く。免疫応答を正に制御するエフェクター T 細胞（主に Th1，Th2，Th17 細胞）と，負に制御する制御性 T 細胞（Treg 細胞）に分けられる。

Th1 細胞はインターフェロンγ〈IFN-γ〉を産生してマクロファージを活性化し，炎症反応を引き起こす。細胞性免疫をつかさどる。

Th2 細胞は IL-4 や IL-5，IL-6，IL-10，IL-13 などを産生して B 細胞を活性化し，抗体産生を誘導する。液性免疫の中心的役割を担う。

Th17 細胞は IL-17 などを産生して好中球の活性化や腸管上皮細胞からの抗菌ペプチド産生を誘導し，アレルギーや自己免疫，特に細胞外で繁殖する細菌の排除に働く。

Treg は免疫抑制機能を有し，免疫寛容や生体の恒常性維持に重要である。その作用は TGF-β や IL-10 などの抗炎症性・抑制性サイトカイン産生や CTLA-4〈cytotoxic T lymphocyte antigen-4〉などの抑制性分子を細胞表面に発現することなどによる。Treg の異常はエフェクター T 細胞の過剰な活性化につながり，自己免疫疾患やアレルギー疾患を発症させる。

その他，エフェクター T 細胞である濾胞性 T 細胞〈follicular helper T cell：Tfh 細胞〉は，二次リンパ組織（成熟リンパ球が免疫反応を行う組織：扁桃，リンパ節，脾臓など）内の胚中心に局在し，B 細胞のクラススイッチや抗体産生に働く。活性化されたエフェクター T 細胞の 90% は死滅し，10% が T_{CM} 細胞（セントラルメモリー T 細胞：二次リンパ組織に存在して IFN-γ や IL-4，IL-5 を産生）や T_{EM} 細胞（エフェクターメモリー T 細胞：炎症の場に存在して IL-2 を産生）となり，同一病原体に対する免疫学的記憶を維持することも憶えておきたい。

細胞傷害性 T 細胞〈CTL〉は CD8 分子を発現する。ウイルス感染細胞などの標的細胞を認

識してパーフォリン〈perforin〉やグランザイム〈granzyme〉を放出し，直接的にアポトーシス〈細胞死〉を誘導する。

正　解　a　**正答率 62.3%**　　　　　　　　　　　▶参考文献　**MIX** 97

受験者つぶやき

- この辺りの知識は完全に抜け落ちてしまっていました。
- ラストVをやっていてよかったです。
- IL-6は関節リウマチです。

Check ■ ■ ■

113F-19　感染症法に基づく入院勧告の対象となるのはどれか。

　　a　麻　疹　　　　　　　　　　　b　破傷風
　　c　B型肝炎　　　　　　　　　　d　鳥インフルエンザ（H5N1）
　　e　後天性免疫不全症候群〈AIDS〉

選択肢考察　× a　麻疹は5類感染症であり，入院勧告の対象ではない。

　　　　　　　× b　破傷風は5類感染症であり，入院勧告の対象ではない。

　　　　　　　× c　B型肝炎は5類感染症であり，入院勧告の対象ではない。

　　　　　　　○ d　鳥インフルエンザ（H5N1）は2類感染症であり，入院勧告の対象である。

　　　　　　　× e　後天性免疫不全症候群〈AIDS〉は5類感染症であり，入院勧告の対象ではない。

解 答 率　a 1.2%，b 0.6%，c 0.1%，d 97.7%，e 0.2%

関連知識　　感染症法の1類感染症，2類感染症，新型インフルエンザ等感染症および新感染症は，入院勧告の対象となる。

正　解　d　**正答率 97.7%**　　　　　　　　　　　▶参考文献　**MIX** 75

受験者つぶやき

- 2類の疾患は「日暮里で鳥がケツをマッサージ（2，ポリオ，鳥インフル，結核，MERS，SARS，ジフテリア）」で覚えていました。
- 入院勧告は1，2類感染症です。2類は呼吸器感染症です。
- 感染症法関連事項は頻出です。

Check ■ ■ ■

113F-20　胎児・胎盤について最も早期に起こるのはどれか。

　　a　胎盤の完成　　　　　b　頭髪の発生　　　　　c　肺胞の形成
　　d　精巣の下降　　　　　e　腎臓の尿産生

選択肢考察　× a　妊娠16週までに完成する。**割れ問**

　　　　　　　× b　頭髪の発生は妊娠5か月で起こる。

　　　　　　　× c　胎児の肺胞は妊娠25週までに完成する。

　　　　　　　× d　妊娠2か月ころより生殖腺は精巣へと発達し，その後鼠径管を通り，妊娠30週ころに

　　　　　精巣内に下降してくる。

　○ e　　尿の産生は妊娠 9〜12 週ころに始まる。

解答率　a 52.3%，b 3.1%，c 8.3%，d 1.4%，e 34.7%

コメント　　胎児の器官形成時期についてまとめておこう。

正　解　e　**正答率** 34.7%　　　　　　　　　　▶参考文献　MIX 58　チャート 産 28

受験者つぶやき
・a と e で迷いましたが，胎盤ができるころには羊水もある程度産生されているだろうと思いました。
・胎盤の方が早いと思っていました。
・羊水をつくるので e を選びました。難しかったです。

Check ■ ■ ■

113F-21　10 か月の乳児。乳幼児健康診査の結果を示す。

　　　　　身長 70 cm，体重 8,330 g，頭囲 40 cm，胸囲 43 cm。

　　　　　Kaup 指数はどれか。

　　　　　a　13　　　　　b　15　　　　　c　17　　　　　d　19　　　　　e　21

選択肢考察　　Kaup 指数は身体計測による栄養指標の一つ。Kaup により，乳幼児の発育指数として考案された。

$$\text{Kaup 指数} = \frac{\text{体重 (g)}}{\text{身長 (cm)}^2} \times 10 \quad (\text{正常範囲 15〜18})$$

18 を超えると肥満傾向，15 未満はやせ傾向である。

　　よって，この乳児の Kaup 指数は，8330÷70÷70×10＝17 となる。

　　× a，× b，○ c，× d，× e

解答率　a 0.5%，b 0.4%，c 98.3%，d 0.3%，e 0.3%

正　解　c　**正答率** 98.3%　　　　　　　　　　▶参考文献　MIX 426

受験者つぶやき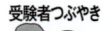
・こういう計算問題で落としたくないですね。何回も検算しました。
・BMI と計算法は同じです。
・簡単に選べました。

Check ☐ ☐ ☐

113F-22 　数日間で進行する高齢者の意識障害の原因として**可能性が低い**のはどれか。

a 　硬膜下血腫 　　　　　　　　　　b 　低ナトリウム血症

c 　薬剤による副作用 　　　　　　　d 　Alzheimer 型認知症

e 　腎盂腎炎による敗血症

選択肢考察

○ a 　頭部への外力によって，高齢者では架橋静脈が破綻しやすく，徐々に血腫が形成されて脳を圧迫するため，受傷から数週して意識障害がみられる点で注意を要する。

○ b 　低ナトリウム血症は，食欲低下，飲水不足によって高齢者では脱水症をきたしやすく，また利尿薬の長期連用によっても生じ，徐々に意識は混濁していく。

○ c 　薬剤による副作用としての意識障害は，睡眠薬や抗不安薬のもつ薬物固有の副作用に加え，その蓄積作用（長期服用）や薬物相互作用（多剤併用）によって徐々に出現する。

× d 　Alzheimer 型認知症は，記憶障害や見当識障害が中核症状で，意識障害とは異なる。もし意識障害がみられた場合にはほかの疾患の併発を考慮すべきである。

○ e 　腎盂腎炎による敗血症は既に重篤な病態であり，高齢者では発熱やショックによって容易に意識混濁が生じる。

解 答 率 　a 2.9%，b 0.7%，c 0.2%，d 94.2%，e 1.9%

関連知識

　高齢患者の特徴としては，症状・経過が非定型的であることが挙げられる。一般に，高齢患者にみられる意識障害の原因は大きく一次的脳障害，二次的脳障害に分けられるが（下表），脳予備能の低下している高齢者では容易に意識障害をきたす。例えば，高齢者肺炎の初発症状として生じる意識混濁はその代表例で，その他，電解質異常（低ナトリウム血症や高カルシウム血症），薬物の副作用，糖尿病や臓器不全（肺性脳症，肝性脳症，尿毒症，甲状腺機能低下症）が知られている。

高齢患者にみられる意識障害の原因

一次的脳障害	1) 脳血管障害 2) 頭部外傷 3) 感染症（脳膿瘍，脳炎，髄膜炎） 4) てんかん 5) 脳腫瘍
二次的脳障害	1) 循環障害（不整脈，ショック）による脳低灌流・低酸素症 2) 呼吸障害（肺炎，COPD）による低酸素血症，CO_2 ナルコーシス 3) 水・電解質異常（脱水，高 Na・低 Na・高 Ca 血症） 4) 代謝障害（肝性昏睡，尿毒症，糖尿病） 5) 内分泌障害（粘液水腫） 6) 中毒（鎮静薬，睡眠薬，抗コリン薬）

正 解 　d 　**正答率** 94.1% 　　　　　　　　　　▶**参考文献** 　MIX 150, 157

受験者つぶやき

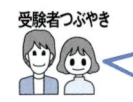

・アルツハイマーが数日で進行したら周りの人はすぐ気付きそうなものです。

・Alzheimer 型認知症は緩徐に進行する印象が強かったです。

F

医学総論

・消去法で選んでいきました。

Check ■ ■ ■

113F-23 家系図を以下に示す。

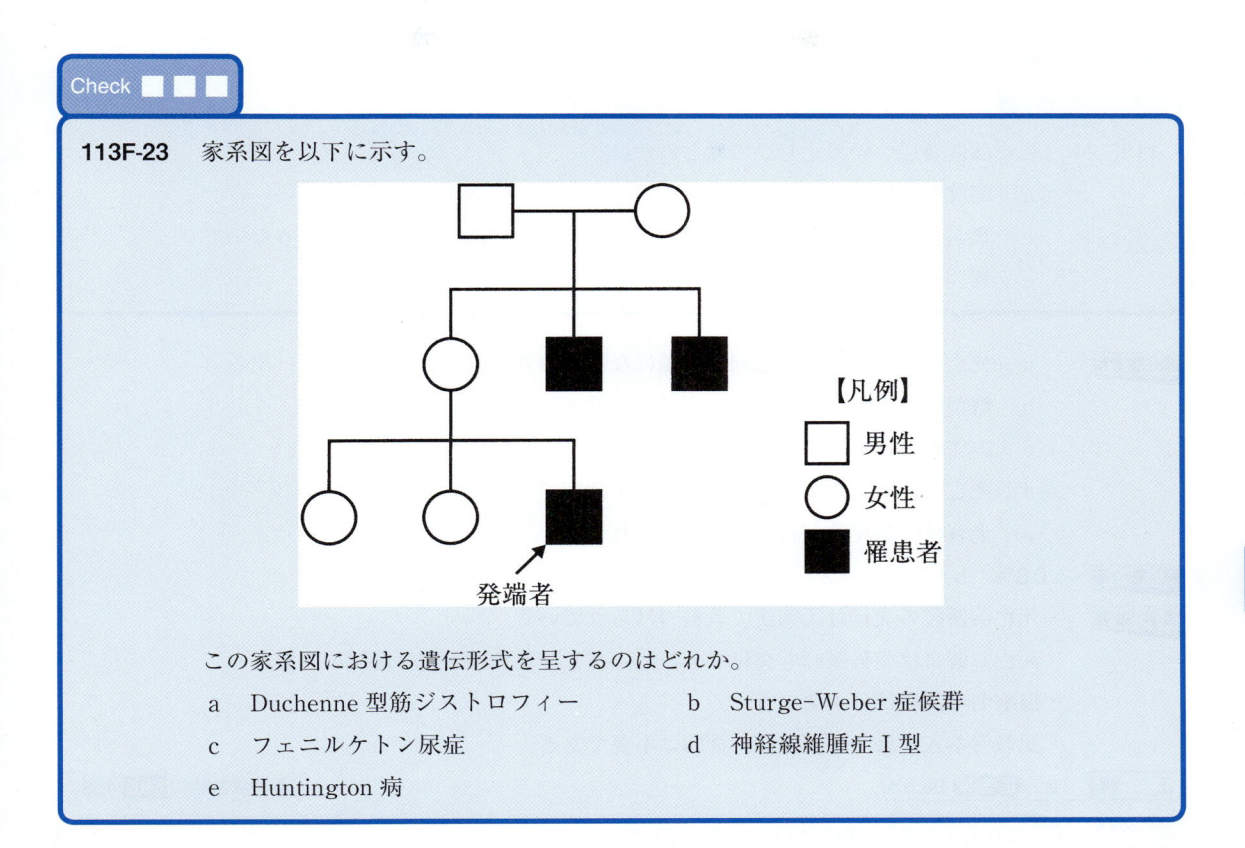

発端者

この家系図における遺伝形式を呈するのはどれか。

a Duchenne 型筋ジストロフィー b Sturge-Weber 症候群
c フェニルケトン尿症 d 神経線維腫症 I 型
e Huntington 病

画像診断 発端者の母親（非罹患者）の「男」の兄弟が罹患者であることを示す家系図である。発端者の「女」の姉妹は非罹患者であることと合わせて，男性のみに発症する遺伝性疾患であることを示している。典型的な X 連鎖劣性遺伝の家系図である。

選択肢考察 ○ a Duchenne 型筋ジストロフィーは X 連鎖劣性遺伝である。
× b Sturge-Weber 症候群は遺伝形式がはっきりしていない。
× c フェニルケトン尿症は常染色体劣性遺伝である。
× d 神経線維腫症 I 型は常染色体優性遺伝である。
× e Huntington 病は常染色体優性遺伝である。

解答率 a 97.0%，b 0.6%，c 0.7%，d 0.3%，e 1.2%

コメント 国家試験で頻出する遺伝性疾患の遺伝形式は記憶する必要がある。家系図の見方に慣れる必要があるが，本問は男性のみに発症していることから，最も考えやすいのは X 連鎖劣性遺伝である。常染色体優性遺伝，常染色体劣性遺伝の可能性が全くないわけではないが，国家試験レベルではそれは問われないであろう。

正 解 **a** **正答率 97.0%**   ▶参考文献 MIX 106 国小 98

 受験者つぶやき
・常染色体遺伝か X 連鎖遺伝か，両方想定して考えてみました。
・男児のみの罹患は XR です。XR の疾患はよく出ます。

・男性しか発症していないのでX連鎖性です。

Check ■ ■ ■

113F-24 死亡診断書について正しいのはどれか。

　　a　病院が届け出る。　　　　　　　　　　b　剖検所見は記載しない。
　　c　署名と押印とが必要である。　　　　　d　主治医以外は記載できない。
　　e　死因として老衰と記載できる。

選択肢考察
　×a　死亡診断書と死亡届は同じ用紙になっており，家族が市町村に届け出る。
　×b　解剖の有無欄があり，剖検所見を記載する。
　×c　みずから署名していれば，押印は不要である。
　×d　死亡を診断した医師が記載する。主治医でなくてもよい。
　○e　老衰は「病死及び自然死」に含まれる。

解答率　a 0.3％，b 1.7％，c 1.2％，d 0.1％，e 96.5％

関連知識
　・死亡診断書の交付は医師法で義務づけられている。
　・死亡診断書は歯科医師も交付できる。ただし，死体検案書は医師のみである。
　・傷病名の記載は日本語で行う。
　・記載者本人の署名があれば，押印は不要である。

正　解　e　**正答率** 96.5％　　　　　　　　▶参考文献　MIX 438

受験者つぶやき
　・これもよく模試で取り上げられていました。
　・過去問にありました。
　・消去法で選んでいきました。

F　医学総論

Check ■ ■ ■

113F-25 両側難聴を主訴に受診した患者のオージオグラム（**別冊** No. 2）を別に示す。

右耳の平均聴力レベル（4分法）はどれか。

a (40＋50＋50＋60)/4＝50 dB
b (40＋50＋60＋70)/4＝55 dB
c (50＋60＋60＋70)/4＝60 dB
d (50＋60＋70＋80)/4＝65 dB
e (50＋50＋60＋70)/4＝57.5 dB

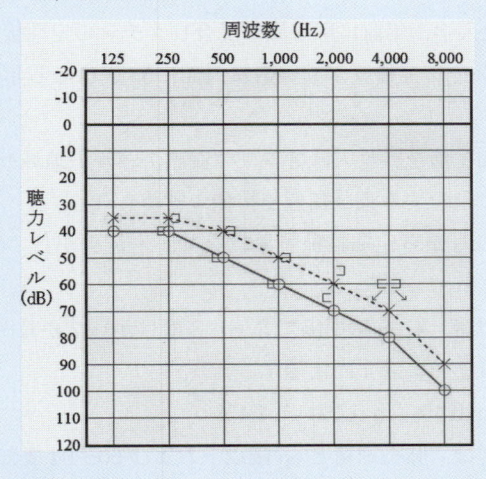

選択肢考察 4分法は，(500 Hz＋1,000 Hz＋1,000 Hz＋2,000 Hz)/4 で計算する。

オージオグラムで右耳は○で表記されるので，

500 Hz は 50 dB，

1,000 Hz は 60 dB，

2,000 Hz は 70 dB であり，

(50＋60＋60＋70)/4＝60 dB となる。

× a，× b，○ c，× d，× e

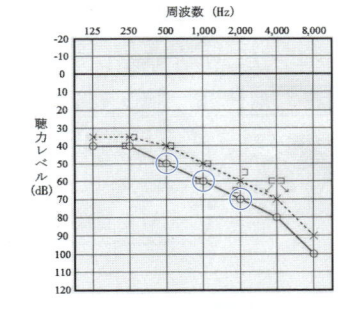

解答率 a 0.9%，b 57.8%，c 8.7%，d 31.6%，e 0.8%

関連知識 平均聴力レベルは，使用する目的で3分法，4分法，5分法，6分法が使用される。

・中耳手術の聴力評価：3分法…… (500 Hz＋1,000 Hz＋2,000 Hz)/3
・一般的に使う聴力レベル：4分法…… (500 Hz＋1,000 Hz×2＋2,000 Hz)/4
・突発性難聴，急性感音難聴：5分法…… (250 Hz＋500 Hz＋1,000 Hz＋2,000 Hz＋4,000 Hz)/5
・騒音性難聴，頭部外傷など：6分法…… (500 Hz＋1,000 Hz×2＋2,000 Hz×2＋4,000 Hz)/6

コメント 平均聴力レベル（4分法）の計算の仕方を問う問題。

正解 c **正答率** 8.7%   ▶参考文献 MIX 369

受験者つぶやき
・これは国家試験の難易度を逸脱していると思いました。見たことも聞いたこともありませんでした。
・初出題です。計算方法を知りませんでした。
・わかりませんでした。勘で選びました……。

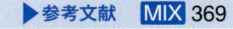

Check ☐ ☐ ☐

113F-26 定期接種として65歳時に接種が推奨されているワクチンはどれか。

a　麻疹ワクチン　　　　　　　　　　　b　肺炎球菌ワクチン

c　髄膜炎菌ワクチン　　　　　　　　　d　B型肝炎ワクチン

e　インフルエンザ桿菌ワクチン

選択肢考察　×a　1歳と小学校入学1年前に麻疹風疹混合ワクチンの定期接種が推奨されている。

○b　肺炎球菌ワクチン接種歴がない者に対し，65歳になる年度に定期接種1回が可能である。

×c　寮などの集団生活を行う人，アフリカ髄膜炎ベルト地域へ旅行に行く人，日本より感染者が多い米国に留学する人は任意で接種が奨められる。

×d　平成28年10月から定期接種対象になり，生後2か月，生後3か月，生後7〜8月の3回接種が推奨されている。

×e　生後2か月以降，4〜8週間隔で3回，3回目から7か月〜13か月以上間隔をあけて，5歳の誕生日前日までに計4回接種する。

解答率　a 0.1%，b 97.7%，c 0.4%，d 0.2%，e 1.4%

関連知識　大人での定期接種は，肺炎球菌と65歳以上および60〜64歳で基礎疾患のある人に対するインフルエンザワクチンの2種類である。感染症の流行状況や社会への影響などによって，ワクチン接種内容や対象は随時見直されていくため，現時点におけるワクチン接種スケジュールを毎年確認しておく必要がある。

正解　b　**正答率** 97.7%　　　　　　　　　　　▶参考文献 MIX 77

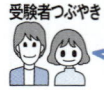**受験者つぶやき**
・eはあからさまな引っかけですね。
・有名です。
・CMを見たことがあり，すぐわかりました。

Check ☐ ☐ ☐

113F-27 身体的フレイルの評価基準として**誤っている**のはどれか。

a　易疲労感　　　　　　b　握力の低下　　　　　　c　睡眠時間の短縮

d　歩行速度の低下　　　e　日常生活活動量の低下

選択肢考察　○a　易疲労感は，ここ2週間のうちに理由もなく疲れやすくなったと自覚するもので，体力・持久力の低下，元気のなさを示唆する。

○b　握力の低下は，身体的フレイルとともにサルコペニアの証左となり，ちなみに我が国では利き手で男26kg未満，女18kg未満が判定基準になっている。

×c　睡眠時間の短縮は加齢でみられる変化ではあるが，それだからといって，近い将来に要介護に陥りやすい状態を意味するフレイルには含まれない。

○ d 歩行速度の低下は，握力の低下と同じくサルコペニアの証左となり，ちなみに我が国では秒速 1 m 未満が判定基準となっている。

○ e 日常生活活動量の低下は，軽い運動・体操・作業や定期的な運動・スポーツをしていない場合を指し，外出機会は減る。引きこもりは近い将来，要介護に陥りやすい状態として何らかの介入が必要である。

解 答 率 a 0.4%，b 1.4%，c 96.0%，d 1.4%，e 0.6%

関連知識 フレイルは加齢に伴い，ちょっとしたこと（風邪や転倒など）で容易に要介護に陥ってしまう状態，すなわち要介護の一歩手前の状態を指し，健康寿命の終焉を意味する。したがって，健康寿命の延伸にはフレイルの早期発見，早期介入が必要で，身体的フレイルでは上記の 4 項目に体重減少（6 か月間で 2〜3 kg 以上の体重減少）を加えて 5 項目とし，このうち 3 項目以上を満たすケースを身体的フレイルとして積極的な介入を施す。なお，フレイルには身体的フレイルのほか，精神心理的フレイル，社会的フレイルがある。

正 解 c **正答率 96.0%** ▶ 参考文献 MIX 433

受験者つぶやき
・フレイルが虚弱であることを知っていれば詳しい基準がわからなくても解けそうな問題でした。
・フレイルはトピックです。ラスト V でサルコペニア＋日常生活の活動量低下＋主観的意見と覚えました。
・直前講座で出ていました。

Check ■ ■ ■

113F-28 ある心理テストで用いられる図版の一部（**別冊** No. 3）を別に示す。

この心理テストについて正しいのはどれか。

a 無彩色と有彩色の図版からなる。

b テスト全体には 5 分程度を要する。

c テスト全体は 4 枚の図版からなる。

d 被験者は自ら質問紙に回答を記入する。

e 精神疾患のスクリーニングが目的である。

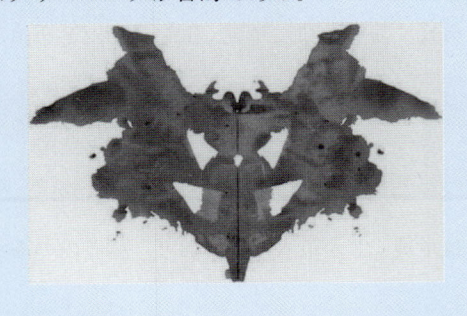

画像診断 この図版は，ロールシャッハテストに用いられる図版である。

選択肢考察 ○ a 正しい。

× b テスト全体にかかる時間は個人差があり，50 分程度はかかることが多く，被験者によ

っては心理テストの通常の枠内ですべての図版を終了できない場合もある。

×c　10枚の図版からなる。

×d　被験者は面接者に直接感想を伝える。

×e　図版の刺激に対する反応から，被験者の性格特性や精神疾患の重症度（病態水準）をみることが目的である。スクリーニングはふるい分けによる疾患の選別が目的であり，本検査は時間と手間がかかるため，スクリーニングには向いていない。割れ問

解 答 率　a 34.6%，b 19.0%，c 8.7%，d 1.1%，e 36.4%

関連知識　　ロールシャッハテストは，スイスの精神科医であるヘルマン・ロールシャッハによって開発された。テストには，インクの染みを落とした左右対称の図版10枚が用いられる。それらは，白黒の図版5枚，彩色された図版5枚からなり，彩色図版には赤や黄色など多彩な色が用いられている。ロールシャッハテストはこれらの図版に対する被験者の反応をみることで，言語化されにくい被験者の心の深層をみることができる。被験者の心の中が図版に投影されることから投影法と呼ばれ，性格検査の一つに分類されている。検査方法は検査者が被験者に面接する形で行われ，被験者は見せられた図版1枚1枚に対してそれが何に見えるか述べる。そして，図版がそのように見えた理由について検査者は被験者に尋ねていく。10枚の図版それぞれについてこのようなプロセスが繰り返される。図版に反応するまでの時間には個人差があり，またそのように見えた理由についても速やかに回答される場合もあれば，時間を要する場合もある。そのため，検査の所要時間には個人差があり，通常50分程度の面接時間が設定されているが，その中に収まりきらない場合もある。

正　解　a　**正答率 34.6%**　　　　　　　　　　　　　▶参考文献　MIX 379

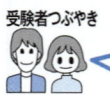

受験者つぶやき
・オワリカラというバンドの「踊るロールシャッハ」という曲のPVにカラーのロールシャッハテストの図が出ているそうです。黒インクの染みだとばかり思っていました。
・精神科の検査は一度目を通すと問題が解きやすくなります。
・精神科の検査はネットで調べて実際どのようなものなのか一度は確認した方がいいです。

Check ■■■

113F-29　外傷患者で診断を確定するために，単純CTに造影CTを追加することが最も有用なのはどれか。

　　a　気　胸　　　　　　b　脳挫傷　　　　　　c　脾損傷
　　d　肋骨骨折　　　　　e　びまん性軸索損傷

選択肢考察　×a　気胸の診断には単純CTが最も優れており，胸腔内のみならず縦隔や皮下の気腫の広がりも確認できる。

×b　急性期の脳挫傷CTは，点状出血（high density）と脳実質の挫傷そのもの，浮腫，虚血（low density）が混じり合い，「salt and pepper like」と称される白い部分と黒い部分がごま塩状に血管支配とは関係なく限局してみられる所見が特徴で，数時間でCT所見がさらに明瞭になるので経時的変化を追うことも予後予測に重要である。造影の必要はな

い。外傷性の脳血管障害を疑った場合には CTA の適応である。

○ c　腹腔内の肝・脾，後腹膜の腎などの実質臓器損傷は，FAST により腹腔内液体貯留を確認できれば，次に損傷臓器の確認，その損傷形態と損傷範囲の確認が必要になる。造影が有効な理由は，血流の低下した損傷部位の範囲を確定できることと，造影剤の漏出があり出血が継続している場合に，さらなる止血処置，具体的には IVR による TAE または手術的止血処置の必要性をすぐに判断する必要があるからである。

× d　肋骨骨折は，基本的に胸部単純正面エックス線で診断するのが通例である。エックス線でハッキリしない場合に，単純 CT により転移のない骨折や軟骨の損傷などを確認することがあるが，造影の意味はない。

× e　CT では，外傷性くも膜下出血や脳室内出血，散在性の点状出血（脳挫傷）が特徴的であるが，臨床的には外傷初期から遷延する強い意識障害が特徴的で，画像では MRI が確定診断となる。

| 解答率 | a 0.2%，b 6.6%，c 80.9%，d 0.1%，e 11.9% |

関連知識　　外傷初期診療における外傷早期死亡の一つに出血性ショックがあり，その一つとしての腹腔内の実質臓器損傷，骨盤骨折および後腹膜実質臓器損傷からの出血は，できるだけ早い止血（TAE または緊急止血手術）が救命のためには不可欠で，バイタルサインが許せばその確定診断のために，造影 CT は必須である。その時間短縮のために，最近本邦でも救急処置室で救命処置と同時並行して CT，IVR のできる Hybrid ER 室を備えた救命救急センターも増えてきている。

コメント　　外傷初期診療に沿った実践的問題で，救命救急センターのベッドサイドでの実習時にカンファレンスでのやり取りをしっかり聞いていれば解ける良問といえる。ただ気胸と肋骨骨折が関連する胸部外傷で，脳挫傷とびまん性軸索損傷も関連する脳外傷であり，脾損傷だけが目立つ選択肢ではある。

| 正　解 | c | 正答率 80.9% | ▶参考文献　MIX 456, 473 |

受験者つぶやき
・造影ということは出血か梗塞を評価したいのだと解釈しました。
・腎損傷で造影していたことを思い出し，脾臓も同じだと思いました。
・造影して出血を評価したいものを選びました。

113F-30　頻脈発作時の心電図（**別冊** No.4A）と電気ショックにより洞調律に復帰した後の心電図（**別冊** No.4B）を別に示す。

　　治療として適切なのはどれか。

　a　ベラパミル経口投与　　　　　　b　ジギタリス経口投与

　c　植込み型除細動器の植込み　　　d　カテーテルアブレーション

　e　両室ペーシングによる心臓再同期療法

A

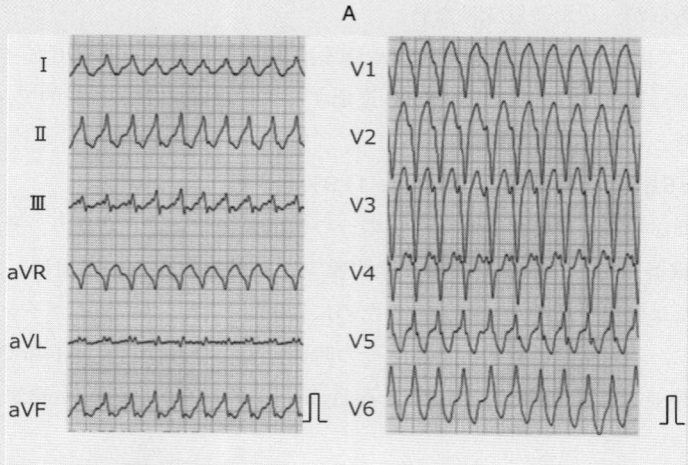

記録速度　25mm/sec

B

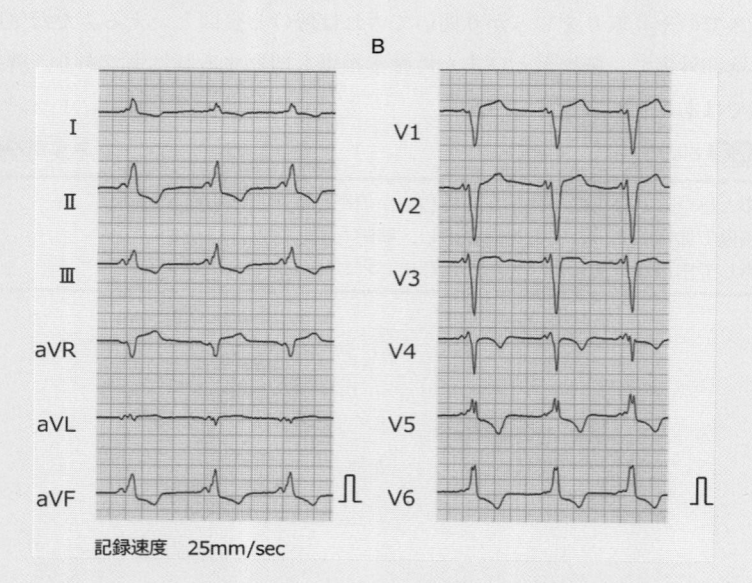

記録速度　25mm/sec

画像診断

A

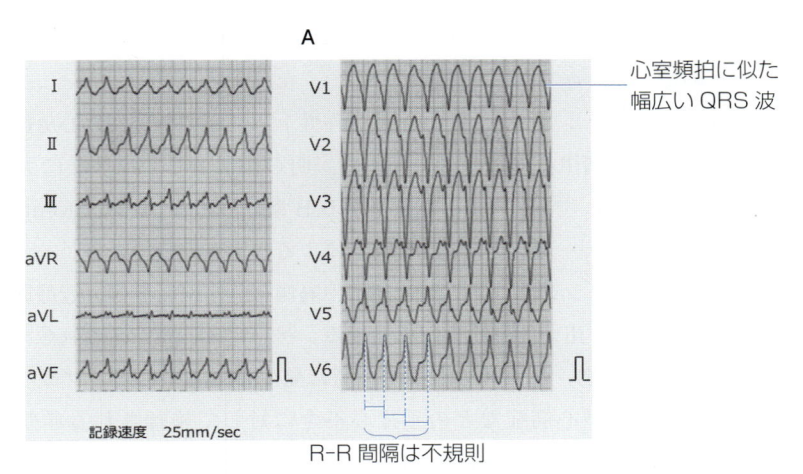

心室頻拍に似た幅広い QRS 波

記録速度　25mm/sec

R-R 間隔は不規則

　頻脈発作時の心電図では，心室頻拍を思わせる幅広い QRS で，心拍数は 170～190/分である。よく見ると心室頻拍とは違い，RR 間隔は一定ではなく長さがわずかに異なっている。V_6 誘導で波形も微妙に違っていることがわかる。

B

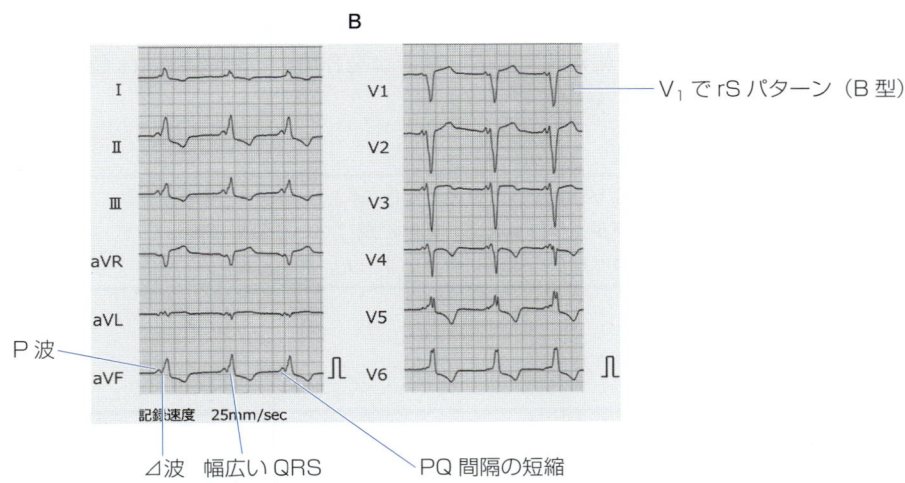

V_1 で rS パターン（B 型）

P 波

記録速度　25mm/sec

⊿波　幅広い QRS　　PQ 間隔の短縮

　電気ショック後の心電図では，① 幅広い QRS（0.16 秒）とそれに先行する P 波を認め，② PQ 間隔は 0.1 秒と短縮しており，③ QRS の左半部分は特徴的な⊿波が確認される。以上の①～③の所見から本症例が WPW 症候群であることがわかる。V_1 が rS パターンであることから B 型である。

選択肢考察

× a　WPW 症候群に発作性心房細動が合併すると，心房の不規則な興奮が副伝導路を通って心室に伝わるが，ベラパミルは正常な房室伝導路を抑制し，副伝導路の伝導が促進されて，頻脈発作をきたしやすくなる。

× b　ジギタリスは通常に伝導している正常房室伝導路に比べて，副伝導路の不応期を短縮させるため，心房細動発生時にはさらに心室細動に移行しやすくするため**禁忌**である。

× c　発作時の心電図は一見心室頻拍のように見えるが，RR 間隔が不規則なことと洞調律復帰時の心電図で上記の「画像診断」でも記載したとおり，基礎に B 型の WPW 症候群があり，発作性心房細動となっているのであって，心室頻拍ではない。植込み型除細動器は適応外である。図 A は心室頻拍と判断しても無理からぬ波形であり，心室頻拍→植込み

型除細動器と短絡的に解答してしまうと図 B の WPW 症候群に気が付かないことがあるので，要注意である。**割れ問**

○d　カテーテルアブレーションは発作性上室性頻拍や発作性心房細動が良い適応である。本症例は洞調律復帰後の心電図から，明らかに WPW 症候群による頻脈発作であることがわかる。V_1 で rS パターンを呈する B 型は右房–右室間に Kent 束が存在していると推測され，カテーテルアブレーションによる根治が期待できる。

×e　両室ペーシングは，右室の心室中隔側と，左室側壁側（冠静脈内）に挿入したペーシングリードを用いて心筋を収縮させる。ペースメーカからの刺激のタイミングを揃えることで（再同期），心室壁の収縮が同時に発生して心室のポンプ機能を向上させる治療法である。拡張型心筋症などの重症心不全に対して施行される非薬物治療法の一つである。WPW 症候群では原則的には不要である。

解 答 率　a 2.5%，b 0.1%，c 32.8%，d 56.0%，e 7.6%

関 連 知 識　WPW 症候群による頻脈発作には，房室回帰頻拍〈AVRT：atrioventricular reciprocating tachycardia〉と，心房細動とがある。前者は副伝導路を通って興奮が心室から心房へ戻るリエントリーが発生するため，同時に正副伝導路を伝わるために発生する⊿波が消失して，頻脈時はむしろ QRS 幅が狭くなる。後者は発作時の心電図で QRS 幅が広くなり，一見心室頻拍様に見えるので，鑑別が重要である。

正　解　d　**正答率 56.0%**　　　　　　　　　　　　▶参考文献　**MIX** 214

受験者つぶやき
・偽性心室頻拍は VT のように見えて実は Af というやつですね。
・心電図所見がブルガダに見えて，ICD に飛びついてしまいました。
・禁忌肢に気をつけながら慎重に解答しました。

Check ■ ■ ■

113F-31　じん肺法に基づく健康診断で必ず実施されるのはどれか。

a　喀痰細胞診　　　　　　　　　　　b　動脈血ガス分析
c　スパイロメトリー　　　　　　　　d　ツベルクリン反応検査
e　胸部エックス線直接撮影

選択肢考察　じん肺の健康診断では胸部エックス線直接撮影を実施する。健康診断でじん肺所見がない場合は管理区分 1 となる。一方，所見がある場合，エックス線写真とじん肺健康診断結果証明書を都道府県労働局に提出する。都道府県労働局で地方じん肺審査医により審査が行われ，じん肺管理区分が決定され，事業者に通知される。

　　　×a，×b，×c，×d，○e

解 答 率　a 3.4%，b 0.1%，c 3.3%，d 1.4%，e 91.6%

関 連 知 識　事業者は，新たに特定粉じん作業に従事することになった労働者に就業時健康診断を，従事している労働者には一定期間以内ごとに 1 回の定期健康診断を行わなければならない。定期健康診断の頻度は，常時粉じん作業に従事する場合，じん肺の管理区分が 1 の場合，3 年以内ご

とに1回，管理区分が2または3（イ・ロ）の場合は1年以内ごとに1回である。常時粉じん作業に従事したことがあり，現在は非粉じん作業に従事する場合，管理区分2は3年以内ごとに1回，管理区分3（イ・ロ）は1年以内ごとに1回である。

正 解 e **正答率 91.5%**　　　　　　　　　　▶参考文献 MIX 242

受験者つぶやき
・珪肺にしろ石綿肺にしろエックス線でかなりスクリーニングできると思いました。
・じん肺は毎年出てる気がします。
・過去問で似たような問題がありました。

Check ■ ■ ■

113F-32　　法律とその内容の組合せで**誤っている**のはどれか。

 a　医療法 ——————— 無診察治療の禁止
 b　労働基準法 ——————— 産前産後休業
 c　健康増進法 ——————— 受動喫煙の防止
 d　児童福祉法 ——————— 小児慢性特定疾患の医療費助成
 e　労働者災害補償保険法 ——————— 業務災害に関する給付

F
医学総論

選択肢考察
×a　医師法に規定されている。医師は，自ら診察しないで治療をし，もしくは診断書もしくは処方せんを交付しては，ならない（医師法20条）。

○b　いわゆる産休は労働基準法に規定されている。産前においては，使用者は，6週間（多胎妊娠の場合にあっては14週間）以内に出産する予定の女性が休業を請求した場合においては，その者を就業させてはならない（労働基準法65条）。

○c　受動喫煙の防止は健康増進法に規定されている。

○d　小児慢性特定疾病医療費の支給は児童福祉法に規定されている。

○e　業務災害に関する給付は労働者災害補償保険法に規定されている。

解 答 率　a 95.3%，b 1.2%，c 0.4%，d 2.2%，e 0.6%

関 連 知 識　＜医師法が規定する医師の義務＞
・応召義務
・診断書等の交付義務
・無診察治療の禁止
・診療録の記載・保存
・異状死体等の届出義務　　　など

正 解 a **正答率 95.3%**　　　　　　　　　　▶参考文献 MIX 35

受験者つぶやき
・診察や治療は医師がやることですので医師法です。
・医師法はすべての項目を要チェックです。
・消去法で選んでいきました。

Check ☐ ☐ ☐

113F-33　歩行補助具の写真（**別冊 No.5 ①〜⑤**）を別に示す。
　　　　　片側下肢に全く荷重させない完全免荷として屋外歩行するのに最も適しているのはどれか。

a　①　　　　　b　②　　　　　c　③　　　　　d　④　　　　　e　⑤

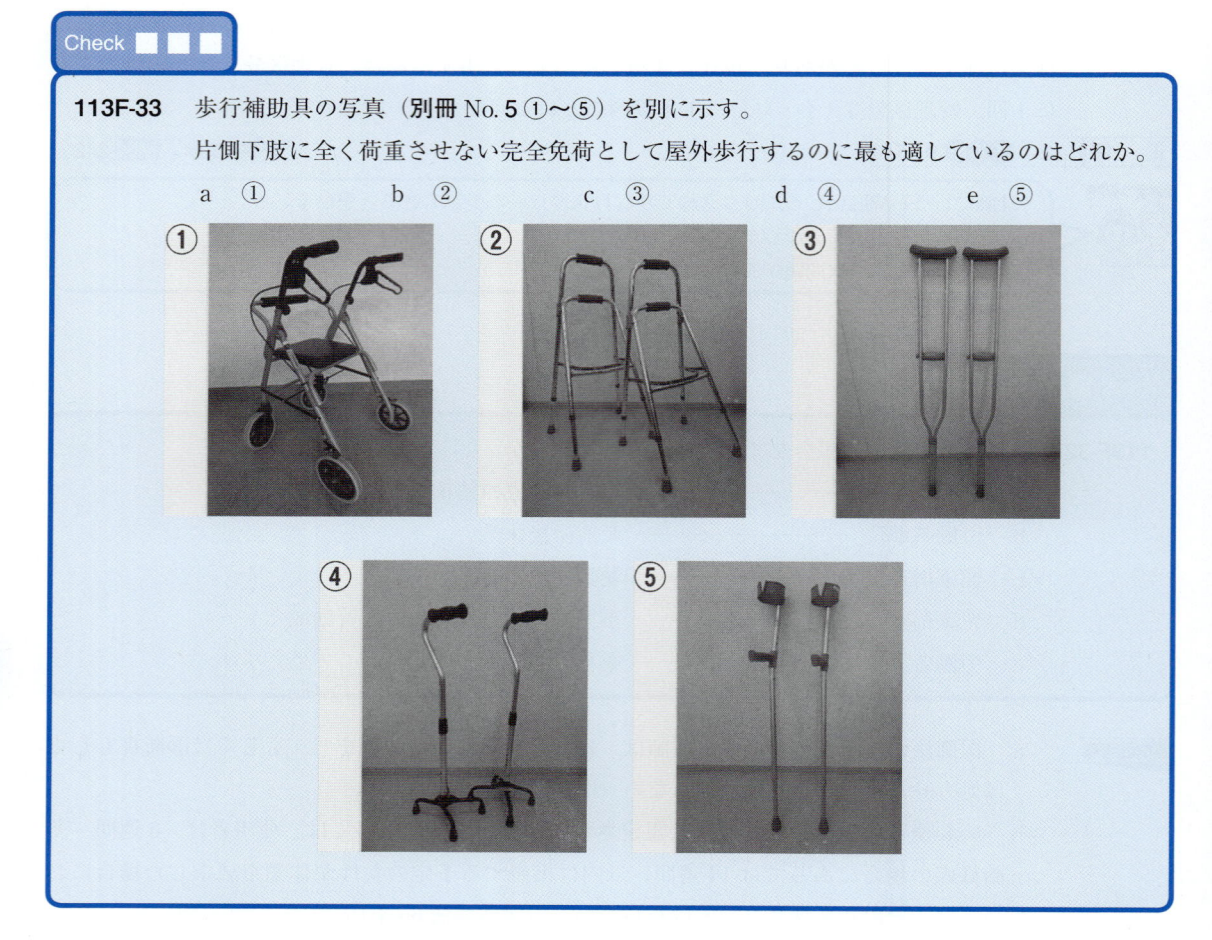

画像診断　示された歩行補助具の名称は以下のとおりである。

①四輪式歩行器

②歩行器型杖（サイドケイン）

③腋窩支持型クラッチ（松葉杖）

④四点杖（四脚杖）

⑤前腕支持型クラッチ（ロフストランド〈Lofstrand〉クラッチ）

選択肢考察　×a　固定されたフレームの下端に４つの車輪が付いた歩行器で，広い支持基底面を確保できるのが特徴である。施設などの床が平らな場所や舗装道路などでの使用に適しているが，不整地や段差がある屋外での使用には適していない。また手部だけで把持するため，上肢の固定は不安定で免荷には適さない。

　　　　　×b　歩行器型杖と呼ばれるもので，安定して接地するためには，４つの脚が平らに同一面で接地することが必要で，屋外での使用には適していない。また手部だけで把持するため，上肢の固定は不安定で免荷には適さない。

　　　　　○c　いわゆる松葉杖で，腋窩部と手部握りの２点支持により上肢をしっかり固定して体重を支えることができる。このため免荷用として屋外歩行に最も適する。

　　　　　×d　四点杖と呼ばれるもので，安定して接地するためには，４つの脚が平らに同一面で接地

することが必要で，屋外での使用には適していない。また手部だけで把持するため，上肢の固定は不安定で免荷には適さない。

×e　いわゆるロフストランドクラッチで，前腕部と手部握りの２点支持により上肢を固定する。手部だけで固定する杖よりは安定した上肢支持性が得られるが，松葉杖には及ばない。

したがって，屋外での使用を考えると②，④は不適切であり，完全免荷のためには両上肢での支持性が重要で①，②，④は不適切であり，③と⑤を比較すると③に軍配が上がる。

解答率　a 3.5％，b 3.2％，c 89.0％，d 1.5％，e 2.7％

関連知識　歩行補助具を分類すると下図のようになる。

大きく分けると，まず片手で操作される杖と両手で操作する歩行器に分けられる。さらに歩行補助杖は手部握り部分１か所で支持される杖〈cane〉と手部握り部分とそれ以外の部分で支持されるクラッチ〈crutch〉に分けられる。上肢での支持性が高いためクラッチは免荷に用いられる。歩行器は左右のフレームとこれを連結する部分から構成され，広い支持基底面を提供することによって，歩行時の安定性を提供する。

＜歩行補助具の分類＞

歩行補助具〈walking aid〉

──杖（walking aids manipulated by one arm）
　・盲人用安全杖
　・歩行補助杖──杖〈cane〉
　　　　　　　　・単脚杖
　　　　　　　　・多脚杖
　　　　　　　　・その他（歩行器型杖など）
　　　　　　──クラッチ〈crutch〉
　　　　　　　　・腋窩支持型（松葉杖，オルソクラッチ）
　　　　　　　　・前腕支持型（ロフストランドクラッチ，プラットフォームクラッチ）
　　　　　　　　・その他（カナディアンクラッチなど）

──歩行器（walker, walking aids manipulated by both arm）
　・固定式
　・交互式
　・車輪付き（二輪型，三輪型，四輪型など）

正解　c　**正答率** 89.0％

受験者つぶやき

・完全免荷ということは足を浮かしていられるもの，ということです。
・実際に使用するのを想像しました。
・松葉杖で歩いている同級生の姿を思い浮かべました。

Check ■■■

113F-34　2006年（平成18年）に比して2016年（平成28年）で，粗死亡率が増加しているが年齢調整死亡率が減少しているのはどれか。**2つ選べ。**

　　　a　自　殺　　　　　　　b　結　核　　　　　　c　心疾患
　　　d　悪性新生物　　　　　e　脳血管疾患

選択肢考察　　× a　自殺の粗死亡率は減少，年齢調整死亡率は減少している。
　　　　　　　　× b　結核の粗死亡率は減少，年齢調整死亡率は減少している。
　　　　　　　　○ c　心疾患の粗死亡率は増加，年齢調整死亡率は減少している。
　　　　　　　　○ d　悪性新生物の粗死亡率は増加，年齢調整死亡率は減少している。
　　　　　　　　× e　脳血管疾患の粗死亡率は減少，年齢調整死亡率は減少している。

解 答 率　a 1.4%，b 5.3%，c 74.0%，d 91.0%，e 26.9%

関連知識　　2006年（平成18年）と2016年（平成28年）における粗死亡率と年齢調整死亡率を表に示す。

粗死亡率（人口10万対）

	2006年（平成8年）	2016年（平成28年）
自　殺	23.7	16.8
結　核	1.8	1.5
心疾患	137.2	158.4
悪性新生物	261	298.3
脳血管疾患	101.7	87.4

年齢調整死亡率（人口10万対）

		2006年（平成8年）	2016年（平成28年）
自　殺	男	30.3	21.1
	女	10.9	8.2
結　核	男	1.4	0.7
	女	0.4	0.2
心疾患	男	79.7	64.5
	女	43.6	33.1
悪性新生物	男	193.6	161.7
	女	95.8	87.3
脳血管疾患	男	57.8	36.2
	女	33.4	20

正　解　c，d　**正答率 66.6%**

▶参考文献　MIX 22

F

医学総論

受験者つぶやき
・意外にも脳血管疾患は粗死亡率も年齢調整死亡率も減少しています。
・c, d, e で迷いました。
・悪性新生物ともう1つで悩みました。

Check ■ ■ ■

113F-35　6か月の乳児の BCG 予防接種時の問診票から得た情報のうち，接種に際して注意を要し詳細を確認すべきなのはどれか。**2つ選べ。**

 a　母親が卵アレルギーである。

 b　兄が先天性免疫不全症である。

 c　同居の祖父が肺結核で入院中である。

 d　本人の接種当日の体温が 37.0℃ である。

 e　本人が2週間前に B 型肝炎予防接種を受けた。

選択肢考察　× a　インフルエンザワクチンと異なり，卵白成分は BCG には含まれない。

 ○ b　先天性免疫不全の家族歴がある場合，予防接種には注意が必要である。

 ○ c　家族に結核菌の排菌者がいる場合，感染徴候がないか確認する。

 × d　予防接種は 37.5℃ 以上の体温では見合わせる。

 × e　B 型肝炎予防接種は不活化ワクチンであり，1週間経過すれば接種可能である。

解 答 率　a 6.8%, b 88.4%, c 84.1%, d 11.7%, e 7.9%

関連知識　BCG ワクチンは生ワクチンであり，生後5〜12か月未満での接種が推奨されている。BCG は結核予防であるため，家族内での結核発症がある場合にはその接種が適切かどうか，家族の二次発症を疑うエピソードなどの詳細確認が必要である。また，予防接種は先天性免疫不全であれば接種を控える場合もあるため，家族歴に注意が必要である。

コメント　予防接種に関しての実臨床に即した良問である。

正 解　**b, c**　**正答率 73.7%**　▶参考文献 MIX 77, 238

受験者つぶやき
・d や e は実臨床でも普通にありうる話だと思いました。
・卵アレルギーは，インフルエンザワクチンにて注意すべきです。
・乳児なら 37℃ は平熱でした……。

Check ▢ ▢ ▢

113F-36 紫外線による健康影響と考えられるのはどれか。**2つ選べ。**

　　　a　花粉症　　　　　　　b　白内障　　　　　　　c　緑内障

　　　d　皮膚癌　　　　　　　e　慢性気管支炎

選択肢考察　× a　花粉症の原因は花粉であり，紫外線は無関係である。

　　　○ b　UVB（波長 280～315 nm）が原因の一つである。

　　　× c　緑内障は，主に眼圧が上昇することで視神経に異常が起こり，視力や視野の障害が引き起こされる疾患であり，紫外線は無関係である。

　　　○ d　UVB（波長 280～315 nm）が原因の一つである。

　　　× e　慢性気管支炎は長期の喫煙が重要な原因であり，紫外線は無関係である。

解　答　率　a 0.3%，b 98.6%，c 0.6%，d 99.3%，e 0.2%

関連知識　　地上に届く太陽光線のうち，波長が 400 nm 以下の光を紫外線と呼ぶ。紫外線のうち，波長が 315～400 nm は UVA と呼ばれ，真皮まで到達して，しわやたるみの原因となる。波長が 280～315 nm の紫外線は UVB と呼ばれ，UVA と比較して波長が短く，身体の表面近くで吸収される。したがって，基底細胞癌，悪性黒色腫などの皮膚癌や白内障の原因となる。

正　解　**b，d**　　**正答率 98.4%**　　　　▶参考文献　MIX 180, 361

受験者つぶやき

　・赤道直下の国々ではこういった疾患が多いのでしょうか……？
　・放射線の晩期障害と置き換えて考えました。
　・簡単に選べました。

Check ▢ ▢ ▢

113F-37 安静による改善が乏しい背部痛をきたすのはどれか。**2つ選べ。**

　　　a　脊柱側弯症　　　　　　　　　b　大動脈解離

　　　c　転移性脊椎腫瘍　　　　　　　d　腰部脊柱管狭窄症

　　　e　腰椎椎間板ヘルニア

選択肢考察　× a　構築性脊柱側弯症である腰椎変性側弯症では椎間板変性，椎間関節の変形などの退行性変化があるので，負荷を減じれば疼痛は改善される。

　　　○ b　病態は体位変換によって変化することは少ない。

　　　○ c　安静時痛は特徴的な症状で，骨皮質が破壊されると疼痛が増強する。

　　　× d　立位や歩行によって下肢症状が増悪することが多く，腰痛はあっても軽度だが，腰部の退行性変化があるので負荷が少なければ疼痛軽快を期待できる。

　　　× e　椎間板内圧が低い臥位姿勢で疼痛は軽快しやすい。

解　答　率　a 4.9%，b 95.2%，c 96.6%，d 1.3%，e 1.2%

関連知識　　背部痛，腰痛をきたす疾患は整形外科疾患だけではなく，内科疾患，婦人科疾患，泌尿器科

F

医学総論

疾患，精神科疾患でも認められる。整形外科疾患では安静により軽快することが多いが，癌の脊椎転移では危険信号（red flags）といわれる，活動性に関係ない疼痛を呈する。

正　解　　**b , c**　**正答率 92.6%**　　　　　▶**参考文献**　**MIX** 188, 195, 224

受験者つぶやき
・bやcは何をしてても痛そうです。
・器質的変形は歩行時増悪のイメージです。
・簡単に選べました。

Check ■ ■ ■

113F-38　COPD でみられるのはどれか。**2 つ選べ。**
　　a　残気量増加　　　　　　b　拡散能上昇　　　　　c　A-aDO$_2$ 開大
　　d　血清 KL-6 上昇　　　　e　fine crackles 聴取

選択肢考察　　○a　気流制限および弾性収縮低下により残気量は増加する。
　　　　　　　×b　拡散能は低下する。
　　　　　　　○c　肺胞気動脈血酸素分圧較差のことであり，本疾患では開大する。
　　　　　　　×d　間質性肺炎においてしばしば上昇するが，通常，本疾患では上昇しない。
　　　　　　　×e　間質性肺炎においてしばしば聴取する。

解 答 率　a 99.6%，b 6.3%，c 86.3%，d 1.9%，e 5.5%

関連知識　　慢性の咳嗽および喀痰，労作時呼吸困難が COPD の主たる症状であり，肺の過膨張による樽状胸郭，呼気の延長などを認めることもある。喫煙歴を有している症例で，呼吸機能検査を行い，ほかの気流閉塞をきたす疾患が除外され，1 秒率（FEV$_{1.0}$/FVC）が 70% 未満であることで診断される。

コメント　　COPD は，主に喫煙により有害物質が長期的に吸入曝露されて生じる肺の炎症性疾患である。病態生理のみならず，身体所見，呼吸機能検査についても理解を深めておくことが重要である。

正　解　　**a , c**　**正答率 86.1%**　　　　　▶**参考文献**　**MIX** 240

受験者つぶやき
・拡散能低下はよくある引っかけですが，上昇でくるとは。
・COPD では，肺コンプライアンスが上昇することも大事です。
・A-aDO$_2$ の計算もできるようにしましょう。

Check ■ ■ ■

113F-39　妊娠中の放射線被ばくについて正しいのはどれか。**2つ選べ。**

　　a　妊娠早期の被ばくは人工妊娠中絶の適応になる。
　　b　胎児の奇形発生は閾値のある確定的影響とされる。
　　c　放射線業務従事者には線量限度が定められている。
　　d　胎児の奇形発生リスクは妊娠後期の被ばくで高い。
　　e　出生後の精神発達遅滞の発症リスクは妊娠後期の被ばくで高い。

選択肢考察　× a　着床前期の妊娠早期の被ばくでは出生前死亡をきたすことが多く，人工妊娠中絶の適応
　　　　　となることは少ない。

　　○ b　胎児の奇形発生の最低線量は 0.15 Gy と考えられている。

　　○ c　放射線業務従事者には法律で線量限度が定められている。

　　× d　胎児の奇形発生リスクは妊娠前半の器官形成期に高い。

　　× e　精神発達遅滞は 8〜15 週の被ばくで最も高く，以後減少し，26 週以降では観察されて
　　　　　いない。

解答率　a 1.7%，b 73.8%，c 97.2%，d 1.1%，e 25.4%

関連知識　　放射線被ばくとヒト発生の時期の関係では，着床前期には着床前死が多発し，奇形や新生児
死亡は少ない。次に器官形成期に被ばくすると奇形の発生，新生児死亡が多くなる。器官形成
期を過ぎた胎児期に被ばくすると，奇形発生率や出生前死亡は減少するが小頭症や知的障害の
割合が増えてくるとされている。

コメント　　　被ばくの時期によって，胎児に起きる影響の種類は異なるが，妊娠のいずれの時期の被ばく
によっても発がんの危険が非被ばく者よりも高くなる。

正　解　**b，c**　**正答率 71.4%**　　　　　　　　　　　　　　　　　▶**参考文献**　**MIX** 100

受験者つぶやき　
・確率的影響はがん（白血病含む）と遺伝的影響，それ以外はみんな確定的影響と覚えていました。
・妊娠 4〜11 週くらいは器官形成期なので，放射線は有害です。
・放射線は被ばく関連の設問が頻出です。

Check ■ ■ ■

113F-40 中学校における疾患と出席停止期間の基準との組合せで正しいのはどれか。**2つ選べ。**

- a 季節性インフルエンザ ——— 発症した後5日かつ解熱後2日経過するまで
- b 咽頭結膜炎 ——————— 主要症状が消退した後2日を経過するまで
- c 百日咳 ——————————— 特有な咳が消失後3日を経過するまで
- d 風 疹 ——————————— 解熱した後3日を経過するまで
- e 水 痘 ——————————— すべての発しんが痂皮化した後3日を経過するまで

選択肢考察
- ○ a 季節性インフルエンザは発症して5日かつ解熱して2日経過が基準である。
- ○ b 咽頭結膜炎(アデノウイルス感染症)は症状が消退して2日経過が基準である。
- × c 百日咳は特有の咳が消失,あるいは抗菌薬内服5日間実施するまでが基準である。
- × d 風疹はすべての発疹が消失するまでが基準である。
- × e 水痘はすべての発疹が痂皮化するまでである。

解 答 率 a 98.4%,b 86.6%,c 7.7%,d 5.3%,e 1.4%

関連知識 学校保健安全法に基づく登校停止基準に関しては例年,出題されている。本問では問われていないが,麻疹〈はしか〉では解熱してから3日間経過するまで,流行性耳下腺炎〈おたふくかぜ〉では耳下腺の腫脹が消失しかつ発症して5日が経過するまでである。

コメント 例年どおり,学校保健安全法での感染症(登校停止期間)の問題が出題されている。

| **正 解** | **a,b** | **正答率** 85.6% | ▶参考文献 **MIX** 19 |

受験者つぶやき
・出席停止期間も直前に確認する事項の一つでした。
・出席停止期間はすべて言えるようにしておくとよいです。
・頻出事項です。

Check ■ ■ ■

113F-41 ベンゾジアゼピン系睡眠薬で起こりやすい有害事象はどれか。**2つ選べ。**

| a 転 倒 | b 失 語 | c 企図振戦 |
| d 前向健忘 | e アカシジア | |

選択肢考察
- ○ a ベンゾジアゼピン系睡眠薬を服用することで眠気が生じ,筋弛緩作用もあることから,転倒しやすくなる。
- × b 失語は大脳の言語中枢の障害で生じる病態で,脳卒中や頭部外傷などが主な原因となる。
- × c 何らかの動作をしようとしたときに生じる震えで,小脳の障害が原因となる。
- ○ d 睡眠薬を服用して以降の時間帯の記憶が失われる症状で,ベンゾジアゼピン系睡眠薬の有害事象の一つである。
- × e じっと座っていることができず立ち上がったり座ったりを繰り返す症状で,主として抗精神病薬の服用で生じる。

| 解 答 率 | a 99.4%，b 0.1%，c 13.8%，d 69.4%，e 16.6% |

| 関連知識 |

　ベンゾジアゼピン系睡眠薬は我が国では今日最も広く用いられている睡眠薬である。その薬理作用として，①催眠作用，②抗不安作用，③抗けいれん作用，④筋弛緩作用，がある。生じやすい有害事象としては，筋弛緩作用・催眠作用からふらつき・転倒を生じたり，前向性健忘（睡眠薬服用後の記憶がなくなる）を生じたり，持ち越し効果によって朝起きられなくなるなどの有害事象が考えられる。

| 正　解 | **a，d** | 正答率 **69.1%** |　▶参考文献　MIX 433, 441

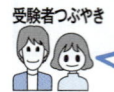

受験者つぶやき
・ベンゾジアゼピン系が高齢者に使いにくい理由と合致していますね。
・アカシジアは抗精神病薬の副作用です。
・ベンゾジアゼピン系はせん妄の原因にもなります。

Check ■ ■ ■

113F-42　3歳児健康診査の内容について正しいのはどれか。**3つ選べ。**

　　a　尿検査　　　　　　　　　　　　b　血圧測定
　　c　歯科検診　　　　　　　　　　　d　言語障害の有無
　　e　予防接種の実施状況

| 選択肢考察 |

　○a　尿検査が行われる。

　×b　血圧測定は行われない。

　○c　歯科検診が行われる。

　○d　言語障害の有無を診査される。

　○e　予防接種の実施状況を診査される。

| 関連知識 | ＜厚労省：3歳児健康診査項目より（◎：本問の選択肢）＞

　満3歳を超え満4歳に達しない幼児に対して行う3歳児健康診査の項目は次のとおりとする。

　　①身体発育状況・身体計測（体重・身長・胸囲）

　　②栄養状態

　　③脊柱及び胸郭の疾病及び異常の有無

　　④皮膚の疾病の有無

　　⑤眼の疾病及び異常の有無

　　⑥耳，鼻，咽頭の疾病及び異常の有無

　◎⑦歯，口腔の疾病及び異常の有無→歯科健診

　　⑧四肢運動障害の有無

　　⑨精神発達の状況

　◎⑩言語障害の有無

　◎⑪予防接種の実施状況

　◎⑫腎疾患の有無（尿蛋白，潜血の検査）→尿検査

⑬育児上問題となる事項

⑭その他の疾病及び異常の有無

コメント　正解が4つあり，不適切問題と思われる。

正　解　**a，c，d，e**（厚労省発表では正解未提示）　▶参考文献　MIX 428　国小 26

受験者つぶやき
・てっきり尿検査もやると思っていたので答えが4つになってしまう……と悩みました。
・3歳児健診にて尿検査をするのか迷いました。
・3歳で血圧は測定する必要はないと思いました。

※ F-42 は，平成 31 年 3 月 18 日に「選択肢に誤りがあり正解が得られないため」を理由として「採点対象から除外する」と公表された。

Check ■ ■ ■

113F-43　地域包括支援センターに配置が義務付けられているのはどれか。**3つ選べ。**

a　医　師　　　　　　　　　b　保健師

c　社会福祉士　　　　　　　d　主任ケアマネジャー

e　医療ソーシャルワーカー

選択肢考察　×a，×e　医師や医療ソーシャルワーカーの配置義務はない。

○b　保健師は，介護予防ケアマネジメントとして，予防給付，介護予防事業のプランの作成，要介護状態の予防，身体状況悪化防止などを行う。

○c　社会福祉士は，総合相談支援，高齢者の権利擁護として，住民の各種相談対応，高齢者に対する虐待防止・早期発見，その他権利擁護を行う。

○d　主任ケアマネジャーは，包括的・継続的マネジメント支援として，地域ケア会議の開催，ケアマネジャーの相談・助言，支援困難事例などへの指導・助言などを行う。

解　答　率　a 2.3%，b 80.9%，c 94.6%，d 92.5%，e 27.2%

関連知識　地域包括支援センターは，市町村が設置主体となり，保健師・社会福祉士・主任介護支援専門員等を配置して，3職種のチームアプローチにより，住民の健康の保持及び生活の安定のために必要な援助を行うことにより，その保健医療の向上及び福祉の増進を包括的に支援することを目的とする施設である（介護保険法 115 条の 46 第 1 項）。主な業務は，介護予防支援および包括的支援事業（①介護予防ケアマネジメント業務，②総合相談支援業務，③権利擁護業務，④包括的・継続的ケアマネジメント支援業務）で，制度横断的な連携ネットワークを構築して実施する。

正　解　**b，c，d**　正答率 70.2%　▶参考文献　MIX 32

受験者つぶやき
・医師の配置が義務づけられている施設は案外少ないので覚えられます。
・これは必須事項です。
・保健所所長は医師でなければいけません。

Check ☐☐☐

113F-44　22歳の女性。摂食障害と筋力低下のため救急車で搬入された。18歳で失恋を契機に食事制限を開始し，摂食量および体重の減少が止まらなくなり，自宅近くの精神科に通院中であった。筋力低下のため自宅で身動きがとれなくなり，救急車を要請した。月経は3年前から停止している。意識は清明。身長152 cm，体重26 kg。体温35.1℃。心拍数48/分，整。血圧80/52 mmHg。前腕にうぶ毛の増生を認める。尿所見：蛋白（－），糖（－），ケトン体＋。血液所見：赤血球408万，Hb 11.0 g/dL，Ht 38%，白血球3,300，血小板8万。血液生化学所見：AST 28 U/L，ALT 16 U/L，尿素窒素12 mg/dL，クレアチニン0.6 mg/dL，Na 135 mEq/L，K 3.0 mEq/L，Cl 94 mEq/L，血糖45 mg/dL，HbA1c 4.4%（基準4.6～6.2），TSH 2.8 μU/mL（基準0.5～5.0），FT_3 1.8 pg/mL（基準2.3～4.3），FT_4 0.9 ng/dL（基準0.9～1.7）。経静脈的にブドウ糖を含む輸液を開始したところ，入院2日目から呼吸困難，意識障害（JCSⅡ-20）及び全身の浮腫が出現し，血液所見はAST 539 U/L，ALT 654 U/Lであった。
　　対応として**適切でない**のはどれか。

a　リンを投与する。　　　　　　　b　心電図を施行する。
c　微量元素を測定する。　　　　　d　ビタミンB_1を投与する。
e　甲状腺ホルモンを投与する。

アプローチ　①食事制限，摂食量および体重の減少 ━━▶ 神経性食思不振症の制限型

②身長152 cm，体重26 kg ━━▶ BMI 11.3であり，著しい低体重

③月経は3年前から停止，体温35.1℃，心拍数48/分，整，血圧80/52 mmHg，うぶ毛の増生
　━━▶ 無月経，低体温，徐脈，低血圧，濃いうぶ毛は低栄養による理学所見

④ケトン体＋ ━━▶ 低栄養による尿所見

⑤Hb 11.0 g/dL，Ht 38%，白血球3,300，血小板8万 ━━▶ 低栄養による汎血球減少

⑥尿素窒素12 mg/dL，クレアチニン0.6 mg/dL ━━▶ BUN/Cre比20であり，脱水の疑い

⑦Na 135 mEq/L，K 3.0 mEq/L ━━▶ 食事制限による電解質異常

⑧血糖45 mg/dL，HbA1c 4.4% ━━▶ 低栄養による低血糖

⑨TSH 2.8 μU/mL，FT_3 1.8 pg/mL，FT_4 0.9 ng/dL ━━▶ 低栄養による二次的な甲状腺検査異常（低T_3症候群）

⑩経静脈的にブドウ糖を含む輸液を開始 ━━▶ 再栄養

⑪呼吸困難，意識障害（JCSⅡ-20）及び全身の浮腫が出現 ━━▶ 再栄養に伴う低リン血症の可能性

⑫AST 539 U/L，ALT 654 U/L ━━▶ 全身状態の悪化に伴う肝機能異常

鑑別診断　既に問題文中に摂食障害とあり，「アプローチ」①，②より，下位分類は神経性食思不振症の制限型と診断される。③～⑧より，低栄養による身体面の異常が示唆される。⑨より，低栄養による二次的な甲状腺検査異常（低T_3症候群）が示唆され，甲状腺疾患は否定される。なお，低T_3症候群とは，T_4からT_3への変換が障害される病態で，消耗性疾患に多い。⑩，⑪，⑫より，再栄養により低リン血症や肝機能異常が引き起こされる再栄養症候群が最も考えられる。

| 診　断　名 | 再栄養症候群〈refeeding syndrome〉，神経性食思不振症の制限型 |

選択肢考察

○ a　低リン血症が考えられるため，リンの投与は適切である。

○ b　もともとの電解質異常に加えて心不全の可能性もあり，不整脈，QT 延長，T 波異常などのリスクがあるため，心電図の施行は適切である。

○ c　食事制限から，鉄，亜鉛，銅などの摂取不足の可能性もあるため，微量元素を測定することは適切である。

○ d　食事制限から，ビタミンの摂取不足の可能性もあるため，ビタミン B_1 の投与は適切である。

× e　低栄養による二次的な甲状腺検査異常であるため，甲状腺ホルモンの投与は不適切である。

解　答　率　a 23.8%，b 0.1%，c 0.8%，d 0.3%，e 74.8%

関連知識　＜再栄養症候群〈refeeding syndrome〉の病態生理＞

　　極度の低栄養状態から，経口，経管，経静脈，経腸などのいずれの栄養法であれ，再栄養により栄養状態が急速に改善するときに起こりうる病態である。これは，炭水化物の摂取→糖代謝の促進→大量のリン酸が必要→リン酸が細胞外から細胞内に移動→低リン血症→全身細胞のATP 不足→赤血球 2,3-DPG が減少→酸素運搬能力が低下→全身細胞への酸素供給が低下→心不全や呼吸不全などの全身状態の悪化という病態生理が考えられる。そのため，再栄養開始時から 1 週間は定期的（必要に応じて毎日）に血清リン酸濃度を測定し，補正する必要がある。補正によってもコントロールが困難な場合は，一時的に投与カロリー量を減らすことも考慮する。逆に言えば，極度の低栄養状態への高カロリー輸液は，再栄養症候群の原因となる可能性が高いため，禁忌と考えるべきである。

本問の狙い　　摂食障害の再栄養症候群は，国試で初めて出題されたテーマである。本問の狙いは，極度の低栄養状態への再栄養には十分な注意が必要であることを周知させて，医原病を避けることである。また，心療内科・精神科は，救命救急科や内科などの他科との情報共有や連携が重要であることを認識させることである。

正　解　e　**正答率 74.8%**　　　　　▶参考文献　MIX 388　コンパクト 214

受験者つぶやき
・FT_4 が基準値下限なので甲状腺ホルモンは必要ないかなと思いました。
・まずヒドロコルチゾンを投与してから甲状腺ホルモンを投与します。
・実習で Refeeding 症候群について調べておいてよかったです。

Check ☐☐☐

113F-45　救急外来で小児を診察した研修医から指導医への報告を示す。

研修医：「1歳の女児です。3日前から発熱，咳嗽，鼻汁が続き，本日から四肢，体幹に発疹が出現したため来院しました。咳嗽がひどくルームエアーで SpO_2 が 92% であり，入院も考慮する必要があると思います」

指導医：「どのような発疹ですか」

研修医：「四肢，体幹に紅色の丘疹がひろがっています」

指導医：「口腔内の所見はどうですか」

研修医：「咽頭発赤があり，頬粘膜に白い斑点があります」

指導医：「入院させる場合，この患児で特に必要な感染対策は何ですか」

これに続く研修医の返答として最も適切なのはどれか。

a　「カーテンで隔離を行います」

b　「聴診器を患児専用にします」

c　「診察時にエプロンを着用します」

d　「患児に N95 マスクを着用してもらいます」

e　「関係する医療スタッフの感染症抗体価と予防接種の状況を確認します」

アプローチ　①発熱，咳嗽，鼻汁が続き，本日から四肢，体幹に発疹が出現 ━━→ 1歳という年齢からも感染性疾患を示唆

②咳嗽がひどくルームエアーで SpO_2 が 92% ━━→ 肺炎の併発から入院が必要と判断している。

③咽頭発赤があり，頬粘膜に白い斑点 ━━→ 咳嗽や鼻汁などのカタル期後半から発疹期の前半に麻疹で出現するコプリック〈Koplik〉斑を示唆

④特に必要な感染対策 ━━→ 空気感染対策が必要となる。

鑑別診断　発疹を伴う急性感染症として溶連菌，血管炎として川崎病が鑑別に挙げられる。その他，抗菌薬や解熱薬などの投与歴がある場合には薬疹を鑑別する必要がある。

麻疹の臨床診断には予防接種歴，周囲での流行状況や Koplik 斑，海外渡航歴も参考になる。

診 断 名　麻疹の疑い

選択肢考察　×a　ベッド間隔を 1m 以上あけ，カーテンで仕切るのは飛沫感染予防策である。

×b　聴診器などの診療器具を患者専用にするのは接触感染予防策である。

×c　エプロンなどの個人防護具の使用は標準予防策に含まれる。

×d　活動性の肺結核患者は陰圧室に隔離し，サージカルマスクを着用させる。医療関係者や面会する家族は N95 マスクを着用する。

○e　麻疹や水痘は空気感染するワクチン予防可能疾患である。院内感染対策の一環として，医療スタッフの抗体価や予防接種歴の確認が必要である。

解 答 率　a 5.2%，b 5.2%，c 3.5%，d 0.7%，e 85.2%

関連知識　日本は 2015 年に，WHO から麻疹排除国として認定された。ただし，麻疹は空気感染により伝播し感染力が強い。近年では海外からの麻疹輸入例があり，各地で小流行が発生してい

る。麻疹は感染症法で5類感染症に規定され，さらに全数把握疾患となることで情報が迅速・正確に把握できるようになった。

　通常は麻疹を疑ったら，麻疹IgM抗体（EIA法）検査を行う。しかし，突発性発疹や伝染性紅斑でも偽陽性になると報告されている。臨床的に麻疹を疑い保健所に報告すると，地域の衛生研究所で急性期の咽頭ぬぐい液，尿，血液からPCR法やウイルス分離による確定診断が実施される。

正　解　**e**　**正答率 85.2%**　　　　　　　　　　　　▶参考文献　MIX 76, 81

受験者つぶやき
・画像がなくても病歴や症状だけで麻疹・風疹・水痘の鑑別はできるようになっておくとよいと思います。
・麻疹だと思い，空気感染対策を考えました。
・N95マスクは医療者側が着用します。

Check ■ ■ ■

113F-46　35歳の女性。6か月前に右乳癌のため乳房部分切除を行った。現在は通院で抗癌化学療法を行っており病状は安定している。事務職として勤務していたが，手術後は休職している。本人から，現在復職に向けて職場に相談しており，病状や今後の治療について職場へ説明してほしいとの希望があった。患者の職場には嘱託の産業医がいる。

　適切な対応はどれか。

　a　職場の同僚に説明する。

　b　職場の産業医に説明する。

　c　自分で説明するように伝える。

　d　労働基準監督署の許可が必要と伝える。

　e　家族の同意がないと職場に連絡できないと伝える。

アプローチ　①右乳癌のため乳房部分切除，現在は通院で抗癌化学療法を行っており病状は安定 ➡ 定期的な通院による抗癌化学療法でコントロールができている。
②現在復職に向けて職場に相談 ➡ 復職の意思があり，治療と仕事との両立支援の対象になる。
③嘱託の産業医がいる ➡ 産業医が関与して両立支援を進める。

鑑別診断　「アプローチ」①から，コントロール可能な疾患をもつ労働者が，②のように復職を希望している。職場が復職とその後の支援（治療と職業生活の両立支援）を実践していくには，症状や治療の状況，そもそも就業可能なのか，避けるべき作業や残業の可否など，事前に知らなくてはならない情報があり，主治医，産業医の意見も聞きながら，どのような支援を行うのかを検討することになる。

選択肢考察　×a　いきなり職場の同僚に担当医本人が病状を伝えるのではなく，職場の適切な者に伝えることが必要である。

　○b　職場には，現在の体調や心身の状況を伝えることで，職場ができる支援が決まってくる。職場への説明を，医療的な知識のある嘱託産業医にまず行うことで，両立支援をスム

ーズに進めることが可能になる。

×c　乳癌の治療を受け，職場の支援の必要な本人にすべて説明をさせることは適切でない。

×d　それぞれの職場で実施していく両立支援のスタートのところであり，公的機関が介入することではない。

×e　家族のサポート，同意があることが望ましいが，本人に復職の意思があれば復職はできるので，本人の同意があれば伝えてよい。職場に一切の説明をせず，両立支援を受けることは難しい。

| 解 答 率 | a 2.3%，b 92.0%，c 4.7%，d 0.4%，e 0.1% |

| 関連知識 | 5年相対生存率が58.6% と改善してきている癌や，また糖尿病などの疾患では，治療を継続していく必要がある。そして高齢化の進行に伴い，事業場においてこれらの疾病を抱えた労働者が，治療しながら職業生活を送っていくことになり，治療と職業生活の両立支援が必要になってきている。国では両立支援推進のため，『事業場における治療と職業生活の両立支援のためのガイドライン』を策定し，支援している。 |

| 正　解 | b　正答率 92.0% | ▶参考文献　MIX 46 |

受験者つぶやき
・3者面談が一番良いのではないかと思いました。
・まずは産業医に説明します。
・消去法で選んでいきました。

F

医学総論

Check ■ ■ ■

113F-47　6歳の男児。低身長を心配した母親に連れられて来院した。受診時は身長 99.2 cm，体重 19.0 kg。骨盤位で，経腟分娩で出生した。出生時の身長は 50.2 cm，体重 3,520 g であった。父の身長は 174 cm，母の身長は 156 cm である。患児の成長曲線（**別冊** No. 6）を別に示す。母親への説明として適切なのはどれか。

a　「直ちに成長ホルモンの薬を始めましょう」
b　「体質的なものなので経過を観察しましょう」
c　「これから身長が伸びることを期待しましょう」
d　「成長に関わるホルモンの分泌を評価しましょう」
e　「今後も身長の伸びが少なければ 3 年後に再度受診してください」

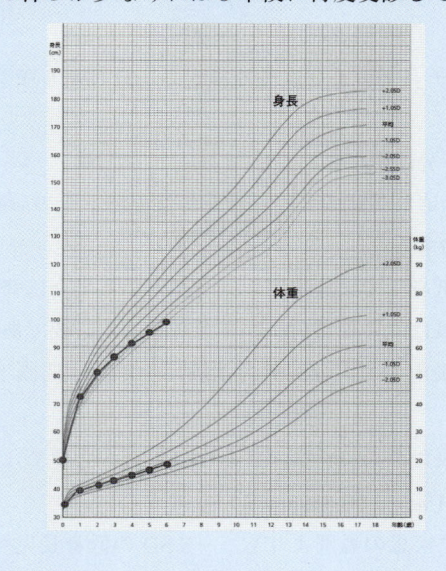

アプローチ　①6歳男児，身長 99.2 cm，体重 19.0 kg ⟶ 成長曲線で判定し，身長は −3 SD，体重は −1 SD 以内で低身長と診断され，低身長を示す疾患への精査・負荷試験が必要である。

②骨盤位分娩 ⟶ 成長ホルモン分泌不全性低身長のリスク要因である。

③出生時の身長は 50.2 cm，体重 3,520 g であった ⟶ 異常なし。

④父の身長 174 cm，母の身長 156 cm ⟶ 両親の身長は正常範囲なので，家族性低身長，体質性低身長は否定される。

画像診断　患児の成長曲線である。身長は 3 歳時点で −2.0 SD，5 歳時点で −2.5 SD，現在 6 歳で −3.0 SD の低身長で，増悪している。

鑑別診断　低身長を呈する疾患は，以下のとおり。

1) 成長ホルモン分泌不全性低身長：低身長，骨年齢遅延，成長ホルモン分泌不全を認め，診断後，成長ホルモンの補充療法を行うと改善する。

2) Turner 症候群：年齢とともに著しくなる女子の低身長で，多くは無月経の卵巣機能不全，楯状胸・外反肘，左心系奇形を伴う症候群で，染色体検査により確定診断する。

3）Prader-Willi 症候群：新生児乳児期の筋緊張低下，幼児期からの肥満，発達の遅れ，性腺機能不全を特徴とし，染色体検査により確定診断される。

4）軟骨無形成症，軟骨低形成症：四肢短縮と低身長で，ともに全身骨エックス線写真で臨床診断される。

5）SGA 性低身長症：在胎期間のわりに低身長・低体重で出生した新生児で，3 歳までに身長が平均に追いつかない場合に成人期での身長も低くなる。

6）甲状腺機能低下症：発症時を境に成長率が低下し，低体温，徐脈，肥満になる。内分泌検査の TSH，T_3，T_4 で診断される。

7）心理社会的低身長症：愛情遮断症候群を代表とする。病歴と生活環境の変化があれば，階段状成長曲線が診断上重要である。

8）特発性・家族性低身長症：原因が特定できない低身長症で，低身長全体の約 70% を占める。

　本例は，「アプローチ」②および成長曲線から，成長ホルモン分泌不全症を疑って診断を進める。

診 断 名　低身長，成長ホルモン分泌不全症の疑い

選択肢考察　×a　成長ホルモン分泌負荷試験で成長ホルモン分泌不全の診断が確定したのちに成長ホルモン補充療法を開始する。

×b　－2 SD 程度の低身長で家族内にも低身長がいる場合は経過を観察する。

×c　－3 SD の低身長は直ちに負荷試験を含む精査が必要である。

○d　頭部 MRI，成長ホルモン分泌負荷試験，骨年齢，間脳下垂体ホルモン分泌などの精査が必要である。

×e　－3 SD の低身長は直ちに負荷試験を含む精査が必要で，3 年後の再受診は不可である。

解 答 率　a 0.2%，b 1.0%，c 0.1%，d 98.4%，e 0.1%

コメント　本問は低身長を示す疾患の鑑別よりも，－3 SD の低身長児への対応を問う問題である。直ちに頭部 MRI で脳腫瘍を含む器質的疾患の有無を確認し，成長ホルモン分泌負荷試験を行うことが重要で，これが解答である。

正　解　**d**　**正答率** **98.4%**　　　　　▶参考文献　MIX 426　国小 11

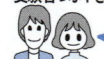

受験者つぶやき

・e の 3 年後は遅すぎますね。そもそも 3 年後の再受診なんて指示しても忘れられそうです。
・成長曲線で徐々に低身長を示す場合は，GH 分泌不全か甲状腺機能低下を考えます。
・成長曲線の傾きの変化から器質的疾患を疑えます。

Check ■ ■ ■

113F-48 　70歳の女性。胸背部痛のため救急車で搬入された。自宅で家事中に突然，胸背部痛を訴え，その後意識が低下したため夫が救急車を要請した。健診で血圧が高いと指摘されたことがある。ADL は自立しており，発症前の状態はいつもと変わりなかった。搬入時，意識レベルは JCSⅢ-100。心拍数 100/分，整。上肢の血圧は計測不能。下肢の血圧は 70 mmHg（触診）。呼吸数 30/分。SpO$_2$ 計測不能。頸静脈の怒張を認める。橈骨動脈は両側とも微弱にしか触知しないが，両側頸動脈と両側大腿動脈は触知する。胸部聴診でⅠ音とⅡ音が減弱している。呼吸音に異常を認めない。腹部は平坦，軟で，肝・脾を触知しない。四肢に網状皮斑を認める。

　最も優先される検査はどれか。
a　下肢静脈超音波検査　　　b　心エコー検査　　　c　胸椎 MRI
d　頭部 CT　　　　　　　　　e　胸部 CT

アプローチ ①70歳女性の意識低下を伴う突然の胸背部痛，発症前は通常の生活 ━━▶ 胸背部痛自体は非特異的症状であるが，意識低下を伴う突然の症状なので，整形外科的疾患などではなく，心血管系や神経系の症状を第一に疑う。

②高血圧の既往 ━━▶ 心血管疾患の危険因子である。

③意識レベルは JCSⅢ-100 ━━▶ 刺激をしても覚醒しない状態で，痛み刺激に対し払いのけるような動作をする状態。急激に意識障害が進行する原因は頭部外傷や脳循環障害である。

④上肢血圧計測不能，下肢血圧は 70 mmHg と低値 ━━▶ 高血圧の既往があるにもかかわらず，異常な低下である。何らかの原因によるショック状態や心拍出量の極端な減少，動脈狭窄，閉塞性病変を疑う。

⑤橈骨動脈は微弱に触知，両側頸動脈と両側大腿動脈は触知可能 ━━▶ 触診部位によって血圧が異なるのは，血管病変の存在を示唆する所見である。

⑥頸静脈の怒張 ━━▶ 中心静脈圧の上昇を疑うが，おそらく臥位での診察なので，一概に評価できない。

⑦胸部聴診でⅠ音，Ⅱ音の減弱 ━━▶ 心臓と胸壁の間の気体や液体などの介在物の存在も考慮する。

⑧四肢の網状皮斑 ━━▶ 網目状に見える紫紅色の皮膚所見で，皮膚の末梢循環障害によるものと考えられている。

鑑別診断 　高血圧の既往があり，突然の胸背部痛の後に意識障害と四肢の血圧低下を認めるため，「アプローチ」①，②，④，⑤より急性大動脈解離の存在をまず疑う。解離により胸背部痛と分枝閉塞が発生したものと考えるのが妥当である。心音が減弱し，⑦より心嚢水の貯留も疑う必要がある。動脈解離を念頭に置いて，脳血管疾患や心タンポナーデの存在を確認する必要がある。

診 断 名 　急性大動脈解離の疑い

選択肢考察 　×a　下肢静脈の超音波検査は，静脈の開存性の確認に用いられる。この症例では動脈閉塞が疑われているので，有用性に乏しい。

○b　「アプローチ」⑦から心嚢水の貯留，④から心タンポナーデを疑う。生命予後に重要な因子であり，心嚢水や心タンポナーデの確認をベッドサイドで直ちに行う必要がある。また，この症例では心雑音の所見がないようだが，急性の大動脈弁閉鎖不全の有無も確認できる。

×c　腰椎に起因する症状，所見は認めない。

×d　意識障害の鑑別には有用であるが，最も優先される検査ではない。

×e　急性大動脈解離を疑うので造影CTは重要な検査である。心エコー検査で心嚢水の貯留の有無を確認後，直ちに行いたい（情報量の多さは胸部CTが心エコー検査に勝るが，心タンポナーデが存在し，悪化すれば生命への影響が大きいため，心エコー検査を優先したい）。大動脈解離の合併症である心嚢内への穿破の疑いがあることに気付くか否かで選択肢が分かれ，本肢の誤答率が高かったものと考える。割れ問

解　答　率　a 0.7%，b 57.0%，c 0.0%，d 0.1%，e 42.0%

関連知識　大動脈解離では，解離による直接の症状である解離部位の激痛と，分枝閉塞や破裂，弁機能障害などによるそれぞれの部位ごとの症状に分けられる。

　解離部位の突然の激痛は典型的な症状で，この痛みは背中から腰部へと移動することが多い。約7〜8割の症例でこの胸背部痛は認められるが，症状のない例も数%存在する。

　解離に関連した分枝の循環障害に基づく症状は心筋虚血，脳循環障害などの生命予後に重要なものも含まれる。また破裂すると心タンポナーデや胸腔内出血などをきたす，リスクの大きい疾患である。

正　解　b　**正答率** 57.0%　　　　▶参考文献　MIX 219, 224

受験者つぶやき
・心音減弱，頸静脈怒張で心タンポナーデだと思いました。
・網状皮斑→「モヒカンを栗パンでアピールする」で覚えました。
・心タンポナーデ疑いなので心エコーを選ぶべきでした……。CTを選んでしまいました。

Check ■ ■ ■

113F-49　34歳の初産婦（1妊0産）。妊娠37週6日の午前0時に破水感があり，午前1時に受診した。妊婦健康診査は妊娠8週から受けており，特に異常は指摘されていない。来院時，羊水の流出を認め，混濁はなかった。内診で子宮口は3cm開大していた。その後の分娩経過記録を以下に示す。

午前3時：子宮収縮は10分間隔，子宮口は5cm開大。

午前10時：子宮口は全開大。

午前11時：2,850gの女児を娩出。児娩出後，子宮収縮は不良で子宮底マッサージとオキシトシンの点滴投与を行ったが胎盤は自然娩出されず。

午前11時30分：胎盤用手剝離術により胎盤娩出。胎盤娩出後には子宮収縮は良好となり止血。分娩時の出血量は1,200mL。

正しいのはどれか。

a　分娩の開始は午前0時である。　　　b　適時破水である。

c　分娩第1期は11時間である。　　　d　分娩第3期は30分間である。

e　分娩時出血量は正常範囲である。

アプローチ　①妊娠37週6日，午前0時に破水感，来院時に羊水流出━━➤前期破水である。入院の上分娩待機とする。

②子宮口3cm開大━━➤頸管も熟化してきており，今後分娩が進行してくることが予想される。

③午前3時：子宮収縮10分間隔，子宮口5cm開大━━➤陣痛発来である。子宮口も開大してきており，分娩が順調に進行してきていることがわかる。

④午前10時：子宮口は全開大━━➤陣痛発来からここまでが分娩第1期。以降が分娩第2期である。

⑤午前11時：児を娩出━━➤分娩第2期は1時間とスムーズな経過である。ここから胎盤娩出までが分娩第3期である。

⑥午前11時30分：胎盤用手剝離術により胎盤娩出。分娩時出血量1,200mL━━➤胎盤が自然に剝離せず，癒着胎盤（付着胎盤）を用手剝離したこともあり，分娩時大量出血となっている。

鑑別診断　妊娠37週6日での前期破水入院，以後まもなく自然に陣痛発来し，分娩となるまでは非常に順調な経過である。しかし，その後胎盤が自然に剝離せず，用手剝離を行っている。臨床的には癒着胎盤（付着胎盤）が疑われる状況である。出血量も1,200mLと多く，分娩時大量出血の状態ではあるが，その後速やかに止血は得られており，出血性ショックを伴う産科危機的出血とはならずに済んだと思われる。

診断名　癒着胎盤の疑い，分娩時大量出血

選択肢考察　×a　10分ごとの子宮収縮を認めるようになった午前3時が分娩の開始時刻である。

×b　分娩開始前の破水であり，前期破水である。

×c　午前3時から午前10時まで，7時間である。

○ d　午前 11 時から午前 11 時半まで，30 分間である。

× e　経腟分娩の場合は，出血量 500 mL 以下の場合に正常とされる。1,200 mL は異常出血である。

解答率　a 0.7%，b 0.6%，c 0.0%，d 98.2%，e 0.3%

関連知識　陣痛発来から子宮口全開大までを分娩第 1 期，子宮口全開大から児の娩出までを分娩第 2 期，児娩出から胎盤の娩出までを分娩第 3 期と呼ぶ。分娩開始前の破水は前期破水，分娩開始後から子宮口全開大ころまでの破水なら早期破水，それ以降の破水が適時破水である。

正　解　d　**正答率 98.2%**　　▶ 参考文献　MIX 324　チャート 産 106

受験者つぶやき
・初産婦にしてはだいぶ経過が短いなと思いました。
・時系列を図で書いて解きました。
・過去問で似たような問題がありました。

Check ■ ■ ■

113F-50　28 歳の初産婦（1 妊 0 産）。妊娠 38 週 4 日に自然陣痛発来後，順調に経過し，経腟分娩となった。分娩経過に異常は認めず，分娩後の出血量も少量で子宮収縮は良好である。児は 3,240 g の男児で新生児経過に異常はない。既往歴に統合失調症があり，24 歳から複数の抗精神病薬を内服している。そのため，児への母乳栄養は希望していない。

乳汁分泌抑制のために投与する薬剤として正しいのはどれか。

a　スルピリド　　　　　b　ニフェジピン　　　　　c　ブロモクリプチン
d　メトクロプラミド　　e　メチルエルゴメトリン

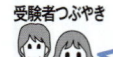（F 医学総論）

アプローチ　① 28 歳，初産婦

② 妊娠 38 週で経腟分娩，分娩経過に異常なし，分娩後出血は少量，子宮収縮良好 ━━▶ 分娩・産褥経過に異常なし

③ 児は 3,240 g，新生児経過に異常なし

④ 統合失調症の既往，複数の抗精神病薬を内服，母乳栄養の希望なし ━━▶ 乳汁抑制のために薬剤投与

診断名　初産婦，既往歴に統合失調症

選択肢考察　乳汁分泌抑制のために，プロラクチン〈PRL〉を抑制する薬剤を投与する。高 PRL 血症の治療薬と同一である。

× a　抗ドパミン薬であり，幻覚・妄想・緊張・不安・興奮などを改善するほか，消化管運動改善作用もあるが，PRL 分泌を促進する。

× b　カルシウム拮抗薬であり，代表的な降圧薬の一つである。男性の女性化乳房の原因となることがある。

○ c　PRL 抑制作用をもち，乳汁分泌抑制の際に最も一般的に投与される薬剤である。抗精神病薬との併用は相互に減弱効果があるので，注意して投与する。

× d　代表的な制吐薬であり，消化器機能異常改善作用をもつ抗ドパミン薬である。PRL 分

泌促進作用がある。

× e　産褥の子宮収縮不良に対し，収縮を促進する目的で投与する。

解答率　a 3.6%，b 2.4%，c 78.3%，d 5.6%，e 5.8%

関連知識　ブロモクリプチンは，乳汁分泌抑制以外にも高 PRL 血症による無月経の治療の際にも使用される。

正　解　c　**正答率** 78.3%　　▶参考文献　MIX 308　チャート 産 146

受験者つぶやき
・抗精神病薬を飲んでいるのにドパミン作動薬を投与していいものか悩みました。
・高プロラクチン血症をきたす薬剤は要チェックです。
・先端巨大症の治療でもブロモクリプチンを使います。

Check ■ ■ ■

113F-51　70歳の男性。下腿の浮腫を主訴に来院した。30年前から健診で尿蛋白と尿潜血を指摘されていた。3年前から腎臓が悪いことを指摘されていたが医療機関を受診しなかった。3か月前から下腿に浮腫を自覚するようになったため受診した。身長 165 cm，体重 60 kg。脈拍 92/分，整。血圧 186/100 mmHg。両下腿に浮腫を認める。尿所見：蛋白 3+，糖（－），潜血 2+，沈渣に多彩な変形赤血球と顆粒円柱を認める。随時尿の尿蛋白／クレアチニン比は 2.5 g/g クレアチニン（基準 0.15 未満）。血液所見：赤血球 356 万，Hb 10.8 g/dL，Ht 32%，白血球 7,800，血小板 20 万。血液生化学所見：総蛋白 6.5 g/dL，アルブミン 3.0 g/dL，尿素窒素 20 mg/dL，クレアチニン 1.6 mg/dL，eGFR 34 mL/分/1.73 m^2，Na 138 mEq/L，K 4.0 mEq/L，Cl 104 mEq/L。

適切な食事指導はどれか。

a　高蛋白食
b　多量の水分摂取
c　カリウム摂取制限
d　1 日 10 g の塩分制限
e　1 日 25〜35 kcal/kg のエネルギー摂取

アプローチ　①下腿の浮腫と高度な蛋白尿（2.5 g/g クレアチニン），また尿沈渣の所見（変形赤血球，顆粒円柱），アルブミン 3.0 g/dL ➡ 糸球体性蛋白尿による低アルブミン血症と考えられる。

②30 年前から尿蛋白と尿潜血，3 年前から腎臓が悪いことを指摘 ➡ 慢性の経過

③血圧 186/100 mmHg，血清クレアチニン 1.6 mg/dL，eGFR 34 mL/分/1.73 m^2 ➡ 本例ではさらに腎機能の低下と高血圧が認められる。

④身長 165 cm，体重 60 kg，尿糖（－）➡ 肥満はなく，また尿糖も陰性で，糖尿病は否定的である。

⑤Hb 10.8 g/dL，Ht 32% ➡ 腎性貧血がみられる。

⑥血中尿素窒素 20 mg/dL，クレアチニン 1.6 mg/dL ➡ 血清アルブミンは低値（3.0 g/dL）であるが，飢餓により体蛋白の異化が亢進しているとは考えにくい。

鑑別診断　「アプローチ」①〜③から，慢性糸球体腎炎が考えられる。④より，糖尿病は除外される。

診断名　慢性糸球体腎炎による高度な蛋白尿，腎機能の低下，高血圧

選択肢考察

× a　本例は既に腎機能の低下をきたしており，適切な蛋白制限（0.6〜0.8 g/kg/日）が必要である。

× b　多量の水分摂取を必要とする理由がない。

× c　血清カリウムは 4.0 mEq/L と正常域にあり，直ちにカリウムの摂取量の制限をする必要はない。腎不全＝カリウム制限と安直に考えて本肢を選んでしまった受験者が多かったようである。 割れ問

× d　本例ではより厳格な塩分制限が必要である。できれば，6 g/日以下の塩分制限が必要である。

○ e　本例ではカロリー制限を行う必要はなく，適正なカロリー（30〜35 kcal/kg/日）摂取量を維持する必要がある。

解 答 率　a 0.7%，b 0.2%，c 49.3%，d 0.1%，e 49.6%

コメント　慢性に経過した原発性糸球体腎炎の例である。本例では既に腎機能の低下が明らかで，病態の理解と適正な食事療法に関する知識が問われている。

正　解　e　**正答率** 49.5%　　　▶参考文献　MIX 294

受験者つぶやき
・腎機能が悪いのでカリウム制限はすると思ってしまいました。
・慢性腎不全の食事管理は，『セレクト』の図を覚えました。塩分・蛋白・カリウムは特に大事です。
・カリウム制限をかけるかどうかで悩みました。

F

医学総論

Check ☐ ☐ ☐

113F-52　生後1か月の乳児。1か月健康診査のために両親に連れられて来院した。在胎38週, 出生体重2,998gで出生した。Apgarスコアは8点（1分）, 9点（5分）であった。出生後は完全母乳栄養であり, 本日の体重は4,050gである。四肢を活発に動かし, 固視を認める。体幹や四肢に2～3cmの皮疹を7個認める。体幹部の皮疹（**別冊 No.7**）を別に示す。父親には, 鼻の周囲に多数の血管線維腫を認める。母親には皮疹を認めない。

　両親への対応として適切なのはどれか。

　　a　「抗真菌薬を塗りましょう」

　　b　「心エコー検査を行いましょう」

　　c　「皮疹は自然に消失するでしょう」

　　d　「胸部エックス線写真を撮りましょう」

　　e　「皮疹が悪性化する可能性があります」

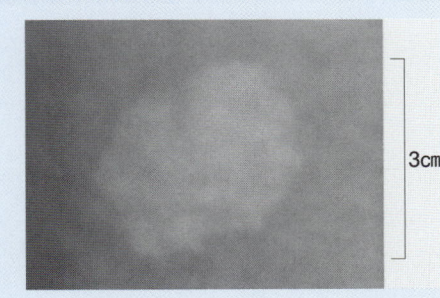

アプローチ　①在胎38週, Apgarスコア8点, 9点 ⟶ 正常分娩

　　　　　　②1か月で4,050g, 四肢を活発に動かし, 固視を認める ⟶ 1か月の時点で発達に問題なし

　　　　　　③体幹や四肢に2～3cmの皮疹を7個 ⟶ 出生時あるいは出生直後から生じる皮疹

　　　　　　④父親の鼻周囲に多数の血管線維腫 ⟶ 遺伝性のある母斑症

画像診断

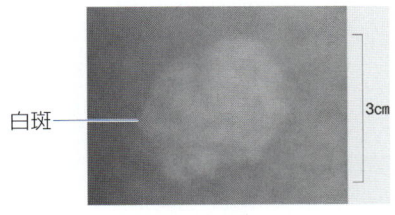

白斑

生下時あるいは出生後早期に発現した白斑。辺縁は不整である。

鑑別診断　「アプローチ」①, ②からは受診時には明確な発達障害はないと考えられる。③より生後1か月で皮疹を認めていることから, 出生時あるいは出生直後から多数の皮疹を生じる疾患を考える。「画像診断」から皮疹は白斑であり, その境界はやや不整である。先天性に白斑を生じる疾患を念頭に置く。④から父親の鼻周囲に血管線維腫があることから母斑症, その中でも結節性硬化症を考える。

診断名　結節性硬化症

選択肢考察　×a　真菌症でないため抗真菌薬は無効である。

○ b　結節性硬化症患者の約半数に心横紋筋腫がみられ，発現時期は胎児期または早期乳児期である。

× c　通常は生涯を通じて存在する。

× d　結節性硬化症に伴う肺リンパ脈管筋腫症は20歳以降に発現頻度が増加する。

× e　悪性化はみられない。

解答率 a 0.2%，b 56.7%，c 11.5%，d 17.1%，e 14.1%

コメント　　白斑と父親の血管線維腫から結節性硬化症の診断は容易である。白斑は結節性硬化症患者において高率に認められ，出生早期の3つ以上の白斑は結節性硬化症に特異的である。また，母斑症においては症状によりその出現時期が異なることを覚えておく必要がある。

正　解　b　**正答率** 56.5%　　　　　▶参考文献　MIX 177　コンパクト 122

受験者つぶやき
・心筋の横紋筋腫がbとdのどちらで評価できるのか謎でした。
・結節性硬化症は合併症が多いので，よく出題されます。
・結節性硬化症の横紋筋腫をエコーで確認しようと考えました。

F

医学総論

Check ■ ■ ■

113F-53　68 歳の女性。全身倦怠感，皮疹および四肢の脱力を主訴に来院した。3 か月前から露光部皮膚に紅斑が出現した。3 週間前から全身倦怠感が出現し，起床，起立および上肢挙上に困難を感じるようになった。1 週間前から全身に皮疹が拡大し，食思不振も出現したため受診した。体温 37.3℃。脈拍 92/分，整。血圧 122/88 mmHg。呼吸数 16/分。SpO₂ 98%（room air）。上眼瞼および前額部に紅斑を認める。体幹など広範囲に鱗屑を伴った紅斑を認め，一部にびらんや痂皮を認める。口腔粘膜に異常を認めない。心音に異常を認めない。両側胸部に fine crackles を聴取する。頸部屈筋，四肢近位筋は徒手筋力テストで 4。尿所見に異常を認めない。血液所見：赤血球 416 万，Hb 13.9 g/dL，Ht 39%，白血球 7,400（好中球 70%，好酸球 2%，好塩基球 1%，単球 13%，リンパ球 14%），血小板 18 万。血液生化学所見：総蛋白 7.0 g/dL，AST 137 U/L，ALT 55 U/L，LD 421 U/L（基準 176〜353），尿素窒素 17 mg/dL，クレアチニン 0.6 mg/dL，CK 2,010 U/L（基準 30〜140）。免疫血清学所見：CRP 1.1 mg/dL，抗核抗体陰性，抗 Mi-2 抗体陰性，抗 MDA5 抗体陰性，抗 TIF1-γ 抗体陽性。胸部 CT で両側肺底部背側胸膜直下に限局した軽度の線維化病変を認める。手指および下肢の皮疹（**別冊** No. 8A，B）を別に示す。

　この患者で最も併発しやすいのはどれか。

a　悪性腫瘍　　　　　b　指尖潰瘍　　　　　c　異所性石灰化
d　多発単神経炎　　　e　びらん性関節炎

A　　　　　　　　　　　　B

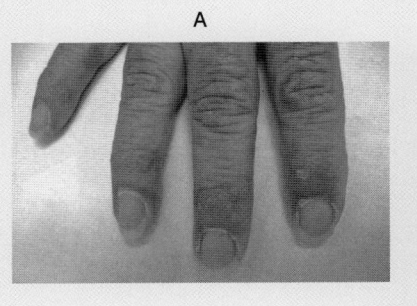
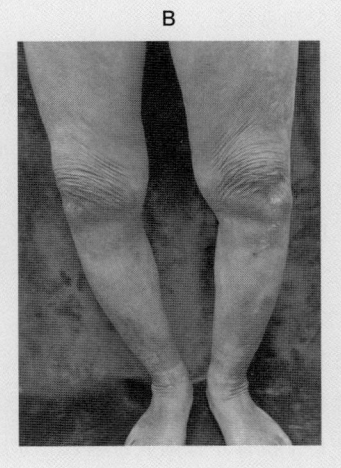

F
医
学
総
論

アプローチ　①露光部に紅斑，びらん，痂皮，鱗屑のある全身性の多彩な皮疹 ━➤ 光線過敏を伴う多彩な皮膚症状

②起床・起立・上肢挙上困難などの動作困難 ━➤ 近位筋の筋力低下

③両側胸部の fine crackles ━➤ 肺の間質性変化を示唆

画像診断

A　　　　　B

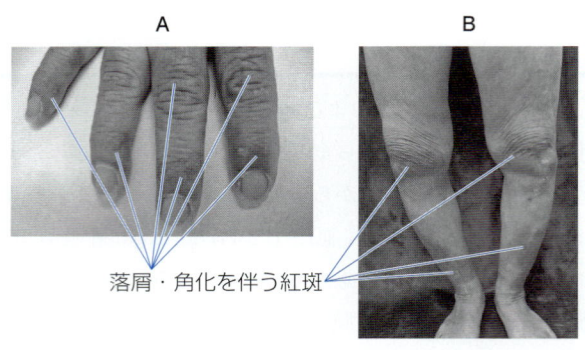

落屑・角化を伴う紅斑

手指関節伸側，下肢伸側に落屑や角化を伴う紅斑を認める。いわゆる Gottron 徴候あるいは Gottron 丘疹と呼ばれる所見である。

鑑別診断　　「アプローチ」①〜③を一元的に説明できる疾患として容易に想起できるのは皮膚筋炎〈DM〉であろう。CK，AST，LD の上昇から筋障害は確実であり，CT 所見から間質性肺炎・肺線維症が確認される。さらに近年広く用いられるようになった筋炎特異的抗体の一つ，抗 TIF1-γ 抗体陽性からも DM が示唆される。

　　①と③から DM を背景とする全身性エリテマトーデスや全身性強皮症の合併も考慮されるべきであるが，抗核抗体陰性であり可能性は低い。

診 断 名　皮膚筋炎〈DM〉

選択肢考察　○ a　抗 TIF1-γ 抗体陽性患者は成人 DM 症例の約 2 割であるが，悪性腫瘍の合併が多いことで知られる。

× b　全身性強皮症や抗 Mi-2 抗体陽性 DM では指尖潰瘍や壊死がみられる。

× c　全身性強皮症に加え，DM のうち抗 NXP 抗体陽性例の小児でみられるとされる。

× d　DM ではまれな所見である。血管炎を合併した関節リウマチ，全身性エリテマトーデス，血管炎症候群で認められる。

× e　DM の関節炎は原則的に非びらん性である。びらん性関節炎は関節リウマチでみられる。

解 答 率　a 94.5%，b 2.4%，c 0.6%，d 0.8%，e 1.4%

関連知識　　今まで抗 Jo-1 抗体と抗 ARS 抗体（抗 Jo-1 抗体は構成成分の一つである）のみが DM の疾患標識抗体として保険診療で使用できていた。2017 年からは抗 Mi-2 抗体，抗 MDA5 抗体，抗 TIF1-γ 抗体が保険収載されたが広く使われているとは言い難い。国試レベルで扱うことに疑念を覚えるが，出題されたからには基本は知っておきたい。なお選択肢で述べた抗 NXP 抗体は保険未収載である。

・抗 Mi-2 抗体：成人 DM の 1 割で出現し，陽性者は悪性腫瘍や間質性肺炎合併のない予後良好な群である。

・抗 MDA5 抗体：成人 DM の 1 割に出現し，明らかな筋症状を欠く例が多い。治療抵抗性の間質性肺炎を合併することも多い。

・抗 TIF1-γ 抗体：成人 DM の約 2 割に出現するとされる。悪性腫瘍合併が高頻度であり，肺癌，胃癌，大腸癌が多いとされる。抗原は萎縮変性した細胞に出現し，正常細胞を標的と

F
医学総論

した間接蛍光抗体法では抗核抗体陰性となる。

正　解　a　**正答率** 94.5%　　　　　　　　　　　　　　　▶参考文献　**MIX** 406

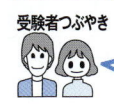

受験者つぶやき

・ページをめくった瞬間に抗 TIF1-γ 抗体が視界に飛び込んできたので秒殺でした。ちゃんと問題文も読みました。
・抗 MDA5 抗体→間質性肺炎，抗 TIF1-γ 抗体→悪性腫瘍を合併します。
・抗 MDA5 抗体陽性だと急速進行性間質性肺炎の合併が有名です。

Check ■ ■ ■

113F-54　35 歳の男性。右胸部痛を主訴に来院した。2 日前から全身倦怠感と右側胸部の疼痛があり，昨日から同部位に皮疹が出現している。2 年前に左側腹部に同様の皮疹が出現したことがあったという。24 歳時に急性 B 型肝炎に罹患している。喫煙歴と飲酒歴はない。意識は清明。身長 165 cm，体重 57 kg。体温 37.2℃。脈拍 96/分，整。血圧 118/60 mmHg。呼吸数 14/分。皮疹の写真（**別冊** No. 9）を別に示す。

　　抗体検査を行うべきウイルスはどれか。

a　HIV　　　　　　　b　EB ウイルス　　　　　　c　麻疹ウイルス
d　風疹ウイルス　　　　e　コクサッキーウイルス

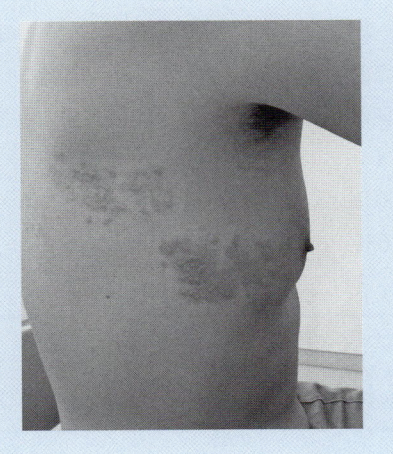

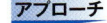

アプローチ　① 35 歳の男性 ━━ 比較的若い男性

②右側胸部の疼痛と皮疹 ━━ 接触皮膚炎，単純ヘルペス，帯状疱疹，虫咬傷などを考える。

③ 2 年前にも同様の皮疹 ━━ 何らかの慢性疾患の存在を考慮

④ 24 歳時に急性 B 型肝炎に罹患 ━━ 急性 B 型肝炎のほとんどは性感染症である。

画像診断

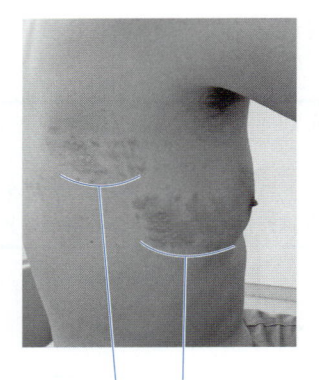

T3〜T4の帯状疱疹

鑑別診断　写真では片側の神経分布領域に一致して皮疹が見られており，帯状疱疹と診断することは容易である。帯状疱疹は免疫力低下時に生じる日和見感染症である。高齢者に発症すれば悪性腫瘍の存在なども考えなければならない。帯状疱疹を繰り返している若年男性で，さらに（性感染症の）急性B型肝炎の既往もある本症例では，HIV感染症を疑うべきである。

診断名　帯状疱疹（細胞性免疫不全の疑い）

選択肢考察
○a　日和見感染症である帯状疱疹が若年男性に発症した場合は，HIV感染症の有無を調べるべきである。

×b　EBウイルスは伝染性単核球症の原因ウイルスである。

×c　麻疹の皮疹は，顔面・頸部から鮮紅色紅斑が出現し，全身に拡大する。一部は融合する。

×d　風疹の皮疹は，淡紅色の紅斑で，全身に拡大する。融合しない。

×e　コクサッキーウイルスは，手足口病，ヘルパンギーナ，無菌性髄膜炎，出血性結膜炎，真菌心膜炎などの原因となる。

解答率　a 96.3%，b 2.1%，c 0.6%，d 0.6%，e 0.2%

正解　a　**正答率 96.3%**　　▶参考文献　MIX 82

受験者つぶやき
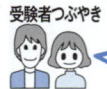
・B肝に帯状疱疹ときたら免疫不全を疑わざるを得ません。
・免疫抑制といえばHIVを考えます。
・若年男性がB型肝炎や帯状疱疹ということは……？

Check ■ ■ ■

113F-55　68歳の女性。5か月前からしばしば眼痛，虹視および軽度の頭痛を自覚しており，精査を希望して来院した。視力は右 0.3（1.0× +2.5 D），左 0.2（1.0× +3.0 D）。眼圧は右 19 mmHg，左 24 mmHg。左眼の細隙灯顕微鏡写真（**別冊** No. 10）を別に示す。

適切な対応はどれか。

a　アトロピン点眼　　　　　　　　b　副腎皮質ステロイド点眼
c　高浸透圧利尿薬点滴　　　　　　d　レーザー虹彩切開術
e　硝子体手術

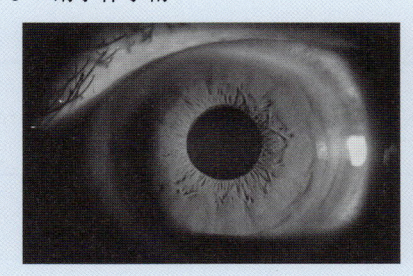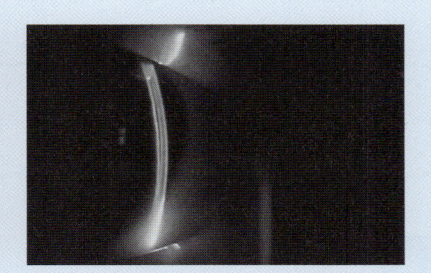

F

医学総論

アプローチ　①68歳の女性
②5か月前から緑内障発作様症状を繰り返している。
③両眼とも遠視眼（短眼軸の可能性），矯正視力は良好
④左高眼圧

画像診断

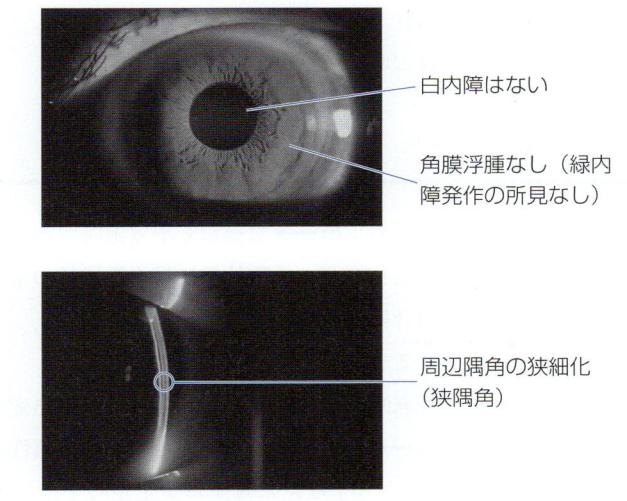

白内障はない

角膜浮腫なし（緑内障発作の所見なし）

周辺隅角の狭細化（狭隅角）

鑑別診断　鑑別すべき疾患としては急性緑内障発作，開放隅角緑内障，ぶどう膜炎が挙げられる。「画像診断」より前眼部に炎症所見を認めないことから，ぶどう膜炎に続発する緑内障および開放隅角緑内障は除外され，また狭隅角を認め，閉塞隅角緑内障と診断される。

診断名　閉塞隅角緑内障

選択肢考察
×a　閉塞隅角に対しては**禁忌**である。

×b　緑内障発作時には炎症産生抑制を目的として使用する。現在は炎症は生じていないため，必要ない。

×c　一時的な眼圧下降は認めるが，根治治療とはならない。現在，緑内障発作所見はないため，必要ない。|割れ問|

〇d　角膜内皮細胞密度の記載はないが，狭隅角に対する治療として選択される。

×e　硝子体手術を行っても狭隅角は解消しない。

解答率　a 1.1%，b 0.8%，c 31.1%，d 65.4%，e 0.9%

コメント　急性緑内障発作の所見，および治療法も理解しておく必要がある。

正　解　d　**正答率 65.4%**　　　　　　　　　▶参考文献　|MIX| 362　|コンパクト| 18

受験者つぶやき
・根本的な治療はdですが，発作が起きていないならcでもいいのでは？　と迷いました。
・高浸透圧利尿薬は点眼と覚えていました。眼科疾患の治療は点眼か内服かのチェックが必要です。
・写真から閉塞隅角緑内障を考えました。

Check ■ ■ ■

113F-56　1歳の男児。停留精巣の手術のため手術室に入室した。麻酔はマスクで酸素と揮発性吸入麻酔薬を投与し，ゆっくりと入眠させる緩徐導入で行った。静脈路を確保し，気管挿管のため筋弛緩薬を静注したところ，突然心拍数が120/分から160/分に増加した。気管挿管時に開口障害があり，気管チューブの挿入に難渋した。人工呼吸開始後に尿道カテーテルを挿入したところ，赤褐色の尿が排出された。その後体温は急上昇し37.0℃から40.0℃になった。動脈血ガス分析で代謝性アシドーシスを認めた。

最も考えられるのはどれか。

a　敗血症　　　　　　b　尿路出血　　　　　　c　腎盂腎炎
d　悪性高熱症　　　　e　悪性症候群

アプローチ
①1歳の男児，停留精巣の手術━━▶おそらく予定定時手術である。

②揮発性吸入麻酔薬，筋弛緩薬━━▶乳幼児に対する通常の全身麻酔

③開口障害━━▶口周囲骨格筋の収縮・硬直

④赤褐色尿━━▶血尿，ミオグロビン尿が考えられる。

⑤体温急上昇━━▶全身麻酔での体温急上昇は常に悪性高熱症を考える。

⑥代謝性アシドーシス━━▶骨格筋の低酸素代謝に伴う代償性の代謝性アシドーシス

鑑別診断
「アプローチ」①，②より1歳児に対する予定定時手術であり，麻酔科による十分な家族への問診がなされていたはずであるが，③，④，⑤より揮発性吸入麻酔薬，筋弛緩薬での全身麻酔による悪性高熱症と判断できる。⑥の代謝性アシドーシスは，全身骨格筋の持続的収縮により組織低酸素が続いたために起きたと考える。

診断名　悪性高熱症

選択肢考察　×a　全身麻酔症例であり，術前検査で否定されているはずである。

× b 尿道カテーテル挿入による出血も否定できないが，その他の情報から悪性高熱症のミオグロビン尿であることがわかる。

× c 病態の急性症状からは否定できる。

○ d 揮発性吸入麻酔薬，筋弛緩薬での全身麻酔による悪性高熱症と容易に判断できる。

× e 悪性症候群とは，抗精神病薬などにより出現する副作用のことである。

解 答 率 a 0.8%，b 0.1%，c 0.1%，d 80.9%，e 18.0%

関連知識 悪性高熱症は揮発性吸入麻酔薬，筋弛緩薬での全身麻酔における最も重要な合併症である。全身の骨格筋の持続的収縮による温度上昇により，体温は急激に上昇する。組織は低酸素状態となり，代謝性アシドーシスとなる。骨格筋崩壊産物のミオグロビンなどによって腎障害もきたす。

正 解 d **正答率 80.9%** ▶参考文献 MIX 393

受験者つぶやき
・悪性高熱症と悪性症候群は違う病態ですが，どちらもダントロレンを使います。
・悪性高熱症と悪性症候群の違いがわかりませんでした。治療は一緒です。
・悪性高熱症と悪性症候群を並べてきて焦りました。

Check ☐☐☐

113F-57 64歳の男性。心停止のため救急車で搬入された。職場で突然倒れたため，同僚が救急車を要請した。救急隊到着時に隊員により心停止が確認され，心肺蘇生が開始された。現場で救急隊員により AED を用いて電気ショックが実施された。胸骨圧迫ならびにバッグバルブマスクを用いた人工呼吸，さらに2分おきに電気ショックを実施しながら，病院に到着した。搬入時，救急隊のストレッチャーから処置台に移動し，胸骨圧迫を継続した。

次に優先して行うべきなのはどれか。

a 血圧測定　　　　　　　　　　b 気管挿管
c 電気ショック　　　　　　　　d 肩をたたいて反応を確認
e 心電図モニターの波形観察

アプローチ ① AED を用いて電気ショック ⟶ 除細動などの電気ショックが必要な状況である。

②2分おきに電気ショックを実施 ⟶ 心拍は再開していない。

③バッグバルブマスクを用いた人工呼吸 ⟶ 胸骨圧迫30回の後，2回の人工呼吸を行う。

診断名 心室細動，無脈性心室頻拍と考えられる心停止

選択肢考察 × a 心停止状態での血圧測定はすぐには必要ない。

× b 気管挿管後の人工呼吸は胸骨圧迫に関係なく行える。また，嘔吐などによる誤嚥を防ぐこともできるので，優先順位の高い処置ではある。**割れ問**

× c AED で2分おきに電気ショックが実施されており，処置台への移動時も AED を装着しているが，まず電気ショックの必要性を診断する。

× d 意識確認は心拍再開後に行う。

○ e AED での自動解析で電気ショックが必要な心電図波形であったと予想されるが，移動

中にも波形が変化している可能性がある。波形により治療方針も異なるため，まず，心電図モニターで波形を確認する。

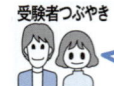

解 答 率　a 0.9％，b 33.6％，c 6.0％，d 3.5％，e 55.6％

関連知識　電気ショックは心室細動，無脈性心室頻拍時に実施する。無脈性電気活動，心静止では適応がない。心肺蘇生時に電気ショックは重要であるが，十分な酸素化と薬物投与が蘇生の成功率を高める。よって，電気ショックのできる状況下で次に行うことは，確実な気道確保と設問にはないが静脈確保である。通常，病院に搬入されると複数の医療者が対応するので，設問事項を含めた処置は時間差なく同時進行で行われることが多い。選択肢 b か e かは迷うところであるが，気道確保と静脈確保を行いつつ，まず心電図波形を確認して診断を行い，電気ショックの必要性，投与する薬品を選択などの治療方針を定めることになる。

正　　解　e　**正答率** 55.6％　　　　　　▶参考文献　MIX 472

受験者つぶやき
・せっかく病院に運んできたのだから，病院でしかできないことは何かと考えました。
・会場で b と e で割れていました。
・難しかったです。

Check ■ ■ ■

113F-58　2か月の乳児。肛門部の異常に気付いた母親に連れられ来院した。排便回数は1日2回で，排便時やおむつの交換時に泣く。母乳を1日に8回飲み，哺乳力は良好である。体温 37.0 ℃。心拍数 100/分，整。血圧 80/50 mmHg。呼吸数 20/分。腹部は軽度膨満し，肝を右肋骨弓下に2cm 触知する。腸雑音に異常を認めない。肛門部の写真（**別冊 No. 11**）を別に示す。触れると軟らかく，痛がる様子がある。

　　母親に対する説明で正しいのはどれか。

　　a　「先天性の疾患です」　　　　　　b　「腫瘍性の疾患です」
　　c　「細菌感染が原因です」　　　　　d　「排便時に力むことが原因です」
　　e　「肛門が裂けることで生じます」

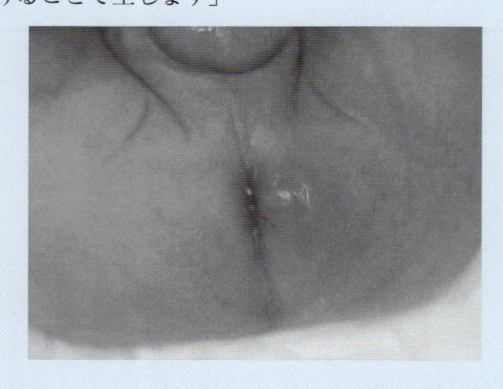

アプローチ　①2か月の乳児，排便は2回/日で，排便時やおむつ交換時に泣く ──▶ 便秘によるものではないであろう。

②体温，心拍数，血圧，呼吸数の異常はない ⟶ バイタルは異常なし。

③肛門部の圧痛を認める軟らかい皮膚病変 ⟶ 炎症性の疾患を思わせる。

画像診断

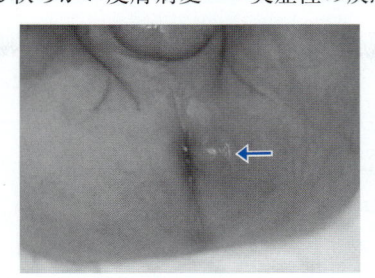

肛門の 3 時の位置に発赤，自発痛と圧痛を伴う軟らかな隆起性病変を認める（矢印）。

鑑別診断　「アプローチ」①から，2 か月児では便が固くなることはなく，連日排便があるので，便秘による痛みは考えられない。②から全身状態は問題ない。③と画像から皮膚の炎症所見があり，圧痛のある軟らかい隆起病変から化膿性疾患が示唆される。

診　断　名　肛門周囲膿瘍

選択肢考察　× a　後天性の疾患である。

× b　感染性疾患である。

○ c　原因菌は大腸菌，枯草菌，変形菌，ブドウ球菌や連鎖球菌などである。

× d　痔核が生じる原因にはなる。

× e　裂肛は便秘などで硬便になるためにみられる。

解　答　率　a 2.2%，b 0.1%，c 92.6%，d 2.6%，e 2.4%

関連知識　肛門周囲膿瘍では 2 つの原因が考えられている。一つはおむつかぶれによる皮膚からの感染を原因とするもの（癤と同様）で，もう一つは肛門の奥の腸からの炎症が皮膚に及ぶもの（乳児痔瘻）である。3 時と 9 時の位置に生じやすい。半数は 2 歳以下で，生後 6 か月以内の男児に多い。再発しても 1 歳くらいまでに治癒する傾向がある。また乳児期後半や幼児期には硬便のために裂傷による裂肛がみられることがある。反復すると裂傷部の皮膚がこぶのようになり"みはりいぼ"とか尖兵ポリープ，皮膚垂とも呼ばれる病変を生じることがある。

コメント　皮膚の病変が炎症によるものであることは容易にわかるであろう。

正　解　c　正答率 92.6%　　　　　▶参考文献　MIX 271　国小 273

受験者つぶやき
・見るからに痛そうです。
・小児の肛門周囲膿瘍は自然治癒です。模試で出題されたのを覚えていました。
・写真で一発診断でした。

Check ■ ■ ■

113F-59　日齢0の新生児。在胎39週3日，自然分娩で出生した。出生時啼泣はなく皮膚刺激を行ったが無呼吸のためバッグバルブマスクで換気を開始した。生後2分で自発呼吸が出現したため換気を中止した。生後5分の時点では全身にチアノーゼを認めた。心拍数140/分。呼吸数70/分。鼻腔内吸引によって強い咳嗽反射が出現した。手足をバタバタ動かしている。

生後5分のApgarスコアはどれか。

a　10点　　　　b　8点　　　　c　6点　　　　d　4点　　　　e　2点

アプローチ　①日齢0で，在胎39週の自然分娩児 ⟶ 正期産児だが，体重が明確でなく未熟性は不明。

②出生時啼泣なく，無呼吸 ⟶ 出生時は仮死状態である。

③生後2分で自発呼吸 ⟶ 口腔よりの換気であるバッグバルブマスクの効果はみられた。

④生後5分で全身チアノーゼ ⟶ まだ酸素不足である。

⑤心拍数140/分，呼吸数70/分 ⟶ 心拍数は問題ないが呼吸数が多い。

⑥吸引で強い咳嗽反射 ⟶ 反射興奮性はある。

⑦手足をバタバタさせる ⟶ 筋緊張は良い。

F

医学総論

診 断 名　新生児仮死

選択肢考察　「アプローチ」④から全身チアノーゼがあるので皮膚の色は0点，⑤で心拍数は100/分以上のため2点，⑤で呼吸数がカウントでき，不規則ではなさそうなのでおそらく2点，⑥で刺激に反応しているので2点，⑦より四肢を活発に動かすため筋緊張は2点と考えられる。合計は8点となる。

×a，○b，×c，×d，×e

解 答 率　a 0.4%，b 93.9%，c 5.2%，d 0.2%，e 0.1%

関連知識　Apgarスコアは新生児仮死の指標となるものである。出生後1分と5分にAppearance（皮膚の色），Pulse（心拍数），Grimace（刺激に対する反応），Activity（活動性，筋緊張），Respiration（呼吸数，呼吸努力）の5つの評価基準について0点から2点の3段階で評価する。早産児，帝王切開などの特殊状況では仮死がなくても1分では低くなることがある。しかし5分では仮死の予後と相関する。0〜3点……重症新生児仮死，4〜7点……軽度新生児仮死，8点以上……正常。

Apgar スコア

	0 点	1 点	2 点
皮膚の色	全身が蒼白 全身が青紫色	四肢にチアノーゼ	全身が淡紅色
心拍数	60/分未満	60/分以上，100/分未満	100/分以上
反射性	反応しない	顔をしかめる	泣く くしゃみや咳がでる
筋緊張	弛緩している	いくらか四肢を動かす	活発に四肢を動かす
呼吸数	呼吸しない	不規則，弱々しい啼泣	強く啼泣する

コメント　　略語の意味を記憶しておけばどうにかなる問題であろう。しかし呼吸数は多いが啼泣の程度が記載されていないのは不適切であり，1点か2点かは迷うところである。少なくとも7点にはなるので，選択肢では8点を選ぶしかない。

正　解　b　**正答率** 93.9%　　　　　▶参考文献　MIX 421　国小 73　チャート 産 310

受験者つぶやき
- ・1点刻みじゃなくて安心しました。
- ・Apgar スコアの計算は絶対出るので直前に確認していました。
- ・スコアは直前にまとめて確認しましょう。

F

医
学
総
論

F
医学総論

Check ■ ■ ■

113F-60　妊娠34週1日の初妊婦（1妊0産）。胎動減少を主訴に来院した。2日前の妊婦健診では特に異常は指摘されなかったが，昨日から胎動の減少を自覚しており，心配になって受診した。下腹部痛や子宮収縮の自覚はなく，性器出血や破水感の訴えもない。脈拍72/分，整。血圧124/72mmHg。呼吸数18/分。来院後に施行した胎児心拍数陣痛図（**別冊 No.12**）を別に示す。

　　胎児の状態を評価するためにまず測定すべきなのはどれか。

　　a　羊水指数〈AFI〉　　　　　　　　　　b　母体不規則抗体価
　　c　羊水中ビリルビン濃度　　　　　　　　d　胎児中大脳動脈血流速度
　　e　母体血中ヘモグロビンF濃度

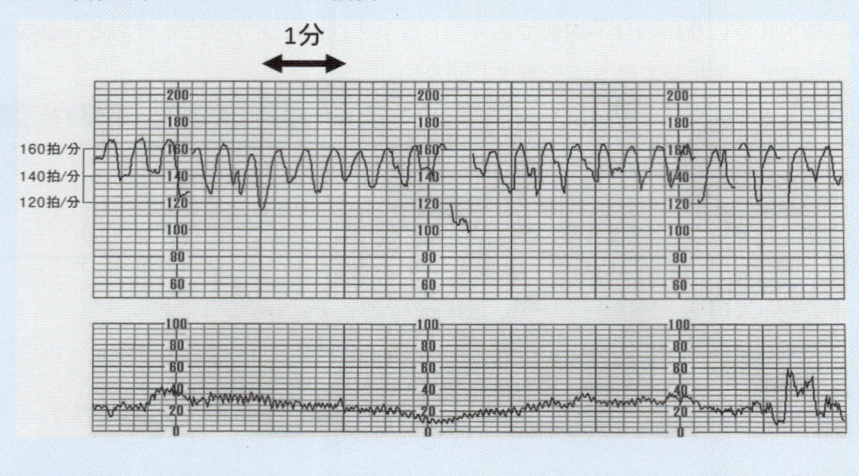

アプローチ　①2日前の妊婦健診では特に異常は指摘されなかったが，昨日から胎動の減少→急性に発症する胎児・胎盤系の異常？

　　②下腹部痛・子宮収縮の自覚なく，性器出血・破水感の訴えなし→切迫流早産，前期破水，絨毛膜羊膜炎，常位胎盤早期剝離などは否定的

　　③母体のバイタルサインに異常なし→絨毛膜羊膜炎，妊娠高血圧症候群は否定的

画像診断

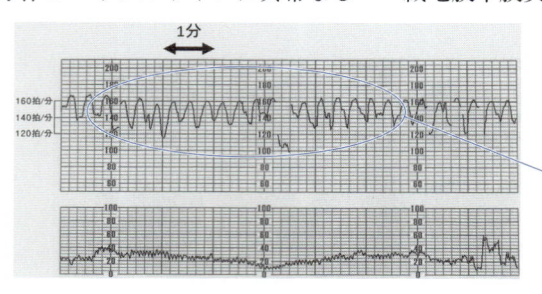

sinusoidal pattern：
　1分間に3～4サイクル，振幅10～15bpmの規則的で滑らかなサイン・カーブを描いている。胎児貧血などによる低酸素血症を示唆している

鑑別診断　「アプローチ」①～③と「画像診断」から，正常妊娠経過であった胎児が短期間（2日間）のうちに低酸素血症をきたしたと考える。そのような病態としては血液型不適合妊娠，胎児母体間輸血症候群などによる胎児貧血が疑われるが，初回妊娠であることからRh式血液型不適

合は否定的である。

　ABO 式血液型不適合は溶血性貧血など重症化することはまれであるが，完全には否定できない。

　胎児母体間輸血症候群は，妊娠中または分娩中に胎児血が母体循環に流入することで発症し，時に死産，神経学的後遺症，新生児死亡などの重大な結果をもたらす病態である。前置胎盤症例や羊水穿刺後に起こることがあるが，約 80% は原因が特定されない。本症例の経過では，最も可能性が高いと思われる。

診断名　胎児貧血（胎児母体間輸血症候群の疑い）

選択肢考察
- ×a　CTG で変動一過性徐脈が出現した場合，羊水減少による臍帯圧迫を疑うが，本症例の CTG 所見は sinusoidal pattern である。
- ×b　母体の不規則抗体は血液型不適合の原因になるが，その頻度は少なく，抗 Jra 抗体などを除き症状も軽度で，胎児貧血を発症することはまれである。
- ×c　血液型不適合妊娠による胎児溶血性貧血で上昇するが，母体血間接 Coombs 試験ほどの診断的価値はなく，また，羊水穿刺は侵襲を伴うため，まず行うべき検査ではない。
- ○d　sinusoidal pattern をみた場合，胎児貧血の存在を疑い，超音波パルスドプラ法による胎児血流計測を行う。貧血の胎児では，中大脳動脈血流速度が速くなる。
- ×e　胎児母体間輸血症候群を想定した選択肢と思われるが，母体血中のヘモグロビン F はごく微量である上にほかの病態でも母体血中に検出され，胎児の状態の評価につながらない。

解答率　a 6.8%，b 0.3%，c 0.3%，d 92.2%，e 0.2%

コメント　CTG の胎児心拍数波形を sinusoidal pattern と診断し，胎児低酸素血症の存在を疑う。症例の経過は，急速な胎児貧血の進行を予測させ，原因としては胎児溶血性疾患が疑われる。

正解　d　**正答率** 92.1%　　　▶参考文献　MIX 319　チャート 産 73

受験者つぶやき
- dは一番侵襲も少ないし，と思いました。
- サイナソイダルパターンは胎児貧血！
- 胎児貧血の評価をしようと考えました。

Check ■ ■ ■

113F-61　65歳の男性。健診の胸部エックス線写真で異常陰影を指摘されて来院した。18歳から35歳まで工場でボイラーの点検保守を行っており，その後は農業に従事している。喫煙は25本/日を40年間。身長163 cm，体重72 kg。体温36.3℃。脈拍72/分，整。血圧102/68 mmHg。呼吸数16/分。SpO_2 98%（room air）。心音に異常を認めない。呼吸音は両側下胸部で減弱している。胸部CTで胸膜プラークを認める。

原因となる曝露物質として考えられるのはどれか。

a　石　綿
b　有機リン
c　二酸化窒素
d　ホルムアルデヒド
e　ポリ塩化ビフェニル〈PCB〉

アプローチ　①65歳の男性，胸部エックス線写真で異常陰影 —→ 癌をはじめとして広範囲な疾病が考えられる。

②18歳から35歳まで工場でボイラーの点検保守 —→ 職業性の石綿〈アスベスト〉曝露なども念頭に置く。

③農業に従事 —→ 農業が原因で起きる肺疾患，例えば農夫肺（過敏性肺炎）も鑑別に含める。

④喫煙は25本/日を40年間 —→ 長期の喫煙者であることから，肺癌，慢性閉塞性肺疾患〈COPD〉も鑑別に含める。

⑤呼吸音は両側下胸部で減弱 —→ COPD，無気肺を鑑別に含める。

⑥胸部CTで胸膜プラークを認める —→ 石綿〈アスベスト〉の曝露がありそうなので，胸膜プラークとの整合性がある。

鑑別診断　「アプローチ」①から，広範囲な肺疾患を考え，③～⑤の可能性も考えるが，②，⑥で職業性の石綿曝露による所見と考えられる。

診 断 名　石綿肺の疑い

選択肢考察　○a　職歴にあるボイラーの点検保守の際，石綿に曝露する可能性は高い。その上で，胸部CTで胸膜プラークを認めることから，曝露物質として矛盾しない。

×b　現在農業に従事していることから，有機リン系の農薬の使用の可能性もある。しかし，生じている肺の所見からは否定される。

×c　二酸化窒素は，長期の曝露により肺気腫を生じる可能性があるが，本例はその曝露に関する情報はなく，胸部CT所見から否定される。

×d　過去の職業歴からホルムアルデヒドの曝露の可能性は低く，また，生じている所見からも否定的。

×e　脂溶性の高い化学物質である。職歴から曝露の可能性は低く，症状からも否定的。

解 答 率　a 99.4%，b 0.2%，c 0.0%，d 0.1%，e 0.1%

コメント　職業性の化学物質曝露は，物質によって発症する臓器，部位が異なる。胸膜プラークというキーワードで石綿は直線的に考えてもよい曝露原因である。一方，ボイラーの点検保守が石綿に曝露する作業であることを知っているかどうかも最終的に正解を自信をもって選択できたか

を左右する要素であったと思われる。単純な化学物質と発症する臓器，症状だけでなく，どのような作業が何に曝露する作業なのかも併せて知っておくことが大切である。

正　解　a　**正答率 99.4%**　　　　　　　　　　　　▶参考文献　MIX 242

受験者つぶやき

・胸膜プラークがキーワードです。石綿への曝露があった動かぬ証拠です。
・石綿は頻出です。胸膜プラークは特異的疾患です。
・ボイラーの点検保守からアスベストを想起しました。

Check ☐ ☐ ☐

113F-62　72歳の男性。腰背部痛を主訴に来院した。3年前に多発性骨髄腫と診断され，3種類の異なる抗癌化学療法を施行されてきたが，現在まで一度も寛解に至っていない。2か月前から腰痛，背部痛および肋骨痛が出現し NSAIDs が投与されたが，疼痛は増悪しており，最近は疼痛のため室内移動も困難であり1日中ベッドに横になっていることが多い。数日前から症状が増悪し，食欲低下および嘔吐をきたすようになった。意識は清明。身長172 cm，体重54 kg。体温37.2℃。脈拍84/分，整。血圧102/68 mmHg。パフォーマンスステイタス〈PS〉4。眼瞼結膜は貧血様である。胸骨右縁第2肋間を最強点とする収縮期駆出性雑音を聴取する。四肢に皮下出血を認めない。血液所見：赤血球277万，Hb 6.1 g/dL，Ht 26%，白血球3,300，血小板4万。血液生化学所見：総蛋白11.5 g/dL，アルブミン2.9 g/dL，IgG 8,450 mg/dL（基準960〜1,960），IgA 26 mg/dL（基準110〜410），IgM 18 mg/dL（基準65〜350），総ビリルビン0.6 mg/dL，AST 23 U/L，ALT 17 U/L，LD 325 U/L（基準176〜353），ALP 420 U/L（基準115〜359），尿素窒素30 mg/dL，クレアチニン1.8 mg/dL，尿酸9.2 mg/dL，Na 145 mEq/L，K 4.0 mEq/L，Cl 101 mEq/L，Ca 14.0 mg/dL。全身の骨エックス線写真で両側大腿骨に広範な骨融解像と第4，第5腰椎に圧迫骨折を認める。

　現時点で考慮すべき治療はどれか。

　a　血小板輸血
　b　自家末梢血幹細胞移植
　c　アルブミン製剤の投与
　d　ビスホスホネート製剤の投与
　e　自立歩行を目的としたリハビリテーション

アプローチ　①72歳男性，3年前より多発性骨髄腫〈MM〉と診断され，治療歴あり ➡ 69歳時に MM と診断

②腰痛，背部痛および肋骨痛が出現し疼痛は増悪傾向 ➡ MM の病勢悪化傾向

③IgG 8,450 mg/dL ➡ IgG が異常高値であり，IgG 型の MM

④クレアチニン1.8 mg/dL ➡ 腎機能障害を示唆

⑤Ca 14.0 mg/dL ➡ 補正 Ca 濃度は 15.1 mg/dL と高値である。
　［補正 Ca 濃度（mg/dL）＝血清 Ca 値（mg/dL）＋ ｛4−血清アルブミン値（g/dL）｝］

⑥エックス線で大腿骨の融解像と腰椎の圧迫骨折 ➡ 骨がもろく，骨折のリスクが非常に高

い。

鑑別診断　「アプローチ」①より 69 歳時に MM と診断されており，これは移植非適応の年齢である。3 種類の抗癌剤の治療歴はあるが一度も寛解に至っておらず，徐々に痛みが悪化していることより病勢の悪化が疑われる。

診断名　多発性骨髄腫〈MM〉（IgG 型）

選択肢考察　×a　血小板低値であるが皮下出血はなく，出血傾向を認めず，輸血は適切ではない。

×b　自家末梢血幹細胞移植の適応は 65 歳未満であるため不適である。

×c　アルブミンの値は低値であるが，血圧は保たれており，また難治性の浮腫もなく，アルブミン製剤の使用は不適である。

○d　高カルシウム血症を呈しており，ビスホスホネート製剤の点滴製剤を用いてカルシウムの補正を図る。

×e　両側大腿骨に広範な骨融解像を認め，骨折のリスクが非常に高いため，自立歩行を目的としたリハビリは不適である。

解答率　a 0.9%，b 1.3%，c 0.8%，d 95.3%，e 0.8%

関連知識　MM の主な合併症は血清 Ca 値の上昇（Calcium elevation），腎機能障害（Renal dysfunction），貧血（Anemia），骨病変（Bone lesion）である。頭文字をとって CRAB と呼ばれる。

正　解　**d**　**正答率** 95.3%　　　　　　　　　　　　　　　▶参考文献　MIX 132

受験者つぶやき
・腰背部痛，多発性骨髄腫と読んで，まずカルシウム値を確認して正解でした。
・高 Ca 血症の治療が問われました。生食，ビスホスホネート，カルシトニンは大切です。
・多発性骨髄腫の腫瘍症状は CRAB（高 Ca 血症，腎障害，貧血，病的骨折）で覚えました。

F

医学総論

Check ■ ■ ■

113F-63　34歳の女性（1妊1産）。産後2週の妊産婦健康診査を希望して，分娩した産科診療所に来院した。2週間前に第1子である3,150 gの男児を経腟分娩した。来院時の体温36.5℃。脈拍80/分，整。血圧126/76 mmHg。尿所見は蛋白（−），糖（−）。内診で子宮復古に異常は認めず，悪露も正常であった。母乳哺育を行っているが，うまくできているかとても心配で毎日よく眠れない。育児は全く楽しくなく，ときに自分を傷つけたいとの思いが浮かぶという。日本語版エジンバラ産後うつ病質問票〈EPDS〉への自己記入の結果，合計点数は12点（基準8以下）であった。

　　　この時点の対応として適切なのはどれか。**2つ選べ。**

　　a　抗精神病薬を処方する。

　　b　精神科への受診を提案する。

　　c　児と分離することを目的に入院させる。

　　d　本人の同意を得て市町村に患者情報を伝える。

　　e　母乳哺育を中止し人工乳哺育にするように指導する。

アプローチ　①2週間前に3,150 gの男児を経腟分娩

②体温36.5℃，脈拍80/分，整，血圧126/76 mmHg ━━➤ 来院時のバイタルは正常

③内診で子宮復古に異常なし，悪露正常 ━━➤ 産後経過に異常なし

④母乳哺育がうまくできているか心配で不眠，育児が楽しくない ━━➤ 育児不安

⑤自分を傷つけたい ━━➤ 自傷企図

⑥EPDS 12点 ━━➤ 産後うつ病の可能性大

鑑別診断　「アプローチ」④，⑤より産褥期精神障害を疑う。産褥期精神障害として，マタニティ・ブルー，産褥期うつ病，産褥期精神病が挙げられ，それぞれの鑑別のポイントは発症時期と症状である。マタニティ・ブルーは産後3～10日で発症し，気分低下，不安，涙もろさなどが主な症状であるが，希死念慮などはみられない。産褥期うつ病は産後数週間～数か月以内（多くは産褥1か月ころ）に発症し，症状は一般的なうつ病と違いはなく，抑うつ気分，不安，意欲低下がみられる。時に希死念慮がみられることもある。産褥期精神病は産後数週間で発症し，幻聴・幻視・錯乱などを呈し，殺児念慮をもつこともある。

　　本症例では症状が合致し，EPDSが12点であったことから産褥期うつ病と診断される。

診断名　産褥期うつ病

選択肢考察　×a　産褥期うつ病の治療には三環系抗うつ薬，抗不安薬が用いられる。一方，産褥期精神病では抗精神病薬が必要となることが多い。

○b　産褥期にうつ症状がみられた場合，早期に精神科専門医による適切な治療を開始することが症状改善につながる。

×c　児と分離すると症状は悪化する可能性が高い。

○d　うつ状態などで福祉サービスの介入が必要と判断された場合，市町村に氏名を連絡する。

×e　うまく母乳哺育したいができないことがうつ症状の原因の一つと考えられるので，人工哺乳への切り替えは症状増悪の要因となる。

解答率　a 4.7%，b 97.4%，c 18.0%，d 59.6%，e 18.1%

関連知識　周産期のメンタル・ヘルスは近年のトピックスである。

本症例で使われた日本語版エジンバラ産後うつ病質問票〈EPDS〉は，産後うつ病のスクリーニングを目的として開発された自己記入式質問紙である。各質問項目の採点に 0〜3 点が付けられ，最大30点，9点以上で産後うつ病の可能性が高いと判断される。

正　解　b，d　**正答率** 58.7%　　　▶ **参考文献**　**MIX** 325　**チャート** **産** 287

受験者つぶやき
・産後うつ病は未履修でした。
・産後うつが進行してしまうと死につながるので，どういった介入をすればいいのか確認しておけばよかったです。
・入院させるのは大げさな気がしました。

Check ■ ■ ■

F
医学総論

113F-64　83 歳の男性。意識障害のため救急車で搬入された。夏の日中に長時間の草刈り作業中，ふらつきを訴えていた。その後，意識がもうろうとなっているところを周囲の作業者が気付き，救急車を要請した。2 型糖尿病と高血圧症で内服治療中である。意識レベル JCS Ⅲ-100。体温 38.3℃。心拍数 120/分，整。血圧 92/50 mmHg。呼吸数 24/分。SpO_2 98%（マスク 5 L/分 酸素投与下）。口腔内は乾燥しており，全身に発汗を認める。血液所見：Hb 15.2 g/dL，Ht 53%。血液生化学所見：Na 148 mEq/L，K 4.6 mEq/L，Cl 104 mEq/L，血糖 98 mg/dL，尿素窒素 30 mg/dL，クレアチニン 1.2 mg/dL。

初期対応に用いる輸液として適切なのはどれか。**2 つ選べ。**

a　生理食塩液　　　　b　アミノ酸製剤　　　　c　5% ブドウ糖液
d　高カロリー輸液　　e　乳酸リンゲル液

アプローチ　①夏の日中に長時間の草刈り作業中 ⟶ 高温環境

②意識レベル JCS Ⅲ-100 ⟶ 刺激しても覚醒しない状態で，痛み刺激に対し払いのける動作をする程度

③口腔内は乾燥しており，全身に発汗を認める ⟶ 脱水状態

④ Hb 15.2 g/dL，Ht 53% ⟶ 血液濃縮の所見

⑤ 2 型糖尿病，血糖 98 mg/dL ⟶ 血糖値正常なので，低血糖発作，高血糖昏睡ではない。

鑑別診断　意識障害の原因の鑑別診断として，まず低酸素血症が挙げられるが，酸素投与下ではあるが酸素飽和度は保たれているので低酸素血状態ではない。糖尿病の持病があるが，血糖値は正常なので高血糖による昏睡や低血糖発作ではない。高温環境下の長時間作業中に起きた意識障害であり，体温は上昇し，脱水症状も示しているので，熱中症と診断して問題ない。

診断名　熱中症

選択肢考察　○a　血中ナトリウム濃度は正常上限とやや上昇しているので，初期対応では等張液を輸液す

る。

× b　熱中症においても脱水状態においてもアミノ酸輸液を用いることはない。

× c　ブドウ糖は速やかに代謝されるため，真水を輸液しているのと同じである。

× d　高カロリー輸液を用いる必要はない。

○ e　初期対応としては生理食塩液と乳酸リンゲル液がふさわしい。

解答率　a 97.8％，b 0.8％，c 3.3％，d 0.4％，e 96.1％

関連知識　血清浸透圧＝2×Na(mEq/L)＋血糖値(mg/dL)/18＋BUN(mg/dL)/2.8

で求められる。本問の数値を代入すると，約 312 mOsm/kgH$_2$O となり，かなり高張になっていることがわかる。

コメント　正解を 2 つ選ぶ問題であり，ケアレスミスのないようにする。

正解　**a，e**　**正答率 95.1％**　　　▶参考文献 MIX 452

受験者つぶやき

・脱水には迷わず生食，乳酸リンゲルです。
・熱中症は血管内脱水なので細胞外輸液を使います。
・今年は輸液の問題が簡単でよかったです。

F
医学総論

Check ■ ■ ■

113F-65　52 歳の男性。人間ドックの上部消化管内視鏡検査で胃前庭部に 2 cm の胃癌を指摘され受診した。

治療方針の決定に有用なのはどれか。**2 つ選べ。**

a　拡大内視鏡　　　　b　経鼻内視鏡　　　　c　超音波内視鏡

d　カプセル内視鏡　　e　バルーン内視鏡

アプローチ　① 52 歳の男性 ⟶ 中年，男性

② 人間ドックの上部消化管内視鏡検査で ⟶ 精密検査ではなく，スクリーニングでの内視鏡検査である。

③ 胃前庭部に 2 cm の胃癌 ⟶ 内視鏡治療適応であることが多い。

診断名　スクリーニングの上部消化管内視鏡検査でみつかった早期胃癌

選択肢考察　○ a　拡大内視鏡は，血管や腺管構造を確認するのに有用である。

× b　経鼻内視鏡は，精密検査には向いていない。

○ c　超音波内視鏡は，深達度の診断に有用である。

× d　本邦では小腸カプセル内視鏡と大腸カプセル内視鏡が保険適用となっている。

× e　バルーン内視鏡は，主に小腸の検索に用いられる。

解答率　a 93.2％，b 3.9％，c 98.2％，d 2.6％，e 1.5％

関連知識　早期胃癌の治療方針は，サイズ，深達度，分化度などから判断する。拡大内視鏡は，血管や腺管構造から，病変の範囲や分化度を内視鏡診断できる。深達度診断に関しては，超音波内視鏡が有用である。

コメント　胃癌診療の流れ，内視鏡治療の適応を理解しておくとよい。

正　解　a，c　正答率 91.8%

受験者つぶやき

・超音波内視鏡は去年も出題がありました。深達度の評価に有用ですね。
・超音波内視鏡は 112 回国試でも出たので直近の過去問演習は大事だと思いました。
・それぞれの内視鏡の特徴を押さえておきましょう。

Check ■ ■ ■

113F-66　69 歳の男性。発熱と下腹部の緊満感とを主訴に来院した。以前から排尿困難を自覚していた。数日前から頻尿と排尿時痛が出現し，今朝から 38℃ 台の発熱と全身倦怠感および下腹部の緊満感を自覚したため受診した。腹部に肝・脾を触知しない。下腹部に緊満を認める。直腸指診で前立腺に圧痛を認める。尿所見：蛋白 1+，糖（−），ケトン体（−），潜血 1+，沈渣は赤血球 5〜9/HPF，白血球 50〜99/HPF。血液所見：赤血球 435 万，Hb 13.6 g/dL，Ht 41%，白血球 16,900，血小板 16 万。血液生化学所見：総蛋白 6.6 g/dL，アルブミン 4.1 g/dL，総ビリルビン 0.6 mg/dL，AST 30 U/L，ALT 21 U/L，血糖 175 mg/dL，Na 141 mEq/L，K 4.1 mEq/L，Cl 105 mEq/L。CRP 8.5 mg/dL。

この時点での治療として検討すべきなのはどれか。**2 つ選べ。**

a　腎瘻造設術　　　　　　　　　b　抗菌薬の投与

c　抗コリン薬の投与　　　　　　d　尿道カテーテルの挿入

e　LH-RH アゴニストの投与

アプローチ　①発熱 ━━▶ 急性の感染症がある。

②以前からの排尿困難 ━━▶ 年齢も考えると，もともと前立腺肥大症があると考える。

③下腹部の緊満感 ━━▶ ②と併せて考えると，尿閉に近いかなりの残尿量がある可能性がある。

④数日前から頻尿と排尿時痛 ━━▶ 膀胱刺激症状（尿路感染症）を考えるが，頻尿の原因は残尿の増加による膀胱容量の減少である。

⑤直腸指診で圧痛 ━━▶ 前立腺の炎症（腫れ）がある。

⑥白血球 50〜99/HPF ━━▶ 尿路感染

⑦白血球 16,900，血小板 16 万，CRP 8.5 mg/dL ━━▶ 炎症所見あり。敗血症にはなっていない。

鑑別診断　本問の診断はなんらかの尿路感染症であることは明らかで，「アプローチ」②の背景にある前立腺肥大症と⑤の前立腺の触診所見から急性前立腺炎がまず考えられる。

　もしも陰嚢内容の腫大・圧痛などの所見があれば急性精巣上体炎を，男性では比較的まれであるが肋骨脊柱角の叩打痛の所見があれば急性腎盂腎炎を考えないといけない。したがって，これらの所見を確認することも日常診療では必須である。

診 断 名　急性前立腺炎

選択肢考察　×a　尿閉に近い状態であり，尿道カテーテルが留置できなかった場合に膀胱瘻を造設することはあるが，いきなり腎瘻はない。

　　　　　　　○b　細菌感染による急性感染症の可能性が高く，広域スペクトラムの抗菌薬を投与する。尿培養と感受性検査をしておく方がよい。

× c 尿閉に近い状態であり，単独での投与は禁忌である。

○ d 多量の残尿がある可能性があり，尿道カテーテルを留置し，補液によって尿量を増加させるべきである。カテーテルが挿入できない場合には膀胱瘻を造設する。

× e 前立腺癌のホルモン療法である。

解 答 率 a 4.2%，b 98.6%，c 0.3%，d 94.1%，e 0.6%

コメント 　急性前立腺炎の場合，直腸指診の際に過度に圧迫すると敗血症を引き起こす可能性もあり，十分注意しなければならない。本症例では尿閉に近いこと，また排尿時に前立腺を刺激しないように，膀胱尿をドレナージするために尿道留置カテーテルは必要である。太いと前立腺部尿道を圧迫することが懸念されるため，細めのカテーテルが望ましいと考える。

正 解 **b，d** **正答率 93.8%** ▶参考文献 **MIX** 290

受験者つぶやき
・国試数日前に急性前立腺炎になった友人がいました。難なく解けたそうです。
・急性前立腺炎の治療はニューキノロン系です。
・簡単に選べました。

Check ■ ■ ■

113F-67 　50歳の女性。活動の低下を心配した夫に伴われて来院した。2か月前から朝起床はするが，朝食の準備ができず，ぼんやりと座っているようになった。それまで見ていたニュースや新聞を見なくなり，買い物には行くが，献立を決められず，何も買わずに帰ってくる状態であった。2週間前からは洗濯や掃除などの家事が全くできなくなったため，夫に伴われて受診した。意識は清明。見当識と記憶に異常は認めない。身体所見に異常を認めない。

　この患者にみられることが予想される訴えはどれか。**2つ選べ。**

a 「自分のせいで家族に迷惑をかけています」

b 「急に頭の中が真っ白になってしまいます」

c 「テレビドラマをみると感動して涙ぐんでしまいます」

d 「物事に何か裏の意味があるように感じられ不気味です」

e 「趣味や好きだったことが少しも楽しめなくなりました」

アプローチ ①夫に伴われて来院 ━━ 本人の病識が乏しい可能性がある。

②活動の低下 ━━ うつ病の抑制症状の可能性があると考えられる。

③朝食の準備ができない ━━ 意欲低下，判断力低下とみることができる。

④ニュースや新聞を見なくなり ━━ 興味減退，意欲低下とみることができる。

⑤献立を決められない ━━ 判断力低下とみることができる。

⑥洗濯や掃除などの家事ができない ━━ 意欲低下とみることができる。

⑦意識は清明，見当識と記憶に異常はない ━━ せん妄や認知症を除外できる。せん妄は何らかの身体的な原疾患を背景に生じる急性の脳機能障害で，幻覚，妄想，見当識障害，不安，不穏などの症状を伴う意識障害をきたす。症状は一日の中での変動や日によっての変動が大きい。本例ではある程度慢性の経過をとっており，症状もせん妄を示唆するものではない。認

知症は意識は保たれているが認知機能が低下していく病態で，記憶障害がないことから積極的には鑑別診断には挙がらない。

⑧身体所見に異常を認めない ⟶ 甲状腺機能低下症，慢性硬膜下血腫，パーキンソニズムなど活動性を低下させる身体疾患を除外できる。

鑑別診断　うつ病，認知症，身体疾患に伴う意欲の低下，せん妄が鑑別に挙がる。経過が2か月とゆっくり進行してきていることから，急性の脳機能障害であるせん妄は当てはまりにくい。身体所見に異常を認めないことから，身体疾患に伴う意欲低下も当てはまりにくい。認知症は，「見当識と記憶に異常は認めない」とあることから，当てはまりにくい。

診断名　うつ病

選択肢考察
○a　罪責感であり，うつ病患者にしばしばみられる。あるいはこの訴えがあまりに事実とかけ離れた思い込みである場合は罪業妄想と呼ばれ，これもうつ病の三大妄想の一つに数えられている。

×b　突然生じる症状と思われ，うつ病よりも不安や緊張に伴ってみられる可能性がある。

×c　病的な反応とは考えにくい。

×d　関係念慮，被害妄想の可能性がある。

○e　興味，喜びの消失で，うつ病の典型的な症状の一つ。

解答率　a 93.7%，b 5.5%，c 1.2%，d 1.1%，e 96.6%

関連知識　うつ病は，抑うつ気分，興味減退のいずれか1つ以上に加えて，不眠，食欲不振・体重減少あるいは過食，無価値観・罪責感，意欲低下・易疲労感，集中力低下・判断力低下，焦燥感あるいは抑制症状，希死念慮のいずれかを合わせて5つ以上の症状が2週間以上連続して生じているときに診断される（DSM-5，米国精神医学会の診断基準）。本例では，食欲や睡眠については触れられていないが，興味減退，意欲低下，集中力低下，判断力の低下を認め，抑制症状も明らかにみられることから，うつ病の可能性が高いと思われる。睡眠や食事がとれているか，自分を極端に責めてしまう気持ちがないか，希死念慮がないか，などについては今後さらに踏み込んで問診する必要がある。なぜかというと，うつ病患者は多弁ではなく，うつ病の症状はこちらから問いかけないと明らかにならない場合が多いからである。

コメント　2か月前から徐々に症状を生じているうつ病の一例と思われる。診断を下すには十分な症状がそろっていないが，既に述べてきたようなポイントを問診していくことで診断が明らかになると思われる。

正解　a，e　**正答率** 92.2%　　　　　▶参考文献　MIX 386

受験者つぶやき
・典型的なうつ病ですね。
・うつ病と認知症の鑑別は大切です。過去問にもありました。
・罪業妄想はうつ病に特徴的です。

F　医学総論

Check ■ ■ ■

次の文を読み，68〜70 の問いに答えよ。

　65 歳の男性。大腸ポリープの治療のため入院した。

現病歴：1 か月前の大腸内視鏡検査でポリープを指摘され，内視鏡的ポリペクトミーが予定された。

既往歴：8 年前から副鼻腔炎。5 年前から心房細動，高血圧症および脂質異常症。3 年前に 2 型糖尿病と診断され，インスリンを毎食前に自己注射している。

生活歴：妻と 2 人暮らし。喫煙歴はない。飲酒は機会飲酒。

家族歴：5 歳年上の兄が 55 歳時に狭心症。

現　症：身長 173 cm，体重 68 kg。体温 36.1℃。脈拍 80/分，不整。血圧 140/74 mmHg。呼吸数 14/分。眼瞼結膜に貧血を認めない。心音と呼吸音とに異常を認めない。腹部は平坦，軟で，肝・脾を触知しない。

113F-68　内視鏡的ポリペクトミーに際し，特に気を付けるべき内服薬はどれか。

　　　　a　降圧薬　　　　　　　　b　抗菌薬　　　　　　　　c　抗凝固薬

　　　　d　スタチン　　　　　　　e　抗ヒスタミン薬

　治療日に朝から絶食で腸管洗浄液を内服して頻回の排便を行っていた。その後，病棟の廊下でうずくまっているところを看護師に発見された。

現　症：呼びかけには返答がある。体温 36.2℃。脈拍 96/分，不整。血圧 146/84 mmHg。呼吸数 20/分。眼瞼結膜に貧血を認めない。顔面は蒼白で発汗を認める。頸静脈の怒張を認めない。心音と呼吸音とに異常を認めない。腹部は平坦，軟。血便を認めない。四肢に麻痺や弛緩を認めない。簡易測定した血糖値が 45 mg/dL であり，50% ブドウ糖 20 mL を静注した。

113F-69　対応として**適切でない**のはどれか。

　　　　a　緊急内視鏡　　　　　　　　　　　b　家族への説明

　　　　c　12 誘導心電図　　　　　　　　　　d　血糖値の再検査

　　　　e　バイタルサインの再評価

　看護師に確認したところ，朝は絶食だったが，医師から通常通りインスリン注射の指示が出ており実施したとのことであった。

113F-70　対応として**適切でない**のはどれか。

　　　　a　インシデントについて患者に説明した。

　　　　b　インシデント発生時のモニター心電図の記録を保存した。

　　　　c　インシデントの内容を薬剤師と共有した。

　　　　d　インシデントの内容を診療録に記載した。

　　　　e　インシデントレポートの提出を看護師に任せた。

[68]

アプローチ　①内視鏡的ポリペクトミー ➡ 出血や穿孔の危険性

　　　　　　　②心房細動 ➡ 血栓予防目的での抗凝固薬内服の可能性

　　　　　　　③高血圧症 ➡ 降圧薬内服の可能性

④脂質異常症 ⟶ スタチンなどの脂質低下薬内服の可能性

⑤２型糖尿病 ⟶ 血糖降下薬内服，高血糖の可能性，易感染性に注意

⑥インスリン自己注射 ⟶ 低血糖発作の可能性に注意

診 断 名　大腸ポリープの疑い

選択肢考察　×a　降圧薬の内服は行っていても検査前のバイタルサインが異常なければ問題ない。

×b　抗菌薬内服は検査に問題はない。

○c　抗凝固薬の内服はポリペクトミー後の止血が困難となる可能性があり，確認が必須である。

×d　スタチン内服は検査に問題はない。

×e　抗ヒスタミン薬内服は検査に問題はない。

解 答 率　a 0.4%，b 0.1%，c 99.1%，d 0.1%，e 0.1%

関連知識　血栓形成を防止する薬剤として，抗凝固薬と抗血小板薬がある。前者は血液の流れが滞ることで生成するフィブリン血栓（赤色血栓）形成を防止する目的で，心房細動や深部静脈血栓症などに対して使用される。後者は血管が傷ついて活性化した血小板によって生成した血小板血栓（白色血栓）の防止目的で，動脈硬化が原因である心筋梗塞，脳梗塞の予防に使用される。

　本症例では，心房細動に対して抗凝固薬が使用されている可能性が高く，ポリペクトミーは出血の危険度の高い内視鏡処置であるので，事前に確認しておくことが必須である。ワルファリンが使用されている場合にはヘパリン置換や一時的に他の半減期の短い抗凝固薬への変更が必要であり，ワルファリン以外の半減期の短い抗凝固薬が内服されている場合には当日の休薬やヘパリン置換が必要となる。

[69]

アプローチ　⑦絶食 ⟶ 低血糖の可能性

⑧呼びかけには返答あり ⟶ 意識状態は清明

⑨眼瞼結膜に貧血なし ⟶ 出血の可能性は低い。

⑩血糖値 45 mg/dL ⟶ 低血糖発作の確定

診 断 名　低血糖発作

選択肢考察　×a　内視鏡治療前であり，適応なし。

○b　患者の状態が安定すれば家族への説明を行う。

○c　心房細動もあり，12 誘導心電図を取っておくことは必要である。

○d　ブドウ糖静注後に血糖が上昇したことを確認する必要がある。

○e　低血糖発作改善後もバイタルサインの再評価は必要である。

解 答 率　a 99.4%，b 0.1%，c 0.1%，d 0.0%，e 0.2%

関連知識　本症例でこのような症状をきたす可能性があるのは，血栓症による脳梗塞かインスリン治療による低血糖発作である。いずれにせよ，内視鏡処置前であり，大腸ポリープからの出血は可能性が極めて低く，緊急内視鏡の適応はない。血糖測定の結果から，インスリン治療中に生じた低血糖発作であると診断され，ブドウ糖静注により治療されている。それ以外の選択肢はすべて適切な処置である。

F　長文問題

[70]

アプローチ

⑪朝は絶食だった ⟶ 低血糖発作の原因

⑫通常通りのインスリン注射 ⟶ 低血糖発作の原因

選択肢考察

○a インシデント・アクシデントの内容は患者に報告すべきである。

○b インシデント・アクシデント時の記録はできる限り詳細に保存すべきである。

○c インシデント・アクシデントの情報は多職種間で共有すべきである。

○d インシデント・アクシデントの内容は遅滞なく診療録に記載する。

×e インシデント・アクシデントレポートは関わったスタッフが個々にそれぞれの立場から作成するべきである。

解答率 a 0.1%，b 0.3%，c 0.1%，d 0.0%，e 99.3%

関連知識

　まず，本事例は絶食であるにもかかわらずインスリン注射を指示したという医療過誤から低血糖発作を引き起こし，ブドウ糖静注という処置を必要とした医療事故の事例である。本事例のインシデント・アクシデントレベルは，絶食下のインスリン注射により一過性ではあるが患者に影響を与え，本来必要ではなかったブドウ糖静注という簡単な処置が必要となっており，レベル 3a のアクシデントと分類されるべきである。インシデント・アクシデントの内容は，患者本人と家族に説明すべきであり，遅滞なく診療録に記録する。その情報は多職種間で共有し，関わったそれぞれが，個々の立場でレポートを作成して報告し，今後の防止に向けた対策に役立てるべきである。

正　解 ［68］**c** **正答率 99.1%** ［69］**a** **正答率 99.3%** ［70］**e** **正答率 99.3%**

▶参考文献 MIX 6，458

受験者つぶやき

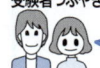

［68］・手術前に抗凝固薬を休薬するので，術後は心筋梗塞や脳梗塞の再発リスクが上がっています。
　　　・ope 前は内服薬を確認する必要があります。抗凝固薬は出血リスクがあり注意が必要です。
　　　・抗凝固薬で出血しやすい状態になっています。

［69］・明らかに低血糖発作なので，わざわざ内視鏡室に運ぶ必要はないと思いました。
　　　・血圧が正常で発汗，顔面蒼白だったので真っ先に低血糖を考えました。
　　　・低血糖発作なので，内視鏡は必要ないです。

［70］・実際に現場では起きていそうなことだと思いました。
　　　・インシデントレポートは得点源です。
　　　・インシデントレポートは自分で作成しないとダメでしょう。

Check ■ ■ ■

次の文を読み，71〜73 の問いに答えよ。

80 歳の女性。食欲不振を主訴に来院した。

現病歴：昨日の朝から気分が優れず，冷汗と息苦しさが出現し，食欲も低下した。昨晩も熟睡できなかった。今朝も同様の症状が続いていたが，本人は大丈夫と言う。同居している夫が心配し，本人とともに受診した。

既往歴：変形性膝関節症，高血圧症，2 型糖尿病。血糖コントロールは良好であった。

生活歴：夫と 2 人暮らし。ADL はほぼ自立しているが，歩行時に杖が必要である。喫煙は 10 年前まで，20 本/日を 50 年間。飲酒は機会飲酒。

家族歴：父は脳卒中で死亡。妹が糖尿病。

現　症：意識は清明。身長 155 cm，体重 44 kg。体温 36.0℃。脈拍 100/分，整。血圧 114/60 mmHg。呼吸数 18/分。SpO_2 98%（room air）。眼瞼結膜と眼球結膜とに異常を認めない。心音と呼吸音とに異常を認めない。腹部は平坦，軟で，肝・脾を触知しない。両側の軽度下腿浮腫を認める。両側アキレス腱反射の低下を認める。下肢の振動覚低下なし。

検査所見：尿所見：蛋白 2+，糖＋。血液所見：赤血球 404 万，Hb 12.4 g/dL，Ht 37%，白血球 15,000，血小板 23 万。血液生化学所見：総蛋白 6.9 g/dL，アルブミン 3.6 g/dL，AST 71 U/L，ALT 21 U/L，γ-GTP 24 U/L（基準 8〜50），LD 419 U/L（基準 176〜353），CK 450 U/L（基準 30〜140），CK-MB 42 U/L（基準 20 以下），血糖 234 mg/dL，HbA1c 6.2%（基準 4.6〜6.2），尿素窒素 18 mg/dL，クレアチニン 0.9 mg/dL，Na 140 mEq/L，K 4.0 mEq/L，Cl 102 mEq/L。CRP 0.1 mg/dL。12 誘導心電図：洞調律で V1-V3 誘導で ST 上昇，Ⅱ，Ⅲ，aVF，V5-V6 誘導で ST 低下を認める。画像所見：胸部エックス線写真で心胸郭比 56%，肺血管影の増強および両側の肋骨横隔膜角の鈍化を認めない。

113F-71　最も可能性が高いのはどれか。

a　肺気腫
b　急性冠症候群
c　肺血栓塞栓症
d　甲状腺機能亢進症
e　上腸間膜動脈血栓症

113F-72　血糖値と HbA1c の乖離の要因として考えられるのはどれか。

a　喫煙歴
b　亜鉛欠乏
c　肝機能障害
d　白血球増多
e　急激な高血糖

　1 週間の集中治療室での管理の後に一般病棟へ転棟し，引き続き 3 週間の入院期間を必要とした。バイタルサインは安定し，食事も全量摂取であったが，変形性膝関節症による痛みでリハビリテーションを十分に施行できず，ほぼベッド上にいる状態であった。一般病棟転棟後に施行した Mini-Mental State Examination〈MMSE〉28 点（30 点満点）。退院前日の夜間にトイレから病室に戻る際に転倒した。

113F-73　転倒の要因として**考えにくい**のはどれか。

a　膝関節症
b　長期臥床
c　起立性低血圧
d　認知機能障害
e　糖尿病性神経障害

アプローチ　①80歳の女性，食欲不振が主訴，冷汗と息苦しさが出現 ➡ 心血管疾患，呼吸器疾患，消化器疾患などが考えられる。冷汗は有用な所見で，低血糖，ショック，心筋虚血などの身体的な原因をまず考える。それらが除外できれば，パニック障害，身体表現性障害などの心因性疾患を考慮する。

②高血圧，2型糖尿病の既往歴，喫煙は10年前まで20本/日を50年，父は脳卒中で死亡 ➡ 高血圧，糖尿病，喫煙，虚血性疾患の家族歴は，急性冠症候群のリスク要因である。糖尿病患者，女性，高齢者は，急性冠症候群でも胸痛を伴わないことが多い。

③両側アキレス腱反射の低下 ➡ 糖尿病性神経障害で初期にみられる。

④血液所見において白血球数上昇，血液生化学所見において AST 上昇（ALT は正常にもかかわらず AST のみ），LD 上昇，CK 上昇，CK-MB 上昇 ➡ 急性冠症候群の検査結果として矛盾はない。

⑤12誘導心電図：V1-V3誘導で ST 上昇，Ⅱ，Ⅲ，aVF，V5-V6誘導で ST 低下 ➡ 前壁中隔での心筋虚血を示唆している。

⑥胸部エックス線写真で心胸郭比56%，肺血管影の増強および両側の肋骨横隔膜角の鈍化は認めない ➡ 心拡大は認められるが，肺うっ血所見や胸水貯留はない。

鑑別診断　食欲不振，冷汗，息苦しさという主訴であるが，高齢女性であることを考慮すると，心血管疾患，呼吸器疾患，消化器疾患など，診断が絞り切れない。冷汗を伴うため，緊急を要する低血糖とショック，急性冠症候群は鑑別しておく必要がある。血糖234 mg/dL であり低血糖はない。血圧114/60 mmHg であるのでショックもない。検査所見は急性冠症候群を示唆しているが，さらに D ダイマー，心筋トロポニン T，心臓由来脂肪酸結合蛋白〈H-FABP〉，心エコー，造影 CT などの検査も追加で行いたい。

診断名　急性冠症候群

[71] ▬▬▬▬▬▬▬▬▬▬▬▬▬▬▬▬▬▬▬▬▬▬▬▬▬▬▬▬▬▬▬▬▬▬

選択肢考察　×a　肺気腫では，臨床所見として咳や痰，1分間に20回以上の頻呼吸，胸部エックス線写真で肺野透過性の亢進がみられる。

○b　臨床症状は非特異的であるが，検査所見からは矛盾ない。初期治療と並行してリスク評価をし，冠動脈造影を行うことになる。

×c　肺血栓塞栓症では，低 O_2 血症，心電図所見で肺性 P 派，V1-V3 の陰性 T 波などの所見がみられる。

×d　甲状腺機能亢進症では，体重減少，多汗，易疲労感などの全身症状，頻脈，労作時息切れなどの循環器症状，手指振戦などの神経症状，食欲亢進，下痢などの消化器症状がみられる。また検査所見では，血中 FT_4〈遊離 T_4〉の上昇，TSH の抑制などがみられる。

×e　上腸間膜動脈血栓症では，急激な腹痛や下血，下痢，嘔気・嘔吐などがみられる。

解答率　a 0.2%，b 99.0%，c 0.1%，d 0.2%，e 0.3%

関連知識　急性冠症候群の身体所見として冷汗が有用である。Ⅲ音聴取，頸静脈怒張，crackles は特異度が高いが感度は低い。高齢者では非特異的症状が多く見逃されやすい。

[72] ▬▬▬▬▬▬▬▬▬▬▬▬▬▬▬▬▬▬▬▬▬▬▬▬▬▬▬▬▬▬▬▬▬▬

選択肢考察　×a　喫煙は糖代謝に影響を及ぼし，糖尿病発症の独立したリスク因子であるが，血糖値と

　　　　HbA1c の乖離の要因ではない。

× b　　亜鉛欠乏症では耐糖能障害の原因となるが，血糖値と HbA1c の乖離の要因ではない。

× c　　肝硬変に伴う脾機能亢進では，赤血球寿命の短縮で HbA1c の低値がみられるが，肝機能障害だけでは HbA1c は低値とならず，血糖値と HbA1c の乖離は生じない。

× d　　白血球増多では血糖値と HbA1c の乖離は生じない。

○ e　　HbA1c は過去 1〜2 か月間の平均血糖値を反映するため，急激な高血糖が起きると血糖値の上昇に HbA1c の変化が付いていけず，血糖値と HbA1c の乖離がみられる。

解　答　率　a 1.0%，b 0.4%，c 2.1%，d 1.2%，e 95.1%

関連知識　　赤血球の寿命が短縮すると HbA1c が低値を示し，血糖値と HbA1c の乖離がみられる。赤血球の寿命が短縮するのは，溶血性貧血，悪性貧血，失血，骨髄異形成症候群，肝硬変を伴う脾機能亢進などである。

[73]

選択肢考察　○ a　　変形性膝関節症では関節の変形，疼痛，可動域制限，筋萎縮などが認められ，転倒の要因となる。

○ b　　長期臥床により廃用症候群をきたし，転倒の要因となる。

○ c　　過度の安静や糖尿病により起立性低血圧を生じる。起立性低血圧では起立時のふらつきや失神がみられ，転倒の要因となる。

× d　　認知機能障害が直接的に転倒の要因となることはない。

○ e　　糖尿病性神経障害では四肢の筋力低下や知覚障害がみられ，転倒の要因となる。また，糖尿病性自律神経障害も起立性低血圧を起こし，転倒しやすくなる。

解　答　率　a 0.2%，b 0.1%，c 0.2%，d 95.1%，e 4.2%

関連知識　　廃用症候群〈生活不活発病〉とは長期の安静臥床による二次障害であり，活動性低下に伴い生じた心身機能の低下である。具体的には，次の①〜③が相当する。①局所的なもの：筋萎縮，筋力低下，骨萎縮，関節拘縮，皮膚萎縮，褥瘡。②全身的なもの：心肺機能低下，起立性低血圧，誤嚥性肺炎，るい痩。③精神・神経に関するもの：認知機能低下，うつ状態，アパシー。廃用症候群は治療より予防が重要で，早期離床・早期歩行を促す。

正　　解　　[71] b　**正答率 99.0%**　　　[72] e　**正答率 95.1%**　　　[73] d　**正答率 95.1%**

▶参考文献　MIX 157, 212, 346, 433

受験者つぶやき

[71]・無痛性心筋梗塞というやつでしょうか。
　　　・心電図でミラーイメージがあったので ACS とすぐわかりました。
　　　・2 型糖尿病を合併しているので胸痛がないのでしょう。
[72]・食欲低下で食後の糖尿病の薬を飲まなくなったのか？と想像しました。
　　　・HbA1c は 2 か月の BS の平均値と覚えていました。劇症 1 型 DM でも乖離します。
　　　・HbA1c は過去 1〜2 か月の血糖を反映します。
[73]・MMSE 28 点では認知機能障害は考えられません。
　　　・認知機能と運動機能は比例しないと覚えていました。
　　　・MMSE の点数から認知症はないと考えました。

Check ■ ■ ■

次の文を読み，74〜76 の問いに答えよ。

70 歳の男性。労作時の息切れを主訴に来院した。

現病歴：4 年前に縦隔腫瘍に対し摘出手術が施行され，病理検査で軟部肉腫と診断された。2 年前に肺転移に対して 2 か月間アドリアマイシンが投与され，その後病変の増大はない。1 か月前から倦怠感があり，数日前から労作時の息切れを自覚するようになった。ここ 3 か月で 3 kg の体重増加がある。

既往歴：45 歳から高血圧症で内服加療。

生活歴：喫煙は 20 歳から 33 歳まで 20 本/日。飲酒は機会飲酒。

家族歴：母親は肺癌で死亡。

現　症：意識は清明。身長 172 cm，体重 63 kg。体温 36.5℃。脈拍 80/分，整。血圧 164/78 mmHg。呼吸数 18/分。眼瞼結膜と眼球結膜とに異常を認めない。頸静脈の怒張を認めない。胸骨正中切開の手術瘢痕を認める。Ⅲ音を聴取し，心雑音を認めない。呼吸音に異常を認めない。腹部は平坦，軟で，肝・脾を触知しない。四肢末梢に冷感を認めない。両側下腿に浮腫を認める。

検査所見：血液所見：赤血球 399 万，Hb 11.6 g/dL，Ht 38%，白血球 4,000，血小板 16 万。血液生化学所見：総蛋白 6.2 g/dL，アルブミン 3.6 g/dL，AST 62 U/L，ALT 81 U/L，LD 251 U/L（基準 176〜353），尿素窒素 14 mg/dL，クレアチニン 0.6 mg/dL，血糖 97 mg/dL，Na 142 mEq/L，K 4.4 mEq/L，Cl 108 mEq/L，脳性ナトリウム利尿ペプチド〈BNP〉696 pg/mL（基準 18.4 以下），心筋トロポニン T 0.14（基準 0.01 以下），CK-MB 5 U/L（基準 20 以下）。CRP 0.3 mg/dL。動脈血ガス分析（room air）：pH 7.4，$PaCO_2$ 38 Torr，PaO_2 83 Torr，HCO_3^- 24 mEq/L。胸部エックス線写真で心胸郭比は 3 か月前に 53%，受診時 58%。心電図で高電位と V5，V6 の軽度 ST 低下を認める。1 年前の心エコー検査は正常である。今回の来院時の心エコー検査で左室はびまん性に壁運動が低下しており，左室駆出率は 35%。

113F-74　症状の原因として最も考えられるのはどれか。

　　a　心外膜炎　　　　　　b　急性心筋梗塞　　　　　c　拡張型心筋症

　　d　感染性心内膜炎　　　e　薬剤性心筋障害

113F-75　現時点での治療薬はどれか。**3 つ選べ。**

　　a　β 遮断薬

　　b　ジギタリス

　　c　ループ利尿薬

　　d　セフェム系抗菌薬

　　e　アンジオテンシン変換酵素〈ACE〉阻害薬

113F-76　心不全の薬物治療を続けるうえで継続的に評価する**必要がない**のはどれか。

　　a　体　重　　　　　　　　　　　　b　心拍数

　　c　CK-MB　　　　　　　　　　　d　左室駆出率

　　e　脳性ナトリウム利尿ペプチド〈BNP〉

F

長文問題

▶臨床eye **Step 1** 70歳の男性　労作時の息切れ

① 4年前，縦隔腫瘍（軟部肉腫）摘出術

② 2年前，肺転移巣に対するアドリアマイシン投与

③ 1か月前，倦怠感

④数日前から労作時息切れ

⑤ 3か月で3kgの体重増加

　労作時息切れを呈する70歳の男性で，心疾患あるいは呼吸器疾患，感染症を疑わせる。悪性の縦隔腫瘍で摘出術後の再発をしているが，化学療法により病状・病勢はコントロールされている。倦怠感と息切れ，体重増加は呼吸器疾患よりも心不全を思わせる症状である。心筋梗塞や弁膜症，心筋症，心筋炎などが想起される。本問では悪性腫瘍に対する化学療法として，「抗癌剤」ではなく，「アドリアマイシン」と明記されていることも注目点である。

Step 2 既往歴，生活歴，現症

⑥ 45歳から高血圧症 ⟶ 虚血性心疾患のリスクファクター

⑦ 20～33歳までの喫煙歴（20本/日） ⟶ 慢性閉塞性肺疾患や虚血性心疾患のリスク

⑧血圧164/78 mmHg，呼吸数18/分，眼瞼・眼球結膜異常なし ⟶ 循環動態は保たれ，貧血による息切れは否定的

⑨頸静脈の怒張なし，肝を触知しない ⟶ 右心不全はないか，あっても軽度

⑩両側下腿に浮腫，心音でⅢ音を聴取 ⟶ うっ血性心不全を示唆

　（心不全の徴候については，⑨と⑩の所見で相反するところがあり，解釈が難しい）

⑪心雑音を認めない ⟶ 弁膜症や先天性心疾患は否定的

⑫呼吸音に異常を認めない ⟶ 肺炎，気管支喘息，自然気胸といった肺疾患は否定的

　Ⅲ音が聴取され，頸動脈怒張や肝腫大はないものの，両側下腿浮腫があり，うっ血性心不全の存在がある。咳嗽や喀痰の存在はなく，呼吸音正常から肺病変を伴ってはいない。1か月前から症状が始まり，労作時息切れがここ数日での発症で，心筋抑制作用のあるアドリアマイシンを2か月間使用したこととの関連性は高いと考える。

Step 3 検査所見

⑬白血球数4,000，CRP 0.3 mg/dL ⟶ 炎症所見はない。

⑭ AST 62 U/L，ALT 81 U/L，脳性ナトリウム利尿ペプチド〈BNP〉696 pg/mL，心筋トロポニンT 0.14，CK-MB 5 U/L ⟶ 心不全徴候で，心筋障害があることを示す。ただし心筋細胞自体の破壊，壊死はない，あるいは急性期ではないと考えられる。

⑮動脈血ガス分析で$PaCO_2$ 38 Torr，PaO_2 83 Torr ⟶ 低酸素血症はない。酸素化能は維持されている。

⑯胸部エックス線写真で心胸郭比は3か月前53%，受診時58% ⟶ 3か月の間に心拡大を呈している。

⑰心電図で高電位とV_5，V_6の軽度ST低下 ⟶ 低電位でないことから心嚢液貯留傾向での心不全は否定的。Q波の存在が記述されておらず，陳旧性心筋梗塞はなさそう。

⑱ 1 年前の心エコー検査は正常，今回は左室がびまん性に壁運動低下，左室駆出率は 35%
➡ 全周性の左室収縮能低下が 1 年以内に発症している。

Step4 総合考察

　体重増加，労作時息切れ，胸部エックス線写真での心拡大，心エコーでの左室収縮能低下所見から，比較的短期間にうっ血性心不全が進行していることがわかる。その原因として，弁逆流性病変発症や心筋梗塞は，心エコー・心電図から否定的である。時期的には，心筋抑制作用の副作用があるアドリアマイシン投与の期間と一致し，びまん性の収縮能低下をきたした原因として最も考えやすい。

診 断 名 アドリアマイシンによる薬剤性心筋障害

[74]

選択肢考察

× a 　心外膜炎では，胸痛があったり心膜摩擦音が聴取されることが診断に有用で，多くは炎症所見（白血球増多や CRP 高値）を伴っている。また心電図の胸部誘導で広範囲に ST 上昇を呈する。心囊液貯留で心タンポナーデになると心不全徴候がみられるが，心囊液が少量では本例のように心不全にまでは至らない。

× b 　急性心筋梗塞であれば，通常は胸痛などの症状出現がはっきりして，ゆっくりと症状が進むことはない。本例は，胸痛がなく心電図でも ST 上昇や R 波減高，Q 波がなく，心筋細胞障害を示す CK-MB 上昇もないことから，急性心筋梗塞は否定される。

× c 　うっ血性心不全と心拡大が進行するという点で，拡張型心筋症は鑑別に挙げられる。心疾患の家族歴はなく，1 年前の心エコー検査では正常（心内腔の拡大の所見なし）であったものが，1 年後に心不全に至るという本例の経過は拡張型心筋症としては急速である。また 70 歳という高齢での発症も，同疾患の可能性が低いことを示している。

× d 　感染性心内膜炎は，感染性微生物が心内に感染巣を形成して菌血症や塞栓症をきたす，主として急性の疾患である。本例では白血球増多や CRP 高値といった炎症所見がなく，高熱や脾腫，有痛結節といった塞栓症状もみられない。また弁破壊などによる弁逆流で心雑音が聴取されることが多いが，本例の聴診所見では心雑音は認めていない。

○ e 　抗癌剤のアドリアマイシン（アントラサイクリン系：ドキソルビシン）は累積投与量に比例して心筋障害を引き起こす薬剤であり，心不全の出現率も高いとされている。摘出手術後に肺転移をきたした軟部肉腫のため，アドリアマイシンが 2 か月間投与されている。投与量の記述はないが，再発例であることから心筋障害を引き起こしうる量が投与されている可能性は高い。

解 答 率 a 2.4%，b 9.4%，c 22.6%，d 0.1%，e 65.3%

[75]

選択肢考察

○ a 　β 遮断薬はうっ血性心不全に対する治療法として，大規模臨床試験で有用性が示されている。特に薬剤性心筋障害のように収縮機能の低下した慢性心不全症例に有効であり，急性心不全では β 作用遮断による収縮力低下が顕著となってむしろ悪化をきたすので注意が必要である。初回投与量はごく少量から開始し，時間をかけて増量していく。

× b 　ジギタリス製剤も慢性心不全症例に対する治療効果は認められているが，他選択肢の β

遮断薬や，利尿薬，ACE 阻害薬を既に使用開始した後で，効果不十分のときに追加することが多い。もしくは，頻脈のために心不全がコントロールしにくいときに，心拍数を抑制するために使用される。設問のように「現時点」と問われると，選択から外れる。

○ c　うっ血性心不全に対する初期治療としての利尿薬（ループ利尿薬）は，前負荷軽減作用があり，うっ血や末梢の浮腫の改善作用がある。低カリウム血症という副作用があるが，本症例ではカリウム値は正常であり，体重増加・心拡大・両下腿浮腫などの症状があるので，治療薬として適切である。

× d　現時点では，発熱もなく白血球増多や CRP 高値もみられていない。感染性心内膜炎を念頭に置いた選択肢と思われるが，本症例には当てはまらず，適応外である。

○ e　ACE 阻害薬は，左室収縮能低下をきたしたうっ血性心不全症例に対する予後改善効果が複数の大規模臨床試験で確認されており，本症例でも選択すべき薬剤である。心不全症状がなく，無症状な収縮能低下症例でも，心不全発症による入院や心不全死亡を減少させる効果が臨床試験で実証されている。

解 答 率　a 83.0%，b 15.3%，c 96.9%，d 1.3%，e 98.9%

[76]

選択肢考察

○ a　慢性心不全治療では前負荷軽減目的に利尿薬が投与されたり，水分・塩分摂取制限をしたりして，体液貯留量を減少させる。成人における体重の増減は，明らかな脂肪蓄積や筋肉量増加を除くと水分量により左右されるので，体重のモニタリングは有用な経過観察指標である。

○ b　β遮断薬が治療薬として使用された場合，薬理学的には徐脈傾向となる。しかし，高度な洞性徐脈となったり，房室ブロックの発生で徐脈となると，心不全が悪化することもある。利尿薬を使用すると体液減少がそのまま血液量減少となって，頻脈をきたすことがある。徐脈・頻脈とも心不全悪化につながるので，心拍数のチェックは重要である。

× c　CK-MB は心筋細胞障害の指標であり，特に心筋梗塞後 4〜6 時間で上昇し始め，12〜24 時間でピークとなり，2〜3 日でほぼ正常化するので，心筋梗塞急性期の経過フォローとして重要である。慢性心不全症例では新たな心筋障害の発生がなければ変動することはなく，継続的に評価する意味は薄い。

○ d　アドリアマイシンによる薬剤性心筋障害は，主として心筋収縮能の低下として現れる。各種薬剤（β遮断薬，利尿薬，ACE 阻害薬）の効果により収縮能改善が得られているかどうかを経時的かつ非侵襲的に評価可能な，心エコー検査での左室駆出率測定は有用である。

○ e　心不全のバイオマーカーとして，脳性ナトリウム利尿ペプチド〈BNP〉は弁膜症，心梗塞後，特発性心筋症など，原疾患を問わず使用されている。心房あるいは心室筋の拡張期圧を反映しているとされ，慢性心不全による左室拡張終期圧上昇や左室壁へのストレス上昇で BNP は上昇し，定量的にも評価できることから，病状・病勢の推移をみていくためにも有用な検査である。

解 答 率　a 1.5%，b 7.2%，c 89.0%，d 0.3%，e 1.8%

| 正　解 | [74] e **正答率** 65.2% | [75] a, c, e **正答率** 23.1% | [76] c **正答率** 89.0% |

▶**参考文献** MIX 211, 212, 218, 219

[74]・問題文を2回読んでやっとアドリアマイシンの存在に気が付きました。終盤で疲れもピークに来ていたので正念場でした。
　　・アドリアマイシンは心毒性と知っていましたが，発症時期と症状は知りませんでした。感覚で解きました。
　　・拡張型心筋症と薬剤性心筋障害で悩みました。
[75]・病態は慢性心不全なので落ち着いて選びました。
　　・慢性心不全と浮腫から考えました。
　　・慢性心不全の治療薬を選びました。
[76]・CK-MB は心筋梗塞の際に重要なマーカーだと思いました。
　　・CK-MB は半減期は短いと覚えていました。心筋酵素の出現の順番は軽く確認しておいた方がいいです。
　　・CK-MB は ACS に関係するので必要がないと考えました。

Check ■■■

F

長文問題

次の文を読み，77〜79 の問いに答えよ。

58 歳の女性。血痰を主訴に来院した。

現病歴：数年前から咳嗽，喀痰および労作時呼吸困難を自覚していたが，喫煙習慣が原因と自己判断し受診はしていなかった。数日前から喀痰に鮮血が混じるようになったため受診した。

既往歴：20 歳時に交通事故による右膝蓋骨骨折の手術を受けた。

生活歴：喫煙は 20 歳から 55 歳まで 40 本/日。飲酒は機会飲酒。

家族歴：特記すべきことはない。

現　症：身長 153 cm，体重 52 kg。体温 36.2℃。脈拍 80/分，整。血圧 132/74 mmHg。呼吸数 16/分。SpO₂ 97%（room air）。眼瞼結膜と眼球結膜とに異常を認めない。右背部に coarse crackles を聴取する。腹部は平坦，軟で，肝・脾を触知しない。表在リンパ節を触知しない。

検査所見：血液所見：赤血球 350 万，Hb 9.8 g/dL，Ht 30%，白血球 10,300，血小板 30 万。血液生化学所見：AST 19 U/L，ALT 15 U/L，LD 158 U/L（基準 176〜353），γ-GTP 16 U/L（基準 8〜50），総ビリルビン 0.4 mg/dL，総蛋白 7.2 g/dL，アルブミン 3.8 g/dL，尿酸 2.9 mg/dL，尿素窒素 11 mg/dL，クレアチニン 0.5 mg/dL，Na 140 mEq/L，K 4.0 mEq/L，Cl 105 mEq/L，Ca 8.9 mg/dL，Fe 20 μg/dL，TIBC 231 μg/dL（基準 290〜390），フェリチン 643 ng/mL（基準 20〜120），CEA 4.5 ng/mL（基準 5 以下）。CRP 1.4 mg/dL。画像所見：上肺野（肺野条件），中肺野（縦隔条件），下肺野（肺野条件）及び上腹部の造影 CT（**別冊 No. 13A〜D**）を別に示す。呼吸機能所見：現在と 20 歳時の膝蓋骨骨折手術前のフローボリューム曲線（**別冊 No.13E，F**）を別に示す。

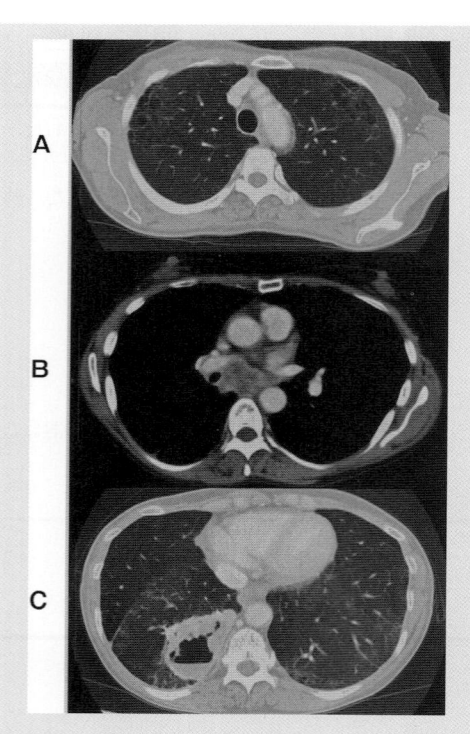

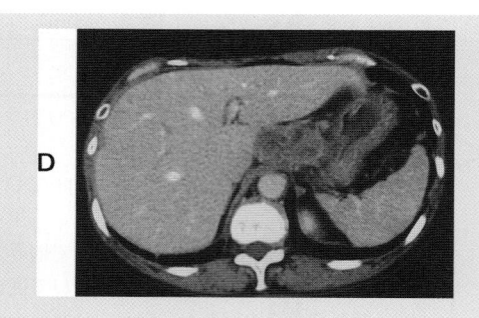

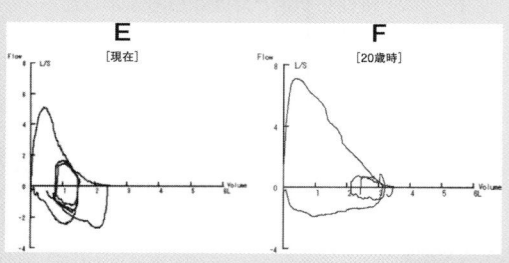

113F-77 20歳時と比べた現在のフローボリューム曲線の所見として正しいのはどれか。

　　a　$\dot{V}_{25}$ の増加　　　　　　　　　　b　残気量の低下

　　c　肺拡散能の上昇　　　　　　　　　d　努力性肺活量の低下

　　e　ピークフローの上昇

113F-78 実施した生検の結果では，いずれも肺腺癌の所見であった。

　　患者に説明する内容として**誤っている**のはどれか。

　　a　治癒は困難である。

　　b　腫瘍の遺伝子検査が必要である。

　　c　薬物による抗癌治療が適応となる。

　　d　セカンドオピニオンを受けることができる。

　　e　緩和ケアは抗癌治療が終了してから始める。

　説明を聞いた患者は家族と相談してからの意思決定を希望し，1週間後の再受診を予定した。その再受診の前日に咳嗽の増加に伴い1回30〜50 mL程度の喀血を連続して3回認めた。翌日の受診時，咳嗽を頻繁に認めるが喀血は認めず，喀痰には赤褐色の血液が付着している。脈拍104/分，整。血圧 140/88 mmHg。呼吸数 12/分。SpO$_2$ 96％（room air）。血液所見：赤血球 339万，Hb 9.5 g/dL，Ht 29％，白血球 8,900，血小板 29万。

113F-79 対応としてまず行うのはどれか。

　　a　赤血球液-LR輸血　　　b　鎮咳薬投与　　　　　c　鉄剤投与

　　d　酸素投与　　　　　　　e　補　液

アプローチ

①数年前から咳嗽，喀痰および労作時呼吸困難 ⟶ 慢性呼吸器疾患の可能性を示唆

②喫煙習慣（20〜55 歳：40 本/日） ⟶ 喫煙に関連する疾患

③数日前より喀痰に潜血が混じる ⟶ 血痰あり

④右背部に coarse crackles を聴取

画像診断

両側肺野に気腫性変化

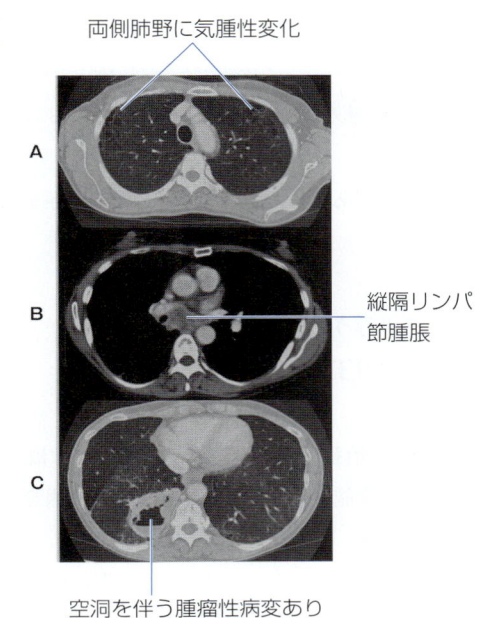

A

B

C

縦隔リンパ
節腫脹

空洞を伴う腫瘤性病変あり
（内部に液面形成あり）

腹部リンパ節腫脹

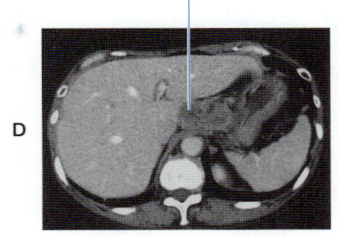

D

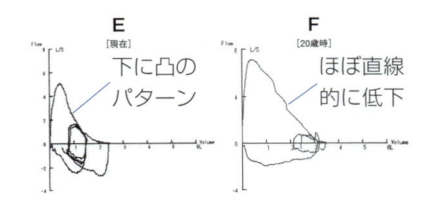

E
［現在］
下に凸の
パターン

F
［20歳時］
ほぼ直線
的に低下

画像所見で気腫性変化および空洞を伴
う腫瘤影，縦隔リンパ節腫脹あり，腹部
リンパ節腫脹あり。

鑑別診断

　「アプローチ」①，②より慢性呼吸器疾患が考えられ，「画像診断」の気腫性変化および呼吸機能検査で下に凸であることから，COPD〈慢性閉塞性肺疾患〉と診断できる。［77］の設問の時点では確定診断には至らないが，血痰（③）を呈しており，「画像診断」で空洞を伴う腫瘤影，縦隔および腹部リンパ節腫脹も呈していることから，悪性疾患を併発している可能性が示唆される。

［77］

選択肢考察

× a　$\dot{V}_{25}$ は，末梢気道の気流制限を反映するとされており，本例では低下する。

× b　残気量は増加する。

× c　肺拡散能は低下する。

○ d　努力性肺活量は低下する。

× e　ピークフローは低下する。

解答率　a 1.3%，b 0.5%，c 0.6%，d 96.9%，e 0.5%

［78］

鑑別診断

　生検を実施し，肺腺癌の所見であった。腹部への転移性病変を呈しており，臨床病期がⅣ期の肺腺癌であると診断される。

診断名　COPD〈慢性閉塞性肺疾患〉＋肺腺癌（臨床病期Ⅳ期）

選択肢考察

○ a　臨床病期が既にⅣ期であることから，治癒は極めて困難であると考えられる。

○ b　*EGFR* 遺伝子変異などの検査を行い，分子標的薬の適応があるか勘案する必要がある。

○ c　外科的治療や放射線治療での治癒は困難であり，薬物による抗癌治療を考慮すべきである。

○ d　セカンドオピニオンを受けることは患者の権利である。

× e　緩和ケアは治療早期より開始することが推奨されている。

解答率　a 1.6%，b 0.2%，c 0.0%，d 0.2%，e 97.8%

[79]

選択肢考察

× a　初診時から比べて Hb 9.8 → 9.5 であり，急速な貧血の進行はみられておらず，直ちに行う処置ではないと判断できる。

○ b　咳嗽によりさらなる喀血を誘発するおそれがあることから，鎮咳薬の投与を行うべきである。

× c　選択肢 a と同様である。

× d　室内気で SpO_2 96% と保たれており，まず行う処置ではない。

× e　血圧（140/88 mmHg）は保たれており，まず行う処置ではない。

解答率　a 4.3%，b 47.3%，c 19.3%，d 10.9%，e 17.7%

関連知識　本例は肺癌で遠隔転移が存在する症例であり，治癒を目指した外科的治療は既に困難である。画像検査での全身評価，呼吸器機能検査，心機能評価などを行い，全身状態を勘案した上で，治療法を選択することが実臨床では求められる。

コメント　喫煙歴があり，COPD 合併の肺癌症例に関する問題である。近年，合併症を有する肺癌症例が増加している背景もあり，実臨床で遭遇するような実践的な出題である。

正　解　［77］**d**　**正答率 96.9%**　　［78］**e**　**正答率 97.8%**　　［79］**b**　**正答率 47.2%**

▶参考文献　**MIX** 462

受験者つぶやき

[77]・38 年も経てば肺機能が落ちていることは予想がつきます。
　　・フローボリューム曲線の計測の仕方は実習で行ったので覚えていました。
　　・山全体が小さくなっているように見えました。
[78]・問題文に関係なく解答できそうな問題でした。
　　・緩和ケアは治療開始と同時に始めます。
　　・緩和ケアはすぐにでも始めないと患者さんが可哀想です。
[79]・喀痰の刺激でまた出血しそうなので鎮咳薬を選びました。
　　・臨床症状から咳を止めてあげたいと思い，鎮咳薬を選びました。
　　・咳を止めれば出血はなくなると考えました。

Check ■ ■ ■

次の文を読み，80〜82の問いに答えよ。

67歳の男性。突然の嚥下困難のため救急車で搬入された。

現病歴：本日，昼食中に突然，後頭部痛，めまい及び悪心を感じて嘔吐した。しばらく横になり様子をみていたが，帰宅した妻から声を掛けられ返答したところ，声がかすれて話しにくいことに気が付いた。水を飲もうとしたがむせて飲めなかった。心配した妻が救急車を要請した。

既往歴：40歳から高血圧症。

生活歴：妻と2人暮らし。喫煙は10本/日を45年間。飲酒は機会飲酒。

現　症：意識は清明。身長165cm，体重60kg。体温36.6℃。心拍数72/分，整。血圧160/90mmHg。呼吸数12/分。SpO_2 97%（マスク4L/分 酸素投与下）。甲状腺腫と頸部リンパ節を触知しない。心音と呼吸音とに異常を認めない。腹部は平坦，軟で，肝・脾を触知しない。神経診察では，眼球運動に制限はなく複視はないが，構音障害と嚥下障害を認める。左上下肢の温痛覚が低下している。腱反射に異常を認めず，Babinski徴候は陰性である。

検査所見：血液所見：赤血球452万，Hb 13.1g/dL，Ht 40%，白血球5,300，血小板32万。血液生化学所見：総蛋白8.1g/dL，アルブミン4.2g/dL，総ビリルビン1.0mg/dL，AST 15U/L，ALT 18U/L，LD 280U/L（基準176〜353），ALP 213U/L（基準115〜359），γ-GTP 18U/L（基準8〜50），CK 50U/L（基準30〜140），尿素窒素20mg/dL，クレアチニン0.7mg/dL，尿酸4.2mg/dL，血糖82mg/dL，トリグリセリド185mg/dL，HDLコレステロール40mg/dL，LDLコレステロール200mg/dL，Na 145mEq/L，K 3.9mEq/L，Cl 104mEq/L。CRP 0.2mg/dL。頭部MRI拡散強調像（**別冊No.14**）を別に示す。

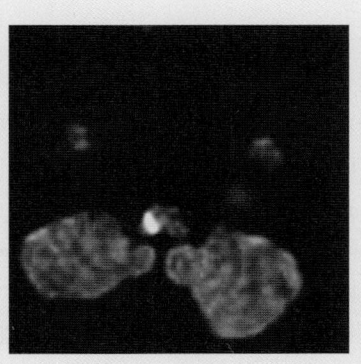

113F-80 この患者でみられる可能性が高いのはどれか。

 a　左小脳性運動失調　　　　　　　　b　左顔面温痛覚低下

 c　右Horner症候群　　　　　　　　d　右上下肢運動麻痺

 e　右上下肢振動覚低下

113F-81 異常所見を示す可能性が最も高い検査はどれか。

 a　脳　波　　　　　b　聴力検査　　　　　c　視覚誘発電位

 d　眼球運動検査　　e　末梢神経伝導検査

113F-82　入院後に行った嚥下造影検査で，造影剤の気道内流入が認められた。

この時点の対応として適切なのはどれか。

a　胃瘻造設　　　　b　失語症訓練　　　　c　経鼻経管栄養

d　食道発声訓練　　e　高カロリー輸液

アプローチ　①突発しためまいと嚥下困難 ━━ 椎骨・脳底動脈系の脳血管障害である。

②後頭部痛 ━━ 出血性疾患を考えるが，椎骨動脈解離の可能性もある。

③心拍は整 ━━ 心房細動ではない。心原性脳塞栓症の可能性は低くなる。

④左上下肢の温痛覚低下 ━━ ①と合わせて Wallenberg 症候群を考える。

⑤ LDL コレステロール 200 mg/dL ━━ アテローム血栓性脳梗塞のリスクである。

画像診断

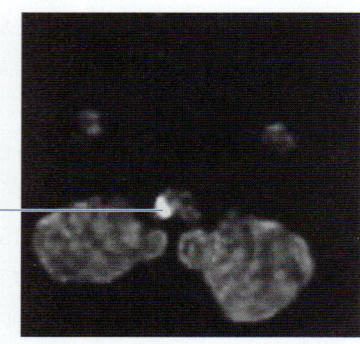

右延髄外側の
拡散制限

右延髄外側に拡散制限を認める。急性期梗塞の所見であり，
Wallenberg 症候群に合致する。

鑑別診断　　典型的な病歴，所見であり，Wallenberg 症候群の診断は容易である。臨床的にはアテローム血栓性脳梗塞であるのか，椎骨動脈解離であるのかが問題となるが，MRA は与えられていないので，この点の判断はできない。

診断名　延髄外側梗塞（Wallenberg 症候群）

[80]

選択肢考察　×a　小脳失調は病変と同側に出現するのが原則だから，右に認める。

×b　顔面の温痛覚低下も出現するが，右病変なので同側（つまり右）に出現する。

○c　病変と同側（つまり右）に Horner 症候群を認めるはずである。

×d　Wallenberg 症候群では錐体路は保たれるから上下肢の麻痺は出ない。

×e　Wallenberg 症候群は解離性知覚障害をきたし，振動覚は保たれる。

解答率　a 4.5%，b 4.2%，c 80.6%，d 5.5%，e 5.0%

[81]

選択肢考察　×a　大脳病変ではなく，脳波に異常はない。

×b　聴力に異常をきたす機転は存在しない。

×c　視覚路には障害はなく，異常を示す可能性はない。

○d　小脳障害の徴候として眼振を認めるはずなので，眼球運動には異常がみられる。

F

長文問題

×e　中枢神経系の病変であり，末梢神経の伝導速度は正常である。

[82]

選択肢考察　×a　胃瘻は永続的に経口摂取が不可能な場合に検討される。本例の嚥下障害は回復する期待があるから，現時点で胃瘻は検討しない。

×b　言語野の障害はないから失語症は存在しない。球麻痺や小脳失調による構語障害はあるが，失語とは別の病態である。

○c　誤嚥性肺炎を起こす危険性が高い。栄養は経鼻胃管で投与する。

×d　喉頭機能に障害はないので適応ではない。

×e　非経口的な栄養補給法であり，非生理的である。より生理的な経管栄養を考えるべきである。

解答率　a 6.8%，b 0.2%，c 90.9%，d 0.3%，e 1.4%

関連知識　Wallenberg症候群は頻度の高い疾患である。次のことを整理しておく。

・我が国では椎骨動脈解離による場合が少なくない。必ず椎骨動脈解離の検索を行うべきである。

・片麻痺は出現しない。

・病変の対側に出現する症候は上下肢・体幹の温痛覚低下だけであり，他の症候は病変と同側に出現する。

正解　[80] **c** **正答率** 80.6%　　[81] **d**（厚労省発表では正解未提示）　　[82] **c** **正答率** 90.9%

▶参考文献 MIX 140, 147

※ F-81 は，平成31年3月18日に「問題として適切であるが，受験者レベルでは難しすぎるため」を理由として「採点対象から除外する」と公表された。

Check ■ ■ ■

113F-83　広範囲熱傷受傷早期のショックにおいて想定されるのはどれか。

	心拍出量	中心静脈圧	体血管抵抗
a	上昇	上昇	上昇
b	上昇	上昇	低下
c	上昇	低下	上昇
d	上昇	低下	低下
e	低下	上昇	上昇
f	低下	上昇	低下
g	低下	低下	上昇
h	低下	低下	低下

選択肢考察　広範囲熱傷で生じる初期の反応として，皮膚の感染防御機能の喪失だけでなく，物理的に体液・体温の維持ができなくなる。また激しい炎症も大量の体液の血管外漏出を招く。その結

果，体表から大量の体液漏出が起こり，急激に血管内容量の減少が進む。

　体表からの大量の体液漏出によって生じる循環血液量減少性ショックでは，結果的に心拍出量は低下し，中心静脈圧も低下する。代償として体血管抵抗は上昇し，低血圧を防ごうとする。

　　　×a，×b，×c，×d，×e，×f，○g，×h

解答率　a 1.2%，b 1.3%，c 15.6%，d 32.8%，e 1.1%，f 0.8%，g 28.6%，h 17.9%

関連知識　初期治療の原則は，壊死した皮膚の除去と新たな感染を防ぐための軟膏治療で，これと並行して循環血液量減少を補うために大量の細胞外液輸液が Baxter などの公式に則って行われる。数日後に感染症が起これば敗血症性ショックとなり，高サイトカイン血症のために心拍出量上昇，体血管抵抗低下となり，結果的に中心静脈圧は低下することが予想される。この時点では Warm shock となる。

コメント　広範囲熱傷早期にどのような病態をきたすかを知っているかどうかがポイント。急性期のショックを心拍出量，中心静脈圧，体血管抵抗により鑑別させる問題で，113B-7 と同じ系統。

正　解　g　**正答率** 28.6%　　　　　　　　　　　　▶参考文献　MIX 208

受験者つぶやき
・cとgで悩みました。早期であれば心拍出量はまだ保たれているのでは……？　と思いました。
・循環血液量減少性ショックの病態を考えました。
・難しかったです……。

F

計算問題

Check ■ ■ ■

113F-84　19世紀のロンドンで，激しい下痢を伴う，後にコレラと判明する疾患が大流行した。疫学者の John Snow は水道水との関連を疑い，詳しい調査を行った。調査の結果の概要を以下に示す。なお，表中の A, B は異なる水系を持つ供給元である。

供給元	死亡数（人）	人　口（人）
A	810	150,000
B	18	24,000

　この疾患の死亡に関する A の B に対するリスク比を計算せよ。

　ただし，小数第3位以下の数値が得られた場合には，小数第3位を四捨五入すること。

解答：① . ② ③

① 0　1　2　3　4　5　6　7　8　9
② 0　1　2　3　4　5　6　7　8　9
③ 0　1　2　3　4　5　6　7　8　9

選択肢考察　A の B に対するリスク比は以下の計算式で計算できる。

$$\text{リスク比} = \cfrac{\cfrac{\text{Aの新たに発生したケース数}}{\text{Aの危険曝露人口}}}{\cfrac{\text{Bの新たに発生したケース数}}{\text{Bの危険曝露人口}}}$$

本問の場合，危険曝露人口は「人口」，新たに発生したケース数は「死亡数」であり，表の数字を入れて計算すると以下のようになる。

$$\text{リスク比} = \cfrac{\cfrac{810}{150000}}{\cfrac{18}{24000}} = 7.20$$

関連知識　疫学で疾病発生をはかる物差しはリスク，有病率，罹患率などである。リスクと罹患率は，新たな疾病が発生する程度を表す尺度であり，有病率は，ある時点で疾病がどのくらいあるかを表す尺度である。

正　解　①7，②2，③0　**正答率** 87.2%　　　　　　　　▶参考文献　MIX 24

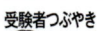
受験者つぶやき

- 最後の計算問題がとりあえず理屈のわかる問題でよかったです。3通りくらいのやり方で何度も検算しました。
- 相対リスク比は割り算，寄与危険度は引き算。たまに狙われるので要注意です。
- リスク比って何なんだろう？　と思いながらとりあえず比をとってみました。

F

計算問題

索　引

和　文　索　引

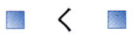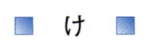

欧 文 索 引

国試 113 ― 第113回医師国家試験問題解説書

| 2019 年 4 月 18 日 | 第 1 版第 1 刷発行 |

編　集	医師国家試験問題解説書編集委員会
発行所	株式会社 テコム 出版事業本部
	〒169-0073 東京都新宿区百人町 1-22-23
	新宿ノモスビル 2F
	（営業） TEL 03（5330）2441
	FAX 03（5389）6452
	（編集） TEL 03（5330）2442
	URL https://www2.tecomgroup.jp/books/
印刷所	大日本法令印刷株式会社

ISBN 978-4-86399-443-0　C3047

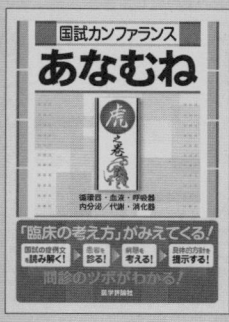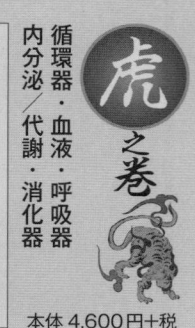
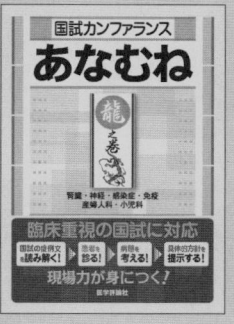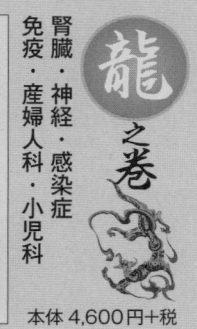
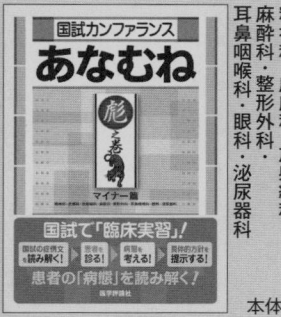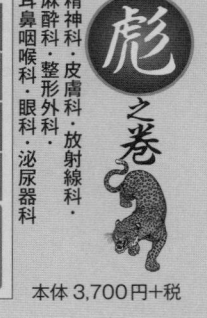

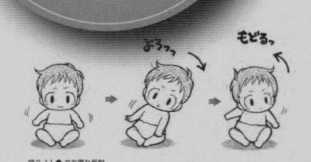
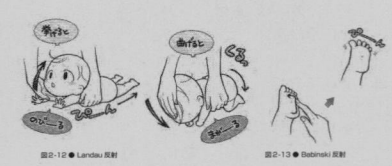
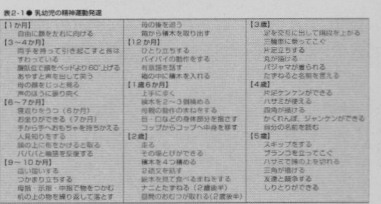

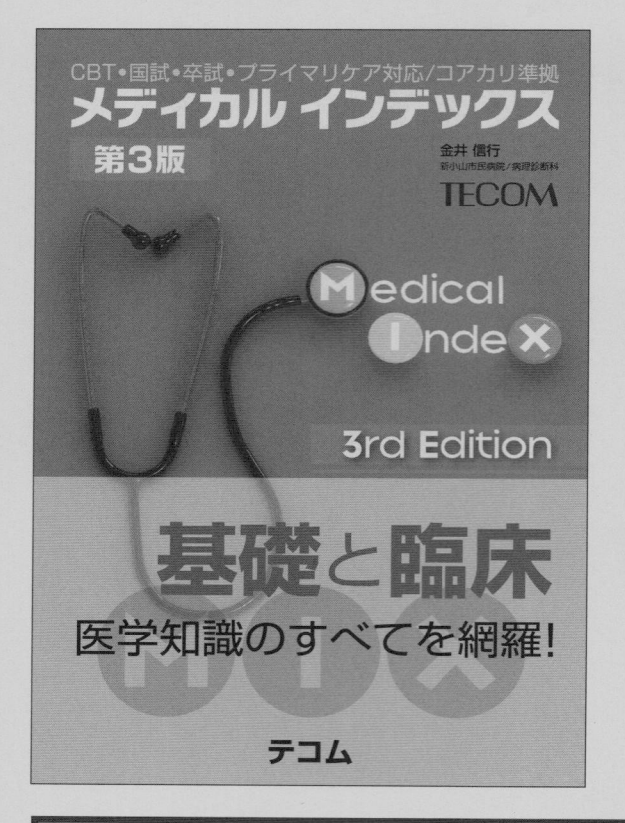

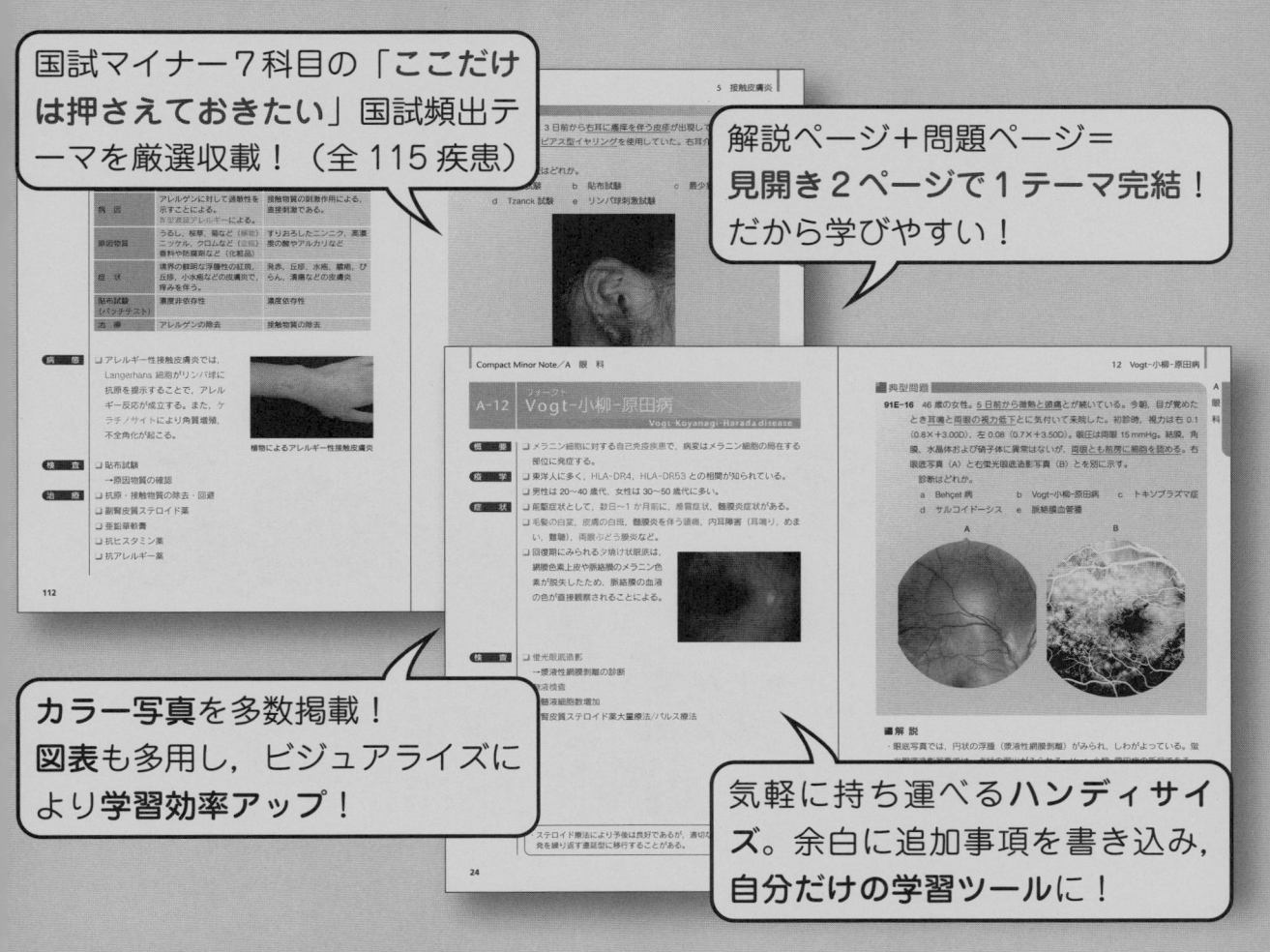

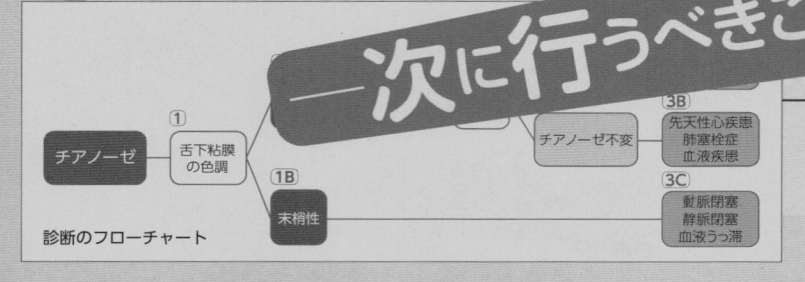

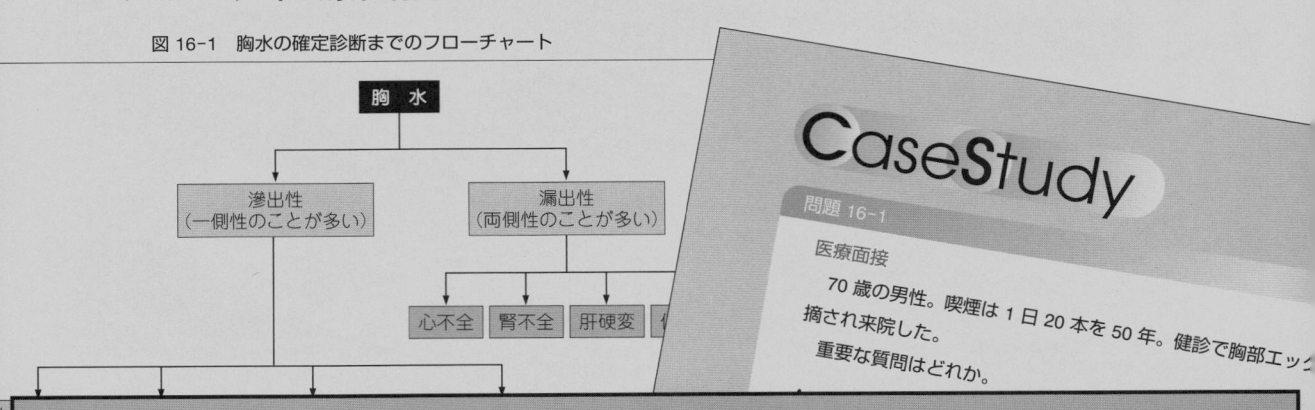

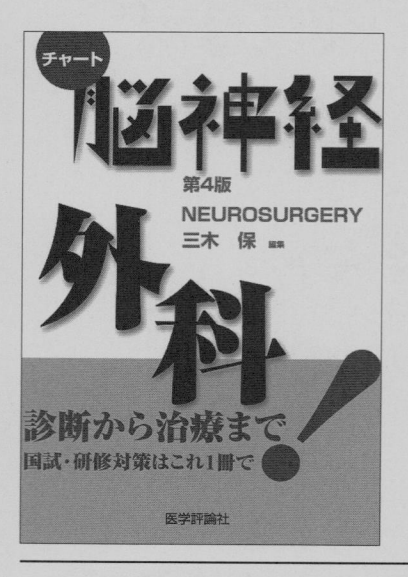
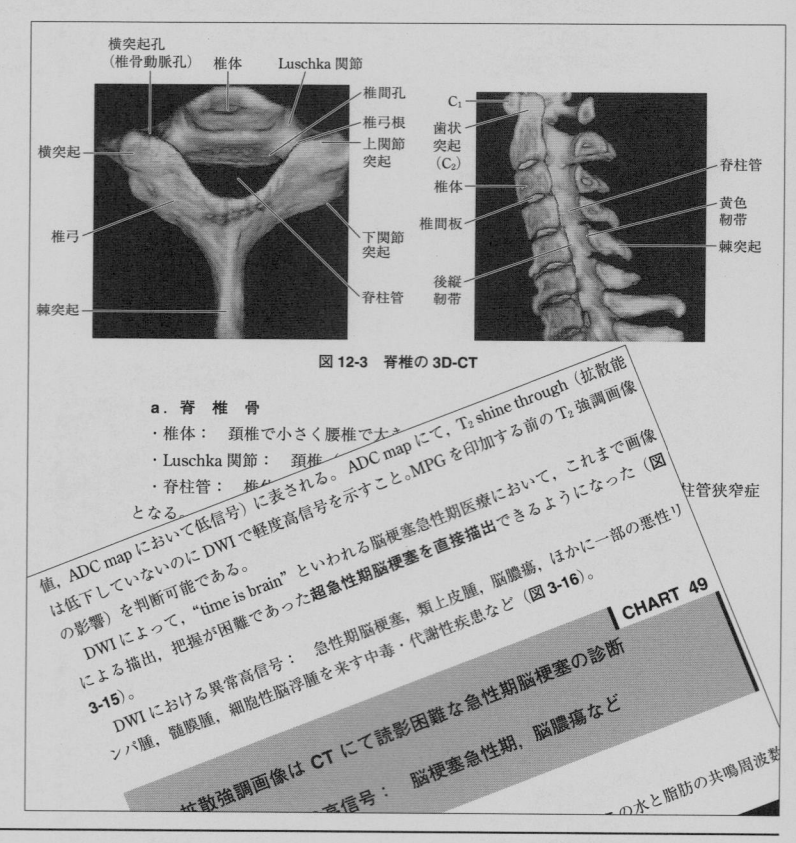

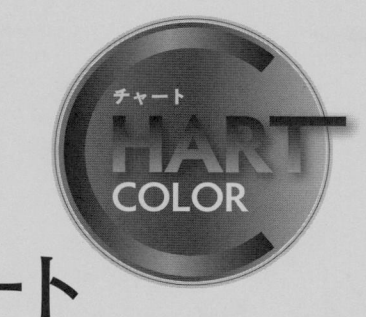
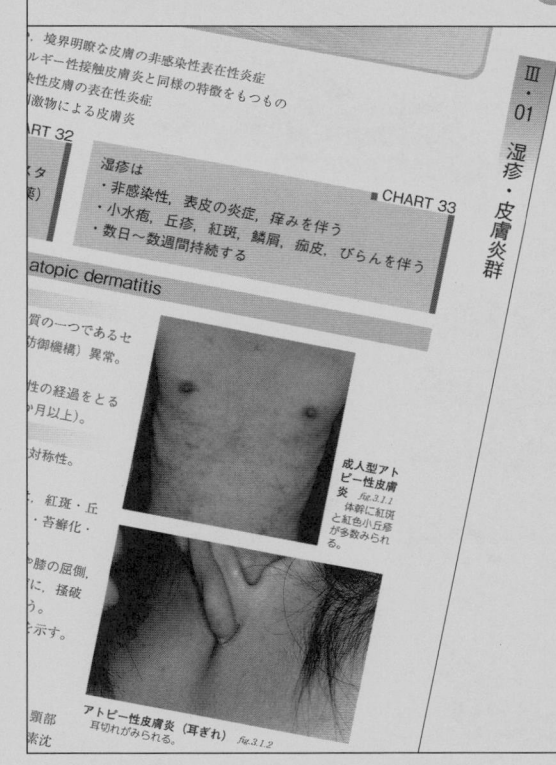
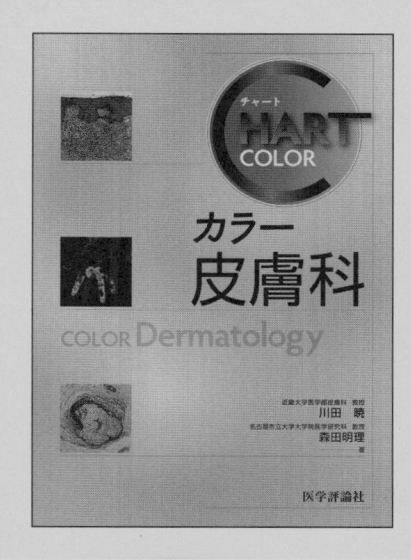

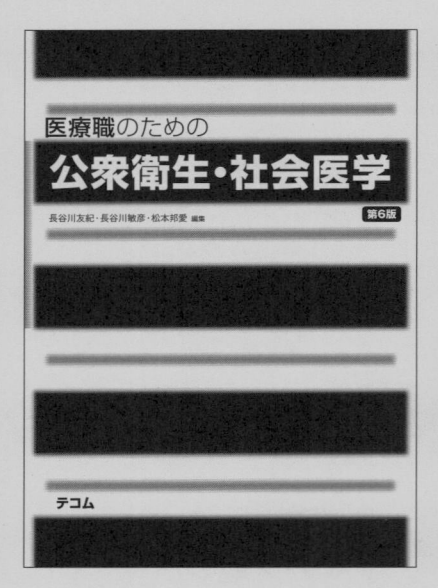

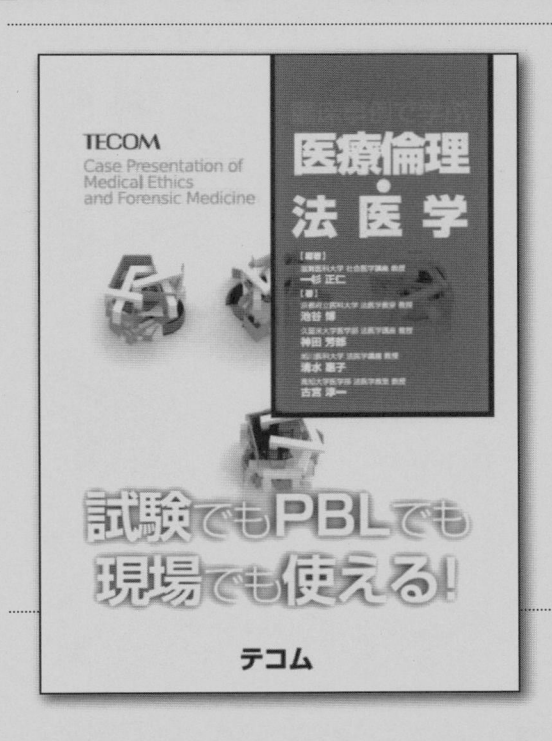

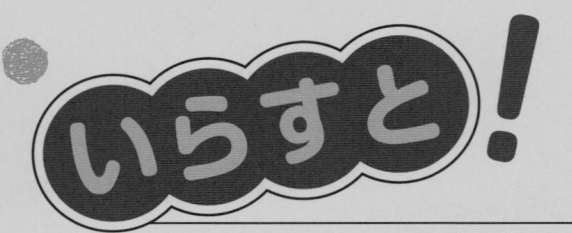
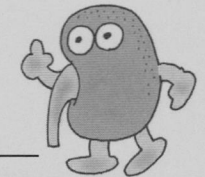
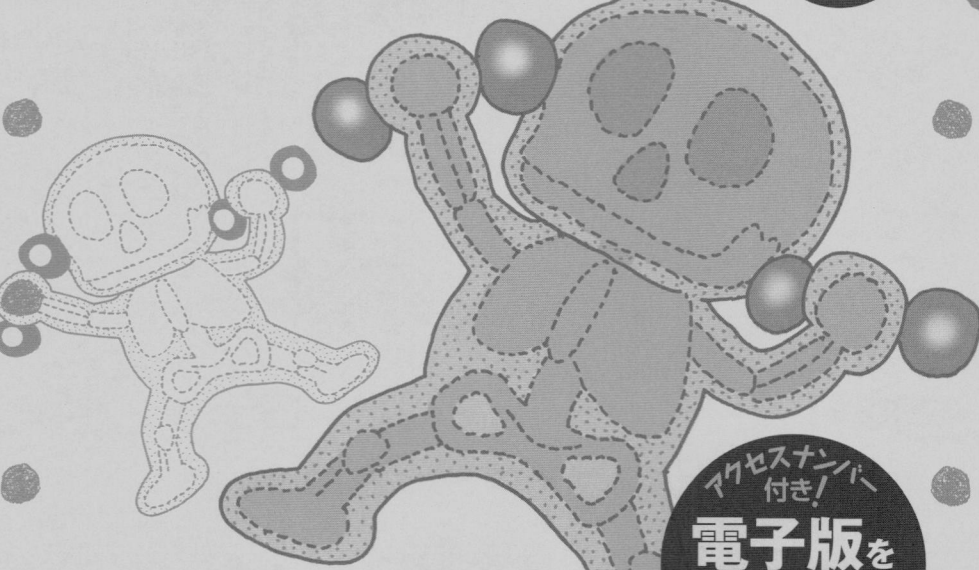

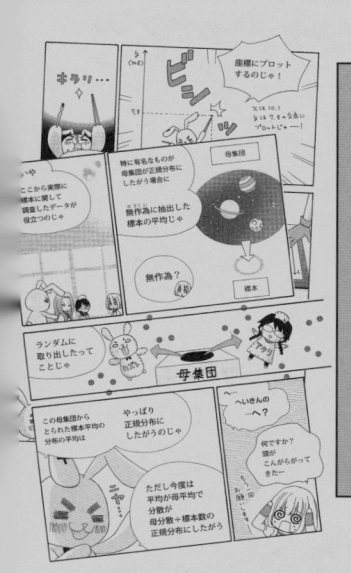

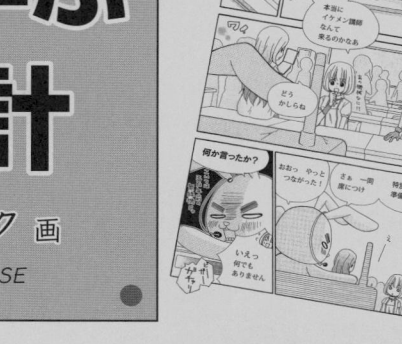

マンガで学ぶ 医療統計

高橋麻奈 著 / 春瀬サク 画

Mana TAKAHASHI & Saku HARUSE

B5判・192頁　本体 2,000 円＋税

ISBN 978-4-86399-208-5

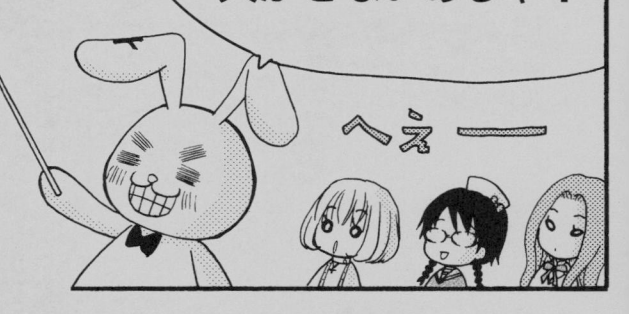

● カリスマテクニカルライター・高橋麻奈と
「なかよし」の人気漫画家・春瀬サクがコラボ！
● 医療系で用いられる統計の考え方・使い方の基本を
マンガで楽しくわかりやすく解説！
● 舞台は宇宙歴 20XX 年，イプシロン星系第 5 惑星の
メディカルハイスクール。
宇宙の大長老（ブサカワ系？）・ウサ吉院長と
イケメン講師・稲城先生が優しくレクチャー！

【対象】　　医療・看護・福祉系の学生，
　　　　　　医師・コメディカルスタッフ

★☆ CONTENTS ★☆

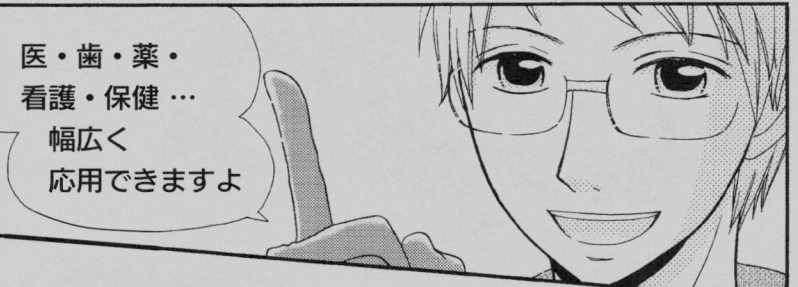

♥章末には，知識の確認に役立つ「まとめ」「Q＆A」と練習問題も！

テコム 出版事業本部

〒169-0073 東京都新宿区百人町 1-22-23 新宿ノモスビル 2F

TEL 03（5330）2441　FAX 03（5389）6452

URL https://www2.tecomgroup.jp/books/

がん哲学外来コーディネーター

順天堂大学医学部教授・一般社団法人 がん哲学外来理事長
樋野興夫（ひの・おきお）**編集**

A5 判・172 頁　本体 2,000 円＋税
ISBN 978-4-86399-214-6

日本人の２人に１人が "がん" になる時代。

医療現場や社会で "今"，求められていることとは？

◆医療の「隙間」を埋める試みとして開設され，大きな反響を呼んでいる「がん哲学外来」。
　その活動展開を担う「がん哲学外来コーディネーター」にスポットを当てる。

◆【実践編】コーディネーター設置のいきさつやその意義，具体的な活動事例を紹介しつつ，
　現代の医療や社会に内在する問題や，患者・家族をはじめ当事者が真に求めていることとは何かを考察。

◆【理論編】日本のがんの現状（統計，国としての対策，主要ながんの概要）をわかりやすく解説。

☑対象　医療従事者・学生，患者・患者家族をはじめ，がん問題に関心をもつすべての方々。
　　　　がん問題の入門書，実際にコーディネーターとして活動するに当たってのヒント集に。

CONTENTS

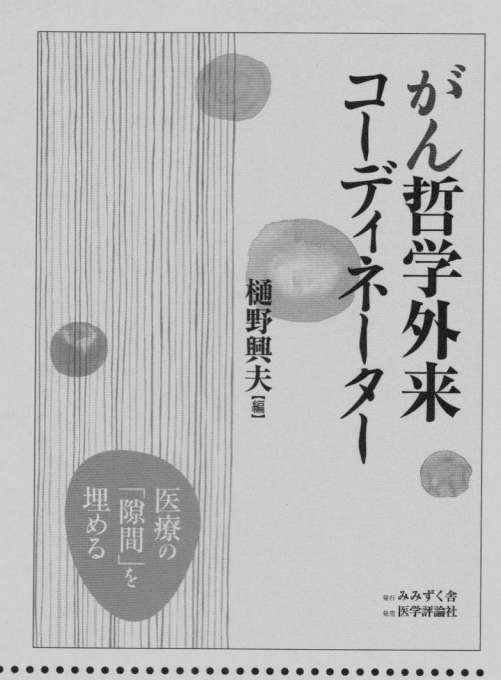

テコム出版事業本部

〒169-0073 東京都新宿区百人町 1-22-23 新宿ノモスビル 2F
TEL 03（5330）2441（代）　FAX 03（5389）6452
URL https://www2.tecomgroup.jp/books/

医薬品産業の過去・現在・未来

—— 故きを温ねて新しきを知る

東京理科大学客員教授・福島県立医科大学特任教授　藤田芳司（ふじた・よしじ）著
A5判　196頁　本体 2,700 円＋税　ISBN 978-4-86399-220-7

新薬開発競争の背景にあるメガファーマの実像，
さまざまなビジネスチャンスを創りだす世界戦略を紹介！
国内外の製薬企業における長年の経験に根差した知識・知恵を，
初心者にもわかりやすく披瀝！

- ☑ 寡占化と変化の一途を辿る，世界の医薬品市場の現状は？
- ☑ 世界戦略構想の中で起きた M&A の功罪とは？
- ☑ 1990 年代に一斉開花したバイオベンチャーは今？
- ☑ 医療機関・製薬企業・関連産業に研究職・営業職として
  就職を考える方々には指針や課題などを，
  すでに働いている方々には世界で今起きていることや
  進むべき道を示唆！

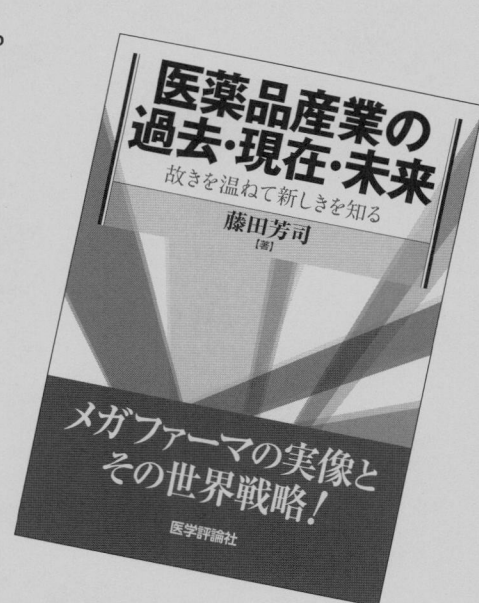

【対象】　大学医学部・薬学部・理工学部（化学・生命科学系）の
　　　　　教員・大学院生・学生
　　　　　医療機関・製薬企業・関連産業（医療機器メーカー，
　　　　　受託臨床試験機関他）の研究者・技術者，営業企画担当者，
　　　　　開発に携わる方々

☙ 内　容 ❧

製薬企業を取り巻く要因／メガファーマの生き残りをかけた戦い／世界規模の環境変化に製薬企業はどう対応／ビジネスチャンスは創りだすもの／ライセンス活動から見たメガファーマが求めるもの／一世を風靡したバイオベンチャーの栄枯盛衰／メガファーマ誕生の歴史

テコム 出版事業本部

〒169-0073 東京都新宿区百人町 1-22-23 新宿ノモスビル 2F

TEL 03（5330）2441　FAX 03（5389）6452

URL https://www2.tecomgroup.jp/books/

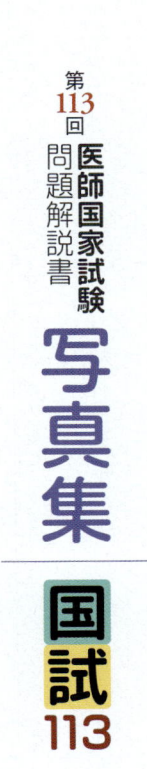

第113回

医師国家試験
問題解説書

写真集

国試
113

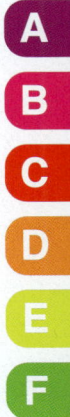

A
B
C
D
E
F

TECOM

A

別　　　冊

No. 1　　　　　　　　　　　　　（A　問題3）

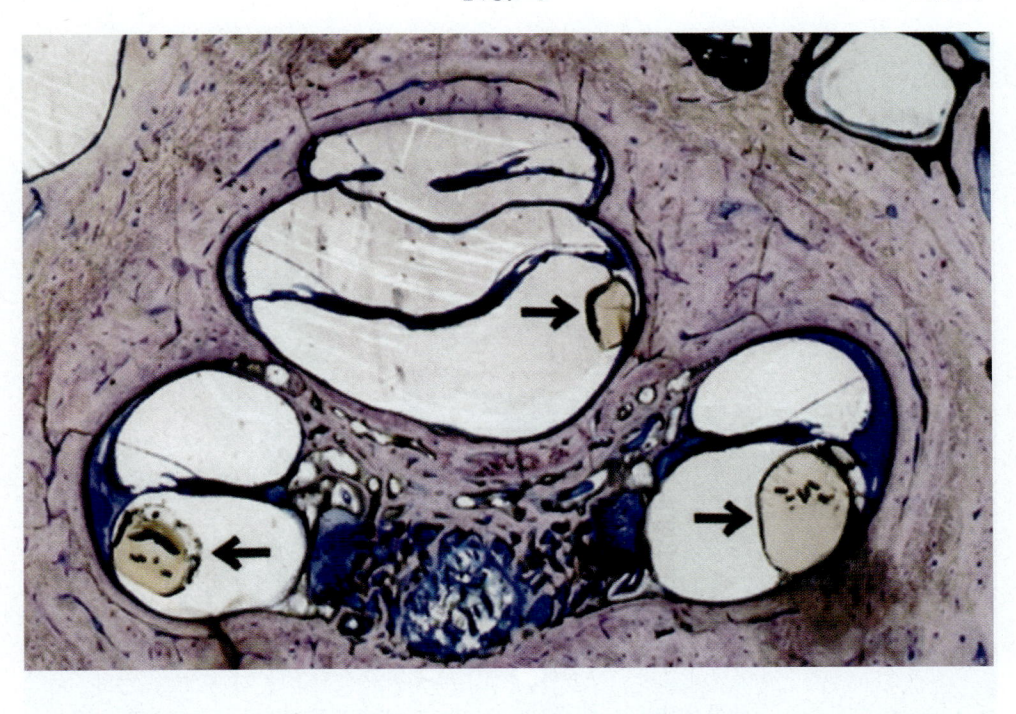

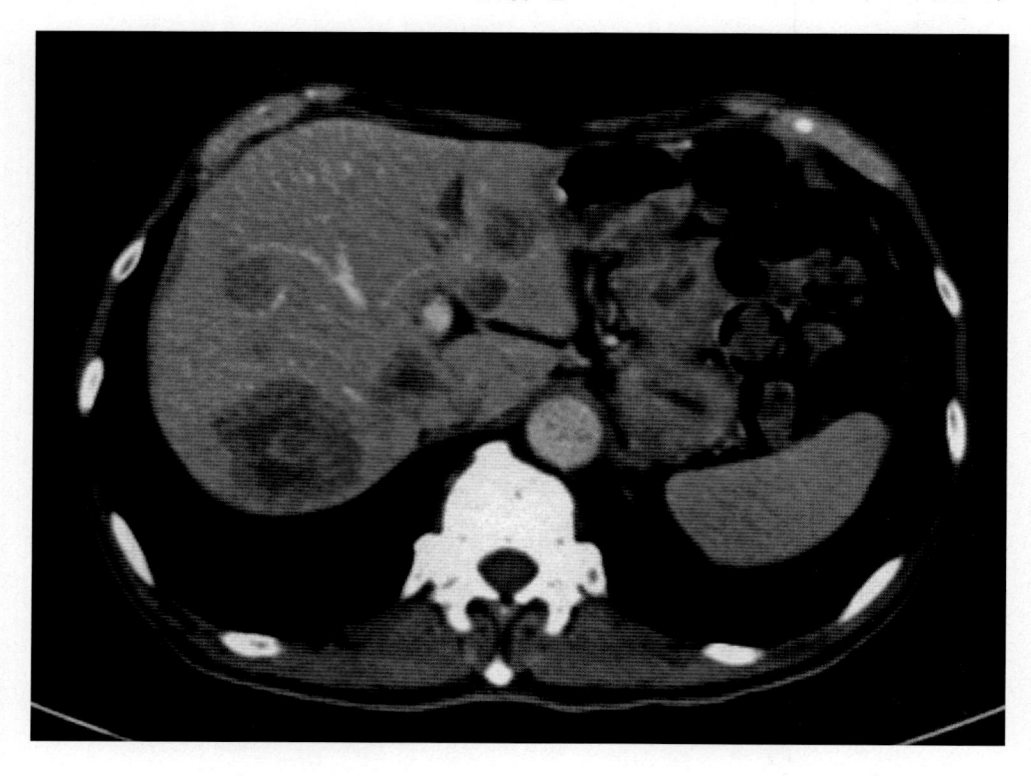

No. 3   （A　問題18）

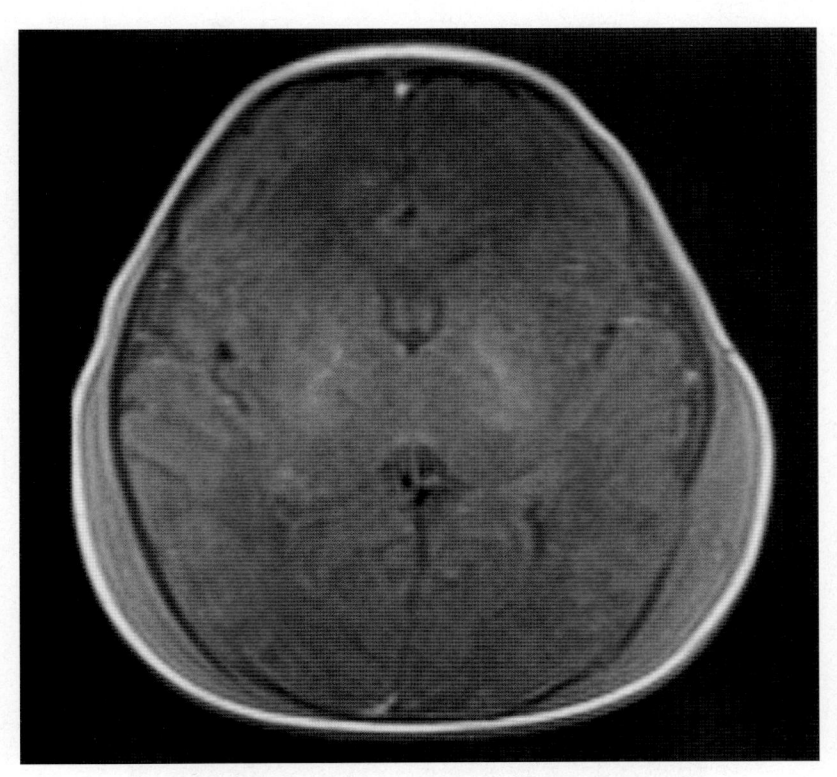

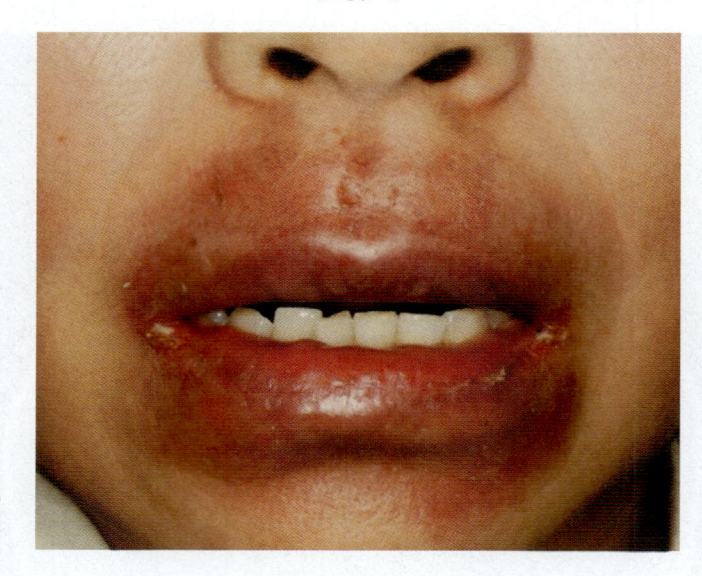

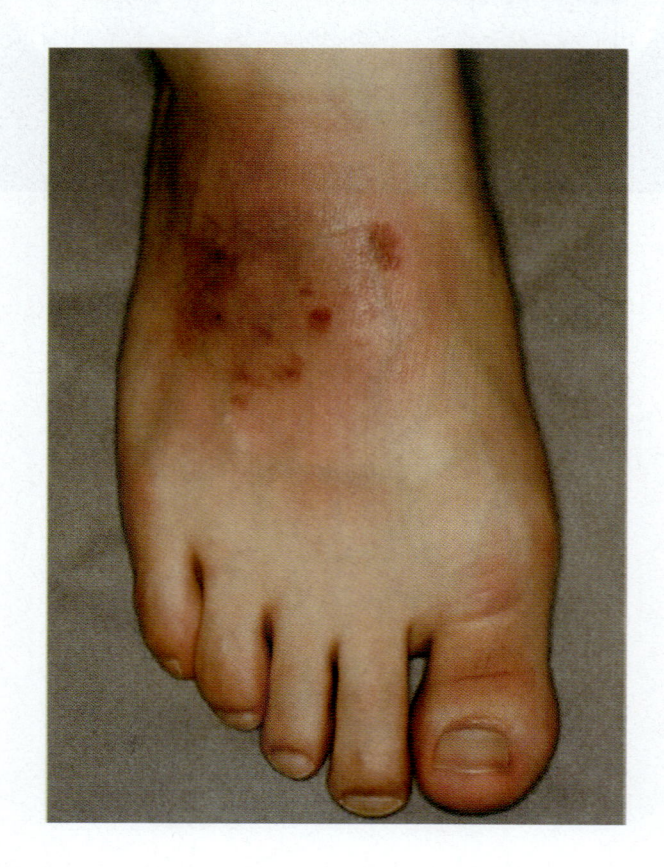

No. 5 A （A 問題20）

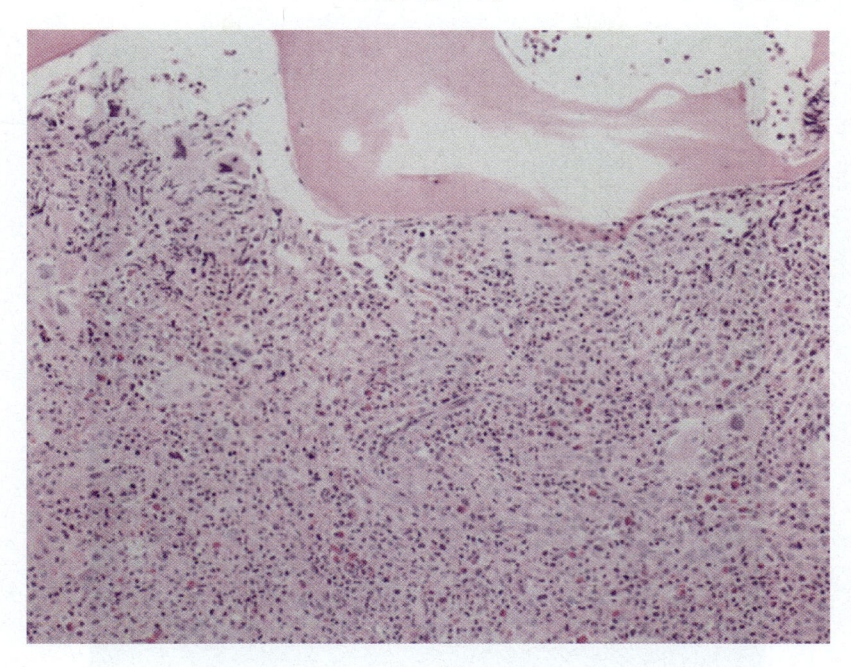

No. 5 B （A 問題20）

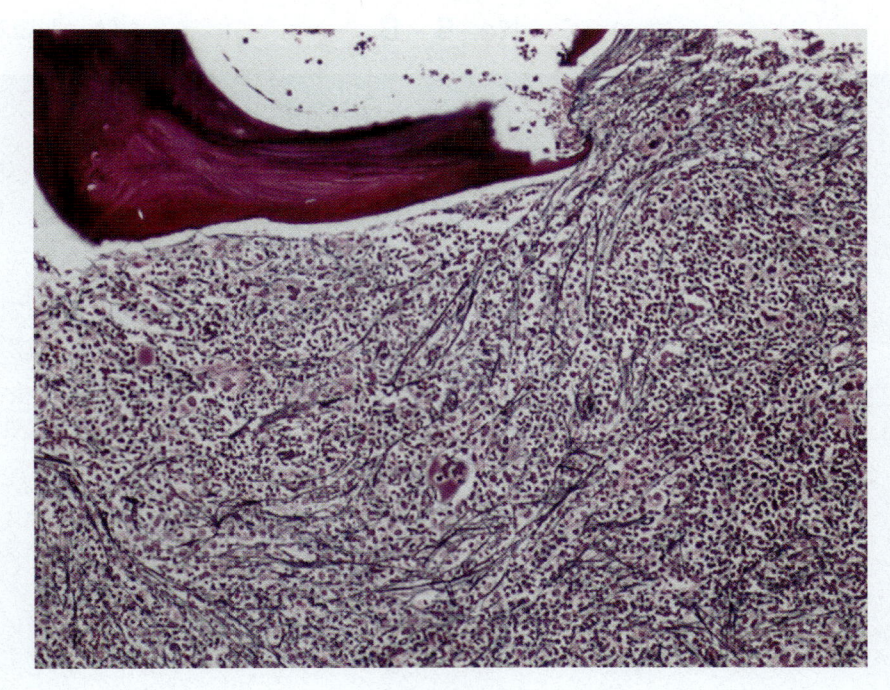

No. 6　A　　　（A　問題21）

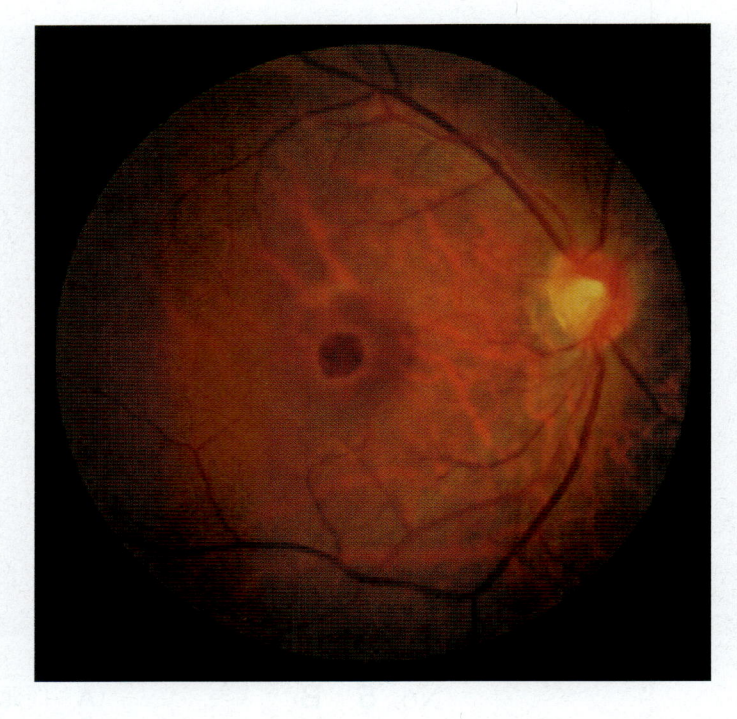

No. 6　B　　　（A　問題21）

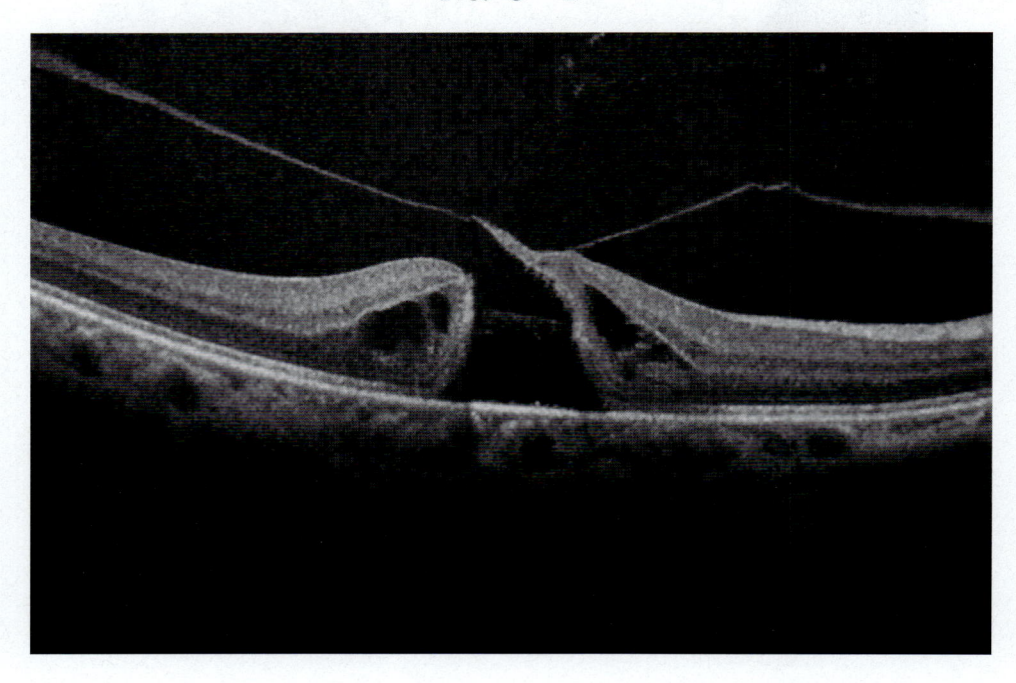

No. 7   （A　問題23）

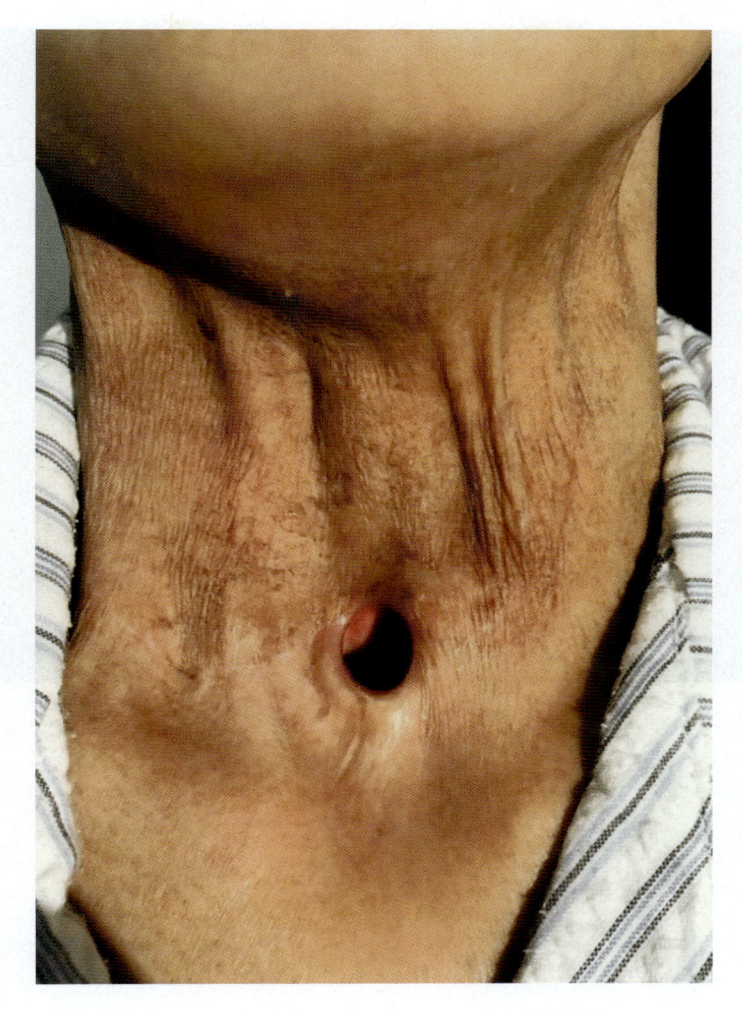

No. **8** （A　問題27）

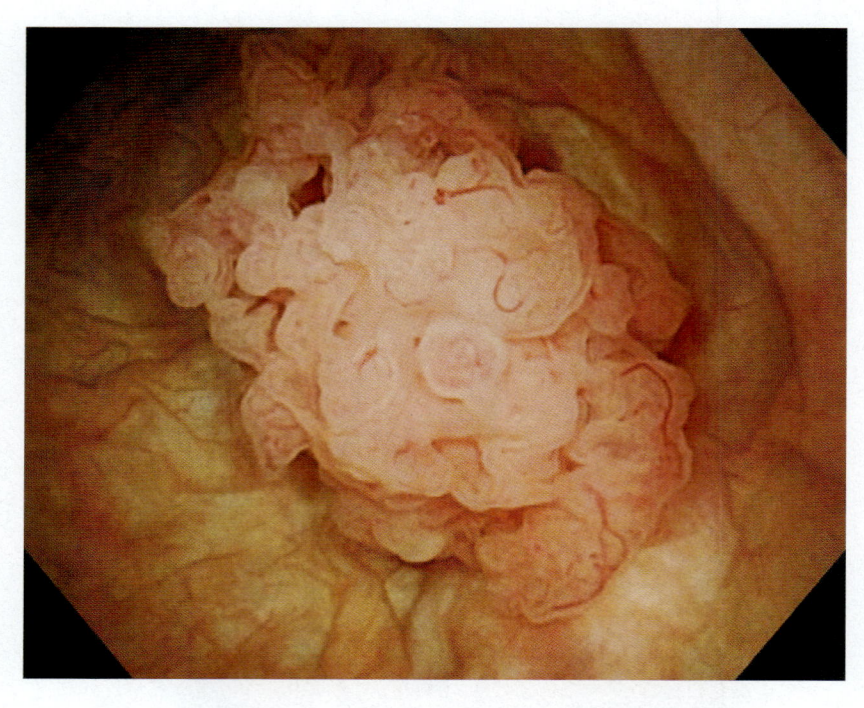

No. 9 A （A 問題29）

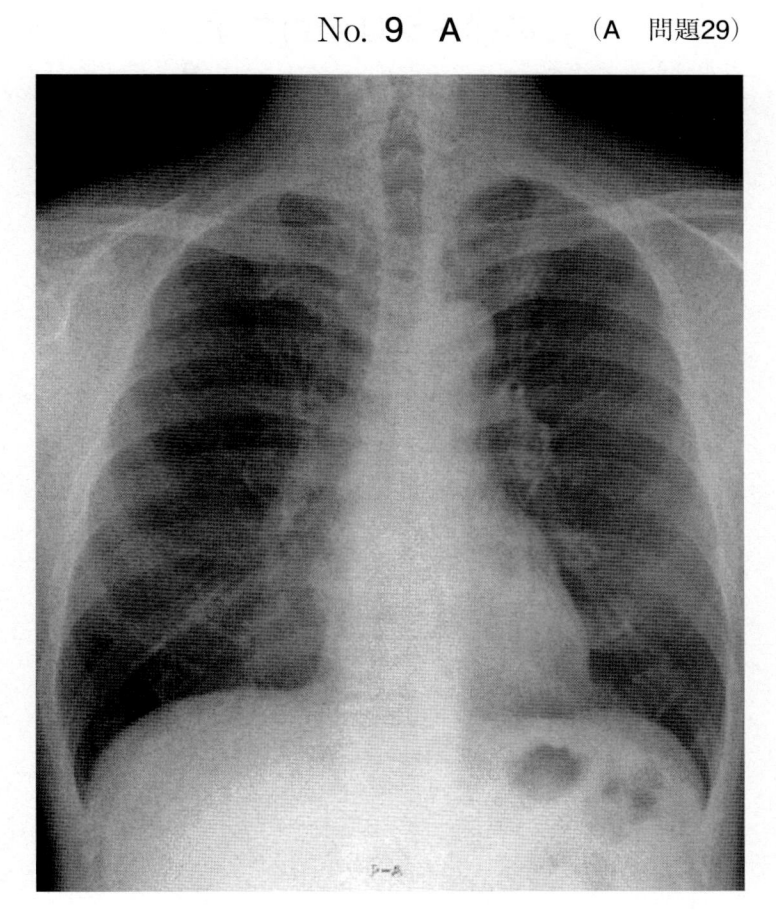

No. 9 B （A 問題29）

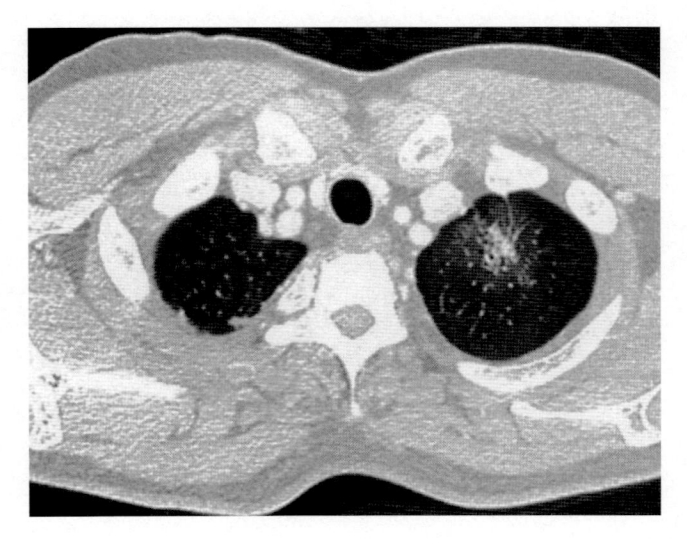

このページは余白です

No. **10** A（A 問題33）

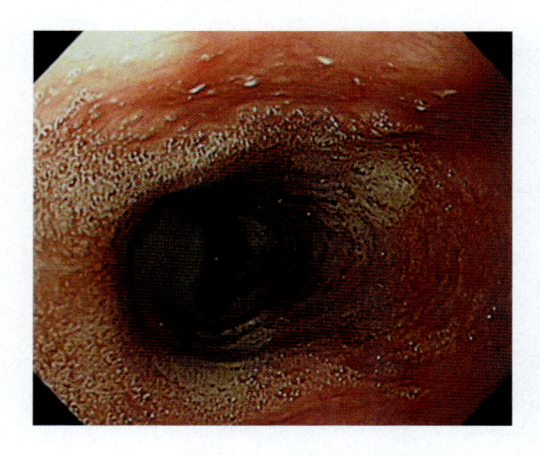

No. **10** B（A 問題33）

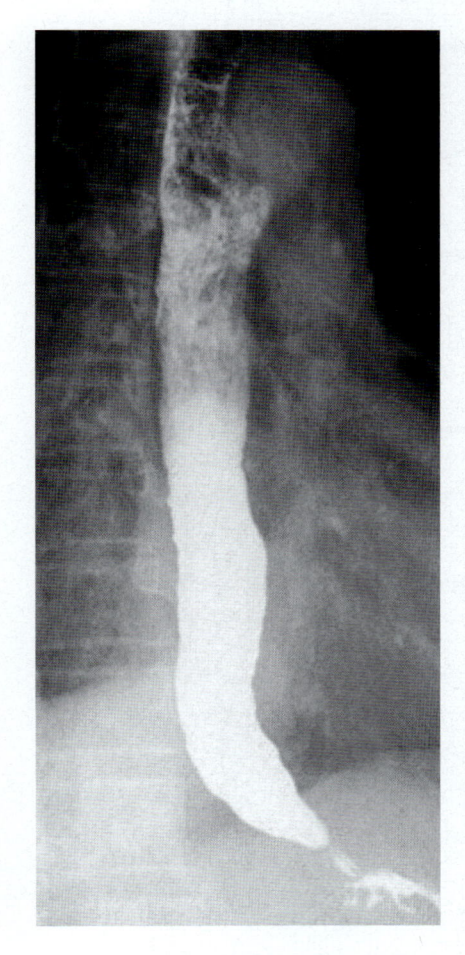

No. 11

（A　問題34）

動悸時

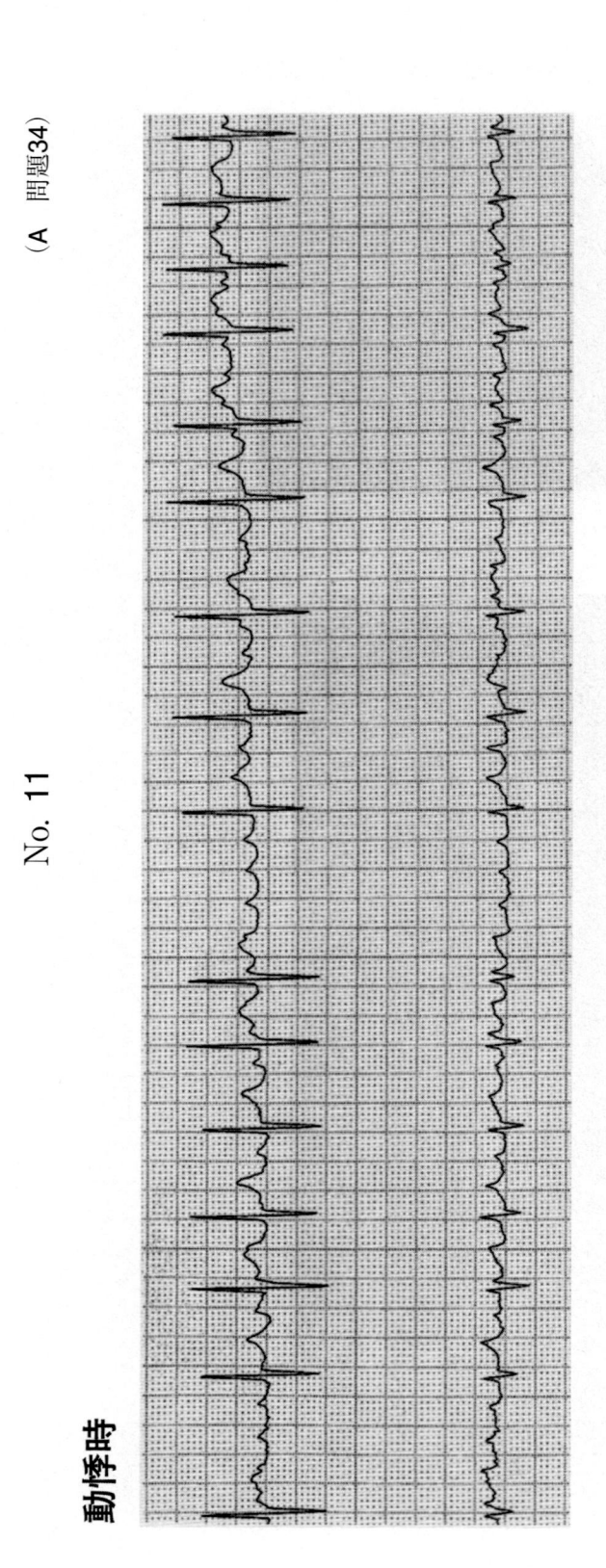

記録速度 25mm/sec

— 16 —

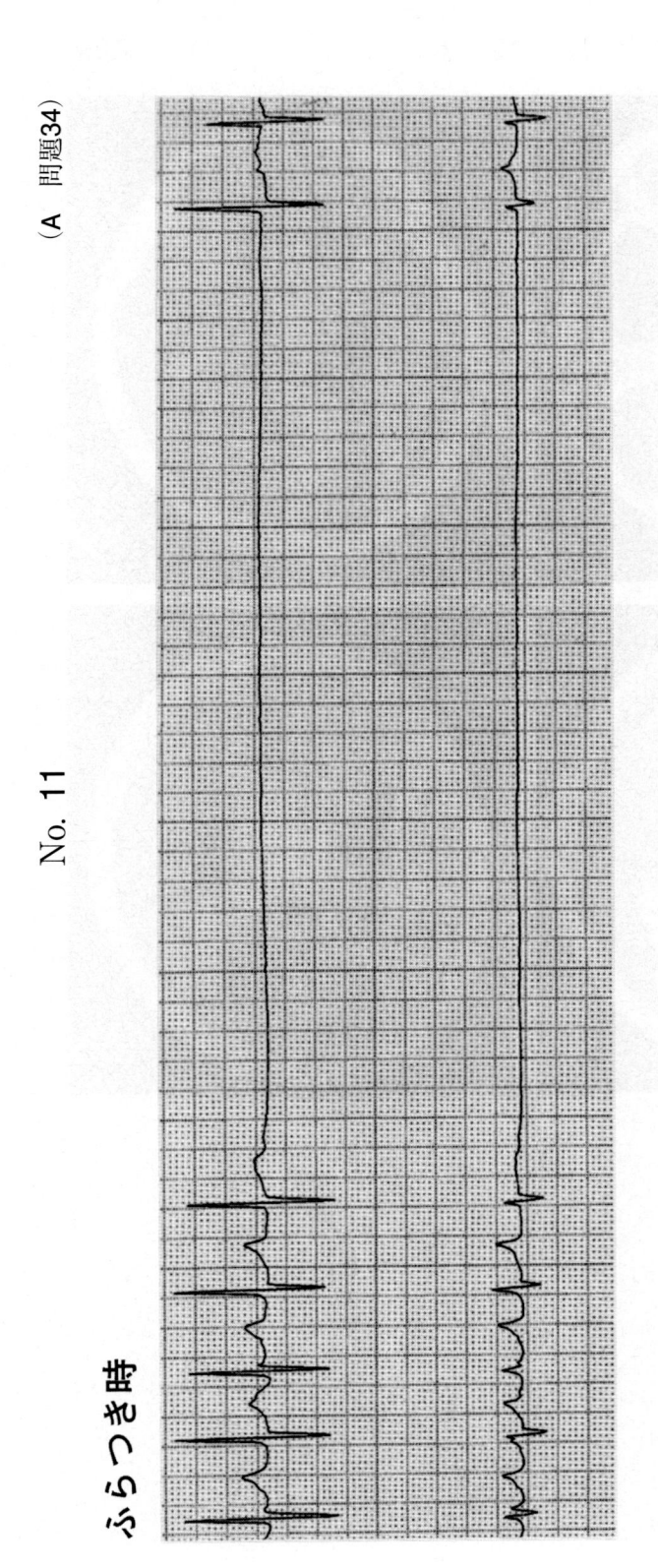

（A　問題34）

No. 11

ふらつき時

記録速度　25mm/sec

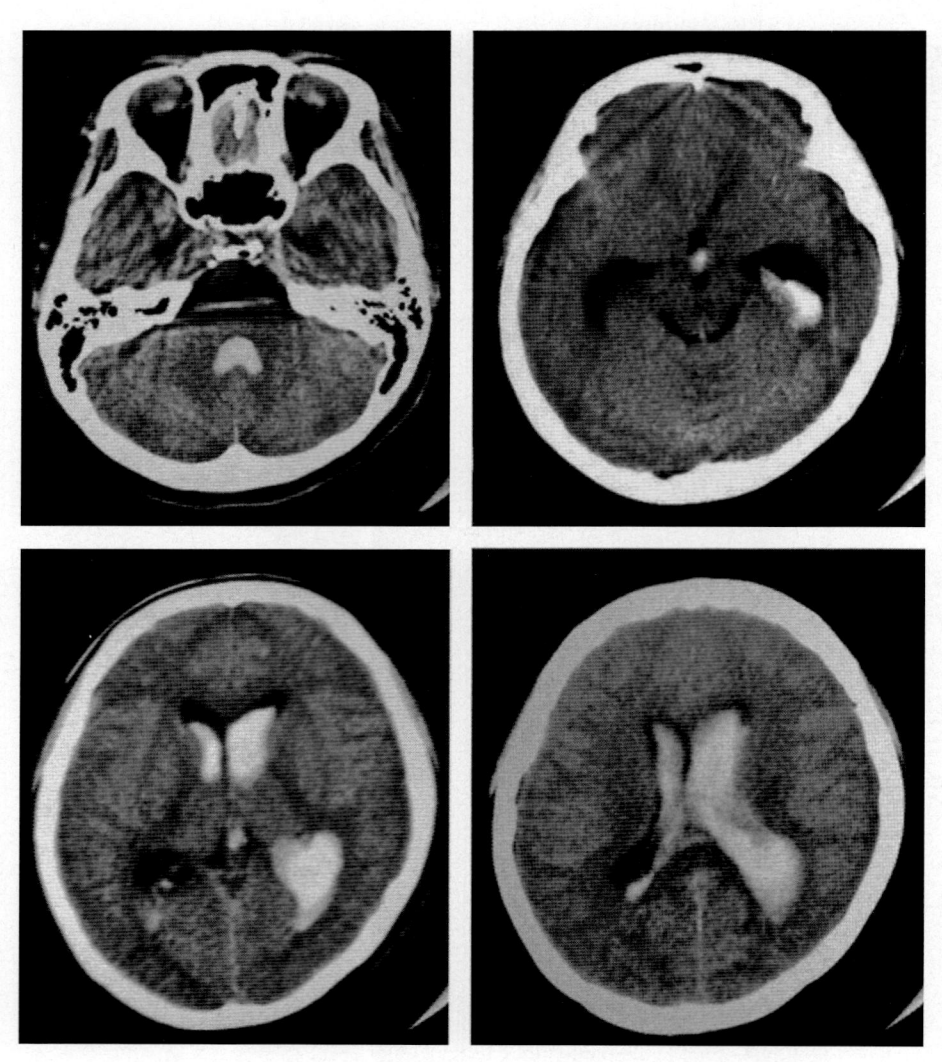

No. 12 B （A 問題35）

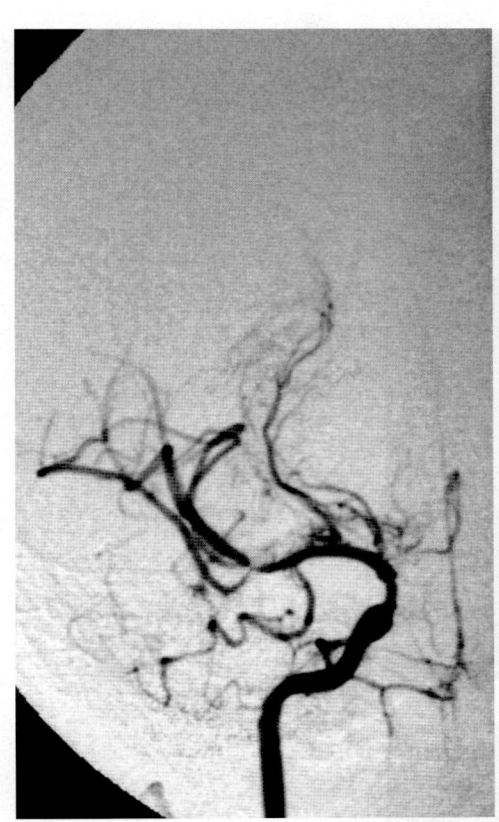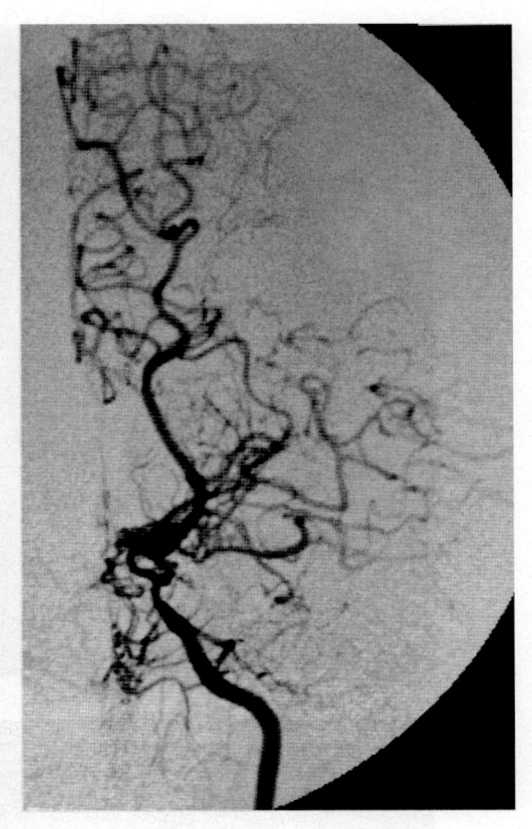

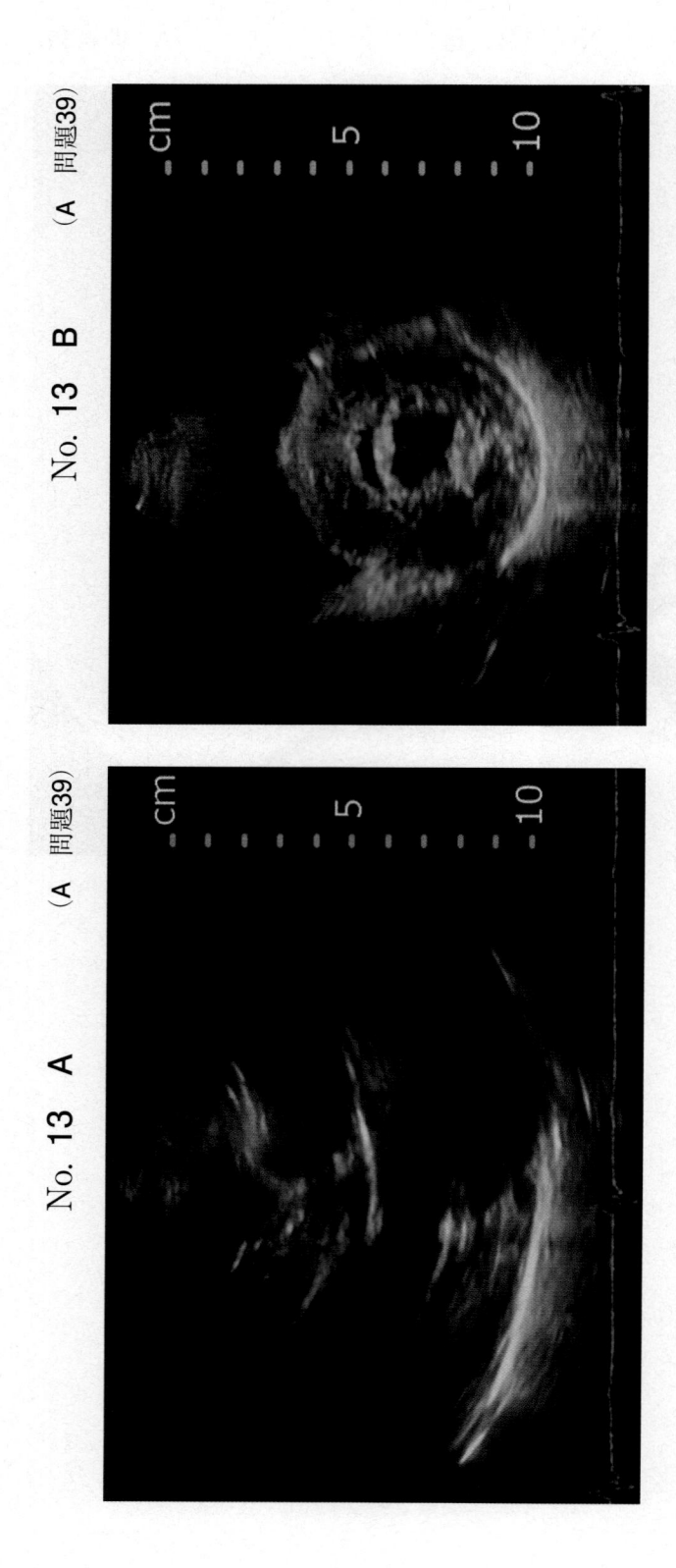

No. 13　B　　(A　問題39)

No. 13　A　　(A　問題39)

No. 13　C　　(A　問題39)

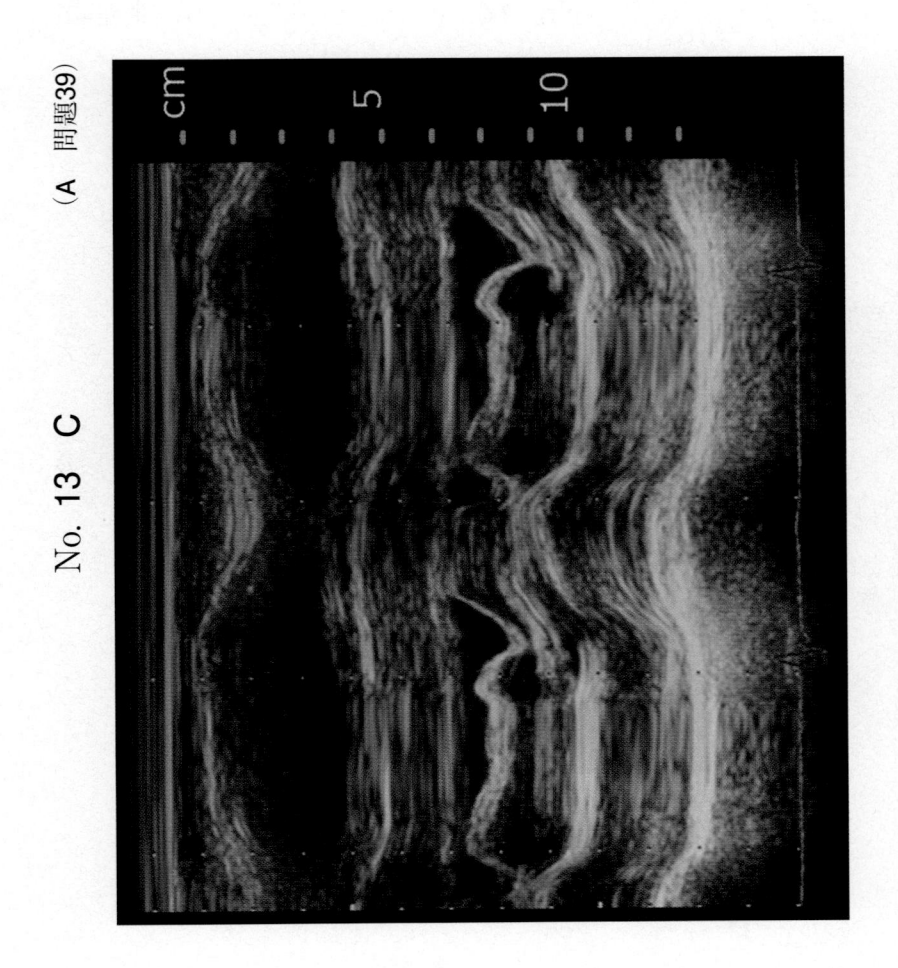

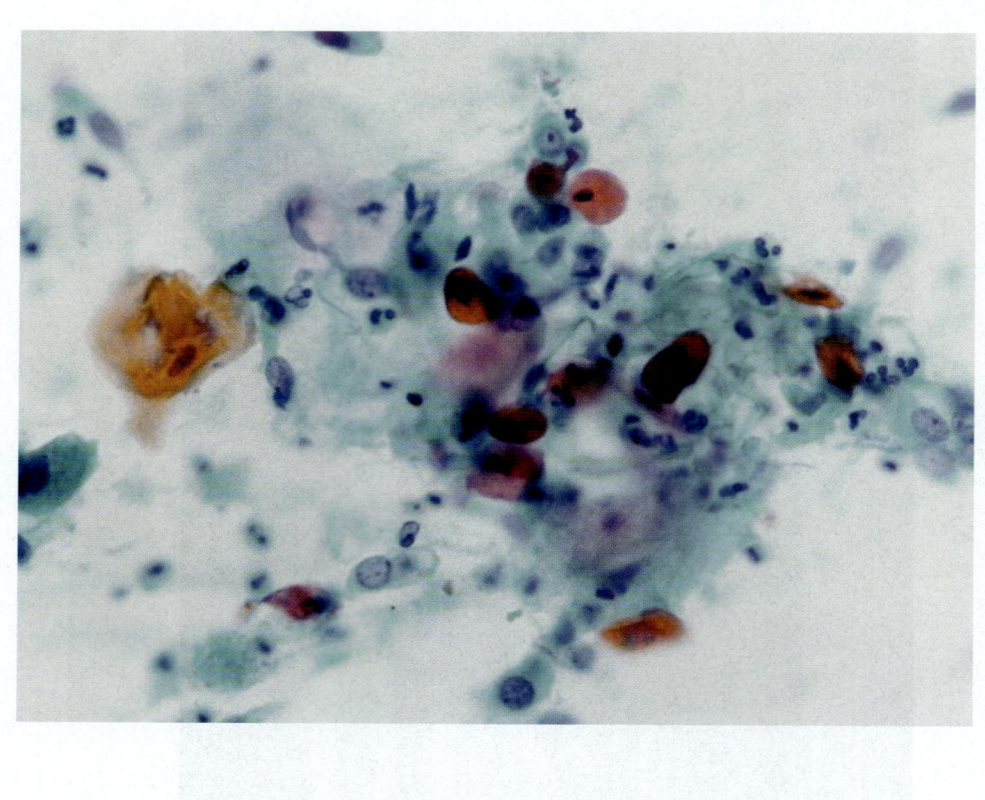

No. 15　A　　　　　　　（A　問題41）

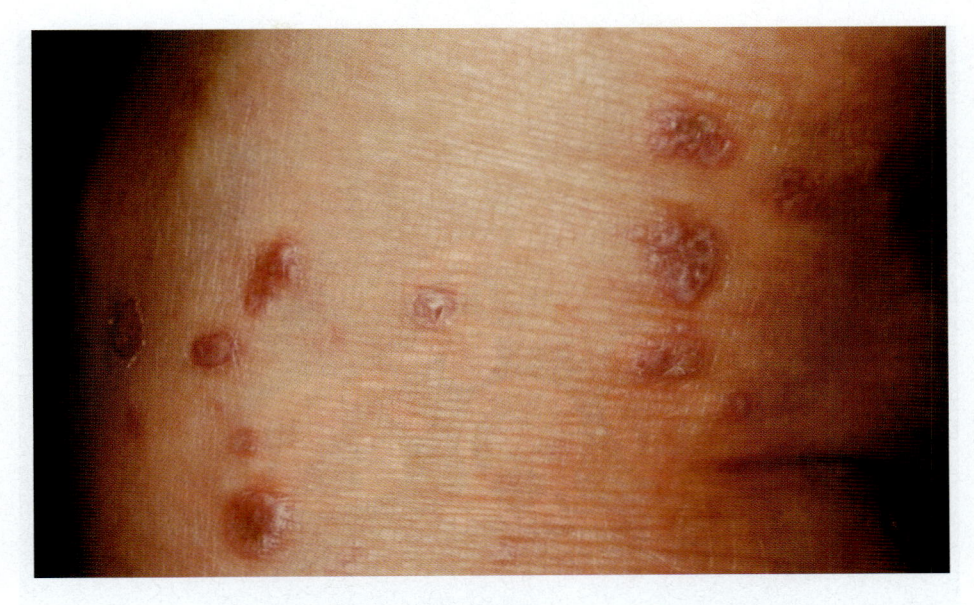

No. 15　B　　　　　　　（A　問題41）

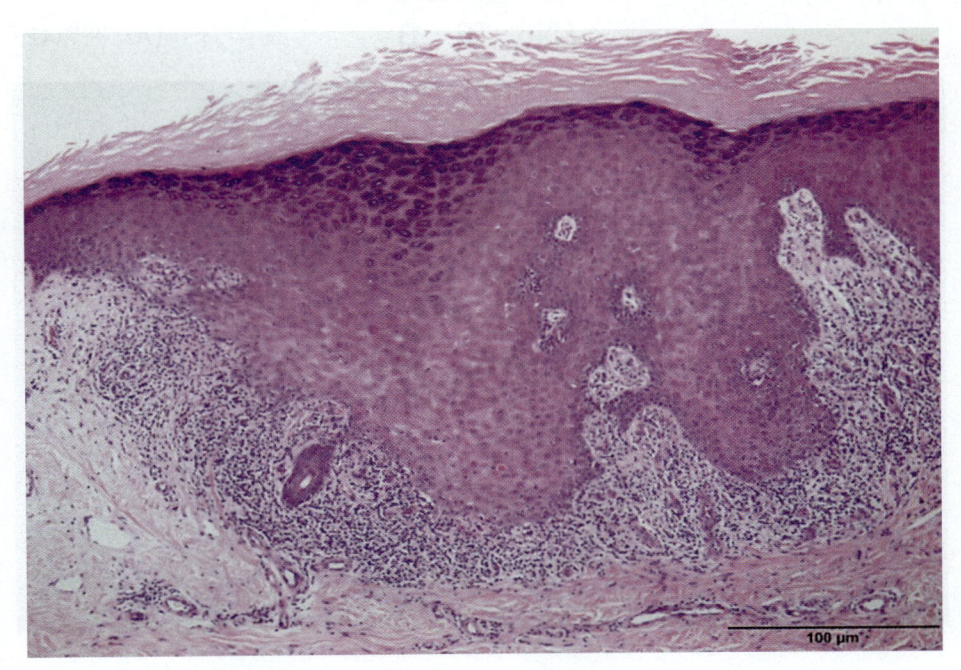

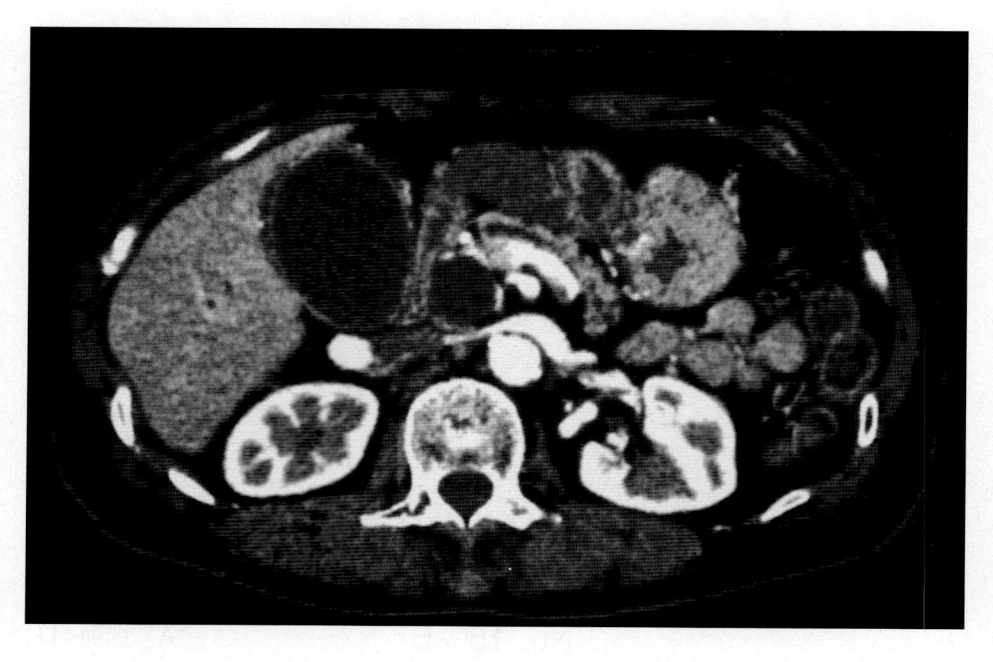

No. 16　A　　　　　　　　（A　問題42）

No. 16　B　　　　　　　　（A　問題42）

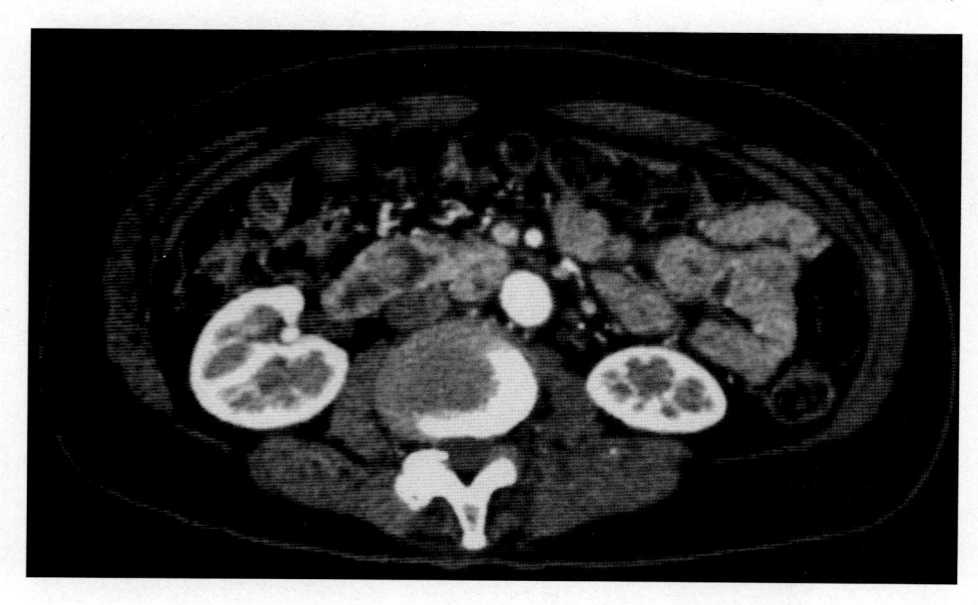

No. 16 C （A 問題42）

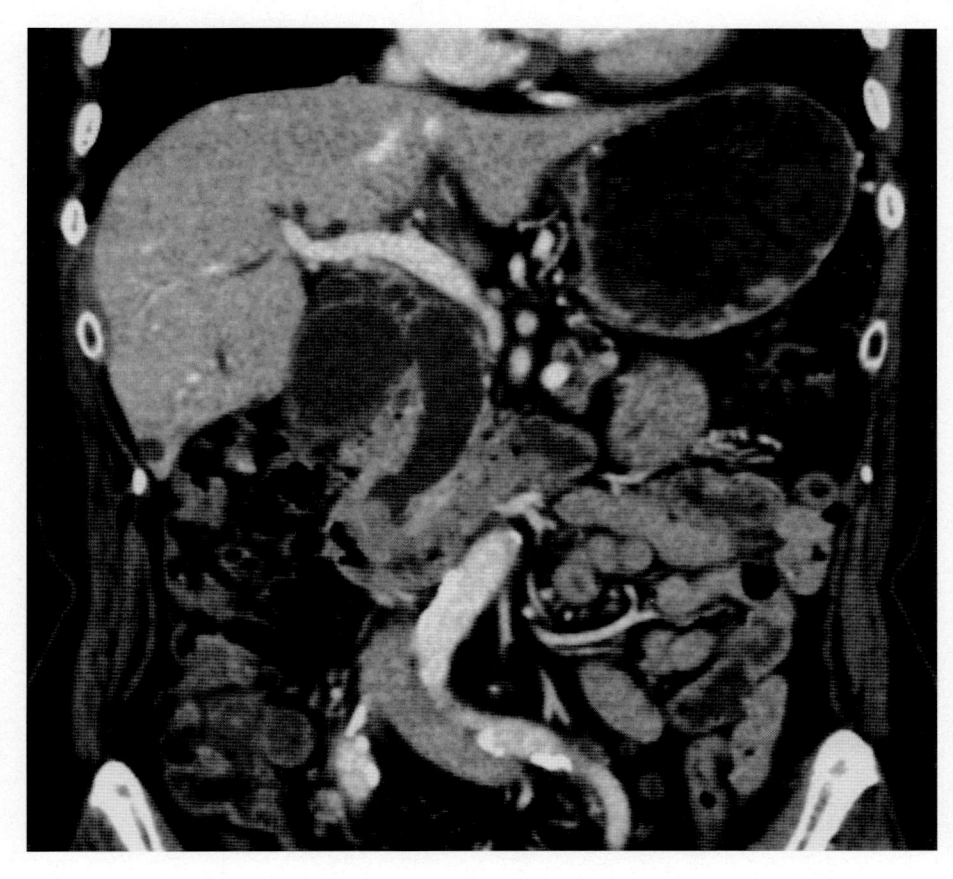

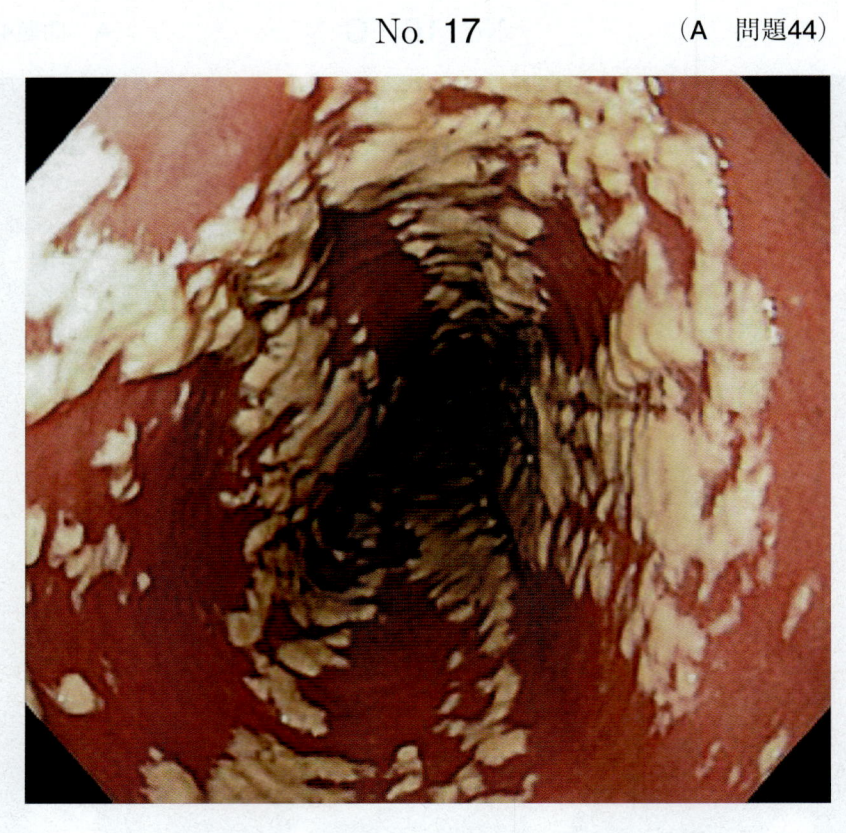

No. 18　　　　　　　　　　（A　問題46）

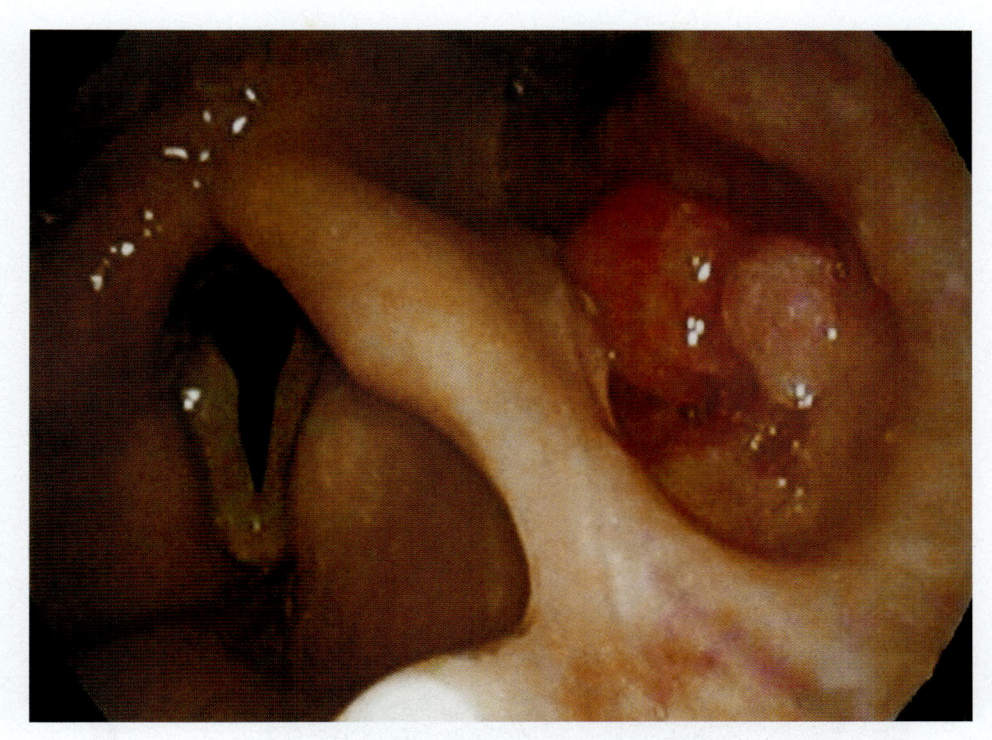

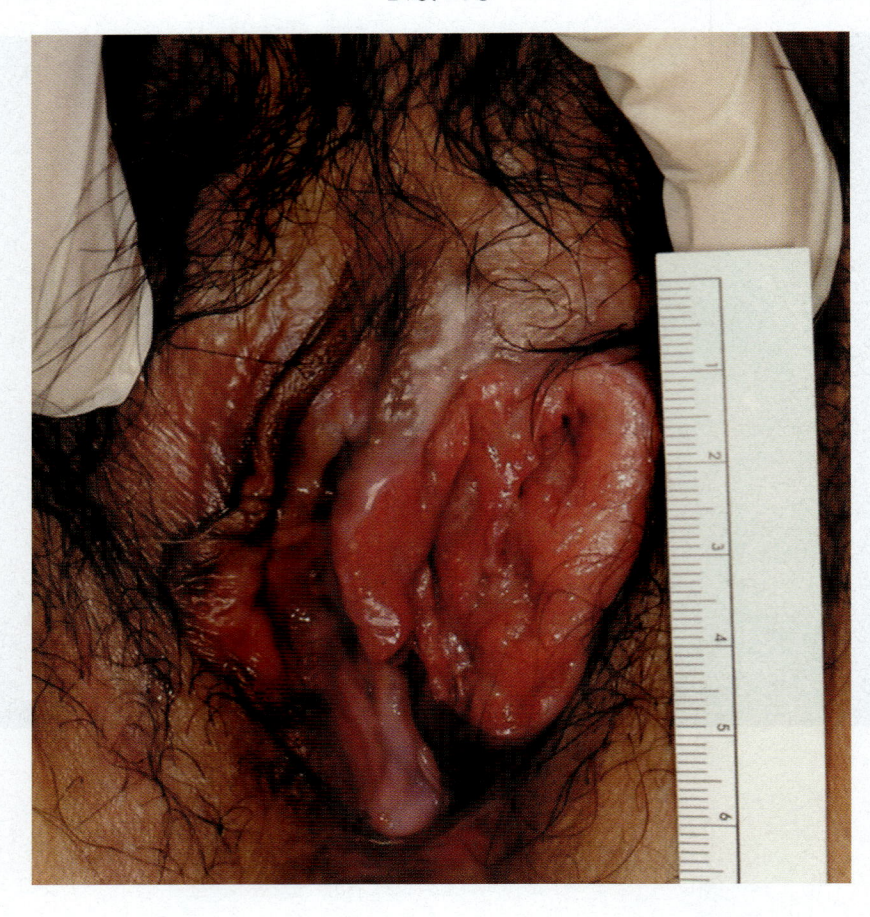

No. 20　　　（A　問題51）

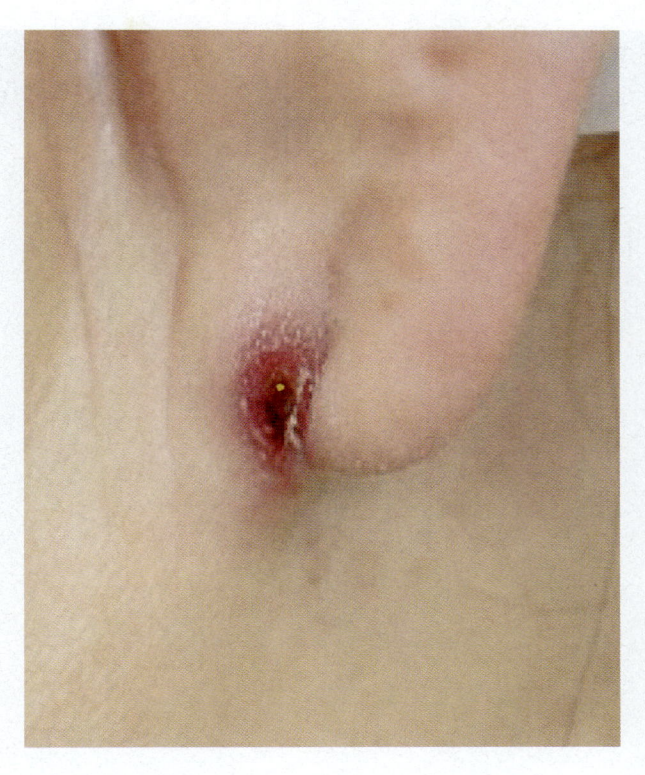

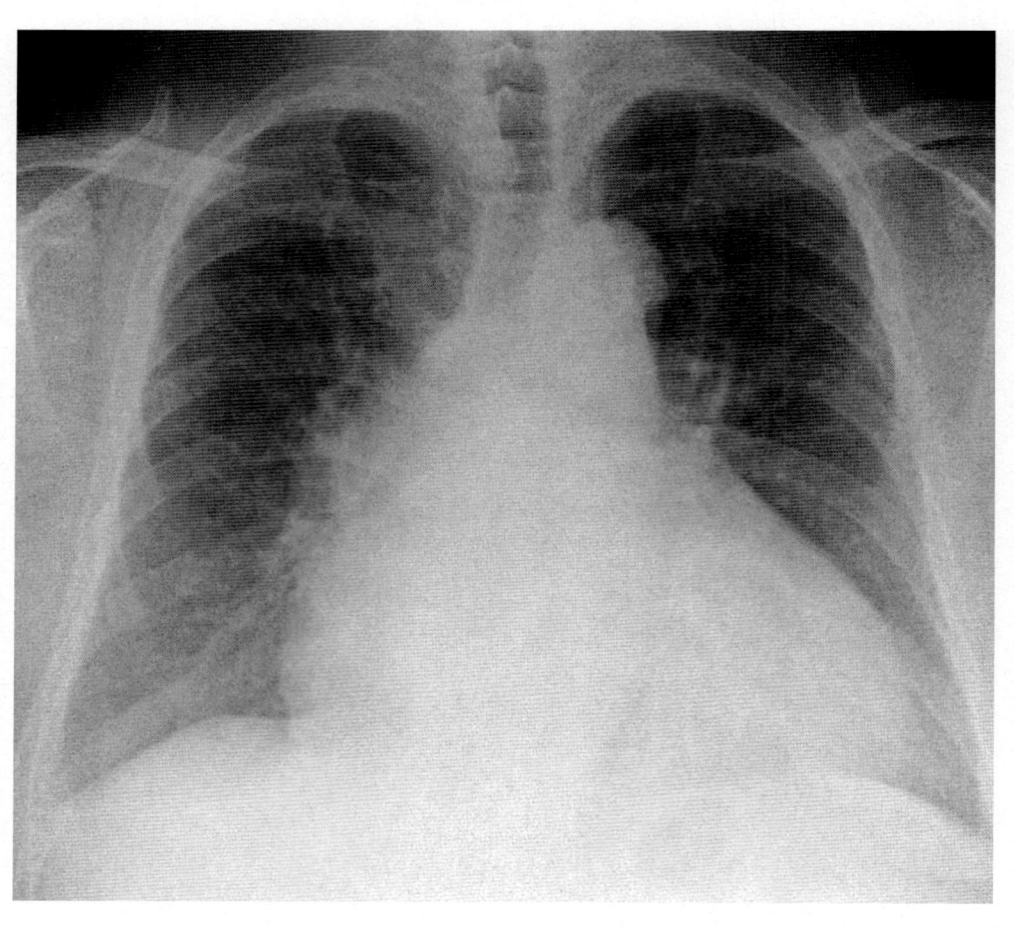

No. 21　B　　　　　（A　問題52）

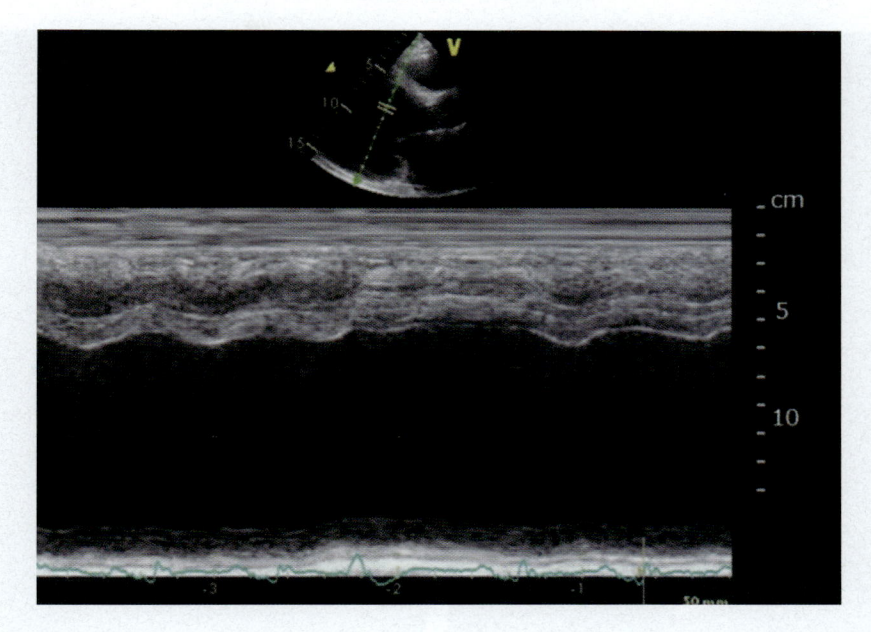

No. 21　C　　　　　（A　問題52）

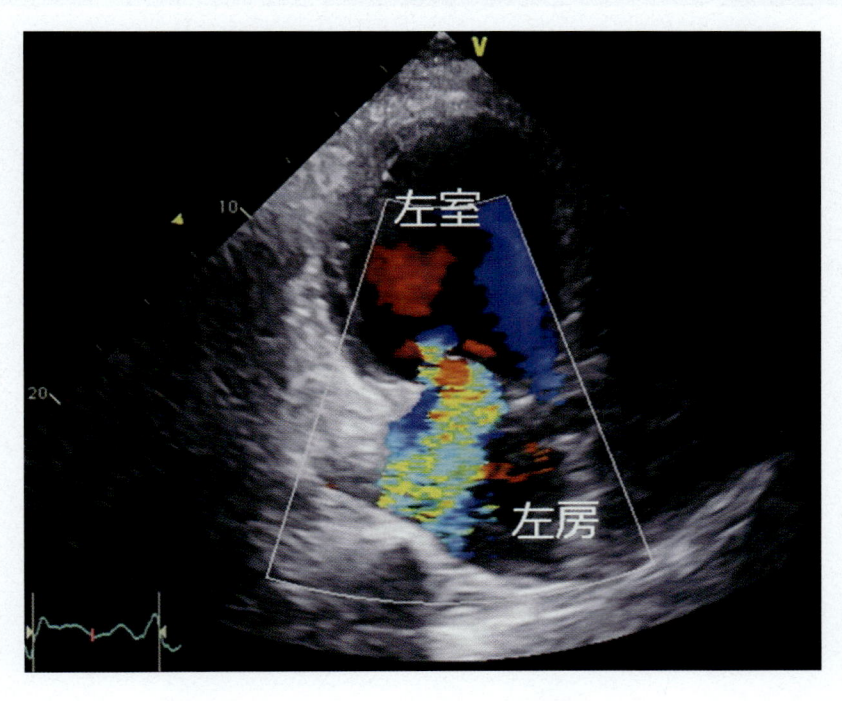

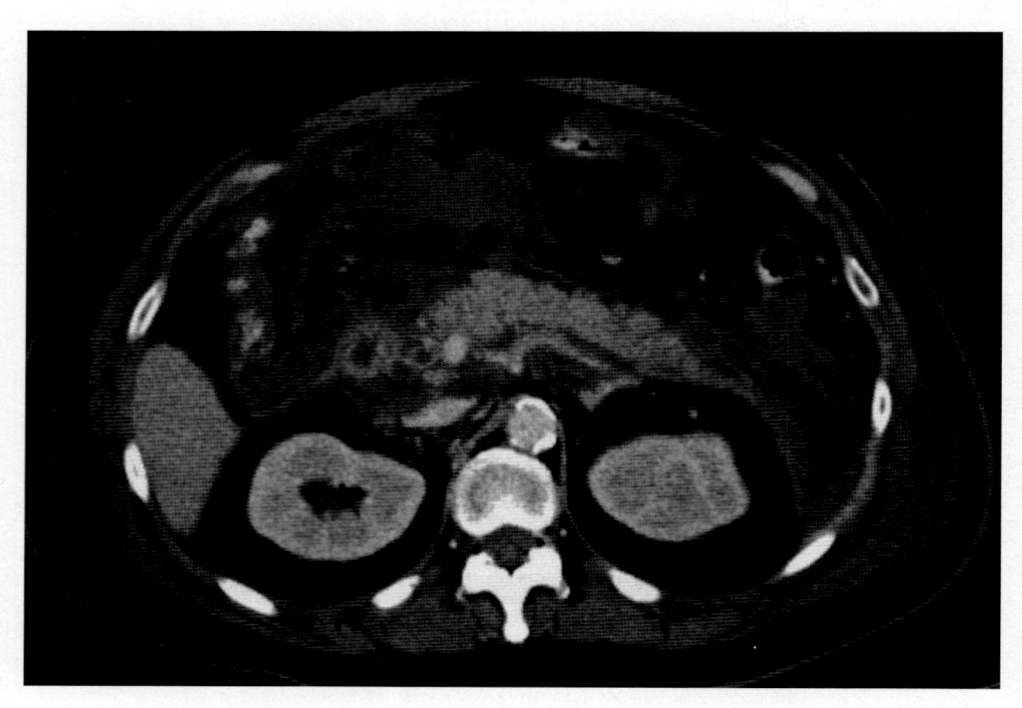

No. 23 （A 問題54）

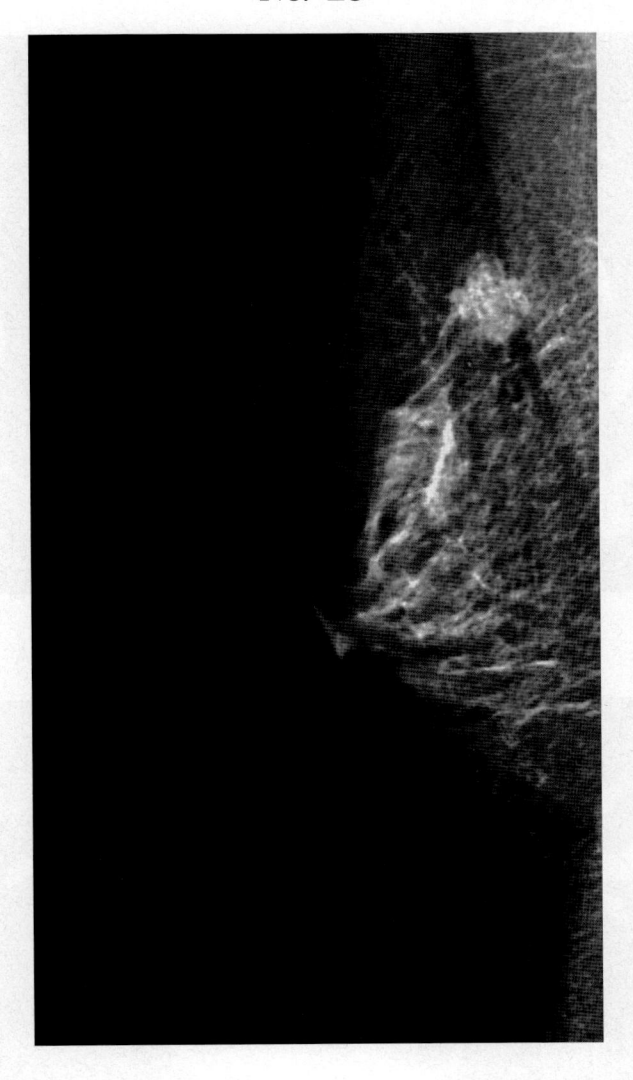

No. 24　A　　　　　　　　　（A　問題55）

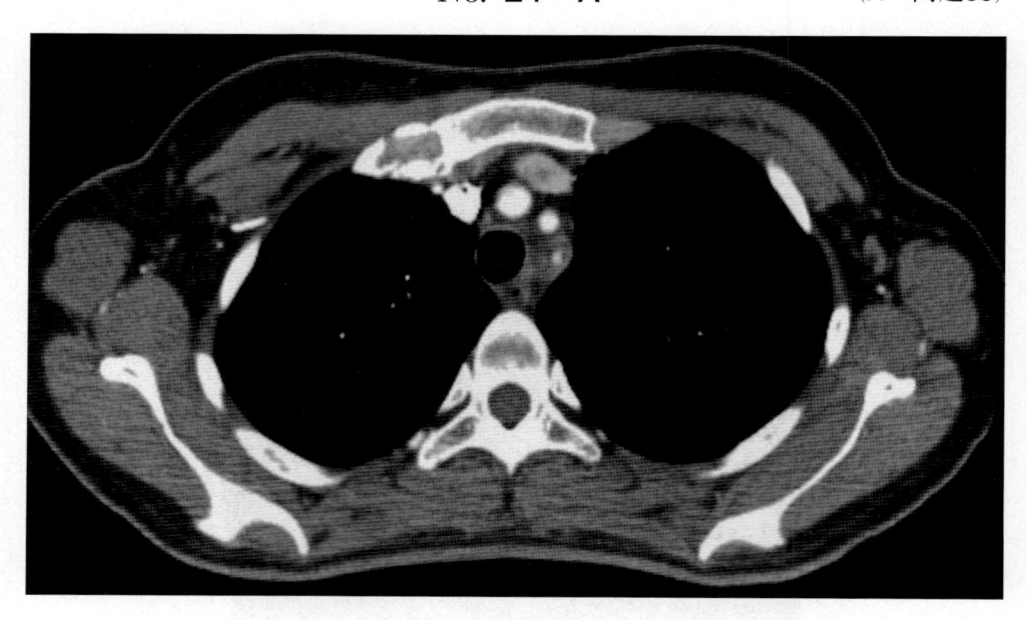

No. 24　B　　　　　　　　　（A　問題55）

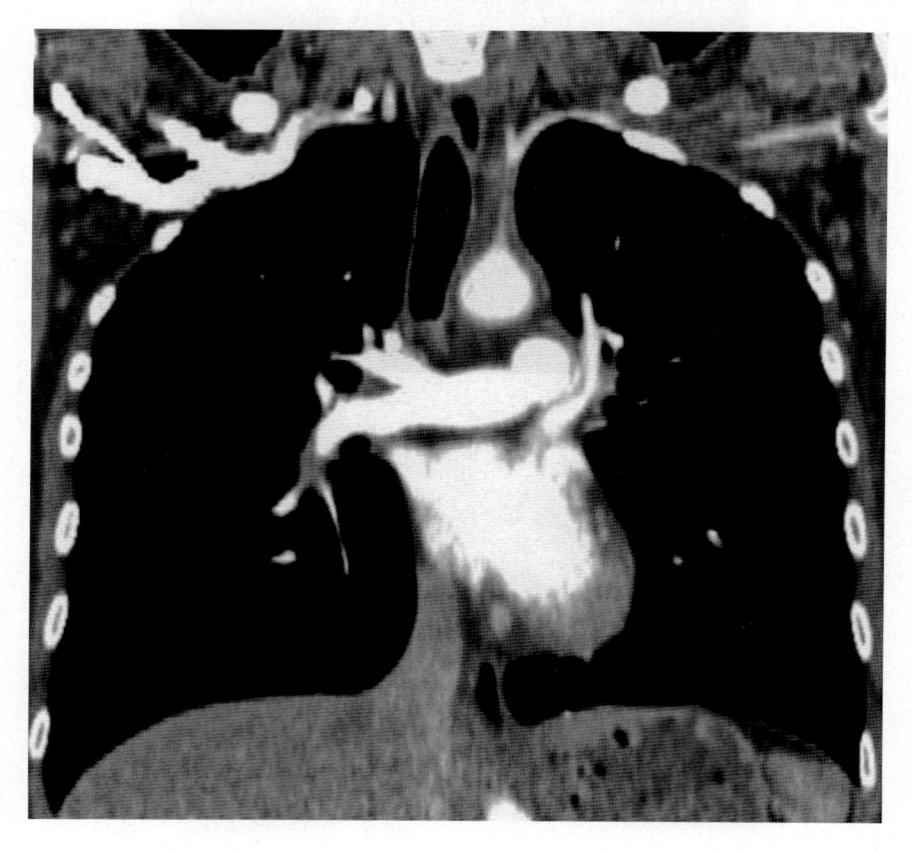

No. 25

(A 問題60)

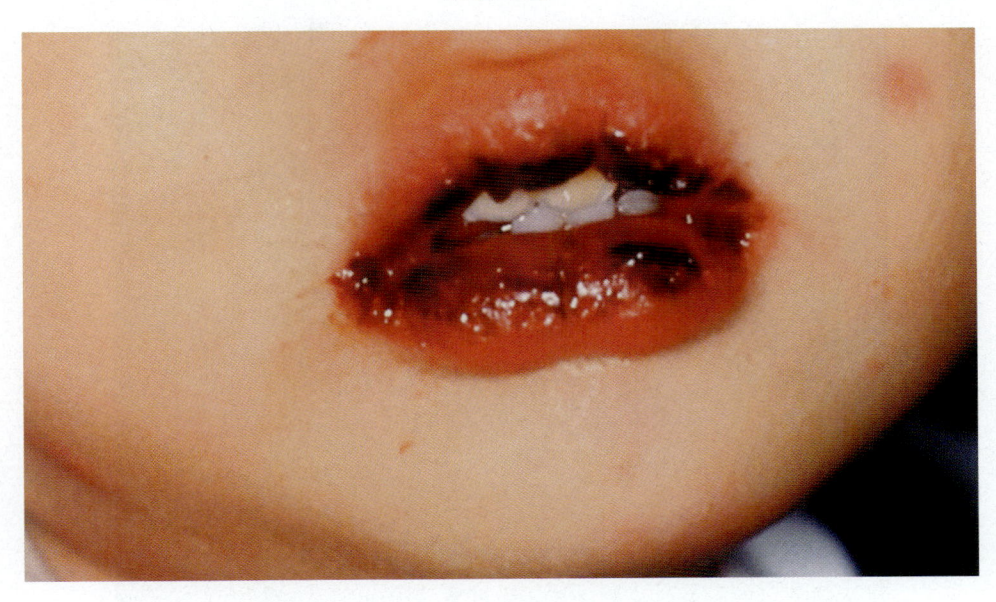

No. **26**   （**A**　問題62）

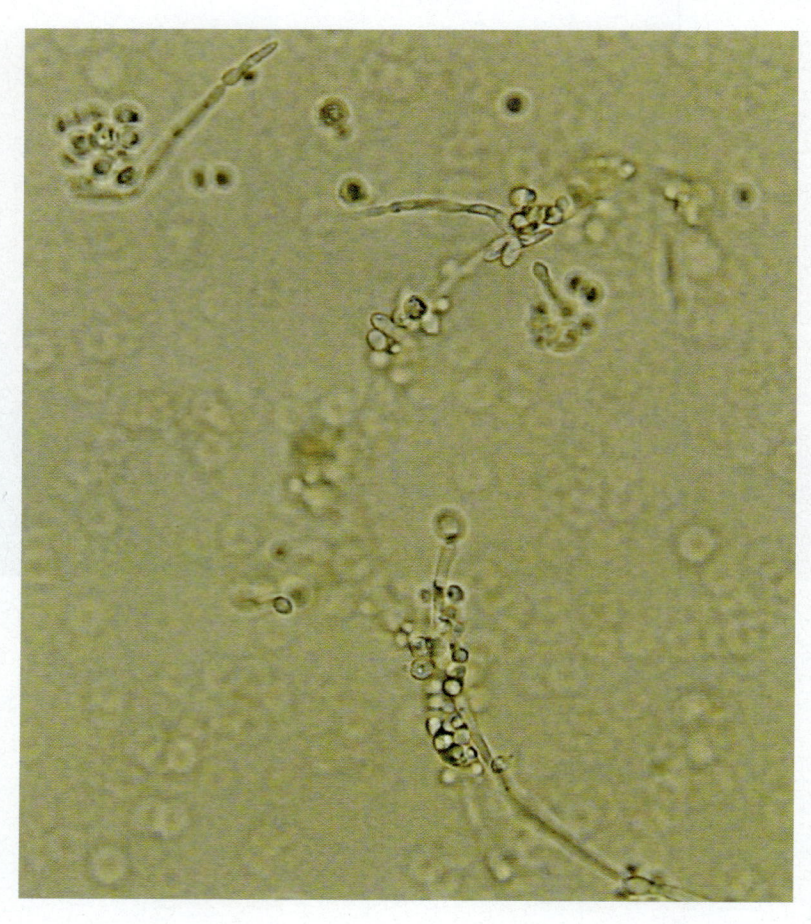

No. 27　　（A　問題64）

右正中神経

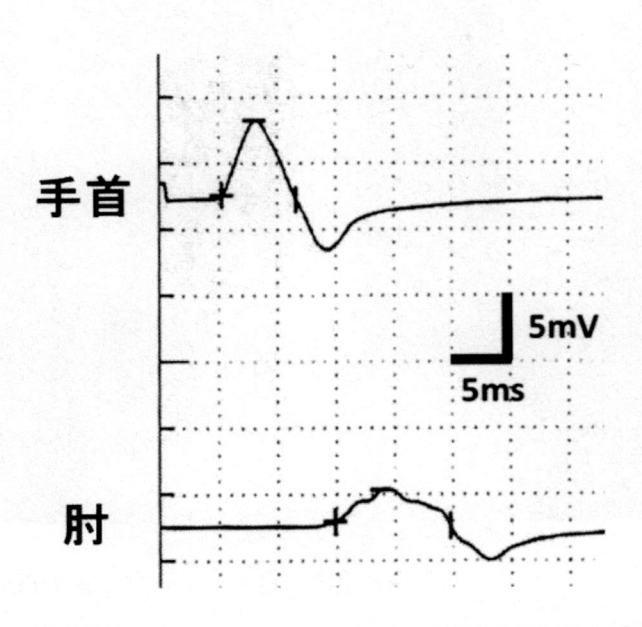

右尺骨神経

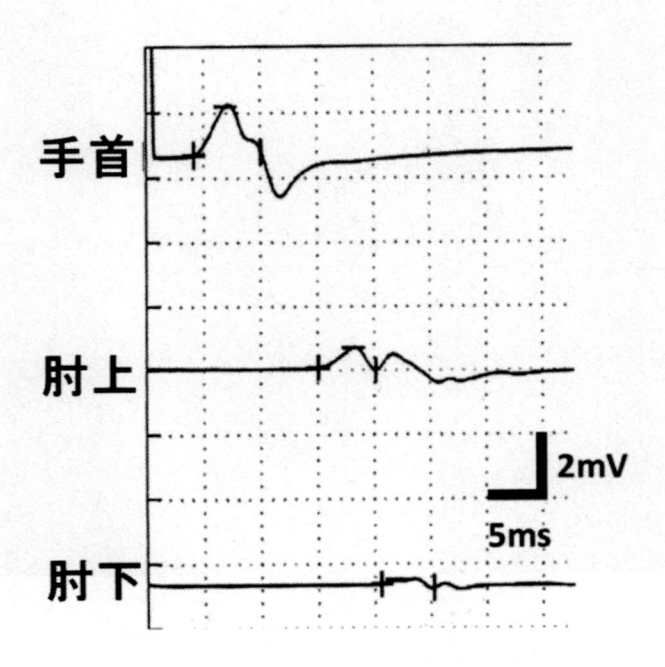

No. 28　A　　（A　問題66）

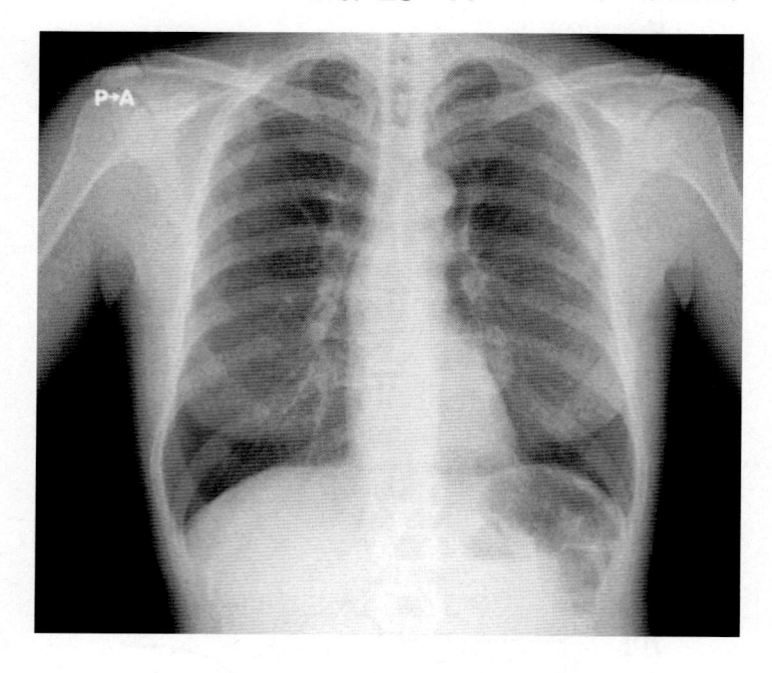

No. 28　B　　（A　問題66）

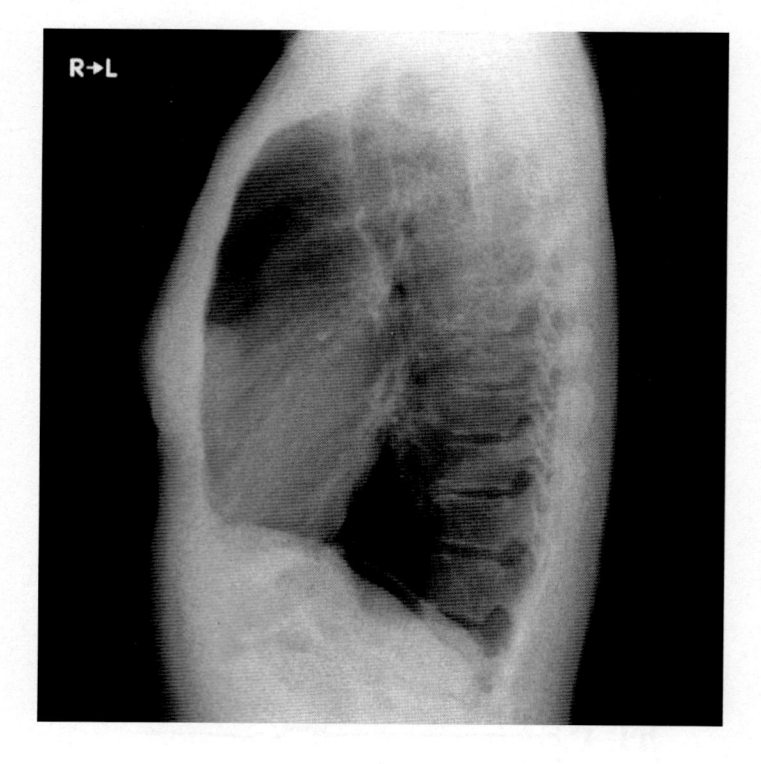

このページは余白です

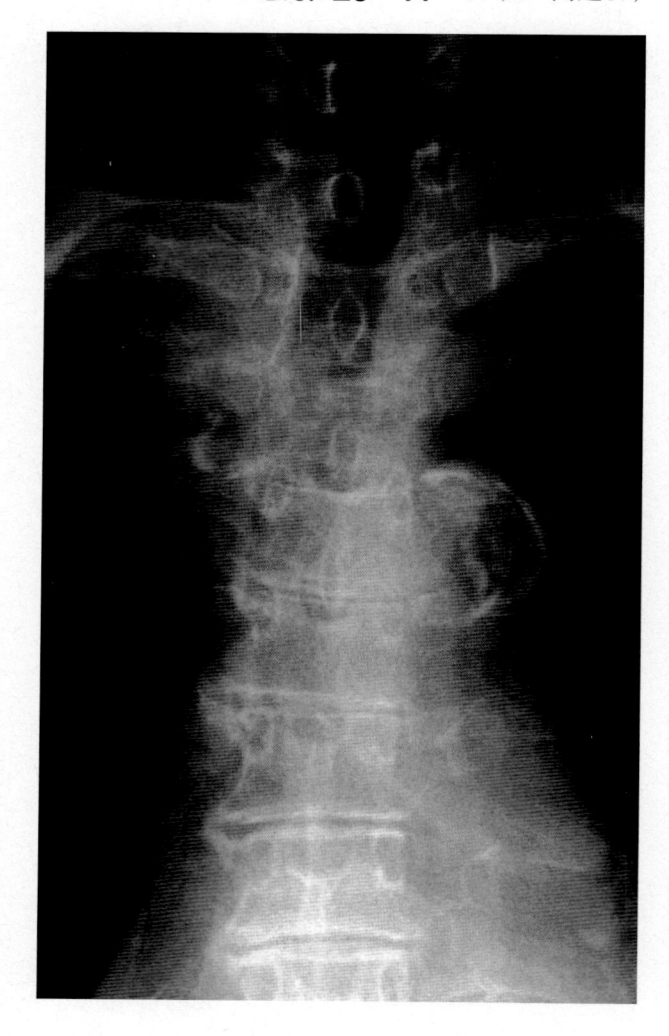

No. **29** B （**A** 問題67）

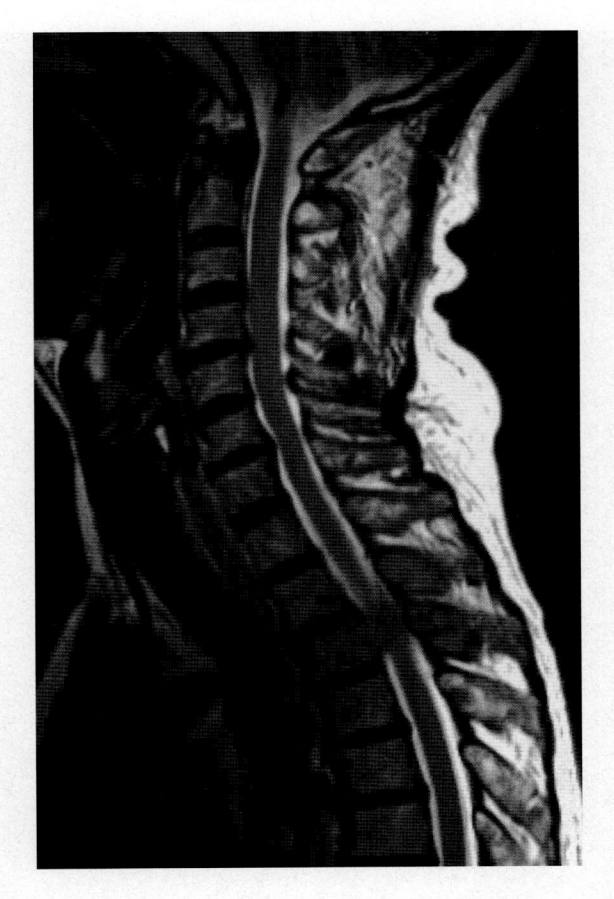

No. **29** C （**A** 問題67）

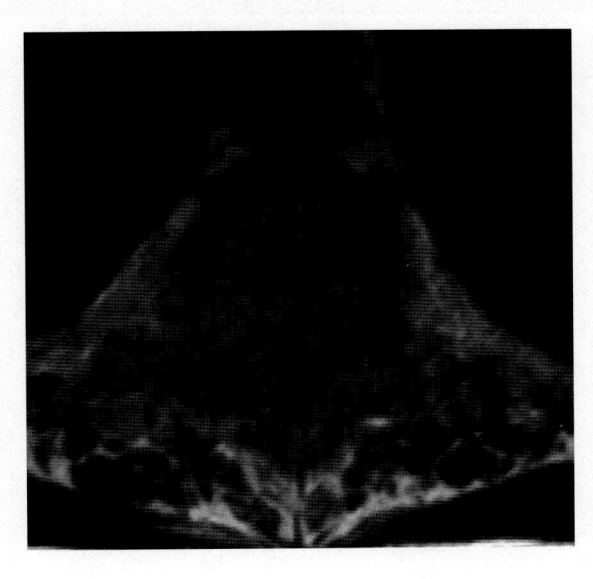

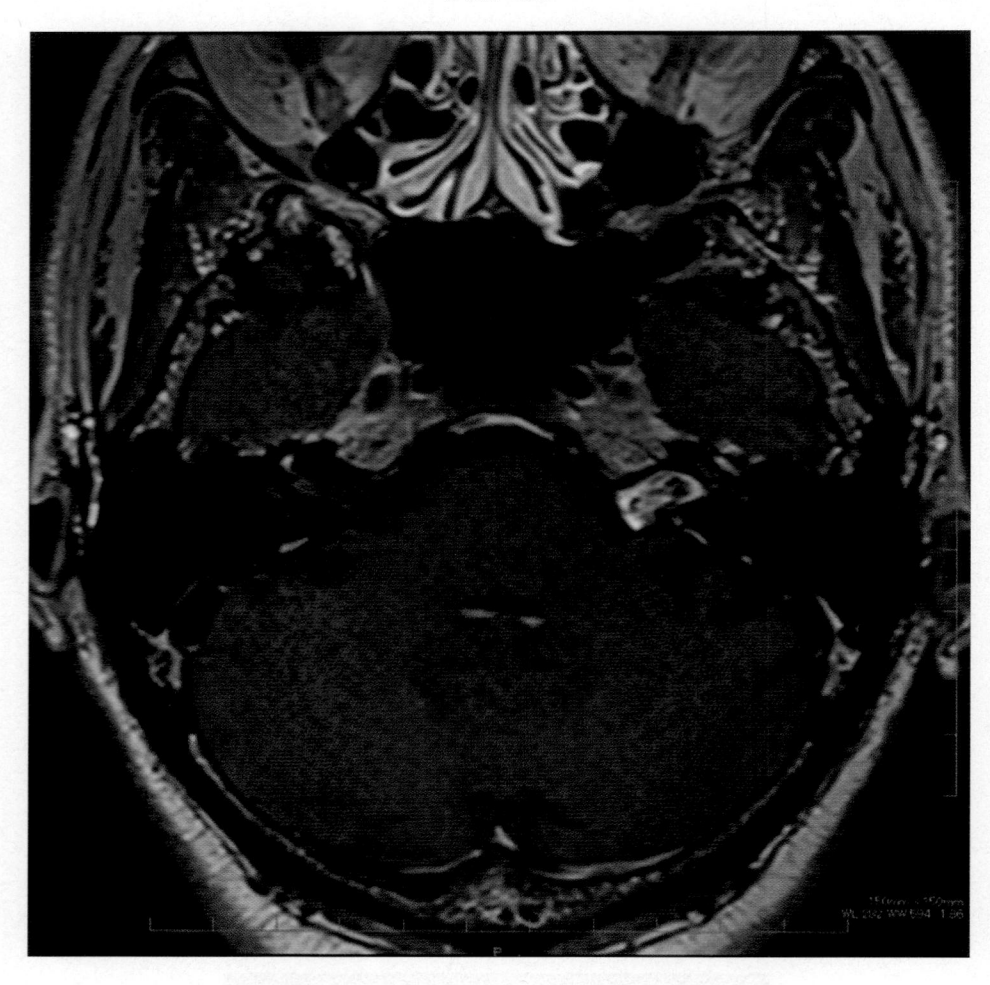

No. 31　　　　　　　　　　（A　問題71）

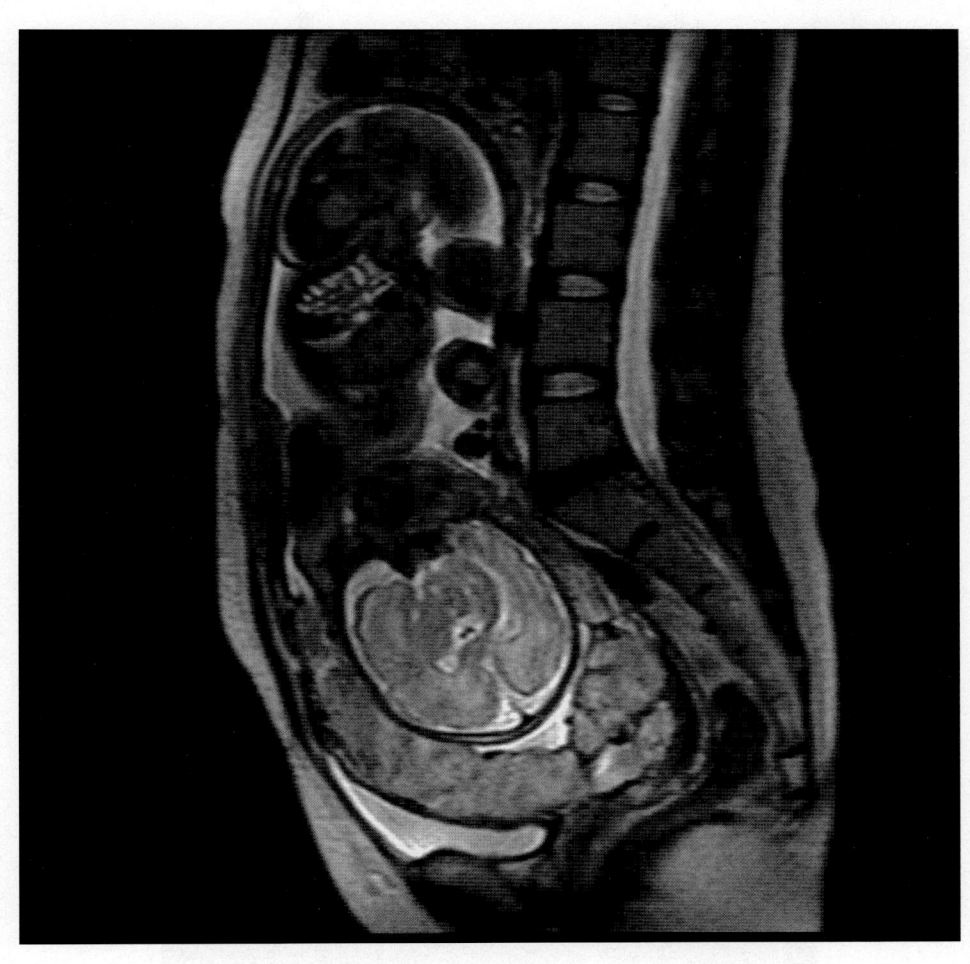

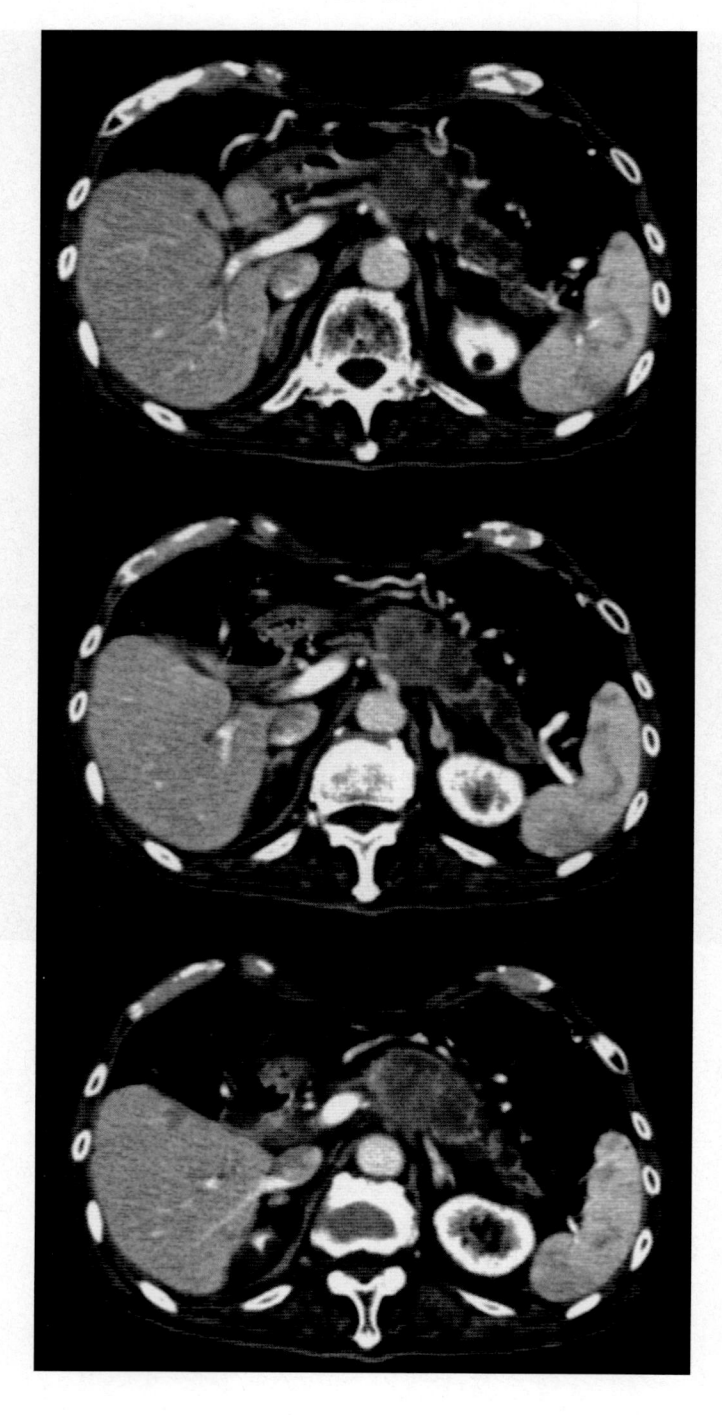

No. 32 （A 問題72）

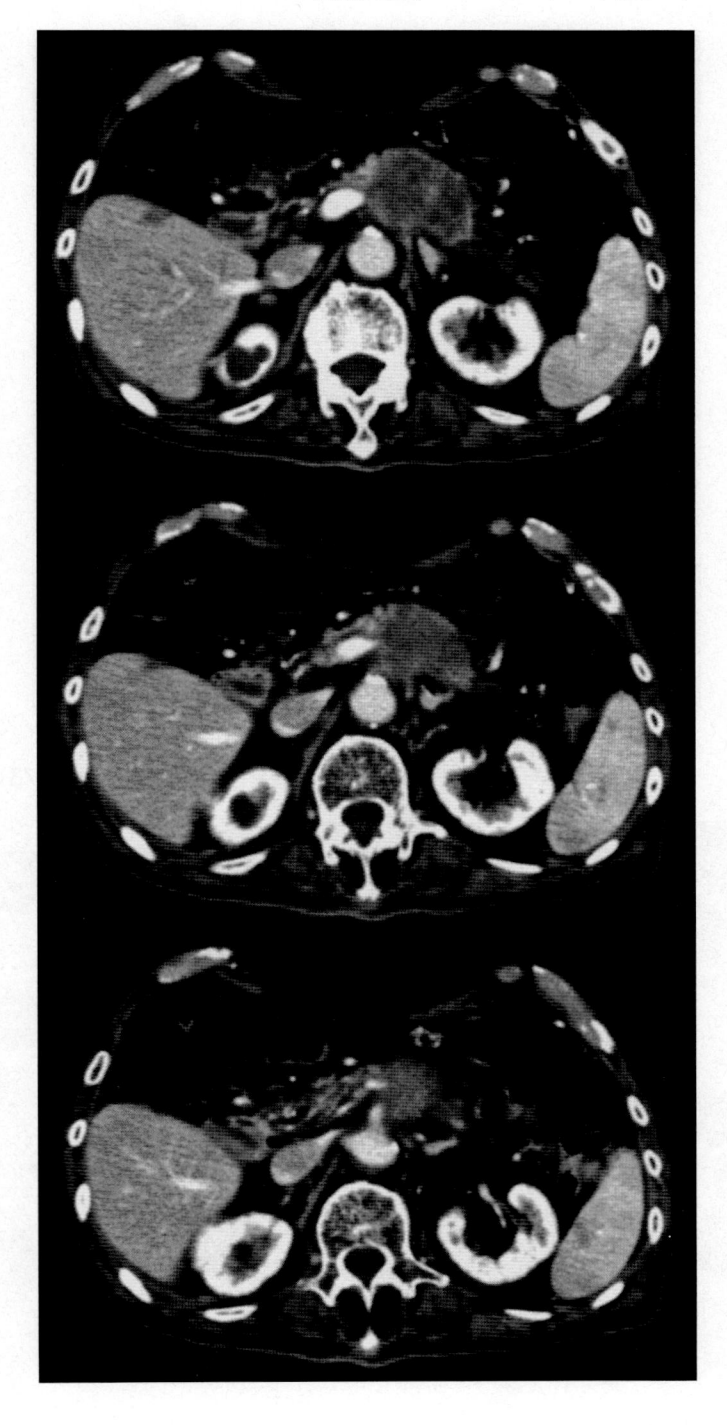

No. 33　A　　　　（A　問題73）

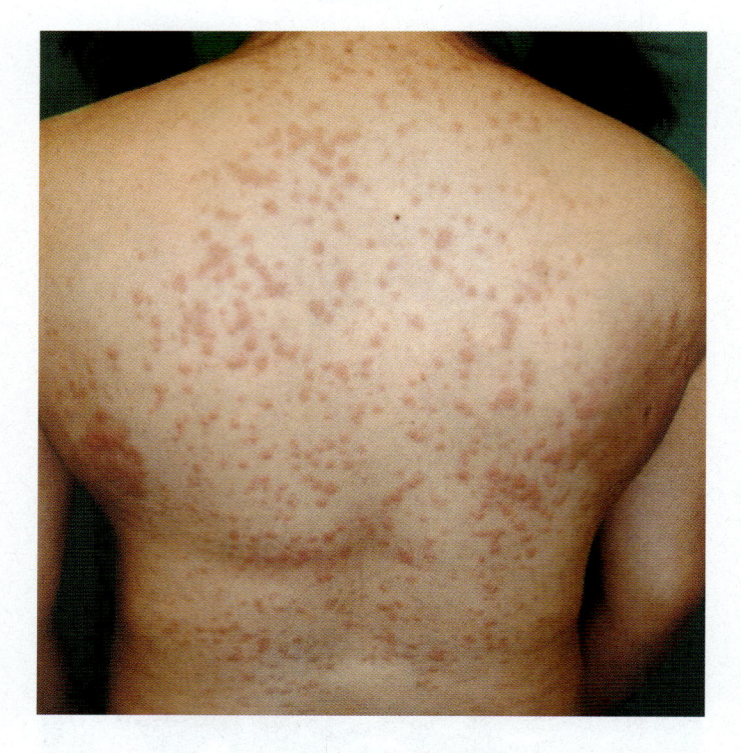

No. 33　B　　　　（A　問題73）

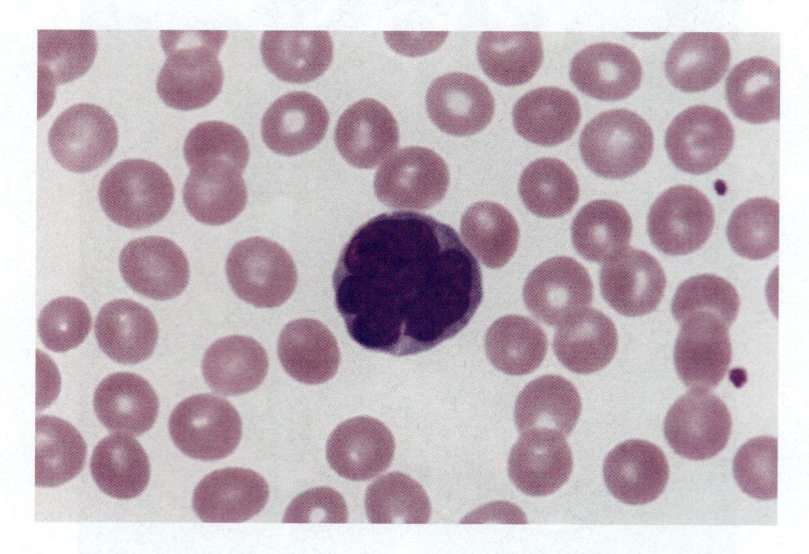

B

別　　　　冊

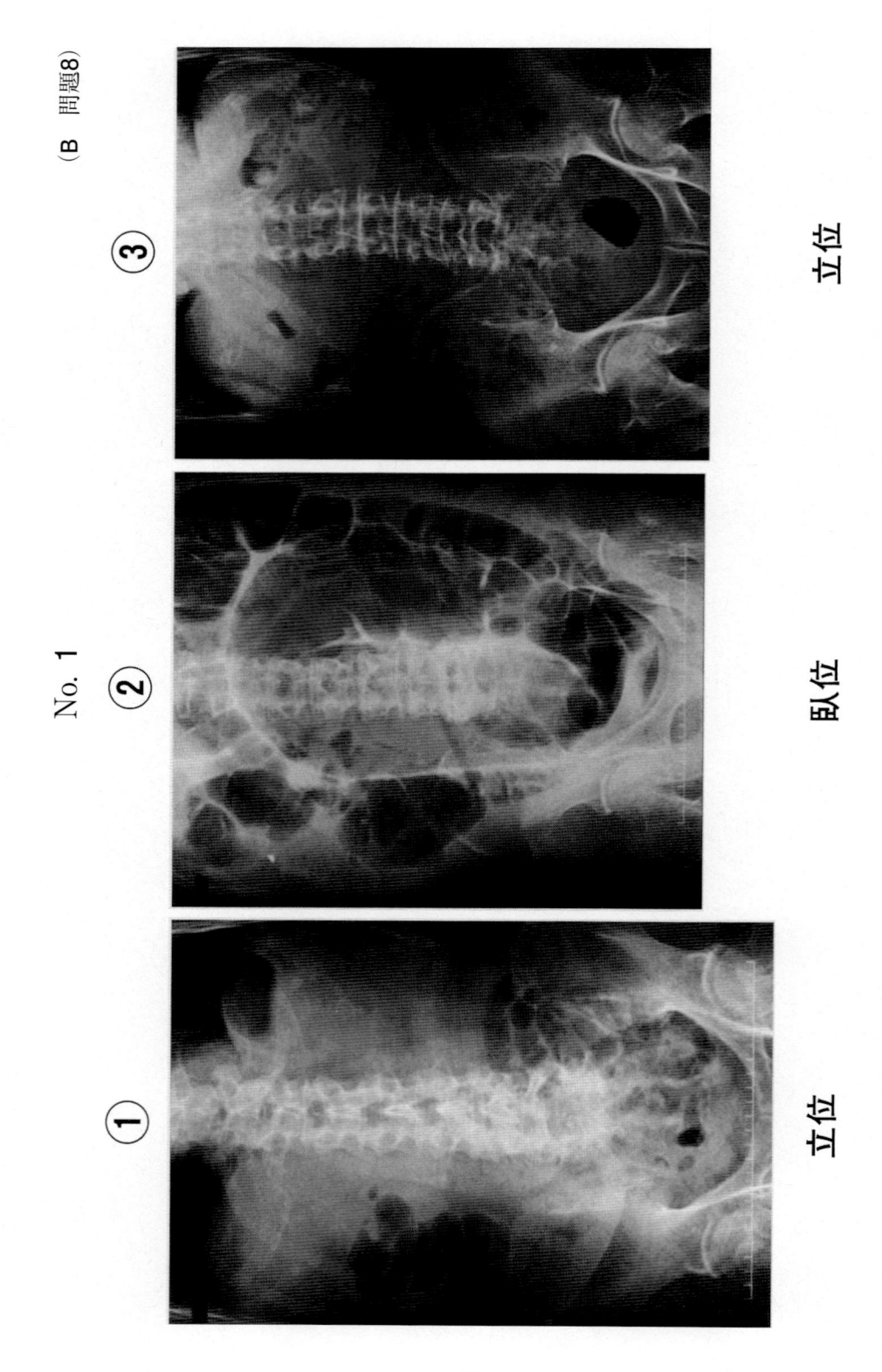

No. 1

① 立位　② 臥位　③ 立位

（B　問題8）

（B　問題8）

No. 1

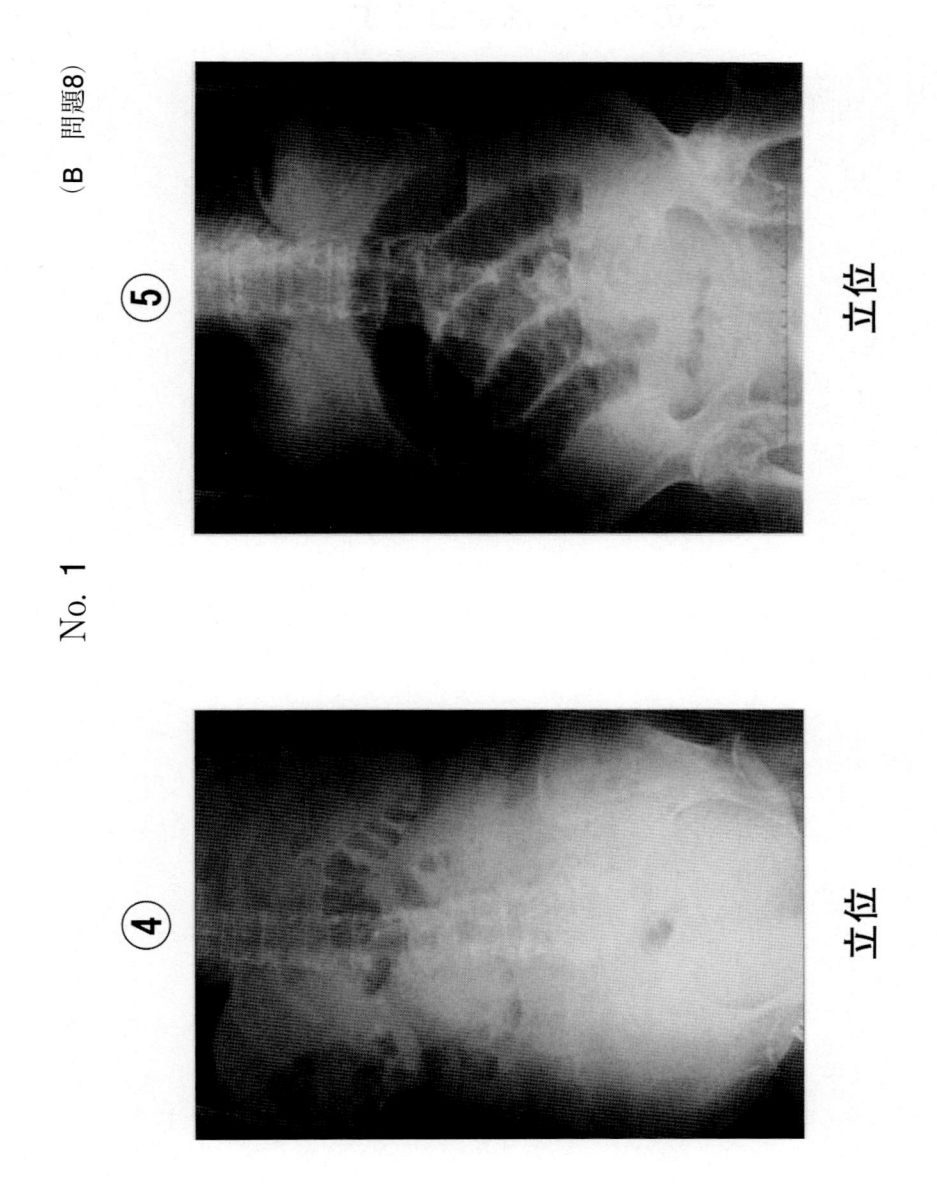

⑤　立位

④　立位

このページは余白です

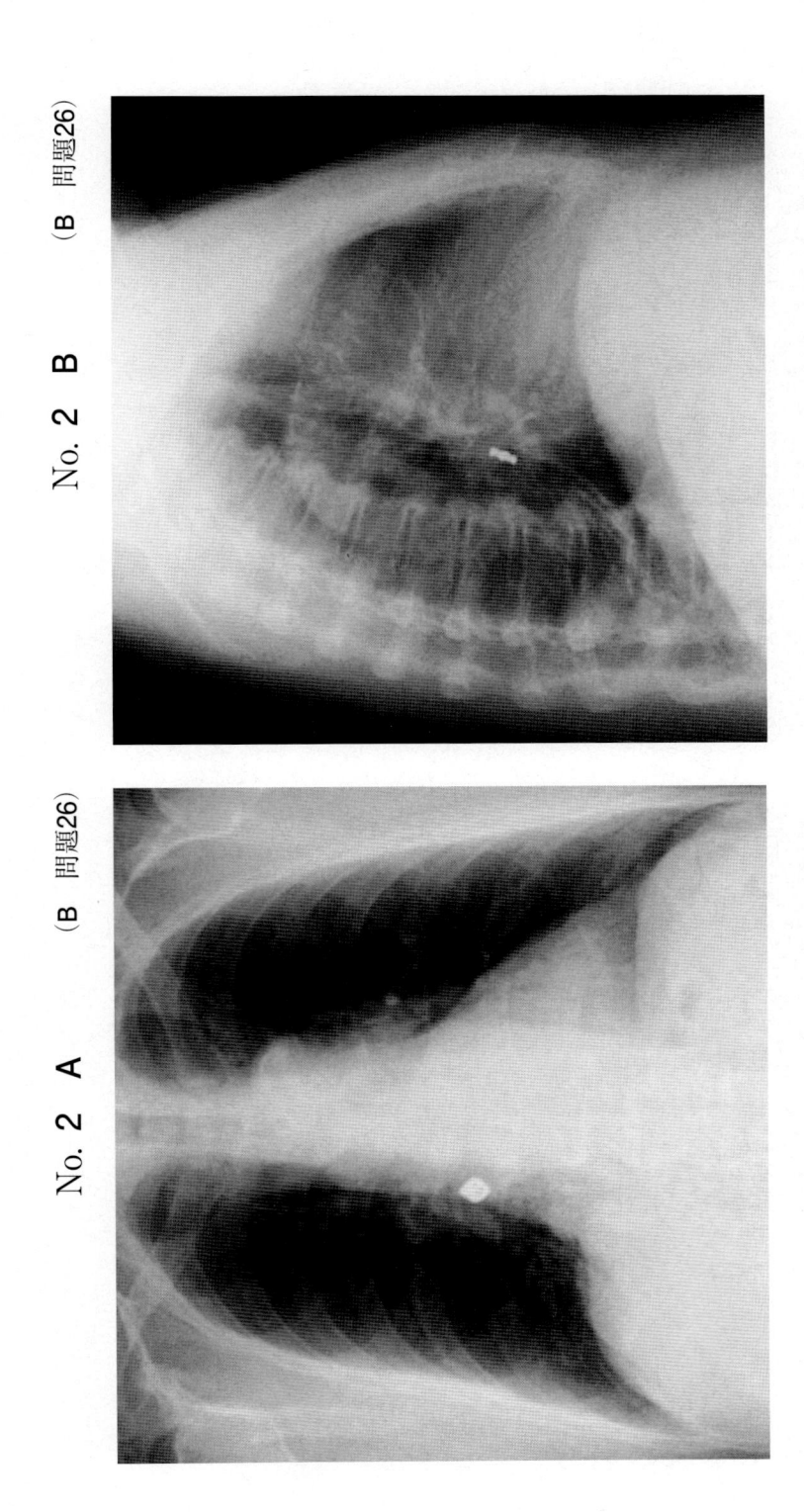

No. 2 A　（B　問題26）

No. 2 B　（B　問題26）

No. 3

（B 問題29）

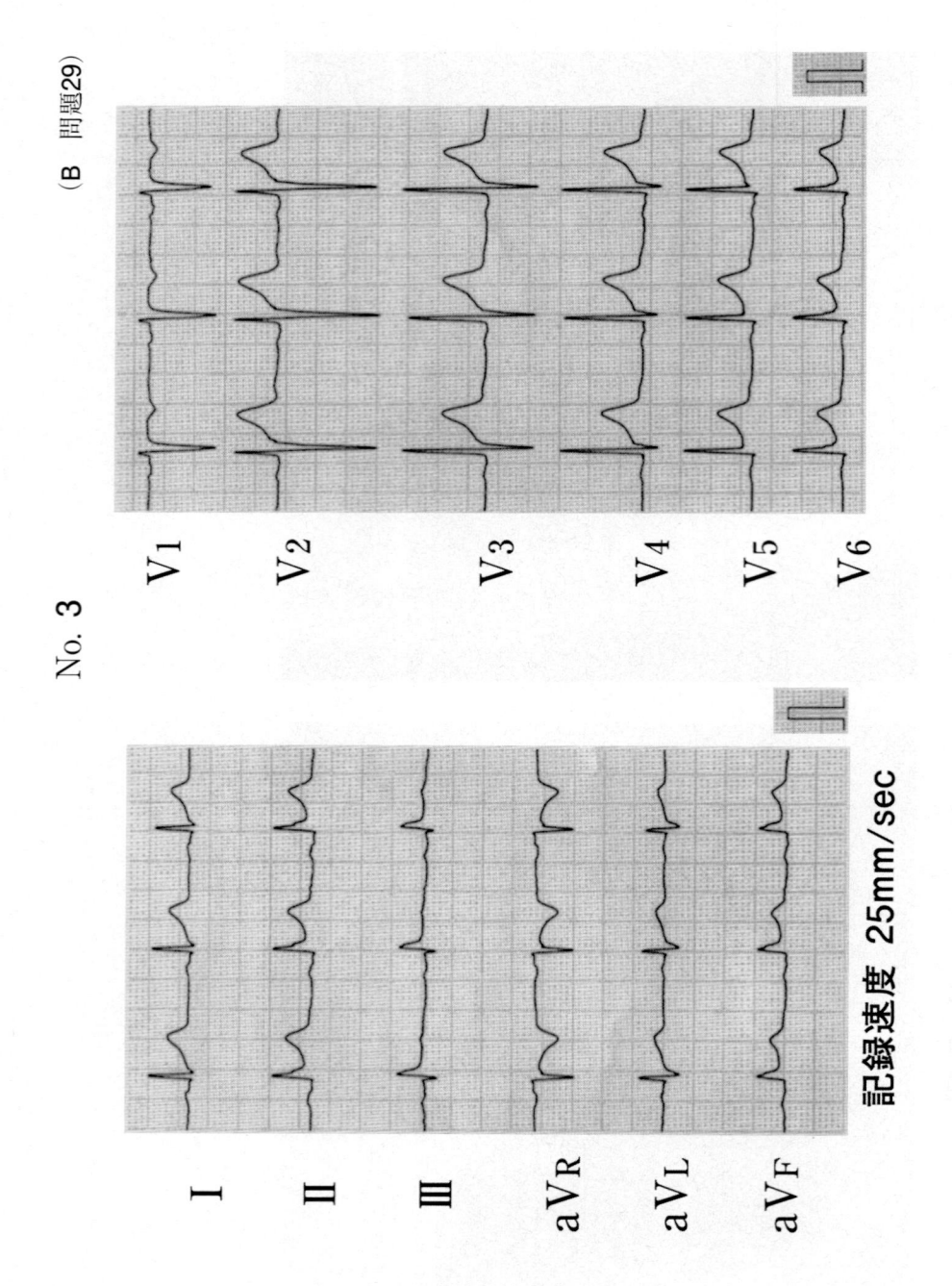

記録速度 25mm/sec

I
II
III
aVR
aVL
aVF

V1
V2
V3
V4
V5
V6

No. 4 （B　問題32）

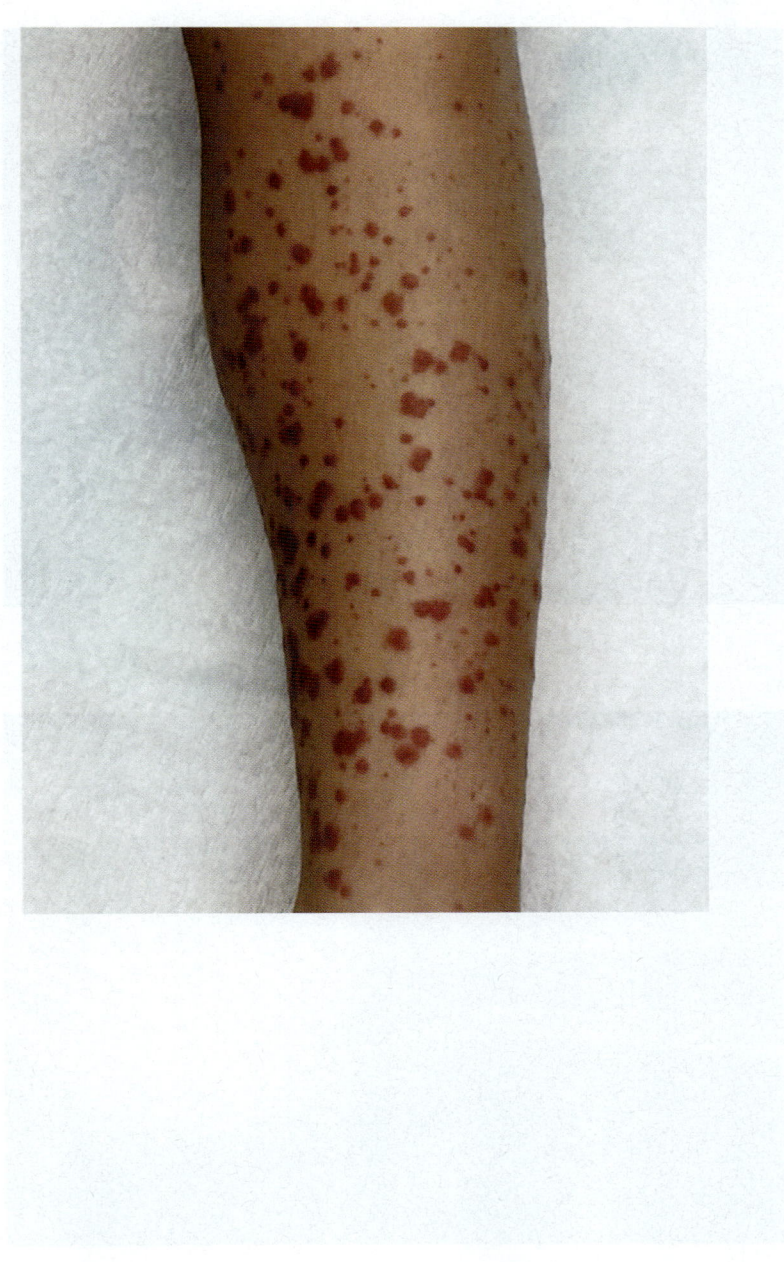

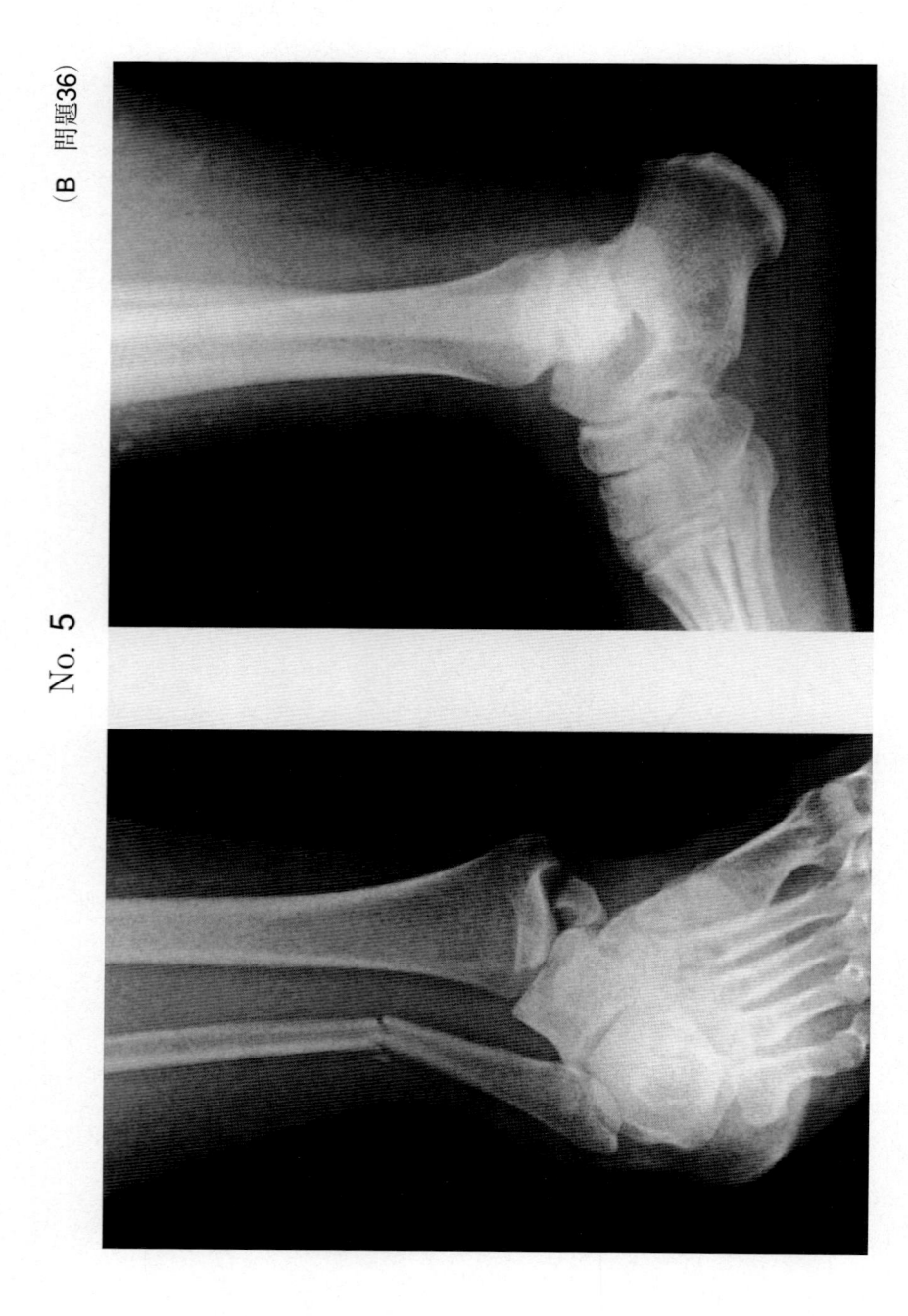

No. 6 　　　　　　　　　　　（B　問題47）

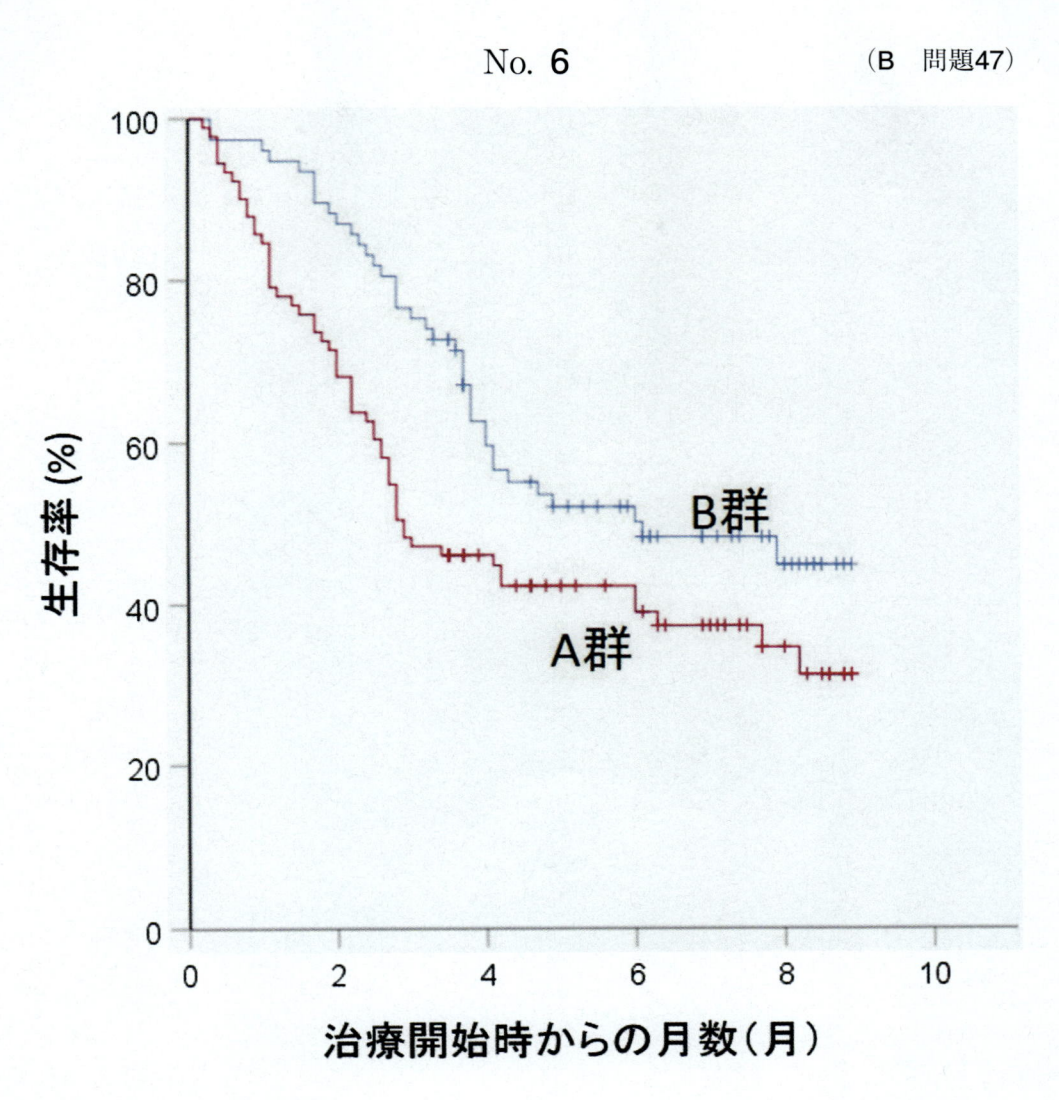

113

C

別　　冊

No. 1　　　　　　　　　　（C　問題15）

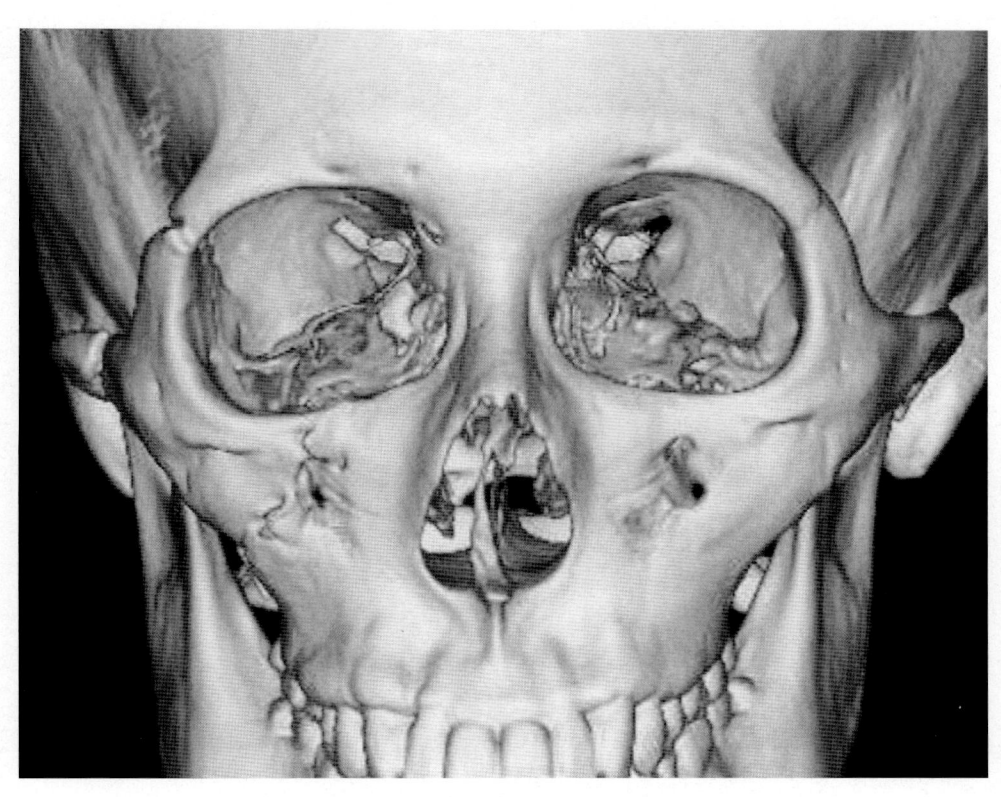

No. 2　A　　　（C　問題26）

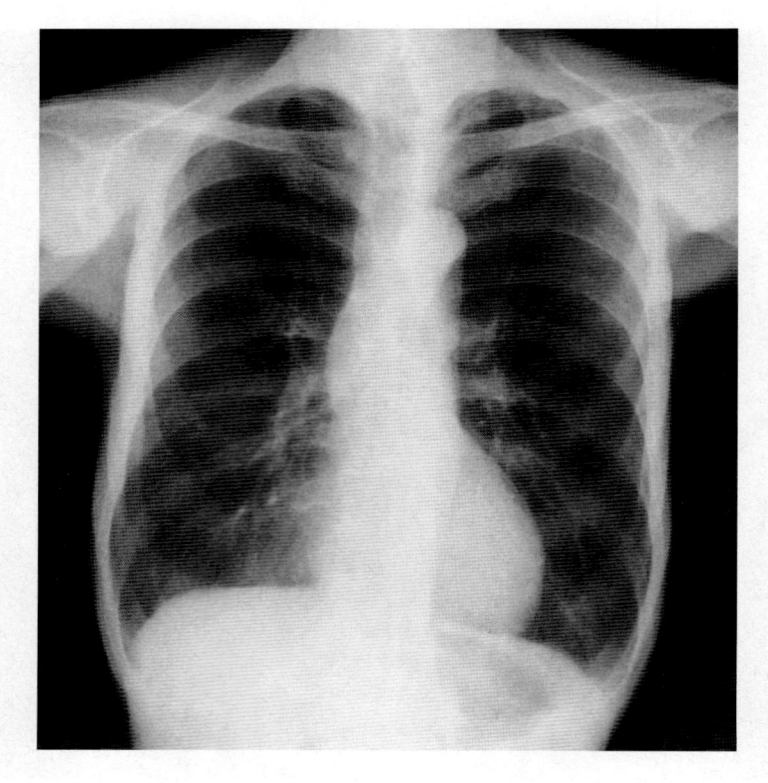

No. 2　B　　　（C　問題26）

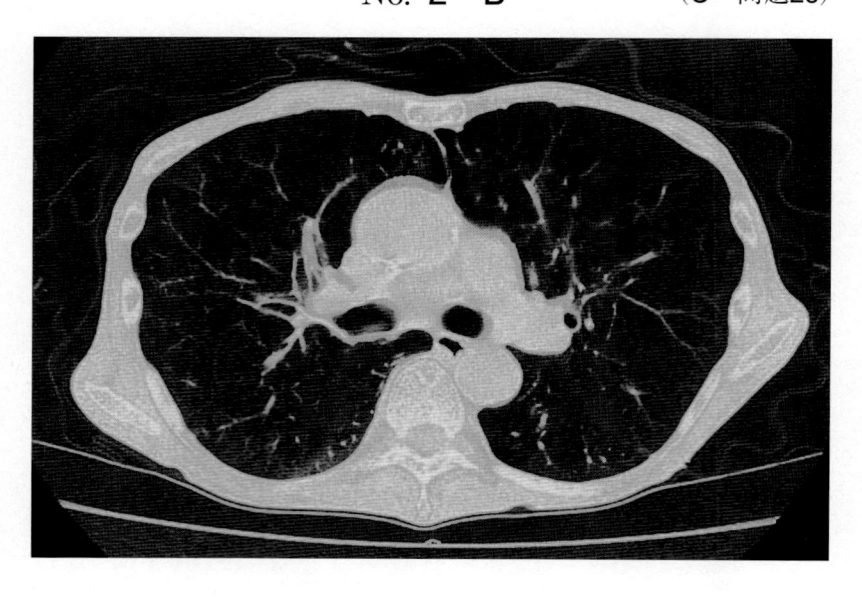

妊 娠 中 の 経 過

診察月日	妊娠週数	子宮底長	腹囲	血圧	浮腫	尿蛋白	尿糖	その他特に行った検査	体重	医師の特記指示事項	施設名または担当者名
9月7日	10週0日	- cm	73.0 cm	124 / 76	(−) + ++	(−) + ++	(−) + ++	胎児頭殿長 = 31 mm	62.0 kg		A医院
10月5日	14週0日	-	74.0	118 / 70	(−) + ++	(−) + ++	(−) + ++		62.6		A医院
11月2日	18週0日	18.0	76.0	120 / 66	(−) + ++	(−) + ++	(−) + ++		63.4		A医院
11月30日	22週0日	21.0	77.0	118 / 72	(−) + ++	(− +) ++	(−) + ++		64.4		A医院
12月14日	24週0日	23.0	77.5	122 / 70	(−) + ++	(−) + ++	(−) + ++		64.6		A医院
12月28日	26週0日	25.0	79.5	126 / 78	(−) + ++	(−) + ++	(− +) ++	随時血糖値 = 89 mg/dL	65.0		A医院
1月11日	28週0日	26.5	81.0	128 / 80	(−) + ++	(− +) ++	− (+) ++	推定児体重 = 1,250 g	65.2		A医院
1月25日	30週0日	28.0	82.0	132 / 76	(− +) ++	(−) + ++	(− +) ++		65.8		A医院
				/	− + ++	− + ++	− + ++				
				/	− + ++	− + ++	− + ++				
				/	− + ++	− + ++	− + ++				
				/	− + ++	− + ++	− + ++				
				/	− + ++	− + ++	− + ++				
				/	− + ++	− + ++	− + ++				

No. 4　A　（C　問題34）

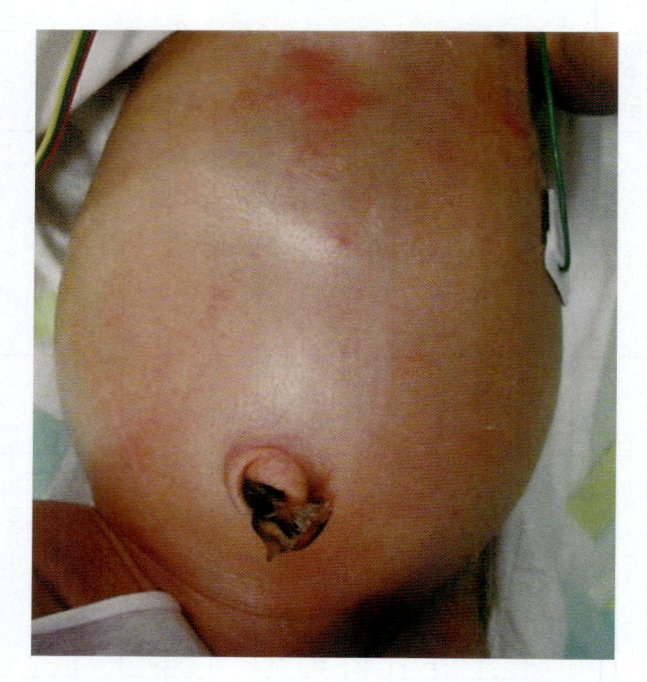

No. 4　B　（C　問題34）

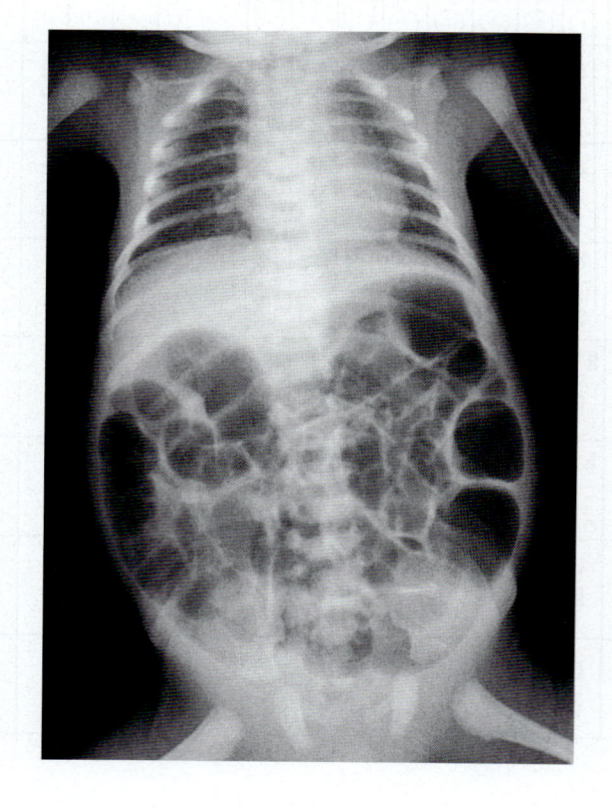

No. 5 　　　　　　　（C　問題36）

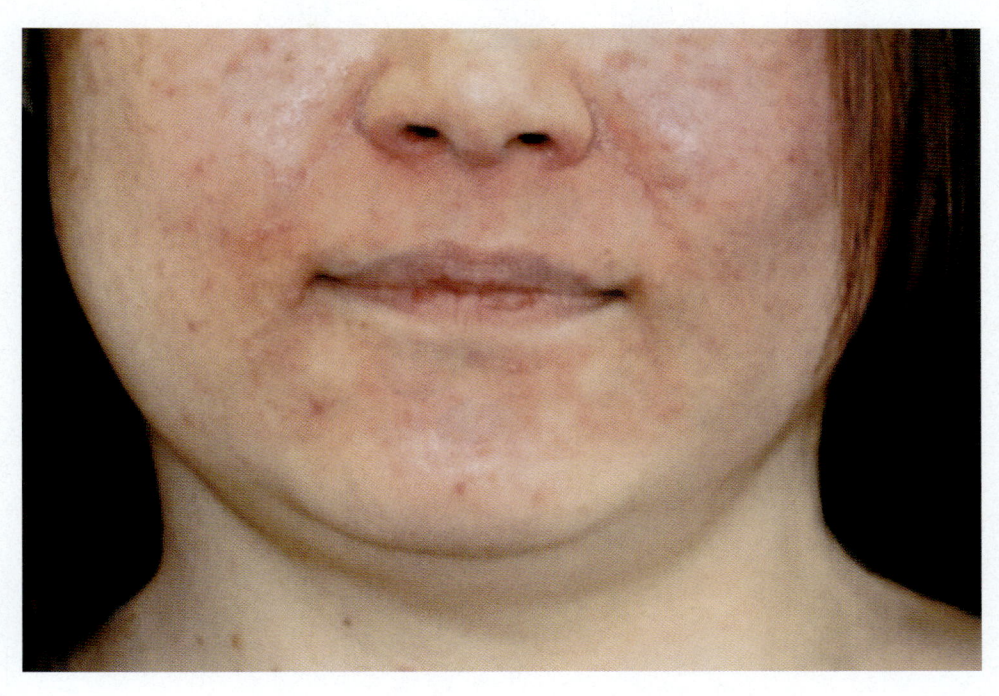

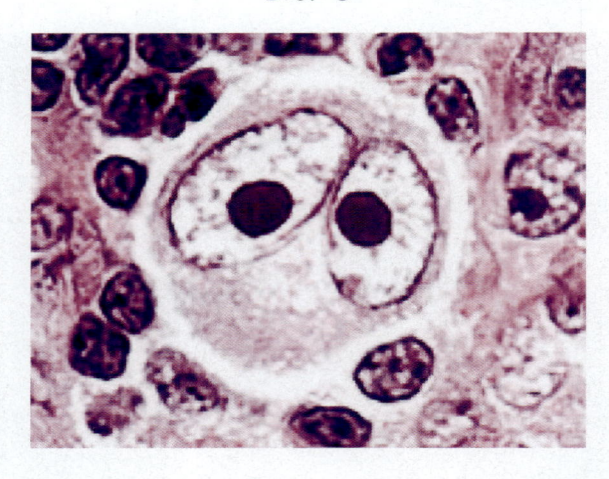

（C 問題48）

No. 7

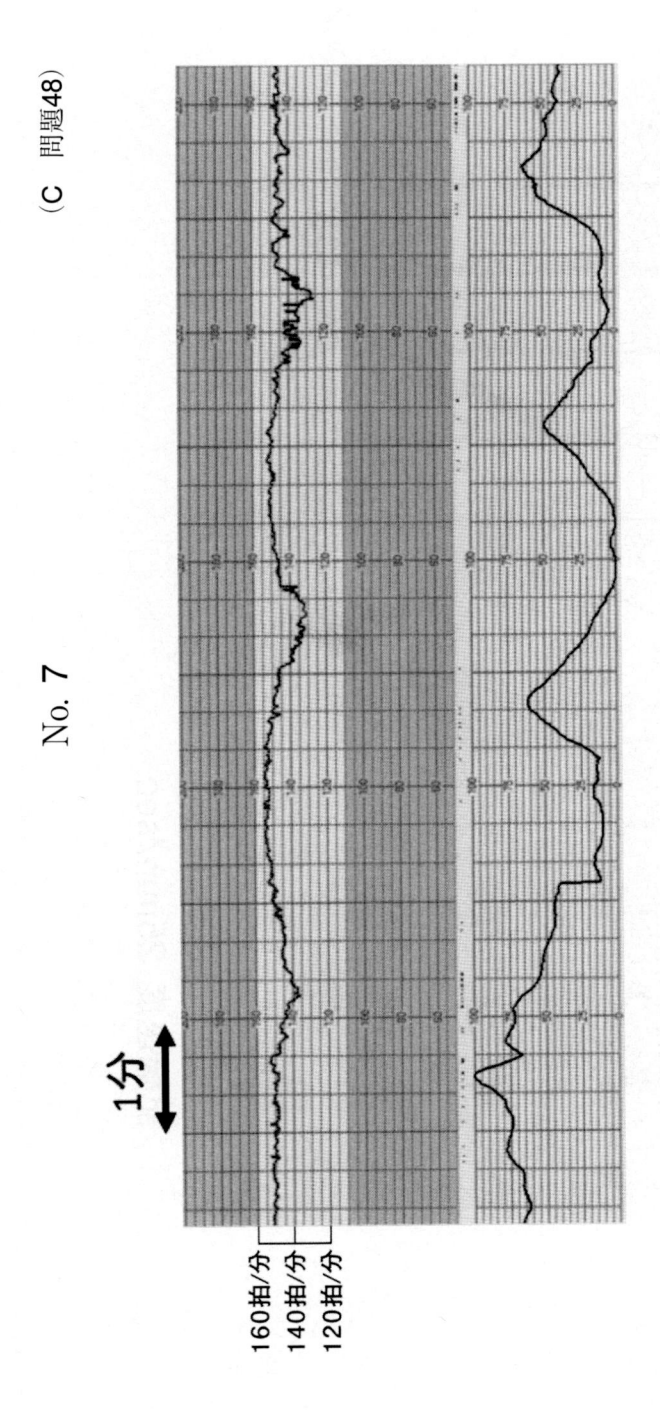

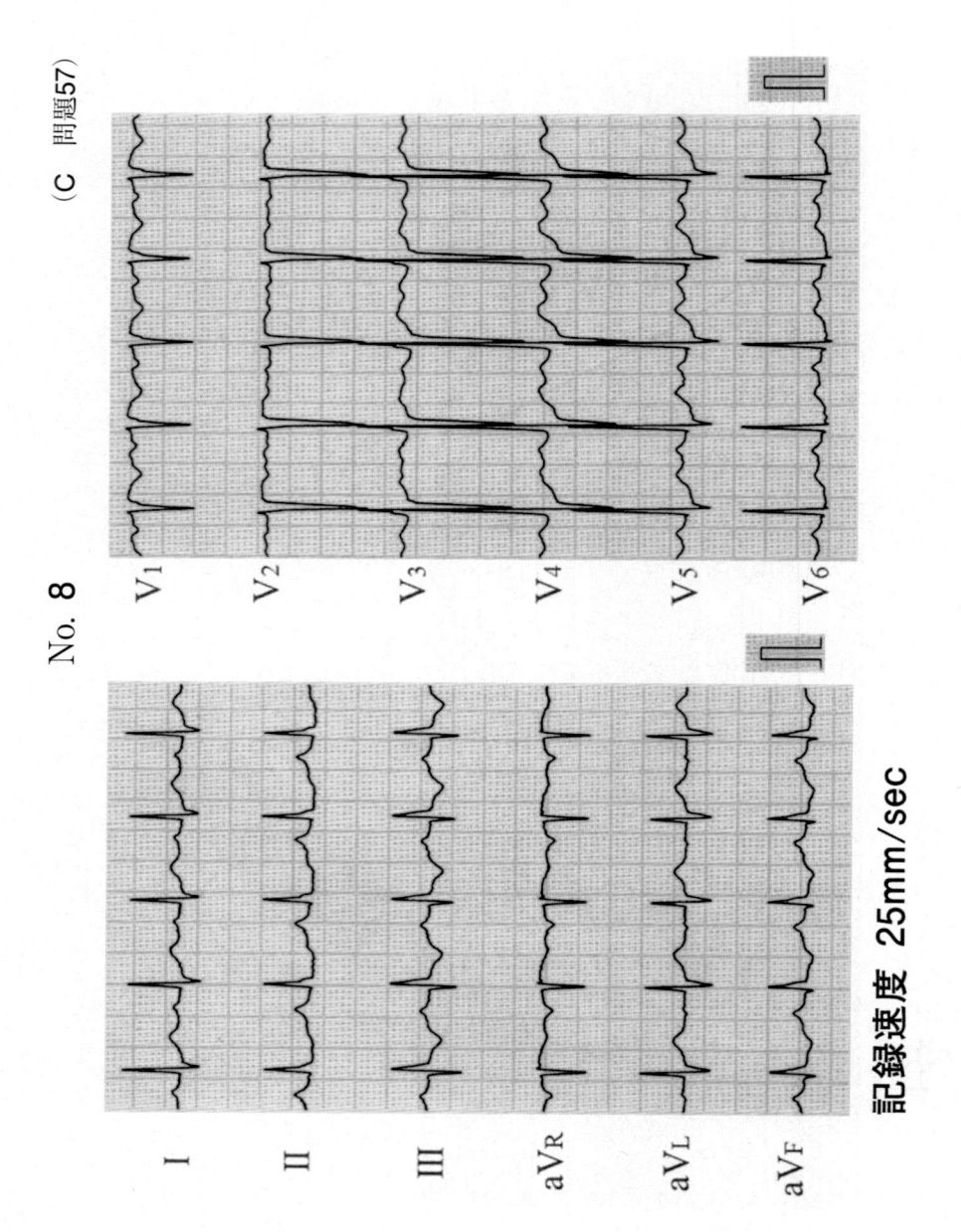

No. 8　（C　問題57）

記録速度 25mm/sec

（C　問題61）

No. 9

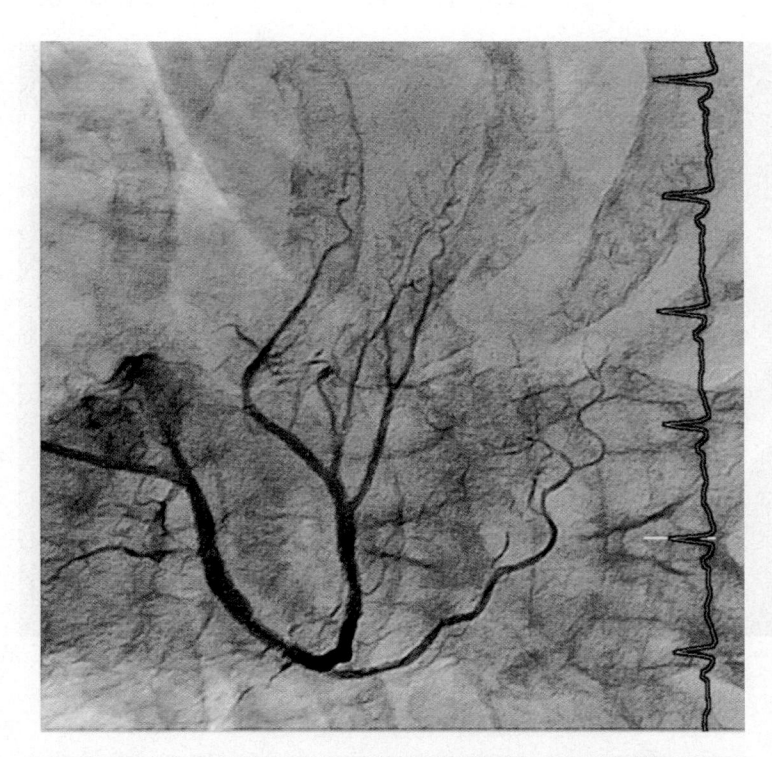

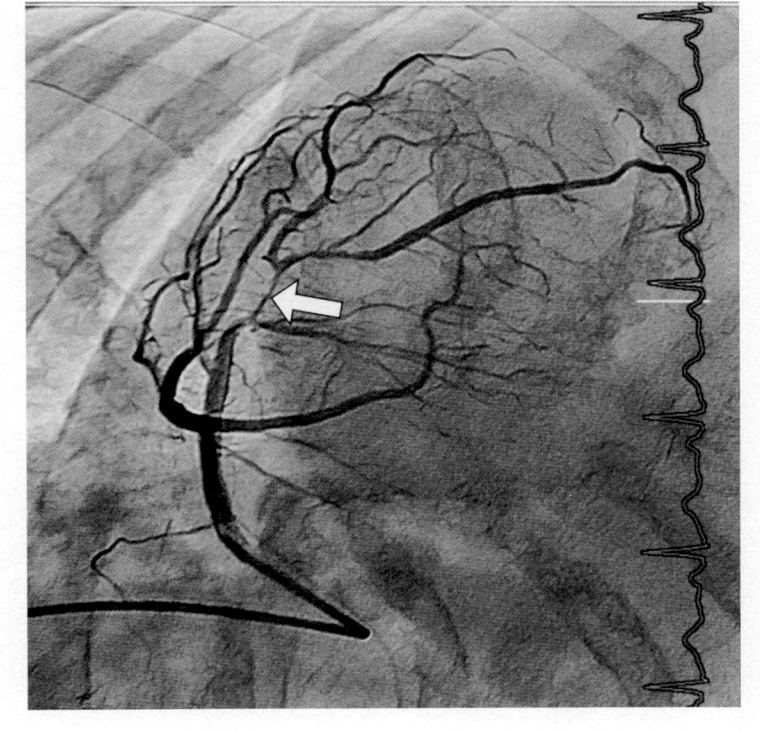

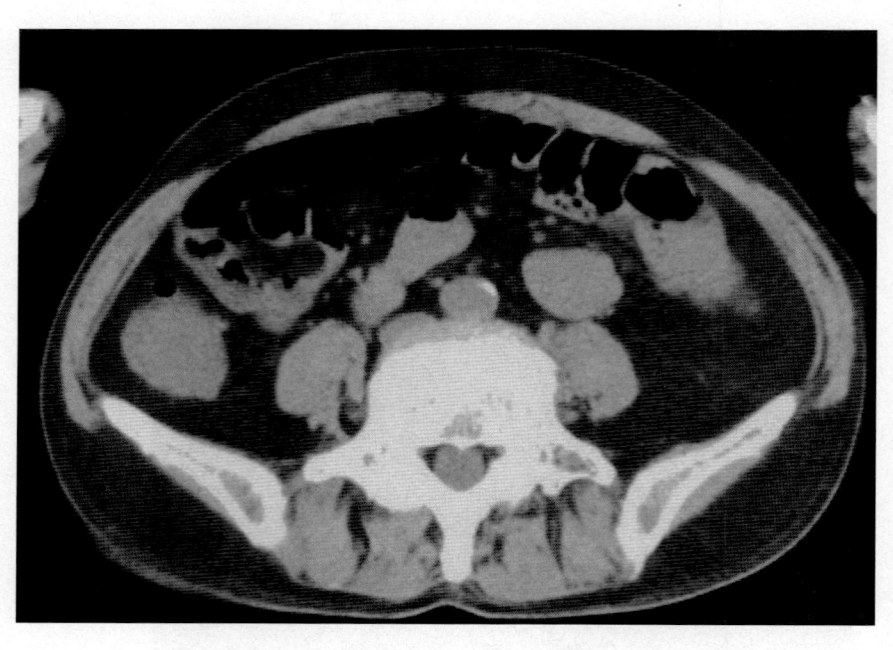

No. 10　B　　　　（C　問題63～65）

動脈相

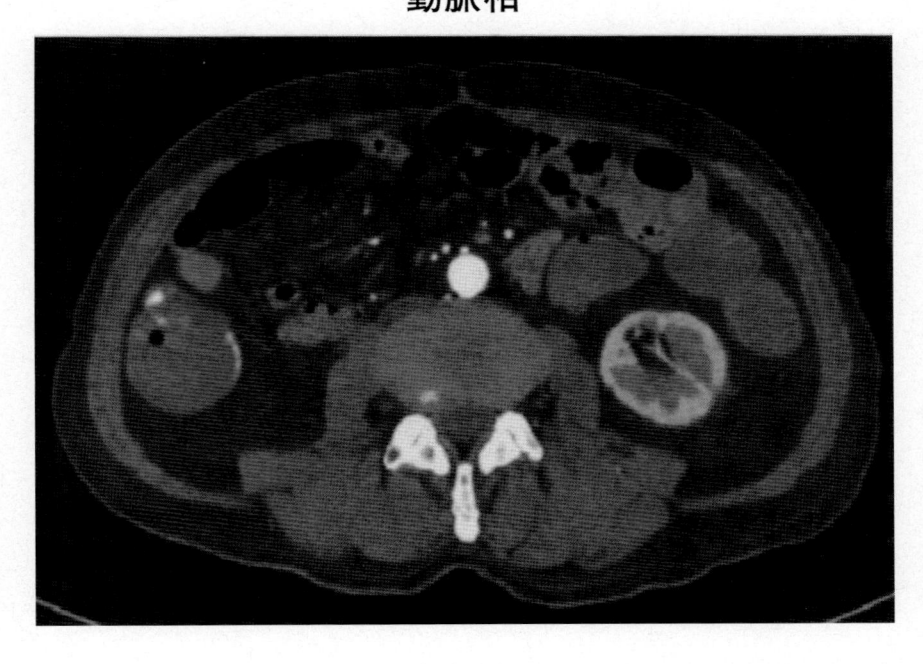

No. 10　C　　　　（C　問題63～65）

遅延相

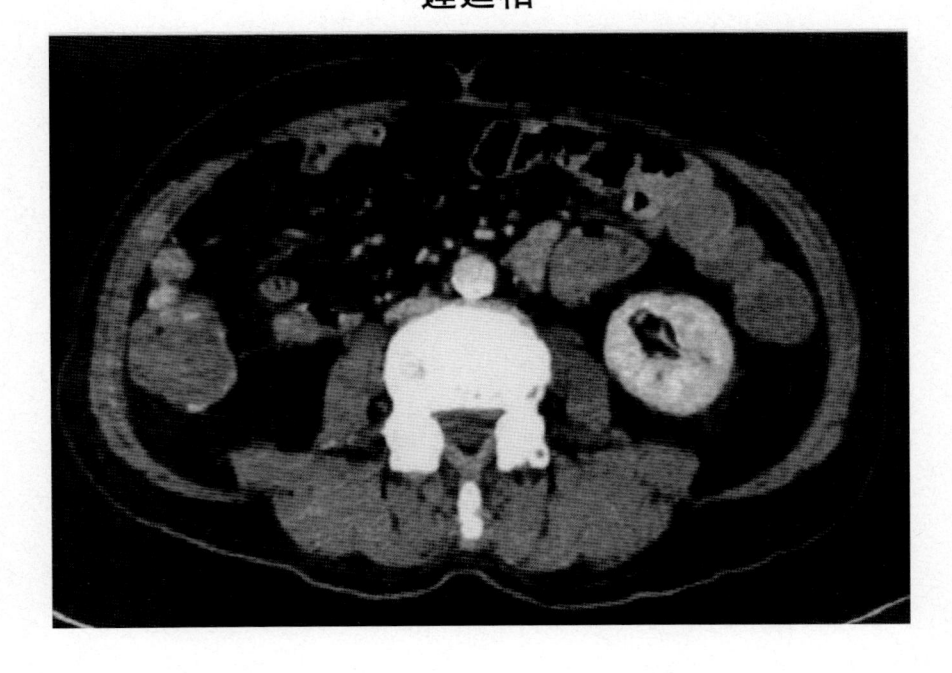

D

別　　　冊

No. 1 （D 問題4）

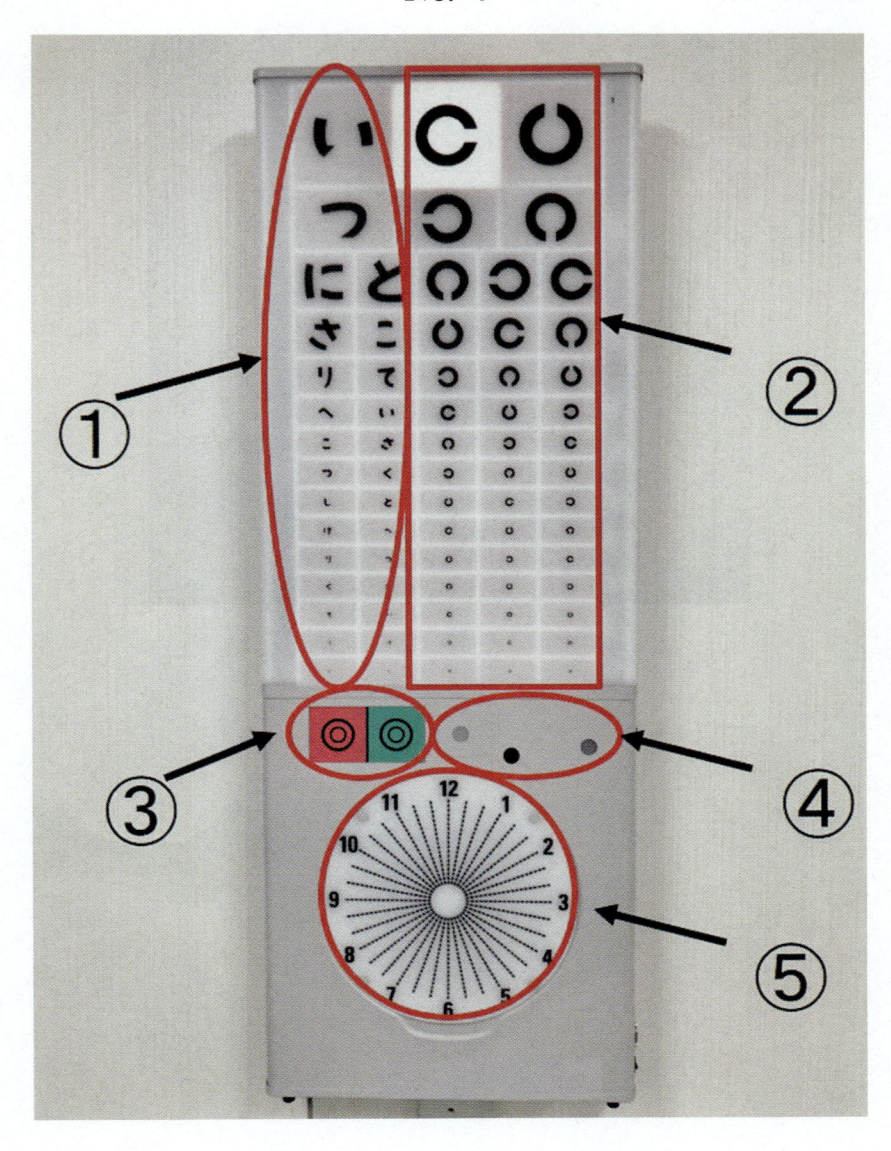

No. 2　　　（D　問題5）

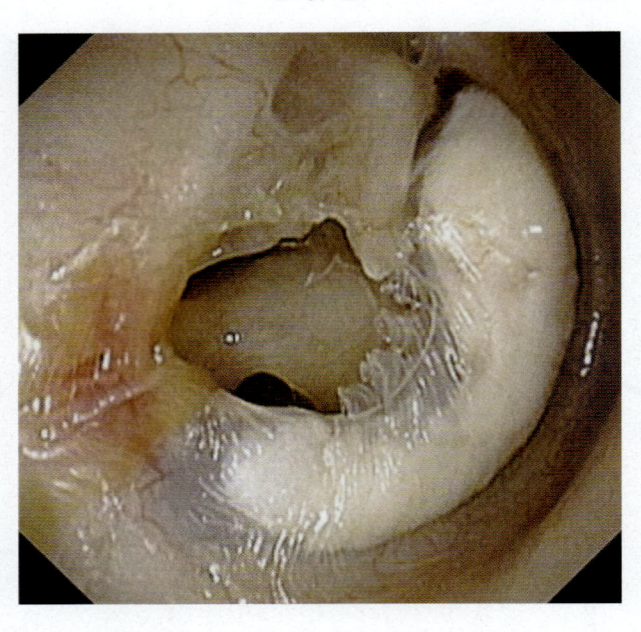

このページは余白です

No. **3　A**　　　（D　問題19）

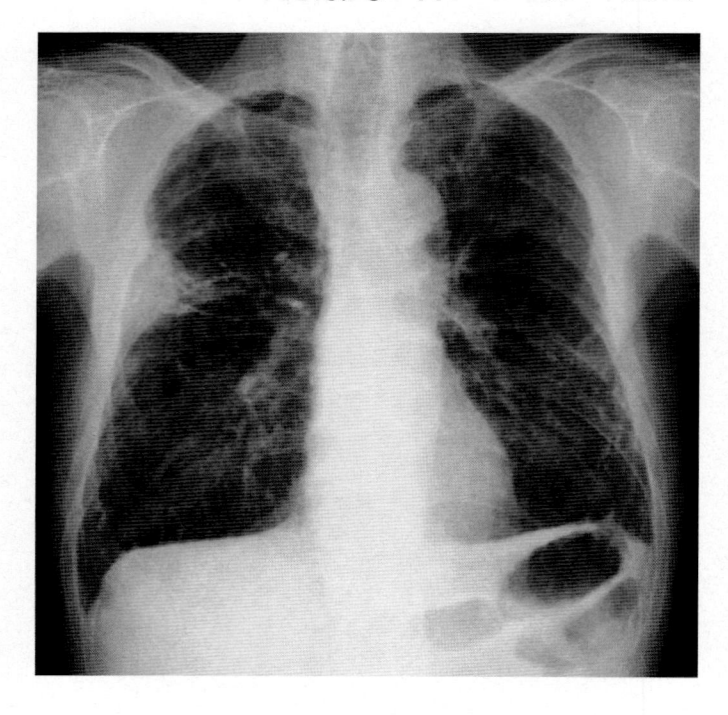

No. **3　B**　　　（D　問題19）

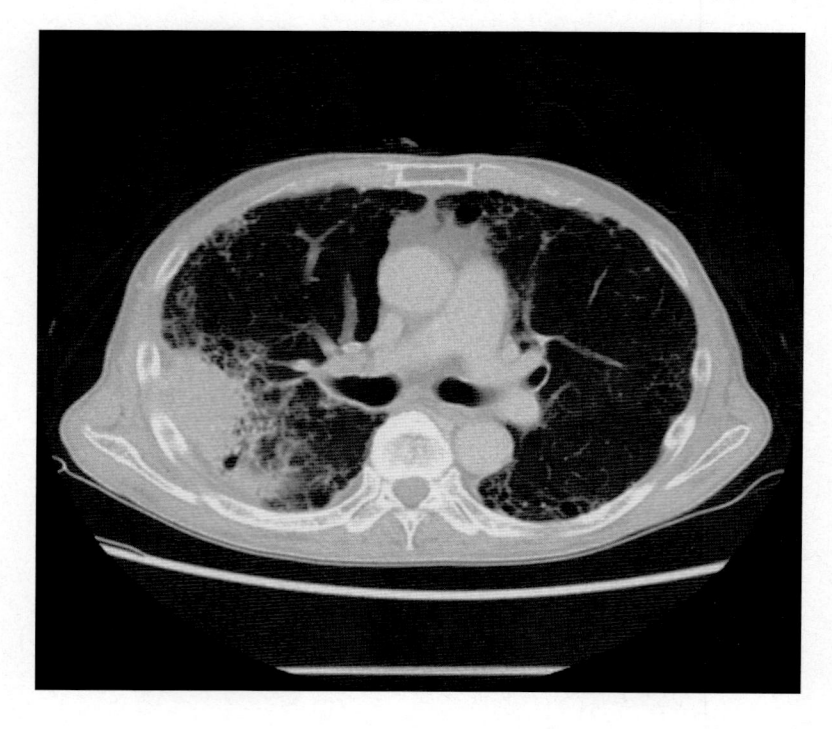

このページは余白です

No. 4 A （D　問題20）

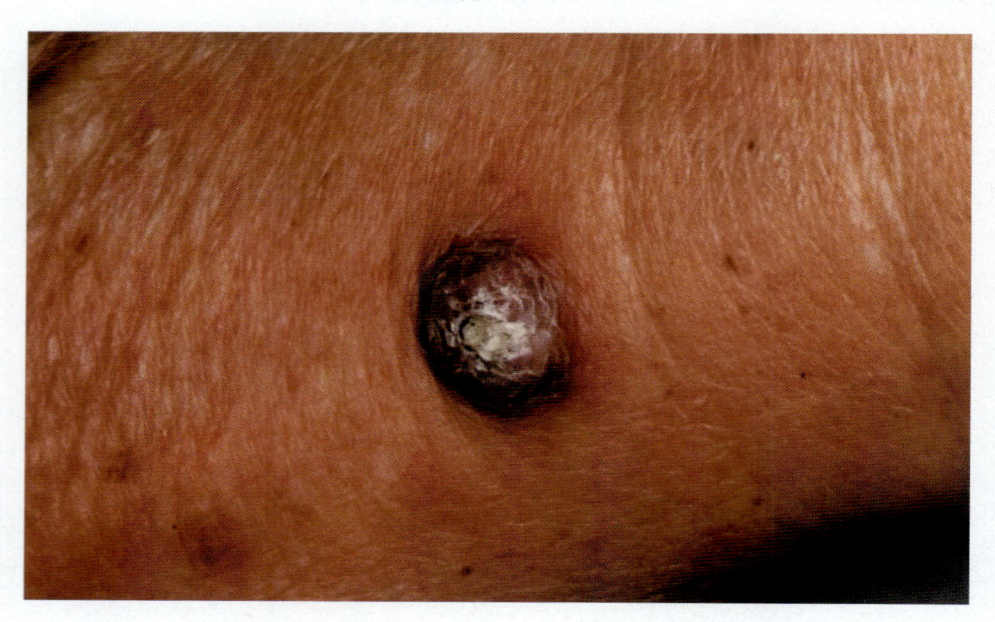

No. 4　B　　　　　　　　（D　問題20）

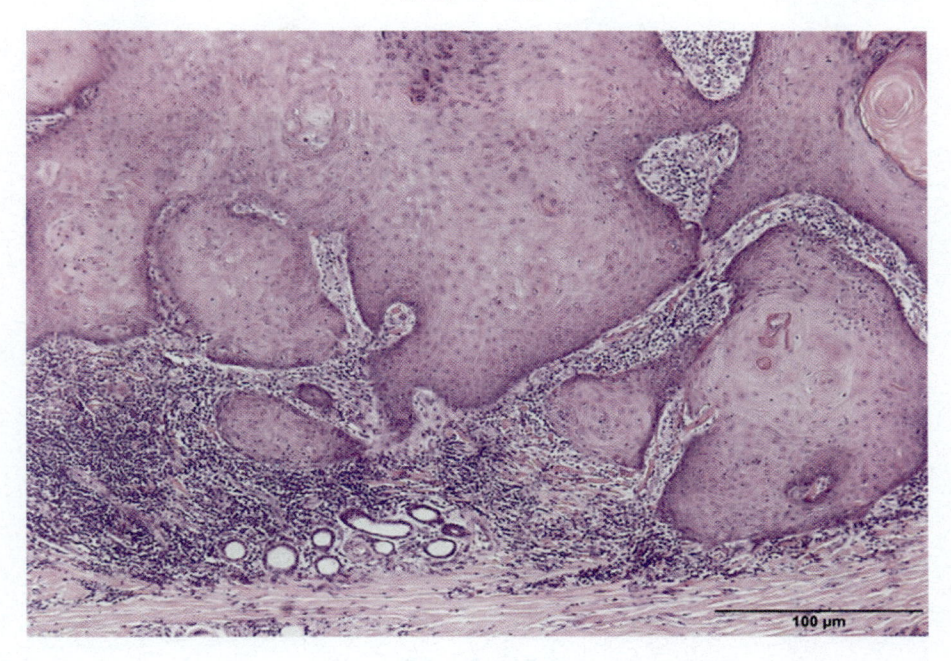

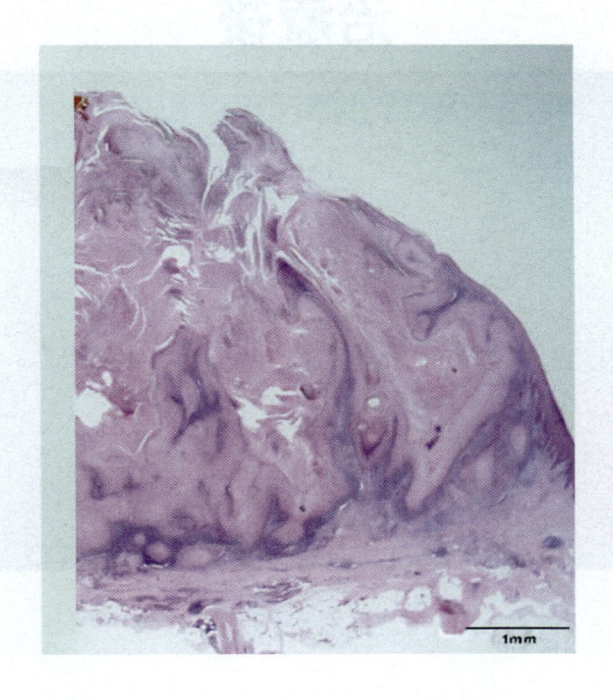

治療前

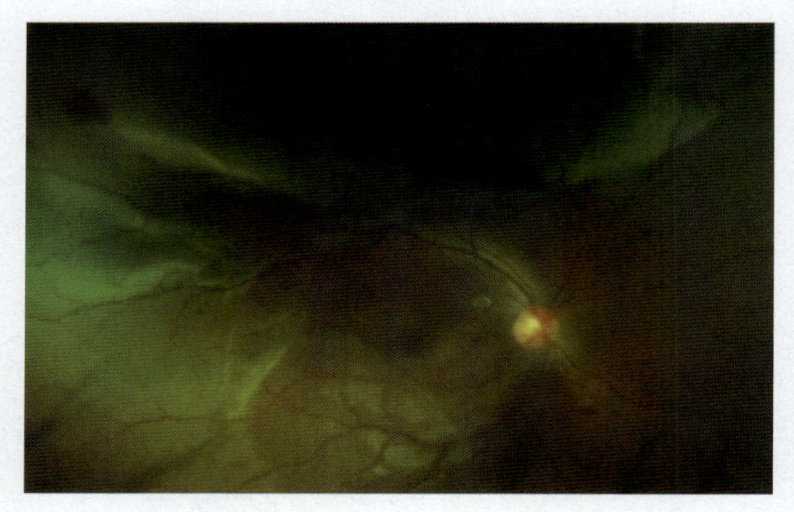

治療後

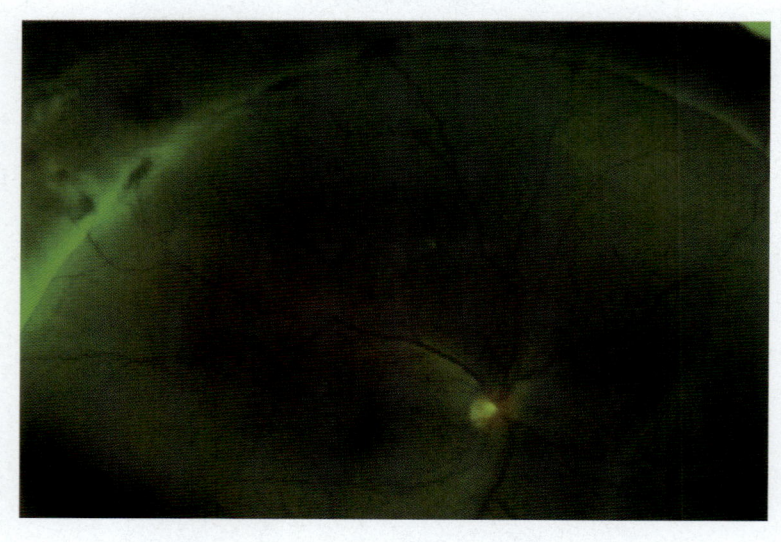

No. 6 C（D 問題26）

No. 6 B

No. 6 A

No. 7 A　　（D　問題28）

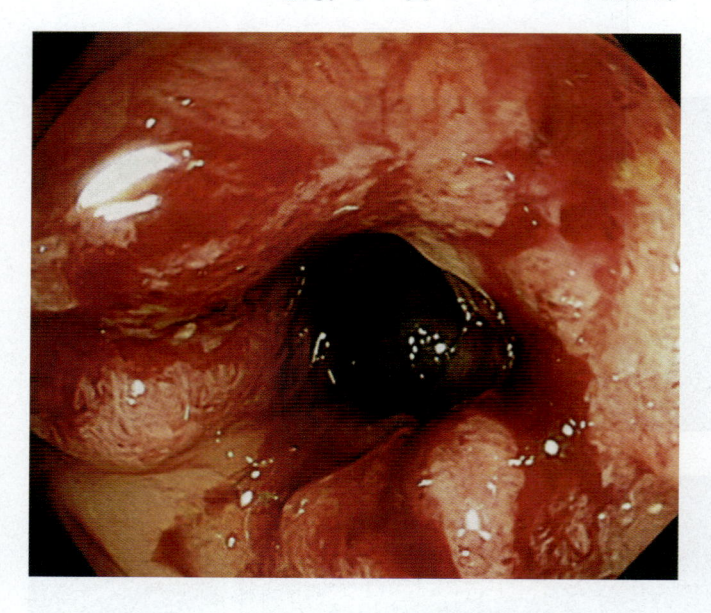

No. 7 B　（D　問題28）

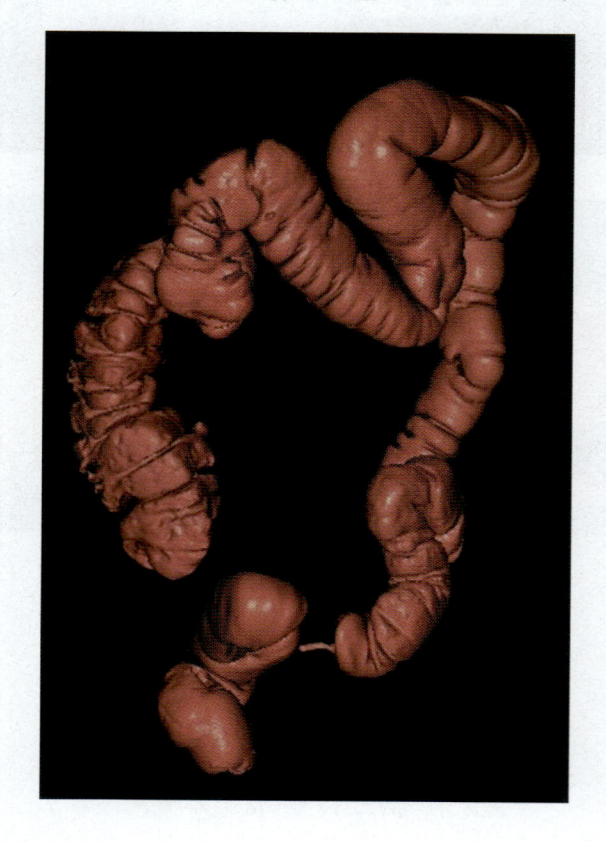

No. 8   （D　問題30）

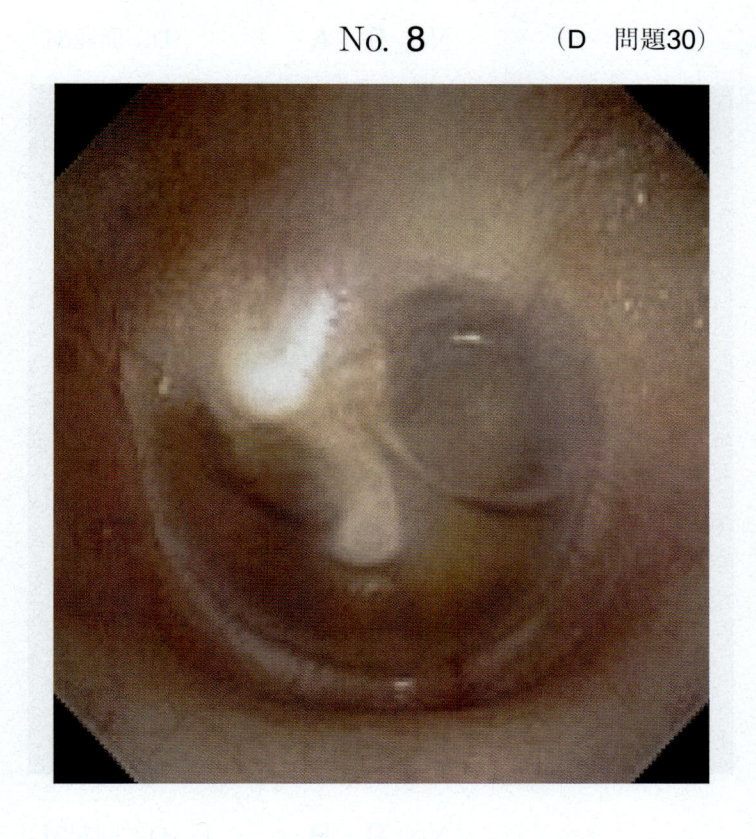

No. 9 A （D　問題31）

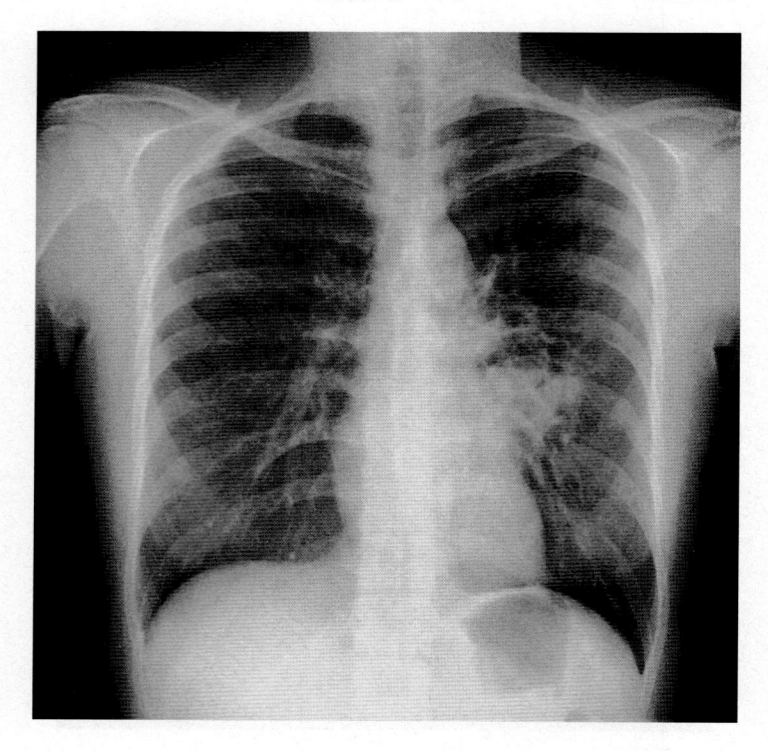

No. 9 B （D　問題31）

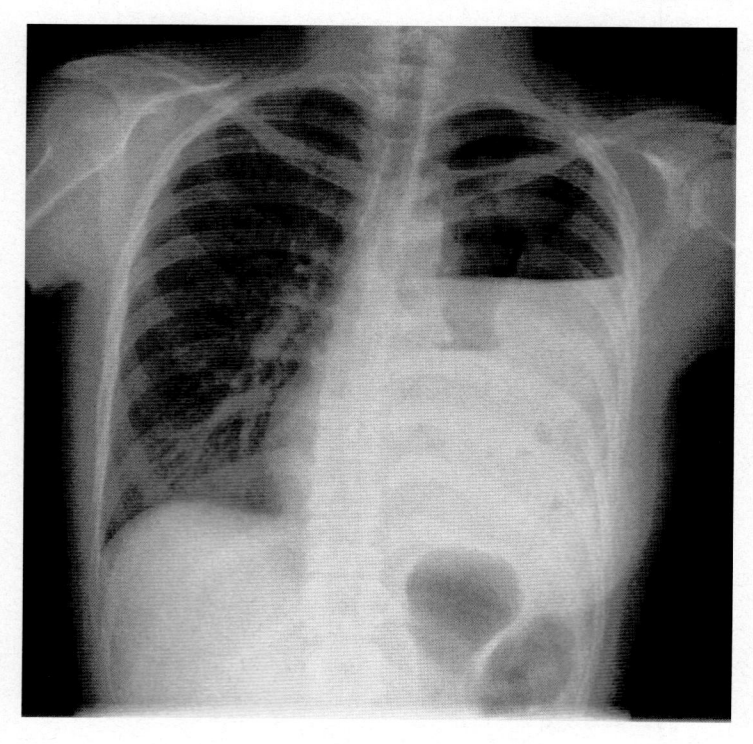

No. 10 (D 問題32)

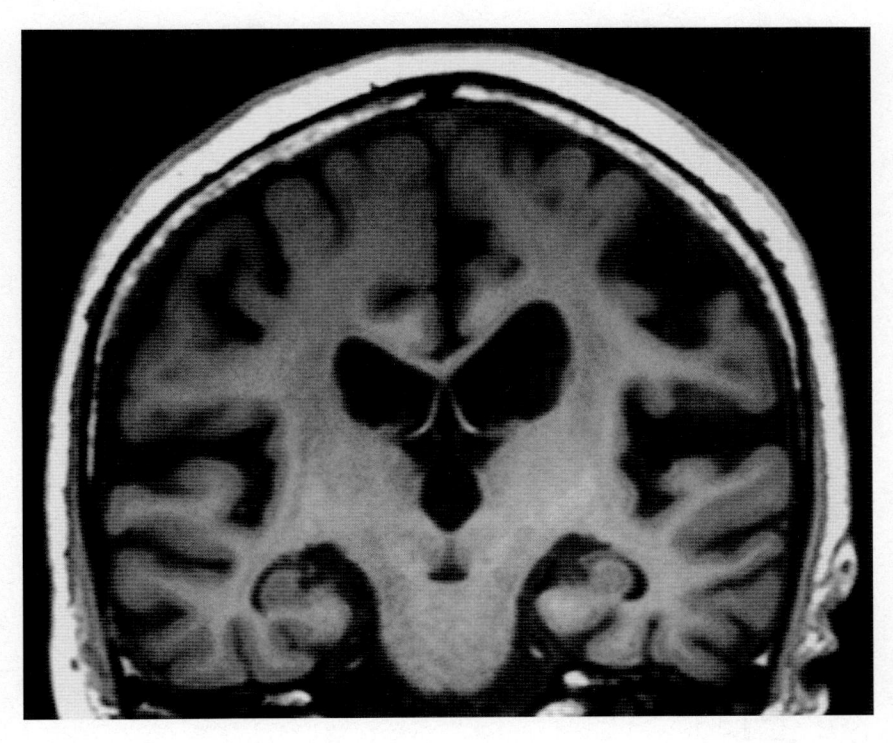

No. 11 A

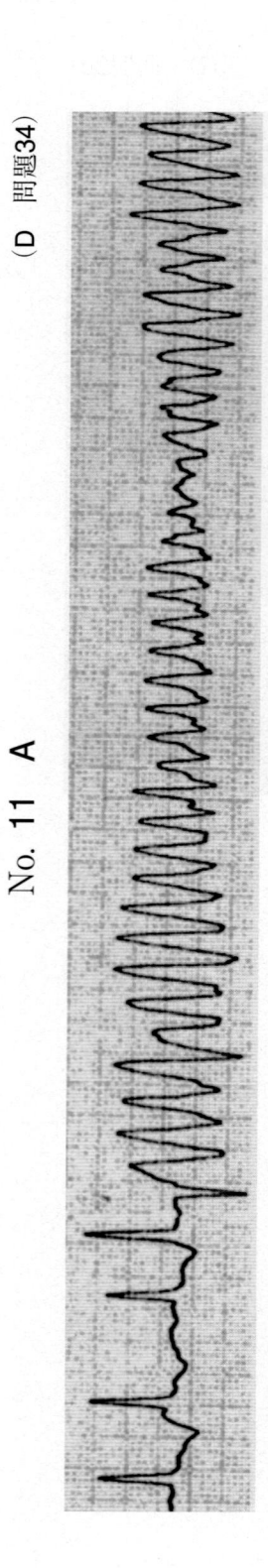

記録速度 25mm/sec

(D 問題34)

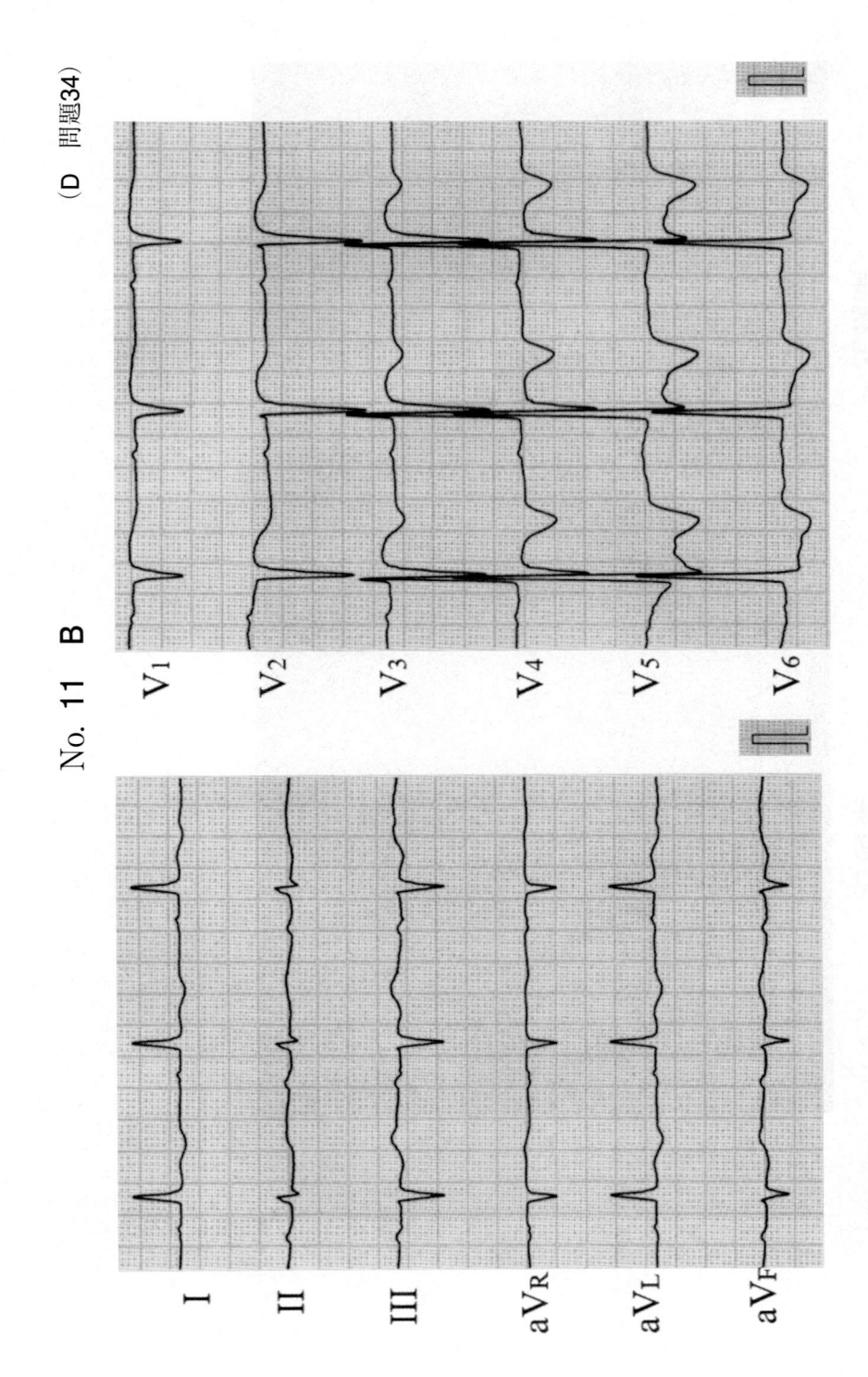

No. 11　B　　　　　　　　　　（D　問題34）

記録速度　25mm/sec

右精巣 左精巣

No. 12

(D 問題37)

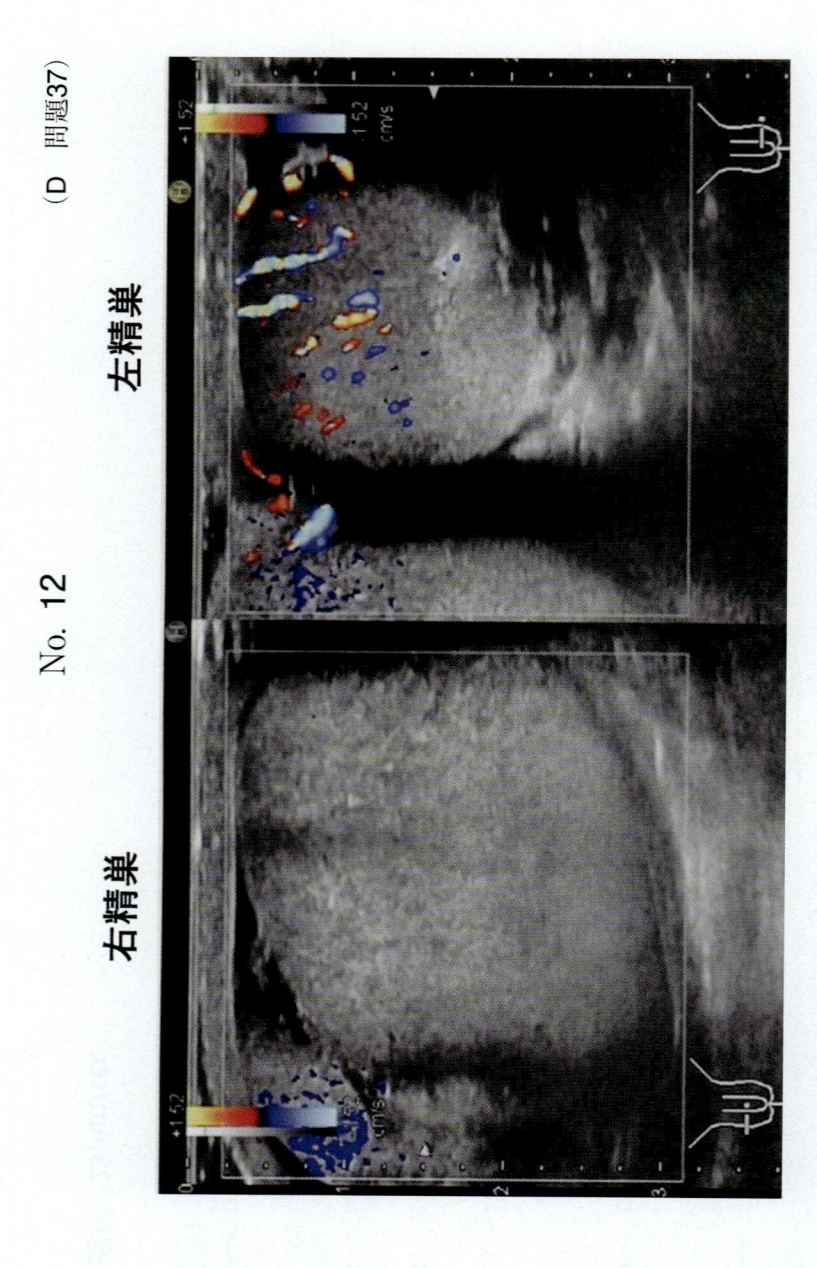

No. 13 A (D 問題38)

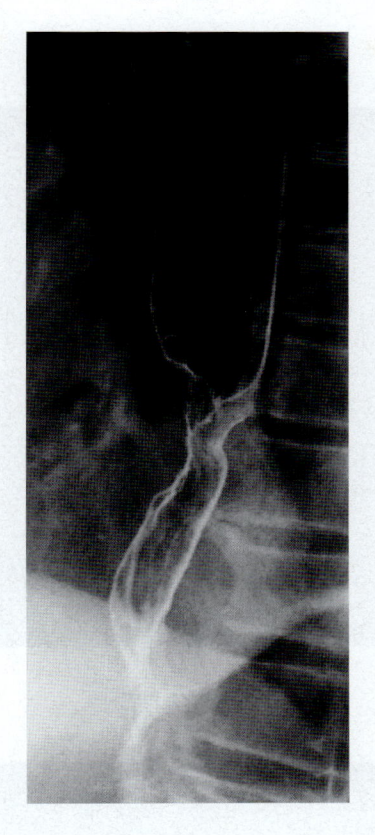

No. 13 B (D 問題38)

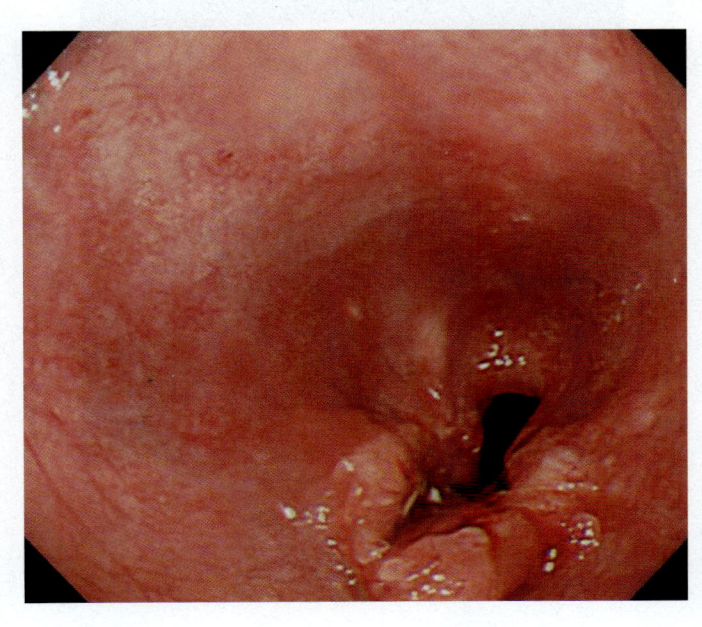

矢状断

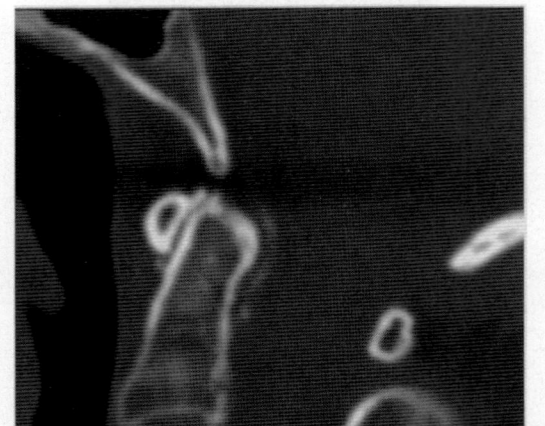

腹側　　　　　　　　　　　　背側

水平断

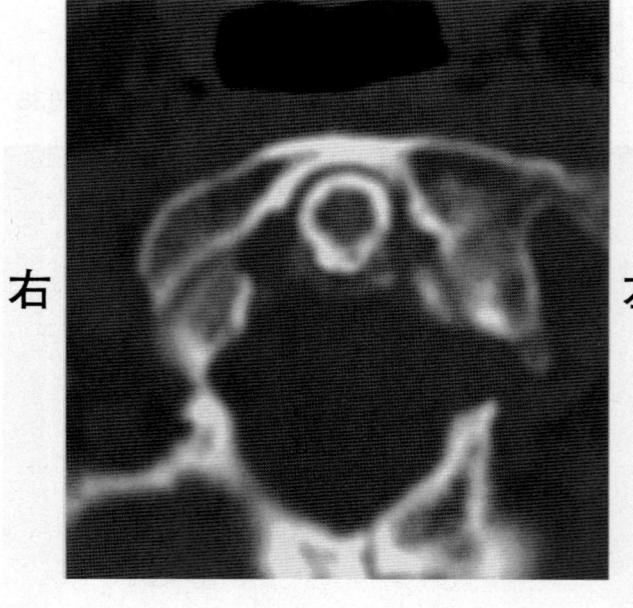

右　　　　　　　　　　　　　左

No. 15 （D　問題41）

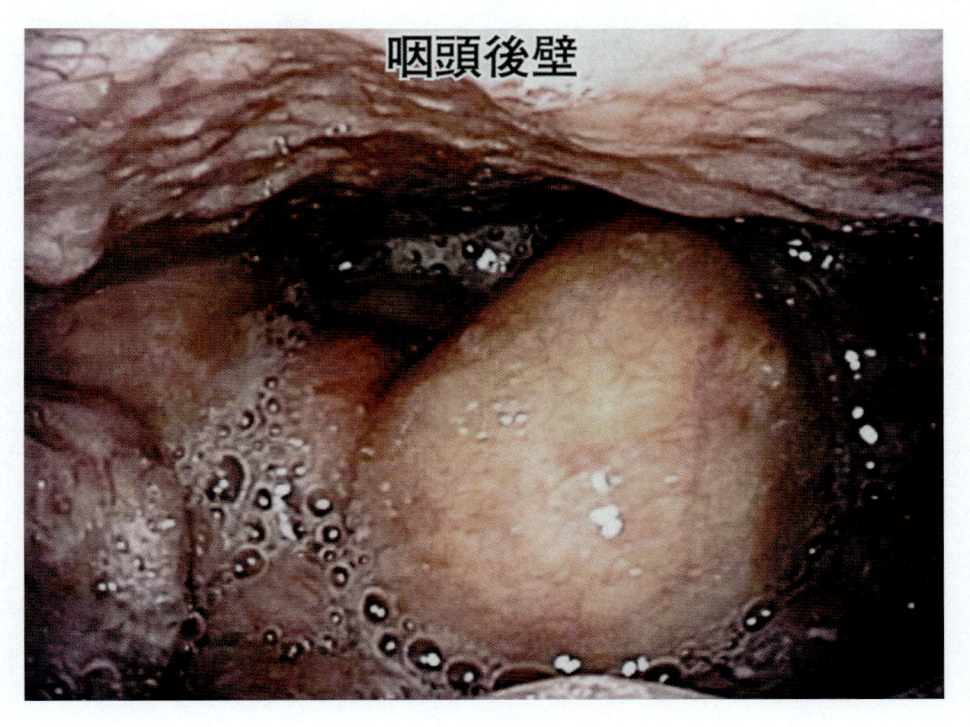

咽頭後壁

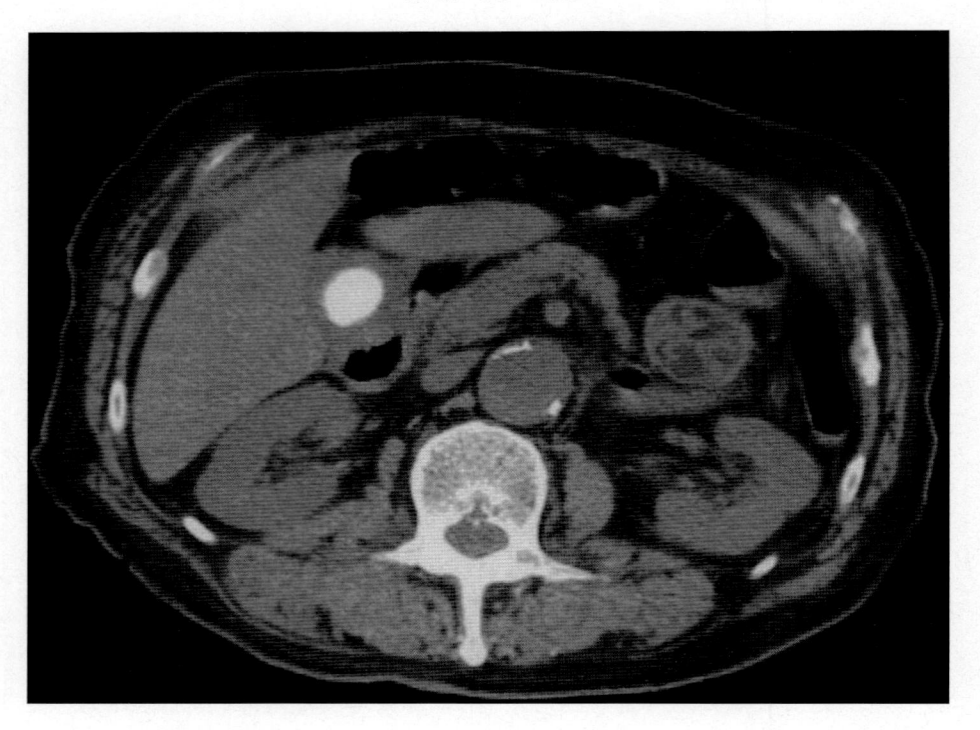

No. 16 B （D 問題43）

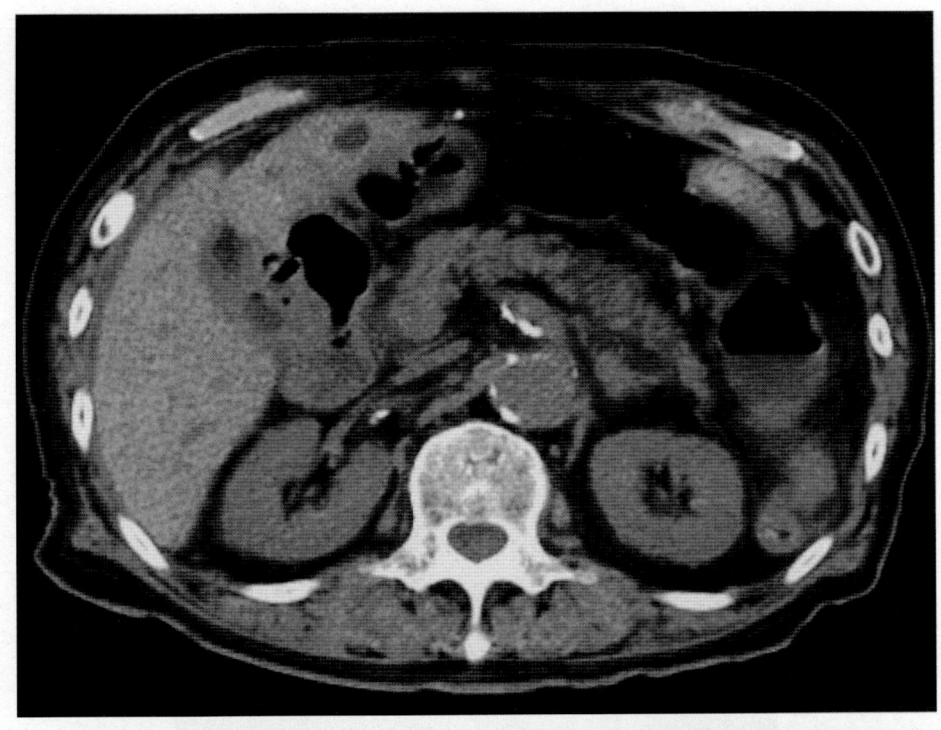

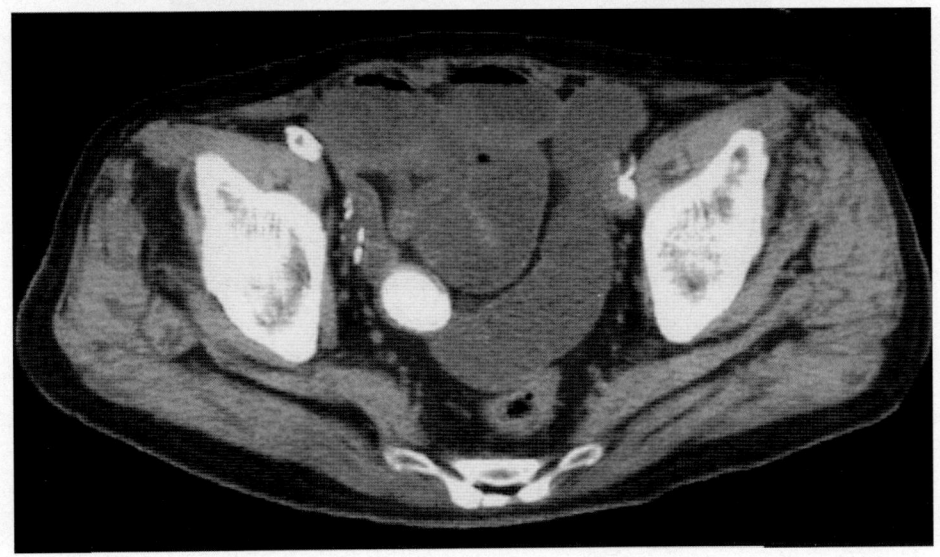

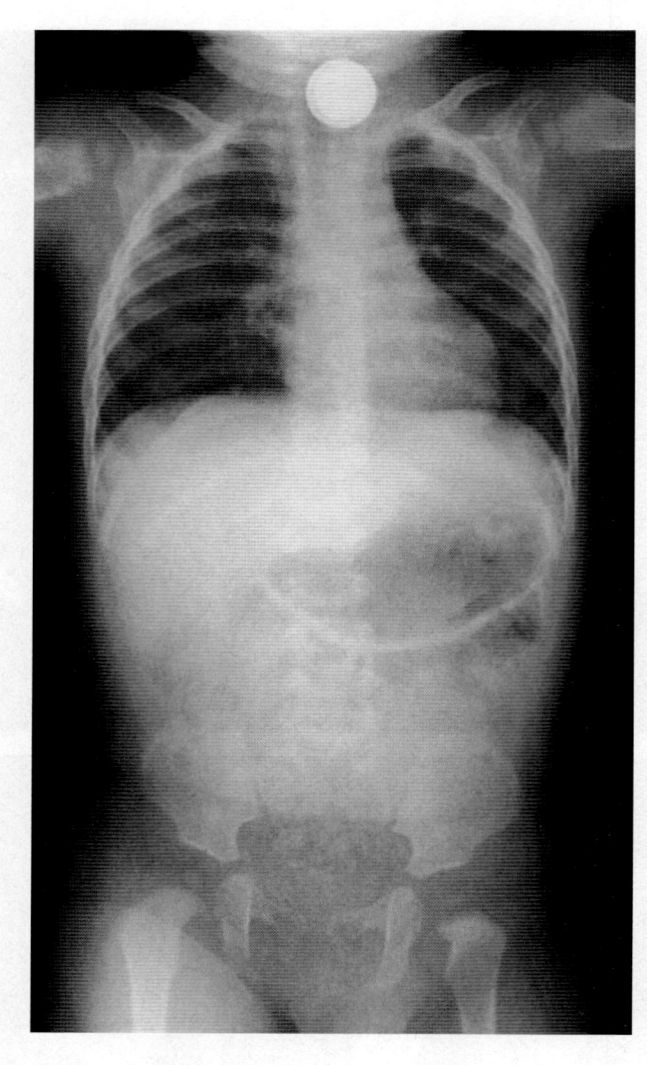

このページは余白です

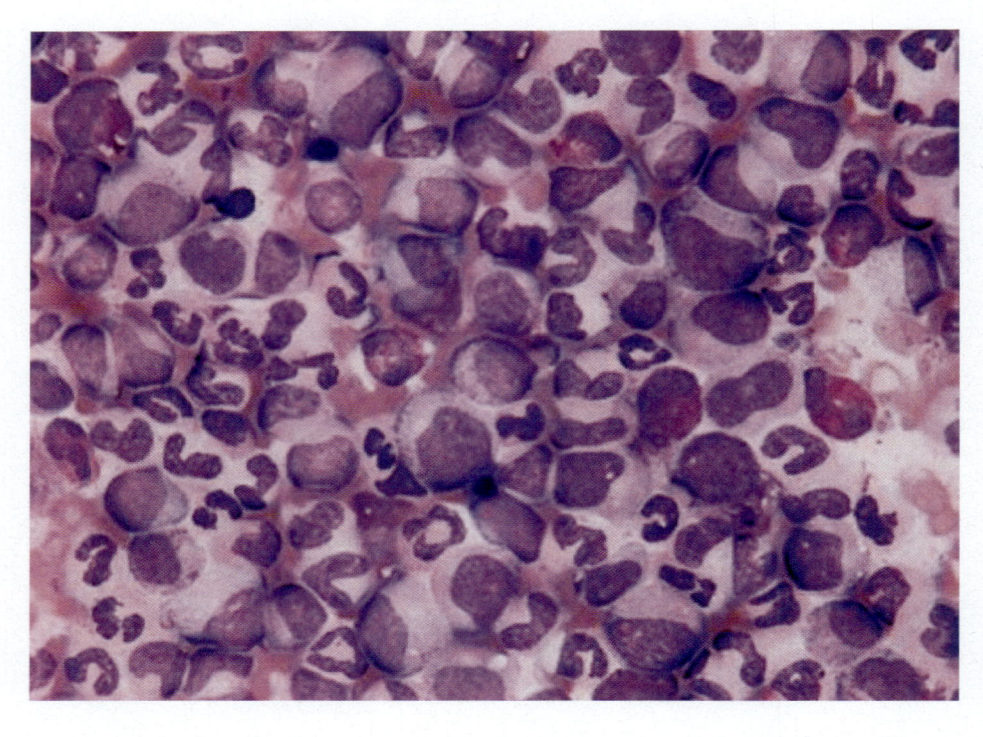

No. **18** B　　　　　（D　問題48）

No. 18　C　　　　　　　　（D　問題48）

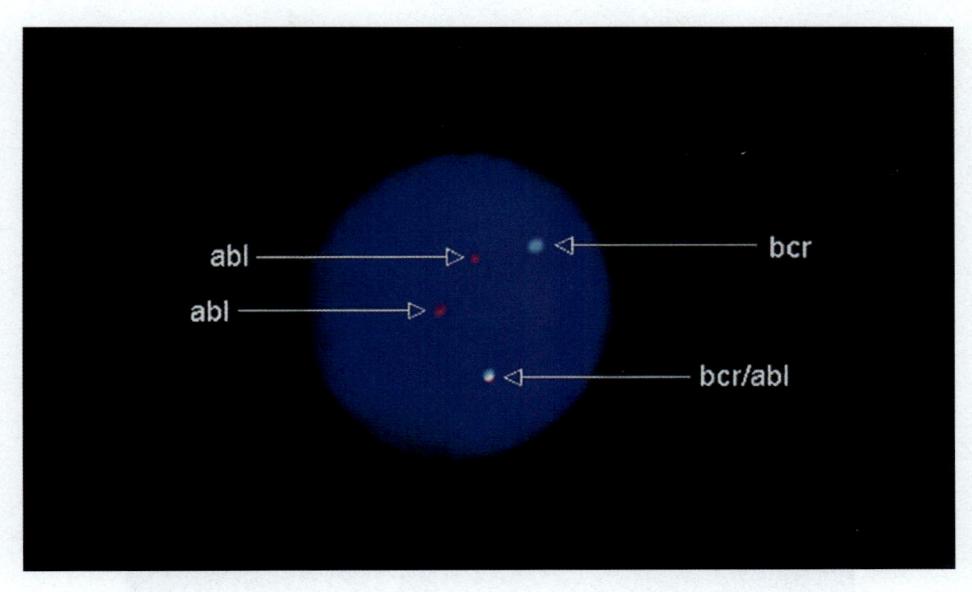

abl

abl

bcr

bcr/abl

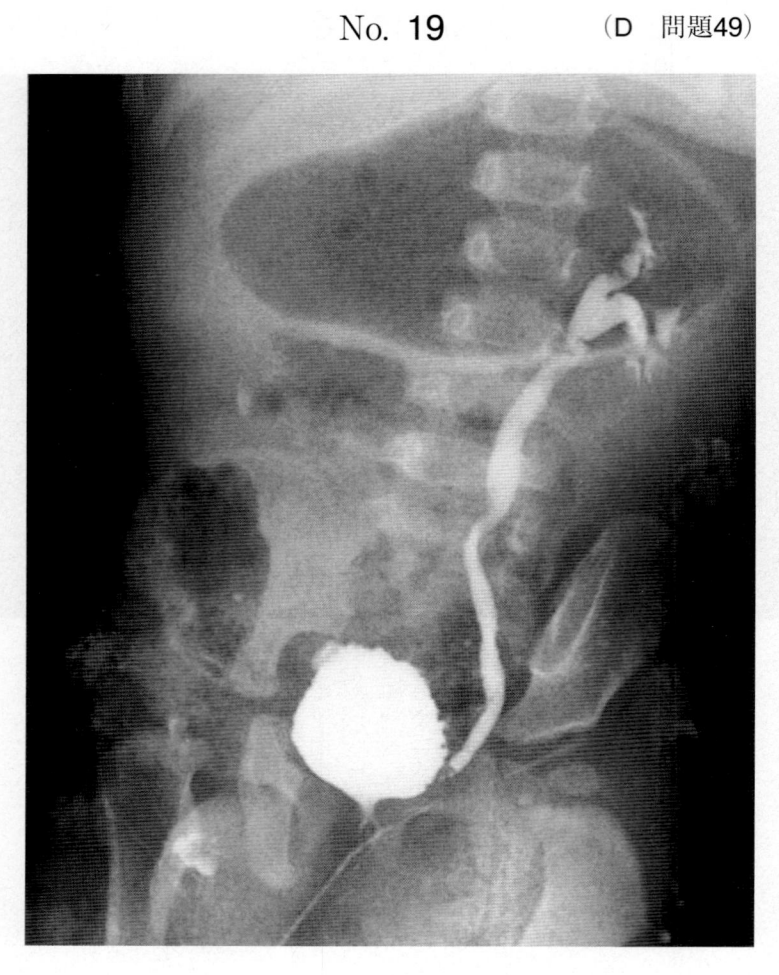

No. **20** **A** （D 問題50）

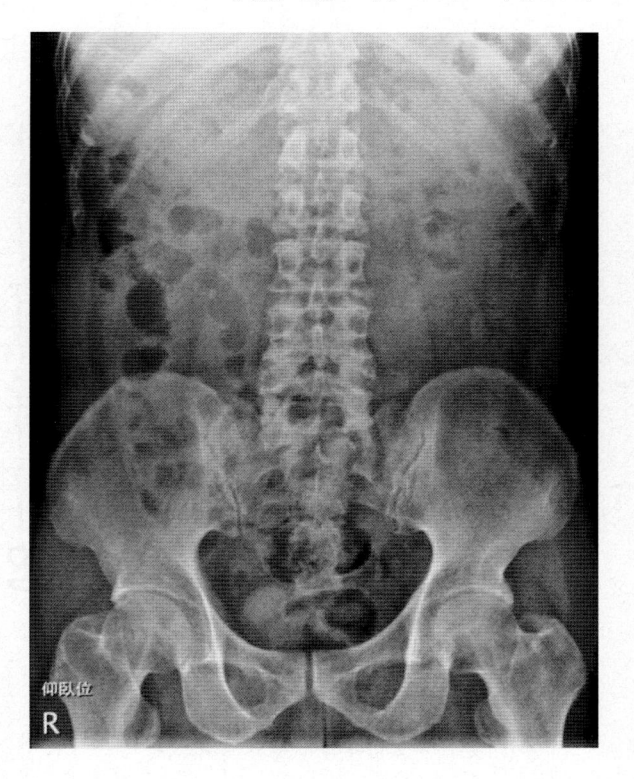

No. **20** **B** （D 問題50）

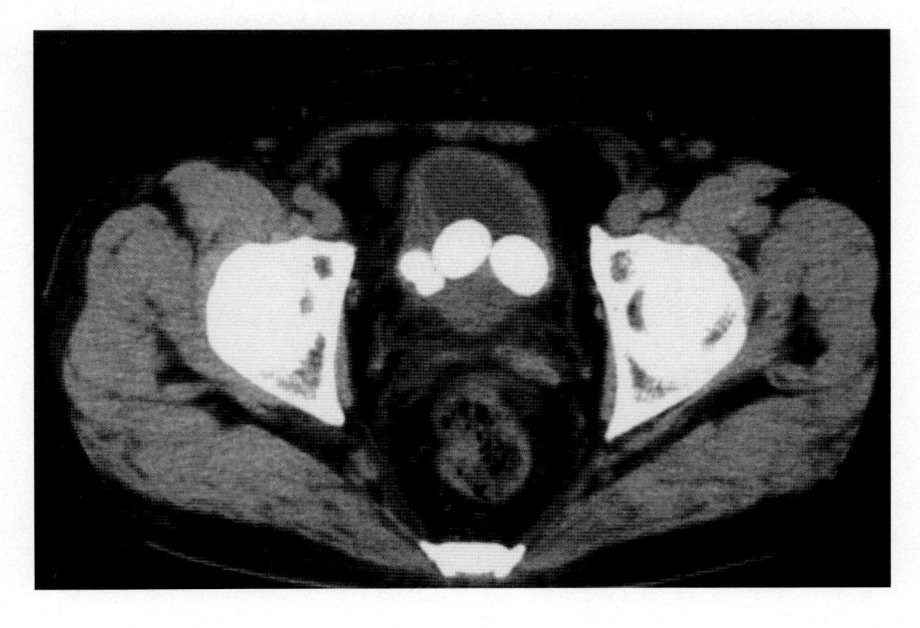

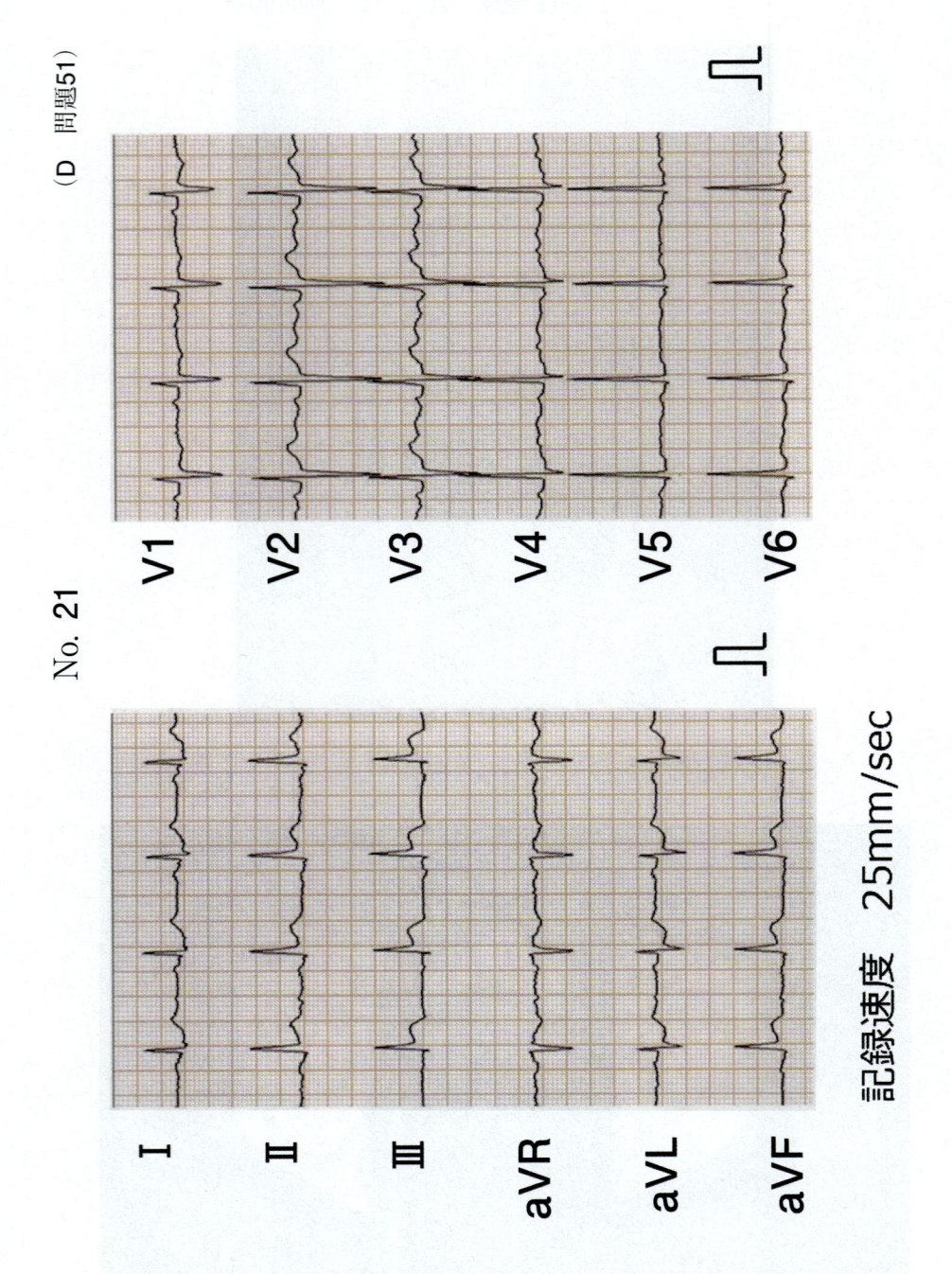

No. 21　（D　問題51）

I　II　III　aVR　aVL　aVF　V1　V2　V3　V4　V5　V6

記録速度　25mm/sec

No. 22　　　　　　　　（D　問題52）

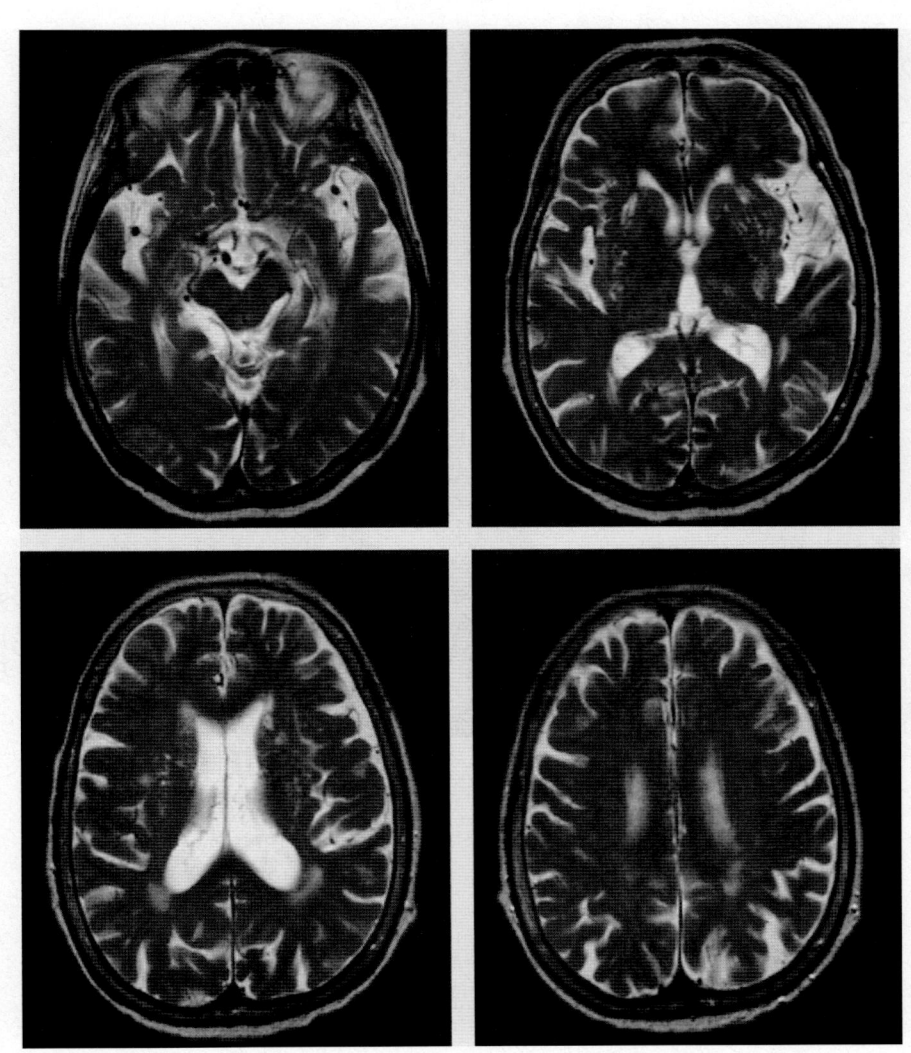

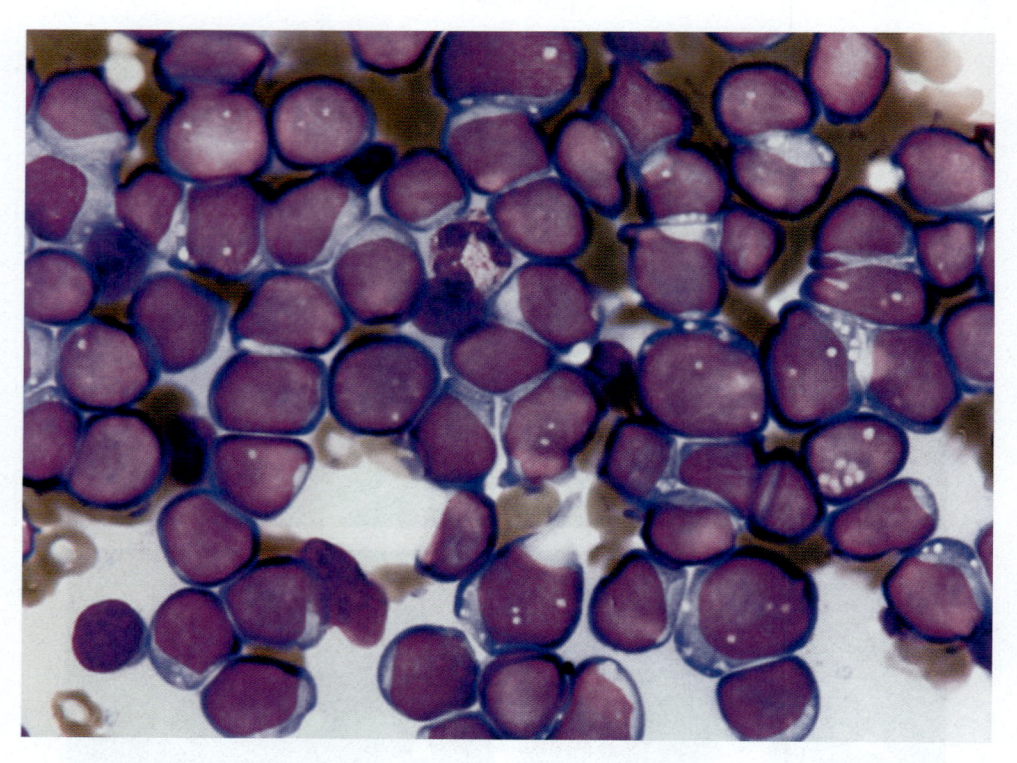

このページは余白です

右

運動神経伝導検査

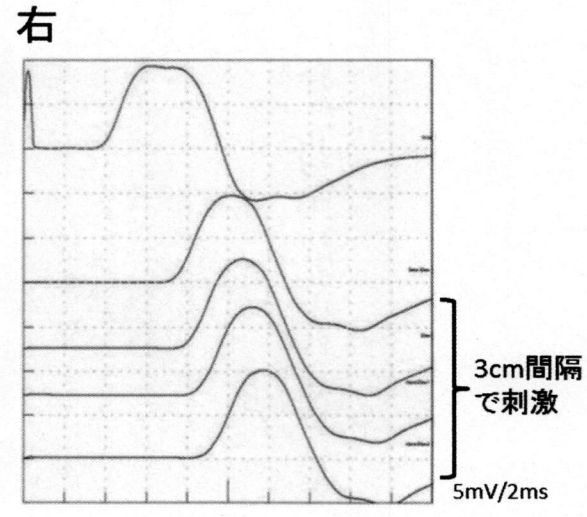

手関節部

前腕近位部

肘部
内側上顆近位部

上腕遠位部

3cm間隔
で刺激

5mV/2ms

感覚神経伝導検査

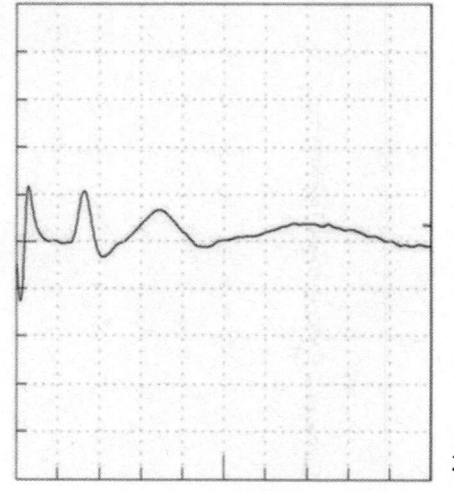

手関節部

20μV/2ms

No. 24 　　　　　（D　問題56）

左

運動神経伝導検査

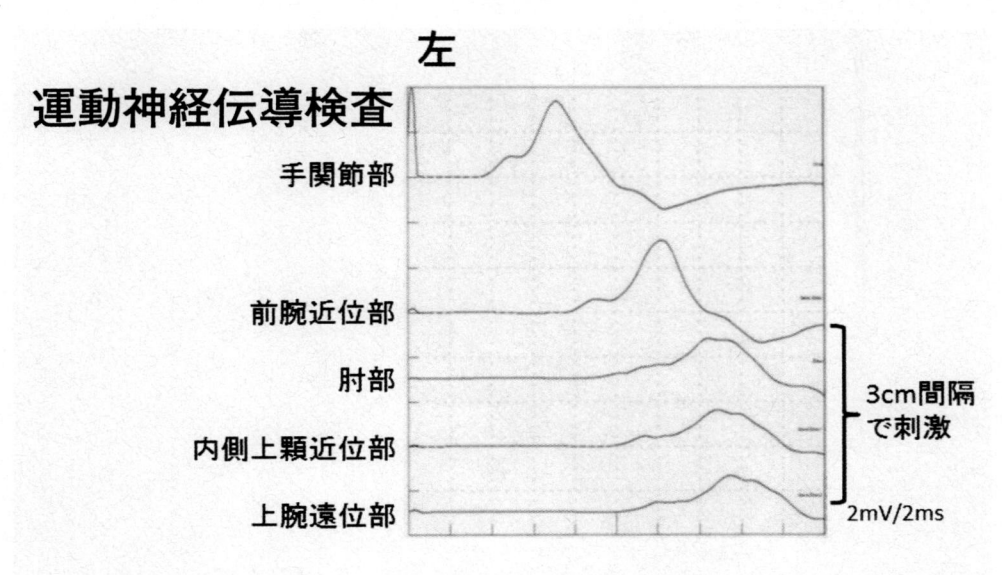

手関節部

前腕近位部

肘部

内側上顆近位部

上腕遠位部

3cm間隔
で刺激

2mV/2ms

感覚神経伝導検査

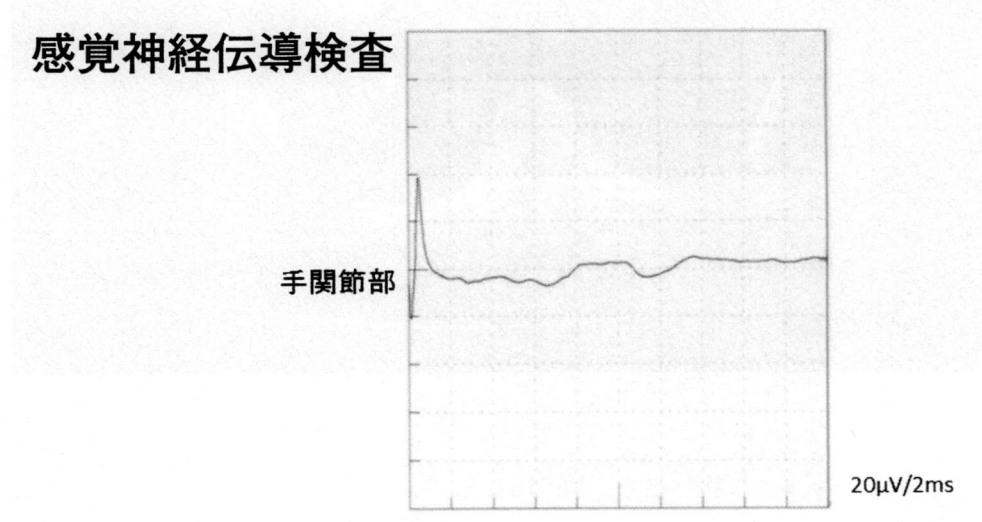

手関節部

20μV/2ms

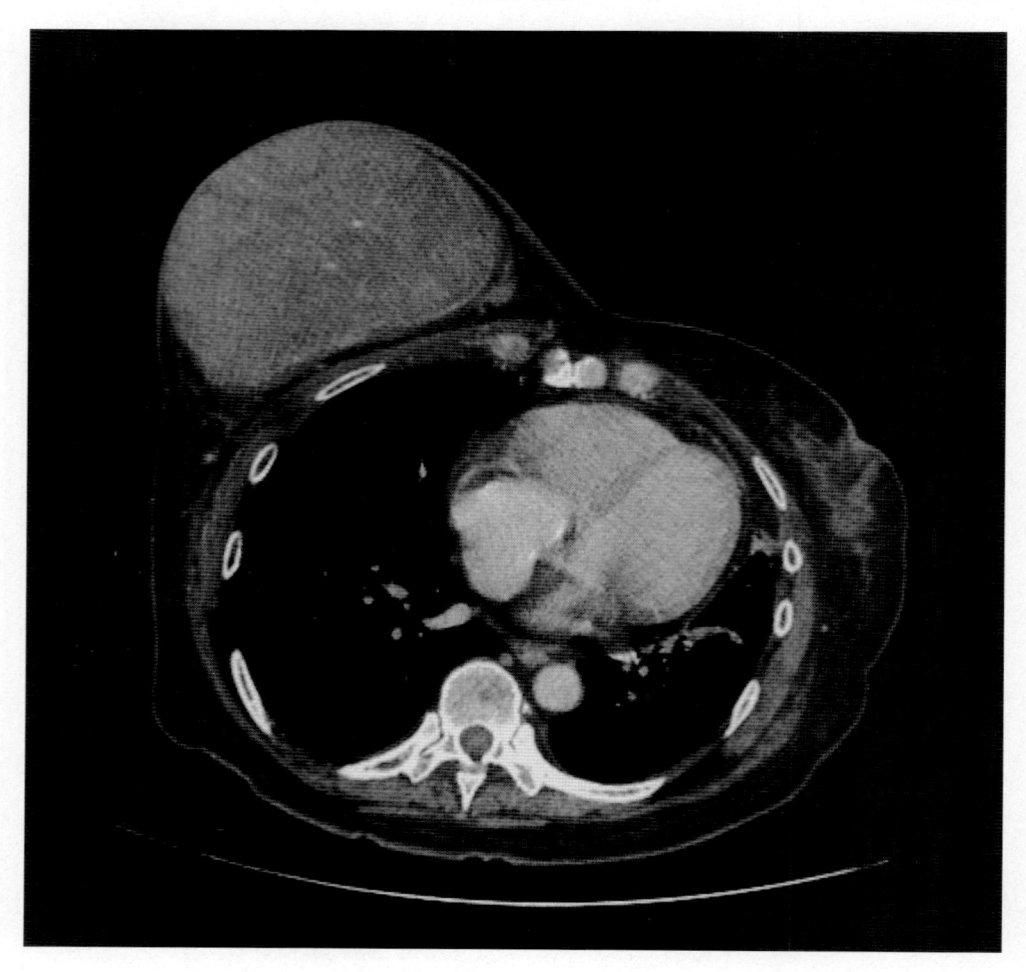

No. 26 （D　問題59）

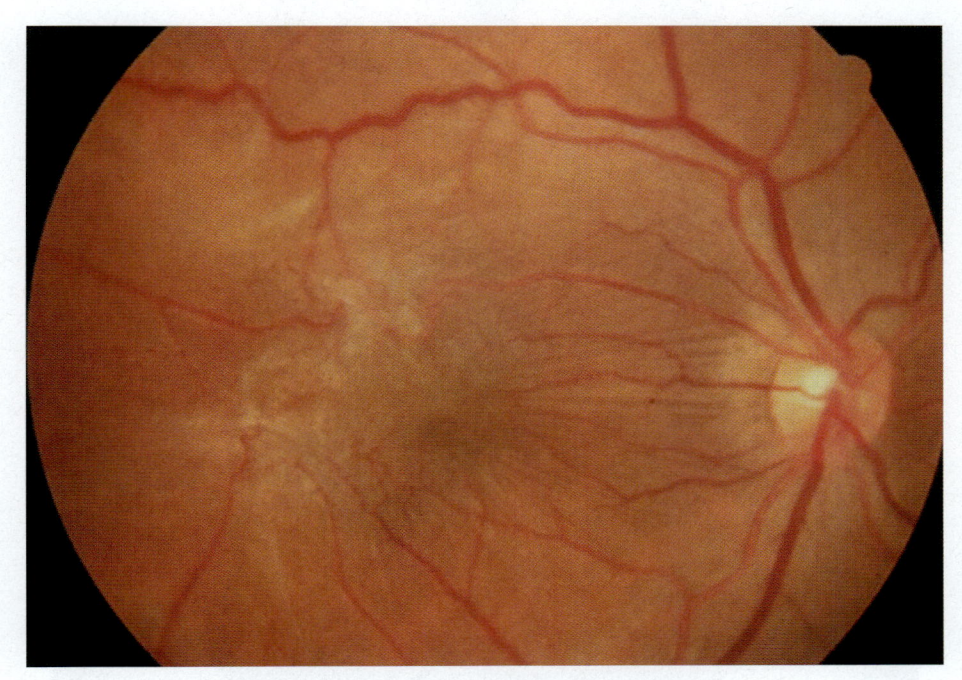

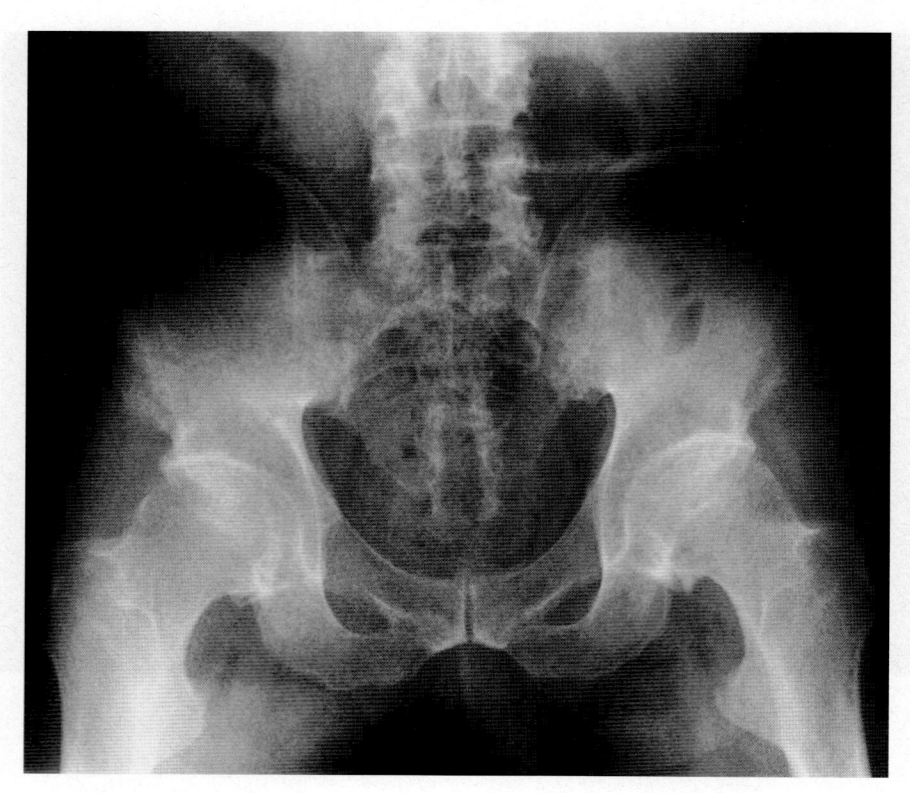

No. 28 （D　問題61）

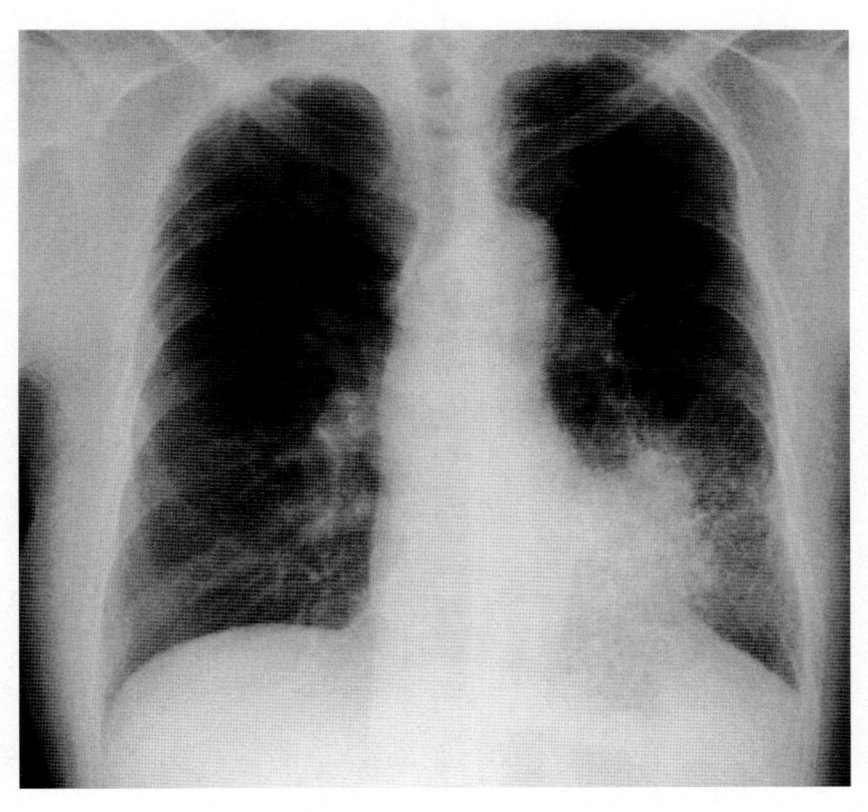

No. 29　A

（D　問題64）

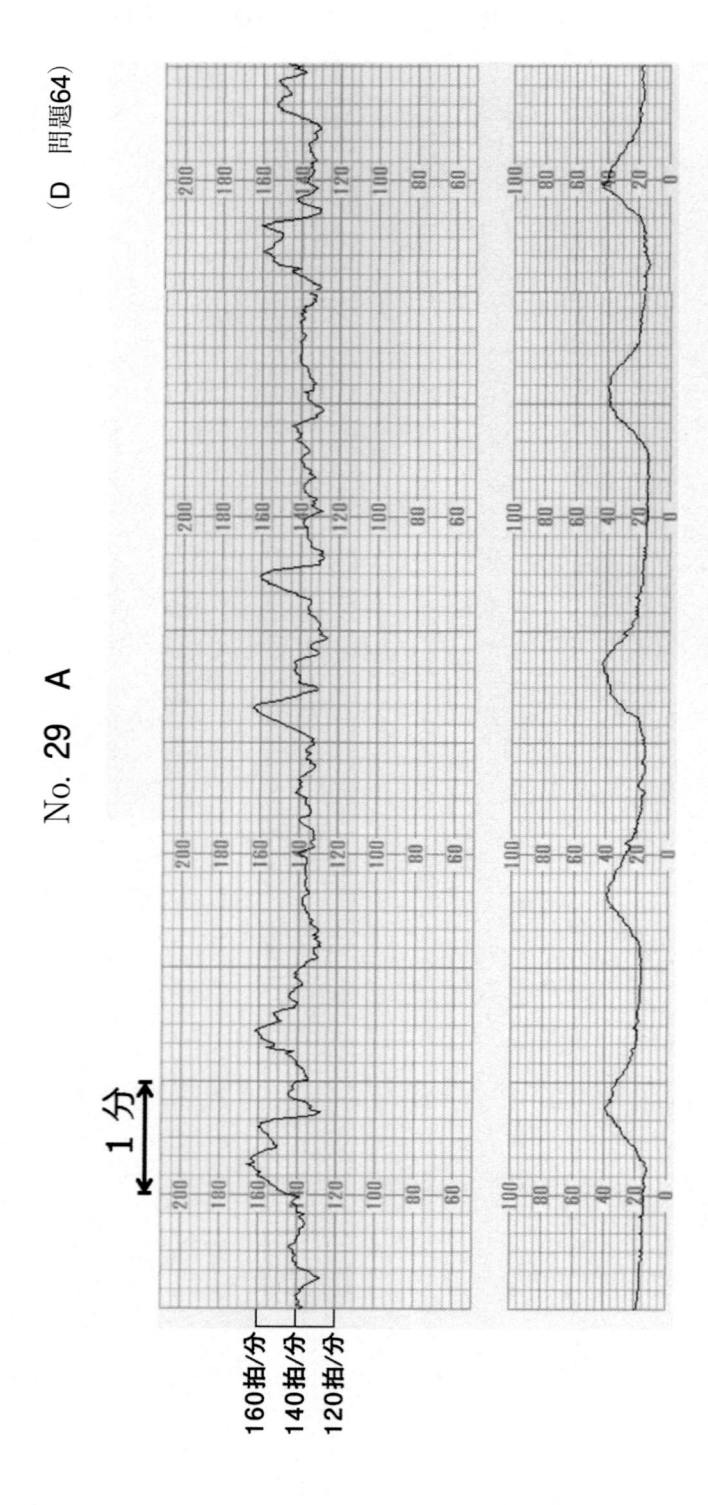

1分

160拍/分
140拍/分
120拍/分

No. 29 B （D 問題64）

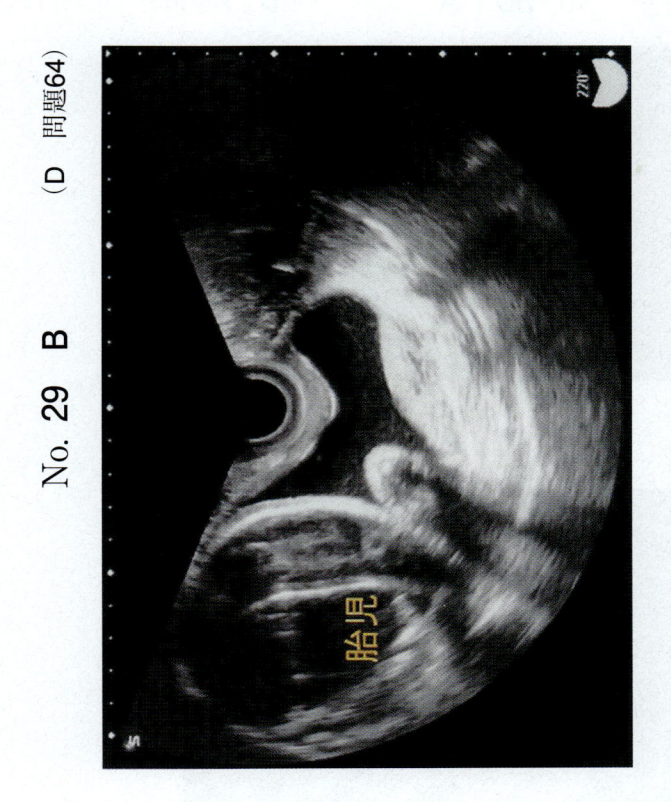

胎児

No. **30**　**A**　　　（D　問題65）

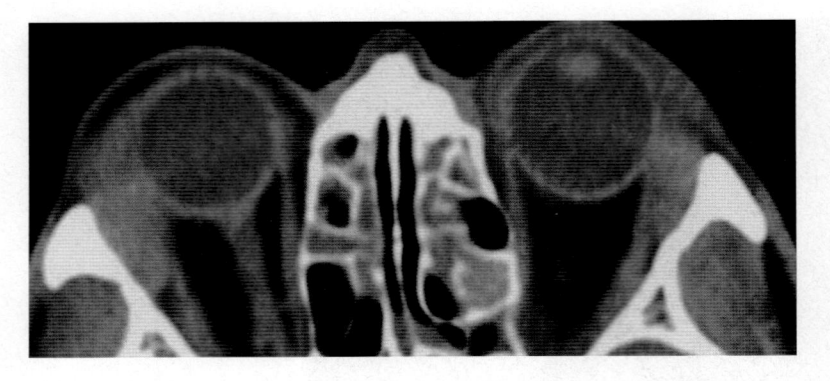

No. **30**　**B**　　　（D　問題65）

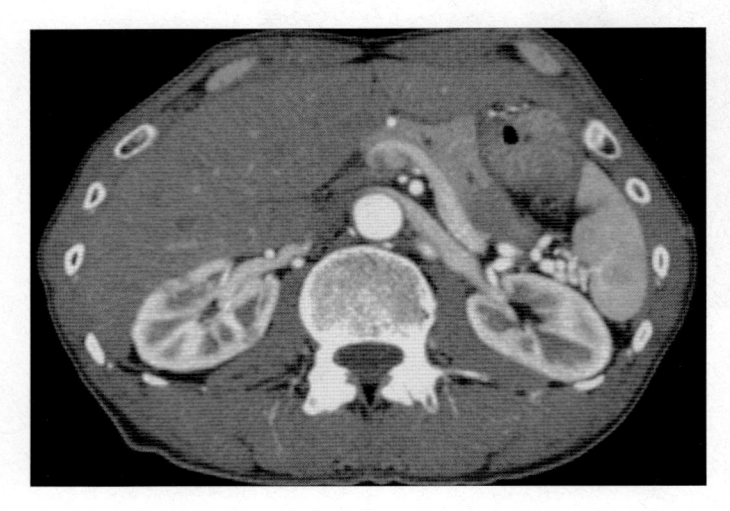

No. **30**　**C**　　　（D　問題65）

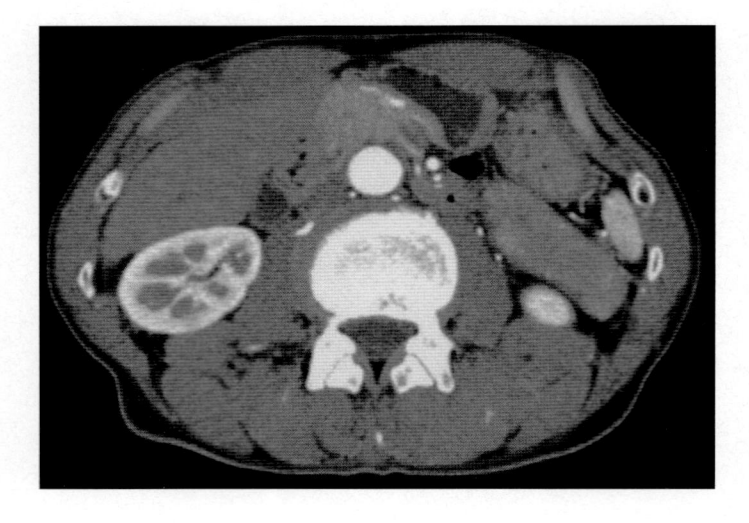

No. **31** A （D 問題67）

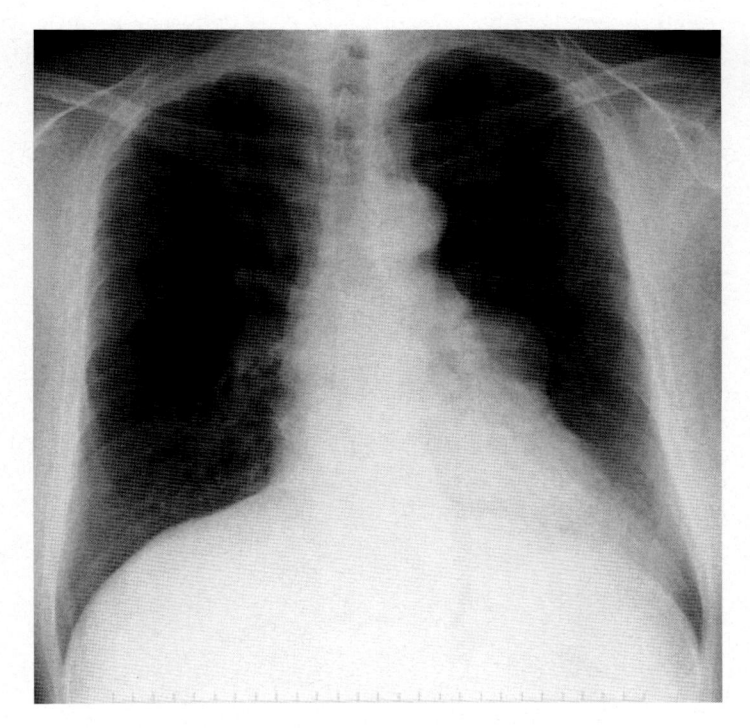

No. **31** B （D 問題67）

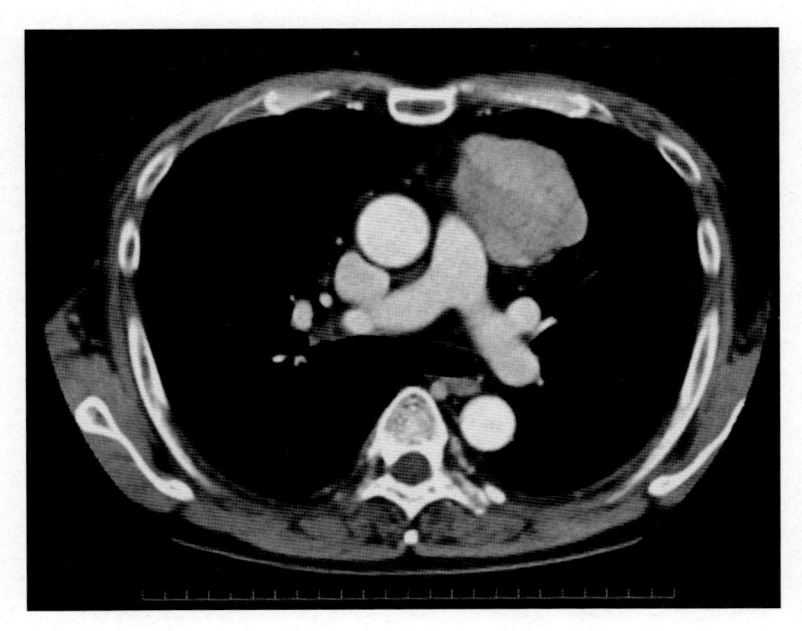

このページは余白です

No. **32**　　（D　問題68）

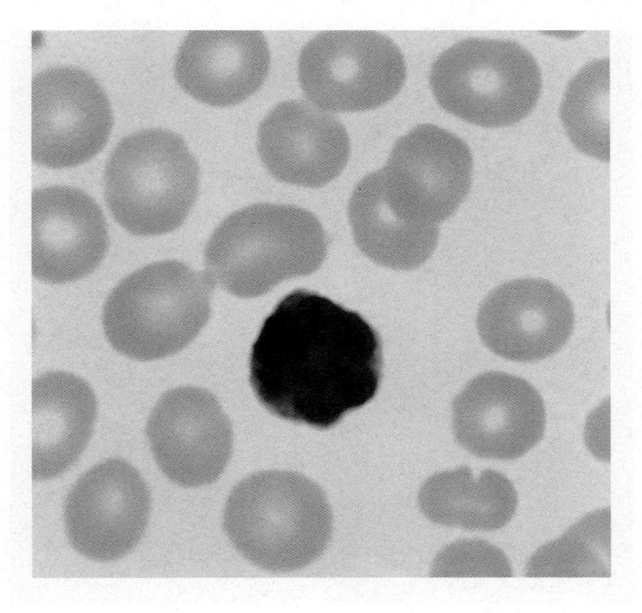

No. **33**　　　　（D　問題69）

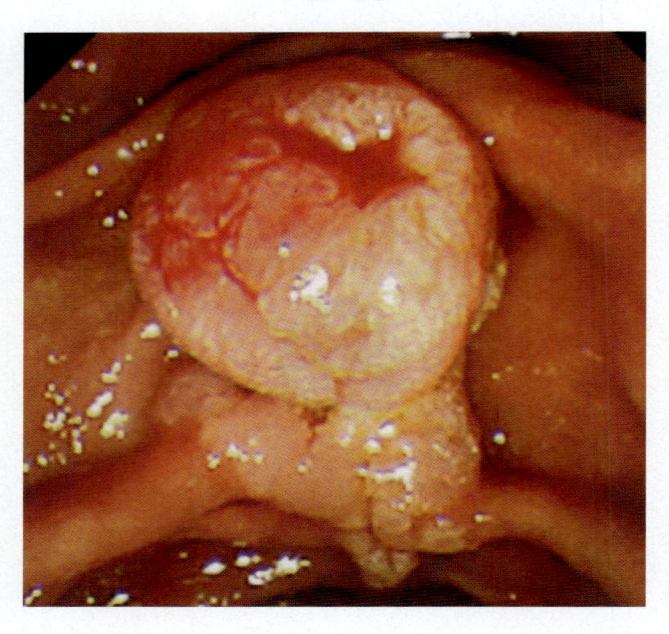

No. **34**　　　　　　　　（D　問題71）

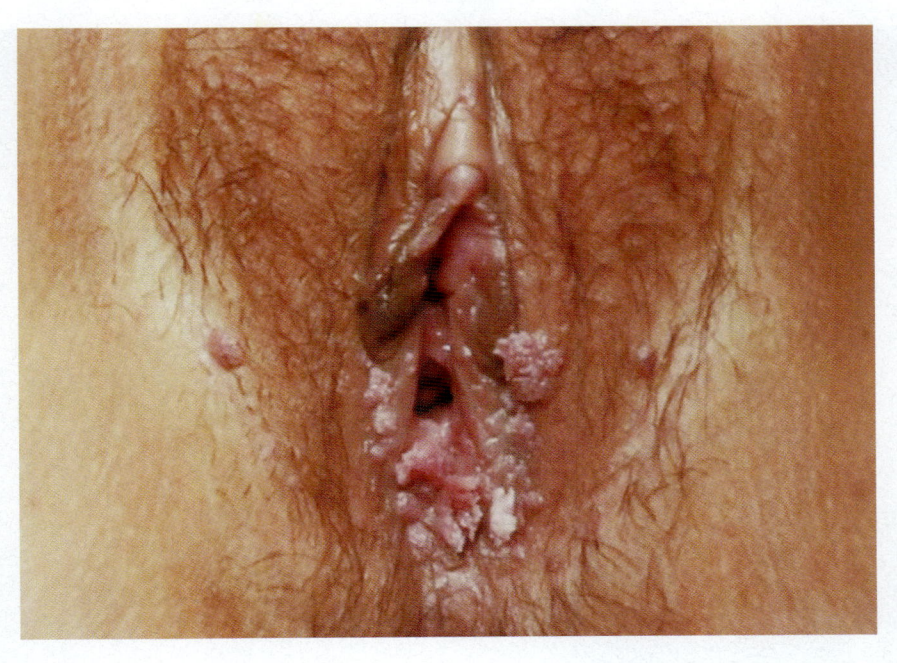

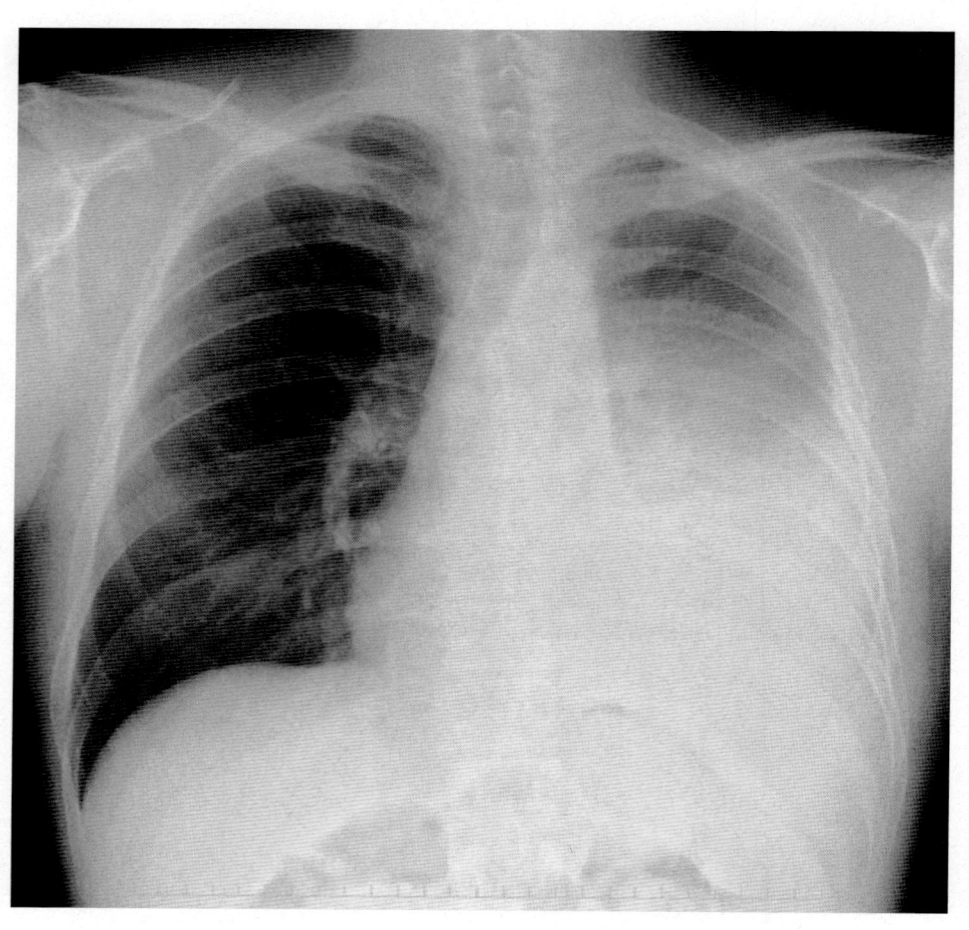

No. 35 B （D 問題72）

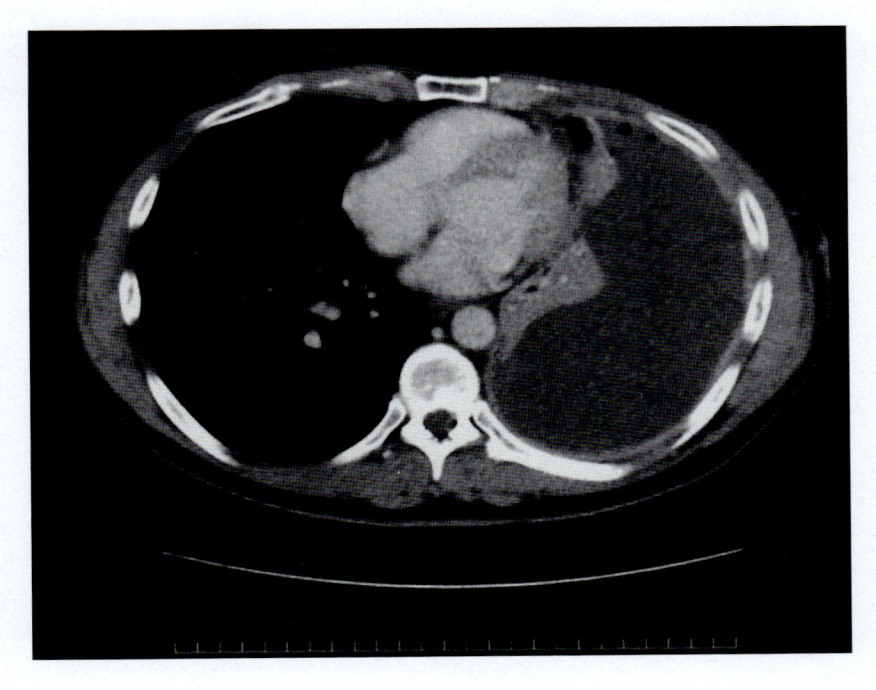

No. 35 C （D 問題72）

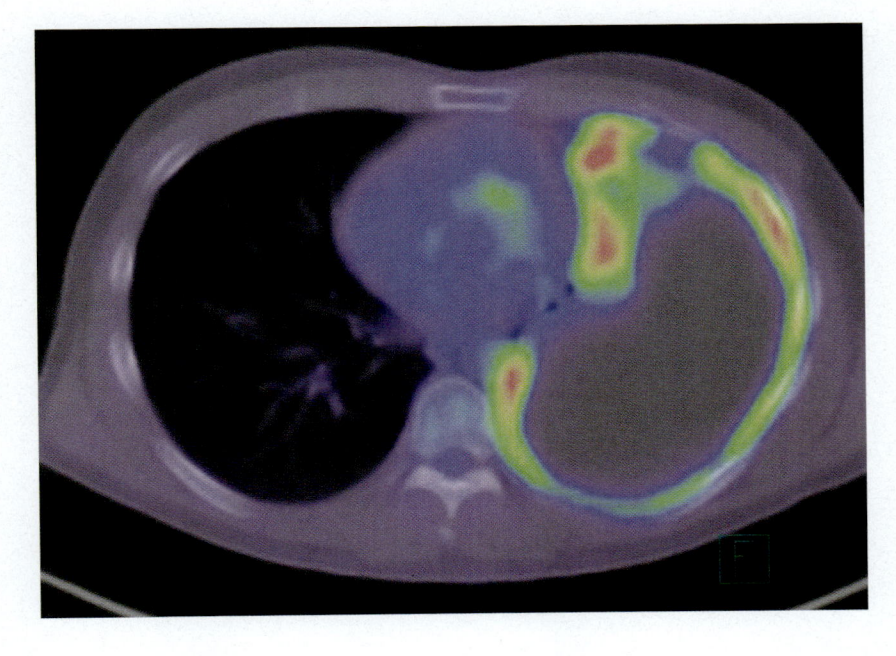

E

別　　　冊

No. 1　　　　　　　　　　　（E　問題30）

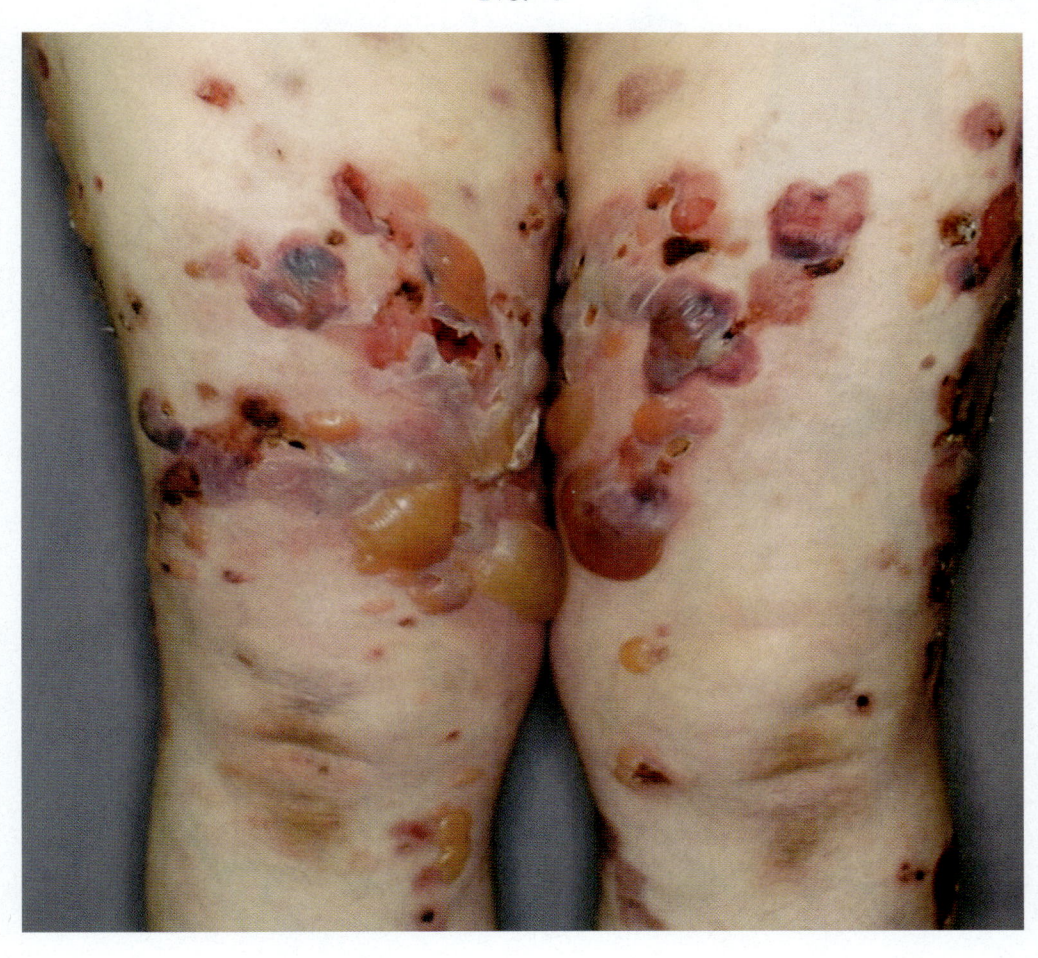

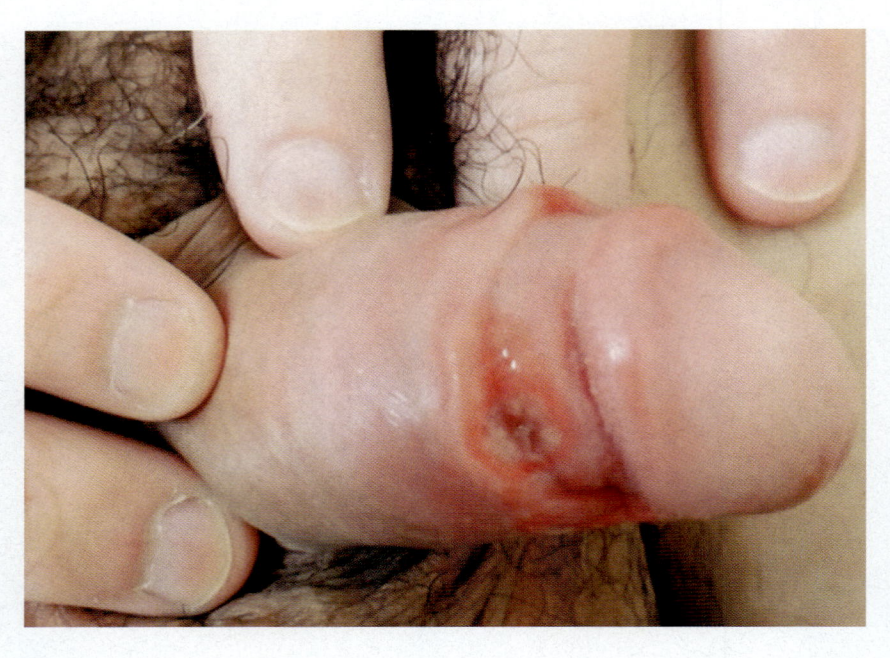

No. 3 （E 問題50，51）

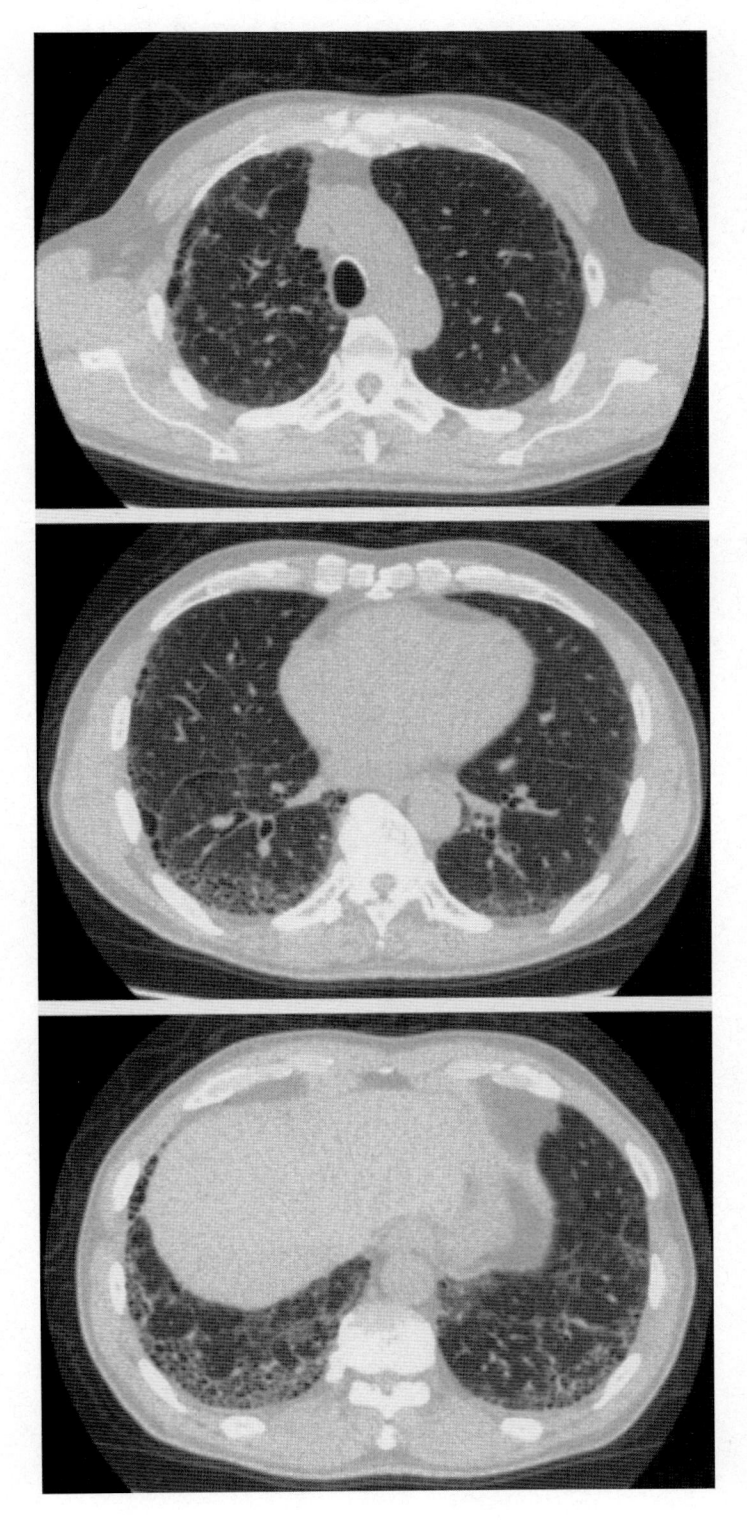

F

別　　　冊

No. 1 　　　　　　　　（F　問題15）

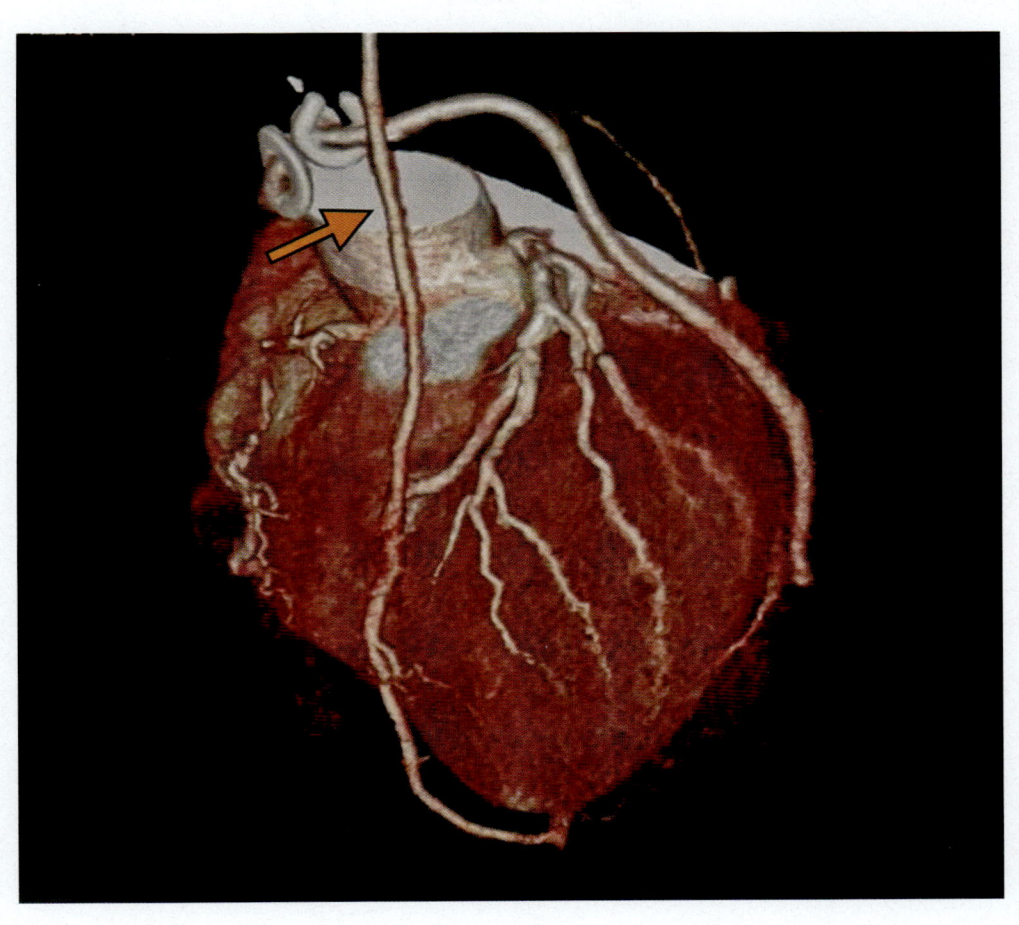

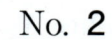

No. 2 （F　問題25）

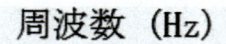

周波数 （Hz）

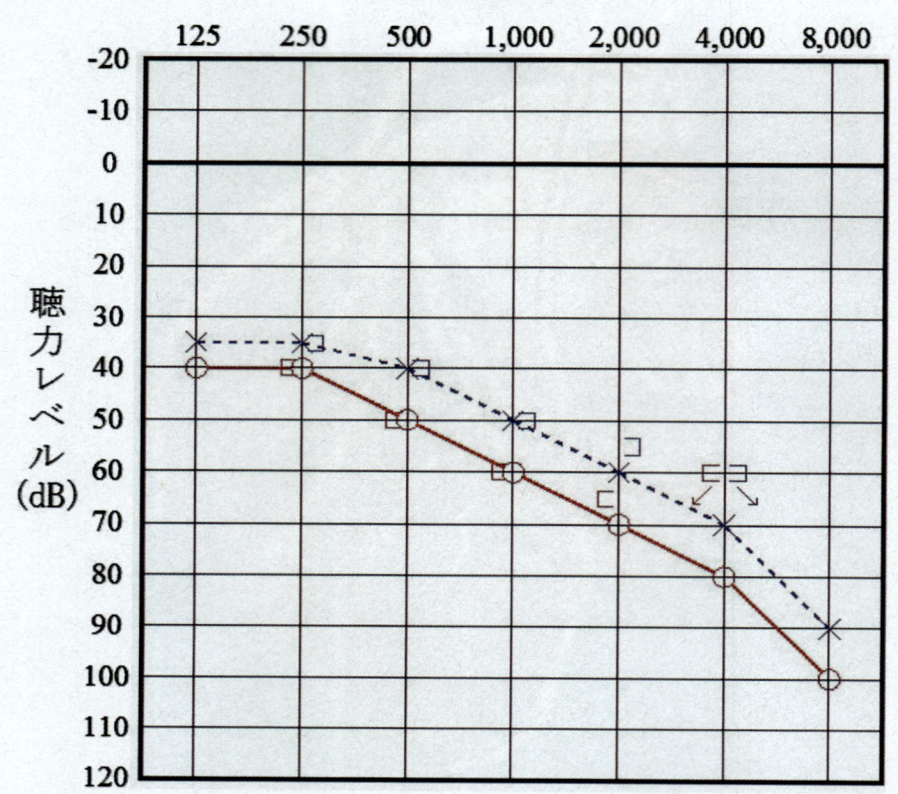

No. 3 （F 問題28）

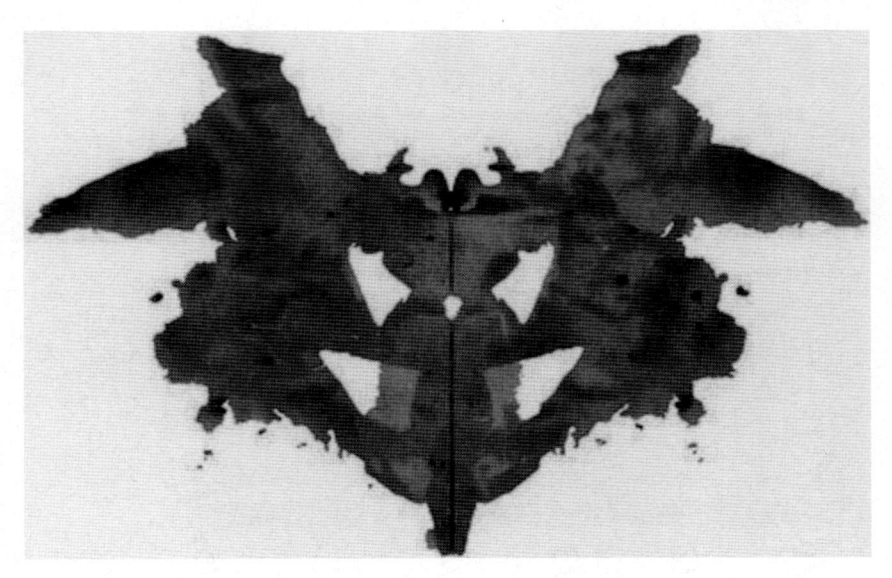

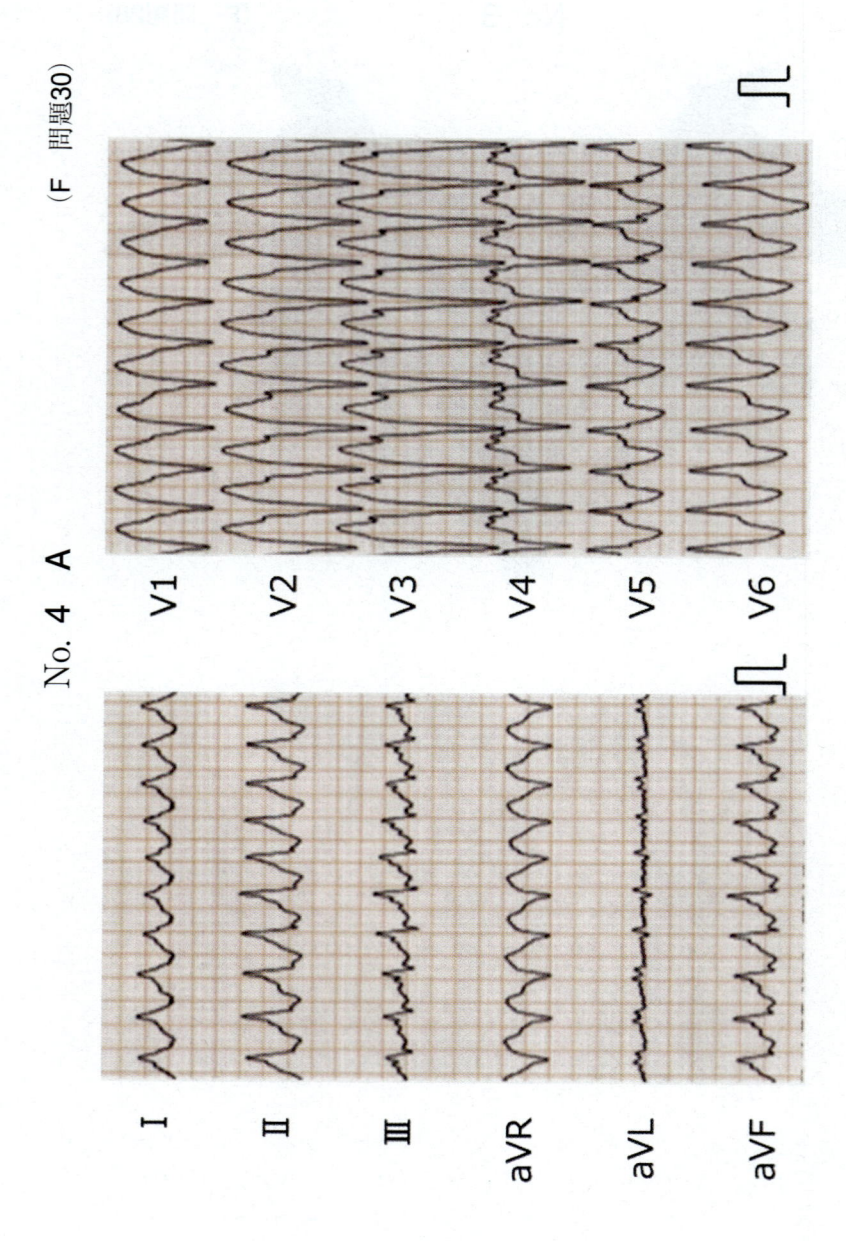

No. 4　A　　（F　問題30）

I, II, III, aVR, aVL, aVF, V1, V2, V3, V4, V5, V6

記録速度　25mm/sec

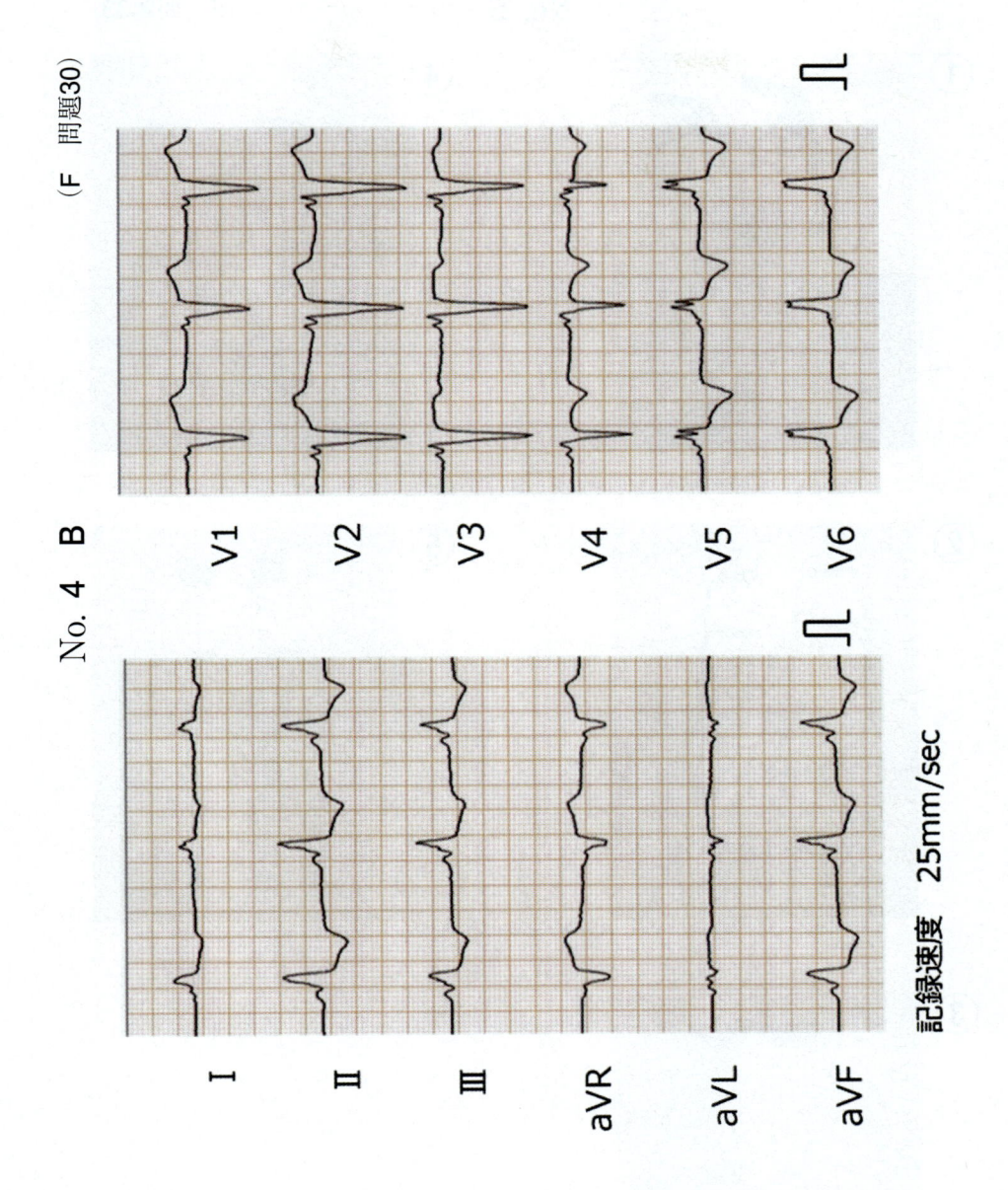

（F 問題30）

No. 4 B

記録速度 25mm/sec

①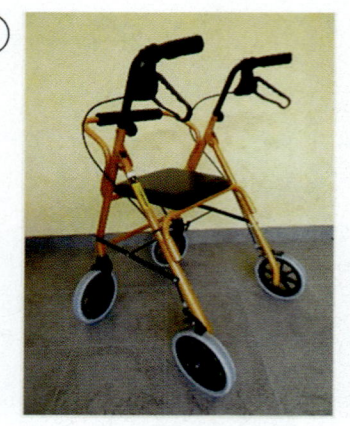

④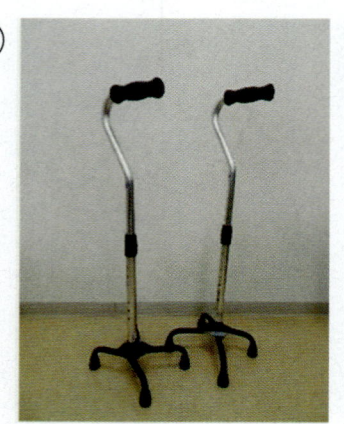

②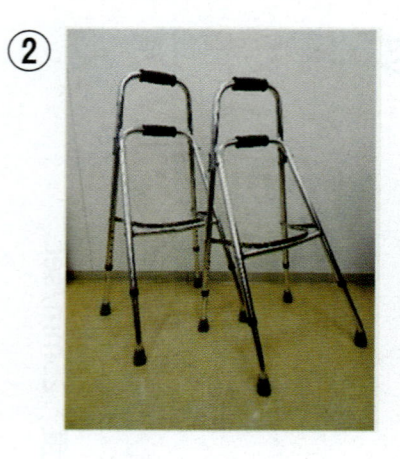

⑤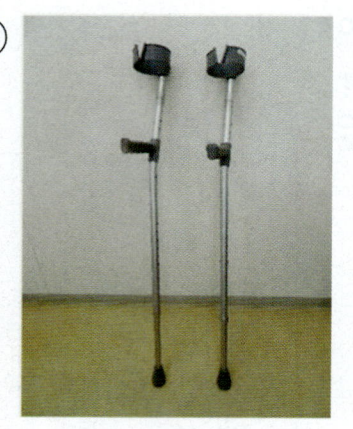

③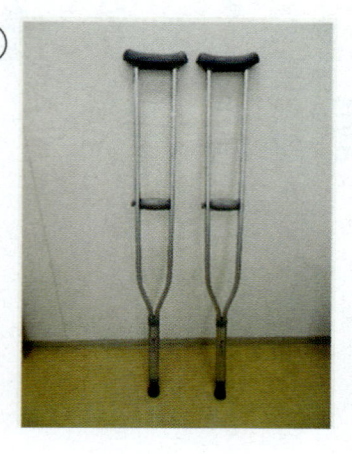

No. 6　　　　　　（F　問題47）

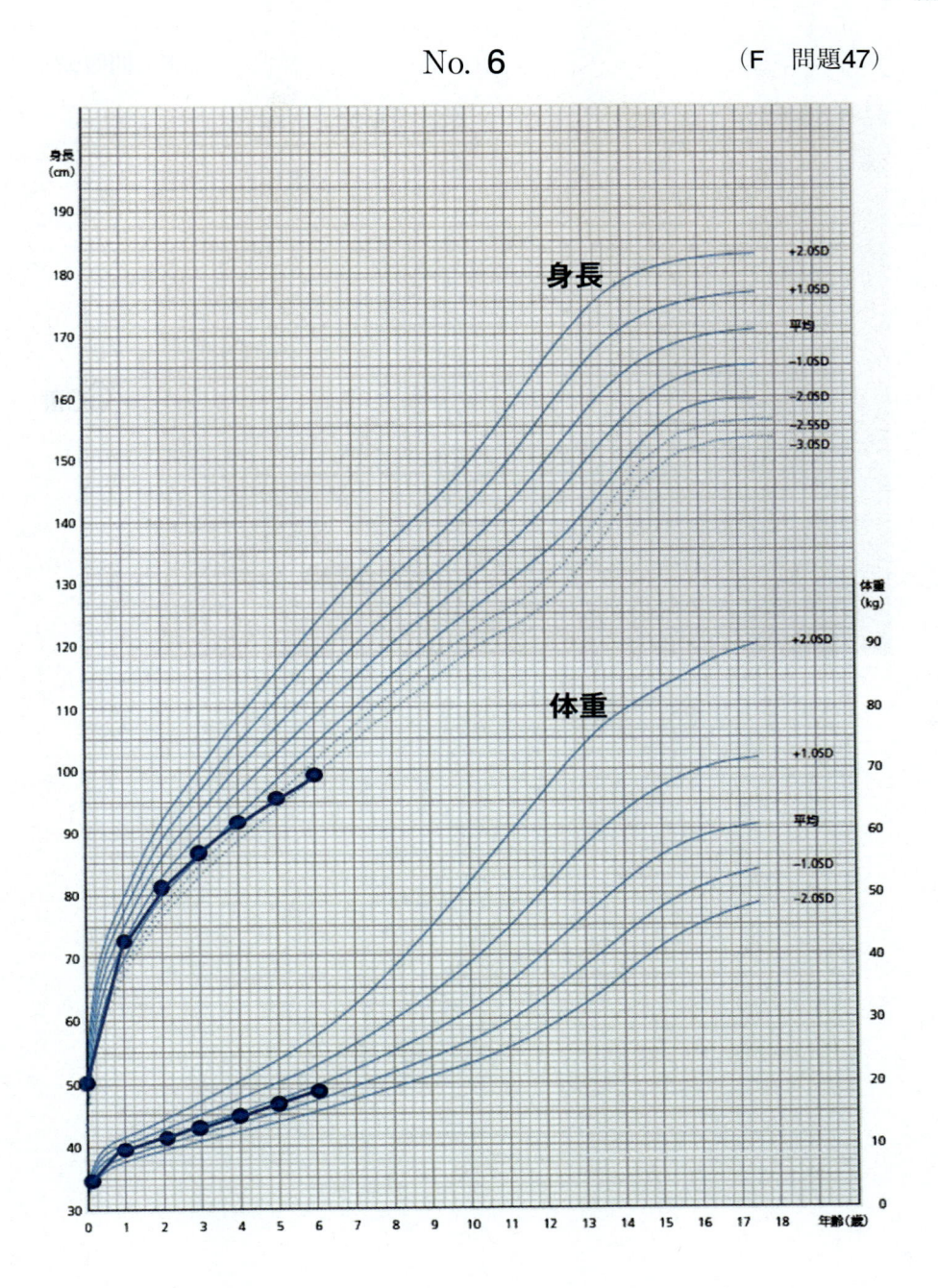

No. 7　　　　　　　　（F　問題52）

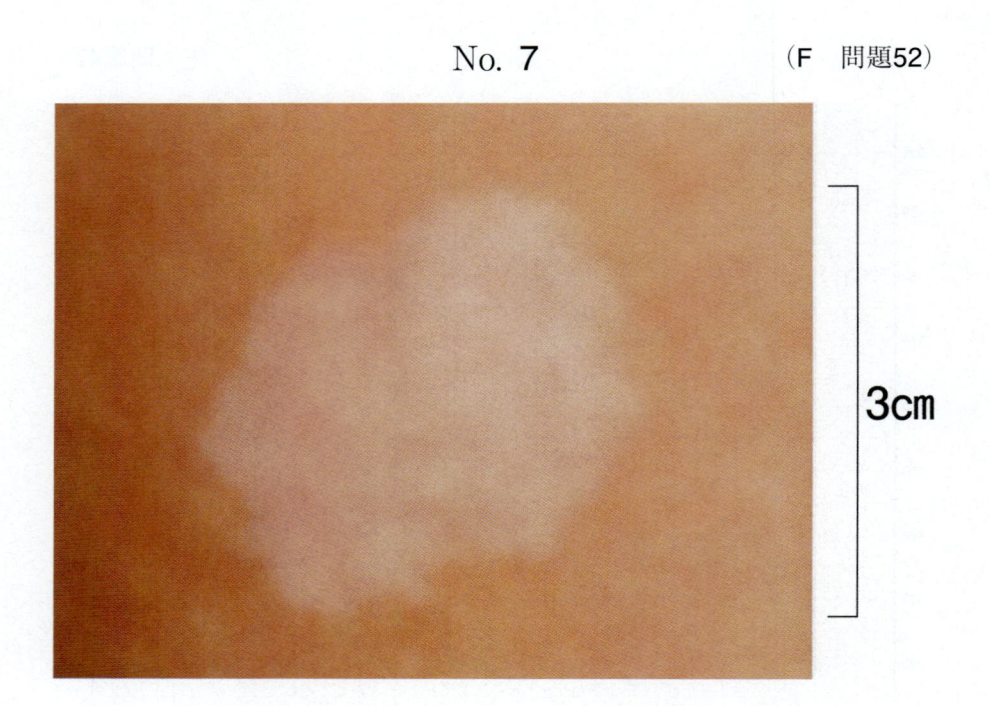

3cm

No. 8 A （F 問題53）

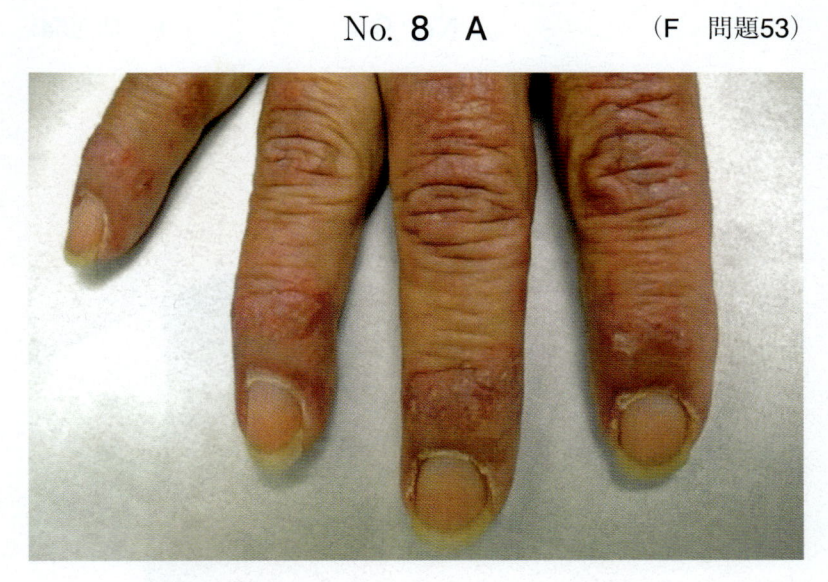

No. 8 B （F 問題53）

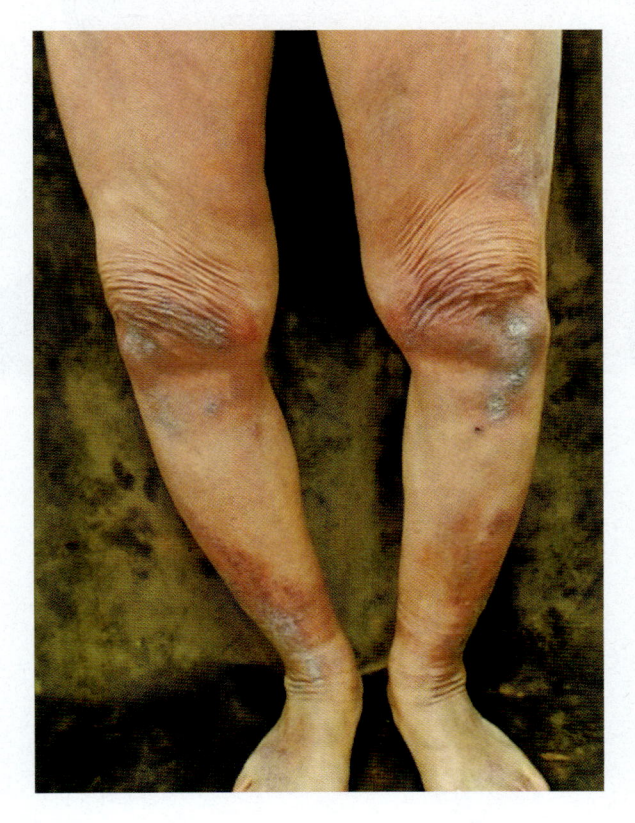

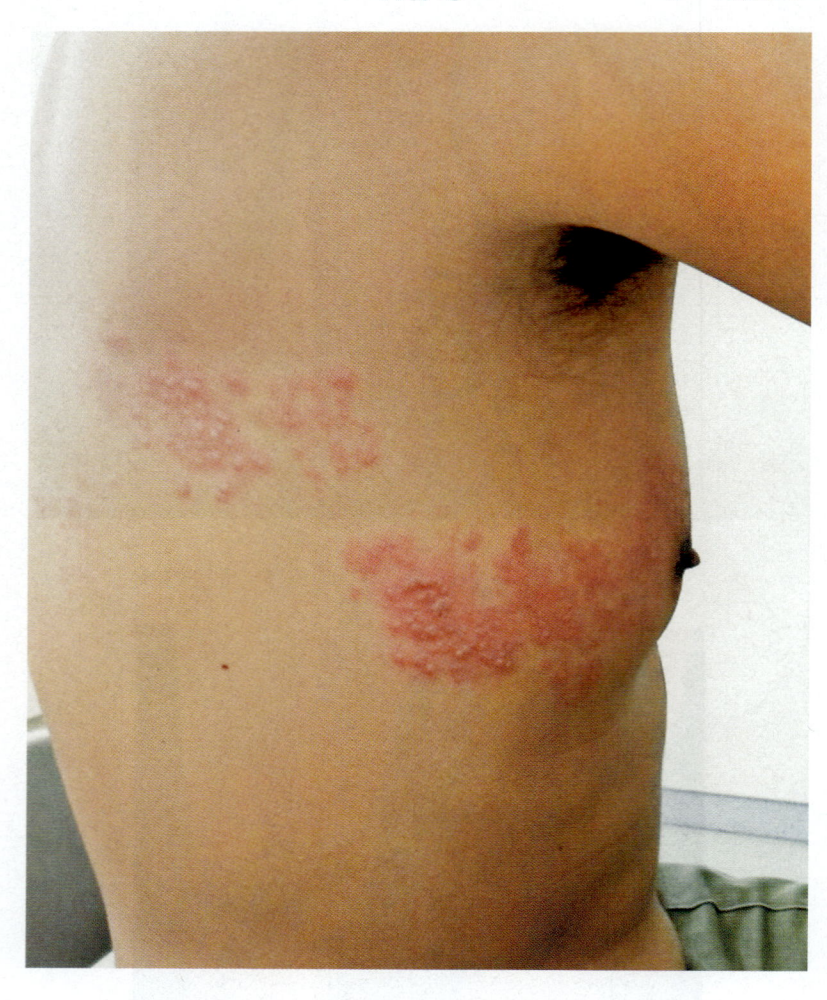

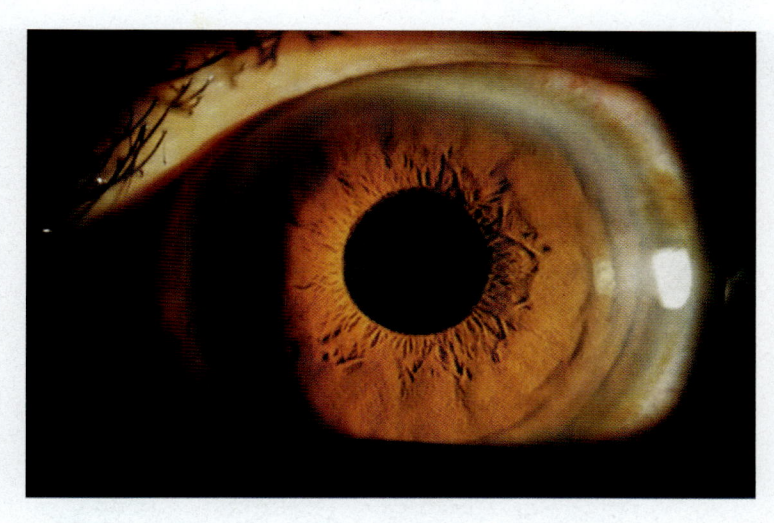

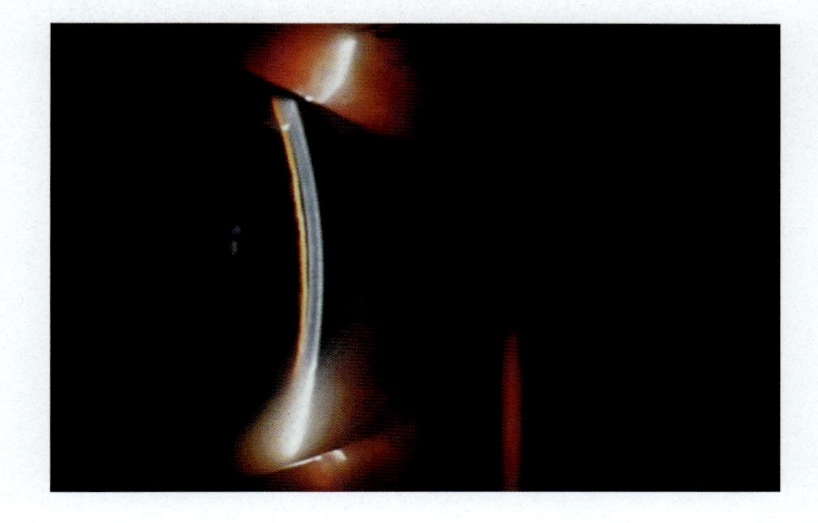

No. **10** （F　問題55）

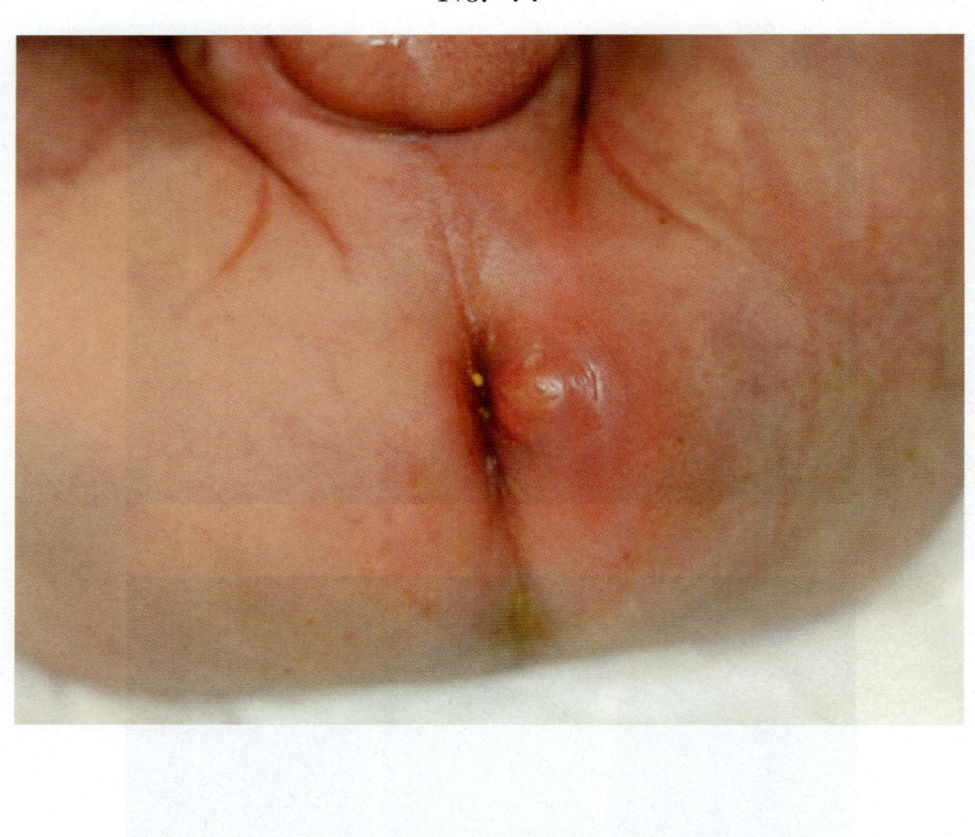

（F 問題60）

No. 12

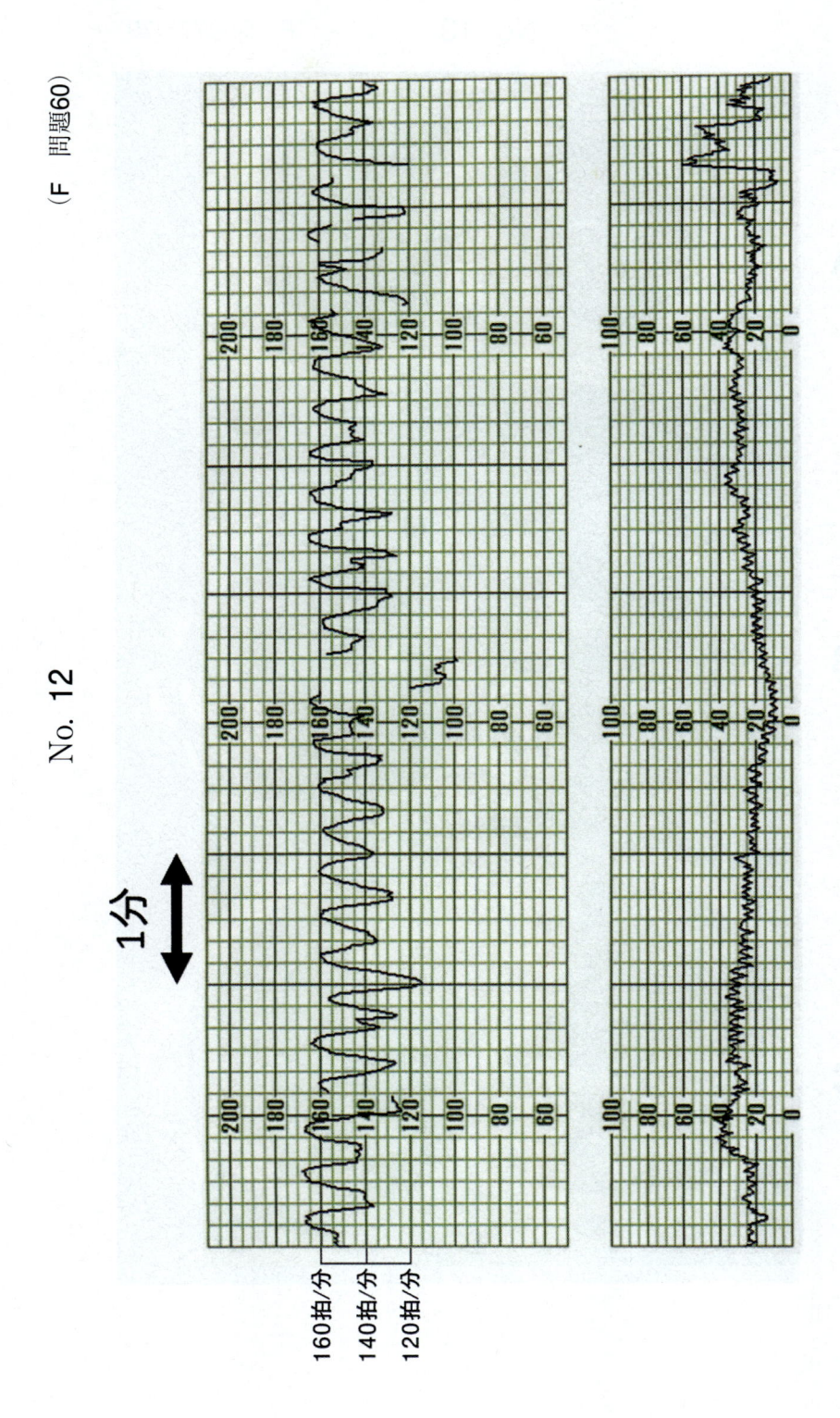

1分

160拍/分
140拍/分
120拍/分

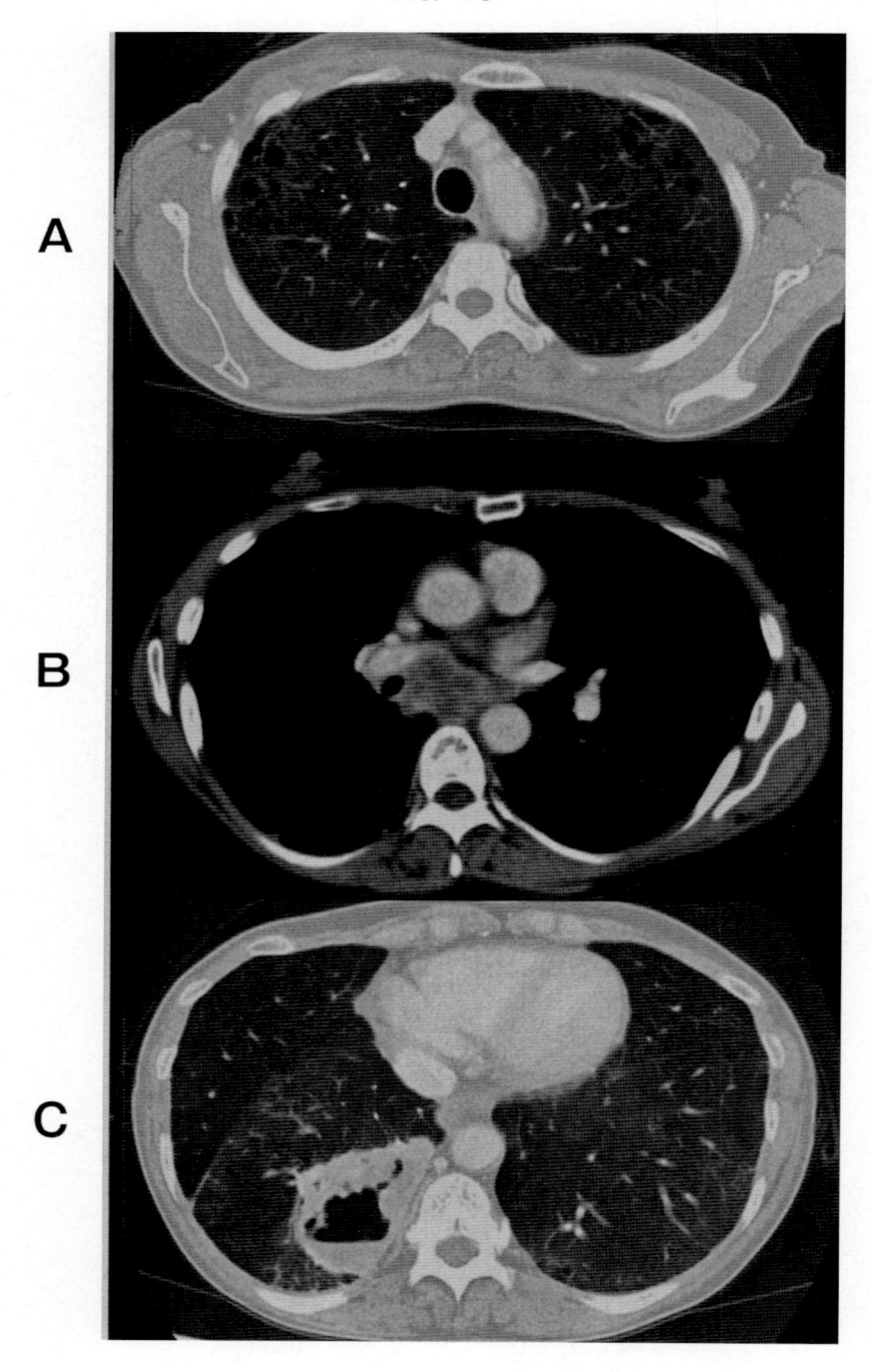

No. 13　　　（F　問題77〜79）

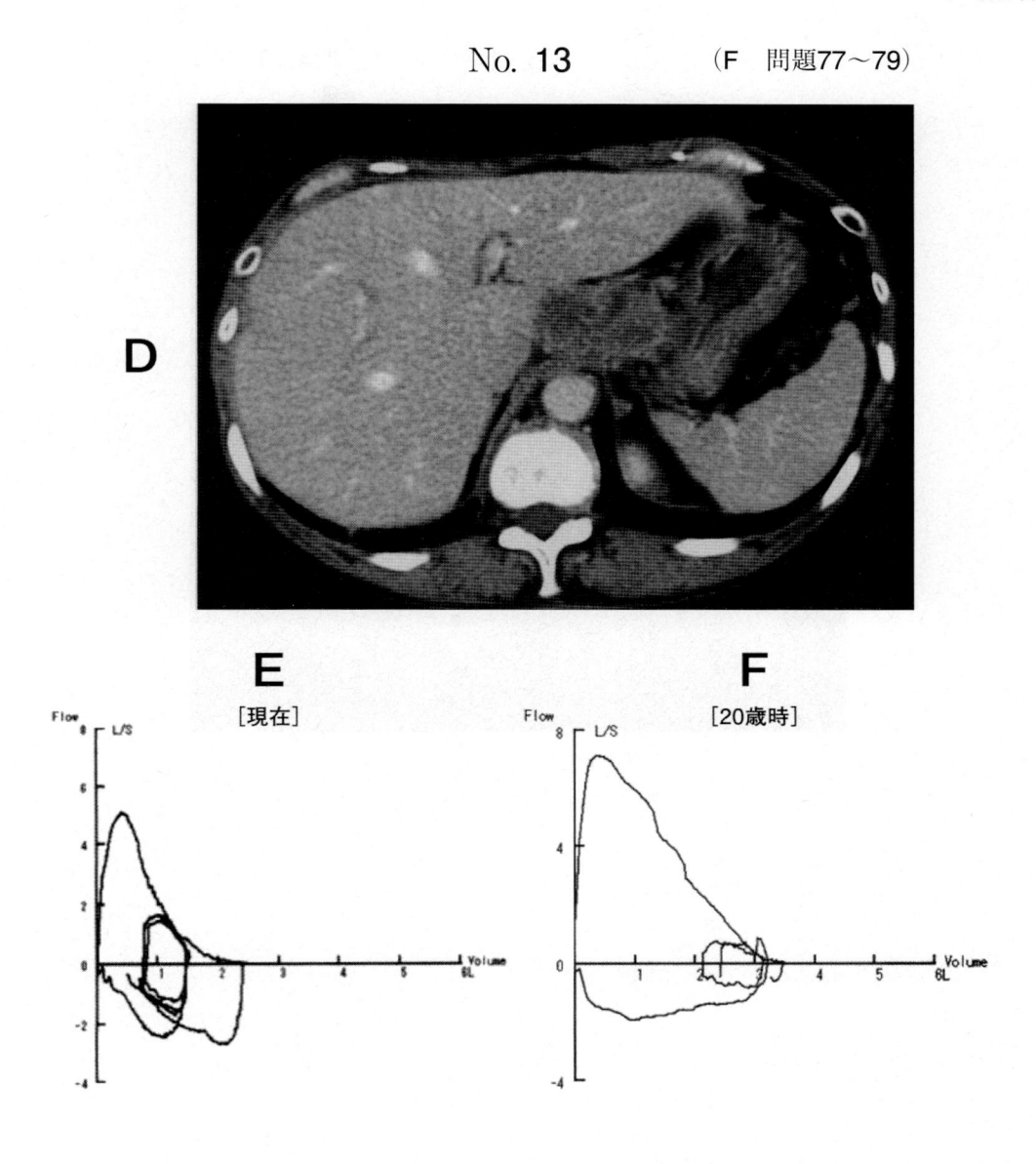

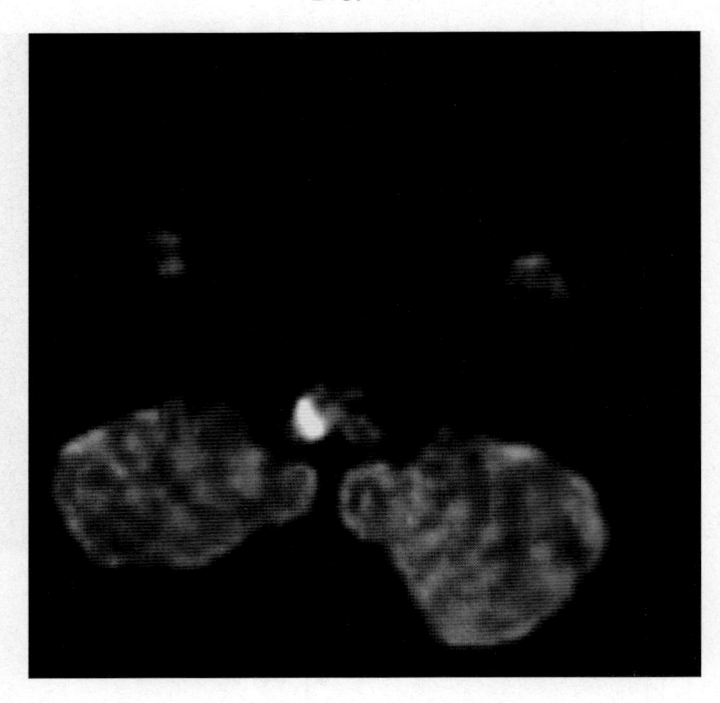

第113回
医師国家試験
問題解説書

問題集

国試
113

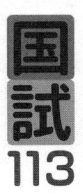

TECOM

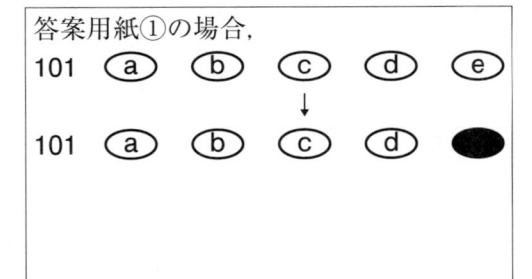
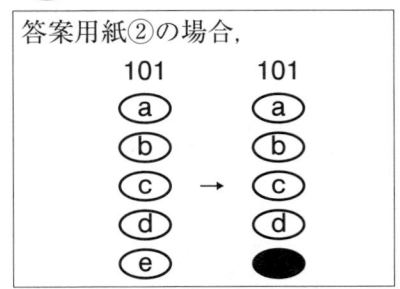
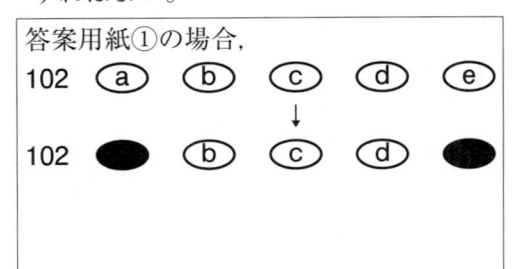
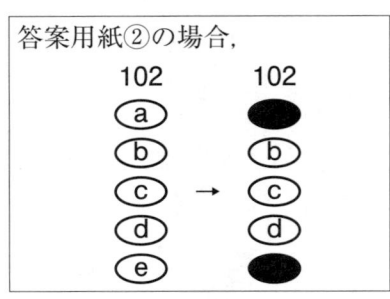

（2）（例3）では質問に適した選択肢を3つ選び答案用紙に記入すること。なお，
（例3）の質問には2つ以下又は4つ以上解答した場合は誤りとする。

（例3）**103**　医師法に規定されているのはどれか。**3つ選べ。**

    a　医師の行政処分

    b　広告可能な診療科

    c　不正受験者の措置

    d　保健指導を行う義務

    e　へき地で勤務する義務

（例3）の正解は「a」と「c」と「d」であるから答案用紙の ⓐ と
ⓒ と ⓓ をマークすればよい。

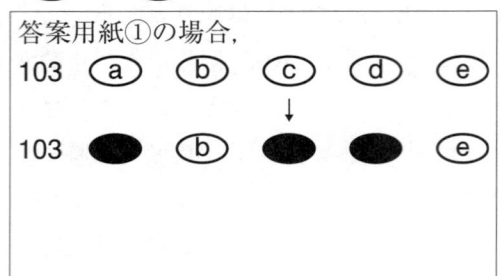

（3）計算問題については，□に囲まれた丸数字に入る適切な数値をそれぞれ
　　1つ選び答案用紙に記入すること。なお，（例4）の質問には丸数字1つにつき
　　2つ以上解答した場合は誤りとする。

（例4）**104**　68歳の女性。健康診断の結果を示す。

　　　　　　身長150 cm，体重76.5 kg（1か月前は75 kg），腹囲85 cm。体脂肪
　　　　率35％。

　　　　　　この患者のBMI〈Body Mass Index〉を求めよ。

　　　　　　ただし，小数点以下の数値が得られた場合には，小数第1位を四捨
　　　　五入すること。

　　　　　解答：①　②

　　　（例4）の正解は「34」であるから①は答案用紙の ③ を②は ④ をマー
　　　クすればよい。

答案用紙①の場合，

104　①　⓪ ① ② ● ④ ⑤ ⑥ ⑦ ⑧ ⑨
　　　②　⓪ ① ② ③ ● ⑤ ⑥ ⑦ ⑧ ⑨

答案用紙②の場合，

104

　①　　②

⓪　⓪
①　①
②　②
●　③
④　●
⑤　⑤
⑥　⑥
⑦　⑦
⑧　⑧
⑨　⑨

A 医学各論　　75問／2時間45分

□□□　113A

1　肝硬変を母地として発生した最大径 2 cm，単発の肝細胞癌に対する治療方針を決定する上で**重要でない**のはどれか。

- a　腹水の有無
- b　ビリルビン値
- c　肝硬変の成因
- d　肝性脳症の有無
- e　プロトロンビン時間

□□□　113A

2　筋強直性ジストロフィーでみられるのはどれか。

- a　緑内障
- b　腎不全
- c　嚥下障害
- d　甲状腺機能亢進症
- e　高ガンマグロブリン血症

□□□　113A

3　両側高度難聴に対して人工内耳埋込術を受けた患者の側頭骨の病理写真（**別冊** No. 1）を別に示す。
人工内耳の電極先端部（矢印）が挿入されている部位はどこか。

- a　前　庭
- b　蝸　牛
- c　半規管
- d　内耳道
- e　内リンパ嚢

別　冊
No. 1

□□□　113A

4　EGFR 遺伝子変異陽性，遠隔転移を有する進行肺腺癌に対する初回治療で，分子標的薬（チロシンキナーゼ阻害薬）の副作用として頻度が高いのはどれか。

- a　貧　血
- b　皮膚障害
- c　1 型糖尿病
- d　好中球減少
- e　血小板減少

□□□ 113A

5 急性心筋梗塞の合併症について**誤っている**のはどれか。

a 心破裂（blow-out 型）は予後不良である。
b 乳頭筋断裂は前乳頭筋より後乳頭筋で多い。
c 心室中隔穿孔に対してカテーテル治療が考慮される。
d 房室ブロックは前壁梗塞より下壁梗塞で生じやすい。
e Dressler 症候群は心筋梗塞発症後 1 年以降に生じやすい。

□□□ 113A

6 精神発達遅滞を**きたさない**のはどれか。

a 13 trisomy
b Down 症候群
c Marfan 症候群
d Angelman 症候群
e Prader-Willi 症候群

□□□ 113A

7 胃体部進行癌が**浸潤しにくい**のはどれか。

a 肝　臓
b 膵　臓
c 大　網
d 胆　嚢
e 横行結腸

□□□ 113A

8 妊娠 10 週の尋常性乾癬患者に対する治療法で最も適切なのはどれか。

a 内服 PUVA 療法
b 生物学的製剤注射
c ビタミン A 誘導体内服
d 活性型ビタミン D_3 外用
e 副腎皮質ステロイド外用

□□□ 113A

9 膵管内乳頭粘液性腫瘍〈IPMN〉で**みられない**のはどれか。

a Vater 乳頭口の開大
b 膵管内の乳頭状増生
c 主膵管のびまん性狭窄
d 膵管分枝のブドウの房状拡張
e 主膵管内のイクラ状隆起性病変

□□□ 113A

10 経腟分娩における第 2 回旋の異常はどれか。**2 つ選べ。**

a 額　位
b 横　位
c 高在縦定位
d 後方後頭位
e 低在横定位

□□□ 113A

11 褐色細胞腫摘出後早期に注意すべきなのはどれか。**2 つ選べ**。

a 頻 脈 　　　　　b 頭 痛 　　　　　c 低血圧
d 低血糖 　　　　　e 発汗過多

□□□ 113A

12 ナルコレプシーの患者の訴えと考えられるのはどれか。**2 つ選べ**。

a 「会議中に突然眠ってしまいます」
b 「毎日明け方になるまで眠れません」
c 「大笑いすると突然全身の力が抜けます」
d 「足がむずむずして動かさずにいられません」
e 「毎晩眠れないのではないかと不安になります」

□□□ 113A

13 尿へのナトリウム排泄低下を伴う低ナトリウム血症をきたすのはどれか。**2 つ選べ**。

a 肝硬変 　　　　　　　　　b 心不全
c SIADH 　　　　　　　　　d Addison 病
e サイアザイド系利尿薬

□□□ 113A

14 眼瞼下垂の原因となるのはどれか。**2 つ選べ**。

a 加 齢 　　　　　　　　　b 霰粒腫
c 甲状腺眼症 　　　　　　　d 滑車神経麻痺
e コンタクトレンズ長年装用

□□□ 113A

15 30 歳の女性。無月経となり市販の妊娠反応検査が陽性のため来院した。月経周期は 30〜50 日型で，最終月経から算出した妊娠週数は 10 週 0 日であった。超音波検査で子宮内に心拍を有する胎児を認めるが，頭殿長は妊娠 8 週 2 日相当である。
　　現時点の対応として適切なのはどれか。

a 自宅安静を指示する。 　　　　b 妊娠週数を修正する。
c 食事療法を指導する。 　　　　d 母体の血糖値を測定する。
e 絨毛検査の必要性を説明する。

□□□　113A

16 68 歳の女性。1 年前に S 状結腸癌（病期Ⅲ）と診断され S 状結腸切除術およびリンパ節郭清術を施行された。術後の補助化学療法を勧められたが，治療を受けず来院していなかった。1 週間前に腹痛を自覚し軽快しないため受診した。意識は清明。身長 158 cm，体重 50 kg。腹部は平坦で，肝・脾を触知しない。臍周囲に自発痛と軽度の圧痛とを認める。血液所見：赤血球 385 万，Hb 10.9 g/dL，Ht 37％，白血球 5,100，血小板 14 万。血液生化学所見：総蛋白 7.2 g/dL，総ビリルビン 1.1 mg/dL，AST 54 U/L，ALT 48 U/L，ALP 722 U/L（基準 115〜359），γ-GTP 264 U/L（基準 8〜50），CEA 78 ng/mL（基準 5 以下），CA19-9 350 U/mL（基準 37 以下）。CRP 2.8 mg/dL。腹部造影 CT（**別冊 No. 2**）を別に示す。

　　行うべき治療はどれか。

　　a　肝移植
　　b　肝切除
　　c　放射線照射
　　d　抗癌化学療法
　　e　経カテーテル的動脈化学塞栓術〈TACE〉

```
          別　冊
          No. 2
```

□□□　113A

17 29 歳の女性。頭痛を主訴に来院した。2 年前に手指の腫脹，皮膚硬化を自覚し，自宅近くの医療機関で精査を受けた結果，全身性強皮症と診断された。プレドニゾロン 20 mg/日を開始され，手指の腫脹と硬化は軽快した。プレドニゾロンは漸減され，5 mg/日で維持されていたが，3 か月前に皮膚硬化の増悪を認めたため，10 mg/日に増量されていた。昨日から頭痛を自覚したため受診した。体温 36.7℃。脈拍 72/分，整。血圧 172/108 mmHg。心音と呼吸音とに異常を認めない。腹部は平坦，軟で，肝・脾を触知しない。圧痛を認めない。両手指，前腕部および前胸部に皮膚硬化を認める。下腿に浮腫を認めない。血液所見：赤血球 343 万，Hb 10.5 g/dL，Ht 32％，白血球 11,200（桿状核好中球 32％，分葉核好中球 45％，好酸球 1％，好塩基球 0％，単球 5％，リンパ球 17％），血小板 43 万。血液生化学所見：尿素窒素 45 mg/dL，クレアチニン 1.5 mg/dL，Na 140 mEq/L，K 4.2 mEq/L，Cl 108 mEq/L。抗 RNA ポリメラーゼⅢ抗体陽性。

　　まず行うべきなのはどれか。

　　a　緊急透析
　　b　皮膚生検
　　c　α遮断薬投与
　　d　ステロイドパルス療法
　　e　アンジオテンシン変換酵素〈ACE〉阻害薬投与

□□□ 113A

18 出生後 12 時間の新生児。在胎 39 週，出生体重 3,820 g で，児頭の吸引を 3 回施行した後に娩出された。Apgar スコアは 6 点（1 分），9 点（5 分）であった。出生時に両側の側頭部から後頭部にかけて波動性の血腫を触知した。徐々に頭部の血腫が拡大するとともに，出生 9 時間後からチアノーゼを伴う無呼吸が繰り返し出現したため，NICU に搬送された。体温 36.3℃。心拍数 156/分，整。血圧 50/30 mmHg。呼吸数 60/分。SpO$_2$ 90％（room air）。前頭部から両側の上眼瞼にかけて皮膚が暗紫色を呈している。やや活気がなく，筋緊張は低下している。血液所見：赤血球 257 万，Hb 9.0 g/dL，Ht 32％，白血球 27,400，血小板 15 万，PT-INR 1.3（基準 0.9〜1.1），APTT 46.6 秒（基準対照 37.1），血漿フィブリノゲン 150 mg/dL（基準 200〜400）。血液生化学所見：総蛋白 4.5 g/dL，アルブミン 2.8 g/dL，AST 88 U/L，ALT 26 U/L，LD 874 U/L（基準 198〜404），尿素窒素 12 mg/dL，クレアチニン 0.6 mg/dL，血糖 146 mg/dL，Na 133 mEq/L，K 5.2 mEq/L，Cl 104 mEq/L。頭部単純 MRI の T1 強調像（**別冊** No. **3**）を別に示す。

　患児に対する適切な治療はどれか。

a　抗菌薬の投与
b　病変部の穿刺
c　新鮮凍結血漿の投与
d　キサンチン系薬の投与
e　ブドウ糖・インスリン点滴静注

```
┌─────────────────┐
│     別　冊      │
│     No. 3       │
└─────────────────┘
```

□□□ 113A

19 26 歳の男性。灼熱感を伴う皮疹を主訴に来院した。3 日前にテニスをした後から咽頭痛と鼻汁が出現したため，市販の感冒薬を内服して就寝した。翌朝，口周囲，陰茎および足背に類円形の紅斑を生じ，次第に灼熱感を伴うようになったため受診した。再発性口唇ヘルペス，花粉症の既往がある。1 年前の発熱時に足背の同一部位に紅斑を生じたが，皮疹は約 1 週間で軽快した。口周囲と右足背の写真（**別冊** No. **4**）を別に示す。

　皮疹の原因として最も可能性が高いのはどれか。

a　咽頭炎
b　紫外線
c　スギ花粉
d　市販の感冒薬
e　単純ヘルペスウイルス

```
┌─────────────────┐
│     別　冊      │
│     No. 4       │
└─────────────────┘
```

□□□ 113A

20 64 歳の男性。腹部膨満感を主訴に来院した。3 か月前から，左腹部の膨満感を自覚し，改善しないため受診した。既往歴に特記すべきことはない。胸骨右縁第 2 肋間を最強点とする収縮期駆出性雑音を聴取する。呼吸音に異常を認めない。右肋骨弓下に肝を 3 cm 触知する。左肋骨弓下に脾を 3 cm 触知する。浮腫を認めない。血液所見：赤血球 268 万，Hb 7.9 g/dL，Ht 26 %，網赤血球 1 %，白血球 7,300，血小板 14 万。血液生化学所見：総蛋白 6.0 g/dL，アルブミン 3.2 g/dL，IgG 1,614 mg/dL（基準 960〜1,960），IgA 369 mg/dL（基準 110〜410），IgM 182 mg/dL（基準 65〜350），総ビリルビン 0.9 mg/dL，直接ビリルビン 0.2 mg/dL，AST 27 U/L，ALT 26 U/L，LD 477 U/L（基準 176〜353），ALP 283 U/L（基準 115〜359），尿素窒素 18 mg/dL，クレアチニン 0.8 mg/dL，尿酸 6.9 mg/dL。骨髄組織の H-E 染色標本（**別冊** No. **5A**）及び鍍銀染色標本（**別冊** No. **5B**）を別に示す。

この患者の末梢血に**認められない**のはどれか。

a 骨髄球　　　　　b 赤芽球　　　　　c 骨髄芽球
d 涙滴状赤血球　　e 赤血球連銭形成

> 別　冊
> No. 5　A，B

□□□ 113A

21 69 歳の女性。1 か月前から徐々に右眼の視力低下を自覚したため来院した。視力は右 0.2（0.4×−0.5 D），左 0.6（1.2×−0.75 D）。眼圧は右 13 mmHg，左 14 mmHg。右眼の眼底写真（**別冊** No. **6A**）及び光干渉断層計〈OCT〉像（**別冊** No. **6B**）を別に示す。

予想される自覚症状はどれか。

a 羞　明　　　　　b 夜　盲　　　　　c 変　視
d 色覚異常　　　　e 耳側視野欠損

> 別　冊
> No. 6　A，B

□□□ 113A

22 50 歳の男性。地震によって倒壊した家屋に半日間下敷きになっているところを救出され，救急車で搬入された。左下肢に広範な挫滅とうっ血を認める。意識は清明。心拍数 100/分，整。血圧 102/50 mmHg。血液検査結果は現時点で不明である。

直ちに行うべき治療として最も適切なのはどれか。

a 生理食塩液の輸液　　　　　b 赤血球液-LR の輸血
c 新鮮凍結血漿の輸血　　　　d 0.45 % 食塩液の輸液
e 5 % ブドウ糖液の輸液

□□□ 113A

23 68 歳の男性。嗄声を主訴に来院した。右声帯固定を伴う喉頭腫瘍が存在し，右頸部にリンパ節転移が認められた。生検の結果，扁平上皮癌と診断され，放射線治療，喉頭全摘術および右頸部郭清術を施行した。術後の頸部の写真（**別冊** No. **7**）を別に示す。

正しいのはどれか。

a 嗅覚障害はない。 b 発声は正常である。
c 入浴に制限がある。 d 胃瘻造設が必要である。
e 誤嚥性肺炎を起こしやすい。

```
┌─────────────────┐
│                 │
│      別 冊       │
│                 │
│      No. 7      │
│                 │
└─────────────────┘
```

□□□ 113A

24 45 歳の女性。発熱，咳嗽および呼吸困難を主訴に来院した。1 週間前の 7 月初めに咳嗽が出現し，3 日前から 37℃ 台の発熱があり，昨日から呼吸困難も伴ったため受診した。3 年前から毎年 6 月初旬から 8 月にかけて同様の症状を起こし，昨年も入院加療している。3 年前から築 25 年のアパートに暮らしており，室内には趣味の観葉植物が多くあるという。両側胸部に fine crackles を聴取し，胸部エックス線写真ではびまん性散在性粒状陰影を認める。*Trichosporon asahii* 特異抗体が陽性である。

この患者で認められる**可能性が低い**のはどれか。

a IgE 高値 b 帰宅試験陽性
c 拘束性換気障害 d 肺の病理所見で肉芽腫
e 気管支肺胞洗浄液 CD4/CD8 比低下

□□□ 113A

25 18 歳の女子。普段と様子が違うことを心配した母親に連れられて来院した。昨日，以前から付き合っていた男性と別れることになったとつらそうな表情で号泣しながら帰宅した。2 時間後に母親が声をかけると「お母さん，いつものお菓子作ってね」と普段と異なる幼児的な甘えた態度で訴えた。本人が帰宅した時のつらそうな様子について母親が尋ねても「何のこと」と答え，全く記憶していなかった。神経診察を含めた身体診察に異常を認めない。血液検査，脳画像検査および脳波検査で異常を認めない。

この患者について正しいのはどれか。

a 昏迷状態である。
b 入院治療が必要である。
c 認知行動療法が有効である。
d 統合失調症の初期である可能性が高い。
e ストレスとなった出来事に対する追想障害である。

□□□　113A

26 32 歳の女性。めまいを主訴に来院した。今朝，耳掃除をしていたところ，子どもに後ろから抱きつかれ，右耳に耳かき棒が入った。聴力低下とぐるぐる回るめまいを自覚し，症状の改善がないため受診した。右耳鳴も持続している。右鼓膜に小さな穿孔を認め，聴力検査で右耳に軽度の聴力低下を認める。気導骨導差 10 dB。側頭骨 CT で明らかな異常を認めない。

　数日以内に出現した場合，緊急手術が必要となるのはどれか。

　　a　耳漏の出現　　　　　b　めまいの増悪　　　　　c　味覚障害の出現
　　d　鼓膜穿孔の拡大　　　e　気導骨導差の縮小

□□□　113A

27 60 歳の男性。血尿を主訴に来院した。3 か月前から時々血尿を自覚していたが，自然に消失していたため医療機関を受診していなかった。2 日前から血尿が持続するため受診した。喫煙は 20 本/日を 40 年間。飲酒は日本酒を 1 合/日。身長 165 cm，体重 62 kg。血圧 128/78 mmHg。尿所見は沈渣で赤血球多数/HPF，白血球 5〜10/HPF。膀胱鏡像（**別冊** No. 8）を別に示す。

　適切な治療はどれか。

　　a　分子標的薬　　　　　　　　　b　放射線照射
　　c　膀胱全摘術　　　　　　　　　d　膀胱部分切除術
　　e　経尿道的膀胱腫瘍切除術

```
┌─────────────┐
│   別 冊     │
│   No. 8     │
└─────────────┘
```

□□□　113A

28 3 歳の男児。生後 1 か月ころに心雑音を指摘され，心エコー検査で診断，経過観察されていた。シャント疾患の精査のために施行された心臓カテーテル検査の心腔内酸素飽和度を以下に示す。

　上大静脈：82.5%，下大静脈：87.8%。
　右心房：92.9%，右心室：91.3%，肺動脈：92.8%。
　左心房：98.9%，左心室：98.5%，大動脈：98.4%。
　最も考えられるのはどれか。

　　a　心室中隔欠損症　　　b　心房中隔欠損症　　　c　動脈管開存症
　　d　大動脈縮窄症　　　　e　Ebstein 奇形

□□□ 113A

29 73歳の男性。健診で胸部エックス線写真の異常陰影を指摘されて受診した。65歳から高血圧症で内服治療中。喫煙歴は20本/日を50年間。気管支内視鏡下擦過細胞診で腺癌と診断された。FDG-PETでは腫瘤に一致して集積を認める。他の部位には異常集積を認めない。胸部エックス線写真（正面）（**別冊** No. **9A**）及び胸部CT（**別冊** No. **9B**）を別に示す。

治療方針を決定するために行うべき検査はどれか。

a 呼吸機能検査 　　b 腫瘍マーカー 　　c 嚥下機能検査
d 喀痰培養検査 　　e 腹部超音波検査

> 別 冊
> No. 9 A, B

□□□ 113A

30 62歳の男性。血尿を主訴に来院した。1週間前に家族から顔が黄色いと言われ，同時期に血尿に気付いた。3日前から尿の赤みが増し，倦怠感もあるため受診した。喫煙歴はない。飲酒は機会飲酒。脈拍84/分，整。血圧132/80 mmHg。眼瞼結膜は貧血様であり，眼球結膜に黄染を認める。胸骨右縁第2肋間を最強点とする収縮期駆出性雑音を聴取する。腹部は平坦，軟で，肝・脾を触知しない。尿所見：蛋白（－），糖（－），潜血3+，沈渣でヘモジデリンを認める。血液所見：赤血球176万，Hb 7.0 g/dL，Ht 19%，網赤血球7%，白血球7,800（桿状核好中球10%，分葉核好中球70%，好酸球1%，好塩基球1%，単球6%，リンパ球12%），血小板22万，PT-INR 1.3（基準0.9〜1.1），APTT 37.7秒（基準対照32.2），血漿フィブリノゲン377 mg/dL（基準200〜400），FDP 26 μg/mL（基準10以下），Dダイマー 9.7 μg/mL（基準1.0以下），アンチトロンビン65%（基準80〜130）。血液生化学所見：総蛋白6.5 g/dL，アルブミン3.6 g/dL，総ビリルビン8.2 mg/dL，直接ビリルビン1.1 mg/dL，AST 35 U/L，ALT 28 U/L，LD 1,987 U/L（基準176〜353），ALP 234 U/L（基準115〜359），尿素窒素29 mg/dL，クレアチニン0.9 mg/dL，血糖84 mg/dL，Na 143 mEq/L，K 4.0 mEq/L，Cl 104 mEq/L。

この患者で予想されるのはどれか。

a 血管外溶血 　　　　　　　b 球状赤血球
c 骨髄の赤芽球減少 　　　　d ハプトグロビン上昇
e GPIアンカー蛋白欠損赤血球

□□□ 113A

31 78歳の男性。特別養護老人ホームの入所前検査で梅毒血清反応に異常がみられたため受診した。梅毒を罹患し治療を受けたことがある。RPR 1倍未満（基準1倍未満），TPHA 640倍（基準80倍未満）。明らかな皮疹を認めない。

対応として適切なのはどれか。

a 「治療の必要はありません」
b 「抗核抗体検査を行います」
c 「ペニシリン内服で加療を行います」
d 「7日以内に保健所への届出が必要です」
e 「3か月後に血清抗体価の再検査を行います」

□□□ 113A

32 生後 11 日の新生児女児。2 日前から嘔吐を繰り返し哺乳力が低下したため，両親に連れられて来院した。在胎 39 週，出生体重 3,180 g。Apgar スコア 9 点（1 分），9 点（5 分）で出生した。完全母乳栄養であるが，来院の 3 日前までの哺乳力は良好で，1 日 2 回の黄色顆粒便を排泄していた。出生した産科診療所から新生児マススクリーニングで異常を認めたと本日，家族が連絡を受けた。来院時は活気がなく，泣き声は微弱であった。身長 52 cm，体重 3,230 g。体温 36.3℃。心拍数 160/分，整。血圧 60/30 mmHg。呼吸数 50/分。SpO₂ 96%（room air）。毛細血管再充満時間 4 秒と延長している。全身の色素沈着と軽度の黄染とを認める。心音と呼吸音とに異常を認めない。腹部は平坦，軟で，右肋骨弓下に肝を 1.5 cm 触知するが，脾は触知しない。腸雑音に異常を認めない。大泉門は径 1.5 cm でやや陥凹している。陰核の肥大を認める。診断のため血液検査を施行することとなった。

　異常高値を呈する可能性の高い検査項目はどれか。

a 血 糖　　　　　b カリウム　　　　　c 静脈血 pH
d アンモニア　　　e 直接ビリルビン

□□□ 113A

33 38 歳の女性。前胸部のつかえ感を主訴に来院した。2 年前から食事摂取時に前胸部のつかえ感を自覚していたが，1 か月前から症状が増悪し十分な食事摂取が困難になったため受診した。既往歴に特記すべきことはない。意識は清明。身長 155 cm，体重 44 kg。血液所見：赤血球 398 万，Hb 12.9 g/dL，白血球 6,300，血小板 19 万。血液生化学所見：総蛋白 7.1 g/dL，アルブミン 4.2 g/dL，総ビリルビン 0.9 mg/dL，AST 22 U/L，ALT 19 U/L，LD 195 U/L（基準 176～353），クレアチニン 0.8 mg/dL，血糖 88 mg/dL，Na 140 mEq/L，K 4.3 mEq/L，Cl 100 mEq/L。上部消化管内視鏡像（**別冊** No. **10A**）及び食道造影像（**別冊** No. **10B**）を別に示す。

　この患者でみられる**可能性が低い**のはどれか。

a 誤嚥　　　b 胸痛　　　c 咳嗽　　　d 呑酸　　　e 体重減少

```
別　冊
No. 10　A，B
```

□□□ 113A

34 57歳の男性。ふらつきを主訴に来院した。2週間前に発作性心房細動に対し，ジソピラミドの投与を開始された。治療開始後，動悸発作の頻度は減少したが，ふらつきを時々感じたため昨日受診し，Holter 心電図を装着した。本日，結果を解析した検査室から異常所見の報告が担当医に入り，担当医は患者に連絡し，受診を促し患者が来院した。意識は清明。脈拍 76/分，不整。血圧 112/62 mmHg。呼吸数 16/分。心音と呼吸音とに異常を認めない。神経診察に異常を認めない。Holter 心電図（**別冊** No. 11）を別に示す。

現時点の対応として適切なのはどれか。

a アトロピン投与 　　　　　　　b ジソピラミドの中止
c カルディオバージョン 　　　　 d カテーテルアブレーション
e 恒久的ペースメーカの留置

```
┌─────────────────┐
│     別  冊       │
│    No. 11        │
└─────────────────┘
```

□□□ 113A

35 25歳の女性。意識障害のため救急車で搬入された。本日朝，自宅で突然の頭痛を訴えた直後に呼びかけても反応がなくなったため，家族が救急車を要請した。意識レベルは JCS Ⅲ-100。体温 36.8℃。心拍数 92/分，整。血圧 160/92 mmHg。呼吸数 16/分。舌根沈下のため気管挿管を行った。SpO₂ 98%（リザーバー付マスク 10 L/分 酸素投与下）。瞳孔径は右 3 mm，左 4 mm，対光反射は左で消失している。入院時の頭部 CT（**別冊** No. 12A）及び脳血管造影像（**別冊** No. 12B）を別に示す。

まず行うべきなのはどれか。

a 血行再建術 　　　　b 血栓溶解療法 　　　　c コイル塞栓術
d ステント留置術 　　 e 脳室ドレナージ術

```
┌─────────────────┐
│     別  冊       │
│  No. 12  A, B    │
└─────────────────┘
```

□□□ 113A

36 42歳の男性。空腹時の意識障害を主訴に来院した。30歳ころから空腹時に意識が遠くなる感覚があり，ジュースや飴などを摂取して症状が改善することを経験していた。内視鏡検査前の絶食時に意識消失発作を生じたため血液検査を受け，低血糖（46 mg/dL）が判明した。母親に尿路結石破砕術歴，母方祖母に下垂体腺腫の手術歴がある。身長 170 cm，体重 89 kg。脈拍 88/分，整。血圧 140/92 mmHg。心音と呼吸音とに異常を認めない。左腰背部に叩打痛を認める。血液生化学所見：総蛋白 8.2 g/dL，アルブミン 4.4 g/dL，AST 42 U/L，ALT 62 U/L，尿素窒素 19 mg/dL，クレアチニン 0.9 mg/dL，Na 142 mEq/L，K 4.2 mEq/L，Cl 102 mEq/L，Ca 13.2 mg/dL，P 2.3 mg/dL，空腹時血糖 54 mg/dL。インスリン 42 IU/L（基準 17 以下）。

診断のために**有用でない**のはどれか。

a 腹部造影 CT 　　　　　　　b 頸部超音波検査
c 下垂体造影 MRI 　　　　　　d 血中カテコラミン測定
e 血中下垂体前葉ホルモン測定

37 8か月の男児。最近笑わなくなったことを心配した両親に連れられて来院した。在胎39週3日，出生体重 3,240 g，Apgar スコア8点（1分），10点（5分）で出生した。あやし笑いを2か月で，定頸を3か月で，お坐りを7か月で獲得した。1か月前から笑うことが少なく表情が乏しくなり，次第に坐位が不安定になってきた。2週間前から頭部を前屈するとともに四肢を一瞬屈曲する動作を10秒程度の間隔で20回ほど繰り返すことが，毎日見られるようになった。この動作の後には泣くことが多い。

可能性が高いのはどれか。

a West 症候群

b 欠神てんかん

c 憤怒けいれん

d Lennox-Gastaut 症候群

e 中心・側頭部に棘波を持つ良性小児てんかん

38 62歳の男性。右顔面全体の動きにくさを主訴に来院した。3日前から右耳に痛みがあった。今朝，洗顔時に眼に水が入り，食事中に口から食べ物がこぼれることに気付いたため受診した。右耳介および外耳道内に小水疱を認める。口腔，咽頭には明らかな異常を認めない。発熱はなく，血液所見に異常を認めない。

随伴する可能性が高いのはどれか。

a 嗄 声　　　　　　b 嗅覚脱失　　　　　　c 視力低下

d 伝音難聴　　　　　e 平衡障害

39 17歳の女子。失神を主訴に受診した。2週間前のジョギング中に気分不快となり，その場にしゃがみこんだ。その後，意識が遠くなり，1分程度意識を消失した。1週間前にもソフトボールの試合中に，2分程度意識を消失した。その翌日，心配になり自宅近くの診療所を受診し，心電図異常を指摘され紹介受診となった。意識は清明。身長147 cm，体重48 kg。体温36.0℃。脈拍76/分，整。血圧126/64 mmHg。呼吸数18/分。眼瞼結膜と眼球結膜とに異常を認めない。頸動脈に血管雑音を聴取しない。頸静脈の怒張を認めない。心音にⅣ音を聴取する。胸骨右縁第3肋間にⅢ/Ⅵの収縮期駆出性雑音を聴取する。呼吸音に異常を認めない。腹部は平坦，軟で，圧痛を認めない。下腿に浮腫を認めない。両足背動脈を触知する。神経診察に異常を認めない。血液所見：赤血球456万，Hb 14.5 g/dL，白血球8,900，血小板17万。心エコー図（**別冊** No. **13A〜C**）を別に示す。

患者への説明として**適切でない**のはどれか。

a 「心臓の壁が厚くなっています」

b 「激しい運動は避けてください」

c 「不整脈の有無について検査が必要です」

d 「心臓の周りに多量の水が溜まっています」

e 「血縁者で同じ疾患を発症する場合があります」

別　冊
No. 13　A〜C

□□□ 113A

40 78 歳の男性。血痰を主訴に来院した。1 か月前から 1 日数回の血痰が出現したため受診した。発熱や咳嗽は自覚していない。6 か月前の健診では特に異常を指摘されていない。喫煙歴は 20 本/日を 58 年間。体温 36.7 ℃。脈拍 64/分，整。血圧 122/78 mmHg。呼吸数 16/分。SpO_2 97%（room air）。眼瞼結膜と眼球結膜とに異常を認めない。心音と呼吸音とに異常を認めない。血液検査および胸部単純 CT で異常を認めない。喀痰細胞診の Papanicolaou 染色標本（**別冊** No. **14**）を別に示す。

　　次に行うべき検査はどれか。

　　a　気管支内視鏡検査　　　　b　胸腔鏡検査　　　　　c　縦隔鏡検査
　　d　胸部 MRI　　　　　　　e　PET/CT

> **別　冊**
> No. 14

□□□ 113A

41 57 歳の女性。下肢の皮疹を主訴に来院した。6 か月前から激しい瘙痒を伴う皮疹が多発し，自宅近くの診療所で副腎皮質ステロイド外用薬を処方されているが，寛解と増悪を繰り返すため受診した。下肢の広範囲に米粒大から爪甲大の丘疹，結節が多発し，表面は紫紅色調で光沢を帯び，白色線条を伴う。既往歴に特記すべきことはない。内服している薬はない。皮膚生検を施行したところ，表皮基底細胞の液状変性と表皮直下の帯状細胞浸潤を認めた。下肢の写真（**別冊** No. **15A**）及び生検組織の H-E 染色標本（**別冊** No. **15B**）を別に示す。

　　さらに確認すべき部位はどれか。

　　a　頭　皮　　　b　口腔粘膜　　　c　腋　窩　　　d　背　部　　　e　臍　部

> **別　冊**
> No. 15　A，B

□□□ 113A

42 70 歳の女性。発熱と右季肋部痛を主訴に来院した。6 か月前に急性冠症候群に対して経皮的冠動脈形成術（ステント留置術）を受け，抗血小板薬を 2 種類服用している。1 週間前から右季肋部に鈍痛を自覚していた。本日就寝前に発熱と右季肋部に強い痛みが出現したため救急外来を受診した。意識は清明。体温 38.4℃。脈拍 88/分，整。血圧 142/92 mmHg。呼吸数 20/分。SpO₂ 96%（room air）。眼瞼結膜に貧血を認めない。眼球結膜に黄染を認める。心音と呼吸音とに異常を認めない。腹部は平坦で，肝・脾を触知しない。右季肋部から心窩部に圧痛を認める。筋性防御を認めない。血液所見：赤血球 398 万，Hb 12.5 g/dL，Ht 40%，白血球 15,300，血小板 21 万。血液生化学所見：総蛋白 6.9 g/dL，アルブミン 3.7 g/dL，総ビリルビン 4.9 mg/dL，直接ビリルビン 3.9 mg/dL，AST 282 U/L，ALT 164 U/L，LD 478 U/L（基準 176〜353），ALP 849 U/L（基準 115〜359），γ-GTP 632 U/L（基準 8〜50），アミラーゼ 210 U/L（基準 37〜160），クレアチニン 0.8 mg/dL，血糖 99 mg/dL，Na 140 mEq/L，K 4.4 mEq/L，Cl 99 mEq/L。CRP 10 mg/dL。腹部造影 CT の水平断像（**別冊** No. **16A**，**B**）及び冠状断像（**別冊** No. **16C**）を別に示す。

　まず行うべきなのはどれか。

　a　胆嚢摘出術
　b　経皮経肝胆道ドレナージ
　c　内視鏡的胆道ドレナージ
　d　内視鏡的乳頭括約筋切開術
　e　体外衝撃波結石破砕術〈ESWL〉

```
┌─────────────────┐
│    別　冊        │
│ No. 16　A 〜 C   │
└─────────────────┘
```

□□□ 113A

43 66 歳の女性。下腿の浮腫を主訴に来院した。2 年前に関節リウマチと診断された。発症時には朝のこわばりが昼過ぎまで続き家事にも支障があったが，現在はプレドニゾロンとブシラミンの内服治療で症状はほとんどない。1 か月前から顔と両下腿の浮腫を自覚し，体重が 2 kg 増加したため受診した。今まで尿所見に異常は認められなかった。家族歴で父方祖母に関節リウマチがあるが，腎疾患はない。身長 160 cm，体重 55 kg。脈拍 72/分，整。血圧 154/80 mmHg。呼吸数 12/分。頭頸部と胸腹部に異常を認めない。両下腿に圧痕を残す浮腫を認める。関節の圧痛，腫脹，変形を認めない。尿所見：蛋白 3+，糖（－），潜血（±），沈渣に変形赤血球 2〜3/HPF を認める。随時尿の尿蛋白/クレアチニン比は 1.5 g/g クレアチニン（基準 0.15 未満）。血液所見：赤血球 395 万，Hb 13.2 g/dL，Ht 40%，白血球 7,800，血小板 10 万。血液生化学所見：総蛋白 6.2 g/dL，アルブミン 3.5 g/dL，尿素窒素 13 mg/dL，クレアチニン 0.5 mg/dL。CRP 0.2 mg/dL。腹部超音波検査で腎臓に異常を認めない。

　対応として最も適切なのはどれか。

　a　腎生検を行う。
　b　NSAIDs を開始する。
　c　ブシラミンを増量する。
　d　生物学的製剤を開始する。
　e　プレドニゾロンを減量する。

□□□　113A

44　81歳の男性。嚥下困難を主訴に来院した。1か月前から嚥下困難を自覚しており，2週間前から食事摂取が困難となったため受診した。前立腺癌でホルモン療法を受けている。身長160cm，体重56kg。体温36.1℃。脈拍72/分，整。血圧136/88mmHg。呼吸数14/分。甲状腺の腫大を認めない。頸部リンパ節を触知しない。心音と呼吸音とに異常を認めない。腹部は平坦，軟で，肝・脾を触知しない。上部消化管内視鏡像（**別冊**No.**17**）を別に示す。

　　考えられるのはどれか。

　　a　Barrett食道　　　　　b　逆流性食道炎　　　　c　好酸球性食道炎
　　d　食道アカラシア　　　　e　食道カンジダ症

別　冊

No. 17

□□□　113A

45　32歳の女性。無月経を主訴に来院した。妊娠反応陽性。超音波検査で子宮（12cm）内に小囊胞の集簇を認め，妊娠10週の全胞状奇胎と診断した。

　　患者への説明として**適切でない**のはどれか。

　　a　「胎児は育っていません」
　　b　「子宮内容除去術が必要です」
　　c　「20％が侵入奇胎になります」
　　d　「今後は妊娠してはいけません」
　　e　「治療後経過観察のためヒト絨毛性ゴナドトロピン〈hCG〉を測定します」

□□□　113A

46　65歳の男性。徐々に増大する左頸部の腫瘤と嚥下障害を主訴に来院した。左頸部に径2.5cmの弾性硬のリンパ節を1個触知する。圧痛を認めない。同部位の穿刺吸引細胞診で扁平上皮癌と診断された。喫煙は20本/日を30年間。飲酒は日本酒4合/日を45年間。内視鏡像（**別冊**No.**18**）を別に示す。

　　考えられるのはどれか。

　　a　喉頭癌　　　　　　　　b　上咽頭癌　　　　　　c　中咽頭癌
　　d　下咽頭癌　　　　　　　e　頸部食道癌

別　冊

No. 18

47 64歳の男性。ろれつの回りにくさと体重減少を主訴に来院した。半年前から話しにくさを自覚しており，同僚からも声が小さくて聞き取りにくいと指摘されるようになった。2か月前から食事に時間がかかるようになり，2か月間で体重が5kg減少している。1か月前からは両手指の脱力で箸が使いづらく，階段昇降も困難になってきたため受診した。意識は清明。眼球運動に制限はなく顔面の感覚には異常を認めないが，咬筋および口輪筋の筋力低下を認め，舌に萎縮と線維束性収縮を認める。四肢は遠位部優位に軽度の筋萎縮および中等度の筋力低下を認め，前胸部，左上腕および両側大腿部に線維束性収縮を認める。腱反射は全般に亢進しており，偽性の足間代を両側性に認める。Babinski徴候は両側陽性。四肢および体幹には感覚障害を認めない。血液生化学所見：総蛋白5.8g/dL，アルブミン3.5g/dL，尿素窒素11mg/dL，クレアチニン0.4mg/dL，血糖85mg/dL，HbA1c 4.5%（基準4.6〜6.2），CK 182U/L（基準30〜140）。動脈血ガス分析（room air）：pH 7.38，$PaCO_2$ 45Torr，PaO_2 78Torr，HCO_3^- 23mEq/L。呼吸機能検査：%VC 62%。末梢神経伝導検査に異常を認めない。針筋電図では僧帽筋，第1背側骨間筋および大腿四頭筋に安静時での線維自発電位と陽性鋭波，筋収縮時には高振幅電位を認める。頸椎エックス線写真および頭部単純MRIに異常を認めない。嚥下造影検査で造影剤の梨状窩への貯留と軽度の気道内流入とを認める。

　この時点でまず検討すべきなのはどれか。

　a　胃瘻造設　　　　　b　気管切開　　　　　c　モルヒネ内服
　d　エダラボン静注　　e　リルゾール内服

48 82歳の男性。疲労感を主訴に来院した。3か月前から顔面が蒼白であることを指摘され，息切れと疲労感を自覚するようになった。2か月前から味覚異常と手足のしびれとを感じていた。3週間前から疲労感が増悪するため受診した。20年前に胃癌に対し胃全摘術を受けた。身長172cm，体重56kg。体温36.2℃。脈拍92/分，整。血圧102/66mmHg。呼吸数18/分。眼瞼結膜は貧血様で，眼球結膜に黄染を認めない。腹部は平坦，軟で，肝・脾を触知しない。圧痛を認めない。上腹部正中に手術痕を認める。両側下腿に軽度の浮腫を認める。両下肢に末梢優位の感覚障害を認める。血液所見：赤血球162万，Hb 6.2g/dL，Ht 21%，白血球3,300，血小板11万。血液生化学所見：総蛋白5.8g/dL，アルブミン2.8g/dL，総ビリルビン1.6mg/dL，AST 24U/L，ALT 32U/L，LD 648U/L（基準176〜353），尿素窒素11mg/dL，クレアチニン0.7mg/dL，血糖106mg/dL。

　まず投与すべきなのはどれか。

　a　鉄剤　　　　　　　　b　亜鉛製剤　　　　　c　ニコチン酸製剤
　d　カルシウム製剤　　　e　ビタミンB_{12}製剤

49 24歳の女性。不正性器出血を主訴に来院した。月経終了2日後から少量の出血が始まり10日間持続したため来院した。月経周期40〜90日，不整，持続5日間。身長162cm，体重74kg。体温36.5℃。脈拍72/分，整。血圧122/68mmHg。呼吸数18/分。内診で子宮は正常大で軟，圧痛を認めない。外子宮口に少量の血液を認める。両側付属器に異常を認めない。

　この時点での検査として**適切でない**のはどれか。

　a　妊娠反応　　　　　　b　腹部造影CT　　　　c　経腟超音波検査
　d　性ホルモン検査　　　e　子宮頸部細胞診

□□□ 113A

50 75歳の女性。外陰部の違和感と不正性器出血を主訴に来院した。発熱はなく痒みや痛みもない。52歳で閉経。左大陰唇外側に辺縁が隆起し中央に潰瘍を形成した腫瘤を認める。左外側に鼠径リンパ節を触知する。外陰部の写真（**別冊** No. **19**）を別に示す。

考えられるのはどれか。

a 外陰癌
b 外陰ヘルペス
c カンジダ外陰炎
d 尖圭コンジローマ
e バルトリン腺嚢胞

```
┌─────────────────┐
│     別  冊       │
│    No. 19       │
└─────────────────┘
```

□□□ 113A

51 56歳の女性。頭痛と発熱を主訴に来院した。2週間前に山菜採りに行き，その数日後から右耳介後部に水疱が出現した。4日前から頭痛と発熱が出現し，3日前に自宅近くの診療所を受診しセフェム系抗菌薬を処方されたが症状は改善しなかった。昨日から全身に発疹が出現した。既往歴に特記すべきことはない。喫煙歴はない。海外渡航歴はなく，ペット飼育歴もない。意識は清明。体温40.1℃。脈拍108/分，整。血圧150/82 mmHg。呼吸数24/分。SpO_2 96%（room air）。眼瞼結膜に異常を認めない。眼球結膜に充血を認める。口腔内粘膜に異常を認めない。頸部にリンパ節腫大を認めない。項部硬直を認めない。心音と呼吸音とに異常を認めない。腹部は平坦，軟で，肝・脾を触知しない。体幹部に赤色の小丘疹が散在しているが，癒合傾向を認めない。右耳介後面下部の写真（**別冊** No. **20**）を別に示す。血液所見：赤血球497万，Hb 14.8 g/dL，Ht 46%，白血球2,400（分葉核好中球75%，好酸球0%，好塩基球1%，単球3%，リンパ球21%，異型リンパ球0%），血小板11万。血液生化学所見：総蛋白6.5 g/dL，アルブミン3.8 g/dL，総ビリルビン1.6 mg/dL，AST 500 U/L，ALT 275 U/L，LD 881 U/L（基準176〜353），ALP 1,477 U/L（基準115〜359），γ-GTP 326 U/L（基準8〜50），アミラーゼ73 U/L（基準37〜160），CK 86 U/L（基準30〜140），尿素窒素10 mg/dL，クレアチニン0.7 mg/dL。CRP 5.3 mg/dL。

最も考えられる疾患はどれか。

a デング熱
b マラリア
c ツツガ虫病
d 伝染性単核球症
e レプトスピラ感染症

```
┌─────────────────┐
│     別  冊       │
│    No. 20       │
└─────────────────┘
```

□□□ 113A

52 74 歳の男性。息苦しさを主訴に来院した。半年前から階段昇降時などに息切れを自覚していた。2 日前から症状が増悪し，昨夜からは安静時にも息苦しさを自覚するようになったため来院した。体温 36.4℃。脈拍 112/分，整。血圧 152/82 mmHg。呼吸数 20/分。SpO₂ 95 %（room air）。両下胸部に coarse crackles を聴取する。胸部エックス線写真（**別冊 No. 21A**）を別に示す。心電図は洞性頻脈で ST-T 変化を認めない。心エコー図（**別冊 No. 21B，C**）を別に示す。

本症例に関する研修医と指導医の会話を示す。

研修医：「心不全の患者さんが来院しました」

指導医：「先ほど私もお会いしました。心音はどうですか」

研修医：「（ア）を呈していました」

指導医：「心雑音はどうですか」

研修医：「Levine Ⅲ/Ⅵの（イ）収縮期雑音を聴取しました」

指導医：「体位や呼吸で心雑音の強度は変化しますか」

研修医：「（ウ）」

指導医：「頸静脈の所見はどうですか」

研修医：「上体の 45 度の挙上で胸骨角から 10 cm の高さまで頸静脈拍動を認めます。推定の中心静脈圧は（エ）程度だと思います」

指導医：「触診所見はどうでしょうか」

研修医：「心尖拍動は（オ）で触知されました」

ア〜オと会話内容の組合せで正しいのはどれか。

a ア ——— 奔馬調律

b イ ——— 頸部に放散する

c ウ ——— 座位の前傾姿勢で雑音が増強します

d エ ——— 5 cm H₂O

e オ ——— 鎖骨中線の内側

```
別　冊
No. 21  A 〜 C
```

□□□ 113A

53 66 歳の男性。総胆管結石の加療目的で入院となり，内視鏡的結石除去術を施行した。終了 2 時間後から持続性の心窩部痛と背部痛を訴えた。体温 37.5℃。脈拍 108/分，整。血圧 94/66 mmHg。呼吸数 24/分。SpO₂ 94 %（room air）。腹部は平坦で，心窩部を中心に広範囲に圧痛を認める。血液所見：赤血球 502 万，Hb 15.3 g/dL，Ht 45 %，白血球 12,700，血小板 26 万，PT-INR 1.1（基準 0.9〜1.1）。血液生化学所見：総ビリルビン 4.4 mg/dL，AST 370 U/L，ALT 177 U/L，LD 491 U/L（基準 176〜353），γ-GTP 337 U/L（基準 8〜50），アミラーゼ 1,288 U/L（基準 37〜160），尿素窒素 23 mg/dL，クレアチニン 1.2 mg/dL。CRP 9.3 mg/dL。腹部造影 CT（**別冊 No. 22**）を別に示す。

次に行うべき治療として**適切でない**のはどれか。

a 絶 食　　　　　b 大量輸液　　　　　c 鎮痛薬の投与

d 抗菌薬の投与　　e 緊急胆囊摘出術

```
別　冊
No. 22
```

□□□ 113A

54 65歳の女性。検診のマンモグラフィで異常陰影を指摘され来院した。右乳房に長径2cmの腫瘤を触知する。腫瘤は円形，弾性硬で，可動性は良好で圧痛を認めない。乳頭からの分泌物を認めない。マンモグラム（**別冊 No.23**）を別に示す。乳房超音波検査で辺縁不整な低エコー腫瘤像を認める。

　次に行うべき検査はどれか。

a 乳管造影
b 穿刺細胞診
c 腹部造影CT
d 腫瘍マーカー測定
e 血中エストラジオール測定

```
別　冊
No. 23
```

□□□ 113A

55 29歳の女性。発熱と左上肢の倦怠感とを主訴に来院した。2週間前から37℃台の発熱が続いていた。市販の感冒薬を内服していたが，改善しなかった。7日前から左上肢の倦怠感を自覚するようになった。3日前から発熱が38℃台となったため受診した。体温38.1℃。脈拍88/分，整。血圧：右上肢92/46 mmHg，左上肢64/34 mmHg。呼吸数16/分。左頸部に血管雑音を聴取する。橈骨動脈の触知に左右差があり，左が減弱している。心音と呼吸音とに異常を認めない。腹部は平坦，軟で，肝・脾を触知しない。圧痛を認めない。皮疹を認めない。尿所見に異常を認めない。血液所見：赤血球403万，Hb 10.0 g/dL，Ht 30%，白血球10,900（桿状核好中球28%，分葉核好中球47%，好酸球1%，好塩基球1%，単球7%，リンパ球16%），血小板46万。血液生化学所見：尿素窒素13 mg/dL，クレアチニン0.5 mg/dL。免疫血清学所見：CRP 11 mg/dL，抗核抗体陰性，リウマトイド因子〈RF〉陰性。胸部造影CTの水平断像（**別冊 No.24A**）及び冠状断像（**別冊 No.24B**）を別に示す。

　最も考えられるのはどれか。

a Behçet病
b 悪性関節リウマチ
c 結節性多発動脈炎
d 顕微鏡的多発血管炎
e 高安動脈炎〈大動脈炎症候群〉

```
別　冊
No. 24　A，B
```

□□□　113A

56 81歳の女性。脳梗塞後のリハビリテーションのため入院中である。細菌性肺炎を併発し，2週間前から抗菌薬による治療を受けていた。1週間前から腹痛，下痢を訴えるようになり，昨日から下痢が頻回になった。意識は清明。身長156cm，体重41kg。体温37.9℃。脈拍80/分，不整。血圧146/90mmHg。呼吸数16/分。SpO_2 96%（鼻カニューラ3L/分 酸素投与下）。心音に異常を認めない。両側胸部にcoarse cracklesを聴取する。腹部は平坦で，肝・脾を触知しない。左下腹部に圧痛を認める。左上下肢に不全麻痺を認める。血液所見：赤血球358万，Hb 10.9g/dL，白血球13,300，血小板19万。血液生化学所見：総蛋白5.7g/dL，アルブミン2.9g/dL，総ビリルビン0.9mg/dL，AST 26U/L，ALT 19U/L，LD 245U/L（基準176〜353），クレアチニン1.1mg/dL，血糖98mg/dL，HbA1c 7.1%（基準4.6〜6.2），Na 138mEq/L，K 3.4mEq/L，Cl 101mEq/L。CRP 3.1mg/dL。

　　次に行うべき検査はどれか。

a　ベロトキシン

b　β-D-グルカン

c　便中 *Helicobacter pylori* 抗原

d　便中 *Clostridium difficile* トキシン

e　結核菌特異的全血インターフェロンγ遊離測定法〈IGRA〉

□□□　113A

57 24歳の男性。血尿を主訴に来院した。これまで尿の異常を指摘されたことはなかった。4日前に咽頭痛と38℃の発熱があり，昨日から血尿が出現したため受診した。体温37.8℃。脈拍72/分，整。血圧120/78mmHg。口蓋扁桃の腫大を認める。顔面および下肢に浮腫を認めない。皮疹は認めない。尿所見：蛋白3+，潜血3+，沈渣は赤血球100以上/HPF。随時尿の尿蛋白/クレアチニン比2.0g/gクレアチニン（基準0.15未満）。血液生化学所見：総蛋白6.7g/dL，アルブミン3.8g/dL，IgG 1,400mg/dL（基準960〜1,960），IgA 450mg/dL（基準110〜420），IgM 100mg/dL（基準65〜350），CK 50U/L（基準30〜140），尿素窒素18mg/dL，クレアチニン0.8mg/dL。免疫血清学所見：抗核抗体陰性，CH_{50} 30mg/dL（基準30〜40），C3 88mg/dL（基準52〜112），C4 20mg/dL（基準16〜51），ASO 200単位（基準250以下），MPO-ANCA陰性，PR3-ANCA陰性。

　　最も考えられるのはどれか。

a　IgA腎症　　　　　　　　　b　膜性腎症

c　ANCA関連腎炎　　　　　　d　微小変化型ネフローゼ症候群

e　溶連菌感染後急性糸球体腎炎

□□□ 113A

58 72歳の男性。幻視を主訴に来院した。1年前から睡眠中に怒鳴ったり，布団を蹴って足をバタバタしている と妻に指摘されるようになった。このころから時々立ちくらみを自覚していた。半年前から徐々に食事や着替え の動作が遅くなった。1か月前から夜中に「部屋の中で見知らぬ人が踊っている」と訴えるようになったため， 家族に付き添われて受診した。喫煙は10本/日，飲酒はビール350mL/日。意識は清明。身長163cm，体重 56kg。体温36.4℃。脈拍68/分，整。血圧158/86mmHg。呼吸数16/分。心音と呼吸音とに異常を認めな い。腹部は平坦，軟で，肝・脾を触知しない。改訂長谷川式簡易知能評価スケール23点（30点満点），Mini-Mental State Examination〈MMSE〉25点（30点満点）。脳神経に異常を認めない。四肢で左右対称性に軽 度の筋強剛を認める。腱反射は正常で，運動麻痺，感覚障害および運動失調を認めない。姿勢は前かがみで歩行 は小刻みである。尿所見に異常を認めない。血液所見：赤血球342万，Hb 10.7g/dL，Ht 32％，白血球 8,300，血小板14万。血液生化学所見：総蛋白7.4g/dL，アルブミン3.8g/dL，総ビリルビン0.9mg/dL， AST 42U/L，ALT 48U/L，LD 354U/L（基準176～353），γ-GTP 56U/L（基準8～50），アンモニア 32μg/dL（基準18～48），尿素窒素17mg/dL，クレアチニン0.9mg/dL，血糖112mg/dL，Na 140mEq/L， K 4.4mEq/L，Cl 104mEq/L。CRP 0.3mg/dL。

診断に最も有用なのはどれか。

a 血中CK
b 頭部MRI
c 脳脊髄液検査
d 脳血流SPECT
e 腹部超音波検査

□□□ 113A

59 62歳の男性。血糖コントロールと腎機能の悪化のため来院した。20年前から2型糖尿病で自宅近くの診療 所でスルホニル尿素薬の内服治療を受けている。5年前から血糖コントロールが徐々に悪化し，血清クレアチニ ンも上昇してきたため，紹介されて受診した。身長165cm，体重76kg。脈拍84/分，整。血圧 168/62mmHg。両眼に増殖性網膜症を認める。両下腿に軽度の浮腫を認める。アキレス腱反射は両側消失。尿 所見：蛋白2＋，糖2＋，ケトン体（－）。血液所見：赤血球395万，Hb 11.2g/dL，Ht 32％，白血球5,500， 血小板22万。血液生化学所見：尿素窒素40mg/dL，クレアチニン3.2mg/dL，空腹時血糖226mg/dL， HbA1c 10.8％（基準4.6～6.2）。

糖尿病治療について最も適切な対応はどれか。

a 食事療法を強化する。
b ビグアナイドを追加する。
c インスリン製剤を導入する。
d スルホニル尿素薬を増量する。
e α-グルコシダーゼ阻害薬を追加する。

□□□ 113A

60 1歳の男児。発熱と頸部の腫脹が出現したため，両親に連れられて来院した。5日前から39℃台の発熱が続き，今朝から頸部の腫脹に気付いたため来院した。体温39.2℃。心拍数144/分，整。呼吸数40/分。眼球結膜に充血を認める。両側の頸部に複数のリンパ節を触知する。前胸部，手掌および足底に紅斑を認める。心音と呼吸音とに異常を認めない。右肋骨弓下に肝を2cm，左肋骨弓下に脾を1cm触知する。血液所見：赤血球394万，Hb 10.5 g/dL，Ht 33%，白血球17,400（桿状核好中球8%，分葉核好中球71%，好酸球2%，好塩基球0%，単球4%，リンパ球15%），血小板43万。血液生化学所見：総蛋白6.2 g/dL，AST 35 U/L，ALT 23 U/L，LD 450 U/L（基準202～437）。CRP 6.7 mg/dL。口唇の写真（**別冊 No. 25**）を別に示す。

考えられるのはどれか。

a 川崎病 b 悪性リンパ腫
c 伝染性単核球症 d 結核性リンパ節炎
e Langerhans 細胞性組織球症

別　冊
No. 25

□□□ 113A

61 70歳の女性。胸の重苦しさと息苦しさを主訴に来院した。1週間前から，朝の犬の散歩中に胸の重苦しさと息苦しさを自覚するようになったが，2～3分の休息で症状が消失していた。本日，午前9時から同症状が出現し持続するため，午前10時に家族とともに受診した。65歳時に高血圧症と脂質異常症を指摘されたが，定期的な通院は行っていない。家族歴に特記すべきことはない。喫煙歴はない。身長156cm，体重60kg。体温36.2℃。脈拍84/分，整。血圧116/78 mmHg。呼吸数16/分。SpO₂ 99%（room air）。眼瞼結膜と眼球結膜とに異常を認めない。頸静脈の怒張を認めない。心音と呼吸音とに異常を認めない。腹部は平坦，軟で，圧痛を認めない。胸部エックス線写真に異常を認めない。12誘導心電図でV2，V3，V4でST低下を認める。心エコー検査で左室前壁の壁運動低下を認めるが，心囊液の貯留を認めない。

最も可能性が高いのはどれか。

a 急性心膜炎 b 急性冠症候群 c たこつぼ心筋症
d ウイルス性心筋炎 e 急性肺血栓塞栓症

□□□ 113A

62 25歳の女性。外陰部瘙痒と帯下を主訴に来院した。3日前から強い瘙痒と帯下の増量を自覚するようになった。最終月経は15日前から6日間。月経周期は29日型，整。口腔内に病変を認めない。鼠径リンパ節の腫大を認めない。腹部は平坦，軟で，肝・脾を触知しない。外陰部は発赤し，帯下は酒粕様で多い。帯下の顕微鏡写真（無染色）（**別冊 No. 26**）を別に示す。

適切な治療薬はどれか。

a 抗菌薬 b 抗真菌薬 c 抗ヘルペス薬
d 抗トリコモナス薬 e 副腎皮質ステロイド

別　冊
No. 26

□□□ 113A

63 40歳の初妊婦（1妊0産）。尿糖が陽性であったため，自宅近くの産科診療所から紹介され受診した。現在，妊娠30週。家族歴，既往歴に特記すべきことはない。身長160 cm，体重62 kg（妊娠前体重55 kg）。体温36.7℃。脈拍88/分，整。血圧110/80 mmHg。経口グルコース負荷試験〈75 g OGTT〉：負荷前値：90 mg/dL，1時間値：190 mg/dL，2時間値：160 mg/dL。HbA1c 5.4%（基準4.6〜6.2）。

　適切な対応はどれか。

　　a　対応は不要である。

　　b　食事は4〜6分割食を推奨する。

　　c　食後2時間の血糖値150 mg/dLを目標とする。

　　d　1日の摂取エネルギーを1,200 kcalに制限する。

　　e　食事療法が無効な場合は経口血糖降下薬を用いる。

□□□ 113A

64 38歳の女性。四肢の脱力を主訴に来院した。5か月前に特に誘因なく両下腿以遠にじんじんとしたしびれ感を自覚するようになったが，症状は変動があり，軽減することもあったため様子をみていた。2か月前に両上肢にも同様の症状がみられるようになり，2週間前から徐々に両上下肢の脱力が強くなり，つま先がひっかかって転倒したり，瓶の蓋が開けられなくなったりしたため受診した。意識は清明。体温36.0℃。脈拍64/分，整。血圧114/60 mmHg。心音と呼吸音とに異常を認めない。腹部は平坦，軟で，肝・脾を触知しない。四肢に浮腫や皮疹，剛毛を認めない。脳神経に異常を認めない。腱反射は四肢で消失。Babinski徴候は陰性。徒手筋力テストは両上肢近位筋で4。握力は右8 kg，左10 kg。両下肢近位筋は4，前脛骨筋，下腿三頭筋は3で，つま先立ちはかろうじて可能である。異常感覚の自覚はあるが，触覚，温痛覚は正常。振動覚は両上下肢とも低下している。尿所見および血液所見に異常を認めない。心電図と胸部エックス線写真に異常を認めない。脳脊髄液検査：初圧80 mmH$_2$O（基準70〜170），細胞数1/μL（基準0〜2），蛋白（定量）126 mg/dL（基準15〜45），糖（定量）56 mg/dL（基準50〜75）。運動神経伝導検査の結果（**別冊 No. 27**）を別に示す。

　適切な治療はどれか。**2つ選べ。**

　　a　アシクロビル静注　　　　　　b　サリドマイド内服

　　c　アスコルビン酸内服　　　　　d　副腎皮質ステロイド内服

　　e　免疫グロブリン大量静注療法

```
        別　冊
        No. 27
```

□□□ 113A

65 82歳の男性。咳嗽と微熱を主訴に来院した。4か月前に咳嗽と微熱が出現したため、3か月前に自宅近くの診療所を受診した。キノロン系抗菌薬を1週間処方され解熱した。2週間前に同症状が再燃したため再び受診し、同じキノロン系抗菌薬の内服で改善した。3日前から再度、咳嗽と微熱、さらに喀痰が出現したが自宅近くの診療所が休診であったため受診した。喀痰検査で結核菌が検出された。

　対応として適切なのはどれか。**2つ選べ。**

　a　直ちに保健所に届出を行う。
　b　患者にN95マスクを装着させる。
　c　広域セフェム系抗菌薬に変更する。
　d　キノロン系抗菌薬を点滴で再開する。
　e　最近4か月の間に接触した人について聴取する。

□□□ 113A

66 23歳の女性。入社時の健康診断の胸部エックス線写真で異常陰影を指摘されたため産業医から紹介受診となった。自覚症状はない。喫煙歴はない。胸部エックス線写真（**別冊** No. 28A, B）を別に示す。

　次に行うべき検査はどれか。**2つ選べ。**

　a　肺血流シンチグラフィ　　　　　b　経食道超音波
　c　胸部造影CT　　　　　　　　　d　胸部MRI
　e　胸椎MRI

```
別　冊
No. 28　A, B
```

□□□ 113A

67 64歳の女性。歩行困難のため救急車で搬入された。1週間前から歩きづらさを自覚していた。本日起床してから歩行不能となったため救急車を要請した。60歳時に右乳癌で右乳房切除術。生活歴および家族歴に特記すべきことはない。搬入時、意識は清明。体温36.3℃。心拍数72/分、整。血圧114/62 mmHg。呼吸数16/分。SpO$_2$ 97％（room air）。徒手筋力テストで両下肢筋力は0〜1。腋窩以下体幹と両下肢に感覚障害があり、上位胸椎棘突起に叩打痛を認める。血液所見：赤血球413万、Hb 12.0 g/dL、白血球7,200、血小板27万。血液生化学所見：総蛋白7.3 g/dL、アルブミン4.2 g/dL、尿素窒素13 mg/dL、クレアチニン0.8 mg/dL、AST 40 U/L、ALT 24 U/L、LD 768 U/L（基準176〜353）、ALP 997 U/L（基準115〜359）、Na 144 mEq/L、K 4.8 mEq/L、Cl 105 mEq/L。CRP 1.4 mg/dL。胸椎エックス線写真（**別冊** No. 29A）、頸胸椎MRIのT2強調矢状断像（**別冊** No. 29B）及び第3胸椎レベルの水平断像（**別冊** No. 29C）を別に示す。

　まず検討すべきなのはどれか。**2つ選べ。**

　a　除圧固定術　　　　　b　放射線照射　　　　　c　抗癌化学療法
　d　残存機能訓練　　　　e　体幹ギプス固定

```
別　冊
No. 29　A〜C
```

□□□ 113A

68 3か月の乳児。昨晩から38℃台の発熱があり，持続するため両親に連れられて受診した。機嫌は悪く，哺乳量もいつもより少なく，少しうとうとしている。身長55 cm，体重5,700 g。体温38.7℃。心拍数142/分，整。呼吸数44/分。SpO₂ 97%（room air）。皮膚色は良好。大泉門は平坦で，2×2 cmと開大している。咽頭に発赤を認めない。心音と呼吸音とに異常を認めない。腹部は平坦，軟で，右肋骨弓下に肝を1 cm，柔らかく触知する。尿所見：蛋白（－），糖（－），ケトン体2+，潜血（－）。沈渣は赤血球1〜4/HPF，白血球100以上/HPF。血液所見：赤血球403万，Hb 10.0 g/dL，Ht 31%，白血球21,300（桿状核好中球24%，分葉核好中球44%，好酸球2%，好塩基球1%，単球6%，リンパ球23%），血小板12万，PT-INR 1.1（基準0.9〜1.1）。血液生化学所見：総蛋白6.2 g/dL，アルブミン4.5 g/dL，総ビリルビン0.8 mg/dL，AST 27 U/L，ALT 21 U/L，尿素窒素6 mg/dL，クレアチニン0.3 mg/dL，血糖114 mg/dL，Na 140 mEq/L，K 5.0 mEq/L，Cl 107 mEq/L。CRP 5.1 mg/dL。

次に行うべき検査はどれか。**2つ選べ。**
a 脳 波
b 尿培養検査
c 尿生化学検査
d 血液培養検査
e 排尿時膀胱尿道造影検査

□□□ 113A

69 40歳の女性。頭部MRIの異常所見を指摘され来院した。1か月前から時折前頭部の鈍い痛みを自覚している。1週間前に職場同僚がくも膜下出血で入院したため，心配になり自宅近くの医療機関を受診し，頭部MRIで異常を指摘されたため紹介受診した。身長162 cm，体重45 kg。体温36.2℃。脈拍76/分，整。血圧124/78 mmHg。身体診察に明らかな異常を認めない。頭部造影MRI（**別冊 No. 30**）を別に示す。

異常が予想される検査はどれか。**2つ選べ。**
a 視野検査
b 脳波検査
c 聴力検査
d 脳脊髄液検査
e 平衡機能検査

別　冊
No. 30

□□□ 113A

70 13歳の女子。疲れやすさを主訴に来院した。陸上部に所属している。1年前から疲れやすさを自覚し，短距離走の成績が落ちてきたことに気づいていた。最近，より疲れやすくなったため受診した。食欲は旺盛である。病院の階段を上る際に動悸と胸の苦しさを感じたという。脈拍120/分，整。血圧136/72 mmHg。頸部触診で甲状腺の腫大を認める。心音では胸骨左縁第2肋間にⅢ/Ⅵの収縮期雑音を聴取するが，呼吸音には異常を認めない。手指に振戦を認める。血液所見：赤血球452万，Hb 12.3 g/dL，Ht 36%，白血球8,900，血小板23万。血液生化学所見：総蛋白6.1 g/dL，アルブミン3.6 g/dL，AST 33 U/L，ALT 31 U/L，尿素窒素13 mg/dL，クレアチニン0.6 mg/dL，TSH 0.1 μU/dL未満（基準0.5〜5.0），FT₃ 30 pg/mL以上（基準2.2〜4.3），FT₄ 10 ng/dL以上（基準0.9〜1.7），抗TSH受容体抗体陽性。

現時点の対応として適切なのはどれか。**2つ選べ。**
a 食事量の制限
b 甲状腺摘出手術
c 部活動の休止指示
d 抗甲状腺薬の投与
e 放射性ヨウ素の投与

□□□　113A

71 35歳の経産婦（3妊2産）。妊娠33週に周産期管理目的で，自宅近くの産科診療所から紹介され受診した。既往歴は，30歳時および32歳時に，それぞれ骨盤位および既往帝王切開の適応で選択的帝王切開。身長156 cm，体重56 kg（妊娠前体重48 kg）。体温36.8℃。脈拍84/分，整。血圧108/76 mmHg。現時点で自覚症状はなく，胎児心拍数陣痛図で異常を認めない。骨盤MRIのT2強調像（**別冊** No. 31）を別に示す。

　考えられるのはどれか。**2つ選べ**。
- a　前置血管
- b　前置胎盤
- c　癒着胎盤
- d　胎盤後血腫
- e　常位胎盤早期剥離

```
別　冊
No. 31
```

□□□　113A

72 67歳の男性。2か月前から持続する心窩部痛と背部痛を主訴に来院した。3か月間で体重が10 kg減少している。意識は清明。腹部は平坦で，心窩部に径5 cmの固い腫瘤を触知する。血液所見：赤血球395万，Hb 12.9 g/dL，Ht 38%，白血球8,100。血液生化学所見：総蛋白6.7 g/dL，総ビリルビン0.7 mg/dL，AST 44 U/L，ALT 41 U/L，ALP 522 U/L（基準115〜359），γ-GTP 164 U/L（基準8〜50），アミラーゼ51 U/L（基準37〜160），尿素窒素13 mg/dL，クレアチニン0.8 mg/dL。CEA 758 ng/mL（基準5以下），CA19-9 950 U/mL（基準37以下）。腹部造影CT（**別冊** No. 32）を別に示す。

　治療として適切なのはどれか。**2つ選べ**。
- a　動脈塞栓術
- b　放射線照射
- c　抗癌化学療法
- d　膵体尾部切除術
- e　膵頭十二指腸切除術

```
別　冊
No. 32
```

□□□ 113A

73 44歳の女性。紅斑，全身倦怠感および食欲不振を主訴に来院した。1か月前から瘙痒を伴う紅斑が四肢に出現したため皮膚科を受診し，抗アレルギー薬と副腎皮質ステロイド外用薬を処方されたが改善せず，紅斑は体幹にも広がった。同時に全身倦怠感と食欲不振も出現したため受診した。父親が血液疾患で死亡。体温 38.5℃。脈拍 96/分，整。全身に紅斑を認める。両側の頸部，腋窩および鼠径部に径 1〜2 cm のリンパ節を 6 個触知する。血液所見：赤血球 466 万，Hb 14.4 g/dL，Ht 44%，白血球 12,900（異常リンパ球 25%），血小板 23万。血液生化学所見：総蛋白 6.0 g/dL，アルブミン 3.0 g/dL，総ビリルビン 0.3 mg/dL，AST 28 U/L，ALT 15 U/L，LD 1,600 U/L（基準 176〜353），尿素窒素 24 mg/dL，クレアチニン 1.3 mg/dL，空腹時血糖 90 mg/dL，Na 140 mEq/L，K 4.1 mEq/L，Cl 102 mEq/L，Ca 12.3 mg/dL。背部の皮疹（**別冊** No. 33A）及び末梢血塗抹 May-Giemsa 染色標本（**別冊** No. 33B）を別に示す。

行うべき治療はどれか。**3つ選べ**。

a 抗癌化学療法
b 生理食塩液輸液
c 抗ウイルス薬投与
d ビスホスホネート製剤投与
e 活性型ビタミン D_3 製剤投与

```
┌─────────────────┐
│      別  冊      │
│  No. 33  A，B    │
└─────────────────┘
```

□□□ 113A

74 6歳の女児。腹痛と血便を主訴に来院した。昨日から腹痛を訴え，本日血便がみられたため，母親に連れられて受診した。2日前に近所の店で焼肉を食べたという。意識は清明。体重 20 kg。体温 37.5℃。脈拍 90/分，整。血圧 110/60 mmHg。呼吸数 20/分。眼瞼結膜と眼球結膜とに異常を認めない。心音と呼吸音とに異常を認めない。腹部は平坦で臍周囲に軽度圧痛を認める。肝・脾を触知しない。腸雑音は亢進している。尿所見：蛋白（−），糖（−），ケトン体 2+，潜血（−）。血液所見：赤血球 420 万，Hb 13.2 g/dL，Ht 42%，白血球 12,300（桿状核好中球 30%，分葉核好中球 55%，好酸球 1%，好塩基球 1%，単球 6%，リンパ球 7%），血小板 21 万，PT-INR 1.2（基準 0.9〜1.1），APTT 32 秒（基準対照 32.2）。血液生化学所見：総蛋白 7.5 g/dL，アルブミン 3.9 g/dL，総ビリルビン 0.9 mg/dL，AST 28 U/L，ALT 16 U/L，LD 300 U/L（基準 175〜320），CK 60 U/L（基準 46〜230），尿素窒素 20 mg/dL，クレアチニン 0.6 mg/dL，血糖 98 mg/dL，Na 131 mEq/L，K 4.4 mEq/L，Cl 97 mEq/L。CRP 4.5 mg/dL。便中ベロトキシン陽性であった。

この患者で溶血性尿毒症症候群〈HUS〉の発症に注意するために有用な血液検査項目はどれか。**3つ選べ**。

a CK
b CRP
c 赤血球数
d 血小板数
e クレアチニン

□□□ 113A

75 前夜から 12 時間絶食して早朝空腹時に採血した検査で，総コレステロール 250 mg/dL，トリグリセリド 120 mg/dL，HDL コレステロール 80 mg/dL であった。Friedewald の式を用いて LDL コレステロール値の推測値を求めよ。

ただし，小数点以下の数値が得られた場合には，小数第 1 位を四捨五入すること。

解答：①　②　③ mg/dL

① 0　1　2　3　4　5　6　7　8　9
② 0　1　2　3　4　5　6　7　8　9
③ 0　1　2　3　4　5　6　7　8　9

◎ 指示があるまで開かないこと。

（平成 31 年 2 月 9 日　13 時 45 分〜15 時 20 分）

注　意　事　項

1. 試験問題の数は 49 問で解答時間は正味 1 時間 35 分である。

2. 解答方法は次のとおりである。

　　各問題には a から e までの 5 つの選択肢があるので，そのうち質問に適した選択肢を 1 つ選び答案用紙に記入すること。

　　（例）**101**　医業が行えるのはどれか。

　　　　　　a　合格発表日以降

　　　　　　b　合格証書受領日以降

　　　　　　c　免許申請日以降

　　　　　　d　臨床研修開始日以降

　　　　　　e　医籍登録日以降

　　正解は「e」であるから答案用紙の ⓔ をマークすればよい。

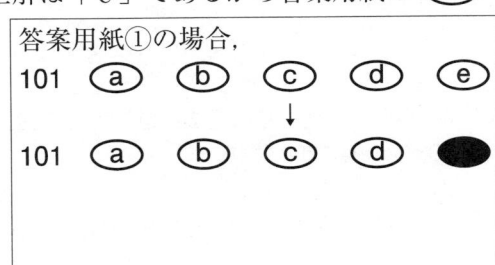

B 必修の基本的事項　49問／1時間35分

□□□　113B
1　インフォームド・コンセントについて正しいのはどれか。
　　a　同意後は撤回できない。
　　b　医師法に定められている。
　　c　文書で意思を確認すればよい。
　　d　医療従事者の責任回避が目的である。
　　e　患者の主体性を重んじて行う行為である。

□□□　113B
2　ヘルシンキ宣言で述べられているのはどれか。
　　a　安楽死の条件　　　　　　　　　b　健康の定義
　　c　人を対象とする医学研究の倫理原則　　d　プライマリヘルスケア
　　e　ヘルスプロモーション

□□□　113B
3　肺炎で入院中の患者の診療記録を以下に示す。

S：咳も治まってきましたし，熱も下がっているようです。①今日はとても体調が良いんですよ。
O：②体温 36.2℃，血圧 120/82 mmHg，脈拍 88/分，整。呼吸数 16/分。
　　呼吸音　清明，明らかな副雑音は聴取しない。
　　心音　Ⅰ音　異常なし，Ⅱ音　異常なし，Ⅲ音，Ⅳ音は聴取しない，心雑音は聴取しない。
　　【血液検査所見】
　　WBC 9,800（前回 16,800）neutro 65%（前回 92%）
　　AST 30，ALT 32，LD 245，BUN 16，Cr 0.6
　　③喀痰培養結果は H. influenzae。
A：④細菌性肺炎：自覚症状，検査所見ともに改善傾向，抗菌薬の効果あり。
P：⑤本人は週末まで入院を希望している。
　　治療開始3日目なので抗菌薬の投与を継続していく。胸部エックス線写真と血液検査の予定を A
　　医師に確認して決める。

下線部のうち SOAP の記載法に**あてはまらない**のはどれか。
a　①　　　　　　b　②　　　　　　c　③　　　　　d　④　　　　　e　⑤

□□□ 113B
4 病原体と感染予防策の組合せで**適切でない**のはどれか。
 a HIV ————————————— 標準予防策〈standard precautions〉
 b ヒゼンダニ ————————— 飛沫予防策〈droplet precautions〉
 c 麻疹ウイルス ————————— 空気予防策〈airborne precautions〉
 d *Clostridium difficile* ————— 接触予防策〈contact precautions〉
 e インフルエンザウイルス ——— 飛沫予防策〈droplet precautions〉

□□□ 113B
5 成人と比較したときの乳児の特徴はどれか。
 a 尿濃縮力が低い。
 b 体重あたりの体液の割合が少ない。
 c 体重あたりの水分必要量が少ない。
 d 体表面積あたりの不感蒸泄量が少ない。
 e 体重あたりのエネルギー必要量が少ない。

□□□ 113B
6 医療面接で開放型の質問を用いる利点はどれか。
 a 医療面接を短時間で行える。
 b システムレビューを省略できる。
 c 主訴以外の情報を網羅的に得られる。
 d 認知機能障害のある患者でも情報が得られやすい。
 e 患者が関心を持っている事項を把握しやすくなる。

□□□ 113B
7 心拍出量増加，体血管抵抗減少，中心静脈圧低下および肺動脈楔入圧低下の血行動態を示すのはどれか。
 a 緊張性気胸   b 出血性ショック
 c 心原性ショック   d 心タンポナーデ
 e アナフィラキシーショック

□□□ 113B
8 腹部エックス線写真（**別冊** No. 1 ①〜⑤）を別に示す。
 腹部の診察で波動が認められると考えられるのはどれか。
 a ①   b ②   c ③   d ④   e ⑤

別 冊
No. 1 ①〜⑤

□□□ 113B

9 発語は流暢で話し言葉の理解も良好だが，復唱が不能なのはどれか。

a 失 読　　　　　　　b 純粋語聾　　　　　c 伝導失語

d Broca 失語　　　　e Wernicke 失語

□□□ 113B

10 出生後 30 分を経過した在胎 40 週の新生児で異常を疑う所見はどれか。

a 直腸温 37.1℃　　　　　　　　b 心拍数 120/分

c 収縮期血圧 60 mmHg　　　　　d 呼吸数 44/分

e SpO_2 85％（room air）

□□□ 113B

11 救急外来を受診した感染症が疑われる患者で敗血症の存在を考慮する評価項目として，意識レベルとともに有用なのはどれか。

a 体温と脈拍　　　　b 体温と血圧　　　　c 脈拍と血圧

d 脈拍と呼吸数　　　e 血圧と呼吸数

□□□ 113B

12 シリンジを用いた静脈採血について適切なのはどれか。

a 抜針してから駆血帯を外す。

b 拍動を触れる部分を穿刺する。

c 採血後すぐに針にキャップをする。

d 皮膚面に 15〜30 度の角度で穿刺する。

e 透析用動静脈シャントがある場合は同じ腕で行う。

□□□ 113B

13 疾患と腹部診察所見の組合せで正しいのはどれか。

a 肝膿瘍 ——————— 叩打痛

b 胆囊炎 ——————— 脾腫大

c 膵尾部癌 ——————— 胆囊触知

d 腹部大動脈瘤 ——————— 腹壁静脈怒張

e Krukenberg 腫瘍 ——— 拍動触知

□□□　113B
14　婦人科診察の双合診で正しいのはどれか。

a　砕石位で行う。
b　正常卵管を触知する。
c　外陰部視診の前に行う。
d　膀胱に尿をためて行う。
e　Douglas窩は外診指で触診する。

□□□　113B
15　内視鏡下生検により採取された検体でH-E染色による病理組織診断を行うために，検体を直ちに浸すのはどれか。

a　蒸留水
b　重曹水
c　酢酸溶液
d　パラフィン
e　ホルマリン溶液

□□□　113B
16　診療ガイドラインに示されている「推奨」について正しいのはどれか。

a　推奨の内容は5年間変更されない。
b　弱い推奨は診療には用いてはならない。
c　推奨の内容はすべての患者に適用される。
d　強い推奨に反する診療は行ってはならない。
e　「～は行わないほうがよい」という推奨がある。

□□□　113B
17　発熱患者で菌血症の存在を最も示唆するのはどれか。

a　悪　心
b　頭　痛
c　関節痛
d　悪寒戦慄
e　リンパ節腫脹

□□□　113B
18　統合失調症を強く示唆する患者の発言はどれか。

a　「自分には霊がとりついている」
b　「（天井のしみを指さして）虫が這っている」
c　「自分は癌にかかっているので，明日には死ぬ」
d　「自分の考えることがすべて周囲の人に伝わっている」
e　「外に出ると通行人が自分を見るので，外出できない」

□□□ 113B
19 麻疹について**誤っている**のはどれか。
    a 潜伏期間は 10〜14 日である。   b 発熱は二峰性の経過を取る。
    c 口腔粘膜に白色斑がみられる。   d 皮疹は癒合する。
    e 解熱とともに皮疹は消失する。

□□□ 113B
20 関節リウマチの関節外病変はどれか。
    a 外陰部潰瘍   b 間質性肺炎   c 後腹膜線維症
    d 虚血性視神経症   e 大動脈弁閉鎖不全症

□□□ 113B
21 緊張性気胸に対してまず行うべき治療はどれか。
    a 鎮痛薬投与   b 抗不安薬投与   c 人工呼吸器装着
    d 緊急胸腔鏡下手術   e 胸腔ドレーン挿入

□□□ 113B
22 尿道カテーテル留置の目的で最も適切なのはどれか。
    a 尿路感染の予防   b 介護負担の軽減
    c 尿蛋白量の測定   d 患者の長期安静保持
    e 水腎症を伴う慢性尿閉の治療

□□□ 113B
23 健康日本 21（第二次）の最終目標と位置付けられているのはどれか。
    a 生活習慣及び社会環境の改善
    b 健康寿命の延伸と健康格差の縮小
    c 健康を支え，守るための社会環境の整備
    d 生活習慣病の発症予防と重症化予防の徹底
    e 社会生活を営むために必要な機能の維持・向上

□□□ 113B
24 成人の生活習慣病の発症予防のために改善すべき習慣はどれか。
    a 塩分摂取量 12 g/日   b 食物繊維の摂取が 50 g/日
    c 肉類より魚介類を多く摂取   d 30 分以上の運動を 2 回/週
    e ビール 350 mL/日を 2 回/週

□□□ 113B

25 55歳の男性。腰痛を主訴に夜間外来を受診した。今朝から持病の腰痛が増悪し，市販の鎮痛薬を3回内服しても改善しないため受診した。「以前から指摘されている腰椎の椎間板ヘルニアによる痛みだと思う。痛みが取れないと仕事ができない」と訴えている。意識は清明。体温36.2℃。脈拍64/分，整。血圧146/82 mmHg。第4腰椎レベルの傍脊柱筋に圧痛を認める。神経診察に異常を認めない。担当医は筋・筋膜性の腰痛の可能性が高いと判断し，消炎鎮痛薬の内服を提案したところ，患者は「飲み薬は効かないので，よく効く注射をしてくれなければ帰らない」と訴えた。半年前の診療記録にも，同様のエピソードでペンタゾシンの筋肉注射を受けて帰宅した記録が残っている。

まず行う対応として適切なのはどれか。

a 今後の診療を受け付けないように手配する。
b 薬物中毒として警察に届け出る。
c 5%ブドウ糖液を筋肉注射する。
d ペンタゾシンを筋肉注射する。
e さらに詳しく話を聞く。

□□□ 113B

26 80歳の男性。咳嗽を主訴に受診した。昨日の朝食後に咳嗽が出現し，同時に右臼歯の歯冠がないことに気付いたため来院した。意識は清明。身長162 cm，体重55 kg。体温36.8℃。脈拍72/分，整。血圧120/70 mmHg。呼吸数18/分。心音と呼吸音とに異常を認めない。胸部エックス線写真（**別冊** No.**2A，B**）を別に示す。

まず行うべきなのはどれか。

a 抗菌薬投与　　　b 胸腔鏡下手術　　　c 気管支内視鏡
d 自己咳嗽誘発　　e 上部消化管内視鏡

```
┌─────────────────┐
│    別　冊        │
│  No. 2  A，B     │
└─────────────────┘
```

□□□ 113B

27 26歳の男性。胸痛を主訴に来院し入院した。出張で午前中に飛行機に乗っていたところ，右肩に軽い痛みが出現した。到着後の空港で歩行中に呼吸困難を自覚し，その後も症状が持続したため，近くの病院を受診した。精査の結果，自然気胸の診断で入院となり，胸腔ドレーンが挿入され持続吸引ドレナージが行われた。

翌朝，担当医が診察したところ，胸腔ドレーンが前日より20 cm程度抜け，ドレーン先端から5 cm程度が体内にとどまっている状態であった。患者は呼吸困難を訴えず，呼吸数16/分，SpO₂ 99%（room air）である。

まず行うべき対応はどれか。

a 持続吸引を中止する。　　　　　　b 動脈血ガス分析を行う。
c 胸部エックス線撮影を行う。　　　d 持続吸引圧を2倍に上げる。
e 胸腔ドレーンを20 cm押し込む。

□□□ 113B

28 23 歳の女性。左乳房にしこりを自覚したため受診した。穿刺吸引細胞診および組織診の結果，乳癌と診断した。担当医は本人と母親に対して，検査結果と診断および今後の治療について説明することとなった。

悪い知らせを伝える際の SPIKES モデルの「P」に相当するのはどれか。

a 防音性の高い個室で面談する。
b さらに詳しい説明を希望するか尋ねる。
c 今後の治療の選択肢について説明する。
d 病気についての患者の理解度を確認する。
e ショックを受けているであろう心情に寄り添う。

□□□ 113B

29 32 歳の男性。左前胸部痛を主訴に来院した。4 日前から 38℃ 前後の発熱があり市販の総合感冒薬を服用していた。2 日前から左前胸部に痛みを感じるようになったため心配になり受診した。痛みは持続性のじりじりする感じの痛みで，いつから症状があったかはっきりしないが，少しずつ症状が増悪してきており，現在は深く息を吸うとやや増強するという。心電図（**別冊** No. 3）を別に示す。

最も予想される聴診所見はどれか。

a Ⅰ音の亢進
b Ⅱ音の奇異性分裂
c 心膜摩擦音
d 連続性雑音
e 頸部に放散する収縮期雑音

```
別　冊
No. 3
```

□□□ 113B

30 60 歳の男性。妻に黄疸を指摘され来院した。45 歳時に糖尿病と診断され経口糖尿病薬を服用している。意識は清明。体温 36.8℃。脈拍 72/分，整。血圧 128/76 mmHg。呼吸数 14/分。眼瞼結膜は軽度貧血様で，眼球結膜に黄染を認める。心音と呼吸音とに異常を認めない。腹部は平坦で，肝・脾を触知しない。右季肋部に軽度の圧痛を認める。下腿に浮腫を認めない。血液所見：赤血球 356 万，Hb 10.8 g/dL，Ht 35％，白血球 7,500，血小板 38 万。血液生化学所見：総蛋白 7.2 g/dL，アルブミン 4.2 g/dL，総ビリルビン 5.8 mg/dL，直接ビリルビン 3.7 mg/dL，AST 48 U/L，ALT 65 U/L，ALP 689 U/L（基準 115〜359），γ-GTP 243 U/L（基準 8〜50），尿素窒素 45 mg/dL，クレアチニン 3.5 mg/dL，血糖 153 mg/dL，HbA1c 7.4％（基準 4.6〜6.2）。CRP 1.1 mg/dL。

まず行うべき検査はどれか。

a 腹部造影 CT
b 腹腔鏡下肝生検
c 腹部超音波検査
d 磁気共鳴胆管膵管撮像〈MRCP〉
e 内視鏡的逆行性胆管膵管造影検査〈ERCP〉

□□□ 113B

31 48歳の女性。転倒による大腿骨骨折のため，昨日入院した。昨晩は夜間に全く眠らない状態が続き，今朝から手指と上肢に粗大な振戦が出現した。既往歴に特記すべきことはない。喫煙歴はない。20歳から飲酒を開始し，32歳から夫の母親を自宅で介護するようになり，飲酒する頻度が増えた。38歳から連日昼間も飲酒するようになり，45歳からは1日に焼酎500mL以上を飲酒していた。体温36.7℃。脈拍68/分，整。血圧140/88mmHg。心音と呼吸音とに異常を認めない。腹部は平坦，軟で，肝・脾を触知しない。血液所見：赤血球392万，Hb 13.0g/dL，Ht 42%，白血球7,500，血小板17万。血液生化学所見：総蛋白7.8g/dL，アルブミン3.8g/dL，総ビリルビン1.0mg/dL，AST 140U/L，ALT 80U/L，γ-GTP 210U/L（基準8〜50），総コレステロール295mg/dL，トリグリセリド240mg/dL。頭部CTで異常を認めない。

数日以内に出現する可能性の高い症状の予防に適切な薬剤はどれか。

a 選択的セロトニン再取込み阻害薬　　b ベンゾジアゼピン系薬
c 精神刺激薬　　　　　　　　　　　　d 抗精神病薬
e 抗酒薬

□□□ 113B

32 11歳の男児。下腿の皮疹を主訴に母親に連れられて来院した。2日前から下腿に皮疹が出現し，昨日から腹痛および膝関節痛を訴えている。体重37kg。体温36.5℃。脈拍80/分，整。呼吸数20/分。両下腿に皮疹を認める。眼瞼結膜と眼球結膜とに異常を認めない。咽頭発赤なし。頸部リンパ節を触知しない。心音と呼吸音とに異常を認めない。腹部は平坦で臍周囲に軽度圧痛を認める。左下腿の写真（**別冊 No.4**）を別に示す。

この患児で認められる皮膚所見はどれか。

a 無疹部を加温すると皮疹が出現する。
b 皮疹を摩擦すると容易にびらんを生じる。
c 皮疹の上からガラス板で圧迫しても退色しない。
d 皮疹を擦過すると擦過部に一致して膨疹が生じる。
e 無疹部に紫外線を照射すると病変部と同じ皮疹が出現する。

> 別　冊
> No. 4

□□□ 113B

33 4か月の乳児。RSウイルス感染症による呼吸障害のため入院している。呼吸・心拍モニターのアラームが鳴ったため研修医，指導医および看護師で患児を診察に行ったところ全身にチアノーゼを認めた。気道確保をして呼吸を確認したが，自発呼吸を認めない。心電図モニターでは心静止である。末梢静脈路は確保されており，心肺蘇生の備品は病室に準備されている。

直ちに行うべきなのはどれか。

a 酸素投与　　　　　　b 気管挿管　　　　　c 電気ショック
d アドレナリン投与　　e 胸骨圧迫と人工呼吸

□□□ 113B

34 A 25-year-old man comes to your clinic complaining of abdominal pain for the past two days. Yesterday, the pain was periodic and located around the periumbilical area. Today the pain is persistent and located in the right lower quadrant. He feels feverish. He does not smoke or drink alcohol. His body temperature is 37.7℃, blood pressure is 126/62 mmHg, and pulse rate is 94/min, regular.

Which one of the following should be done next?

a   perform a CRP test

b   examine for peritoneal irritation

c   administer a broad-spectrum antibiotic

d   perform an abdominal CT with contrast

e   perform an upper gastrointestinal endoscopy

□□□ 113B

35 37歳の初産婦（1妊0産）。妊娠30週に両下腿浮腫の増悪を主訴に来院した。これまでの妊娠経過は順調であったが、妊娠27週ころに両下腿浮腫を生じ、28週ころから浮腫の増悪を認めた。意識は清明。脈拍72/分、整。血圧160/104 mmHg。尿検査で蛋白2＋である。ノンストレステスト〈NST〉はreactiveで、子宮収縮は認めない。入院後安静にして血圧を再検査したところ、164/106 mmHg であった。

投与すべき薬剤はどれか。

a β_2刺激薬 　　　　　　　　b   ループ利尿薬

c   硫酸マグネシウム 　　　　　　d   ドパミン受容体作動薬

e   ベンゾジアゼピン系抗不安薬

□□□ 113B

36 20歳の男性。右足関節の変形と疼痛のため救急車で搬入された。会社員で、サッカーのクラブチームに所属している。サッカーの試合中に他の選手と接触して受傷し、歩行困難となったため救急車を要請した。受傷時の足関節の肢位は不明であった。既往歴、生活歴、家族歴に特記すべきことはない。搬入時（受傷2時間後）の意識は清明。体温36.9℃、心拍数100/分、整。血圧124/76 mmHg。呼吸数14/分。SpO_2 100％（鼻カニューラ1L/分 酸素投与下）。右足関節全体に腫脹と圧痛を認める。右足関節周囲に開放創はない。足背動脈は左右差なく触知可能であり、右足趾の自動屈曲伸展運動は可能で、感覚に異常を認めない。右足関節以外に異常を認めない。右足関節単純エックス線写真（**別冊**No. 5）を別に示す。

初期対応として適切なのはどれか。

a   テーピング固定 　　　b   抗菌薬投与 　　　c   血行再建

d   大量輸液 　　　　　　e   整　復

> 別　冊
> No. 5

□□□ 113B

37 21歳の男性。発熱と咳嗽を主訴に来院した。体温39.2℃。脈拍108/分，整。血圧120/70mmHg。呼吸数16/分。SpO_2 97%（room air）。血液検査のため，右肘正中皮静脈に採血針を穿刺した直後に気分不快を訴えた。顔面蒼白となり，全身に発汗を認めたため，直ちに採血を中止した。

次に行うべき処置はどれか。

a 仰臥位にして下肢を挙上する。
b 採血部位に冷湿布を貼付する。
c アドレナリンを静脈投与する。
d 呼吸回数を増やすように指導する。
e 採血部位に局所麻酔薬を皮下注射する。

□□□ 113B

38 75歳の男性。胃癌の手術後に在宅療養を行っている。3年前に胃癌で胃全摘術を受けた。1年前に腹膜播種，肺および肝転移を診断されたが，抗癌化学療法は選択しなかった。訪問診療で経過は安定していたが，2週間前から食欲不振が出現し，在宅で1日1,700mLの維持輸液が開始された。その後徐々に床上で過ごすことが多くなり，昨日から呼吸困難を訴えるようになった。排尿は1日4，5回で，1回尿量100mL程度である。妻と長男夫婦との4人暮らしで，患者本人と家族は自宅での療養の継続を希望している。身長165cm，体重43kg。体温36.2℃。脈拍96/分，整。血圧118/76mmHg。呼吸数18/分。SpO_2 96%（room air）。両側胸部にcoarse cracklesと軽度のwheezesを聴取する。上腹部に径3cmの腫瘤を触知するが圧痛はない。両下腿に著明な浮腫を認める。血液所見（2週間前）：赤血球308万，Hb 7.4g/dL，Ht 28%，白血球10,300，血小板18万。血液生化学所見（2週間前）：総蛋白5.8g/dL，アルブミン2.3g/dL，尿素窒素26mg/dL，クレアチニン1.3mg/dL，血糖89mg/dL，Na 134mEq/L，K 4.4mEq/L，Cl 95mEq/L。

まず行うべきなのはどれか。

a 嚥下訓練　　　b 酸素投与　　　c 輸液の減量
d 緊急血液透析　　　e 緩和ケア病棟の紹介

□□□ 113B

39 5歳の男児。走るのが遅いことを心配した母親に連れられて来院した。1年前から転びやすいことに母親は気づいていた。先日の運動会で他の子どもに比べて走るのが著しく遅いことが心配になり来院した。周産期，乳児期には特記すべきことはない。母方叔父が心不全により25歳で死亡。身長104cm，体重17kg。体温36.8℃。咽頭に発赤を認めない。心音と呼吸音とに異常を認めない。腹部は平坦，軟で，肝・脾を触知しない。腱反射に異常を認めない。下腿の肥大を認める。血液所見：赤血球468万，Hb 12.6g/dL，Ht 37%，白血球9,800，血小板21万。血液生化学所見：総蛋白6.2g/dL，アルブミン3.8g/dL，AST 436U/L，ALT 478U/L，CK 12,300IU/L（基準46〜230），尿素窒素9mg/dL，クレアチニン0.4mg/dL。

患児に認められる所見はどれか。

a Albright徴候　　　b 登はん性起立　　　c スカーフ徴候
d Horner徴候　　　e 筋強直現象

□□□ 113B

次の文を読み，40，41の問いに答えよ。

40歳の女性。動悸を主訴に来院した。

現病歴：2か月前から動悸を自覚している。当初は，買い物などで荷物を持って5分ほど歩くと動悸を感じていた。10日前から①家事で少し動いても動悸を感じるようになった。友人に話したところ，②病院を受診した方が良いと言われた。③動悸の性状は，脈が速くなる感じである。症状は徐々に強くなっていて，このままだとさらに悪化するのではないかと思っている。④父が脳梗塞になり，心臓の病気が原因と聞いていた。⑤自分が寝たきりになると家事が十分できなくなるため，心臓の病気を心配している。その他，軟便がある。また，以前より暑がりになった。体重は最近2か月で3kg減少した。

既往歴：特になし。職場の健診で心電図異常を指摘されたことはない。

生活歴：夫と小学生の娘との3人暮らし。喫煙歴はない。飲酒は週1回ビール350mL/日を10年間。仕事は事務職。

家族歴：父親が高血圧症，脳梗塞。母親が脂質異常症。

月経歴：初経13歳。周期28日型，整。

40 解釈モデルを示しているのは下線のうちどれか。

    a ①   b ②   c ③   d ④   e ⑤

41 **現　症**：意識は清明。身長160cm，体重52kg。体温37.1℃。脈拍104/分，整。血圧128/66mmHg。呼吸数16/分。SpO_2 97%（room air）。瞳孔径は両側3.5mmで，対光反射に異常を認めない。眼瞼結膜と眼球結膜とに異常を認めない。びまん性の甲状腺腫大を認める。心音と呼吸音とに異常を認めない。腹部は平坦，軟で，肝・脾を触知しない。

    身体診察で認められることが予想されるのはどれか。

    a 多毛   b ばち指   c 手指振戦

    d 眼瞼下垂   e 頸部リンパ節腫大

□□□ 113B

次の文を読み，42，43の問いに答えよ。

79歳の女性。上腕から背中の痛みとこわばりを主訴に来院した。

現病歴：2週間前に，両側上腕から背中にかけての痛みとこわばりが出現した。1週間前から右側の拍動性の頭痛を自覚している。また，夕方から夜にかけて38℃台の発熱があった。起床時に背中のこわばりがひどく，寝返りができないため受診した。2週間で体重が1.5kg減少した。悪心，嘔吐はなく，四肢のしびれや脱力はない。

既往歴：高血圧症で内服治療中。片頭痛の既往はない。

生活歴：独居生活。喫煙歴と飲酒歴はない。

現　症：意識は清明。体温38.9℃。脈拍104/分，整。血圧142/80mmHg。呼吸数14/分。眼瞼結膜は貧血様である。右側頭部に索状の腫脹と圧痛を認めるが，皮疹は認めない。項部硬直はなく，頸部リンパ節を触知しない。心音と呼吸音とに異常を認めない。腹部は平坦，軟で，肝・脾を触知しない。圧痛や腫瘤を認めない。ばち指，Osler結節および下腿浮腫を認めない。両側の上腕に把握痛を認める。関節に腫脹と圧痛を認めない。

42　まず確認すべきなのはどれか。

a　視力低下　　　　　b　歯科治療歴　　　　c　気分の落ち込み
d　頭痛薬の濫用歴　　e　片頭痛の家族歴

43　**検査所見**：赤沈102mm/1時間。血液所見：赤血球301万，Hb 9.6g/dL，Ht 29%，白血球9,800，血小板47万。血液生化学所見：総蛋白5.9g/dL，AST 29U/L，ALT 28U/L，LD 321U/L（基準176〜353），CK 38U/L（基準30〜140），尿素窒素18mg/dL，クレアチニン0.7mg/dL，血糖102mg/dL，Na 138mEq/L，K 4.9mEq/L，Cl 100mEq/L。免疫血清学的所見：CRP 8.6mg/dL，リウマトイド因子〈RF〉陰性，抗核抗体陰性，CH$_{50}$ 52U/mL（基準30〜40）。胸部エックス線写真で異常を認めない。

精査の結果，副腎皮質ステロイドの内服加療を行うこととした。

治療に伴い注意すべき検査項目はどれか。

a　血　糖　　　　　　b　血小板　　　　　　c　総蛋白
d　血清補体価　　　　e　クレアチニン

□□□ 113B

次の文を読み，44，45 の問いに答えよ。

67 歳の男性。心停止の状態で救急車で搬入された。

現病歴：今朝 6 時頃，妻が寝室に起こしに行った際には返答があったが，1 時間経っても起きて来なかった。再度呼びに行くと目を閉じたままで反応がないため，午前 7 時に救急車を要請した。5 分後に救急隊が到着し，心停止と判断した。かかりつけ医には連絡せず，心肺蘇生を行いながら救命救急センターに搬送した。

44 救命救急センターで pulseless electrical activity〈PEA〉と判断し，心肺蘇生を継続した。研修医が胸骨圧迫を継続する傍ら，指導医が薬物投与のため静脈路の確保を行うこととした。

静脈路確保で第一選択となる部位はどこか。

a 大腿静脈   b 内頸静脈   c 鎖骨下静脈

d 大伏在静脈   e 肘正中皮静脈

45 **既往歴**：20 年前から糖尿病，高血圧症と診断され，内服治療を続けていた。

生活歴：喫煙歴は 65 歳まで 20 本/日を 45 年間。飲酒は焼酎 2 合/日を週 3 日。

搬入時に行った静脈採血の結果は以下のとおりであった。

検査所見：血液所見：赤血球 322 万，Hb 10.1 g/dL，Ht 31%，白血球 8,800，血小板 11 万。血液生化学所見：AST 92 U/L，ALT 78 U/L，尿素窒素 82 mg/dL，クレアチニン 9.8 mg/dL，血糖 228 mg/dL，Na 142 mEq/L，K 9.8 mEq/L，Cl 112 mEq/L，Ca 8.6 mg/dL。CRP 2.3 mg/dL。

院内救急コールで駆け付けた内科および外科病棟当直医が，救命救急センターの研修医，指導医とともに心肺蘇生を継続した。その後も心拍は再開せず，患者の死亡が確認された。かかりつけ医に連絡をとると，この患者は糖尿病腎症による慢性腎不全のため，近々人工透析の導入予定で，最終受診は 1 週間前であった。

死亡診断書を**交付できない**のはどれか。

a 死亡確認を行った内科病棟当直医

b 救命処置を補助した外科病棟当直医

c 電話で死亡報告を受けたかかりつけ医

d 救命処置を行った救命救急センターの指導医

e 救命処置を行った救命救急センターの研修医

□□□ 113B

次の文を読み，46，47の問いに答えよ。

72歳の男性。膵癌手術後に通院中である。

現病歴：6か月前に膵癌の手術を受けた。術後6か月検査の結果，他臓器に転移が見つかり，余命3か月との告知を受けた。

既往歴：60歳から高血圧症，62歳から脂質異常症で内服治療中。

生活歴：喫煙は20歳から20本/日。飲酒は機会飲酒。息子夫婦と同居している。

家族歴：父が高血圧症，心筋梗塞。

現　症：意識は清明。身長165cm，体重48kg。体温36.8℃。脈拍72/分，整。血圧134/74mmHg。呼吸数20/分。SpO₂ 98%（room air）。眼瞼結膜と眼球結膜とに異常を認めない。心音と呼吸音とに異常を認めない。腹部は平坦，軟で，肝・脾を触知しない。腹部正中に手術痕を認める。

46　患者は主治医に「先生，もうこれからどうしていいかわからないよ」と訴えた。
　　医師の応答として適切なのはどれか。
　　a 「私もわからないですよ」
　　b 「現実を受け止めてください」
　　c 「もう少ししっかりしてください」
　　d 「ご近所の医療機関に変わってください」
　　e 「そうですね。今後のことは一緒に考えましょう」

47　主治医は膵癌に対する支持療法Xのランダム化比較試験の研究報告を見つけた。支持療法Xの介入群（A群）と対照群（B群）との比較（**別冊 No.6**）を別に示す。
　　正しいのはどれか。
　　a A群の6か月での生存率は約60%である。
　　b B群の2か月での生存率は約90%である。
　　c A群の生存期間の中央値は約2か月である。
　　d B群の生存期間の中央値は約3か月である。
　　e 支持療法Xには延命効果があるといえる。

別　冊
No. 6

□□□ **113B**

次の文を読み，48，49の問いに答えよ。

68歳の男性。一過性の意識消失を主訴に来院した。

現病歴：買い物中に突然目の前が真っ暗になり，意識を失って転倒した。居合わせた家族によると30秒後に速やかに意識を回復したとのことであった。そのまま家族に連れられて受診した。

既往歴：10年前から高血圧症で自宅近くの診療所に通院中。

生活歴：喫煙は10本/日を68歳まで40年間。飲酒は機会飲酒。

家族歴：父親は70歳時に大腸癌で死亡。

48 追加して確認すべき情報で**重要度が低い**のはどれか。

a 内服薬　　　　　　　　　　b 動悸の有無

c 胸痛の有無　　　　　　　　d 黒色便の有無

e 頭位変換時のめまいの有無

49 **現　症**：意識は清明。身長168cm，体重64kg。体温36.1℃。脈拍88/分，整。血圧128/88mmHg。呼吸数16/分。SpO₂98%（room air）。眼瞼結膜と眼球結膜とに異常を認めない。心臓の聴診で胸骨右縁第2肋間を最強点とするⅣ/Ⅵの駆出性雑音を認める。心音・心雑音の模式図を以下に示す。

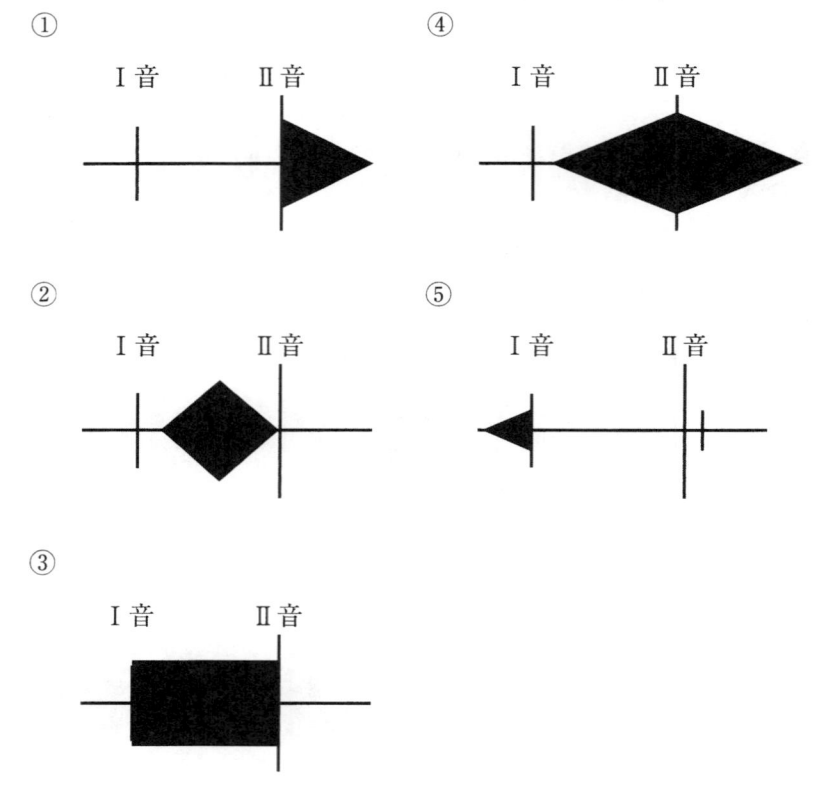

この患者で予測されるのはどれか。

a ①　　　b ②　　　c ③　　　d ④　　　e ⑤

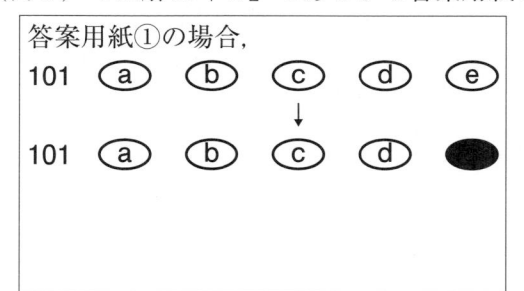
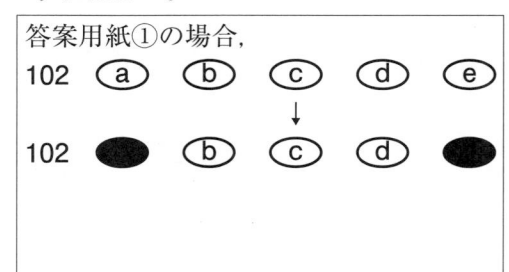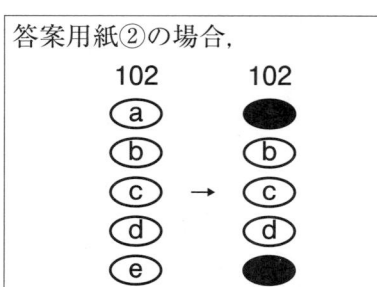

(2)（例3）では質問に適した選択肢を3つ選び答案用紙に記入すること。なお，
　（例3）の質問には2つ以下又は4つ以上解答した場合は誤りとする。

（例3）**103**　医師法に規定されているのはどれか。**3つ選べ。**

　　　　　a　医師の行政処分
　　　　　b　広告可能な診療科
　　　　　c　不正受験者の措置
　　　　　d　保健指導を行う義務
　　　　　e　へき地で勤務する義務

（例3）の正解は「a」と「c」と「d」であるから答案用紙の ⓐ と
　　　ⓒ と ⓓ をマークすればよい。

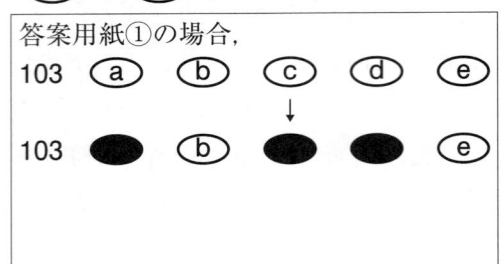
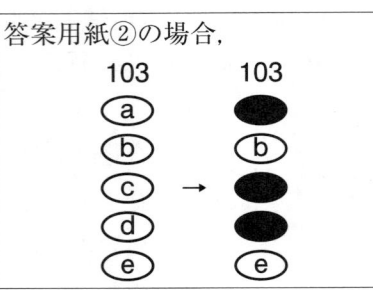

（3）選択肢が6つ以上ある問題については質問に適した選択肢を1つ選び答案用紙に記入すること。なお，（例4）の質問には2つ以上解答した場合は誤りとする。

（例4）**104**　平成28年医師・歯科医師・薬剤師調査で人口10万人当たりの医師数が最も少ないのはどれか。

   a　北海道

   b　青森県

   c　茨城県

   d　埼玉県

   e　京都府

   f　和歌山県

   g　鳥取県

   h　徳島県

   i　佐賀県

   j　沖縄県

 （例4）の正解は「d」であるから答案用紙の (d) をマークすればよい。

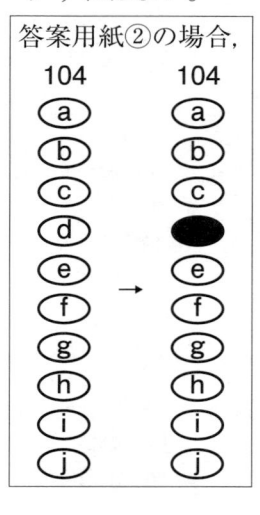

C 医学総論／長文問題　　66問／2時間20分

113C
1 ユニバーサル・ヘルス・カバレッジ〈UHC〉について中心的に取り組む国際機関はどれか。
　　a ILO　　　　b WHO　　　c JICA　　　d OECD　　　e UNAIDS

113C
2 医療事故調査制度について正しいのはどれか。
　　a 調査は院外機関のみが行う。
　　b 診療に起因した死亡全てが対象となる。
　　c 事故発生時は医療機関から警察に速やかに届け出る。
　　d 調査が終了するまで，医療機関は事故の説明を遺族にしてはならない。
　　e 医療の安全を確保するために医療事故の再発防止を目的とした制度である。

113C
3 国際生活機能分類〈ICF〉の「生活機能と障害」の構成要素に**含まれない**のはどれか。
　　a 活　動　　　b 環　境　　　c 参　加　　　d 心身機能　　　e 身体構造

113C
4 後期高齢者医療制度における自己負担割合を決定するために必要な情報はどれか。
　　a 資　産　　　　　　　b 居住地　　　　　　　c 要介護度
　　d 家族構成　　　　　　e 前年の所得

113C
5 病院・診療所と薬局の連携について正しいのはどれか。
　　a 内服間違いについて薬剤師が患者から連絡を受けた場合は医師に伝える。
　　b 薬剤師は看護師の指示により患者に服薬指導を行うことができる。
　　c 医療ソーシャルワーカーはお薬手帳の情報を閲覧できない。
　　d 処方箋には薬剤名と病名が記載されている。
　　e 薬剤師が自分の判断で処方を修正できる。

□□□　113C

6　へき地医療について正しいのはどれか。

a　へき地医療支援機構は市町村ごとに設置する。

b　へき地医療診療所は一次医療圏毎に設置されている。

c　へき地保健医療計画は地域医療支援病院が策定する。

d　へき地医療拠点病院は代診医派遣の役割を担っている。

e　へき地巡回診療車は地域の救命救急センターから派遣される。

□□□　113C

7　2010 年（平成 22 年）から 2016 年（平成 28 年）までの日本の妊産婦死亡の原因別頻度を以下に示す。

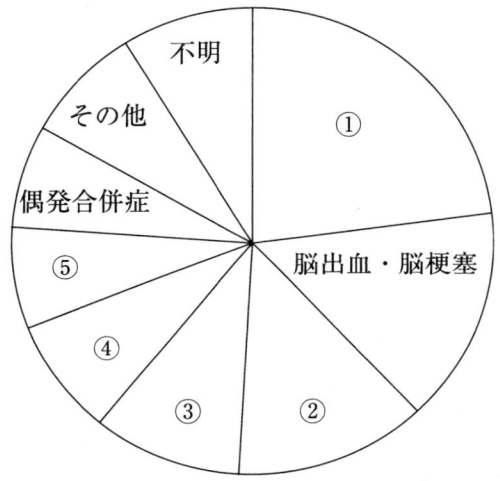

出典：地域医療基盤開発推進研究事業
（平成 28 年度厚生労働科学研究費補助金）

①はどれか。

ただし，①〜⑤は a 〜 e のいずれかに該当する。

a　感染症　　　　　　　b　肺血栓塞栓症　　　　　c　産科危機的出血

d　心・大血管疾患　　　e　心肺虚脱型羊水塞栓症

□□□　113C

8　精神保健について正しいのはどれか。

a　措置入院患者数は年々増加している。

b　精神科デイケアは医療保険で賄われる。

c　精神保健指定医は学会が認定する資格である。

d　精神保健福祉センターは市町村ごとに設置される。

e　精神障害者社会復帰施設は入院患者の社会復帰訓練を行う。

□□□ 113C

9 ボツリヌス食中毒の予防のための食品の扱いとして適切なのはどれか。

a 真空保存を行う。　　　　　　　　b 紫外線照射を行う。

c 120℃ で 4 分間加熱する。　　　　d 20℃ 以下の温度で保存する。

e pH 8 以上となるようにする。

□□□ 113C

10 大気汚染に係る環境基準の対象物質はどれか。

a 鉛　　　　　　　　　　　　　　　b カドミウム

c 二酸化硫黄　　　　　　　　　　　d アルキル水銀化合物

e ポリビニルアルコール

□□□ 113C

11 三叉神経の支配を受けるのはどれか。

a 前頭筋　　　b 側頭筋　　　c 眼輪筋　　　d 口輪筋　　　e 広頸筋

□□□ 113C

12 消化管の消化吸収機能について正しいのはどれか。

a 閉塞性黄疸は便色に影響しない。

b 蛋白の吸収に消化は不要である。

c 食物繊維は糖の吸収に影響しない。

d 中鎖脂肪酸はリンパ管へ運ばれる。

e 長鎖脂肪酸の吸収に胆汁酸が必要である。

□□□ 113C

13 妊娠中の超音波検査所見について正しいのはどれか。

a 妊娠 3 週で胎嚢を認める。

b 妊娠 4 週で胎芽の心拍動を確認できる。

c 妊娠 9 週の胎児心拍数は 160〜180/分である。

d 妊娠 10 週に児頭大横径〈BPD〉で分娩予定日を修正する。

e 妊娠 15 週で生理的臍帯ヘルニアを観察できる。

□□□ 113C

14 中咽頭癌に対する放射線治療の有害事象で，最も早期に出現するのはどれか。

a 粘膜炎　　　　　　b 白内障　　　　　　c 唾液腺障害

d 放射線肺炎　　　　e 放射線誘発癌

□□□ 113C
15 顔面を殴打された直後の患者の顔面骨3D-CT（**別冊** No. 1）を別に示す。
　症状として考えられるのはどれか。
　　a　嗄声　　　　　　　b　鼻閉　　　　　　　c　開口障害
　　d　咬合異常　　　　　e　顔面神経麻痺

```
┌─────────────────┐
│     別　冊      │
│    No. 1        │
└─────────────────┘
```

□□□ 113C
16 低補体血症をきたす疾患はどれか。
　　a　巨細胞性動脈炎　　　　　　b　クリオグロブリン血症性血管炎
　　c　結節性多発動脈炎　　　　　d　顕微鏡的多発血管炎
　　e　高安動脈炎〈大動脈炎症候群〉

□□□ 113C
17 一次予防に該当するのはどれか。**2つ選べ。**
　　a　住民がん検診
　　b　脳梗塞後の理学療法
　　c　精神障害者の作業療法
　　d　性感染症予防のためのコンドーム使用
　　e　ヒトパピローマウイルス〈HPV〉ワクチン接種

□□□ 113C
18 我が国の人口統計の最近20年間の変化として正しいのはどれか。**2つ選べ。**
　　a　乳児死亡率は上昇傾向にある。
　　b　自然増減数はマイナスに転じた。
　　c　老年人口指数は低下傾向にある。
　　d　交通事故の死亡者数は減少傾向にある。
　　e　悪性新生物の年齢調整死亡率は上昇傾向にある。

□□□ 113C
19 マグネシウムの欠乏に関連するのはどれか。**2つ選べ。**
　　a　脱毛　　b　不整脈　　　c　皮膚炎　　　d　テタニー　　　e　味覚障害

□□□ 113C
20 地域における保健，医療，福祉および介護の各組織とその機能の組合せで正しいのはどれか。**2つ選べ。**
- a 児童相談所 ———————— 発達障害児の療育相談
- b 地方衛生研究所 ———————— 医療事故調査と原因究明
- c 社会福祉協議会 ———————— 生活保護の受給手続き受付
- d 市町村保健センター ————— 自立支援医療の指定提供機関の指定
- e 地域包括支援センター ————— 高齢者虐待の被害者の保護

□□□ 113C
21 急性虫垂炎でみられるのはどれか。**2つ選べ。**
- a Blumberg 徴候
- b Courvoisier 徴候
- c Grey-Turner 徴候
- d Murphy 徴候
- e Rosenstein 徴候

□□□ 113C
22 終末期がん患者のケアについて正しいのはどれか。**2つ選べ。**
- a 家族に対するケアも行う。
- b 死について考えるのを避けさせる。
- c 自然治癒の可能性や新薬発見などへの希望を改めさせる。
- d 患者の担っていた社会的役割に配慮したケア計画を立てる。
- e 家族との面会よりも医療スタッフによるケアを優先させる。

□□□ 113C
23 高齢者の内分泌系にみられる特徴はどれか。**2つ選べ。**
- a ゴナドトロピン分泌低下
- b コルチゾール分泌亢進
- c インスリン抵抗性増大
- d サイロキシン分泌低下
- e レニン分泌低下

□□□ 113C
24 副交感神経を含むのはどれか。**3つ選べ。**
- a 動眼神経
- b 三叉神経
- c 顔面神経
- d 迷走神経
- e 舌下神経

□□□ 113C

25 80歳の男性。誤嚥性肺炎，脳梗塞による左片麻痺，脳血管性認知症および仙骨部褥瘡のため入院中である。寝たきりの状態で経口摂取が困難であり，経鼻経管栄養を行っている。肺炎は抗菌薬治療により改善し，在宅医療を担当する医師に診療情報提供を行うとともに，自宅への退院に向けて退院支援チームで相談をすることとなった。

　　正しい対応はどれか。

　　a　褥瘡チームの介入を中断する。
　　b　吸引器を自宅に準備してもらう。
　　c　看護師が胃管の挿入を家族に指導する。
　　d　主治医が退院後のケアプランを作成する。
　　e　ケアマネジャーが喀痰吸引を家族に指導する。

□□□ 113C

26 70歳の男性。労作時の呼吸困難を主訴に来院した。10年前から労作時の呼吸困難を自覚していたが，徐々に増強したため受診した。喘鳴の自覚はない。喫煙は40本/日を50年間。脈拍72/分，整。血圧128/74 mmHg。呼吸数16/分。心音と呼吸音とに異常を認めない。呼吸機能検査では1秒率の低下を認め，β_2刺激薬の吸入で1秒率低下の改善を認めなかった。胸部エックス線写真（**別冊** No. **2A**）及び胸部CT（**別冊** No. **2B**）を別に示す。

　　対応として**適切でない**のはどれか。

　　a　禁煙指導
　　b　23価肺炎球菌ワクチン接種
　　c　インフルエンザワクチン接種
　　d　長時間作用性抗コリン薬投与
　　e　ロイコトリエン受容体拮抗薬投与

```
別  冊
No. 2  A，B
```

□□□ 113C

27 40歳の男性。風疹対策のポスターを見て来院した。風疹のワクチン接種は受けておらず感染歴は明らかではない。健康状態は良好で，既往歴に特記すべきことはない。本人はワクチン接種を希望している。

　　正しいのはどれか。

　　a　免疫を獲得している可能性が高くワクチン接種は必要ない。
　　b　他のワクチンを接種する場合は1週間以上の間隔をあける。
　　c　副作用の可能性が高くワクチン接種は避けるべきである。
　　d　ワクチン接種に抗体価の測定は必須ではない。
　　e　成人のワクチン接種は経口でも行える。

□□□ 113C

28 28歳の男性。本人から面談の申し出があり産業医を訪れた。職場でストレスチェックを行った際，高ストレス者として選定され，面談指導が勧奨されたという。3か月前に実施した定期健康診断では身長172cm，体重65kg。血圧136/88mmHg。血液検査および生化学検査に異常を認めなかった。既往歴に特記すべきことはない。4か月前に新しい部署に異動し，それまでに経験のない対外折衝業務を担当することになったが，新しい業務になじめずにいた。上司や同僚ともあまり会話がなく，業務量も増加し，残業や休日出勤も必要となっていた。ここ1か月は，休日にも仕事のことが頭から離れなくなり，夜，なかなか寝付けず，朝も起きられないため，遅刻が目立つようになってきた。来所時の体重は62kg。血圧142/92mmHg。最近は，夫婦仲も悪化し，けんかが絶えないという。本人はストレスの原因は，不本意な人事異動にあると考えており，異動を強く希望している。

　産業医がまず行う対応として適切なのはどれか。

　a　精神科受診を指示し面談を打ち切る。
　b　ストレスについて業務上のことに限定して聞く。
　c　管理監督者を交えた3者面談を本人に提案する。
　d　異動できるよう，意見書を直ちに事業者に提出する。
　e　直ちにストレスチェックの結果を人事責任者に閲覧させる。

□□□ 113C

29 29歳の女性（2妊0産）。今まで自宅近くのA医院で妊婦健康診査を受けていたが，妊娠32週0日に里帰り分娩を希望して来院した。24歳時に妊娠9週で人工妊娠中絶を受けた。2日前から実家で生活を始め，分娩後2か月で自宅に戻る予定だという。身長163cm，体重66kg。体温36.5℃。脈拍84/分，整。血圧134/76mmHg。子宮底長29cm，腹囲83cm。下腿浮腫を認めない。尿所見：蛋白（±），糖（±）。血液所見：赤血球380万，Hb11.8g/dL，Ht34％，白血球9,800，血小板16万。腹部超音波検査で，胎児は頭位で形態異常はなく，推定体重は1,800g，胎盤は子宮底部に付着し，羊水指数〈AFI〉は10.8cmである。持参した母子健康手帳の記載（**別冊**No.3）を別に示す。

　対応として適切なのはどれか。

　a　鉄剤を投与する。
　b　帝王切開を行う。
　c　biophysical profile score〈BPS〉を評価する。
　d　2週間後に妊婦健康診査を受けるよう指導する。
　e　経口グルコース負荷試験〈75g OGTT〉を行う。

別　冊
No. 3

□□□ 113C

30 72歳の女性。下腹部痛と血便のため救急外来を受診した。本日就寝前に急激な下腹部痛と下痢が出現した。数回の下痢に続いて鮮紅色の血便が出現したため受診した。20年前から糖尿病と高血圧症で自宅近くの診療所に通院している。意識は清明。体温 37.2℃。脈拍 96/分、整。血圧 142/92 mmHg。呼吸数 20/分。SpO_2 96%（room air）。腹部は平坦で、左下腹部に自発痛と圧痛を認める。筋性防御を認めない。血液所見：赤血球 380万、Hb 11.4 g/dL、Ht 39%、白血球 11,200（桿状核好中球 4%、分葉核好中球 55%、好酸球 2%、単球 7%、リンパ球 32%）、血小板 23万。血液生化学所見：総蛋白 6.9 g/dL、アルブミン 3.8 g/dL、総ビリルビン 0.9 mg/dL、AST 24 U/L、ALT 27 U/L、LD 267 U/L（基準 176〜353）、アミラーゼ 60 U/L（基準 37〜160）、尿素窒素 21 mg/dL、クレアチニン 1.1 mg/dL、尿酸 6.6 mg/dL、血糖 138 mg/dL、HbA1c 6.9%（基準 4.6〜6.2）、Na 141 mEq/L、K 4.4 mEq/L、Cl 99 mEq/L。CRP 2.1 mg/dL。動脈血ガス分析（room air）：pH 7.41、$PaCO_2$ 36 Torr、PaO_2 90 Torr、HCO_3^- 24 mEq/L。

最も考えられる疾患はどれか。

a 虚血性腸炎
b 薬物性腸炎
c 肛門周囲膿瘍
d 好酸球性胃腸炎
e 上腸間膜動脈閉塞症

□□□ 113C

31 70歳の男性。腎機能低下のため来院した。20年前から健診で尿蛋白と尿潜血を指摘されている。5年前から腎機能低下を指摘された。2か月前の定期検査で腎機能がさらに低下していたため、腎代替療法の準備を勧められて受診した。55歳時に急性心筋梗塞の既往があり、左室収縮能の低下（左室駆出率 35%）がある。アスピリン、アンジオテンシン変換酵素〈ACE〉阻害薬および β 遮断薬を内服している。61歳時に交通外傷で脾臓摘出と小腸部分切除を受け、その後癒着性イレウスで2回開腹歴がある。65歳から糖尿病を指摘されて経口糖尿病薬を服用している。身長 160 cm、体重 80 kg。脈拍 72/分、整。血圧 120/86 mmHg。腹部は平坦、軟で、心窩部から臍下部にかけて手術痕がある。両下腿に浮腫を認める。認知機能は正常で、神経診察に異常を認めない。尿所見：蛋白 3+、糖（－）、潜血 2+、沈渣で多彩な変形赤血球と顆粒円柱を認める。1日尿量 2,050 mL。血液所見：赤血球 358万、Hb 10.5 g/dL、Ht 31%、白血球 5,700、血小板 28万。血液生化学所見：総蛋白 6.6 g/dL、アルブミン 3.5 g/dL、尿素窒素 50 mg/dL、クレアチニン 5.1 mg/dL、eGFR 9 mL/分/1.73 m^2、HbA1c 7.0%（基準 4.6〜6.2）、Na 142 mEq/L、K 4.5 mEq/L、Cl 103 mEq/L。

腎代替療法についての説明で適切なのはどれか。

a 「心臓が悪いので腹膜透析は適しません」
b 「糖尿病があるので腹膜透析は適しません」
c 「血液透析は尿が出なくなってから開始します」
d 「アスピリンを服用しているので血液透析は適しません」
e 「大きな腹部手術の既往があるので腹膜透析は適しません」

□□□ 113C

32 68 歳の男性。健診で血清蛋白異常を指摘され来院した。特に自覚症状はない。既往歴に特記すべきことはない。表在リンパ節を触知しない。心音と呼吸音とに異常を認めない。腹部は平坦，軟で，肝・脾を触知しない。浮腫を認めない。血液所見：赤血球 438 万，Hb 13.8 g/dL，Ht 45％，白血球 5,800，血小板 25 万。血液生化学所見：総蛋白 8.2 g/dL，アルブミン 4.7 g/dL，IgG 2,628 mg/dL（基準 960〜1,960），IgA 319 mg/dL（基準 110〜410），IgM 211 mg/dL（基準 65〜350），総ビリルビン 0.7 mg/dL，AST 26 U/L，ALT 38 U/L，LD 285 U/L（基準 176〜353），ALP 295 U/L（基準 115〜359），尿素窒素 18 mg/dL，クレアチニン 0.9 mg/dL，尿酸 5.6 mg/dL。

診断のために最も重要な血液検査項目はどれか。

a 可溶性 IL-2 受容体　　　　b 寒冷凝集反応
c 血清カルシウム値　　　　　d 血清免疫電気泳動
e 直接 Coombs 試験

□□□ 113C

33 28 歳の女性。挙児を希望して来院した。月経周期は 30 日型，持続は 5 日間。避妊せずに 3 か月経ったが妊娠しなかったため来院した。内診で子宮と卵巣とに異常を認めない。Douglas 窩に異常を認めない。基礎体温は 2 相性である。

この時点で適切な説明はどれか。

a 「排卵日を見つけましょう」　　　b 「子宮卵管造影検査をします」
c 「排卵誘発薬を服用してください」　d 「あなたの染色体検査をしましょう」
e 「抗カルジオリピン抗体を検査します」

□□□ 113C

34 日齢 1 の新生児。在胎 40 週 0 日，出生体重 2,594 g で，正常分娩で出生した。Apgar スコアは 8 点（1 分），9 点（5 分）。出生 12 時間後から嘔吐が出現し，出生から 24 時間経っても胎便の排泄がなく，胆汁性嘔吐を認めたため NICU に搬入された。体重 2,400 g。体温 37.6℃。心拍数 40/分，整。血圧 70/40 mmHg。呼吸数 52/分。SpO_2 99％（room air）。このときの腹部所見（**別冊** No. **4A**）及び胸腹部エックス線写真（臥位）（**別冊** No. **4B**）を別に示す。血液所見：Hb 19.4 g/dL，白血球 11,600，血小板 35 万。血液生化学検査：尿素窒素 17 mg/dL，クレアチニン 1.3 mg/dL，総ビリルビン 9.4 mg/dL。経鼻胃管を挿入するとともに，輸液を開始した。

次に行うべきなのはどれか。

a 光線療法　　　　b 酸素投与　　　　c 抗菌薬投与
d 注腸造影検査　　e 心エコー検査

別　冊

No. 4 A, B

□□□ 113C

35 45歳の男性。造船所でアーク溶接作業に従事している。本日，午前11時ころ，作業場が暑かったので，保護具を外して汗をぬぐってしまい，溶接時に発生する光に曝露したという。特に自覚症状はなく，その後の作業にも差し障りはなかったが，念のためにと同じ作業場の同僚が気遣い，昼食後，午後2時に同僚とともに医務室を訪れた。意識は清明。眼球結膜に軽度充血を認める。視野は良好。眼や耳の痛みは訴えていない。瞳孔，口腔粘膜および皮膚に異常を認めない。

対応として適切なのはどれか。

a 問題ないと伝える。　　　　　　　　b 救急車を要請する。
c 水分を経口摂取させる。　　　　　　d 呼吸機能検査を勧める。
e 眼科医への紹介受診を勧める。

□□□ 113C

36 47歳の女性。顔面の皮疹を主訴に来院した。2か月前から自宅近くの診療所で顔面の皮疹に対し外用薬が処方され，使用しているうちに新たな皮疹が出現してきたという。口周囲，頬部に丘疹，膿疱を認める。顔面の写真（**別冊** No. **5**）を別に示す。

この皮疹の原因と考えられる外用薬はどれか。

a 抗菌薬　　　　　　b 抗真菌薬　　　　　　c 過酸化ベンゾイル
d 活性型ビタミンD_3　　e 副腎皮質ステロイド

```
┌─────────────┐
│    別　冊    │
│   No. 5     │
└─────────────┘
```

□□□ 113C

37 76歳の男性。記憶障害を心配した妻に付き添われて来院した。妻によると3か月前に，呼びかけても返事がなく宙を見つめるようなことが初めてあった。その後，同様の症状を月に1，2回目撃している。症状発現時には，口をもぐもぐしたり，手指を不規則に動かしたりするような動作がみられることもある。数分で回復することが多いが，その時のことを本人に尋ねても，何も覚えていない。本人は「妻から言われたことを全く覚えていないので，認知症ではないかと不安です」と述べている。かかりつけ医の処方には降圧薬があるが，睡眠薬や抗精神病薬は含まれていない。体温36.3℃。脈拍72/分，整。血圧128/76 mmHg。心音と呼吸音とに異常を認めない。Mini-Mental State Examination〈MMSE〉29点（30点満点）。神経診察に異常を認めない。尿所見，血液所見および血液生化学所見に異常を認めない。頭部MRIに異常を認めない。

次に行うべき検査はどれか。

a 脳　波　　　　　　b 表面筋電図　　　　　　c 聴性脳幹反応
d 脳脊髄液検査　　　e MIBG心筋シンチグラフィ

□□□ 113C

38 9歳の男児。陰毛発生，変声を主訴に母親に連れられて来院した。幼稚園の頃から一番背が高かった。半年前から陰毛が発生し，最近になり周囲から変声を指摘され，心配になり来院した。既往歴に特記すべきことはない。家族の身長は，父親175 cm，母親159 cm（10歳で初経），兄14歳175 cm（12歳で変声），姉12歳152 cm（10歳で初経）。本人は身長150 cm，体重51 kg。体温36.5℃。口腔内に異常を認めない。甲状腺と頸部リンパ節の腫大を認めない。心音と呼吸音とに異常を認めない。腹部は平坦，軟で，肝・脾を触知しない。下腿に浮腫を認めない。Café au lait 斑を認めない。

　次に行うべきなのはどれか。

　　a　頭部MRI　　　　　　b　成長曲線の確認　　　　c　LHRH 負荷試験
　　d　腹部超音波検査　　　e　胸部エックス線撮影

□□□ 113C

39 35歳の初妊婦（1妊0産）。初回妊婦健康診査のため妊娠11週2日に来院した。無月経を主訴に3週間前に受診し，子宮内に妊娠8週相当の胎児を認め妊娠と診断された。

　初期血液検査の説明として適切なのはどれか。

　　a　「梅毒の検査は省略しましょう」
　　b　「B群レンサ球菌〈GBS〉の検査が含まれます」
　　c　「風疹抗体が陽性の場合は，先天性風疹症候群を発症します」
　　d　「C型肝炎ウイルス検査が陽性の場合，赤ちゃんにワクチンを接種します」
　　e　「B型肝炎ウイルス検査が陽性の場合，赤ちゃんに抗HBsヒト免疫グロブリンを投与します」

□□□ 113C

40 69歳の女性。四肢関節痛を主訴に来院した。5年前から手指のこわばり，移動性の疼痛があった。3年前から便秘と下痢を繰り返し，過敏性腸症候群と診断された。半年前，夫が肺癌で死去した。そのころから，四肢関節痛や腰背部痛が悪化したため4週間前に自宅近くの診療所を受診し，NSAIDsの処方を受けたが寛解しなかった。体重に変化はない。体温36.2℃。脈拍80/分，整。血圧120/76 mmHg。手指遠位指節間関節や近位指節間関節に骨棘を触れる。手指や手首，膝など多関節に圧痛を認めるが，腫脹を認めない。両側の項部や僧帽筋上縁中央部，下位頸椎横突起間，第二肋骨肋軟骨接合部，上腕骨外側上顆付近，臀部上外側，大腿骨大転子後方の触診時，顔をしかめるような疼痛反応を認める。尿所見に異常を認めない。赤沈10 mm/1時間。血液所見：赤血球425万，Hb 12.8 g/dL，Ht 40%，白血球4,200，血小板19万。血液生化学所見：総蛋白7.2 g/dL，AST 21 U/L，ALT 16 U/L，LD 188 U/L（基準176〜353），尿素窒素10 mg/dL，クレアチニン0.4 mg/dL，CK 48 U/L（基準30〜140），コルチゾール12.4 μg/dL（基準5.2〜12.6）。免疫血清学所見：CRP 0.1 mg/dL，リウマトイド因子〈RF〉陰性，抗核抗体陰性。

　最も考えられるのはどれか。

　　a　線維筋痛症　　　　　b　強直性脊椎炎　　　　　c　関節リウマチ
　　d　Sjögren 症候群　　　e　リウマチ性多発筋痛症

□□□ 113C

41 7歳の男児。小学1年生の心電図検診で左室肥大を指摘され来院した。現在まで家庭や学校での生活で易疲労性を指摘されたことはない。右上肢の血圧は142/88 mmHgで，左背部で収縮期に雑音を聴取する。心エコー検査で左室壁が肥厚しているが，左室の壁運動に異常を認めない。明らかな心内シャントは認めない。

　予想される所見はどれか。

a　肝腫大
b　Ⅱ音の亢進
c　左前胸部の突出
d　上下肢の血圧較差
e　毛細血管再充満時間の延長

□□□ 113C

42 62歳の女性。便潜血の精密検査を目的に来院した。便潜血検査による検診を受け，1日目が陽性，2日目が陰性であったため，精密検査が必要と判定されて受診した。友人から「内視鏡検査は苦痛だ」と聞いており，内視鏡検査を受けることを躊躇している。便通は毎日あり，便柱狭小化はない。最近数年間で体重の明らかな増減はない。既往歴に特記すべきことはない。喫煙歴はなく，飲酒は機会飲酒。大腸癌の家族歴はない。身長155 cm，体重56 kg。腹部は平坦，軟で，肝・脾を触知せず，圧痛を認めない。

　最も適切な対応はどれか。

a　「腹部超音波検査を行いましょう」
b　「大腸癌の腫瘍マーカーの血液検査をしましょう」
c　「経過をみて，6か月後に便潜血を再検しましょう」
d　「便潜血の再検査を行い，その結果で考えましょう」
e　「大腸内視鏡検査の必要性について詳しく説明させてください」

□□□ 113C

43 22歳の男性。就職時の健診で尿糖陽性を指摘され来院した。健診では，他の異常は認められなかった。健診時は朝食後に検査を受けたという。家族歴に特記すべきことはない。喫煙歴と飲酒歴はない。身長170 cm，体重62 kg。脈拍72/分，整。血圧118/70 mmHg。経口グルコース負荷試験〈75 g OGTT〉の結果を示す。

	血糖（mg/dL）	尿糖（定性）
負荷前	86	（−）
負荷後30分	186	2+
負荷後1時間	142	1+
負荷後2時間	90	（−）

　適切なのはどれか。

a　対応は不要
b　自宅での尿糖自己測定の指示
c　α-グルコシダーゼ阻害薬投与
d　28 kcal/標準体重kgの食事指導
e　経口グルコース負荷試験〈75 g OGTT〉の再検査

□□□ 113C

44 25 歳の女性。妊娠 12 週の初産婦（1 妊 0 産）。本日朝から性器出血があり完全流産となった。妊娠初期検査で、血液型は O 型 RhD（−）、間接 Coombs 試験は陰性。

本日の対応として優先すべきなのはどれか。

a 経過観察
b 直接 Coombs 試験
c ハプトグロビン投与
d 抗ヒト RhD 抗体投与
e 副腎皮質ステロイド投与

□□□ 113C

45 68 歳の男性。皮膚の黄染と食欲不振を主訴に来院した。精査の結果、閉塞性黄疸を合併する膵頭部癌と診断された。身長 168 cm、体重 53 kg（3 か月間で 5 kg の体重減少）。体温 36.6℃。脈拍 76/分、整。血圧 110/78 mmHg。呼吸数 16/分。血液所見：赤血球 398 万、Hb 11.9 g/dL、Ht 39%、白血球 7,400、血小板 34 万。血液生化学所見：総蛋白 6.0 g/dL、アルブミン 3.4 g/dL、総ビリルビン 2.7 mg/dL、AST 56 U/L、ALT 48 U/L、γ-GTP 76 U/L（基準 8〜50）。尿素窒素 13 mg/dL、クレアチニン 0.4 mg/dL、血糖 84 mg/dL、HbA1c 6.0%（基準 4.6〜6.2）、総コレステロール 194 mg/dL、トリグリセリド 78 mg/dL、アミラーゼ 96 IU/L（基準 37〜160）、CEA 7.5 ng/mL（基準 5 以下）、CA19-9 107 U/mL（基準 37 以下）。内視鏡的に閉塞部胆管にステントを留置し、黄疸の軽減を待って膵頭十二指腸切除術を施行することとなった。

この患者の周術期について正しいのはどれか。

a 術前のサルコペニアは術後の経過に影響しない。
b 術前 1 週間の絶飲食が必要である。
c 術後早期は高血糖を呈しやすい。
d 術後早期の疼痛緩和は回復を遅延する。
e 術後 1 週間以内の経腸栄養は禁忌である。

□□□ 113C

46 71 歳の女性。労作時呼吸困難の増悪を主訴に来院した。約 10 年前に COPD と診断された。1 年前から Ⅱ 型呼吸不全をきたしたため在宅酸素療法（1 L/分）を行っている。前回外来診察時には呼吸数 20/分、SpO_2 94 %（鼻カニューラ 1 L/分 酸素投与下）であった。数日前より労作時呼吸困難が悪化したため、家族に付き添われて受診した。外来待合室で 30 分くらい前から居眠りをしていた。付き添いの家族が呼びかけに応答しないことに気付いて、看護師に声をかけた。脈拍 104/分、整。血圧 144/92 mmHg。呼吸数 8/分。SpO_2 91%。吸入酸素量を確認したところ、5 L/分であった。家族によると、タクシーを降りてから待合室まで歩行したところ、呼吸が苦しくなったので本人が酸素量を増やしたとのことであった。

現時点で**必要ない**のはどれか。

a 静脈路確保
b 気管挿管の準備
c 動脈血ガス分析
d 心電図モニター装着
e リザーバー付マスクによる酸素投与

□□□ 113C
47 24歳の女性。発熱と頸部腫瘤を主訴に来院した。2か月前から左頸部腫瘤を自覚していた。2週間前に発熱と寝汗が出現し，改善しないため受診した。6か月で7kgの体重減少があった。体温37.8℃。脈拍96/分，整。左頸部，左鎖骨上窩および両側鼠径部に弾性硬，圧痛のない径2〜3cmのリンパ節を4個触知する。左頸部リンパ節の生検組織のH-E染色標本（**別冊** No. 6）を別に示す。免疫染色ではCD30陽性の細胞を認める。

　この患者に行う治療に含むべき薬剤はどれか。

a　イソニアジド　　　　　　　　　b　リツキシマブ
c　ビンクリスチン　　　　　　　　d　ブレオマイシン
e　全トランス型レチノイン酸

```
別　冊
No. 6
```

□□□ 113C
48 34歳の初産婦（1妊0産）。妊娠39週4日の午前6時に陣痛発来のため入院した。これまでの妊娠経過は順調であった。午後4時に子宮口は全開大した。午後6時50分に破水し，内診で児頭下降度はSP＋4cm，0時方向に小泉門を触知した。この時点での胎児心拍数陣痛図（**別冊** No. 7）を別に示す。

　対応として最も適切なのはどれか。

a　吸引分娩　　　　　　　　　　　b　帝王切開
c　抗菌薬投与　　　　　　　　　　d　陣痛促進薬投与
e　子宮収縮抑制薬投与

```
別　冊
No. 7
```

□□□ 113C
49 70歳の男性。肺癌の治療で入院中である。肺癌にて右肺下葉切除術，縦隔リンパ節郭清術が施行された。術後1日目に食事を開始し，術後2日目に約1,000mLの白色混濁した胸水が胸腔ドレーンから排出された。胸水中トリグリセリド150mg/dL。

　対応として適切なのはどれか。**2つ選べ**。

a　高脂肪食　　　　　　b　胃管挿入　　　　　　c　胸管結紮術
d　完全静脈栄養　　　　e　胸腔ドレーン追加挿入

□□□ 113C
50 51歳の女性。左腎細胞癌に対して根治的左腎摘除術を受けている。術後10か月で，両肺に径1cm未満の肺転移が複数出現した。

　肺転移に対して，まず行うべき治療として適切なのはどれか。**2つ選べ**。

a　手術　　　　　　　　b　分子標的薬　　　　　c　放射線照射
d　ホルモン療法　　　　e　インターフェロン

□□□ 113C

次の文を読み，51〜53 の問いに答えよ。

36 歳の初妊婦（1 妊 0 産）。妊娠 33 週に，倦怠感と口渇のため受診した。

現病歴：妊娠前の BMI は 20.8 であった。これまで毎年受けている健診で異常を指摘されたことはない。妊娠 18 週で尿糖陽性を指摘されたが，その後妊婦健康診査に行かなくなった。妊娠 25 週で全身倦怠感が出現した。2 日前から倦怠感が増悪し，口渇が出現した。

既往歴：特記すべきことはない。

生活歴：喫煙歴および飲酒歴はない。

家族歴：父が高血圧症。

現 症：身長 152 cm，体重 62 kg。体温 37.6℃。脈拍 108/分，整。血圧 112/82 mmHg。呼吸数 26/分。眼瞼結膜と眼球結膜とに異常を認めない。口腔内は乾燥している。心音と呼吸音とに異常を認めない。子宮底長 35 cm，腹囲 95 cm。腱反射に異常を認めない。眼底に糖尿病網膜症の所見を認めない。

検査所見：尿所見：蛋白（−），糖 2+，ケトン体（−）。血液所見：赤血球 468 万，Hb 13.9 g/dL，Ht 42％，白血球 10,300（桿状核好中球 30％，分葉核好中球 45％，好酸球 1％，好塩基球 1％，単球 6％，リンパ球 17％），血小板 21 万。血液生化学所見：AST 28 U/L，ALT 16 U/L，尿素窒素 12 mg/dL，クレアチニン 0.6 mg/dL，尿酸 4.9 mg/dL，血糖 255 mg/dL，HbA1c 7.8％（基準 4.6〜6.2），Na 143 mEq/L，K 4.9 mEq/L。免疫血清学所見：抗 GAD 抗体陰性。腹部超音波検査では児の推定体重 2,450 g（＋2.0 SD）。明らかな心疾患を認めない。

51 この母体と胎児の状態について正しいのはどれか。**2 つ選べ。**

    a 糖尿病合併妊娠である。
    b 胎児は低血糖になりやすい。
    c 1 週間前の耐糖能は正常である。
    d 妊娠によりインスリン抵抗性が生じている。
    e 母体の高血糖と胎児の過体重には関連性がある。

52 薬物療法として適切なのはどれか。

    a NSAIDs
    b β 遮断薬
    c インスリン
    d 経口血糖降下薬
    e 陽イオン交換樹脂製剤

53 その後の経過：治療が奏功し児は在胎 39 週 1 日，出生体重 3,796 g で，経腟分娩で出生した。Apgar スコア 9 点（1 分），9 点（5 分）。出生後 1 時間の児の血糖は 58 mg/dL。生後 1 時間 30 分から小刻みに四肢を震わせることを繰り返すようになった。体温 37.3℃。心拍数 150/分，整。呼吸数 50/分。SpO_2 99％（room air）。大泉門は平坦，心音と呼吸音とに異常を認めない。筋緊張は正常で，Moro 反射は正常に出現する。

    直ちに児に行う検査はどれか。

    a 頭部 MRI
    b 血糖値測定
    c 神経伝導検査
    d 動脈血ガス分析
    e 胸腹部エックス線

□□□ 113C

次の文を読み，54～56 の問いに答えよ。

82 歳の女性。転倒し救急車で搬入された。

現病歴：廊下で倒れているところを家族が発見し，救急車を要請した。半年前から階段昇降時の息切れを自覚していた。

既往歴：68 歳時から高血圧症のためカルシウム拮抗薬，糖尿病のためビグアナイド薬，75 歳時から深部静脈血栓症のためワルファリン，76 歳時から不眠症のためベンゾジアゼピン系睡眠薬，骨粗鬆症のためビスホスホネート製剤で治療中。

生活歴：日常生活動作〈ADL〉は自立。

家族歴：特記すべきことはない。

現　症：問いかけに対し名前を言うことができる。身長 152 cm，体重 42 kg。体温 36.6℃。心拍数 72/分，整。仰臥位で血圧 112/68 mmHg。呼吸数 18/分。SpO₂ 98%（room air）。眼瞼結膜は貧血様である。眼球結膜に黄染を認めない。前頭部に 2 cm 大の皮下血腫を認める。心音と呼吸音とに異常を認めない。神経診察を含む身体診察に異常を認めない。

54 転倒の原因を評価するための質問として**有用性が低い**のはどれか。

   a 「転倒した時のことを覚えていますか」
   b 「打撲して最も痛い部位はどこですか」
   c 「転倒するときに何かにつまずきましたか」
   d 「手足のしびれや，動かしづらさはありませんか」
   e 「これまで痙攣発作を起こしたと言われたことがありますか」

55 頭部 CT では皮下血腫のみで頭蓋内に異常を認めなかった。座位にしたところ 1 分後にふらつきを生じ「目の前が暗くなる」と訴えた。心拍数 120/分，整。血圧 82/40 mmHg。呼吸数 20/分。直腸診で黒色便の付着を認める。静脈路を確保して輸液を開始し，血圧は 110/62 mmHg に上昇した。

検査所見：血液所見：赤血球 245 万，Hb 7.5 g/dL，Ht 24%，白血球 9,600，血小板 18 万。血液生化学所見：総蛋白 6.5 g/dL，アルブミン 3.2 g/dL，AST 20 U/L，ALT 30 U/L，尿素窒素 65 mg/dL，クレアチニン 0.6 mg/dL，Na 140 mEq/L，K 4.5 mEq/L，Cl 108 mEq/L。

   次に優先すべき検査はどれか。

   a 頭部 MRI   b 腰椎 MRI   c Holter 心電図
   d 頸動脈超音波検査   e 上部消化管内視鏡検査

56 この患者において今後の頭蓋内出血の出現を予測する上で，最も注意すべき薬剤内服歴はどれか。

   a ワルファリン   b ビグアナイド薬
   c カルシウム拮抗薬   d ビスホスホネート製剤
   e ベンゾジアゼピン系睡眠薬

□□□ **113C**

次の文を読み，57〜59 の問いに答えよ。

58 歳の男性。息苦しさと左胸部痛を主訴に救急車で搬入された。

現病歴：30 分前に職場でデスクワーク中，突然の息苦しさと左胸部全体の痛みが出現した。症状が強く，職場の同僚が救急車を要請した。

既往歴：特記すべきことはない。

生活歴：喫煙歴はない。飲酒はビール 350 mL/日。

家族歴：父親が胃癌で死亡。

現　症：意識は清明。身長 160 cm，体重 86 kg。体温 36.2℃。脈拍 108/分，整。血圧 128/70 mmHg。呼吸数 30/分。SpO_2 93％（リザーバー付マスク 10 L/分 酸素投与下）。眼瞼結膜と眼球結膜とに異常を認めない。Ⅱ音の亢進を聴取する。呼吸音に異常を認めない。腹部は平坦，軟で，肝・脾を触知しない。神経診察に異常を認めない。ポータブルの胸部エックス線写真で異常を認めない。

57 心電図（**別冊** No. 8）を別に示す。
この心電図所見で正しいのはどれか。
a　心房粗動　　　　　　 b　正常電気軸　　　　 c　デルタ波
d　完全左脚ブロック　　 e　QT 短縮

```
┌─────────────────┐
│     別　冊      │
│     No. 8       │
└─────────────────┘
```

58 **検査所見**：血液所見：赤血球 450 万，Hb 13.3 g/dL，Ht 40％，白血球 6,200，血小板 18 万。血液生化学所見：AST 32 U/L，ALT 45 U/L，LD 260 U/L（基準 176〜353），CK 98 U/L（基準 30〜140），尿素窒素 11 mg/dL，クレアチニン 0.6 mg/dL，血糖 102 mg/dL。心エコー検査で右心系の拡大および左室の圧排像を認める。
診断確定のために行うべき検査はどれか。
a　胸部 MRI　　　　　　 b　冠動脈造影　　　　 c　胸部造影 CT
d　呼吸機能検査　　　　 e　運動負荷心電図

59 検査の準備中，突然息苦しさが悪化し，その後意識レベルは JCSⅡ-10 まで低下した。心拍数 128/分，整。血圧 70/40 mmHg。SpO_2 は測定不能。頸静脈の怒張を認める。
考えられる病態はどれか。
a　出血性ショック　　　　　 b　心原性ショック
c　閉塞性ショック　　　　　 d　敗血症性ショック
e　アナフィラキシーショック

□□□ 113C

次の文を読み，60〜62 の問いに答えよ。

52 歳の男性。歩行時の胸痛を主訴に来院した。

現病歴：1 週間前から階段を昇ったときに前胸部痛を感じていた。前胸部痛は下顎にも放散し，安静にすると 1 分程度で消失していた。4 日前から平地歩行でも胸痛が出現。今朝からは安静時にも 2〜3 分続く症状が出現するようになったため，家族に付き添われて来院した。

既往歴：3 年前から高血圧症で，カルシウム拮抗薬とアンジオテンシン変換酵素〈ACE〉阻害薬を内服中。

生活歴：喫煙は 15 本/日を 30 年間。飲酒は機会飲酒。

家族歴：父親が脂質異常症。

現　症：身長 168 cm，体重 88 kg。脈拍 72/分，整。血圧 136/78 mmHg。呼吸数 28/分。眼瞼結膜と眼球結膜とに異常を認めない。心音と呼吸音とに異常を認めない。腹部は平坦，軟で，肝・脾を触知しない。下腿に浮腫を認めない。

検査所見：血液所見：赤血球 450 万，Hb 14.5 g/dL，Ht 42％，白血球 6,800，血小板 25 万。血液生化学所見：総蛋白 7.5 g/dL，アルブミン 4.0 g/dL，AST 25 U/L，ALT 20 U/L，尿素窒素 15 mg/dL，クレアチニン 1.0 mg/dL，総コレステロール 280 mg/dL，トリグリセリド 150 mg/dL，HDL コレステロール 54 mg/dL，CK 128 U/L（基準 30〜140），尿酸 6.6 mg/dL。心電図で洞調律，心拍数 84/分，整。V1，V2，V3，V4 に軽度の ST 低下を認める。

60　Brinkman 指数はどれか。

a　52　　　　　b　154　　　　　c　176　　　　　d　350　　　　　e　450

61　冠動脈造影検査が施行された。冠動脈造影像（**別冊** No. 9）を別に示す。
　　矢印で示す血管はどれか。

a　左冠動脈前下行枝　　　　　b　左冠動脈主幹部
c　左冠動脈回旋枝　　　　　　d　右冠動脈
e　中隔枝

```
┌─────────────────┐
│      別　冊      │
│     No. 9       │
└─────────────────┘
```

62　冠動脈ステント留置術が行われた。
　　これまでの内服に加えて，追加投与が必要な薬剤はどれか。**2 つ選べ。**

a　スタチン　　　　　　b　抗凝固薬　　　　　c　経口強心薬
d　抗血小板薬　　　　　e　尿酸降下薬

□□□ 113C

次の文を読み，63〜65 の問いに答えよ．

62 歳の男性．血便を主訴に来院した．

現病歴：本日夕食後に多量の暗赤色の便が出現し，ふらつきを自覚したため救急外来を受診した．特に腹痛や下痢を自覚していない．

既往歴：30 年前から高血圧症と糖尿病で内服治療中．10 年前から心房細動に対してワルファリンを処方されている．最近，処方薬の増量や変更はない．

生活歴：妻と 2 人暮らし．喫煙は 50 歳まで 20 本/日を 20 年間．飲酒はビール 350 mL/日．

家族歴：父親が脳梗塞．母親が大腸癌．

現　症：意識は清明．身長 169 cm，体重 70 kg．体温 36.7℃．脈拍 88/分，不整．血圧 114/78 mmHg．呼吸数 18/分．SpO_2 96%（room air）．眼瞼結膜は貧血様だが，眼球結膜に黄染を認めない．心音と呼吸音とに異常を認めない．腹部は平坦，軟で，肝・脾を触知しない．腸雑音はやや亢進している．直腸指診で暗赤色の便の付着を認める．四肢に軽度の冷汗を認める．

検査所見：血液所見：赤血球 299 万，Hb 9.7 g/dL，Ht 32%，白血球 12,000，血小板 21 万．血液生化学所見：総蛋白 6.5 g/dL，アルブミン 3.6 g/dL，総ビリルビン 0.9 mg/dL，AST 28 U/L，ALT 22 U/L，LD 277 U/L（基準 176〜353），γ-GTP 41 U/L（基準 8〜50），アミラーゼ 80 U/L（基準 37〜160），尿素窒素 18 mg/dL，クレアチニン 1.1 mg/dL，尿酸 6.7 mg/dL，血糖 128 mg/dL，Na 140 mEq/L，K 4.5 mEq/L，Cl 100 mEq/L．CRP 1.9 mg/dL．腹部単純 CT（**別冊** No. **10A**）及び腹部造影 CT（**別冊** No. **10B，C**）を別に示す．

```
別　冊
No. 10  A 〜 C
```

63　まず測定すべきなのはどれか．

a　PaO_2　　　　　　b　PT-INR　　　　　　c　D ダイマー
d　血小板粘着能　　　e　心筋トロポニン T

64　最も考えられるのはどれか．

a　大腸憩室症　　　　b　虚血性腸炎　　　　c　潰瘍性大腸炎
d　非閉塞性腸管虚血症　e　腸管出血性大腸菌感染症

65　**その後の経過**：入院後，翌朝までに赤血球液-LR 6 単位の輸血を行ったが，Hb 値は 8.2 g/dL で血便が持続している．下部消化管内視鏡検査を行ったが多量の凝血塊のため止血術を実施できなかった．

この時点で考慮すべきなのはどれか．**2 つ選べ．**

a　腸管切除術　　　　b　動脈塞栓術　　　　c　血栓溶解療法
d　血漿交換療法　　　e　高圧酸素療法

□□□ 113C

66　卵膜の構成について母体側から胎児側の順で正しいのはどれか．

a　絨毛膜→羊膜→脱落膜　　　　　b　絨毛膜→脱落膜→羊膜
c　脱落膜→絨毛膜→羊膜　　　　　d　脱落膜→羊膜→絨毛膜
e　羊膜→絨毛膜→脱落膜　　　　　f　羊膜→脱落膜→絨毛膜

◎ **指示があるまで開かないこと。**

（平成 31 年 2 月 10 日　9 時 30 分～12 時 15 分）

注　意　事　項

1. 試験問題の数は 75 問で解答時間は正味 2 時間 45 分である。

2. 解答方法は次のとおりである。

(1)（例 1），（例 2）の問題では a から e までの 5 つの選択肢があるので，そのうち質問に適した選択肢を（例 1）では 1 つ，（例 2）では 2 つ選び答案用紙に記入すること。なお，（例 1）の質問には 2 つ以上解答した場合は誤りとする。（例 2）の質問には 1 つ又は 3 つ以上解答した場合は誤りとする。

（例 1）**101**　医業が行えるのはどれか。

    a　合格発表日以降

    b　合格証書受領日以降

    c　免許申請日以降

    d　臨床研修開始日以降

    e　医籍登録日以降

（例 2）**102**　医籍訂正の申請が必要なのはどれか。**2 つ選べ。**

    a　氏名変更時

    b　住所地変更時

    c　勤務先変更時

    d　診療所開設時

    e　本籍地都道府県変更時

（例 1）の正解は「e」であるから答案用紙の ⓔ をマークすればよい。

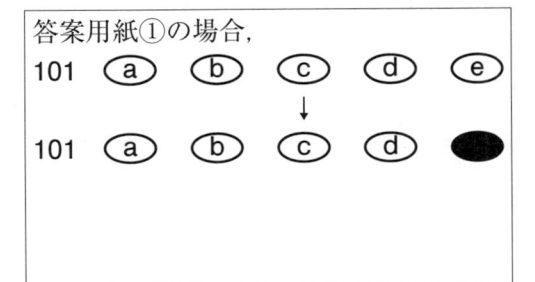

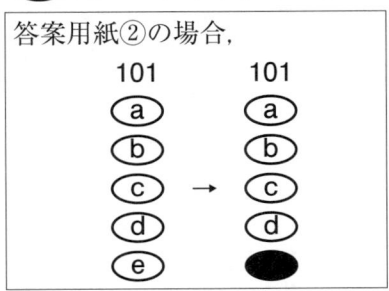

（例 2）の正解は「a」と「e」であるから答案用紙の ⓐ と ⓔ をマークすればよい。

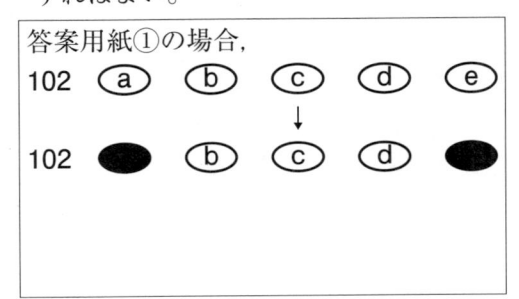

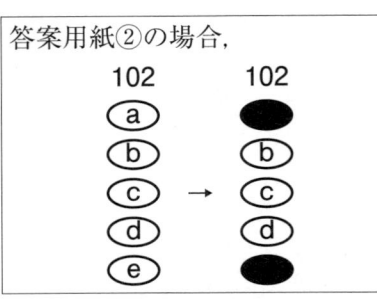

(2)（例3）では質問に適した選択肢を3つ選び答案用紙に記入すること。なお，
　（例3）の質問には2つ以下又は4つ以上解答した場合は誤りとする。

（例3）**103**　医師法に規定されているのはどれか。**3つ選べ。**

　　　　a　医師の行政処分
　　　　b　広告可能な診療科
　　　　c　不正受験者の措置
　　　　d　保健指導を行う義務
　　　　e　へき地で勤務する義務

　（例3）の正解は「a」と「c」と「d」であるから答案用紙の **ⓐ** と
　　ⓒ と **ⓓ** をマークすればよい。

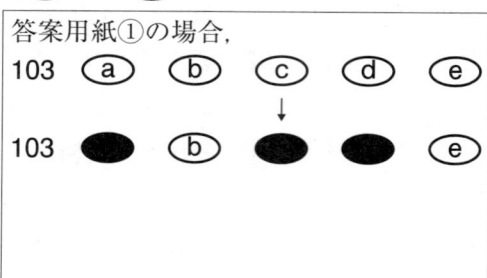

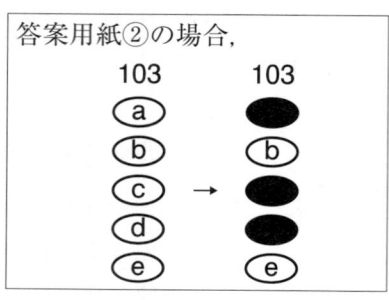

D　医学各論　　75問／2時間45分

□□□　113D

1　単純型熱性けいれんの特徴はどれか。

　　a　片側性のけいれんを呈する。

　　b　けいれんは20分以上持続する。

　　c　1〜3歳で発症することが多い。

　　d　24時間以内にけいれんを繰り返す。

　　e　けいれんの後に24時間以上意識障害が持続する。

□□□　113D

2　電気けいれん療法について正しいのはどれか。

　　a　65歳以上は適応にならない。

　　b　重症うつ病は適応疾患である。

　　c　副作用として筋強剛がみられる。

　　d　脳神経外科医の立ち会いが要件である。

　　e　患者やその保護者の同意なしに実施できる。

□□□　113D

3　真皮メラノサイトが増生しているのはどれか。

　　a　太田母斑　　　　　　b　表皮母斑　　　　　　c　扁平母斑

　　d　色素性蕁麻疹　　　　e　café au lait 斑

□□□　113D

4　視力表（**別冊** No. 1）を別に示す。

　　視力検査において乱視の軸の決定に必要な部分はどれか。

　　a　①　　　　　　b　②　　　　　　c　③　　　　　　d　④　　　　　　e　⑤

別　冊
No. 1

□□□ 113D

5 慢性化膿性中耳炎の手術を目的に来院した患者の右耳の鼓膜写真（**別冊** No. 2）を別に示す。
視認されないのはどれか。

a ツチ骨　　　　　　b アブミ骨　　　　　　c 鼓膜穿孔
d 耳管開口部　　　　e 鼓膜石灰化

```
┌──────────────────┐
│      別　冊      │
│      No. 2       │
└──────────────────┘
```

□□□ 113D

6 成人で喘息の増悪をきたす可能性が最も高い薬剤はどれか。

a 利尿薬
b β遮断薬
c ヒスタミンH_1受容体拮抗薬
d 塩基性非ステロイド性抗炎症薬
e アンジオテンシンⅡ受容体拮抗薬

□□□ 113D

7 運動器に対する慢性的な過負荷が発症に**関連しない**のはどれか。

a 腰椎分離症　　　　b 職業性腰痛　　　　c 離断性骨軟骨炎
d 大腿骨頭壊死症　　e Osgood-Schlatter病

□□□ 113D

8 高齢者の高血圧症の**特徴でない**のはどれか。

a 食後血圧低下　　　b 起立性低血圧　　　c 拡張期高血圧
d 血圧動揺性増大　　e 主要臓器血流予備能低下

□□□ 113D

9 急性大動脈解離の合併症として出現し得る徴候に**含まれない**のはどれか。

a 視野障害　　　　　　　　b Barré徴候陽性
c 後脛骨動脈の触知不良　　d 心音のⅠ音とⅡ音の減弱
e 心尖部を最強点とする全収縮期雑音

□□□　113D

10　成人肝移植の**適応でない**のはどれか。

- a　Wilson 病
- b　多発性肝嚢胞
- c　原発性硬化性胆管炎
- d　C 型肝炎ウイルス性肝硬変
- e　断酒不能なアルコール性肝硬変

□□□　113D

11　多発性硬化症との鑑別上，視神経脊髄炎を疑うべき所見はどれか。

- a　視力の低下
- b　血清の抗核抗体陽性
- c　脳脊髄液の細胞数増多
- d　末梢神経伝導速度の低下
- e　頭部 MRI の側脳室周囲病変

□□□　113D

12　新生児期に光線療法の対象となる黄疸を生じるのはどれか。

- a　新生児肝炎
- b　胆道閉鎖症
- c　先天性胆道拡張症
- d　ABO 血液型不適合
- e　Dubin-Johnson 症候群

□□□　113D

13　胆嚢結石に対する腹腔鏡下胆嚢摘出術の適応禁忌となる併存疾患はどれか。

- a　胃　癌
- b　胆嚢癌
- c　胆管結石
- d　急性胆嚢炎
- e　胆嚢腺筋腫症

□□□　113D

14　小球性低色素性貧血を呈する疾患はどれか。**2 つ選べ**。

- a　サラセミア
- b　溶血性貧血
- c　鉄欠乏性貧血
- d　葉酸欠乏性貧血
- e　骨髄異形成症候群

□□□　113D

15　右肺尖に発生した肺癌の患者に，右側のみ眼瞼下垂を認める。
　　他にみられる可能性の高い徴候はどれか。**2 つ選べ**。

- a　嗄　声
- b　右縮瞳
- c　顔面浮腫
- d　右眼球突出
- e　右半顔発汗低下

□□□ 113D

16 20歳の男性。通学している大学でインフルエンザが流行しており，本日午前7時30分ころから悪寒，発熱および関節痛が出現した。朝食をとったが，悪心および下痢はないという。大学に登学してよいか迷い，午前9時の開院と同時に来院した。意識は清明。体温40.1℃。脈拍120/分，整。血圧124/62 mmHg。呼吸数16/分。SpO_2 98%（room air）。心音と呼吸音とに異常を認めない。皮膚のツルゴールは正常。

説明として適切なのはどれか。

a 「点滴をしましょう」
b 「入院して治療しましょう」
c 「自宅で安静にしていてください」
d 「胸部エックス線写真をとりましょう」
e 「ペニシリン系抗菌薬を内服しましょう」

□□□ 113D

17 14歳の女子。発熱を主訴に祖母に連れられて来院した。4日前から発熱を認め，2日前から両側眼瞼の腫脹と両側頸部に腫瘤を触れるのに気が付いた。本日も解熱しないため受診した。体温38.9℃。脈拍92/分，整。呼吸数20/分。SpO_2 98%（room air）。四肢，体幹に発疹を認めない。両側眼瞼の腫脹を認める。眼瞼結膜に貧血を認めない。眼球結膜に黄染や充血を認めない。口蓋扁桃は発赤し白苔を認める。両側頸部に径2 cmのリンパ節を数個ずつ触知する。心音と呼吸音とに異常を認めない。腹部は平坦，軟で，右肋骨弓下に肝を2 cm，左肋骨弓下に脾を3 cm触知する。

診断に有用な血液検査項目はどれか。

a CK　　　　　　　　b アルブミン　　　　　c アミラーゼ
d クレアチニン　　　　e 末梢血白血球分画

□□□ 113D

18 73歳の女性。ハチに顔面を刺され，意識がもうろうとなっているところを家族に発見され，救急車で搬入された。過去に一度ハチに刺されたことがある。JCS Ⅱ-10。体温36.2℃。心拍数84/分，整。血圧80/50 mmHg。呼吸数20/分。SpO_2 99%（マスク4 L/分 酸素投与下）。全身に膨疹を認める。両側胸部でwheezes を聴取する。

直ちに行う治療はどれか。

a β_2 刺激薬の吸入　　　　　　b アドレナリンの筋注
c 硫酸アトロピンの筋注　　　　　d ノルアドレナリンの静注
e 副腎皮質ステロイドの静注

□□□ 113D

19 65歳の男性。胸部エックス線写真で右中肺野に異常陰影を指摘されて受診した。5年前から間質性肺炎を指摘されている。1年前に急性増悪で入院し，その後，外来で副腎皮質ステロイドの内服治療を受けていたが，ここ1年は症状が安定していたため，自己判断で内服を中断し受診していなかった。喫煙は20本/日を40年間。5年前から禁煙していたが，6か月前から喫煙を再開していた。胸部単純CTで右肺上葉に腫瘤影を認め，経気管支肺生検で肺扁平上皮癌と診断された。全身検索の結果，右肺門部リンパ節転移を認めたが，それ以外には転移を認めなかった。体温36.6℃。脈拍76/分，整。血圧132/76 mmHg。呼吸数12/分。SpO_2 95%（room air）。両側胸部でfine cracklesを聴取する。呼吸機能検査：VC 3.5 L，FEV_1 2.2 L。心電図，心エコー検査で異常を認めない。胸部エックス線写真（**別冊** No.**3A**）及び胸部単純CT（**別冊** No.**3B**）を別に示す。患者に手術の選択肢もあることを説明したところ手術を希望した。

この患者の周術期について**適切でない**のはどれか。

a 術後早期離床を行う。
b 術前に禁煙指導を行う。
c 術前から酸素療法を行う。
d 術後間質性肺炎急性増悪のリスクがある。
e 術後在宅酸素療法が必要になるリスクがある。

> 別　冊
> No. 3 A, B

□□□ 113D

20 68歳の男性。手背の結節を主訴に来院した。3週間前に右手背の3 mm大の皮疹に気付いた。皮疹が最近2週間で急速に増大してきたため受診した。右手背に径12 mmの褐色調の腫瘤を認め，中央に角栓を伴う。波動はなく弾性硬に触知する。腫瘤の部分生検では，中央が陥凹して角質が充満し，有棘細胞の腫瘍性増殖を認めた。腫瘤は生検1か月後にピーク時の25%以下に縮小した。右手背の写真（**別冊** No.**4A**）及び生検組織のH-E染色標本（**別冊** No.**4B**）を別に示す。

最も考えられるのはどれか。

a 粉瘤
b 基底細胞癌
c 有棘細胞癌
d グロムス腫瘍
e ケラトアカントーマ

> 別　冊
> No. 4 A, B

□□□ 113D

21 45歳の男性。膵腫瘍の精査のため来院した。15年前から2型糖尿病で自宅近くの診療所で内服治療を受けている。3か月前から急激に血糖コントロールが悪化したため腹部超音波検査を受けたところ，膵腫瘍が認められ紹介受診となった。eGFR 48 mL/分/1.73 m^2。

腹部造影CTを計画する際に検査前後数日間の休薬を検討すべき薬剤はどれか。

a DPP-4阻害薬
b SGLT2阻害薬
c ビグアナイド薬
d スルホニル尿素薬
e α-グルコシダーゼ阻害薬

□□□ 113D

22 78歳の女性。繰り返す奇妙な動作を心配した夫に付き添われて来院した。4年前から物忘れが目立つようになり，徐々に買い物や炊事に支障をきたすようになった。2年前にAlzheimer型認知症と診断され，ドネペジルの処方を受けていた。2か月前から，食事中や会話中に突然それまでの動作が止まり，口唇を尖らせた後に1分間くらい口をもぐもぐするようになった。この間，家族が声をかけても返答はなく，視線は宙を見据えている。奇妙な動作中の意識があるかどうかを確認するため詳しく問診しても，認知症のため確かな返答は得られない。意識は清明。体温36.2℃。脈拍56/分，整。血圧126/80mmHg。神経診察では局所神経徴候を示す異常所見を認めない。頭部MRIで海馬の萎縮を認めるが，1年前と比較して新たな病変はみられない。

最も考えられるのはどれか。

a 解離性障害 b 悪性症候群 c カタレプシー
d 複雑部分発作 e 薬剤性せん妄

□□□ 113D

23 32歳の女性。腹痛と悪心を主訴に来院した。毎年，健診は受診しているが，これまで異常を指摘されたことはない。5日前から37℃台の発熱と咽頭痛があったが，軽い感冒と考えてそのままにしていた。昨日夜から上腹部痛と悪心を自覚し，今朝になり受診した。意識は清明。身長158cm，体重46kg。脈拍96/分，整。血圧102/58mmHg。腹部に圧痛は認めない。尿所見：蛋白（－），糖3+，ケトン体3+。血液所見：赤血球510万，Hb 15.0g/dL，Ht 45%，白血球11,500，血小板27万。血液生化学所見：クレアチニン1.2mg/dL，アミラーゼ270U/L（基準37～160），空腹時血糖328mg/dL，HbA1c 6.2%（基準4.6～6.2），トリグリセリド388mg/dL，LDLコレステロール58mg/dL，HDLコレステロール28mg/dL，血清総ケトン体1,885μmol/L（基準130以下）。CRP 2.0mg/dL。動脈血ガス分析：pH 6.99，$PaCO_2$ 22.1Torr，PaO_2 83.5Torr，HCO_3^- 5.2mEq/L。腹部単純CTで異常を認めない。生理食塩液の輸液を開始した。

次に行うべきなのはどれか。

a 輸液のみで経過をみる。 b スルホニル尿素薬を投与する。
c フィブラート系薬を投与する。 d 持効型インスリンを皮下注射する。
e 速効型インスリンを持続静注する。

□□□ 113D

24 16歳の男子。相撲をしていて右眼を打撲し受診した。入院の上，治療を行い，右眼の視力が0.4（矯正不能）から0.3（1.2×－2.0D）となった。治療前後の眼底写真（広角撮影像）（**別冊** No. 5）を別に示す。

行われた治療はどれか。

a 抗VEGF薬硝子体注射 b レーザー光凝固術
c 光線力学的療法 d 強膜内陥術
e 硝子体手術

別冊
No. 5

☐☐☐　113D

25　62 歳の女性。呼吸困難を主訴に救急車で搬入された。数日前から風邪気味で，昨日から動くと息苦しいと訴えていた。今朝息苦しさが強くなったため家族が救急車を要請した。意識は清明。体温 38.5℃。心拍数 120/分，整。血圧 86/46 mmHg。呼吸数 28/分。SpO$_2$ 88%（リザーバー付マスク 10 L/分 酸素投与下）。心雑音はないが，心音は奔馬調律である。全胸部に coarse crackles を聴取する。胸部エックス線写真で右下肺野を優位とする両肺野浸潤影を認めた。気管挿管後 ICU に入室し人工呼吸を開始した。血液所見：赤血球 345 万，Hb 11.4 g/dL，Ht 34%，白血球 12,800，血小板 23 万。血液生化学所見：総蛋白 5.9 g/dL，アルブミン 2.8 g/dL，総ビリルビン 0.9 mg/dL，AST 283 U/L，ALT 190 U/L，LD 392 U/L（基準 176〜353），尿素窒素 13 mg/dL，クレアチニン 0.3 mg/dL，CK 439 U/L（基準 30〜140），脳性ナトリウム利尿ペプチド〈BNP〉1,728 pg/mL（基準 18.4 以下）。CRP 2.0 mg/dL。12 誘導心電図で前胸部誘導に陰性 T 波を認める。心エコー検査で左室はびまん性に壁運動が低下し，左室駆出率は 30%。血行動態を把握するため肺動脈カテーテルを挿入した。

この患者の測定値と考えられるのはどれか。

	心係数 （L/min/m^2）	平均右房圧 （mmHg）	平均肺動脈圧 （mmHg）	肺動脈楔入圧 （mmHg）
a	6.0	10	15	10
b	4.0	10	15	10
c	4.0	5	10	5
d	2.0	5	10	5
e	2.0	15	25	20

☐☐☐　113D

26　13 歳の女子。徐々に悪化する左前腕痛と左手指のしびれを主訴に来院した。2 日前に高さ 1.5 m の飛び箱から落下した際に，床に左手をついて受傷し，同日，救急車で搬入された。左前腕骨開放骨折と診断され，緊急で骨折に対する観血的整復内固定術を受けた。手術翌日に退院したが，深夜になり前腕の疼痛が悪化し，手指のしびれが出現したため，午後 11 時に救急外来を受診した。既往歴，生活歴および家族歴に特記すべきことはない。救急外来受診時の患肢の外観写真（**別冊** No. **6A**）及びエックス線写真（**別冊** No. **6B**，**C**）を別に示す。

この患者に対する治療が翌朝以降に遅れることで生じるのはどれか。

a　手袋状感覚脱失　　　b　Volkmann 拘縮　　　c　異所性骨化
d　偽関節　　　　　　　e　骨壊死

```
別　冊
No. 6  A 〜 C
```

□□□ 113D

27 30歳の女性。頭痛，乳汁漏出および月経異常を主訴に来院した。半年前から月経不順となった。最近，乳白色の乳汁の分泌に気付き，頭痛や目の奥の痛みを頻繁に自覚するようになった。身長153 cm，体重43 kg。体温36.5℃。脈拍72/分，整。血圧110/60 mmHg。初診時の血清プロラクチン320 ng/mL（基準15以下）。

診断に**有用でない**のはどれか。

a 脳脊髄液検査 b 下垂体造影MRI
c TSH，FT_4の測定 d 薬物服用歴の確認
e 血清プロラクチン値の再測定

□□□ 113D

28 72歳の女性。2か月前から便に血液が付着し，便秘傾向になったため来院した。腹部は平坦，軟で，腫瘤を触知しない。下部消化管内視鏡像（**別冊 No. 7A**）及びCTコロノグラム（**別冊 No. 7B**）を別に示す。胸腹部造影CTで他臓器やリンパ節への転移を認めない。

術式として適切なのはどれか。

a S状結腸切除術 b 横行結腸切除術 c 右半結腸切除術
d 大腸全摘術 e 直腸切断術

```
別　冊
No. 7 A，B
```

□□□ 113D

29 22歳の男性。黄疸を主訴に来院した。家族に黄疸を指摘されたため受診した。自覚症状はない。血液所見：赤血球452万，Hb 14.3 g/dL，白血球5,400，血小板18万。血液生化学所見：総ビリルビン3.8 mg/dL，直接ビリルビン0.3 mg/dL，AST 18 U/L，ALT 19 U/L，LD 210 U/L（基準176〜353），ALP 220 U/L（基準115〜359），γ-GTP 19 U/L（基準8〜50），HBs抗原陰性，HCV抗体陰性。低カロリー食試験で血清ビリルビン値は2倍以上に上昇した。

対応として適切なのはどれか。

a 肝生検
b 経過観察
c 直接Coombs試験
d 母子健康手帳記載の確認
e 内視鏡的逆行性胆管膵管造影検査〈ERCP〉

□□□　113D

30 66 歳の女性。左耳閉感を主訴に来院した。2 週間前から左耳閉感を自覚するようになったため受診した。耳痛やめまいはない。鼻腔内および口腔内に異常を認めない。左上頸部に硬い腫瘤を複数触知する。左耳の鼓膜写真（**別冊** No. **8**）を別に示す。

　　病変の有無を確認すべき部位はどれか。

　　a　耳下腺　　　　b　上咽頭　　　　c　中咽頭　　　　d　下咽頭　　　　e　喉　頭

```
┌─────────────────────┐
│                     │
│      別　冊          │
│      No. 8          │
│                     │
└─────────────────────┘
```

□□□　113D

31 50 歳の女性。発熱と呼吸困難を主訴に受診した。半年前に血痰を認め，胸部エックス線で左下肺野に空洞を形成する肺アスペルギルス症と診断された。抗真菌薬で加療されていたが，血痰が軽快しないために，2 週間前に左肺下葉切除術が施行され，1 週間前に退院した。昨日から発熱，呼吸困難を自覚したため，救急外来を受診した。20 歳時に肺結核の治療歴がある。体温 38.7℃。脈拍 120/分，整。血圧 102/60 mmHg。呼吸数 24/分。SpO_2 94 ％（room air）。胸部エックス線写真（半年前：**別冊** No. **9A**，今回：**別冊** No. **9B**）を別に示す。

　　行うべき処置はどれか。

　　a　心囊穿刺　　　　　　　　　　b　陽圧呼吸管理
　　c　胸腔鏡下手術　　　　　　　　d　胸腔ドレナージ
　　e　副腎皮質ステロイド投与

```
┌─────────────────────┐
│                     │
│      別　冊          │
│      No. 9 A，B      │
│                     │
└─────────────────────┘
```

□□□ 113D

32 65 歳の女性。2 年前から物の名前や言葉が思い浮かばず，ろれつも回りづらくなり，会話がたどたどしくなってきた。1 年前から徐々に右手の動きがぎこちなくなり，ボタン掛けや箸使いが困難になってきた。最近，右手が勝手に動き，自分の意志では制御できなくなってきたため受診した。意識は清明。身長 153 cm，体重 43 kg。体温 36.1℃。脈拍 72/分，整。血圧 118/68 mmHg。改訂長谷川式簡易知能評価スケール 19 点（30 点満点），Mini-Mental State Examination〈MMSE〉22 点（30 点満点）。発語は努力性で非流暢であり，発音も明瞭ではないが，言語理解は保たれている。右上肢には衣服をまさぐるような動きが断続的にみられ，制止を指示すると自らの左手で右手を抑制する。右上肢には高度の筋強剛がみられるが，左上下肢の筋緊張は正常である。筋萎縮や振戦は認めない。四肢の腱反射は正常で，Babinski 徴候を認めない。歩行では右下肢の振り出しに遅れがみられる。頭部 MRI の T1 強調冠状断像（**別冊** No. **10**）を別に示す。

　最も考えられるのはどれか。

a　Parkinson 病
b　前頭側頭型認知症
c　Alzheimer 型認知症
d　特発性正常圧水頭症
e　大脳皮質基底核変性症

> **別　冊**
> No. 10

□□□ 113D

33 6 歳の男児。落ち着きのなさを心配した父親に連れられて来院した。在胎 38 週，出生体重 3,422 g で仮死なく出生した。乳幼児期の発達には明らかな遅れを指摘されたことはない。現在幼稚園の年長組であるが，集団での移動中に興味があるものに気を取られて飛び出してしまうことが時々ある。順番待ちが苦手で，順番を守れずに同じクラスの子どもとけんかになることがある。また，先生の話をじっと聞いていることができず，勝手に部屋を出ていくこともある。怒られると感情を爆発させ，手を出してしまうこともある。しかし，落ち着いているときは会話も上手にでき，自分の名前をひらがなで書くことができる。人懐っこく，集団での遊びが好きである。神経診察を含む身体所見に明らかな異常を認めない。

　父親への説明として適切なのはどれか。

a　「危険を防ぐため行動を制限しましょう」
b　「家庭でもっと厳しくしつけをしましょう」
c　「まず症状を抑えるお薬を内服しましょう」
d　「特に問題はないので通院の必要はありません」
e　「完璧を求めすぎず自信を失わせないよう配慮しましょう」

□□□ 113D

34 63 歳の男性。繰り返す数秒間の意識消失を主訴に救急車で搬入された。昨夕，テレビを見ている時，胸部の違和感が出現し，その直後に目の前が真っ暗になり 5 秒程度意識を失った。今朝から 30 分に 1 回くらいの間隔で，同様の数秒間の失神発作を繰り返したため，家族が救急車を要請した。意識消失に一致して心電図モニターに異常波形（**別冊** No. **11A**）を認め，このとき脈拍を触知しなかった。既往歴は 10 年前から高血圧症とうつ病で，サイアザイド系降圧利尿薬，カルシウム拮抗薬および三環系抗うつ薬を内服している。家族歴に特記すべきことはない。非発作中の意識は清明。脈拍 60/分，整。血圧 136/78 mmHg。呼吸数 16/分。SpO_2 98%（room air）。心音と呼吸音とに異常を認めない。腹部は平坦，軟で，肝・脾を触知しない。血液所見：赤血球458 万，Hb 12.9 g/dL，Ht 45%，白血球 7,600，血小板 16 万。血液生化学所見：総蛋白 7.2 g/dL，アルブミン 3.7 g/dL，AST 32 U/L，ALT 26 U/L，LD 240 U/L（基準 176〜353），CK 112 U/L（基準 30〜140），尿素窒素 16 mg/dL，クレアチニン 0.9 mg/dL，血糖 98 mg/dL，Na 140 mEq/L，K 1.9 mEq/L，Cl 99 mEq/L，Ca 11.2 mg/dL。CRP 0.1 mg/dL。非発作時の 12 誘導心電図（**別冊** No. **11B**）を別に示す。心エコー検査で軽度の左室壁肥厚を認めるが壁運動は正常範囲内である。

この時点の対応として**適切でない**のはどれか。

a カリウムの補正
b ループ利尿薬の投与
c 三環系抗うつ薬の中止
d マグネシウム製剤の投与
e 心電図モニター監視の継続

別 冊

No. 11 **A，B**

□□□ 113D

35 68 歳の女性。体重減少と全身倦怠感を主訴に来院した。4 年前から，農作業のあとに顔や手足などの日焼けが周囲の人より目立つことに気付いていた。昨年から食欲が低下し，体重減少と全身倦怠感を自覚し，改善しないため受診した。50 歳以降，健診にて胸膜肥厚と肺野の石灰化病変を指摘されている。身長 164 cm，体重49 kg。体温 35.7℃。脈拍 64/分，整。血圧 98/54 mmHg。顔面と四肢，関節伸側，口腔内に色素沈着を認める。血液所見：赤血球 350 万，Hb 10.8 g/dL，Ht 32%，白血球 4,200。血液生化学所見：尿素窒素 17 mg/dL，クレアチニン 0.7 mg/dL，血糖 70 mg/dL，Na 127 mEq/L，K 5.3 mEq/L，Cl 94 mEq/L。結核菌特異的全血インターフェロンγ遊離測定法〈IGRA〉陽性。

この患者で予想される所見はどれか。

a 好酸球減少
b 副腎の石灰化
c 血中 ACTH 低値
d 血漿レニン活性低下
e 尿中遊離コルチゾール高値

□□□ 113D

36 55 歳の女性。右膝関節痛を主訴に来院した。5 年前関節リウマチを発症し，最近は抗 IL-6 受容体抗体の投与により，関節リウマチのコントロールは良好であった。数日前から右膝関節痛が生じたため受診した。体温 37.0℃。右膝に発赤，腫脹および熱感を認めるが，他の関節には腫脹，圧痛を認めない。血液所見：赤血球 380 万，Hb 10.1 g/dL，Ht 31％，白血球 9,800（桿状核球 16％，分葉核好中球 70％，単球 4％，リンパ球 10％），血小板 23 万。CRP 1.2 mg/dL。

初期対応として適切なのはどれか。

a　関節穿刺　　　　　　　b　抗菌薬の投与　　　　　　c　抗核抗体の測定
d　関節 MRI の撮影　　　　e　ステロイドパルス療法

□□□ 113D

37 14 歳の男子。陰嚢の疼痛を主訴に来院した。午前 0 時に右陰嚢の疼痛が出現した。陰嚢の疼痛は増悪し，悪心と嘔吐がみられるようになったため，午前 5 時に受診した。体温 37.1℃。脈拍 92/分，整。血圧 120/58 mmHg。腹部は平坦，軟で，肝・脾を触知しない。右陰嚢が発赤，腫脹し，触知すると激痛を訴える。尿所見：蛋白（－），糖（－），潜血（－），沈渣に赤血球を認めず，白血球 1～4/HPF。血液所見：赤血球 462 万，Hb 13.6 g/dL，Ht 39％，白血球 7,100，血小板 20 万。血液生化学所見：総蛋白 6.8 g/dL，アルブミン 4.0 g/dL，AST 27 U/L，ALT 14 U/L，尿素窒素 9 mg/dL，クレアチニン 0.7 mg/dL。CRP 0.3 mg/dL。陰嚢部の超音波像（**別冊** No. **12**）を別に示す。

行うべき治療はどれか。

a　陰嚢部の冷却　　　　　b　緊急手術　　　　　　　　c　抗菌薬の投与
d　動脈塞栓術　　　　　　e　尿道カテーテル留置

> **別　冊**
> No. 12

□□□ 113D

38 67 歳の男性。嚥下困難と体重減少を主訴に来院した。1 か月前から嚥下困難を自覚していた。自宅近くの医療機関で行った上部消化管内視鏡検査で異常を指摘されたため受診した。体重は 1 か月で 3 kg 減少している。既往歴に特記すべきことはない。喫煙は 20 本/日を 40 年間。飲酒は焼酎 2 合/日を 42 年間。身長 171 cm，体重 67 kg。脈拍 68/分，整。血圧 124/62 mmHg。血液所見：赤血球 318 万，Hb 10.5 g/dL，Ht 31％，白血球 8,300，血小板 16 万。上部消化管造影像（**別冊** No. **13A**）及び上部消化管内視鏡像（**別冊** No. **13B**）を別に示す。

治療方針を決定するために**有用でない**のはどれか。

a　FDG-PET　　　　　　　b　胸部造影 CT　　　　　　c　食道内圧検査
d　腹部超音波検査　　　　　e　超音波内視鏡検査

> **別　冊**
> No. 13　A，B

□□□ 113D

39 65 歳の男性。前立腺癌（T2N0M0）の診断で，ロボット支援腹腔鏡下前立腺全摘除術を受ける予定である。PSA は 8.4 ng/mL（基準 4.0 以下）。

　退院後の生活についての説明で**誤っている**のはどれか。

a 「運動はできます」　　　　　　b 「射精はできます」
c 「入浴はできます」　　　　　　d 「尿失禁が起こります」
e 「食事制限はありません」

□□□ 113D

40 78 歳の女性。発熱と頸部痛を主訴に来院した。4 週間前に 39.0℃ の発熱，右足関節部に腫脹，疼痛が出現した。数日で右足関節部の症状は改善し，解熱した。5 日前から再び発熱し，頸部痛が出現したため受診した。体温 38.4℃。脈拍 104/分，整。血圧 134/74 mmHg。呼吸数 18/分。SpO_2 97％（room air）。頸部は疼痛による可動域制限がある。四肢関節に腫脹，圧痛を認めない。心音と呼吸音とに異常を認めない。腹部は平坦，軟で，肝・脾を触知しない。圧痛を認めない。尿所見に異常を認めない。赤沈 110 mm/1 時間。血液所見：赤血球 385 万，Hb 10.8 g/dL，Ht 40％，白血球 9,800（好中球 82％，単球 6％，リンパ球 12％），血小板 52 万。血液生化学所見：総蛋白 6.3 g/dL，アルブミン 3.0 g/dL，総ビリルビン 0.8 mg/dL，AST 12 U/L，ALT 14 U/L，LD 264 U/L（基準 176〜353），尿素窒素 19 mg/dL，クレアチニン 0.5 mg/dL。CRP 18 mg/dL。脳脊髄液検査に異常を認めない。頸部 CT の矢状断像および水平断像（**別冊** No.**14**）を別に示す。

　最も考えられるのはどれか。

a Behçet 病　　　　b 結核性脊椎炎　　　　c 関節リウマチ
d 後縦靱帯骨化症　　e 結晶誘発性関節炎

```
別　冊
No. 14
```

□□□ 113D

41 52 歳の男性。咽頭痛と呼吸困難を主訴に深夜の救急外来を受診した。4 時間前から強い嚥下痛のため食事が摂れなくなった。2 時間前から呼吸困難を自覚するようになった。体温 38.5℃。脈拍 96/分，整。血圧 150/90 mmHg。呼吸数 30/分。SpO_2 92％（room air）。喉頭内視鏡像（**別冊** No.**15**）を別に示す。

　まず行うのはどれか。

a 気道確保　　　　　　b 経鼻胃管挿入　　　　c 自宅安静の指示
d 消炎鎮痛薬の投与　　e 内視鏡下切開排膿

```
別　冊
No. 15
```

□□□ 113D

42 56歳の男性。意識障害のため救急車で搬入された。午前7時30分に、頭痛、悪心および嘔吐が出現し、徐々に意識がもうろうとしてきたため、30分後に妻が救急車を要請した。40歳時に高血圧症を指摘されていたが、定期的な通院はしていなかった。喫煙は20歳から20本/日。飲酒はビール2L/日。意識状態はJCSI-3。体温37.9℃。心拍数96/分、整。血圧226/136mmHg。呼吸数22/分。SpO₂ 96%（鼻カニューラ3L/分 酸素投与下）。眼底にうっ血乳頭を認める。心音に異常を認めない。両側胸部にcoarse cracklesを聴取する。腹部は平坦、軟で、肝・脾を触知しない。血液所見：赤血球412万、Hb 13.9g/dL、白血球9,300、血小板21万。血液生化学所見：総蛋白6.3g/dL、アルブミン3.2g/dL、総ビリルビン0.9mg/dL、AST 25U/L、ALT 21U/L、LD 232U/L（基準176〜353）、クレアチニン1.3mg/dL、血糖94mg/dL、Na 139mEq/L、K 3.8mEq/L、Cl 103mEq/L。CRP 1.6mg/dL。頭部CTで軽度の浮腫が疑われたが脳出血を認めない。

降圧治療の方針で適切なのはどれか。

a 降圧を行わない。
b 硝酸薬の舌下投与を行う。
c 硝酸薬の経皮投与を行う。
d カルシウム拮抗薬の舌下投与を行う。
e カルシウム拮抗薬の経静脈投与を行う。

□□□ 113D

43 82歳の男性。頻回の嘔吐を主訴に救急車で搬入された。10年以上前から胆嚢結石症と診断されていたが無症状のため経過観察となっていた。昨日の昼食時に食物残渣が混じった嘔吐が2回あり、夕食は摂取しなかった。深夜になっても嘔吐を3回繰り返したため救急車を要請した。体温36.8℃。心拍数100/分、整。血圧100/58mmHg。呼吸数20/分。腹部は膨満し、心窩部から臍周囲に圧痛を認めるが、筋性防御を認めない。聴診で金属音を聴取する。血液所見：赤血球395万、Hb 12.4g/dL、Ht 37%、白血球12,600、血小板18万。血液生化学所見：総蛋白6.6g/dL、アルブミン3.3g/dL、総ビリルビン1.4mg/dL、AST 18U/L、ALT 8U/L、尿素窒素38mg/dL、クレアチニン1.8mg/dL。発症2年前の腹部単純CT（**別冊** No.**16A**）及び今回の腹部単純CT（**別冊** No.**16B**）を別に示す。

適切な治療はどれか。

a 下剤の投与
b イレウス解除術
c 腹腔鏡下胆嚢摘出術
d 経皮的胆嚢ドレナージ
e 内視鏡的胆管ドレナージ

```
別 冊
No. 16 A, B
```

□□□　113D
44　47 歳の女性。1 か月前からの不正性器出血と腰痛を主訴に来院した。月経周期は 32 日型。内診で子宮頸部から右側骨盤壁に連続する硬結を触知する。血液所見：赤血球 385 万，Hb 11.0 g/dL，Ht 33％，白血球 9,500，血小板 45 万。血液生化学所見：総蛋白 6.8 g/dL，アルブミン 3.5 g/dL，AST 30 U/L，ALT 22 U/L，尿素窒素 28 mg/dL，クレアチニン 0.7 mg/dL。腟鏡診で子宮腟部に径 4 cm のカリフラワー状で易出血性の腫瘤を認めた。生検で扁平上皮癌と診断された。遠隔転移を認めない。

適切な治療はどれか。

a　手　術　　　　　　　b　放射線療法　　　　　c　抗癌化学療法
d　分子標的薬投与　　　e　化学放射線療法

□□□　113D
45　11 か月の乳児。誤飲のため救急車で搬入された。17 時 30 分にパッケージから出したばかりのリチウム電池を飲み込んだという。直ちに父親が救急車を要請した。搬入時には児の機嫌は良く，顔色は良好である。努力呼吸を認めず，呼吸音に異常を認めない。18 時 30 分に撮影した胸腹部エックス線写真（**別冊** No. **17**）を別に示す。緊急で内視鏡的摘出術を行うこととした。

緊急で内視鏡的摘出を行う主な理由はどれか。

a　不整脈の防止　　　　　b　呼吸障害の回避　　　c　食道穿孔の回避
d　胃食道逆流の防止　　　e　経口摂取の早期再開

```
別　冊
No. 17
```

□□□　113D
46　63 歳の男性。下腿の浮腫を主訴に来院した。12 年前に糖尿病と診断され，自宅近くの診療所で経口糖尿病薬を処方されている。2 年前から尿蛋白を指摘されている。1 か月前から夕方になると顔面および両下腿に浮腫が出現するのが気になり受診した。身長 170 cm，体重 78 kg。脈拍 68/分，整。血圧 168/92 mmHg。顔面と両側脛骨前面に軽度の圧痕性浮腫を認める。尿所見：蛋白 3+，糖（－），潜血（－）。血液所見：赤血球 425 万，Hb 13.0 g/dL，Ht 39％，白血球 6,700，血小板 24 万。血液生化学所見：アルブミン 3.8 g/dL，尿素窒素 28 mg/dL，クレアチニン 1.6 mg/dL，eGFR 40 mL/分/1.73 m²，血糖 114 mg/dL，HbA1c 6.8％（基準 4.6 ～6.2）。24 時間蓄尿検査：尿量 1,600 mL/日，蛋白 2.4 g/日，クレアチニン 1.24 g/日，Na 5.6 g/日，Cl 8.9 g/日。

この患者で正しいのはどれか。

a　食塩摂取量は適正である。
b　G5 期の慢性腎臓病である。
c　ネフローゼ症候群を呈している。
d　副腎皮質ステロイドが有効である。
e　今後の進行性腎機能低下が予想される。

□□□ 113D

47 24 歳の女性。月経 1 日目の下腹部痛を主訴に来院した。5 年前から月経時に腹痛がある。痛みの程度と持続日数は月経ごとに異なっている。本日朝から月経が始まり，通勤中の電車内でこれまでになく下腹部痛が強くなったので途中下車して来院した。月経周期は 28 日型，整。下痢や嘔吐は認めない。意識は清明。身長 160 cm，体重 52 kg。体温 36.6℃。脈拍 72/分，整。血圧 118/72 mmHg。呼吸数 20/分。腹部は平坦，軟で，肝・脾を触知しない。内診で子宮に腫大を認めない。Douglas 窩に硬結を触知しない。血液所見：赤血球 362 万，Hb 11.2 g/dL，Ht 37%，白血球 5,600，血小板 21 万。CRP 0.1 mg/dL。妊娠反応陰性。超音波検査で卵巣に異常を認めず，Douglas 窩に液体貯留を認めない。

最も考えられるのはどれか。

a 卵管炎   b 黄体出血   c 子宮内膜症
d 卵巣腫瘍茎捻転   e 機能性月経困難症

□□□ 113D

48 43 歳の男性。健診で白血球増多を指摘され来院した。自覚症状は特にない。体温 36.5℃。脈拍 84/分，整。血圧 136/76 mmHg。表在リンパ節を触知しない。左肋骨弓下に脾を 3 cm 触知する。血液所見：赤血球 430 万，Hb 12.8 g/dL，Ht 42%，白血球 35,000（骨髄芽球 2%，前骨髄球 2%，骨髄球 5%，後骨髄球 7%，桿状核好中球 4%，分葉核好中球 60%，好酸球 8%，好塩基球 7%，リンパ球 5%），血小板 35 万。血清ビタミン B_{12} 8,600 pg/mL（基準 250〜950）。骨髄血塗抹 May-Giemsa 染色標本（**別冊** No. **18A**），骨髄細胞染色体分析（**別冊** No. **18B**）及び末梢血好中球 bcr/abl 遺伝子の FISH 解析（**別冊** No. **18C**）を別に示す。

治療薬はどれか。

a 亜ヒ酸   b イマチニブ
c ゲフィチニブ   d ボルテゾミブ
e 全トランス型レチノイン酸

別　冊
No. 18　A 〜 C

□□□ 113D

49 2歳の男児。1歳5か月ころから時々高熱をきたし，尿路感染症の診断で治療を受けていた。昨日夜から 38 ℃ 台の発熱があり，軽快しないため来院した。尿所見：蛋白 1+，糖（−），潜血 1+，沈渣に赤血球 1〜4/HPF，白血球 50〜99/HPF。血液所見：赤血球 488 万，Hb 12.4 g/dL，Ht 37%，白血球 14,800，血小板 30 万。血液生化学所見：総蛋白 6.9 g/dL，AST 29 U/L，ALT 18 U/L，尿素窒素 9 mg/dL，クレアチニン 0.5 mg/dL。CRP 8.6 mg/dL。尿沈渣の Gram 染色で Gram 陰性桿菌を認めた。急性腎盂腎炎と診断し，抗菌薬で治療を行った。解熱後の排尿時膀胱尿道造影像（**別冊** No. **19**）を別に示す。

適切な治療法はどれか。

a 腎盂形成術
b 尿管カテーテル留置術
c 尿道切開術
d 膀胱拡大術
e 膀胱尿管逆流防止術

```
別　冊
No. 19
```

□□□ 113D

50 72歳の男性。6か月前からの頻尿を主訴に来院した。1日に何度もトイレに行きたくなることがあるが，咳やくしゃみをしたときに尿が漏れることはない。1か月前から排尿時の違和感を感じるようになり，軽快しないため受診した。既往歴と家族歴とに特記すべきことはない。腹部は平坦，軟で，肝・脾を触知しない。尿所見：蛋白（−），糖（−），潜血 1+，沈渣は赤血球 5〜9/HPF，白血球 5〜9/HPF。血液所見：赤血球 442 万，Hb 14.0 g/dL，Ht 40%，白血球 7,400，血小板 24 万。血液生化学所見：総蛋白 6.9 g/dL，アルブミン 4.3 g/dL，総ビリルビン 1.2 mg/dL，AST 21 U/L，ALT 15 U/L，尿素窒素 22 mg/dL，クレアチニン 1.0 mg/dL，尿酸 8.6 mg/dL，血糖 94 mg/dL，総コレステロール 192 mg/dL，Na 142 mEq/L，K 4.6 mEq/L，Cl 106 mEq/L。腹部超音波検査で水腎症を認めない。腹部エックス線写真（**別冊** No. **20A**）及び腹部単純 CT（**別冊** No. **20B**）を別に示す。砕石術を行ったところ，赤レンガ色の結石を排出した。

再発予防に有効な薬剤はどれか。

a アロプリノール
b サイアザイド系利尿薬
c チオプロニン
d ビタミン D 製剤
e ベンズブロマロン

```
別　冊
No. 20 A, B
```

□□□ 113D

51 47歳の男性。胸部絞扼感を主訴に来院した。高血圧症，脂質異常症で自宅近くの診療所に通院中であった。本日午前7時に下顎に放散する胸部絞扼感を突然自覚し，症状が軽減しないため15分後にタクシーで来院した。意識は清明。脈拍80/分，整。血圧156/80 mmHg。呼吸数18/分。SpO_2 98%（room air）。心音と呼吸音とに異常を認めない。血液所見：赤血球501万，Hb 15.1 g/dL，白血球12,000，血小板22万。血液生化学所見：AST 40 U/L，ALT 28 U/L，LD 178 U/L（基準176〜353），CK 100 U/L（基準30〜140），尿素窒素11 mg/dL，クレアチニン0.9 mg/dL，総コレステロール212 mg/dL，トリグリセリド168 mg/dL，HDLコレステロール42 mg/dL，Na 142 mEq/L，K 4.7 mEq/L，Cl 102 mEq/L。CRP 1.2 mg/dL。胸部エックス線写真に異常を認めない。心電図（**別冊** No. 21）を別に示す。来院後，静脈路を確保し，ニトログリセリンを舌下投与した。

次に行うべき対応として適切なのはどれか。

a　心臓 MRI
b　電気ショック
c　Holter 心電図
d　冠動脈造影検査
e　安静時心筋シンチグラフィ

別　冊
No. 21

□□□ 113D

52 72歳の女性。消化管出血で緊急入院し，精査の結果，直腸癌と診断された。手術の方針とし，術前放射線療法とともにリハビリテーションを行うこととした。既往歴は10年前から高血圧症で，降圧薬を内服している。意識は清明。身長152 cm，体重41 kg。体温36.7℃。脈拍88/分，整。血圧118/78 mmHg。呼吸数20/分。SpO_2 97%（room air）。腹部は平坦，軟で，肝・脾を触知しない。眼振を認めない。閉眼で睫毛徴候を認めない。鼻唇溝は対称だが流涎を認め，ろれつが回らない。舌の萎縮を認めない。四肢に筋力低下を認めない。つぎ足歩行は可能で，片脚での立位保持時間は10秒。血液所見：赤血球341万，Hb 10.7 g/dL，白血球3,700，血小板17万。血液生化学所見：アルブミン3.0 g/dL，総ビリルビン0.4 mg/dL，AST 14 U/L，ALT 6 U/L，ALP 174 U/L（基準115〜359），γ-GTP 23 U/L（基準8〜50），CK 92 U/L（基準30〜140），尿素窒素18 mg/dL，クレアチニン0.6 mg/dL，Na 143 mEq/L，K 4.2 mEq/L，Cl 108 mEq/L。CEA 6.3 ng/mL（基準5以下），CA19-9 73 U/mL（基準37以下）。CRP 0.7 mg/dL。頭部 MRI の T2 強調像（**別冊** No. **22**）を別に示す。

周術期のリハビリテーション計画の立案に際し必要な検査はどれか。

a　脳　波
b　嚥下機能検査
c　重心動揺検査
d　針筋電図検査
e　顔面神経伝導検査

別　冊
No. 22

□□□ 113D
53 72歳の男性。右肺腺癌に対して右下葉切除術および縦隔リンパ節郭清術を行った。手術時間2時間40分。出血量80 mL。手術中のバイタルサインに異常を認めなかった。術前の全身状態は良好で、心機能に異常を認めなかった。入院前は20本/日を50年間喫煙していた。呼吸機能検査はVC 3.51 L、%VC 102%、FEV_1 2.20 L、FEV_1% 65%であった。帰室直後の体温37.2℃。脈拍64/分、整。血圧128/68 mmHg。呼吸数14/分。SpO_2 98%（リザーバー付マスク8 L/分 酸素投与下）。血液所見：赤血球383万、Hb 11.2 g/dL、白血球6,800、血小板19万。血液生化学所見：総蛋白6.2 g/dL、アルブミン3.0 g/dL。胸腔ドレーンのウォーターシールから呼気のたびに気泡が見られる。排液は少量である。

　術後の指示として正しいのはどれか。

a　赤血球液-LR輸血　　　　　　b　胸腔ドレーンの抜去
c　アルブミン製剤の投与　　　　d　副腎皮質ステロイドの投与
e　呼吸リハビリテーションの処方

□□□ 113D
54 57歳の男性。発熱と倦怠感を主訴に来院した。1か月前に右頸部腫瘤に気付いた。2週間前から38℃台の発熱と倦怠感をきたし、軽快しないため受診した。右頸部に径1.5 cmのリンパ節を3個触知する。腹部は平坦、軟で、肝・脾を触知しない。既往歴と家族歴に特記すべきことはない。意識は清明。身長170 cm、体重68 kg。体温37.4℃。脈拍100/分、整。血圧132/90 mmHg。呼吸数24/分。SpO_2 98%（room air）。血液所見：赤血球210万、Hb 7.4 g/dL、Ht 23%、白血球16,000（異常細胞60%）、血小板5万。骨髄血塗抹May-Giemsa染色標本（**別冊 No. 23**）を別に示す。骨髄細胞の染色体分析では正常男性核型であった。異常細胞のペルオキシダーゼ反応は陰性。表面マーカー解析ではCD19陽性、CD20陰性、CD33陰性、TdT〈terminal deoxynucleotidyl transferase〉陽性であった。

　診断はどれか。

a　急性骨髄性白血病　　　　　　b　急性リンパ性白血病
c　慢性骨髄性白血病　　　　　　d　慢性リンパ性白血病
e　成人T細胞白血病

```
別　冊
No. 23
```

□□□ 113D
55 24歳の男性。球脊髄性筋萎縮症と診断され、遺伝カウンセリングを受けている。16歳の妹への疾患遺伝の影響が心配だという。

　適切な対応はどれか。

a　「妹さんが成人するまで言わないでおきましょう」
b　「妹さんに症状が出た段階で遺伝子検査をしましょう」
c　「妹さんの遺伝子検査を行いますのでお連れください」
d　「女性は発症しないので遺伝子検査の必要はありません」
e　「まずは妹さんにこの病気のことを知ってもらいましょう」

□□□ 113D

56 52歳の女性。左手の小指と環指のしびれを主訴に来院した。3か月前から左手の小指と環指にしびれが続いていたが，2週間前から仕事でキーボードが打ちづらくなったため受診した。2年前から糖尿病に対し経口糖尿病薬で治療中であり血糖コントロールは良好である。身長158cm，体重57kg。左手掌の尺側と環指，小指に感覚鈍麻があり，左上肢の尺側手根屈筋，環指と小指の深指屈筋，第一背側骨間筋，小指外転筋の筋力は徒手筋力テストで2。左第一背側骨間筋に筋萎縮を認める。末梢神経伝導検査（**別冊** No.**24**）を別に示す。

　最も考えられるのはどれか。

a　頸肩腕症候群　　　　　　　b　頸椎神経根症
c　肘部管症候群　　　　　　　d　胸郭出口症候群
e　糖尿病性ニューロパチー

```
┌─────────────────┐
│      別　冊      │
│     No. 24      │
└─────────────────┘
```

□□□ 113D

57 61歳の男性。発熱と皮疹を主訴に来院した。一昨日から発熱があり，昨日から体幹に紅斑が出現した。本日になり紅斑が四肢にも広がってきたため来院した。発熱は持続し，頭痛を伴っている。紅斑に痒みは伴っていない。腹痛や下痢を認めない。1週間前に山に入り，伐採作業をした。同様の症状を訴える家族はいない。意識は清明。身長162cm，体重62kg。体温38.8℃。脈拍96/分，整。血圧146/88mmHg。呼吸数20/分。SpO_2 97%（room air）。体幹，四肢に径2〜3cmの紅斑が散在する。右鼠径部に，周囲に発赤を伴った直径5mmの痂皮を認める。眼瞼結膜と眼球結膜とに異常を認めない。咽頭の発赤や扁桃の腫大を認めない。心音と呼吸音とに異常を認めない。腹部は平坦，軟で，肝・脾を触知しない。神経診察に異常を認めない。関節の腫脹を認めない。尿所見：蛋白（−），糖（−），潜血（−）。血液所見：赤血球488万，Hb 14.1g/dL，Ht 42%，白血球4,300（桿状核好中球12%，分葉核好中球55%，好酸球1%，好塩基球1%，単球15%，リンパ球16%），血小板9万。血液生化学所見：総蛋白7.5g/dL，アルブミン3.9g/dL，総ビリルビン0.9mg/dL，AST 76U/L，ALT 46U/L，LD 356U/L（基準176〜353），γ-GTP 45U/L（基準8〜50），CK 46U/L（基準30〜140），尿素窒素22mg/dL，クレアチニン0.9mg/dL，血糖96mg/dL，Na 134mEq/L，K 4.4mEq/L，Cl 98mEq/L。CRP 7.4mg/dL。

　適切な治療薬はどれか。

a　ペニシリン　　　　　b　アシクロビル　　　　c　アミノグリコシド
d　アムホテリシンB　　e　テトラサイクリン

□□□ 113D

58 50 歳の女性。右乳房のしこりを主訴に来院した。2 年前から右乳房の 2 cm 大の腫瘤に気付いていたが，あまり変化がないため医療機関を受診していなかった。4 か月前から増大し痛みを伴ってきたため心配になり受診した。右乳房腫瘤は長径 17 cm で，弾性軟，胸壁への固定を認めない。皮膚には発赤や腫瘤の浸潤を認めない。腋窩リンパ節を触知しない。胸部 CT（**別冊** No. 25）を別に示す。

最も可能性が高いのはどれか。

a 乳腺炎 b 乳腺症 c 乳腺線維腺腫

d 乳腺葉状腫瘍 e 乳管内乳頭腫

```
別　冊
No. 25
```

□□□ 113D

59 48 歳の女性。右眼で見ると電柱が曲がって見えることと視力低下を自覚したため来院した。視力右 0.05（0.6×－2.0 D），左 0.1（1.2×－2.75 D）。右眼底写真（**別冊** No. 26）を別に示す。

診断に有用な検査はどれか。

a 色覚検査 b 静的視野検査

c 蛍光眼底造影検査 d 網膜電図検査〈ERG〉

e 光干渉断層計〈OCT〉

```
別　冊
No. 26
```

□□□ 113D

60 55 歳の男性。腰背部痛を主訴に来院した。30 歳ころから腰背部痛をしばしば自覚していた。3 か月前から腰背部痛が増悪し，両側肘関節および膝関節痛も出現したため受診した。眼瞼結膜と眼球結膜とに異常を認めない。心音と呼吸音とに異常を認めない。腹部は平坦，軟で，肝・脾を触知せず，圧痛を認めない。両側肘関節，両側膝関節，両側臀部および両側アキレス腱付着部に圧痛を認める。血液所見：赤血球 446 万，Hb 13.8 g/dL，Ht 42%，白血球 6,200，血小板 16 万。血液生化学所見：尿素窒素 12 mg/dL，クレアチニン 0.7 mg/dL。免疫血清学所見：CRP 0.3 mg/dL，抗核抗体陰性，リウマトイド因子〈RF〉陰性，抗 CCP 抗体陰性。骨盤部エックス線写真（**別冊** No. 27）を別に示す。

この患者の腰背部痛の特徴はどれか。

a 発熱を伴うことが多い。

b 下肢に異常感覚を伴う。

c 腰背部痛は片側性である。

d 腰背部痛の発症時期が特定できる。

e 痛みは安静時に悪化し運動により改善する。

```
別　冊
No. 27
```

□□□ 113D

61 52歳の男性。発熱を主訴に来院した。3日前に発熱と咳嗽および膿性痰が出現し,改善しないため来院した。5年前から糖尿病で内服治療中である。食事は普通に摂取でき,飲水もできている。意識は清明。体温 39.1℃。脈拍 112/分,整。血圧 140/86 mmHg。呼吸数 18/分。SpO$_2$ 97%(room air)。左下胸部で coarse crackles を聴取する。血液所見:白血球 17,900(桿状核好中球 4%,分葉核好中球 84%,単球 2%,リンパ球 10%)。血液生化学所見:AST 62 U/L,ALT 54 U/L,尿素窒素 16 mg/dL,クレアチニン 0.8 mg/dL,血糖 150 mg/dL。CRP 10.6 mg/dL。喀痰 Gram 染色で Gram 陽性双球菌を認める。尿中肺炎球菌迅速抗原検査が陽性である。胸部エックス線写真(**別冊** No. 28)を別に示す。

患者への説明として適切なのはどれか。

a 「肺炎ですが重症ではないので外来で治療しましょう」
b 「炎症反応が高く重症化しやすいので入院して治療しましょう」
c 「肺炎球菌性肺炎は死亡率が高いので集中治療室に入室しましょう」
d 「肝機能障害があり,重症化しやすいので入院して治療しましょう」
e 「糖尿病を合併しており,重症化しやすいので入院して治療しましょう」

```
別 冊
No. 28
```

□□□ 113D

62 70歳の男性。下肢の皮疹を主訴に来院した。自宅近くの診療所で3か月前に受けた血液検査で異常はなかった。3日前に両下肢の点状の皮疹に気付き,増加したため受診した。50歳から高血圧症で内服治療中である。市販薬は内服していない。体温 36.4℃,脈拍 72/分,整。血圧 138/82 mmHg。腹部は平坦,軟で,肝・脾を触知しない。上肢の採血部位に紫斑を認める。両下肢に紫斑を多数認める。血液所見:赤血球 463万,Hb 13.2 g/dL,Ht 40%,白血球 6,400(分葉核好中球 55%,好酸球 1%,好塩基球 2%,単球 6%,リンパ球 36%),血小板 0.8万。血液生化学所見:総蛋白 7.0 g/dL,アルブミン 4.5 g/dL,AST 32 U/L,ALT 25 U/L,LD 186 U/L(基準 176〜353),尿素窒素 12 mg/dL,クレアチニン 0.6 mg/dL,血糖 86 mg/dL,Na 142 mEq/L,K 4.1 mEq/L,Cl 104 mEq/L。骨髄血塗抹 May-Giemsa 染色標本で巨核球を認める。造血細胞に形態異常は認めない。

治療方針の決定に有用な検査はどれか。

a 尿素呼気試験
b 血小板機能検査
c 骨髄染色体検査
d 薬剤リンパ球刺激試験
e 組織適合抗原〈HLA〉検査

□□□ 113D

63 30歳の女性。発熱，全身倦怠感と悪心を主訴に来院した。15歳時に全身性エリテマトーデス〈SLE〉とループス腎炎（WHO分類Ⅳ型）を発症し，数度の再燃を繰り返していた。3週間前の定期受診時には，症状，身体所見および検査上に異常を認めず，プレドニゾロン5mg/日，アザチオプリン100mg/日の内服継続を指示された。5日前に発熱，悪心および左腰背部痛が出現し，自宅近くの医療機関を受診した。尿所見：蛋白1+，潜血1+，白血球3+，細菌3+。血液所見：白血球12,000。CRP 8.8mg/dL。尿路感染症と診断され，レボフロキサシンを内服し，2日後に解熱した。しかし，昨日から全身痛と悪心が出現したため受診した。最終月経は10日前から5日間。意識は清明。体温37.6℃。脈拍92/分，整。血圧88/50mmHg。呼吸数24/分。SpO$_2$ 99%（room air）。皮膚粘膜疹を認めない。Jolt accentuationを認めない。心音と呼吸音とに異常を認めない。腹部は平坦，軟で肝・脾を触知しない。圧痛を認めない。関節腫脹や可動域制限を認めない。肋骨脊柱角の叩打痛を認めない。尿所見：蛋白（－），白血球1〜4/HPF，赤血球1〜4/HPF，細菌（－）。血液所見：白血球4,500。血液生化学検査：尿素窒素14mg/dL，クレアチニン0.6mg/dL，血糖77mg/dL，Na 124mEq/L，K 5.1mEq/L，Cl 92mEq/L，TSH 1.2μU/mL（基準0.5〜5.0），FT$_4$ 1.0ng/dL（基準0.9〜1.7）。CRP 3.1mg/dL。自宅近くの医療機関での血液培養の結果は2セット陰性であった。生理食塩液の輸液を開始した。

次に行うべき対応はどれか。

a　フロセミドの静注 　　　　　b　アザチオプリンの増量
c　甲状腺ホルモンの補充 　　　d　カルバペネム系抗菌薬投与
e　ヒドロコルチゾン静脈内投与

□□□ 113D

64 34歳の初妊婦（1妊0産）。妊娠32週0日。下腹部痛と性器出血を主訴に来院した。数日前から軽度の下腹部痛があり様子をみていたが，本日朝に少量の性器出血があったため受診した。妊娠30週5日に行われた前回の妊婦健康診査までは，特に異常を指摘されていなかった。来院時の腟鏡診で淡血性の帯下を少量認めた。内診で子宮口は閉鎖していた。腹部超音波検査では胎児は頭位で形態異常はなく，推定体重は1,850g，胎盤は子宮底部に付着し，羊水指数〈AFI〉は18.0cmであった。胎児心拍数陣痛図（**別冊 No. 29A**）及び経腟超音波像（**別冊 No. 29B**）を別に示す。

まず行うべき処置として適切なのはどれか。**2つ選べ。**

a　抗菌薬投与 　　　　　　　b　NSAIDs投与
c　β$_2$刺激薬投与 　　　　　d　子宮頸管縫縮術
e　副腎皮質ステロイド投与

別　冊
No. 29　A，B

□□□ 113D

65 52 歳の男性。眼瞼と頸部の腫脹を主訴に来院した。1 年前から両側眼瞼の腫脹に気付いていた。半年前から両側の顎下部の腫脹も自覚していた。最近，眼瞼の腫脹が増大傾向であり，また鼻閉も伴ったため受診した。体温 36.5℃。脈拍 64/分，整。血圧 110/76 mmHg。両側眼瞼および顎下部の腫脹を認める。心音と呼吸音とに異常を認めない。腹部は平坦，軟で，肝・脾を触知しない。圧痛を認めない。血液所見：赤血球 423 万，Hb 12.9 g/dL，Ht 37％，白血球 6,400，血小板 21 万。血液生化学所見：尿素窒素 13 mg/dL，クレアチニン 0.5 mg/dL，総蛋白 8.5 g/dL，アルブミン 3.9 g/dL，IgG 3,305 mg/dL（基準 960〜1,960），IgA 159 mg/dL（基準 110〜410），IgM 67 mg/dL（基準 65〜350），IgE 350 IU/mL（基準 250 以下），総ビリルビン 0.9 mg/dL，AST 22 U/L，ALT 16 U/L，γ-GTP 34 U/L（基準 8〜50），アミラーゼ 122 U/L（基準 37〜160）。免疫血清学所見：抗核抗体陰性，リウマトイド因子〈RF〉陰性。眼窩部単純 CT（**別冊** No. **30A**）及び腹部造影 CT（**別冊** No. **30B，C**）を別に示す。

　　診断に有用な検査はどれか。**2 つ選べ。**

　　a　肝生検　　　　　　　　　　b　涙腺生検
　　c　血清 IgG4 測定　　　　　　d　経静脈性胆道造影
　　e　血清 MPO-ANCA 測定

```
別　冊
No. 30　A〜C
```

□□□ 113D

66 20 歳の男性。歩行困難のため救急車で搬入された。路上で倒れているところを通行人が発見し救急車を要請した。意識レベルは JCS I-3。体温 36.2℃。心拍数 72/分，整。血圧 112/80 mmHg。呼吸数 16/分。SpO_2 94％（room air）。心音と呼吸音とに異常を認めない。四肢の筋力低下のため起き上がれない。血液生化学所見：総蛋白 7.8 g/dL，アルブミン 3.8 g/dL，尿素窒素 12 mg/dL，クレアチニン 1.1 mg/dL，Na 136 mEq/L，K 1.9 mEq/L，Cl 106 mEq/L，Ca 8.8 mg/dL，P 2.5 mg/dL。動脈血ガス分析（room air）：pH 7.24，$PaCO_2$ 38 Torr，PaO_2 88 Torr，HCO_3^- 16.0 mEq/L。遅れて来院した家族の話では以前からシンナー（有機溶剤トルエン含有）吸引の習慣があったという。

　　今後起こりうる可能性があるのはどれか。**2 つ選べ。**

　　a　下　痢　　　　　　b　胆管癌　　　　　　c　呼吸筋麻痺
　　d　腱反射亢進　　　　e　多源性心室頻拍

□□□ 113D

67 52歳の男性。脱力を主訴に来院した。3か月前から，帰宅時に駅の階段を途中で休まずには昇れなくなったため受診した。血液検査で抗アセチルコリン受容体抗体が陽性であった。胸部エックス線写真（**別冊** No. 31A）及び胸部造影CT（**別冊** No. 31B）を別に示す。

この患者で検索すべき合併症はどれか。**2つ選べ。**

a 赤芽球癆
b 気管支喘息
c 高尿酸血症
d 2型糖尿病
e 低ガンマグロブリン血症

```
┌─────────────────┐
│    別  冊        │
│  No. 31 A，B     │
└─────────────────┘
```

□□□ 113D

68 60歳の女性。1か月前から37℃台の微熱があり，1週間前に頸部のしこりに気付いた。2日前から背部，前胸部に紅斑が出現し，38℃台の発熱，倦怠感が強くなり，食事摂取もできなくなったため家族に連れられて来院した。家族歴は，母親が血液疾患のため60歳で死亡。末梢血塗抹May-Giemsa染色標本（**別冊** No. 32）を別に示す。

この患者が有していると考えられる疾患の原因ウイルスについて正しいのはどれか。**2つ選べ。**

a 抗ウイルス薬が有効である。
b 母乳感染によることが多い。
c 献血で発見されることがある。
d 妊娠中に感染すると児に聴力低下を高率に起こす。
e 妊娠中に感染が判明したら，出産後にガンマグロブリン注射を行う。

```
┌─────────────────┐
│    別  冊        │
│   No. 32         │
└─────────────────┘
```

□□□ 113D

69 62 歳の男性。腹部膨満感と褐色尿を主訴に来院した。1 か月前から腹部膨満感と時々，尿の色が濃くなることを自覚していた。飲酒は機会飲酒で，薬剤の服用はない。身長 169 cm，体重 62 kg。体温 36.1℃。脈拍 68/分，整。血圧 134/86 mmHg。呼吸数 14/分。眼瞼結膜と眼球結膜とに異常を認めない。心音と呼吸音とに異常を認めない。腹部は平坦，軟で，肝・脾を触知しない。尿所見：蛋白（－），糖（－），ウロビリノゲン（±），潜血（±）。血液所見：赤血球 428 万，Hb 14.5 g/dL，Ht 47%，白血球 9,300，血小板 20 万。血液生化学所見：アルブミン 4.0 g/dL，総ビリルビン 1.3 mg/dL，直接ビリルビン 0.9 mg/dL，AST 98 U/L，ALT 106 U/L，ALP 492 U/L（基準 115〜359），γ-GTP 92 U/L（基準 8〜50），アミラーゼ 58 U/L（基準 37〜160），クレアチニン 0.6 mg/dL。CRP 1.1 mg/dL。腹部超音波検査で異常を認めない。上部消化管内視鏡像（**別冊** No. **33**）を別に示す。

　まず行うべきなのはどれか。**2 つ選べ。**

　　a　生　検
　　b　利胆薬投与
　　c　内視鏡的乳頭切開術
　　d　経皮的胆道ドレナージ
　　e　磁気共鳴胆管膵管撮像〈MRCP〉

> **別　冊**
> No. **33**

□□□ 113D

70 78 歳の男性。背部痛，食欲不振と体重減少を主訴に来院した。3 か月前から時々食後の背部痛を自覚していた。最近になり食後頻回に背部痛を認め，痛みは鈍痛で時に持続して眠れないことがあった。食欲も徐々に減衰した。体重は 6 か月で 7 kg 減少し，起き上がれないこともあるため受診した。既往歴に特記すべきことはない。喫煙は 20 本/日を 40 年間。飲酒は日本酒 2 合/日を 40 年間。80 歳の妻と 2 人暮らし。家族歴に特記すべきことはない。身長 168 cm，体重 48 kg。脈拍 72/分，整。血圧 126/60 mmHg。呼吸数 14/分。眼瞼結膜に軽度の貧血を認める。眼球結膜に異常を認めない。上腹部正中に径 3 cm の辺縁不整の腫瘤を触知する。血液所見：赤血球 275 万，Hb 7.8 g/dL，Ht 24%，白血球 9,800，血小板 14 万。血液生化学所見：総蛋白 5.2 g/dL，アルブミン 1.9 g/dL，総ビリルビン 0.4 mg/dL，AST 34 U/L，ALT 40 U/L，γ-GTP 24 U/L（基準 8〜50），尿素窒素 9 mg/dL，クレアチニン 0.4 mg/dL，総コレステロール 110 mg/dL，トリグリセリド 48 mg/dL。CEA 16.4 ng/mL（基準 5 以下），CA19-9 580 U/mL（基準 37 以下）。CRP 2.0 mg/dL。胸部エックス線写真と胸部 CT で径 1 cm の腫瘤を右肺に 2 か所，左肺に 1 か所認める。腹部超音波検査および腹部 CT で膵体部に径 3 cm の腫瘤，肝両葉に径 1〜2 cm の多発する腫瘍陰影，胆囊に径 5〜8 mm の結石を数個認める。腹水の貯留を認める。

　現時点で適切な対応はどれか。**2 つ選べ。**

　　a　胃瘻造設
　　b　外科手術
　　c　栄養療法
　　d　鎮痛薬の投与
　　e　抗癌化学療法

□□□ 113D

71 21歳の女性。外陰部腫瘤を主訴に来院した。2か月前に外陰部の腫瘤に気付いた。腫瘤は表皮から隆起し少しずつ増大している。軽い瘙痒はあるが痛みはない。月経周期は28日型，整。子宮と卵巣に異常を認めない。外陰部の写真（**別冊** No. 34）を別に示す。

　患者への説明として正しいのはどれか。**2つ選べ。**

　a 「性交でうつります」
　b 「今後強い痛みがでてきます」
　c 「リンパ節を介して全身に広がります」
　d 「イミキモドというお薬を塗ってください」
　e 「ヒトパピローマウイルス〈HPV〉18型が原因です」

```
┌─────────────────────┐
│      別　冊         │
│     No. 34          │
└─────────────────────┘
```

□□□ 113D

72 50歳の男性。胸痛を主訴に来院した。4か月前から胸痛を自覚し，次第に増強するため受診した。18歳から現在まで造船業に従事している。胸水から悪性細胞が認められたが，組織型は不明である。胸部エックス線写真（**別冊** No. 35A），胸部造影CT（**別冊** No. 35B）及びPET/CT（**別冊** No. 35C）を別に示す。

　組織型を決定するために適切なのはどれか。**2つ選べ。**

　a 胸腔鏡下生検　　　　　　　b 縦隔鏡下生検
　c CTガイド下生検　　　　　　d 気管支内視鏡下生検
　e 上部消化管内視鏡下生検

```
┌─────────────────────┐
│      別　冊         │
│   No. 35  A ～ C     │
└─────────────────────┘
```

□□□ 113D

73 44歳の男性。過活動を心配した妻に連れられて受診した。3か月前から疲れがとれないと訴え，朝は起床が困難で，会社に遅刻するようになった。2週間前から，特にきっかけなく急に元気になった。「体調が最高なので，眠らなくても全く疲労を感じない」と言い，夜中に欧州支社の担当者と国際電話で話し続け，ほとんど眠らずに出勤するようになったため，妻に連れられ受診した。早口・多弁で，よく話すが話題が転々と変わりやすい。妻が家における患者の状態について話すと，些細なことで不機嫌になった。意識は清明であり，身体所見に異常を認めない。

　治療薬として適切なのはどれか。**2つ選べ。**

　a バルプロ酸　　　　　b ジアゼパム　　　　　c 炭酸リチウム
　d イミプラミン　　　　e パロキセチン

□□□ 113D

74 69歳の女性。右下肢痛のため救急車で搬入された。1か月前から38℃前後の発熱が続いていた。市販の感冒薬を内服したが解熱しなかった。本日，1時間前に突然，右下肢の疼痛と色調変化が出現したため，救急車を要請した。搬入時，意識は清明。体温 37.6℃。心拍数 96/分，整。血圧 152/70 mmHg。呼吸数 20/分。SpO₂ 98%（room air）。心音は心尖部にⅣ/Ⅵの全収縮期雑音を聴取する。呼吸音に異常を認めない。右大腿動脈は触知せず，右下腿の感覚は減弱している。右下腿は左側に比較し白色調を呈している。血液所見：赤血球437万，Hb 12.5 g/dL，Ht 37%，白血球 21,700，血小板7万，血漿フィブリノゲン 422 mg/dL（基準200～400），Dダイマー 4.2 μg/mL（基準 1.0 以下）。血液生化学所見：AST 16 U/L，ALT 22 U/L，CK 222 U/L（基準 30～140），LD 357 U/L（基準 176～353）。CRP 24 mg/dL。骨盤部造影 CT で右大腿動脈に閉塞を認めた。

原因を特定するために行うべき検査はどれか。**2つ選べ。**

a 血液培養 　　　　b 腰椎穿刺 　　　　c 腰椎 MRI
d 下肢静脈造影 　　e 心エコー検査

□□□ 113D

75 83歳の女性。全身倦怠感を主訴に来院した。高血圧症と骨粗鬆症で自宅近くの診療所に通院し，サイアザイド系利尿薬と経口活性型ビタミン D₃ 製剤を処方されていた。1か月前から腰痛が出現したため NSAIDs を処方され服用していたが，座位や歩行で疼痛が悪化するため，日中も臥床していることが多かった。2週間前から食欲がなく，食事は少量ずつ1日2食で，水分摂取も小さな湯呑茶碗でお茶を1日2～3杯飲む程度だった。3日前から全身倦怠感が出現し，次第に悪化したため受診した。4日前から排便がないが，排尿回数は日中5回，夜間2回で変化はなかった。意識は清明。身長 152 cm，体重 41 kg（1か月前 45 kg）。体温 36.2℃。脈拍 108/分，整。血圧 152/86 mmHg。尿所見：比重 1.008，蛋白（±），糖（－），潜血 1+，沈渣は赤血球 1～4/HPF，白血球 1～4/HPF，細菌（±）。血液所見：赤血球 450万，Hb 15.2 g/dL，Ht 45%，白血球 6,800，血小板 21万。血液生化学所見：総蛋白 7.2 g/dL，アルブミン 3.9 g/dL，AST 22 U/L，ALT 18 U/L，LD 250 U/L（基準 176～353），CK 152 U/L（基準 30～140），尿素窒素 52 mg/dL，クレアチニン 2.8 mg/dL，eGFR 13 mL/分/1.73 m²，Na 135 mEq/L，K 4.0 mEq/L，Cl 102 mEq/L。CRP 0.1 mg/dL。

腎機能障害の原因として考えられるのはどれか。**3つ選べ。**

a 脱 水 　　　　b NSAIDs 　　　　c 尿路感染症
d 横紋筋融解症 　　e 高カルシウム血症

113	E	◎ 指示があるまで開かないこと。

（平成31年2月10日　13時25分〜15時05分）

注　意　事　項

1. 試験問題の数は51問で解答時間は正味1時間40分である。

2. 解答方法は次のとおりである。

　　各問題にはaからeまでの5つの選択肢があるので，そのうち質問に適した選択肢を1つ選び答案用紙に記入すること。

　　（例）101　医業が行えるのはどれか。

　　　　　　a　合格発表日以降

　　　　　　b　合格証書受領日以降

　　　　　　c　免許申請日以降

　　　　　　d　臨床研修開始日以降

　　　　　　e　医籍登録日以降

　　正解は「e」であるから答案用紙の ⓔ をマークすればよい。

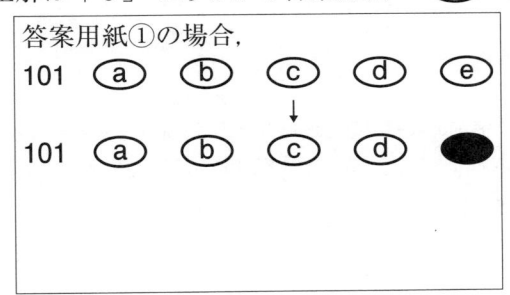

| E | 必修の基本的事項 | 51 問／1 時間 40 分 |

□□□ 113 E
1 医師の職業倫理に**反する**のはどれか。
a 他の医師の不適切な医療行為に対して忠告する。
b 患者からのセカンドオピニオンの求めに応じる。
c 認定を受けた専門医資格をホームページに掲載する。
d 自身の業務に関係のない患者の電子カルテを閲覧する。
e 判断能力のない患者の利益擁護者に病状や治療内容を説明する。

□□□ 113 E
2 社会保障制度について正しいのはどれか。
a 診療録の保存義務期間は終診時から 2 年間である。
b 国民健康保険組合の被保険者数は 6 千万人より多い。
c 国民医療費は 2005 年からの 10 年間で 3 倍に増加した。
d 介護保険第 1 号被保険者数は第 2 号被保険者数より多い。
e 結核患者の医療費の公費負担は感染症法に規定されている。

□□□ 113 E
3 医薬品の有効性・安全性評価のうち，製造販売前の最終段階で実施するのはどれか。
a 第 I 相試験　　　　b 第 II 相試験　　　　c 第 III 相試験
d 第 IV 相試験　　　　e 非臨床試験

□□□ 113 E
4 医療安全について正しいのはどれか。
a 医療従事者が過失なく行動すれば事故は起きない。
b ヒヤリハット事例の報告が少ない病院は事故が少ない。
c 複数の医療従事者が医療行為での確認を行うと事故が増加する。
d 事故を起こした医療従事者の責任追及が再発予防に必須である。
e 医療従事者間の良好なコミュニケーションは事故防止に有用である。

□□□ 113 E
5 妊娠による母体の生理的変化について正しいのはどれか。
a 血圧は上昇する。　　　　　　b 循環血液量は減少する。
c 機能的残気量は減少する。　　　d 末梢血の白血球数は減少する。
e インスリン感受性は亢進する。

□□□　113 E

6 眼の加齢による調節力の低下に関与するのはどれか。

a 角 膜　　　b 虹 彩　　　c 水晶体　　　d 硝子体　　　e 網 膜

□□□　113 E

7 コミュニケーションツールの一つである SBAR〈Situation, Background, Assessment, Recommendation〉に基づいて，研修医が指導医に担当患者の病状を報告している。

研修医:「担当の患者さんの状態について報告と相談をさせてください」

指導医:「どうぞ」

研修医:「78 歳の女性で，①昨日大腿骨頸部骨折に対する手術を行い，維持輸液を継続しています。②本日明け方から息苦しさを訴えています」

指導医:「患者さんの状態はどうですか」

研修医:「③ SpO_2 はルームエアーで 92％，両側で coarse crackles を聴取し，心不全発症の可能性を疑います。④まずは酸素投与を開始すべきと考えます」

指導医:「分かりました。⑤今から私と一緒に患者さんの病状を確認しましょう」

SBAR の「R」に相当するのは下線のうちどれか。

a ①　　　　b ②　　　　c ③　　　　d ④　　　　e ⑤

□□□　113 E

8 聴診所見と呼吸器疾患の組合せで**誤っている**のはどれか。

a stridor ——————— 肺サルコイドーシス

b wheezes ——————— 喘 息

c friction rub ——————— 結核性胸膜炎

d fine crackles ——————— 間質性肺炎

e coarse crackles ——————— 細菌性肺炎

□□□　113 E

9 双極性障害でみられる思考障害はどれか。

a 連合弛緩　　　　　　b 滅裂思考　　　　　　c 思考途絶

d 言語新作　　　　　　e 観念奔逸

□□□　113 E

10 妊娠中の薬物療法の原則について正しいのはどれか。

a 多剤併用はできる限り避ける。

b NSAIDs は妊娠後期であれば投与できる。

c 抗菌薬としてキノロン系が推奨されている。

d 妊娠判明時には服用中の薬剤を一旦中止させる。

e 妊娠 4 週未満は薬剤による催奇形性の可能性が高くなる。

□□□ 113 E

11 慢性疼痛患者への共感を示す言葉として，適切なのはどれか。

    a 「その痛みはつらいですね」

    b 「我慢できる痛みなら大丈夫です」

    c 「痛みを受け入れることが大事です」

    d 「自分はもっと強い痛みがありますよ」

    e 「これくらいの痛みはよくあることですよ」

□□□ 113 E

12 感染症が疑われている患者のバイタルサインを示す。

    意識レベル GCS 15。体温 39.2℃。脈拍 112/分，整。血圧 92/50 mmHg。呼吸数 26/分。

    quick SOFA〈Sequential Organ Failure Assessment〉スコアはどれか。

    a 0点   b 1点   c 2点   d 3点   e 4点

□□□ 113 E

13 Ⅱ音の奇異性分裂をきたすのはどれか。

    a 動脈管開存症   b 肺動脈弁狭窄症   c 心室中隔欠損症

    d 心房中隔欠損症   e 完全左脚ブロック

□□□ 113 E

14 高度な門脈圧亢進を伴う肝硬変患者で**認められない**のはどれか。

    a 下腿の浮腫

    b Rovsing 徴候

    c 腹壁静脈の怒張

    d Traube 三角の濁音

    e 濁音界の位置移動〈shifting dullness〉

□□□ 113 E

15 脊柱側弯症の検診で体幹を前屈させて観察するのはどれか。

    a 背筋力   b 肋骨隆起   c 呼吸障害

    d 脊椎の柔軟性   e 下肢への放散痛

□□□ 113 E

16 MRI でガドリニウム造影剤を使用する際に，最も注意すべき患者背景はどれか。

    a 脳卒中   b 心房細動

    c 間質性肺炎   d 頭蓋内圧亢進症

    e 人工透析中の慢性腎不全

□□□　113 E

17　血液培養で菌血症の診断の感度を**下げる**のはどれか。

   a　検体を冷蔵保存する。
   b　検体採取の回数を増やす。
   c　抗菌薬を投与する前に採取する。
   d　異なる部位から2セット採取する。
   e　好気性ボトルより先に嫌気性ボトルに分注する。

□□□　113 E

18　うっ血乳頭に随伴する初期症状はどれか。

   a　眼　痛　　　　　　　b　頭　痛　　　　　　　c　眼精疲労
   d　視力低下　　　　　　e　求心性視野狭窄

□□□　113 E

19　社交不安障害の患者の訴えとして特徴的なのはどれか。

   a　「怖いので飛行機には乗れない」
   b　「世間の人々から嫌われている」
   c　「明日にも何か大変なことが起こる」
   d　「人ごみや公共の場所に行くと不安になる」
   e　「人前では緊張して思うように話ができない」

□□□　113 E

20　微小変化型ネフローゼ症候群について正しいのはどれか。

   a　副腎皮質ステロイドが著効する。　　　b　再発することはまれである。
   c　尿蛋白の選択性は低い。　　　　　　　d　低補体血症を認める。
   e　緩徐に発症する。

□□□　113 E

21　輸血開始1時間後に，発熱，悪寒および呼吸困難が出現し，血圧が低下した。
   可能性が低いのはどれか。

   a　輸血関連急性肺障害　　　　　　　　　b　異型輸血による溶血
   c　エンドトキシンショック　　　　　　　d　アナフィラキシーショック
   e　輸血後移植片対宿主病〈GVHD〉

□□□ 113 E

22 頸部で血管雑音を有する成人患者で**考えにくい**のはどれか。

   a 頸動脈狭窄   b 甲状腺機能低下症

   c 高安動脈炎〈大動脈炎症候群〉   d 動静脈瘻

   e 貧 血

□□□ 113 E

23 急性呼吸不全をきたした成人患者に対して，バッグバルブマスク換気の後に気管挿管を行った。用手的に送気を行い，聴診による気管チューブの位置確認を行ったところ，心窩部が膨隆してきた。装着していた CO_2 検出器では CO_2 が検出されなかった。

   適切な対応はどれか。

   a 直ちに気管チューブを抜去する。

   b バルーンカフへ空気を追加注入する。

   c 気管チューブへの送気を 2 分間継続する。

   d 気管チューブを更に 3 cm 挿入して送気する。

   e 気管チューブ内にカテーテルを挿入して吸引する。

□□□ 113 E

24 冠動脈疾患リスクを低減する行動として**適切でない**のはどれか。

   a 禁 煙   b 減 塩

   c 野菜摂取の増加   d 長時間労働の回避

   e トランス脂肪酸摂取の増加

□□□ 113 E

25 長期間無月経をきたした女性で注意すべき続発症はどれか。

   a 色素沈着   b 骨粗鬆症   c 子宮内膜症

   d 末梢神経障害   e 月経前症候群

□□□ 113 E

26 身近な人との死別に伴う悲嘆反応について**誤っている**のはどれか。

   a 成人特有の反応である。

   b 大部分は時間と共に回復していく。

   c 提供されるケアをグリーフケアという。

   d 心理的影響だけでなく身体的影響も生じる。

   e 長期化した場合はうつ病との鑑別が必要となる。

□□□ 113 E

27 15 歳の男子。不登校を主訴に母親と来院した。高校受験を控えた中学 3 年生。この 2 か月，朝起きることができないため学校に行っていない。午前中は頭痛，腹痛などの症状を訴え，ベッドの中にいるが，夕方から夜になると元気になり，深夜遅くまでゲームや勉強をしている。学校から病気の可能性を確認するために医療機関を受診するように言われて受診した。母親は「本人が勉強嫌いで学校をさぼっている。ゲームばかりして夜更かしするので朝起きられない」と感情的に主張し，その隣で患者はうつむいて黙っている。

　まず行うべきこととして適切なのはどれか。

　a　患者に登校を促す。　　　　　　　　b　患者の話を傾聴する。

　c　患者に睡眠薬を処方する。　　　　　d　母親に抗不安薬を処方する。

　e　母親の対応を厳しく注意する。

□□□ 113 E

28 50 歳の男性。肺腺癌のため通院中である。1 年前に咳嗽が出現し，6 か月前に精査を行い，切除不能のⅢ期肺腺癌と診断された。放射線治療と抗癌化学療法による標準治療を行った。新たな転移は認めないが，腫瘍の大きさが増大している。治験参加施設として治験への参加を提案することになった。

　患者への説明として**適切でない**のはどれか。

　a　「ご家族と相談されても結構です」

　b　「途中で同意の撤回はできません」

　c　「参加されるか，されないかは自由です」

　d　「十分理解し，納得されてから参加してください」

　e　「参加されなくても不利益が生じることはありません」

□□□ 113 E

29 70 歳の男性。胸部異常陰影の精査のため入院した。かかりつけ医で撮られた胸部エックス線写真で，右肺に悪性腫瘍と考えられる腫瘤性病変を認めたため，精査目的で紹介されて入院した。2 年前から歩き方が小刻みになり，しばしば転倒するようになったという。意識は清明。脈拍 60/分，整。血圧 126/78 mmHg。心音と呼吸音とに異常を認めない。神経診察では，両側性に振戦および筋強剛，動作緩慢を認めるが，姿勢反射は保たれており Hoehn＆Yahr の分類はⅡ度である。改訂長谷川式簡易知能評価スケールは 26 点（30 点満点）である。

　入院時の転倒予防対策として適切なのはどれか。

　a　昼間に睡眠薬を用いる。

　b　ベッド上で身体拘束を行う。

　c　病室のドアに外から鍵をかける。

　d　ベッド周囲に離床センサーを設置する。

　e　家族が終日付き添うことを入院の条件とする。

□□□ 113 E

30 78 歳の女性。全身の皮疹を主訴に来院した。3 週間前から両側大腿に瘙痒を伴う皮疹が出現し，躯幹と四肢に拡大してきたため受診した。生検組織の蛍光抗体直接法所見にて表皮基底膜部に IgG と C3 の線状沈着を認めた。抗 BP180 抗体 421 U/mL（基準 9.0 未満）。大腿の写真（**別冊** No. 1）を別に示す。

認められないのはどれか。

   a 血疱   b 紅斑   c 水疱   d 囊腫   e びらん

> **別 冊**
> No. 1

□□□ 113 E

31 66 歳の男性。意識障害とけいれんのため救急車で搬入された。3 年前から頭部外傷後てんかんで抗けいれん薬の内服治療を受けていた。この 1 年間はけいれん発作がなかったため，2 週間前から服薬していなかったところ，外出先で突然，強直間代けいれんを起こし，居合わせた人が救急車を要請した。発症から 10 分後の救急隊接触時には間代けいれんがわずかにあったが，救急搬送中に消失した。搬入時，けいれんを認めないが，意識レベルは JCS I -3。体温 36.9℃。心拍数 92/分，整。血圧 140/90 mmHg。呼吸数 16/分。SpO₂ 99％（マスク 6 L/分 酸素投与下）。処置室でバイタルサインを測定し，静脈路を確保し生理食塩液の輸液を開始した直後に，強直間代けいれんが再発した。

直ちに投与すべきなのはどれか。

   a モルヒネ   b ジアゼパム
   c ペンタゾシン   d 重炭酸ナトリウム
   e グルコン酸カルシウム

□□□ 113 E

32 大型バスを含む多重衝突交通事故により多数傷病者が発生した。救急隊に同行した医師が，救出された傷病者の現場救護所への搬送優先順位を決定することになった。現場にはすでに 30 名ほどの傷病者がおり，救出作業が続いている。救護所での医療資源は十分揃っていないという情報である。

次の傷病者のうち，救護所への搬送を最も優先すべきなのはどれか。

   a 歩行できず，呼吸数 36/分である。
   b 歩行できるが，頭部から出血している。
   c 歩行できるが，強い腹痛を訴えている。
   d 歩行できるが，肘関節部に開放骨折を認め創が汚染している。
   e 開放性脳損傷があり，用手気道確保を行ったが呼吸を認めない。

□□□ 113 E
33 38歳の初妊婦（1妊0産）。妊娠34週に心窩部痛および悪心を主訴に来院した。既往歴に特記すべきことはなく，これまでの妊婦健康診査で異常は指摘されていなかった。胎動は自覚しており，性器出血は認められない。体温36.5℃。脈拍100/分，整。血圧140/90 mmHg。心窩部に圧痛を認める。子宮は軟で圧痛を認めない。下腿に浮腫を認める。

優先度の**低い**検査はどれか。

a 血液検査　　　　　　　　b 血液生化学検査
c 腹部超音波検査　　　　　d 上部消化管内視鏡検査
e ノンストレステスト〈NST〉

□□□ 113 E
34 35歳の男性。路上に倒れているところを通行人に発見され，救急車で搬入された。意識レベルはJCS Ⅱ-30。体温36.0℃。心拍数104/分，整。血圧156/88 mmHg。呼吸数16/分。SpO₂99％（マスク5L/分 酸素投与下）。対光反射は正常。皮膚は湿潤しており，体表に明らかな外傷を認めない。

まず行うべき検査はどれか。

a 血糖測定　　　　　　　　b 頭部単純CT
c 動脈血ガス分析　　　　　d 胸部エックス線撮影
e 尿の薬物スクリーニング

□□□ 113 E
35 62歳の女性。めまいを主訴に来院した。今朝，起床時に突然ぐるぐる回るめまいを自覚した。しばらく横になっていると約2分でめまいは落ち着いた。難聴や耳鳴の自覚はなかった。午後，洗濯物を干そうとして上を向いたところ，再び同様のめまいが出現した。軽度の悪心を伴ったが，安静により約1分で症状は消失した。既往歴と家族歴とに特記すべきことはない。来院時，意識は清明。バイタルサインに異常を認めない。神経診察に異常を認めない。血液所見に異常を認めない。

病変部位はどれか。

a 蝸牛　　　　　b 半規管　　　　　c 内耳道
d 内リンパ嚢　　e 前庭皮質野

□□□ 113 E

36 69歳の男性。排尿困難を主訴に来院した。2年前から尿線が細いことに気付いていたが年齢のためと考えていた。3か月前から排尿困難を伴うようになったため受診した。直腸指診で前立腺は腫大し，表面平滑，弾性硬で硬結を認めない。尿所見および血液生化学所見に異常を認めない。PSA 1.8 ng/mL（基準 4.0 以下）。腹部超音波検査で前立腺肥大（40 mL）を認めた。残尿量は 100 mL であった。

適切な治療薬はどれか。

a α_1 遮断薬
b アンジオテンシン変換酵素〈ACE〉阻害薬
c カルシウム拮抗薬
d 抗コリン薬
e β_3 刺激薬

□□□ 113 E

37 4歳の男児。繰り返す嘔吐を心配した母親に連れられて来院した。1か月前から時々起床後に突然の嘔吐がみられていた。1週間前から毎日起床後に嘔吐がみられるようになり，今朝から呼びかけに対する反応がやや鈍くなったため受診した。下痢や体重の減少は認めない。嘔吐の回数が増えるにつれ，転びやすくなったとのことである。意識レベルは JCS I -1。体温 36.7℃。心拍数 100/分，整。血圧 80/50 mmHg。呼吸数 36/分。SpO$_2$ 98％（room air）。毛細血管再充満時間 2秒未満。心音と呼吸音とに異常を認めない。腹部は平坦，軟で，肝・脾を触知しない。腸雑音に異常を認めない。腱反射に異常を認めない。坐位で体幹動揺を認める。指鼻試験は拙劣で，眼振と変換運動障害を認める。眼底鏡による観察で両側うっ血乳頭を認める。

次に行う検査として適切なのはどれか。

a 脳 波
b 腰椎穿刺
c 血液培養
d 頭部単純 CT
e 腹部単純エックス線

□□□ 113 E

38 16歳の女子。健診で尿潜血陽性を指摘され来院した。来院時尿所見：黄褐色で軽度混濁，比重 1.020，pH 8.0，蛋白（±），糖（－），潜血（±），沈渣は赤血球 1 未満/HPF，白血球 5〜9/HPF，扁平上皮細胞 5〜9/HPF，硝子円柱 1〜4/WF〈全視野〉。

尿所見の評価について正しいのはどれか。

a 膿尿はない。
b 血尿はない。
c 希釈尿である。
d 酸性尿である。
e 病的円柱がある。

□□□ 113 E

39 66歳の男性。5年前から前立腺癌で治療中である。半年前に腰椎と右肋骨に転移が確認され，最近，腰痛を自覚するようになった。疼痛以外の自覚症状はない。

疼痛緩和のために，まず投与すべきなのはどれか。

a コデイン
b モルヒネ
c フェンタニル
d オキシコドン
e アセトアミノフェン

□□□ 113 E

40 45歳の男性。3か月前から倦怠感と息切れを自覚するようになった。頸部にしこりを触れることに気が付き，心配になって受診した。既往歴と家族歴に特記すべきことはない。職業は会社員。妻と子ども2人と同居している。精査の結果，悪性リンパ腫と診断し，抗癌化学療法が必要と判断した。患者は「最近転職したばかりで，今後の仕事や会社との関係についてとても不安なので，利用できる支援制度について相談したい」と言う。患者への説明にあたり他の職員の同席を求めることにした。

　　同席者として最も適切なのはどれか。

a　看護師　　　　　　　　　　b　薬剤師

c　事務職員　　　　　　　　　d　同僚の医師

e　医療ソーシャルワーカー

□□□ 113 E

41 63歳の女性。7月末の正午過ぎ，救急外来に日本語の話せない外国人女性が救急車で搬入された。救急車で同行した配偶者（外国人）が病院の臨床修練外国医師に話した内容と患者の所見をまとめた診療記録を示す。

The patient felt faint while walking on the beach. She then sat under a shade where she vomited. She complained of headache and dizziness before fainting. Her face turned red and her breathing became rapid.

Physical examination
- Body temperature : 39.2℃ .
- Conscious level : Glasgow Coma Scale E3 V4 M5.
- Skin : generally hot, flushed and dry.
- Heart rate : 140/min, regular.
  Blood pressure : 86/60 mmHg.
  Respiratory rate : 24/min, shallow.
- No hemiplegia.
- Muscle spasms in limbs.

まず行うべきなのはどれか。

a　Chest CT　　　　　　　　　b　Body cooling

c　Oral water intake　　　　　d　Tracheal intubation

e　Antibiotics infusion

□□□ 113 E

次の文を読み，42，43 の問いに答えよ。

81 歳の女性。倦怠感と食欲不振を主訴に来院した。

現病歴：4 年前に子宮頸癌と診断され，放射線治療を受けたが，1 年前に再発した。患者の希望により追加の治療は行わず経過観察とされていた。3 か月前から不正性器出血がみられ，食欲不振が出現した。また，肛門周囲の痛みも出現し，オピオイドを内服していた。1 か月前から徐々に身の回りのことができなくなってきた。支えがあればポータブルトイレに移乗できたが，ふらつきが強く徐々に難しくなってきており，現在はオムツ内排泄の状態である。倦怠感が強く，食欲も低下し，水分のみ摂取可能である。悪心はあるが，嘔吐はない。

生活歴：喫煙歴はなく，飲酒は機会飲酒。夫（84 歳）と 2 人暮らし。

家族歴：特記すべきことはない。

現　症：意識は清明。身長 153 cm，体重 42 kg。体温 36.5℃。脈拍 92/分，整。血圧 128/76 mmHg。呼吸数 16/分。SpO_2 98%（room air）。眼瞼結膜に軽度の貧血を認める。眼球結膜に黄染を認めない。口腔内に異常を認めない。頸静脈の怒張を認めない。心音と呼吸音とに異常を認めない。腹部は平坦，軟で，肝・脾を触知しない。両側下腿に中等度の圧痕性浮腫を認める。

検査所見：尿はオムツ内排泄のため検査できず。血液所見：赤血球 348 万，Hb 10.4 g/dL，Ht 32%，白血球 8,800，血小板 21 万。血液生化学所見：総蛋白 6.3 g/dL，アルブミン 2.0 g/dL，総ビリルビン 0.6 mg/dL，AST 13 U/L，ALT 9 U/L，LD 182 U/L（基準 176～353），γ-GTP 12 U/L（基準 8～50），CK 42 U/L（基準 30～140），尿素窒素 86 mg/dL，クレアチニン 6.1 mg/dL，尿酸 10.7 mg/dL，血糖 104 mg/dL，Na 131 mEq/L，K 5.3 mEq/L，Cl 101 mEq/L，Ca 7.6 mg/dL。心電図で異常を認めない。胸部エックス線写真で心胸郭比 53%。

42　次に行うべきなのはどれか。

a　膀胱鏡検査　　　　b　急速大量輸液　　　　c　排泄性尿路造影

d　腹部超音波検査　　e　カリウム吸着剤の注腸

43　入院し加療を行ったところ，腎機能障害は改善したが，原疾患の進行により患者は終日ベッドに臥床し，ほぼ全ての日常生活動作に介助が必要な状態となった。本人と家族は介護保険の利用を希望している。

退院にあたり行う説明として，正しいのはどれか。

a　「認定された介護サービスの必要度に応じて保険給付を受けられます」

b　「申請手続きは都道府県の担当者に代行してもらえます」

c　「訪問看護は介護保険では利用できません」

d　「入院中は介護保険の申請ができません」

e　「手すりの設置は介護保険の適用外です」

□□□ 113 E

次の文を読み，44，45 の問いに答えよ。

46 歳の女性。腹痛のため救急外来を受診した。

現病歴：2 日前の起床時から軽度の心窩部痛があった。朝食は普段どおりに食べたが，その後食欲不振と悪心が出現し，昨日の昼食後に嘔吐した。本日，心窩部痛はなくなったが右下腹部痛が出現した。疼痛は食事で増悪しないが，歩くとひびき，疼痛が持続するため救急外来を受診した。悪寒戦慄はなく，下痢や黒色便を認めない。排尿時痛や血尿を認めない。3 日前にバーベキューをしたが，同様の症状を呈した人は周りにいない。

既往歴：20 歳時にクラミジア感染。

生活歴：喫煙は 20 本/日を 26 年間，飲酒はビールを 350 mL/日。初経 13 歳，月経周期は 28 日型，整。最終月経は 2 週間前。不正性器出血はない。

---

44 救急科の研修医が腹部の診察を行う際の対応として適切なのはどれか。

a 「腹部の診察は服の上から行います」

b 「先に婦人科に診察をしてもらいましょう」

c 「診察の前に腹部の CT 検査を受けてもらいます」

d 「まず私一人で腹部の診察を始めてもよろしいでしょうか」

e 「腹部の痛いところから触診しますので，痛む場所を教えてください」

---

45 現　症：意識は清明。身長 154 cm，体重 65 kg。体温 37.6℃。脈拍 92/分，整。血圧 110/62 mmHg。呼吸数 18/分。SpO₂ 99％（room air）。眼瞼結膜と眼球結膜とに異常を認めない。腹部は平坦で，肝・脾を触知しない。McBurney 点に圧痛があり，反跳痛を認める。Psoas 徴候は陰性。

検査所見：尿所見：異常なし。血液所見：赤血球 394 万，Hb 11.5 g/dL，Ht 36％，白血球 5,300（桿状核好中球 6％，分葉核好中球 56％，単球 10％，リンパ球 28％），血小板 30 万。血液生化学所見：尿素窒素 12 mg/dL，クレアチニン 0.6 mg/dL，血糖 86 mg/dL，Na 139 mEq/L，K 3.9 mEq/L，Cl 105 mEq/L。CRP 4.0 mg/dL。妊娠反応陰性。心電図，胸部・腹部エックス線写真に異常を認めない。

急性虫垂炎の診断のため Alvarado score を使用することとした。点数別の感度・特異度を以下に示す。

項目	点数
右下腹部への痛みの移動	1 点
食思不振	1 点
嘔吐	1 点
右下腹部圧痛	2 点
反跳痛	1 点
37.3℃ 以上の発熱	1 点
白血球数 10,000 以上	1 点
白血球の左方移動（多核好中球≧75％）	1 点

合計点	感度	特異度
4 点	98％	30％
7 点	70％	70％
9 点	30％	95％

Alvarado score＝合計点

解釈として正しいのはどれか。

a この時点で虫垂炎と確定診断できる。

b この診断基準の感度と特異度は有病率の影響を受ける。

c 虫垂炎の確定診断のために追加の検査が必要である。

d Alvarado score が高いほど，虫垂炎の重症度が低い。

e Alvarado score が低いほど，確定診断に適している。

□□□ 113 E

次の文を読み，46，47 の問いに答えよ．

72 歳の男性．左下肢痛を主訴に来院した．

現病歴：2 年前から 500 m 程度歩行すると両側下腿に疼痛が出現し，1 か月前からは 100 m 程度の歩行で両側下腿の疼痛を自覚するようになった．しばらく立ち止まってじっとしていると疼痛は軽快するが，足先に冷感としびれが残っていた．昨日，急に左足趾尖の安静時疼痛が出現し，我慢できなくなったため受診した．

既往歴：15 年前から高血圧症と脂質異常症のため医療機関にかかっていた．投薬を受けていた時期もあるが，60 歳の退職後は受診が滞っていた．

生活歴：妻と 2 人暮らし．摂食，排泄および更衣は自立している．喫煙は 20 本/日を 43 年間．飲酒は機会飲酒．

現　症：意識は清明．身長 168 cm，体重 75 kg．体温 36.3℃．脈拍 76/分，整．血圧 156/88 mmHg（右上肢）．呼吸数 20/分．SpO_2 98 %（room air）．頸部と胸腹部に血管雑音を聴取しない．心音と呼吸音とに異常を認めない．腹部は平坦，軟で，肝・脾を触知しない．右足に色調変化はないが，左足は暗赤色に変色している．右の後脛骨動脈は触知するが，左では触知しない．

46 外来で足関節上腕血圧比〈ABI〉を測定するために四肢の収縮期血圧を測定した．
この患者の測定値と考えられるのはどれか．

	上肢血圧		下肢血圧	
	右	左	右	左
a	156	158	162	136
b	156	158	162	110
c	156	158	162	48
d	156	158	110	110
e	156	158	110	48

（単位 mmHg）

47 この患者に経皮的血管形成術が施行され，抗血小板療法が開始された．患者の疼痛および冷感は消失し，歩行訓練を行っている．術後 3 日目に，治療と退院後の計画を立案するための病院内チームが作られることになった．
医師，看護師，薬剤師の他に，チームメンバーとして適切なのはどれか．

a　理学療法士　　　　　b　言語聴覚士　　　　　c　臨床工学技士
d　臨床検査技師　　　　e　診療放射線技師

□□□ 113 E

次の文を読み，48，49 の問いに答えよ．

23 歳の男性．陰茎の潰瘍を主訴に来院した．

現病歴：1 週間前に陰茎に潰瘍が出現し，次第に拡大するため受診した．潰瘍部に疼痛はない．頻尿や排尿時痛もない．

既往歴：14 歳時に肺炎球菌性肺炎．アンピシリン/スルバクタム投与後に血圧低下と全身の皮疹を認めた．

生活歴：喫煙は 20 本/日を 3 年間．飲酒は機会飲酒．不特定多数の相手と性交渉がある．

現　症：意識は清明．身長 170 cm．体重 74 kg．体温 36.3℃．脈拍 80/分，整．血圧 128/68 mmHg．呼吸数 12/分．心音と呼吸音とに異常を認めない．腹部は平坦，軟で，肝・脾を触知しない．神経診察に異常を認めない．下腿に浮腫を認めない．陰茎に潰瘍を認める．

検査所見：赤沈 32 mm/1 時間．血液所見：赤血球 418 万，Hb 13.3 g/dL，Ht 42%，白血球 9,900（桿状核好中球 14%，分葉核好中球 66%，好酸球 2%，好塩基球 3%，単球 9%，リンパ球 6%），血小板 20 万．血液生化学所見：総蛋白 7.6 g/dL，アルブミン 4.2 g/dL，尿素窒素 20 mg/dL，クレアチニン 1.0 mg/dL，Na 137 mEq/L，K 4.2 mEq/L，Cl 105 mEq/L．免疫血清学所見：CRP 3.2 mg/dL，抗 HIV 抗体スクリーニング検査陰性，尿中クラミジア抗原陰性，RPR 32 倍（基準 1 倍未満），TPHA 80 倍未満（基準 80 倍未満）．

48 潰瘍部の写真（**別冊** No. 2）を別に示す．
　　適切な抗菌薬はどれか．
　　a　セフェム系　　　　　b　キノロン系　　　　　c　ペニシリン系
　　d　カルバペネム系　　　e　テトラサイクリン系

```
┌─────────────────┐
│      別　冊      │
│     No. 2       │
└─────────────────┘
```

49 1 か月後にトレポネーマ抗体値の上昇を認めた．
　　今後の治療効果判定に最も有用な検査はどれか．
　　a　CRP　　　　　　　　b　RPR　　　　　　　　c　TPHA
　　d　赤　沈　　　　　　　e　白血球数

□□□ 113 E

次の文を読み，50，51 の問いに答えよ。

79歳の男性。咳嗽と呼吸困難を主訴に来院した。

現病歴：半年前から咳嗽と労作時の息切れを自覚するようになった。市販の鎮咳薬を服用して様子をみていたが，症状は持続していた。3日前から咳嗽の増加と呼吸困難の悪化とを自覚したため受診した。

既往歴：高血圧症。

生活歴：喫煙は15本/日を35年間。55歳で禁煙。飲酒は機会飲酒。

家族歴：特記すべきことはない。

現　症：身長162cm，体重59kg。体温36.5℃。脈拍68/分，整。血圧140/90mmHg。呼吸数22/分。SpO_2 91%（room air）。眼瞼結膜と眼球結膜とに異常を認めない。心音に異常を認めない。呼吸音は背側下胸部中心に fine crackles を聴取する。腹部は平坦，軟で，肝・脾を触知しない。

検査所見：血液所見：赤血球403万，Hb 12.8g/dL，Ht 31%，白血球7,700，血小板18万。血液生化学所見：AST 24U/L，ALT 11U/L，LD 442U/L（基準176〜353），γ-GTP 16U/L，尿素窒素14mg/dL，クレアチニン0.5mg/dL，尿酸8.8mg/dL，Na 141mEq/L，K 3.9mEq/L，Cl 105mEq/L，KL-6 1,300U/mL（基準500未満）。CRP 0.3mg/dL。胸部CT（**別冊** No.3）を別に示す。

```
別　冊
No. 3
```

50 診断に**有用でない**のはどれか。
  a 肺生検
  b 高分解能CT
  c スパイロメトリ
  d 気管支肺胞洗浄
  e 気道過敏性試験

51 認められる可能性が高いのはどれか。
  a 高 CO_2 血症
  b 一秒率の低下
  c 肺拡散能低下
  d A-aDO_2 値の低下
  e 気道過敏性の亢進

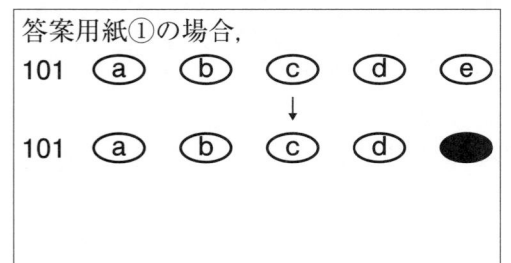 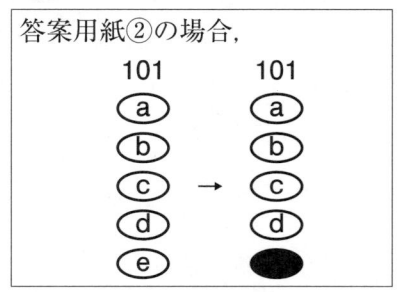
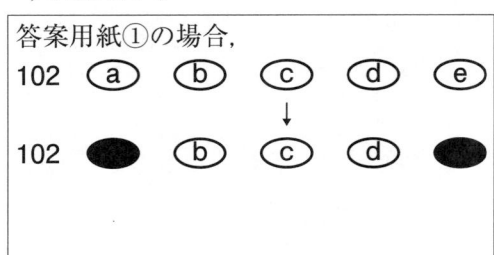 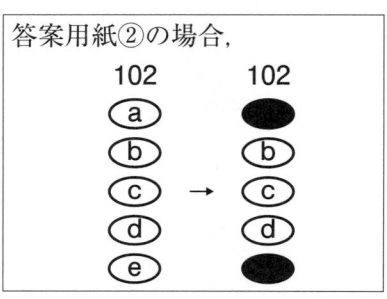

(2)（例3）では質問に適した選択肢を3つ選び答案用紙に記入すること。なお，
（例3）の質問には2つ以下又は4つ以上解答した場合は誤りとする。

（例3）**103** 医師法に規定されているのはどれか。**3つ選べ。**

   a 医師の行政処分

   b 広告可能な診療科

   c 不正受験者の措置

   d 保健指導を行う義務

   e へき地で勤務する義務

（例3）の正解は「a」と「c」と「d」であるから答案用紙の **ⓐ** と
ⓒ と **ⓓ** をマークすればよい。

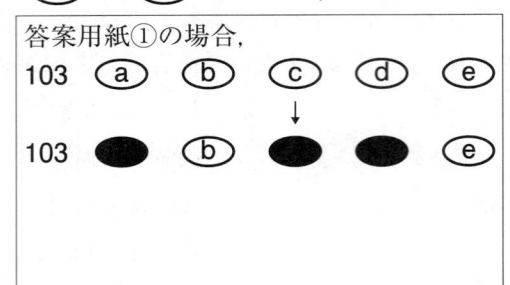

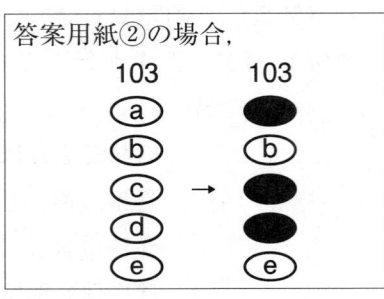

(3) 選択肢が6つ以上ある問題については質問に適した選択肢を1つ選び答案用紙に記入すること。なお，（例4）の質問には2つ以上解答した場合は誤りとする。

（例4）**104**　平成28年医師・歯科医師・薬剤師調査で人口10万人当たりの医師数が最も少ないのはどれか。

    a　北海道

    b　青森県

    c　茨城県

    d　埼玉県

    e　京都府

    f　和歌山県

    g　鳥取県

    h　徳島県

    i　佐賀県

    j　沖縄県

　　（例4）の正解は「d」であるから答案用紙の　ⓓ　をマークすればよい。

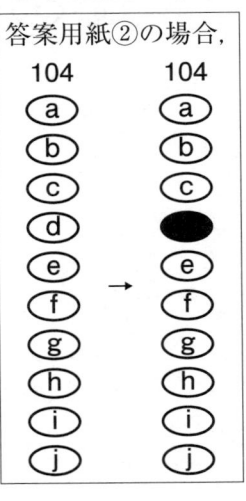

（4）計算問題については，□に囲まれた丸数字に入る適切な数値をそれぞれ
　　１つ選び答案用紙に記入すること。なお，（例5）の質問には丸数字1つにつき
　　2つ以上解答した場合は誤りとする。

（例5）**105**　68歳の女性。健康診断の結果を示す。

　　　　　　身長 150 cm，体重 76.5 kg（1か月前は 75 kg），腹囲 85 cm。体脂肪
　　　　　率 35%。

　　　　　　この患者の BMI〈Body Mass Index〉を求めよ。

　　　　　　ただし，小数点以下の数値が得られた場合には，小数第1位を四捨
　　　　　五入すること。

　　　　　　解答：① ②

　　（例5）の正解は「34」であるから①は答案用紙の **③** を②は **④** をマー
　　クすればよい。

答案用紙①の場合，

105　① ⓪ ① ② ● ④ ⑤ ⑥ ⑦ ⑧ ⑨
　　　② ⓪ ① ② ③ ● ⑤ ⑥ ⑦ ⑧ ⑨

答案用紙②の場合，

105

　　　①　　②
　　　⓪　　⓪
　　　①　　①
　　　②　　②
　　　●　　③
　　　④　　●
　　　⑤　　⑤
　　　⑥　　⑥
　　　⑦　　⑦
　　　⑧　　⑧
　　　⑨　　⑨

F 医学総論／長文問題　　84問／2時間35分

□□□ 113 F
1 我が国の死亡と寿命の変遷について正しいのはどれか。
　　a　1950年以降，死亡率の最も高い死因は一貫して悪性新生物である。
　　b　1960年代中盤までの寿命の延伸の最大原因は乳幼児死亡の減少である。
　　c　1970年代の脳卒中死亡率の低下は主として脳梗塞の減少による。
　　d　1980年以降，肺炎の年齢調整死亡率は増加が続いている。
　　e　1990年以降，自殺による死亡数は一貫して3万人を超えている。

□□□ 113 F
2 患者調査について**誤っている**のはどれか。
　　a　受療率がわかる。　　　　　　　b　3年に1度行われる。
　　c　患者本人が回答する。　　　　　d　平均在院日数がわかる。
　　e　厚生労働省が実施する。

□□□ 113 F
3 公的医療保険について正しいのはどれか。
　　a　保険料率は全国一律である。
　　b　医療給付は現金給付で行われる。
　　c　財源の8割以上は保険料である。
　　d　75歳以上はすべて1割負担である。
　　e　医療費が高額の場合には助成制度がある。

□□□ 113 F
4 平成27年度の国民医療費について正しいのはどれか。
　　a　介護保険費用が含まれる。
　　b　国民所得に対する比率は10%を超える。
　　c　一般診療所医療費は病院医療費より多い。
　　d　年齢階級別では65歳以上が80%を超える。
　　e　薬局調剤医療費は医科診療医療費より多い。

□□□ 113 F
5 高齢者虐待防止ネットワークの構築に中心的役割を果たす機関はどれか。

a 保健所
b 地域医療支援病院
c 市町村保健センター
d 地域包括支援センター
e 医療安全支援センター

□□□ 113 F
6 在宅医療の医療需要の推計が示されているのはどれか。

a 患者調査
b 国勢調査
c 健康日本21
d 地域医療構想
e 介護保険事業計画

□□□ 113 F
7 ある一時点での割合を示す指標はどれか。

a 死亡率　　b 出生率　　c 致命率　　d 有病率　　e 罹患率

□□□ 113 F
8 新しい薬剤Aの有効性を検証するためにランダム化比較試験〈RCT〉を行った。事前に行った症例数計算から得られた数の症例に対し，薬剤A又は標準治療薬をランダムに割り付けた。投薬は二重盲検で行い，死亡をエンドポイントにした研究期間終了後，生存曲線をKaplan-Meier法で作成し，intention to treat〈ITT〉による生存解析を行った。

手法と目的の組合せで正しいのはどれか。

a 症例数計算 ——————— 選択バイアスの防止
b ランダム割付 —————— 再現性の向上
c 二重盲検 ——————— 情報バイアスの防止
d Kaplan-Meier法 ——— 交絡因子の補正
e ITT ————————— 外的妥当性の担保

□□□ 113 F
9 健常成人の胸部エックス線写真正面像で同定できるのはどれか。

a 胸腺
b 大動脈弁
c 心室中隔
d 気管分岐部
e 肺門リンパ節

□□□ 113 F
10 骨格筋の器質的な短縮によって生じるのはどれか。

a 強剛　　b 強直　　c 痙縮　　d 拘縮　　e 振戦

□□□ 113 F

11 我が国の精神保健福祉について正しいのはどれか。

a 自殺者数は男性よりも女性の方が多い。
b 精神疾患は医療法に基づく医療計画の5疾病に含まれる。
c 精神障害は障害者の雇用の促進等に関する法律の対象とならない。
d 精神科の人口当たり入院病床数は他の OECD 諸国に比べて少ない。
e 精神疾患の自立支援医療費の支給は維持治療期になれば中止される。

□□□ 113 F

12 ノロウイルス感染症について正しいのはどれか。

a 食前加熱が有効である。
b 抗ウイルス薬が有効である。
c 生体内でベロトキシンを産生する。
d ワクチンが定期接種に位置付けられている。
e 原因が判明した食中毒の中での患者数は第3位である。

□□□ 113 F

13 Langerhans 細胞にみられるのはどれか。

a Birbeck 顆粒　　　　b デスモソーム　　　　c メラノソーム
d トノフィラメント　　e ケラトヒアリン顆粒

□□□ 113 F

14 癌悪液質について**誤っている**のはどれか。

a 慢性炎症が関連する。
b 抗癌化学療法によって惹起される。
c がん細胞のエネルギー代謝が関連する。
d 3大症候は倦怠感，食欲不振，体重減少である。
e 前悪液質，悪液質，不可逆的悪液質の3段階がある。

□□□ 113 F

15 冠動脈バイパス術後の造影 3D-CT（**別冊** No. 1）を別に示す。
　矢印のグラフトが吻合されているのはどれか。

a 左冠動脈主幹部　　　b 左冠動脈前下行枝　　　c 左冠動脈対角枝
d 左冠動脈回旋枝　　　e 右冠動脈後下行枝

```
別　冊
No. 1
```

□□□ 113 F

16 射精の中枢があるのはどれか。

 a　大脳皮質　　 b　橋　　　　　 c　頸胸髄　　　 d　胸腰髄　　　 e　腰仙髄

□□□ 113 F

17 生命表について正しいのはどれか。

 a　死力は定義上 1 以下の数値をとる。
 b　平均寿命は実際の人口の年齢構造により変化する。
 c　平均寿命は毎年の死亡者の平均年齢から算出される。
 d　50 歳平均余命は 50 歳の者が生まれて以降の毎年の死亡率を使用する。
 e　50 歳死亡率は 50 歳になった者が 51 歳になる前に死亡する確率である。

□□□ 113 F

18 各種 T リンパ球〈T 細胞〉とその働きの組合せで正しいのはどれか。

 a　Th1 細胞 ———————— マクロファージの活性化
 b　Th2 細胞 ———————— 好中球の活性化
 c　Th17 細胞 ——————— 好酸球の活性化
 d　細胞傷害性 T 細胞 ————— 抗体産生の誘導
 e　制御性 T 細胞〈Treg〉——— IL-6 産生の誘導

□□□ 113 F

19 感染症法に基づく入院勧告の対象となるのはどれか。

 a　麻　疹　　　　　　　　　　 b　破傷風
 c　B 型肝炎　　　　　　　　　 d　鳥インフルエンザ（H5N1）
 e　後天性免疫不全症候群〈AIDS〉

□□□ 113 F

20 胎児・胎盤について最も早期に起こるのはどれか。

 a　胎盤の完成　　　 b　頭髪の発生　　　 c　肺胞の形成
 d　精巣の下降　　　 e　腎臓の尿産生

□□□ 113 F

21 10 か月の乳児。乳幼児健康診査の結果を示す。
 身長 70 cm，体重 8,330 g，頭囲 40 cm，胸囲 43 cm。
 Kaup 指数はどれか。

 a　13　　　　　 b　15　　　　　 c　17　　　　　 d　19　　　　　 e　21

□□□　113 F

22 数日間で進行する高齢者の意識障害の原因として**可能性が低い**のはどれか。

- a　硬膜下血腫
- b　低ナトリウム血症
- c　薬剤による副作用
- d　Alzheimer 型認知症
- e　腎盂腎炎による敗血症

□□□　113 F

23 家系図を以下に示す。

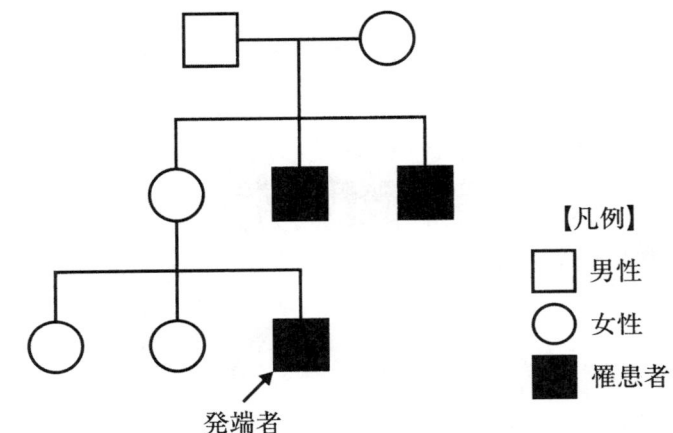

【凡例】

- □　男性
- ○　女性
- ■　罹患者

発端者

この家系図における遺伝形式を呈するのはどれか。

- a　Duchenne 型筋ジストロフィー
- b　Sturge-Weber 症候群
- c　フェニルケトン尿症
- d　神経線維腫症Ⅰ型
- e　Huntington 病

□□□　113 F

24 死亡診断書について正しいのはどれか。

- a　病院が届け出る。
- b　剖検所見は記載しない。
- c　署名と押印とが必要である。
- d　主治医以外は記載できない。
- e　死因として老衰と記載できる。

□□□ 113 F

25 両側難聴を主訴に受診した患者のオージオグラム（**別冊** No. **2**）を別に示す。
右耳の平均聴力レベル（4分法）はどれか。

a （40＋50＋50＋60）/4＝50 dB　　b （40＋50＋60＋70）/4＝55 dB
c （50＋60＋60＋70）/4＝60 dB　　d （50＋60＋70＋80）/4＝65 dB
e （50＋50＋60＋70）/4＝57.5 dB

```
┌─────────────────┐
│     別  冊       │
│    No. 2        │
└─────────────────┘
```

□□□ 113 F

26 定期接種として65歳時に接種が推奨されているワクチンはどれか。

a　麻疹ワクチン　　　　　　　　b　肺炎球菌ワクチン
c　髄膜炎菌ワクチン　　　　　　d　B型肝炎ワクチン
e　インフルエンザ桿菌ワクチン

□□□ 113 F

27 身体的フレイルの評価基準として**誤っている**のはどれか。

a　易疲労感　　　　　b　握力の低下　　　　　c　睡眠時間の短縮
d　歩行速度の低下　　e　日常生活活動量の低下

□□□ 113 F

28 ある心理テストで用いられる図版の一部（**別冊** No. **3**）を別に示す。
この心理テストについて正しいのはどれか。

a　無彩色と有彩色の図版からなる。
b　テスト全体には5分程度を要する。
c　テスト全体は4枚の図版からなる。
d　被験者は自ら質問紙に回答を記入する。
e　精神疾患のスクリーニングが目的である。

```
┌─────────────────┐
│     別  冊       │
│    No. 3        │
└─────────────────┘
```

□□□ 113 F

29 外傷患者で診断を確定するために，単純CTに造影CTを追加することが最も有用なのはどれか。

a　気胸　　　　　　b　脳挫傷　　　　　c　脾損傷
d　肋骨骨折　　　　e　びまん性軸索損傷

□□□　113 F

30 頻脈発作時の心電図（**別冊** No. **4A**）と電気ショックにより洞調律に復帰した後の心電図（**別冊** No. **4B**）を
別に示す。
　治療として適切なのはどれか。
　　a　ベラパミル経口投与　　　　　　b　ジギタリス経口投与
　　c　植込み型除細動器の植込み　　　　d　カテーテルアブレーション
　　e　両室ペーシングによる心臓再同期療法

```
別　冊
No. 4　A, B
```

□□□　113 F

31 じん肺法に基づく健康診断で必ず実施されるのはどれか。
　　a　喀痰細胞診　　　　　　　　　　b　動脈血ガス分析
　　c　スパイロメトリー　　　　　　　d　ツベルクリン反応検査
　　e　胸部エックス線直接撮影

□□□　113 F

32 法律とその内容の組合せで**誤っている**のはどれか。
　　a　医療法 ───────────── 無診察治療の禁止
　　b　労働基準法 ─────────── 産前産後休業
　　c　健康増進法 ─────────── 受動喫煙の防止
　　d　児童福祉法 ─────────── 小児慢性特定疾患の医療費助成
　　e　労働者災害補償保険法 ───── 業務災害に関する給付

□□□　113 F

33 歩行補助具の写真（**別冊** No. **5**①〜⑤）を別に示す。
　片側下肢に全く荷重させない完全免荷として屋外歩行するのに最も適しているのはどれか。
　　a　①　　　　　b　②　　　　　c　③　　　　　d　④　　　　　e　⑤

```
別　冊
No. 5　①〜⑤
```

□□□ 113 F

34 2006 年（平成 18 年）に比して 2016 年（平成 28 年）で，粗死亡率が増加しているが年齢調整死亡率が減少しているのはどれか。**2 つ選べ。**

    a 自 殺   b 結 核   c 心疾患
    d 悪性新生物   e 脳血管疾患

□□□ 113 F

35 6 か月の乳児の BCG 予防接種時の問診票から得た情報のうち，接種に際して注意を要し詳細を確認すべきなのはどれか。**2 つ選べ。**

    a 母親が卵アレルギーである。
    b 兄が先天性免疫不全症である。
    c 同居の祖父が肺結核で入院中である。
    d 本人の接種当日の体温が 37.0℃ である。
    e 本人が 2 週間前に B 型肝炎予防接種を受けた。

□□□ 113 F

36 紫外線による健康影響と考えられるのはどれか。**2 つ選べ。**

    a 花粉症   b 白内障   c 緑内障
    d 皮膚癌   e 慢性気管支炎

□□□ 113 F

37 安静による改善が乏しい背部痛をきたすのはどれか。**2 つ選べ。**

    a 脊柱側弯症   b 大動脈解離
    c 転移性脊椎腫瘍   d 腰部脊柱管狭窄症
    e 腰椎椎間板ヘルニア

□□□ 113 F

38 COPD でみられるのはどれか。**2 つ選べ。**

    a 残気量増加   b 拡散能上昇   c A-aDO$_2$ 開大
    d 血清 KL-6 上昇   e fine crackles 聴取

□□□　113 F
39　妊娠中の放射線被ばくについて正しいのはどれか。**2つ選べ。**
　　a　妊娠早期の被ばくは人工妊娠中絶の適応になる。
　　b　胎児の奇形発生は閾値のある確定的影響とされる。
　　c　放射線業務従事者には線量限度が定められている。
　　d　胎児の奇形発生リスクは妊娠後期の被ばくで高い。
　　e　出生後の精神発達遅滞の発症リスクは妊娠後期の被ばくで高い。

□□□　113 F
40　中学校における疾患と出席停止期間の基準との組合せで正しいのはどれか。**2つ選べ。**
　　a　季節性インフルエンザ ─────── 発症した後5日かつ解熱後2日経過するまで
　　b　咽頭結膜炎 ──────────── 主要症状が消退した後2日を経過するまで
　　c　百日咳 ──────────── 特有な咳が消失後3日を経過するまで
　　d　風　疹 ──────────── 解熱した後3日を経過するまで
　　e　水　痘 ──────────── すべての発しんが痂皮化した後3日を経過するまで

□□□　113 F
41　ベンゾジアゼピン系睡眠薬で起こりやすい有害事象はどれか。**2つ選べ。**
　　a　転　倒　　　　　　b　失　語　　　　　　c　企図振戦
　　d　前向健忘　　　　　e　アカシジア

□□□　113 F
42　3歳児健康診査の内容について正しいのはどれか。**3つ選べ。**
　　a　尿検査　　　　　　　　　b　血圧測定
　　c　歯科検診　　　　　　　　d　言語障害の有無
　　e　予防接種の実施状況

□□□　113 F
43　地域包括支援センターに配置が義務付けられているのはどれか。**3つ選べ。**
　　a　医　師　　　　　　　　　b　保健師
　　c　社会福祉士　　　　　　　d　主任ケアマネジャー
　　e　医療ソーシャルワーカー

□□□ 113 F

44 22歳の女性。摂食障害と筋力低下のため救急車で搬入された。18歳で失恋を契機に食事制限を開始し，摂食量および体重の減少が止まらなくなり，自宅近くの精神科に通院中であった。筋力低下のため自宅で身動きがとれなくなり，救急車を要請した。月経は3年前から停止している。意識は清明。身長152cm，体重26kg。体温35.1℃。心拍数48/分，整。血圧80/52mmHg。前腕にうぶ毛の増生を認める。尿所見：蛋白（−），糖（−），ケトン体＋。血液所見：赤血球408万，Hb 11.0g/dL，Ht 38%，白血球3,300，血小板8万。血液生化学所見：AST 28U/L，ALT 16U/L，尿素窒素12mg/dL，クレアチニン0.6mg/dL，Na 135mEq/L，K 3.0mEq/L，Cl 94mEq/L，血糖45mg/dL，HbA1c 4.4%（基準4.6〜6.2），TSH 2.8μU/mL（基準0.5〜5.0），FT_3 1.8pg/mL（基準2.3〜4.3），FT_4 0.9ng/dL（基準0.9〜1.7）。経静脈的にブドウ糖を含む輸液を開始したところ，入院2日目から呼吸困難，意識障害（JCSⅡ-20）及び全身の浮腫が出現し，血液所見はAST 539U/L，ALT 654U/L であった。

対応として**適切でない**のはどれか。

a リンを投与する。
b 心電図を施行する。
c 微量元素を測定する。
d ビタミンB_1を投与する。
e 甲状腺ホルモンを投与する。

□□□ 113 F

45 救急外来で小児を診察した研修医から指導医への報告を示す。

研修医：「1歳の女児です。3日前から発熱，咳嗽，鼻汁が続き，本日から四肢，体幹に発疹が出現したため来院しました。咳嗽がひどくルームエアーでSpO_2が92%であり，入院も考慮する必要があると思います」

指導医：「どのような発疹ですか」

研修医：「四肢，体幹に紅色の丘疹がひろがっています」

指導医：「口腔内の所見はどうですか」

研修医：「咽頭発赤があり，頬粘膜に白い斑点があります」

指導医：「入院させる場合，この患児で特に必要な感染対策は何ですか」

これに続く研修医の返答として最も適切なのはどれか。

a 「カーテンで隔離を行います」
b 「聴診器を患児専用にします」
c 「診察時にエプロンを着用します」
d 「患児にN95マスクを着用してもらいます」
e 「関係する医療スタッフの感染症抗体価と予防接種の状況を確認します」

□□□　113 F
46　35歳の女性。6か月前に右乳癌のため乳房部分切除を行った。現在は通院で抗癌化学療法を行っており病状は安定している。事務職として勤務していたが，手術後は休職している。本人から，現在復職に向けて職場に相談しており，病状や今後の治療について職場へ説明してほしいとの希望があった。患者の職場には嘱託の産業医がいる。

適切な対応はどれか。
a　職場の同僚に説明する。
b　職場の産業医に説明する。
c　自分で説明するように伝える。
d　労働基準監督署の許可が必要と伝える。
e　家族の同意がないと職場に連絡できないと伝える。

□□□　113 F
47　6歳の男児。低身長を心配した母親に連れられて来院した。受診時は身長99.2 cm，体重19.0 kg。骨盤位で，経腟分娩で出生した。出生時の身長は50.2 cm，体重3,520 gであった。父の身長は174 cm，母の身長は156 cmである。患児の成長曲線（**別冊** No. **6**）を別に示す。

母親への説明として適切なのはどれか。
a　「直ちに成長ホルモンの薬を始めましょう」
b　「体質的なものなので経過を観察しましょう」
c　「これから身長が伸びることを期待しましょう」
d　「成長に関わるホルモンの分泌を評価しましょう」
e　「今後も身長の伸びが少なければ3年後に再度受診してください」

```
別　冊
No. 6
```

□□□　113 F
48　70歳の女性。胸背部痛のため救急車で搬入された。自宅で家事中に突然，胸背部痛を訴え，その後意識が低下したため夫が救急車を要請した。健診で血圧が高いと指摘されたことがある。ADLは自立しており，発症前の状態はいつもと変わりなかった。搬入時，意識レベルはJCS Ⅲ-100。心拍数100/分，整。上肢の血圧は計測不能。下肢の血圧は70 mmHg（触診）。呼吸数30/分。SpO_2計測不能。頸静脈の怒張を認める。橈骨動脈は両側とも微弱にしか触知しないが，両側頸動脈と両側大腿動脈は触知する。胸部聴診でⅠ音とⅡ音が減弱している。呼吸音に異常を認めない。腹部は平坦，軟で，肝・脾を触知しない。四肢に網状皮斑を認める。

最も優先される検査はどれか。
a　下肢静脈超音波検査　　b　心エコー検査　　c　胸椎MRI
d　頭部CT　　　　　　　e　胸部CT

□□□ 113 F

49 34 歳の初産婦（1 妊 0 産）。妊娠 37 週 6 日の午前 0 時に破水感があり，午前 1 時に受診した。妊婦健康診査は妊娠 8 週から受けており，特に異常は指摘されていない。来院時，羊水の流出を認め，混濁はなかった。内診で子宮口は 3 cm 開大していた。その後の分娩経過記録を以下に示す。

　　午前 3 時：子宮収縮は 10 分間隔，子宮口は 5 cm 開大。

　　午前 10 時：子宮口は全開大。

　　午前 11 時：2,850 g の女児を娩出。児娩出後，子宮収縮は不良で子宮底マッサージとオキシトシンの点滴投与を行ったが胎盤は自然娩出されず。

　　午前 11 時 30 分：胎盤用手剝離術により胎盤娩出。胎盤娩出後には子宮収縮は良好となり止血。分娩時の出血量は 1,200 mL。

　　正しいのはどれか。

　　a　分娩の開始は午前 0 時である。　　　　b　適時破水である。

　　c　分娩第 1 期は 11 時間である。　　　　d　分娩第 3 期は 30 分間である。

　　e　分娩時出血量は正常範囲である。

□□□ 113 F

50 28 歳の初産婦（1 妊 0 産）。妊娠 38 週 4 日に自然陣痛発来後，順調に経過し，経腟分娩となった。分娩経過に異常は認めず，分娩後の出血量も少量で子宮収縮は良好である。児は 3,240 g の男児で新生児経過に異常はない。既往歴に統合失調症があり，24 歳から複数の抗精神病薬を内服している。そのため，児への母乳栄養は希望していない。

　　乳汁分泌抑制のために投与する薬剤として正しいのはどれか。

　　a　スルピリド　　　　　　b　ニフェジピン　　　　　　c　ブロモクリプチン

　　d　メトクロプラミド　　　e　メチルエルゴメトリン

□□□ 113 F

51 70 歳の男性。下腿の浮腫を主訴に来院した。30 年前から健診で尿蛋白と尿潜血を指摘されていた。3 年前から腎臓が悪いことを指摘されていたが医療機関を受診しなかった。3 か月前から下腿に浮腫を自覚するようになったため受診した。身長 165 cm，体重 60 kg。脈拍 92/分，整。血圧 186/100 mmHg。両下腿に浮腫を認める。尿所見：蛋白 3+，糖（－），潜血 2+，沈渣に多彩な変形赤血球と顆粒円柱を認める。随時尿の尿蛋白/クレアチニン比は 2.5 g/g クレアチニン（基準 0.15 未満）。血液所見：赤血球 356 万，Hb 10.8 g/dL，Ht 32%，白血球 7,800，血小板 20 万。血液生化学所見：総蛋白 6.5 g/dL，アルブミン 3.0 g/dL，尿素窒素 20 mg/dL，クレアチニン 1.6 mg/dL，eGFR 34 mL/分/1.73 m^2，Na 138 mEq/L，K 4.0 mEq/L，Cl 104 mEq/L。

　　適切な食事指導はどれか。

　　a　高蛋白食　　　　　　　　　　b　多量の水分摂取

　　c　カリウム摂取制限　　　　　　d　1 日 10 g の塩分制限

　　e　1 日 25〜35 kcal/kg のエネルギー摂取

□□□　113 F

52 生後 1 か月の乳児。1 か月健康診査のために両親に連れられて来院した。在胎 38 週，出生体重 2,998 g で出生した。Apgar スコアは 8 点（1 分），9 点（5 分）であった。出生後は完全母乳栄養であり，本日の体重は 4,050 g である。四肢を活発に動かし，固視を認める。体幹や四肢に 2〜3 cm の皮疹を 7 個認める。体幹部の皮疹（**別冊** No. 7）を別に示す。父親には，鼻の周囲に多数の血管線維腫を認める。母親には皮疹を認めない。

　　両親への対応として適切なのはどれか。

　　a 「抗真菌薬を塗りましょう」

　　b 「心エコー検査を行いましょう」

　　c 「皮疹は自然に消失するでしょう」

　　d 「胸部エックス線写真を撮りましょう」

　　e 「皮疹が悪性化する可能性があります」

```
┌─────────────────┐
│      別　冊      │
│     No. 7       │
└─────────────────┘
```

□□□　113 F

53 68 歳の女性。全身倦怠感，皮疹および四肢の脱力を主訴に来院した。3 か月前から露光部皮膚に紅斑が出現した。3 週間前から全身倦怠感が出現し，起床，起立および上肢挙上に困難を感じるようになった。1 週間前から全身に皮疹が拡大し，食思不振も出現したため受診した。体温 37.3℃。脈拍 92/分，整。血圧 122/88 mmHg。呼吸数 16/分。SpO₂ 98%（room air）。上眼瞼および前額部に紅斑を認める。体幹など広範囲に鱗屑を伴った紅斑を認め，一部にびらんや痂皮を認める。口腔粘膜に異常を認めない。心音に異常を認めない。両側胸部に fine crackles を聴取する。頸部屈筋，四肢近位筋は徒手筋力テストで 4。尿所見に異常を認めない。血液所見：赤血球 416 万，Hb 13.9 g/dL，Ht 39%，白血球 7,400（好中球 70%，好酸球 2%，好塩基球 1%，単球 13%，リンパ球 14%），血小板 18 万。血液生化学所見：総蛋白 7.0 g/dL，AST 137 U/L，ALT 55 U/L，LD 421 U/L（基準 176〜353），尿素窒素 17 mg/dL，クレアチニン 0.6 mg/dL，CK 2,010 U/L（基準 30〜140）。免疫血清学所見：CRP 1.1 mg/dL，抗核抗体陰性，抗 Mi-2 抗体陽性，抗 MDA5 抗体陰性，抗 TIF1-γ 抗体陽性。胸部 CT で両側肺底部背側胸膜直下に限局した軽度の線維化病変を認める。手指および下肢の皮疹（**別冊** No. 8A，B）を別に示す。

　　この患者で最も併発しやすいのはどれか。

　　a　悪性腫瘍　　　　　b　指尖潰瘍　　　　　c　異所性石灰化

　　d　多発単神経炎　　　e　びらん性関節炎

```
┌─────────────────┐
│      別　冊      │
│    No. 8 A, B   │
└─────────────────┘
```

□□□ 113 F

54 35歳の男性。右胸部痛を主訴に来院した。2日前から全身倦怠感と右側胸部の疼痛があり，昨日から同部位に皮疹が出現している。2年前に左側腹部に同様の皮疹が出現したことがあったという。24歳時に急性B型肝炎に罹患している。喫煙歴と飲酒歴はない。意識は清明。身長165cm，体重57kg。体温37.2℃。脈拍96/分，整。血圧118/60mmHg。呼吸数14/分。皮疹の写真（**別冊** No. 9）を別に示す。

　抗体検査を行うべきウイルスはどれか。

a　HIV　　　　　　　　　b　EBウイルス　　　　　　　c　麻疹ウイルス
d　風疹ウイルス　　　　　e　コクサッキーウイルス

別　冊
No. 9

□□□ 113 F

55 68歳の女性。5か月前からしばしば眼痛，虹視および軽度の頭痛を自覚しており，精査を希望して来院した。視力は右0.3（1.0×＋2.5D），左0.2（1.0×＋3.0D）。眼圧は右19mmHg，左24mmHg。左眼の細隙灯顕微鏡写真（**別冊** No. 10）を別に示す。

　適切な対応はどれか。

a　アトロピン点眼　　　　　　b　副腎皮質ステロイド点眼
c　高浸透圧利尿薬点滴　　　　d　レーザー虹彩切開術
e　硝子体手術

別　冊
No. 10

□□□ 113 F

56 1歳の男児。停留精巣の手術のため手術室に入室した。麻酔はマスクで酸素と揮発性吸入麻酔薬を投与し，ゆっくりと入眠させる緩徐導入で行った。静脈路を確保し，気管挿管のため筋弛緩薬を静注したところ，突然心拍数が120/分から160/分に増加した。気管挿管時に開口障害があり，気管チューブの挿入に難渋した。人工呼吸開始後に尿道カテーテルを挿入したところ，赤褐色の尿が排出された。その後体温は急上昇し37.0℃から40.0℃になった。動脈血ガス分析で代謝性アシドーシスを認めた。

　最も考えられるのはどれか。

a　敗血症　　　　　　　b　尿路出血　　　　　　c　腎盂腎炎
d　悪性高熱症　　　　　e　悪性症候群

□□□　113 F

57 64歳の男性。心停止のため救急車で搬入された。職場で突然倒れたため，同僚が救急車を要請した。救急隊到着時に隊員により心停止が確認され，心肺蘇生が開始された。現場で救急隊員によりAEDを用いて電気ショックが実施された。胸骨圧迫ならびにバッグバルブマスクを用いた人工呼吸，さらに2分おきに電気ショックを実施しながら，病院に到着した。搬入時，救急隊のストレッチャーから処置台に移動し，胸骨圧迫を継続した。

次に優先して行うべきなのはどれか。

a　血圧測定
b　気管挿管
c　電気ショック
d　肩をたたいて反応を確認
e　心電図モニターの波形観察

□□□　113 F

58 2か月の乳児。肛門部の異常に気付いた母親に連れられ来院した。排便回数は1日2回で，排便時やおむつの交換時に泣く。母乳を1日に8回飲み，哺乳力は良好である。体温37.0℃。心拍数100/分，整。血圧80/50 mmHg。呼吸数20/分。腹部は軽度膨満し，肝を右肋骨弓下に2 cm触知する。腸雑音に異常を認めない。肛門部の写真（**別冊 No. 11**）を別に示す。触れると軟らかく，痛がる様子がある。

母親に対する説明で正しいのはどれか。

a　「先天性の疾患です」
b　「腫瘍性の疾患です」
c　「細菌感染が原因です」
d　「排便時に力むことが原因です」
e　「肛門が裂けることで生じます」

+------------------+
| **別　冊** |
| No. 11 |
+------------------+

□□□　113 F

59 日齢0の新生児。在胎39週3日，自然分娩で出生した。出生時啼泣はなく皮膚刺激を行ったが無呼吸のためバッグバルブマスクで換気を開始した。生後2分で自発呼吸が出現したため換気を中止した。生後5分の時点では全身にチアノーゼを認めた。心拍数140/分。呼吸数70/分。鼻腔内吸引によって強い咳嗽反射が出現した。手足をバタバタ動かしている。

生後5分のApgarスコアはどれか。

a　10点
b　8点
c　6点
d　4点
e　2点

□□□ 113 F

60 妊娠 34 週 1 日の初妊婦（1 妊 0 産）。胎動減少を主訴に来院した。2 日前の妊婦健診では特に異常は指摘されなかったが，昨日から胎動の減少を自覚しており，心配になって受診した。下腹部痛や子宮収縮の自覚はなく，性器出血や破水感の訴えもない。脈拍 72/分，整。血圧 124/72 mmHg。呼吸数 18/分。来院後に施行した胎児心拍数陣痛図（**別冊** No.**12**）を別に示す。

　　胎児の状態を評価するためにまず測定すべきなのはどれか。

- a　羊水指数〈AFI〉
- b　母体不規則抗体価
- c　羊水中ビリルビン濃度
- d　胎児中大脳動脈血流速度
- e　母体血中ヘモグロビン F 濃度

```
┌─────────────┐
│   別  冊    │
│   No. 12    │
└─────────────┘
```

□□□ 113 F

61 65 歳の男性。健診の胸部エックス線写真で異常陰影を指摘されて来院した。18 歳から 35 歳まで工場でボイラーの点検保守を行っており，その後は農業に従事している。喫煙は 25 本/日を 40 年間。身長 163 cm，体重 72 kg。体温 36.3℃。脈拍 72/分，整。血圧 102/68 mmHg。呼吸数 16/分。SpO₂ 98%（room air）。心音に異常を認めない。呼吸音は両側下胸部で減弱している。胸部 CT で胸膜プラークを認める。

　　原因となる曝露物質として考えられるのはどれか。

- a　石　綿
- b　有機リン
- c　二酸化窒素
- d　ホルムアルデヒド
- e　ポリ塩化ビフェニル〈PCB〉

□□□ 113 F

62 72 歳の男性。腰背部痛を主訴に来院した。3 年前に多発性骨髄腫と診断され，3 種類の異なる抗癌化学療法を施行されてきたが，現在まで一度も寛解に至っていない。2 か月前から腰痛，背部痛および肋骨痛が出現し NSAIDs が投与されたが，疼痛は増悪しており，最近は疼痛のため室内移動も困難であり 1 日中ベッドに横になっていることが多い。数日前から症状が増悪し，食欲低下および嘔吐をきたすようになった。意識は清明。身長 172 cm，体重 54 kg。体温 37.2℃。脈拍 84/分，整。血圧 102/68 mmHg。パフォーマンスステイタス〈PS〉4。眼瞼結膜は貧血様である。胸骨右縁第 2 肋間を最強点とする収縮期駆出性雑音を聴取する。四肢に皮下出血を認めない。血液所見：赤血球 277 万，Hb 6.1 g/dL，Ht 26%，白血球 3,300，血小板 4 万。血液生化学所見：総蛋白 11.5 g/dL，アルブミン 2.9 g/dL，IgG 8,450 mg/dL（基準 960〜1,960），IgA 26 mg/dL（基準 110〜410），IgM 18 mg/dL（基準 65〜350），総ビリルビン 0.6 mg/dL，AST 23 U/L，ALT 17 U/L，LD 325 U/L（基準 176〜353），ALP 420 U/L（基準 115〜359），尿素窒素 30 mg/dL，クレアチニン 1.8 mg/dL，尿酸 9.2 mg/dL，Na 145 mEq/L，K 4.0 mEq/L，Cl 101 mEq/L，Ca 14.0 mg/dL。全身の骨エックス線写真で両側大腿骨に広範な骨融解像と第 4，第 5 腰椎に圧迫骨折を認める。

　　現時点で考慮すべき治療はどれか。

- a　血小板輸血
- b　自家末梢血幹細胞移植
- c　アルブミン製剤の投与
- d　ビスホスホネート製剤の投与
- e　自立歩行を目的としたリハビリテーション

□□□　113 F

63 34 歳の女性（1 妊 1 産）。産後 2 週の妊産婦健康診査を希望して，分娩した産科診療所に来院した。2 週間前に第 1 子である 3,150 g の男児を経腟分娩した。来院時の体温 36.5℃。脈拍 80/分，整。血圧 126/76 mmHg。尿所見は蛋白（－），糖（－）。内診で子宮復古に異常は認めず，悪露も正常であった。母乳哺育を行っているが，うまくできているかとても心配で毎日よく眠れない。育児は全く楽しくなく，ときに自分を傷つけたいとの思いが浮かぶという。日本語版エジンバラ産後うつ病質問票〈EPDS〉への自己記入の結果，合計点数は 12 点（基準 8 以下）であった。

この時点の対応として適切なのはどれか。**2 つ選べ。**

　a　抗精神病薬を処方する。
　b　精神科への受診を提案する。
　c　児と分離することを目的に入院させる。
　d　本人の同意を得て市町村に患者情報を伝える。
　e　母乳哺育を中止し人工乳哺育にするように指導する。

□□□　113 F

64 83 歳の男性。意識障害のため救急車で搬入された。夏の日中に長時間の草刈り作業中，ふらつきを訴えていた。その後，意識がもうろうとなっているところを周囲の作業者が気付き，救急車を要請した。2 型糖尿病と高血圧症で内服治療中である。意識レベル JCS Ⅲ-100。体温 38.3℃。心拍数 120/分，整。血圧 92/50 mmHg。呼吸数 24/分。SpO$_2$ 98％（マスク 5 L/分 酸素投与下）。口腔内は乾燥しており，全身に発汗を認める。血液所見：Hb 15.2 g/dL，Ht 53％。血液生化学所見：Na 148 mEq/L，K 4.6 mEq/L，Cl 104 mEq/L，血糖 98 mg/dL，尿素窒素 30 mg/dL，クレアチニン 1.2 mg/dL。

初期対応に用いる輸液として適切なのはどれか。**2 つ選べ。**

　a　生理食塩液　　　　b　アミノ酸製剤　　　　c　5％ ブドウ糖液
　d　高カロリー輸液　　e　乳酸リンゲル液

□□□　113 F

65 52 歳の男性。人間ドックの上部消化管内視鏡検査で胃前庭部に 2 cm の胃癌を指摘され受診した。

治療方針の決定に有用なのはどれか。**2 つ選べ。**

　a　拡大内視鏡　　　　b　経鼻内視鏡　　　　c　超音波内視鏡
　d　カプセル内視鏡　　e　バルーン内視鏡

□□□ 113 F

66 69歳の男性。発熱と下腹部の緊満感とを主訴に来院した。以前から排尿困難を自覚していた。数日前から頻尿と排尿時痛が出現し，今朝から38℃台の発熱と全身倦怠感および下腹部の緊満感を自覚したため受診した。腹部に肝・脾を触知しない。下腹部に緊満を認める。直腸指診で前立腺に圧痛を認める。尿所見：蛋白1+，糖（−），ケトン体（−），潜血1+，沈渣は赤血球5〜9/HPF，白血球50〜99/HPF。血液所見：赤血球435万，Hb 13.6 g/dL，Ht 41%，白血球16,900，血小板16万。血液生化学所見：総蛋白6.6 g/dL，アルブミン4.1 g/dL，総ビリルビン0.6 mg/dL，AST 30 U/L，ALT 21 U/L，血糖175 mg/dL，Na 141 mEq/L，K 4.1 mEq/L，Cl 105 mEq/L。CRP 8.5 mg/dL。

この時点での治療として検討すべきなのはどれか。**2つ選べ。**

a 腎瘻造設術 　　　　　　　b 抗菌薬の投与
c 抗コリン薬の投与 　　　　d 尿道カテーテルの挿入
e LH-RHアゴニストの投与

□□□ 113 F

67 50歳の女性。活動の低下を心配した夫に伴われて来院した。2か月前から朝起床はするが，朝食の準備ができず，ぼんやりと座っているようになった。それまで見ていたニュースや新聞を見なくなり，買い物には行くが，献立を決められず，何も買わずに帰ってくる状態であった。2週間前からは洗濯や掃除などの家事が全くできなくなったため，夫に伴われて受診した。意識は清明。見当識と記憶に異常は認めない。身体所見に異常を認めない。

この患者にみられることが予想される訴えはどれか。**2つ選べ。**

a 「自分のせいで家族に迷惑をかけています」
b 「急に頭の中が真っ白になってしまいます」
c 「テレビドラマをみると感動して涙ぐんでしまいます」
d 「物事に何か裏の意味があるように感じられ不気味です」
e 「趣味や好きだったことが少しも楽しめなくなりました」

□□□ 113 F

次の文を読み，68〜70 の問いに答えよ。

65 歳の男性。大腸ポリープの治療のため入院した。

現病歴：1 か月前の大腸内視鏡検査でポリープを指摘され，内視鏡的ポリペクトミーが予定された。

既往歴：8 年前から副鼻腔炎。5 年前から心房細動，高血圧症および脂質異常症。3 年前に 2 型糖尿病と診断され，インスリンを毎食前に自己注射している。

生活歴：妻と 2 人暮らし。喫煙歴はない。飲酒は機会飲酒。

家族歴：5 歳年上の兄が 55 歳時に狭心症。

現　症：身長 173 cm，体重 68 kg。体温 36.1℃。脈拍 80/分，不整。血圧 140/74 mmHg。呼吸数 14/分。眼瞼結膜に貧血を認めない。心音と呼吸音とに異常を認めない。腹部は平坦，軟で，肝・脾を触知しない。

68 内視鏡的ポリペクトミーに際し，特に気を付けるべき内服薬はどれか。
　　a　降圧薬　　　　　　b　抗菌薬　　　　　　c　抗凝固薬
　　d　スタチン　　　　　e　抗ヒスタミン薬

69 治療日に朝から絶食で腸管洗浄液を内服して頻回の排便を行っていた。その後，病棟の廊下でうずくまっているところを看護師に発見された。

現　症：呼びかけには返答がある。体温 36.2℃。脈拍 96/分，不整。血圧 146/84 mmHg。呼吸数 20/分。眼瞼結膜に貧血を認めない。顔面は蒼白で発汗を認める。頸静脈の怒張を認めない。心音と呼吸音とに異常を認めない。腹部は平坦，軟。血便を認めない。四肢に麻痺や弛緩を認めない。簡易測定した血糖値が 45 mg/dL であり，50% ブドウ糖 20 mL を静注した。

　　対応として**適切でない**のはどれか。
　　a　緊急内視鏡　　　　　　　b　家族への説明
　　c　12 誘導心電図　　　　　　d　血糖値の再検査
　　e　バイタルサインの再評価

70 看護師に確認したところ，朝は絶食だったが，医師から通常通りインスリン注射の指示が出ており実施したとのことであった。

　　対応として**適切でない**のはどれか。
　　a　インシデントについて患者に説明した。
　　b　インシデント発生時のモニター心電図の記録を保存した。
　　c　インシデントの内容を薬剤師と共有した。
　　d　インシデントの内容を診療録に記載した。
　　e　インシデントレポートの提出を看護師に任せた。

□□□ 113 F

次の文を読み，71〜73 の問いに答えよ。

80 歳の女性。食欲不振を主訴に来院した。

現病歴：昨日の朝から気分が優れず，冷汗と息苦しさが出現し，食欲も低下した。昨晩も熟睡できなかった。今朝も同様の症状が続いていたが，本人は大丈夫と言う。同居している夫が心配し，本人とともに受診した。

既往歴：変形性膝関節症，高血圧症，2型糖尿病。血糖コントロールは良好であった。

生活歴：夫と2人暮らし。ADL はほぼ自立しているが，歩行時に杖が必要である。喫煙は 10 年前まで，20 本/日を 50 年間。飲酒は機会飲酒。

家族歴：父は脳卒中で死亡。妹が糖尿病。

現　症：意識は清明。身長 155 cm，体重 44 kg。体温 36.0℃。脈拍 100/分，整。血圧 114/60 mmHg。呼吸数 18/分。SpO_2 98%（room air）。眼瞼結膜と眼球結膜とに異常を認めない。心音と呼吸音とに異常を認めない。腹部は平坦，軟で，肝・脾を触知しない。両側の軽度下腿浮腫を認める。両側アキレス腱反射の低下を認める。下肢の振動覚低下なし。

検査所見：尿所見：蛋白 2+，糖＋。血液所見：赤血球 404 万，Hb 12.4 g/dL，Ht 37%，白血球 15,000，血小板 23 万。血液生化学所見：総蛋白 6.9 g/dL，アルブミン 3.6 g/dL，AST 71 U/L，ALT 21 U/L，γ-GTP 24 U/L（基準 8〜50），LD 419 U/L（基準 176〜353），CK 450 U/L（基準 30〜140），CK-MB 42 U/L（基準 20 以下），血糖 234 mg/dL，HbA1c 6.2%（基準 4.6〜6.2），尿素窒素 18 mg/dL，クレアチニン 0.9 mg/dL，Na 140 mEq/L，K 4.0 mEq/L，Cl 102 mEq/L。CRP 0.1 mg/dL。12 誘導心電図：洞調律で V1-V3 誘導で ST 上昇，Ⅱ，Ⅲ，aVF，V5-V6 誘導で ST 低下を認める。画像所見：胸部エックス線写真で心胸郭比 56%，肺血管影の増強および両側の肋骨横隔膜角の鈍化を認めない。

71 最も可能性が高いのはどれか。

- a　肺気腫
- b　急性冠症候群
- c　肺血栓塞栓症
- d　甲状腺機能亢進症
- e　上腸間膜動脈血栓症

72 血糖値と HbA1c の乖離の要因として考えられるのはどれか。

- a　喫煙歴
- b　亜鉛欠乏
- c　肝機能障害
- d　白血球増多
- e　急激な高血糖

73 1 週間の集中治療室での管理の後に一般病棟へ転棟し，引き続き 3 週間の入院期間を必要とした。バイタルサインは安定し，食事も全量摂取であったが，変形性膝関節症による痛みでリハビリテーションを十分に施行できず，ほぼベッド上にいる状態であった。一般病棟転棟後に施行した Mini-Mental State Examination〈MMSE〉28 点（30 点満点）。退院前日の夜間にトイレから病室に戻る際に転倒した。

　　転倒の要因として**考えにくい**のはどれか。

- a　膝関節症
- b　長期臥床
- c　起立性低血圧
- d　認知機能障害
- e　糖尿病性神経障害

□□□　113 F

次の文を読み，74〜76 の問いに答えよ。

70 歳の男性。労作時の息切れを主訴に来院した。

現病歴：4 年前に縦隔腫瘍に対し摘出手術が施行され，病理検査で軟部肉腫と診断された。2 年前に肺転移に対して 2 か月間アドリアマイシンが投与され，その後病変の増大はない。1 か月前から倦怠感があり，数日前から労作時の息切れを自覚するようになった。ここ 3 か月で 3 kg の体重増加がある。

既往歴：45 歳から高血圧症で内服加療。

生活歴：喫煙は 20 歳から 33 歳まで 20 本/日。飲酒は機会飲酒。

家族歴：母親は肺癌で死亡。

現　症：意識は清明。身長 172 cm，体重 63 kg。体温 36.5℃。脈拍 80/分，整。血圧 164/78 mmHg。呼吸数 18/分。眼瞼結膜と眼球結膜とに異常を認めない。頸静脈の怒張を認めない。胸骨正中切開の手術瘢痕を認める。Ⅲ音を聴取し，心雑音を認めない。呼吸音に異常を認めない。腹部は平坦，軟で，肝・脾を触知しない。四肢末梢に冷感を認めない。両側下腿に浮腫を認める。

検査所見：血液所見：赤血球 399 万，Hb 11.6 g/dL，Ht 38%，白血球 4,000，血小板 16 万。血液生化学所見：総蛋白 6.2 g/dL，アルブミン 3.6 g/dL，AST 62 U/L，ALT 81 U/L，LD 251 U/L（基準 176〜353），尿素窒素 14 mg/dL，クレアチニン 0.6 mg/dL，血糖 97 mg/dL，Na 142 mEq/L，K 4.4 mEq/L，Cl 108 mEq/L，脳性ナトリウム利尿ペプチド〈BNP〉696 pg/mL（基準 18.4 以下），心筋トロポニン T 0.14（基準 0.01 以下），CK-MB 5 U/L（基準 20 以下）。CRP 0.3 mg/dL。動脈血ガス分析（room air）：pH 7.4，$PaCO_2$ 38 Torr，PaO_2 83 Torr，HCO_3^- 24 mEq/L。胸部エックス線写真で心胸郭比は 3 か月前に 53%，受診時 58%。心電図で高電位と V5，V6 の軽度 ST 低下を認める。1 年前の心エコー検査は正常である。今回の来院時の心エコー検査で左室はびまん性に壁運動が低下しており，左室駆出率は 35%。

74　症状の原因として最も考えられるのはどれか。
　　a　心外膜炎　　　　　b　急性心筋梗塞　　　　c　拡張型心筋症
　　d　感染性心内膜炎　　e　薬剤性心筋障害

75　現時点での治療薬はどれか。**3 つ選べ。**
　　a　β遮断薬
　　b　ジギタリス
　　c　ループ利尿薬
　　d　セフェム系抗菌薬
　　e　アンジオテンシン変換酵素〈ACE〉阻害薬

76　心不全の薬物治療を続けるうえで継続的に評価する**必要がない**のはどれか。
　　a　体　重　　　　　　　　b　心拍数
　　c　CK-MB　　　　　　　　d　左室駆出率
　　e　脳性ナトリウム利尿ペプチド〈BNP〉

□□□　113 F

次の文を読み，77〜79 の問いに答えよ。
58 歳の女性。血痰を主訴に来院した。

現病歴：数年前から咳嗽，喀痰および労作時呼吸困難を自覚していたが，喫煙習慣が原因と自己判断し受診はしていなかった。数日前から喀痰に鮮血が混じるようになったため受診した。

既往歴：20 歳時に交通事故による右膝蓋骨骨折の手術を受けた。

生活歴：喫煙は 20 歳から 55 歳まで 40 本/日。飲酒は機会飲酒。

家族歴：特記すべきことはない。

現　症：身長 153 cm，体重 52 kg。体温 36.2℃。脈拍 80/分，整。血圧 132/74 mmHg。呼吸数 16/分。SpO_2 97%（room air）。眼瞼結膜と眼球結膜とに異常を認めない。右背部に coarse crackles を聴取する。腹部は平坦，軟で，肝・脾を触知しない。表在リンパ節を触知しない。

検査所見：血液所見：赤血球 350 万，Hb 9.8 g/dL，Ht 30%，白血球 10,300，血小板 30 万。血液生化学所見：AST 19 U/L，ALT 15 U/L，LD 158 U/L（基準 176〜353），γ-GTP 16 U/L（基準 8〜50），総ビリルビン 0.4 mg/dL，総蛋白 7.2 g/dL，アルブミン 3.8 g/dL，尿酸 2.9 mg/dL，尿素窒素 11 mg/dL，クレアチニン 0.5 mg/dL，Na 140 mEq/L，K 4.0 mEq/L，Cl 105 mEq/L，Ca 8.9 mg/dL，Fe 20 μg/dL，TIBC 231 μg/dL（基準 290〜390），フェリチン 643 ng/mL（基準 20〜120），CEA 4.5 ng/mL（基準 5 以下）。CRP 1.4 mg/dL。画像所見：上肺野（肺野条件），中肺野（縦隔条件），下肺野（肺野条件）及び上腹部の造影 CT（**別冊 No. 13A〜D**）を別に示す。呼吸機能所見：現在と 20 歳時の膝蓋骨骨折手術前のフローボリューム曲線（**別冊 No.13E，F**）を別に示す。

別　冊
No. 13　A〜F

77 20 歳時と比べた現在のフローボリューム曲線の所見として正しいのはどれか。
　a　$\dot{V}_{25}$ の増加　　　　　　　　b　残気量の低下
　c　肺拡散能の上昇　　　　　　　d　努力性肺活量の低下
　e　ピークフローの上昇

78 実施した生検の結果では，いずれも肺腺癌の所見であった。
　患者に説明する内容として**誤っている**のはどれか。
　a　治癒は困難である。
　b　腫瘍の遺伝子検査が必要である。
　c　薬物による抗癌治療が適応となる。
　d　セカンドオピニオンを受けることができる。
　e　緩和ケアは抗癌治療が終了してから始める。

79 説明を聞いた患者は家族と相談してからの意思決定を希望し，1 週間後の再受診を予定した。その再受診の前日に咳嗽の増加に伴い 1 回 30〜50 mL 程度の喀血を連続して 3 回認めた。翌日の受診時，咳嗽を頻繁に認めるが喀血は認めず，喀痰には赤褐色の血液が付着している。脈拍 104/分，整。血圧 140/88 mmHg。呼吸数 12/分。SpO_2 96%（room air）。血液所見：赤血球 339 万，Hb 9.5 g/dL，Ht 29%，白血球 8,900，血小板 29 万。
　対応としてまず行うのはどれか。
　a　赤血球液-LR 輸血　　　b　鎮咳薬投与　　　　c　鉄剤投与
　d　酸素投与　　　　　　　e　補　液

□□□　113 F

次の文を読み，80〜82 の問いに答えよ。

67 歳の男性。突然の嚥下困難のため救急車で搬入された。

現病歴：本日，昼食中に突然，後頭部痛，めまい及び悪心を感じて嘔吐した。しばらく横になり様子をみていたが，帰宅した妻から声を掛けられ返答したところ，声がかすれて話しにくいことに気が付いた。水を飲もうとしたがむせて飲めなかった。心配した妻が救急車を要請した。

既往歴：40 歳から高血圧症。

生活歴：妻と 2 人暮らし。喫煙は 10 本/日を 45 年間。飲酒は機会飲酒。

現　症：意識は清明。身長 165 cm，体重 60 kg。体温 36.6℃。心拍数 72/分，整。血圧 160/90 mmHg。呼吸数 12/分。SpO₂ 97％（マスク 4 L/分 酸素投与下）。甲状腺腫と頸部リンパ節を触知しない。心音と呼吸音とに異常を認めない。腹部は平坦，軟で，肝・脾を触知しない。神経診察では，眼球運動に制限はなく複視はないが，構音障害と嚥下障害を認める。左上下肢の温痛覚が低下している。腱反射に異常を認めず，Babinski 徴候は陰性である。

検査所見：血液所見：赤血球 452 万，Hb 13.1 g/dL，Ht 40％，白血球 5,300，血小板 32 万。血液生化学所見：総蛋白 8.1 g/dL，アルブミン 4.2 g/dL，総ビリルビン 1.0 mg/dL，AST 15 U/L，ALT 18 U/L，LD 280 U/L（基準 176〜353），ALP 213 U/L（基準 115〜359），γ-GTP 18 U/L（基準 8〜50），CK 50 U/L（基準 30〜140），尿素窒素 20 mg/dL，クレアチニン 0.7 mg/dL，尿酸 4.2 mg/dL，血糖 82 mg/dL，トリグリセリド 185 mg/dL，HDL コレステロール 40 mg/dL，LDL コレステロール 200 mg/dL，Na 145 mEq/L，K 3.9 mEq/L，Cl 104 mEq/L。CRP 0.2 mg/dL。頭部 MRI 拡散強調像（**別冊** No.**14**）を別に示す。

```
┌─────────────┐
│   別　冊    │
│   No. 14    │
└─────────────┘
```

80　この患者でみられる可能性が高いのはどれか。
　　a　左小脳性運動失調　　　　　　b　左顔面温痛覚低下
　　c　右 Horner 症候群　　　　　　d　右上下肢運動麻痺
　　e　右上下肢振動覚低下

81　異常所見を示す可能性が最も高い検査はどれか。
　　a　脳　波　　　　　　b　聴力検査　　　　　　c　視覚誘発電位
　　d　眼球運動検査　　　e　末梢神経伝導検査

82　入院後に行った嚥下造影検査で，造影剤の気道内流入が認められた。
　　この時点の対応として適切なのはどれか。
　　a　胃瘻造設　　　　　　b　失語症訓練　　　　　　c　経鼻経管栄養
　　d　食道発声訓練　　　　e　高カロリー輸液

□□□ 113 F

83 広範囲熱傷受傷早期のショックにおいて想定されるのはどれか。

	心拍出量	中心静脈圧	体血管抵抗
a	上　昇	上　昇	上　昇
b	上　昇	上　昇	低　下
c	上　昇	低　下	上　昇
d	上　昇	低　下	低　下
e	低　下	上　昇	上　昇
f	低　下	上　昇	低　下
g	低　下	低　下	上　昇
h	低　下	低　下	低　下

□□□ 113 F

84 19世紀のロンドンで，激しい下痢を伴う，後にコレラと判明する疾患が大流行した。疫学者の John Snow は水道水との関連を疑い，詳しい調査を行った。調査の結果の概要を以下に示す。なお，表中の A，B は異なる水系を持つ供給元である。

供給元	死亡数（人）	人　口（人）
A	810	150,000
B	18	24,000

　この疾患の死亡に関する A の B に対するリスク比を計算せよ。
　ただし，小数第 3 位以下の数値が得られた場合には，小数第 3 位を四捨五入すること。

解答：①　.　②　③

①	0	1	2	3	4	5	6	7	8	9
②	0	1	2	3	4	5	6	7	8	9
③	0	1	2	3	4	5	6	7	8	9

第113回 医師国家試験

A問題　答案用紙

※コピーしてご利用下さい。

ふりがな	
氏　名	
大学名	

解答時間	2時間45分（75問）
：　　〜　　：	

総　得　点	【1〜75】
／　75点	

問題	a b c d e
1	ⓐ ⓑ ⓒ ⓓ ⓔ
2	ⓐ ⓑ ⓒ ⓓ ⓔ
3	ⓐ ⓑ ⓒ ⓓ ⓔ
4	ⓐ ⓑ ⓒ ⓓ ⓔ
5	ⓐ ⓑ ⓒ ⓓ ⓔ
6	ⓐ ⓑ ⓒ ⓓ ⓔ
7	ⓐ ⓑ ⓒ ⓓ ⓔ
8	ⓐ ⓑ ⓒ ⓓ ⓔ
9	ⓐ ⓑ ⓒ ⓓ ⓔ
10	ⓐ ⓑ ⓒ ⓓ ⓔ
11	ⓐ ⓑ ⓒ ⓓ ⓔ
12	ⓐ ⓑ ⓒ ⓓ ⓔ
13	ⓐ ⓑ ⓒ ⓓ ⓔ
14	ⓐ ⓑ ⓒ ⓓ ⓔ
15	ⓐ ⓑ ⓒ ⓓ ⓔ
16	ⓐ ⓑ ⓒ ⓓ ⓔ
17	ⓐ ⓑ ⓒ ⓓ ⓔ
18	ⓐ ⓑ ⓒ ⓓ ⓔ
19	ⓐ ⓑ ⓒ ⓓ ⓔ
20	ⓐ ⓑ ⓒ ⓓ ⓔ

問題	a b c d e
21	ⓐ ⓑ ⓒ ⓓ ⓔ
22	ⓐ ⓑ ⓒ ⓓ ⓔ
23	ⓐ ⓑ ⓒ ⓓ ⓔ
24	ⓐ ⓑ ⓒ ⓓ ⓔ
25	ⓐ ⓑ ⓒ ⓓ ⓔ
26	ⓐ ⓑ ⓒ ⓓ ⓔ
27	ⓐ ⓑ ⓒ ⓓ ⓔ
28	ⓐ ⓑ ⓒ ⓓ ⓔ
29	ⓐ ⓑ ⓒ ⓓ ⓔ
30	ⓐ ⓑ ⓒ ⓓ ⓔ
31	ⓐ ⓑ ⓒ ⓓ ⓔ
32	ⓐ ⓑ ⓒ ⓓ ⓔ
33	ⓐ ⓑ ⓒ ⓓ ⓔ
34	ⓐ ⓑ ⓒ ⓓ ⓔ
35	ⓐ ⓑ ⓒ ⓓ ⓔ
36	ⓐ ⓑ ⓒ ⓓ ⓔ
37	ⓐ ⓑ ⓒ ⓓ ⓔ
38	ⓐ ⓑ ⓒ ⓓ ⓔ
39	ⓐ ⓑ ⓒ ⓓ ⓔ
40	ⓐ ⓑ ⓒ ⓓ ⓔ

問題	a b c d e
41	ⓐ ⓑ ⓒ ⓓ ⓔ
42	ⓐ ⓑ ⓒ ⓓ ⓔ
43	ⓐ ⓑ ⓒ ⓓ ⓔ
44	ⓐ ⓑ ⓒ ⓓ ⓔ
45	ⓐ ⓑ ⓒ ⓓ ⓔ
46	ⓐ ⓑ ⓒ ⓓ ⓔ
47	ⓐ ⓑ ⓒ ⓓ ⓔ
48	ⓐ ⓑ ⓒ ⓓ ⓔ
49	ⓐ ⓑ ⓒ ⓓ ⓔ
50	ⓐ ⓑ ⓒ ⓓ ⓔ
51	ⓐ ⓑ ⓒ ⓓ ⓔ
52	ⓐ ⓑ ⓒ ⓓ ⓔ
53	ⓐ ⓑ ⓒ ⓓ ⓔ
54	ⓐ ⓑ ⓒ ⓓ ⓔ
55	ⓐ ⓑ ⓒ ⓓ ⓔ

問題	a b c d e
56	ⓐ ⓑ ⓒ ⓓ ⓔ
57	ⓐ ⓑ ⓒ ⓓ ⓔ
58	ⓐ ⓑ ⓒ ⓓ ⓔ
59	ⓐ ⓑ ⓒ ⓓ ⓔ
60	ⓐ ⓑ ⓒ ⓓ ⓔ
61	ⓐ ⓑ ⓒ ⓓ ⓔ
62	ⓐ ⓑ ⓒ ⓓ ⓔ
63	ⓐ ⓑ ⓒ ⓓ ⓔ
64	ⓐ ⓑ ⓒ ⓓ ⓔ
65	ⓐ ⓑ ⓒ ⓓ ⓔ
66	ⓐ ⓑ ⓒ ⓓ ⓔ
67	ⓐ ⓑ ⓒ ⓓ ⓔ
68	ⓐ ⓑ ⓒ ⓓ ⓔ
69	ⓐ ⓑ ⓒ ⓓ ⓔ
70	ⓐ ⓑ ⓒ ⓓ ⓔ
71	ⓐ ⓑ ⓒ ⓓ ⓔ
72	ⓐ ⓑ ⓒ ⓓ ⓔ
73	ⓐ ⓑ ⓒ ⓓ ⓔ
74	ⓐ ⓑ ⓒ ⓓ ⓔ

75		0 1 2 3 4 5 6 7 8 9
	①	⓪ ① ② ③ ④ ⑤ ⑥ ⑦ ⑧ ⑨
	②	⓪ ① ② ③ ④ ⑤ ⑥ ⑦ ⑧ ⑨
	③	⓪ ① ② ③ ④ ⑤ ⑥ ⑦ ⑧ ⑨

【1〜75】得点	（1問1点）
／　75点	

★このマークシートは，実際に使用されたデザインとは異なっています。

第113回 医師国家試験　Ｂ問題　答案用紙

※コピーしてご利用下さい。

ふりがな	
氏　名	
大学名	

解答時間	1時間35分（49問）
: 　～　 :	

総　得　点	【1〜49】
	／　99点

問題			問題			問題	
1	ⓐ ⓑ ⓒ ⓓ ⓔ		21	ⓐ ⓑ ⓒ ⓓ ⓔ		41	ⓐ ⓑ ⓒ ⓓ ⓔ
2	ⓐ ⓑ ⓒ ⓓ ⓔ		22	ⓐ ⓑ ⓒ ⓓ ⓔ		42	ⓐ ⓑ ⓒ ⓓ ⓔ
3	ⓐ ⓑ ⓒ ⓓ ⓔ		23	ⓐ ⓑ ⓒ ⓓ ⓔ		43	ⓐ ⓑ ⓒ ⓓ ⓔ
4	ⓐ ⓑ ⓒ ⓓ ⓔ		24	ⓐ ⓑ ⓒ ⓓ ⓔ		44	ⓐ ⓑ ⓒ ⓓ ⓔ
5	ⓐ ⓑ ⓒ ⓓ ⓔ		25	ⓐ ⓑ ⓒ ⓓ ⓔ		45	ⓐ ⓑ ⓒ ⓓ ⓔ
6	ⓐ ⓑ ⓒ ⓓ ⓔ		26	ⓐ ⓑ ⓒ ⓓ ⓔ		46	ⓐ ⓑ ⓒ ⓓ ⓔ
7	ⓐ ⓑ ⓒ ⓓ ⓔ		27	ⓐ ⓑ ⓒ ⓓ ⓔ		47	ⓐ ⓑ ⓒ ⓓ ⓔ
8	ⓐ ⓑ ⓒ ⓓ ⓔ		28	ⓐ ⓑ ⓒ ⓓ ⓔ		48	ⓐ ⓑ ⓒ ⓓ ⓔ
9	ⓐ ⓑ ⓒ ⓓ ⓔ		29	ⓐ ⓑ ⓒ ⓓ ⓔ		49	ⓐ ⓑ ⓒ ⓓ ⓔ
10	ⓐ ⓑ ⓒ ⓓ ⓔ		30	ⓐ ⓑ ⓒ ⓓ ⓔ			
11	ⓐ ⓑ ⓒ ⓓ ⓔ		31	ⓐ ⓑ ⓒ ⓓ ⓔ			
12	ⓐ ⓑ ⓒ ⓓ ⓔ		32	ⓐ ⓑ ⓒ ⓓ ⓔ			
13	ⓐ ⓑ ⓒ ⓓ ⓔ		33	ⓐ ⓑ ⓒ ⓓ ⓔ			
14	ⓐ ⓑ ⓒ ⓓ ⓔ		34	ⓐ ⓑ ⓒ ⓓ ⓔ			
15	ⓐ ⓑ ⓒ ⓓ ⓔ		35	ⓐ ⓑ ⓒ ⓓ ⓔ			
16	ⓐ ⓑ ⓒ ⓓ ⓔ		36	ⓐ ⓑ ⓒ ⓓ ⓔ			
17	ⓐ ⓑ ⓒ ⓓ ⓔ		37	ⓐ ⓑ ⓒ ⓓ ⓔ			
18	ⓐ ⓑ ⓒ ⓓ ⓔ		38	ⓐ ⓑ ⓒ ⓓ ⓔ			
19	ⓐ ⓑ ⓒ ⓓ ⓔ		39	ⓐ ⓑ ⓒ ⓓ ⓔ			
20	ⓐ ⓑ ⓒ ⓓ ⓔ		40	ⓐ ⓑ ⓒ ⓓ ⓔ			

【1〜24】得点　　（1問1点）
／　24点

【25〜49】得点　　（1問3点）
／　75点

★このマークシートは，実際に使用されたデザインとは異なっています。

※コピーしてご利用下さい。

第113回 医師国家試験

D問題 答案用紙

ふりがな	
氏　名	
大学名	

解答時間	2時間45分（75問）
： 〜 ：	

総　得　点	【1〜75】
／ 75点	

問題	a b c d e
1	ⓐ ⓑ ⓒ ⓓ ⓔ
2	ⓐ ⓑ ⓒ ⓓ ⓔ
3	ⓐ ⓑ ⓒ ⓓ ⓔ
4	ⓐ ⓑ ⓒ ⓓ ⓔ
5	ⓐ ⓑ ⓒ ⓓ ⓔ
6	ⓐ ⓑ ⓒ ⓓ ⓔ
7	ⓐ ⓑ ⓒ ⓓ ⓔ
8	ⓐ ⓑ ⓒ ⓓ ⓔ
9	ⓐ ⓑ ⓒ ⓓ ⓔ
10	ⓐ ⓑ ⓒ ⓓ ⓔ
11	ⓐ ⓑ ⓒ ⓓ ⓔ
12	ⓐ ⓑ ⓒ ⓓ ⓔ
13	ⓐ ⓑ ⓒ ⓓ ⓔ
14	ⓐ ⓑ ⓒ ⓓ ⓔ
15	ⓐ ⓑ ⓒ ⓓ ⓔ
16	ⓐ ⓑ ⓒ ⓓ ⓔ
17	ⓐ ⓑ ⓒ ⓓ ⓔ
18	ⓐ ⓑ ⓒ ⓓ ⓔ
19	ⓐ ⓑ ⓒ ⓓ ⓔ
20	ⓐ ⓑ ⓒ ⓓ ⓔ

問題	a b c d e
21	ⓐ ⓑ ⓒ ⓓ ⓔ
22	ⓐ ⓑ ⓒ ⓓ ⓔ
23	ⓐ ⓑ ⓒ ⓓ ⓔ
24	ⓐ ⓑ ⓒ ⓓ ⓔ
25	ⓐ ⓑ ⓒ ⓓ ⓔ
26	ⓐ ⓑ ⓒ ⓓ ⓔ
27	ⓐ ⓑ ⓒ ⓓ ⓔ
28	ⓐ ⓑ ⓒ ⓓ ⓔ
29	ⓐ ⓑ ⓒ ⓓ ⓔ
30	ⓐ ⓑ ⓒ ⓓ ⓔ
31	ⓐ ⓑ ⓒ ⓓ ⓔ
32	ⓐ ⓑ ⓒ ⓓ ⓔ
33	ⓐ ⓑ ⓒ ⓓ ⓔ
34	ⓐ ⓑ ⓒ ⓓ ⓔ
35	ⓐ ⓑ ⓒ ⓓ ⓔ
36	ⓐ ⓑ ⓒ ⓓ ⓔ
37	ⓐ ⓑ ⓒ ⓓ ⓔ
38	ⓐ ⓑ ⓒ ⓓ ⓔ
39	ⓐ ⓑ ⓒ ⓓ ⓔ
40	ⓐ ⓑ ⓒ ⓓ ⓔ

問題	a b c d e
41	ⓐ ⓑ ⓒ ⓓ ⓔ
42	ⓐ ⓑ ⓒ ⓓ ⓔ
43	ⓐ ⓑ ⓒ ⓓ ⓔ
44	ⓐ ⓑ ⓒ ⓓ ⓔ
45	ⓐ ⓑ ⓒ ⓓ ⓔ
46	ⓐ ⓑ ⓒ ⓓ ⓔ
47	ⓐ ⓑ ⓒ ⓓ ⓔ
48	ⓐ ⓑ ⓒ ⓓ ⓔ
49	ⓐ ⓑ ⓒ ⓓ ⓔ
50	ⓐ ⓑ ⓒ ⓓ ⓔ
51	ⓐ ⓑ ⓒ ⓓ ⓔ
52	ⓐ ⓑ ⓒ ⓓ ⓔ
53	ⓐ ⓑ ⓒ ⓓ ⓔ
54	ⓐ ⓑ ⓒ ⓓ ⓔ
55	ⓐ ⓑ ⓒ ⓓ ⓔ
56	ⓐ ⓑ ⓒ ⓓ ⓔ
57	ⓐ ⓑ ⓒ ⓓ ⓔ
58	ⓐ ⓑ ⓒ ⓓ ⓔ
59	ⓐ ⓑ ⓒ ⓓ ⓔ
60	ⓐ ⓑ ⓒ ⓓ ⓔ

問題	a b c d e
61	ⓐ ⓑ ⓒ ⓓ ⓔ
62	ⓐ ⓑ ⓒ ⓓ ⓔ
63	ⓐ ⓑ ⓒ ⓓ ⓔ
64	ⓐ ⓑ ⓒ ⓓ ⓔ
65	ⓐ ⓑ ⓒ ⓓ ⓔ
66	ⓐ ⓑ ⓒ ⓓ ⓔ
67	ⓐ ⓑ ⓒ ⓓ ⓔ
68	ⓐ ⓑ ⓒ ⓓ ⓔ
69	ⓐ ⓑ ⓒ ⓓ ⓔ
70	ⓐ ⓑ ⓒ ⓓ ⓔ
71	ⓐ ⓑ ⓒ ⓓ ⓔ
72	ⓐ ⓑ ⓒ ⓓ ⓔ
73	ⓐ ⓑ ⓒ ⓓ ⓔ
74	ⓐ ⓑ ⓒ ⓓ ⓔ
75	ⓐ ⓑ ⓒ ⓓ ⓔ

【1〜75】得点	（1問1点）
／ 75点	

★このマークシートは，実際に使用されたデザインとは異なっています。

第113回 医師国家試験　　E 問題　答案用紙

ふりがな	
氏　名	
大学名	

解答時間	1 時間40分（51問）
: 　～　 :	

総　得　点　　【1～51】
／　101点

問題						
1	ⓐ	ⓑ	ⓒ	ⓓ	ⓔ
2	ⓐ	ⓑ	ⓒ	ⓓ	ⓔ
3	ⓐ	ⓑ	ⓒ	ⓓ	ⓔ
4	ⓐ	ⓑ	ⓒ	ⓓ	ⓔ
5	ⓐ	ⓑ	ⓒ	ⓓ	ⓔ
6	ⓐ	ⓑ	ⓒ	ⓓ	ⓔ
7	ⓐ	ⓑ	ⓒ	ⓓ	ⓔ
8	ⓐ	ⓑ	ⓒ	ⓓ	ⓔ
9	ⓐ	ⓑ	ⓒ	ⓓ	ⓔ
10	ⓐ	ⓑ	ⓒ	ⓓ	ⓔ
11	ⓐ	ⓑ	ⓒ	ⓓ	ⓔ
12	ⓐ	ⓑ	ⓒ	ⓓ	ⓔ
13	ⓐ	ⓑ	ⓒ	ⓓ	ⓔ
14	ⓐ	ⓑ	ⓒ	ⓓ	ⓔ
15	ⓐ	ⓑ	ⓒ	ⓓ	ⓔ
16	ⓐ	ⓑ	ⓒ	ⓓ	ⓔ
17	ⓐ	ⓑ	ⓒ	ⓓ	ⓔ
18	ⓐ	ⓑ	ⓒ	ⓓ	ⓔ
19	ⓐ	ⓑ	ⓒ	ⓓ	ⓔ
20	ⓐ	ⓑ	ⓒ	ⓓ	ⓔ

問題						
21	ⓐ	ⓑ	ⓒ	ⓓ	ⓔ
22	ⓐ	ⓑ	ⓒ	ⓓ	ⓔ
23	ⓐ	ⓑ	ⓒ	ⓓ	ⓔ
24	ⓐ	ⓑ	ⓒ	ⓓ	ⓔ
25	ⓐ	ⓑ	ⓒ	ⓓ	ⓔ
26	ⓐ	ⓑ	ⓒ	ⓓ	ⓔ
27	ⓐ	ⓑ	ⓒ	ⓓ	ⓔ
28	ⓐ	ⓑ	ⓒ	ⓓ	ⓔ
29	ⓐ	ⓑ	ⓒ	ⓓ	ⓔ
30	ⓐ	ⓑ	ⓒ	ⓓ	ⓔ
31	ⓐ	ⓑ	ⓒ	ⓓ	ⓔ
32	ⓐ	ⓑ	ⓒ	ⓓ	ⓔ
33	ⓐ	ⓑ	ⓒ	ⓓ	ⓔ
34	ⓐ	ⓑ	ⓒ	ⓓ	ⓔ
35	ⓐ	ⓑ	ⓒ	ⓓ	ⓔ
36	ⓐ	ⓑ	ⓒ	ⓓ	ⓔ
37	ⓐ	ⓑ	ⓒ	ⓓ	ⓔ
38	ⓐ	ⓑ	ⓒ	ⓓ	ⓔ
39	ⓐ	ⓑ	ⓒ	ⓓ	ⓔ
40	ⓐ	ⓑ	ⓒ	ⓓ	ⓔ

問題						
41	ⓐ	ⓑ	ⓒ	ⓓ	ⓔ
42	ⓐ	ⓑ	ⓒ	ⓓ	ⓔ
43	ⓐ	ⓑ	ⓒ	ⓓ	ⓔ
44	ⓐ	ⓑ	ⓒ	ⓓ	ⓔ
45	ⓐ	ⓑ	ⓒ	ⓓ	ⓔ
46	ⓐ	ⓑ	ⓒ	ⓓ	ⓔ
47	ⓐ	ⓑ	ⓒ	ⓓ	ⓔ
48	ⓐ	ⓑ	ⓒ	ⓓ	ⓔ
49	ⓐ	ⓑ	ⓒ	ⓓ	ⓔ
50	ⓐ	ⓑ	ⓒ	ⓓ	ⓔ
51	ⓐ	ⓑ	ⓒ	ⓓ	ⓔ

【1～26】得点　　　（1 問 1 点）
／　26点

【27～51】得点　　　（1 問 3 点）
／　75点

★このマークシートは，実際に使用されたデザインとは異なっています。

第113回 医師国家試験

F 問題　答案用紙

ふりがな	
氏　名	
大学名	

解答時間	2 時間35分（84問）
	：　　〜　　：

総　得　点	【1〜84】
	／　84点

問題					
1	ⓐ	ⓑ	ⓒ	ⓓ	ⓔ
2	ⓐ	ⓑ	ⓒ	ⓓ	ⓔ
3	ⓐ	ⓑ	ⓒ	ⓓ	ⓔ
4	ⓐ	ⓑ	ⓒ	ⓓ	ⓔ
5	ⓐ	ⓑ	ⓒ	ⓓ	ⓔ
6	ⓐ	ⓑ	ⓒ	ⓓ	ⓔ
7	ⓐ	ⓑ	ⓒ	ⓓ	ⓔ
8	ⓐ	ⓑ	ⓒ	ⓓ	ⓔ
9	ⓐ	ⓑ	ⓒ	ⓓ	ⓔ
10	ⓐ	ⓑ	ⓒ	ⓓ	ⓔ
11	ⓐ	ⓑ	ⓒ	ⓓ	ⓔ
12	ⓐ	ⓑ	ⓒ	ⓓ	ⓔ
13	ⓐ	ⓑ	ⓒ	ⓓ	ⓔ
14	ⓐ	ⓑ	ⓒ	ⓓ	ⓔ
15	ⓐ	ⓑ	ⓒ	ⓓ	ⓔ
16	ⓐ	ⓑ	ⓒ	ⓓ	ⓔ
17	ⓐ	ⓑ	ⓒ	ⓓ	ⓔ
18	ⓐ	ⓑ	ⓒ	ⓓ	ⓔ
19	ⓐ	ⓑ	ⓒ	ⓓ	ⓔ
20	ⓐ	ⓑ	ⓒ	ⓓ	ⓔ

問題					
21	ⓐ	ⓑ	ⓒ	ⓓ	ⓔ
22	ⓐ	ⓑ	ⓒ	ⓓ	ⓔ
23	ⓐ	ⓑ	ⓒ	ⓓ	ⓔ
24	ⓐ	ⓑ	ⓒ	ⓓ	ⓔ
25	ⓐ	ⓑ	ⓒ	ⓓ	ⓔ
26	ⓐ	ⓑ	ⓒ	ⓓ	ⓔ
27	ⓐ	ⓑ	ⓒ	ⓓ	ⓔ
28	ⓐ	ⓑ	ⓒ	ⓓ	ⓔ
29	ⓐ	ⓑ	ⓒ	ⓓ	ⓔ
30	ⓐ	ⓑ	ⓒ	ⓓ	ⓔ
31	ⓐ	ⓑ	ⓒ	ⓓ	ⓔ
32	ⓐ	ⓑ	ⓒ	ⓓ	ⓔ
33	ⓐ	ⓑ	ⓒ	ⓓ	ⓔ
34	ⓐ	ⓑ	ⓒ	ⓓ	ⓔ
35	ⓐ	ⓑ	ⓒ	ⓓ	ⓔ
36	ⓐ	ⓑ	ⓒ	ⓓ	ⓔ
37	ⓐ	ⓑ	ⓒ	ⓓ	ⓔ
38	ⓐ	ⓑ	ⓒ	ⓓ	ⓔ
39	ⓐ	ⓑ	ⓒ	ⓓ	ⓔ
40	ⓐ	ⓑ	ⓒ	ⓓ	ⓔ

問題					
41	ⓐ	ⓑ	ⓒ	ⓓ	ⓔ
42	ⓐ	ⓑ	ⓒ	ⓓ	ⓔ
43	ⓐ	ⓑ	ⓒ	ⓓ	ⓔ
44	ⓐ	ⓑ	ⓒ	ⓓ	ⓔ
45	ⓐ	ⓑ	ⓒ	ⓓ	ⓔ
46	ⓐ	ⓑ	ⓒ	ⓓ	ⓔ
47	ⓐ	ⓑ	ⓒ	ⓓ	ⓔ
48	ⓐ	ⓑ	ⓒ	ⓓ	ⓔ
49	ⓐ	ⓑ	ⓒ	ⓓ	ⓔ
50	ⓐ	ⓑ	ⓒ	ⓓ	ⓔ
51	ⓐ	ⓑ	ⓒ	ⓓ	ⓔ
52	ⓐ	ⓑ	ⓒ	ⓓ	ⓔ
53	ⓐ	ⓑ	ⓒ	ⓓ	ⓔ
54	ⓐ	ⓑ	ⓒ	ⓓ	ⓔ
55	ⓐ	ⓑ	ⓒ	ⓓ	ⓔ
56	ⓐ	ⓑ	ⓒ	ⓓ	ⓔ
57	ⓐ	ⓑ	ⓒ	ⓓ	ⓔ
58	ⓐ	ⓑ	ⓒ	ⓓ	ⓔ
59	ⓐ	ⓑ	ⓒ	ⓓ	ⓔ
60	ⓐ	ⓑ	ⓒ	ⓓ	ⓔ

問題					
61	ⓐ	ⓑ	ⓒ	ⓓ	ⓔ
62	ⓐ	ⓑ	ⓒ	ⓓ	ⓔ
63	ⓐ	ⓑ	ⓒ	ⓓ	ⓔ
64	ⓐ	ⓑ	ⓒ	ⓓ	ⓔ
65	ⓐ	ⓑ	ⓒ	ⓓ	ⓔ
66	ⓐ	ⓑ	ⓒ	ⓓ	ⓔ
67	ⓐ	ⓑ	ⓒ	ⓓ	ⓔ
68	ⓐ	ⓑ	ⓒ	ⓓ	ⓔ
69	ⓐ	ⓑ	ⓒ	ⓓ	ⓔ
70	ⓐ	ⓑ	ⓒ	ⓓ	ⓔ
71	ⓐ	ⓑ	ⓒ	ⓓ	ⓔ
72	ⓐ	ⓑ	ⓒ	ⓓ	ⓔ
73	ⓐ	ⓑ	ⓒ	ⓓ	ⓔ
74	ⓐ	ⓑ	ⓒ	ⓓ	ⓔ
75	ⓐ	ⓑ	ⓒ	ⓓ	ⓔ
76	ⓐ	ⓑ	ⓒ	ⓓ	ⓔ
77	ⓐ	ⓑ	ⓒ	ⓓ	ⓔ
78	ⓐ	ⓑ	ⓒ	ⓓ	ⓔ
79	ⓐ	ⓑ	ⓒ	ⓓ	ⓔ
80	ⓐ	ⓑ	ⓒ	ⓓ	ⓔ
81	ⓐ	ⓑ	ⓒ	ⓓ	ⓔ
82	ⓐ	ⓑ	ⓒ	ⓓ	ⓔ

83	ⓐ	ⓑ	ⓒ	ⓓ	ⓔ	ⓕ	ⓖ	ⓗ

84											
①	⓪	①	②	③	④	⑤	⑥	⑦	⑧	⑨
②	⓪	①	②	③	④	⑤	⑥	⑦	⑧	⑨
③	⓪	①	②	③	④	⑤	⑥	⑦	⑧	⑨

【1〜84】 得点	（1 問 1 点）
	／　84点

★このマークシートは，実際に使用されたデザインとは異なっています。